新 胸部画像診断の勘ドコロ

【監修・編集】**髙橋 雅士**
滋賀医科大学医学部附属病院放射線部病院教授

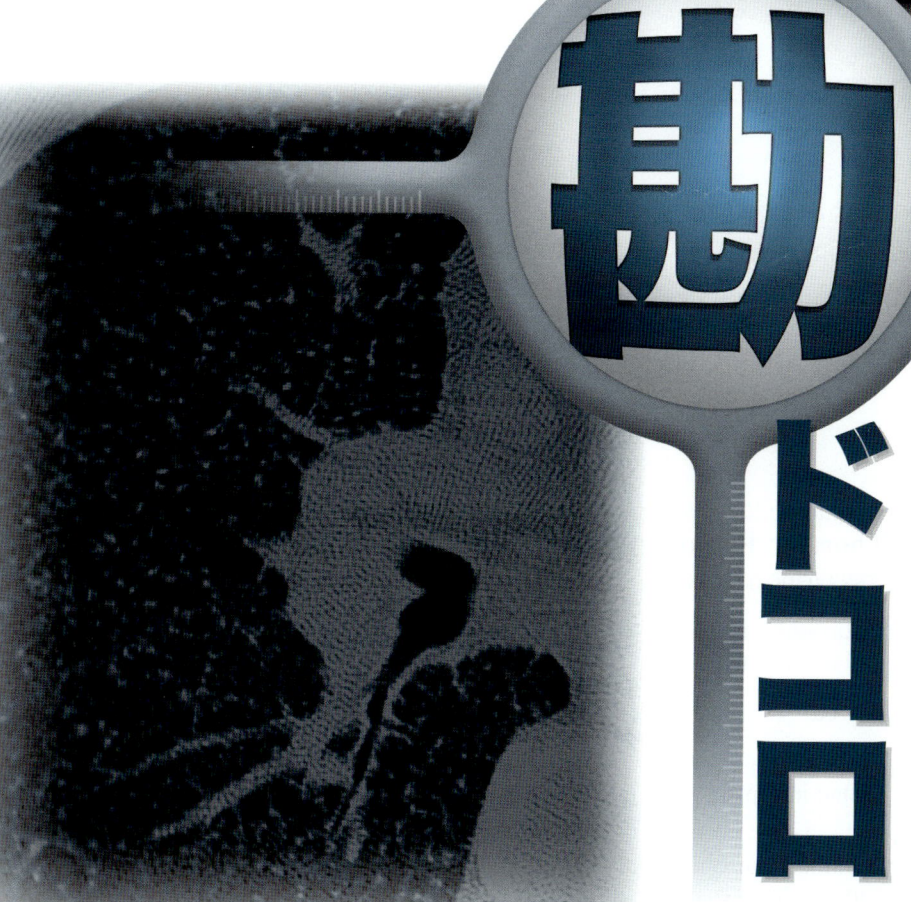

MEDICAL VIEW

本書では，厳密な指示・副作用・投薬スケジュール等について記載されていますが，これらは変更される可能性があります．本書で言及されている薬品については，製品に添付されている製造者による情報を十分にご参照ください．

Essentials of Diagnostic Radiology
Pearls in Thoracic Radiology, new edition
（ISBN978-4-7583-0896-0　C3347）

Chief Editor：Masashi Takahashi
　　　　Editor：Masashi Takahashi

2014. 4. 1　1st ed

©MEDICAL VIEW, 2014
Printed and Bound in Japan

Medical View Co., Ltd.
2-30 Ichigayahonmuracho, Shinjyukuku, Tokyo, 162-0845, Japan
E-mail　ed＠medicalview.co.jp

マイコプラズマ肺炎（Mycoplasma pneumoniae pneumonia）　*183*
　　　びまん性汎細気管支炎（diffuse panbronchiolitis：DPB）　*184*
　　　HTLV-1関連肺病変　*185*
　　　真菌症（mycosis）　*186*
　　　膠原病（connective tissue disease）　*187*
　　　肺動脈内腫瘍塞栓症（pulmonary tumor thrombotic microangiopathy：PTTM）　*188*
　おわりに　*189*

05　リンパ路病変のABC ——————————————————————— 中園貴彦　*190*
　はじめに　*190*
　肺のリンパ路の解剖とリンパ流　*190*
　リンパ路・広義間質を侵す疾患　*192*
　　　間質性肺水腫（interstitial lung edema）　*192*
　　　サルコイドーシス（sarcoidosis）　*194*
　　　癌性リンパ管症（lymphangitis carcinomatosa）　*196*
　　　悪性リンパ腫（malignant lymphoma）　*197*
　　　■ 原発性悪性リンパ腫　*197*
　　　　・MALTリンパ腫（mucosa-associated lymphoid tissue lymphoma）　*197*
　　　　・リンパ腫様肉芽腫症（lymphomatoid granulomatosis）　*198*
　　　■ 続発性肺悪性リンパ腫　*199*
　珪肺（silicosis）　*200*

06　特発性間質性肺炎のABC －ATS/ERS特発性間質性肺炎の高分解能CT所見と病理組織所見
　　　　　　　　　　　　　　　　　　　　　　　——— 藤本公則, 田中伴典, 福岡順也　*201*
　間質性肺炎における高分解能CT所見とその成り立ち　*201*
　特発性間質性肺炎（IIPs）の新分類　*204*
　慢性線維化性間質性肺炎（chronic fibrosing IP）　*206*
　　　特発性肺線維症／通常型間質性肺炎（IPF/UIP）　*206*
　　　特発性非特異性間質性肺炎（idiopathic NSIP）　*213*
　喫煙関連特発性間質性肺炎（smoking-related IP）　*217*
　　　呼吸細気管支炎を伴う間質性肺疾患／呼吸細気管支炎（RB-ILD/RB）　*217*
　　　剥離性間質性肺炎（DIP）　*219*
　　　■ 線維化を伴う気腔拡張（airspace enlargement with fibrosis：AEF）　*221*
　　　■ 気腫併発肺線維症（combined pulmonary fibrosis and emphysema：CPFE）　*221*
　急性・亜急性特発性間質性肺炎（acute/subacute IIPs）　*223*
　　　特発性急性間質性肺炎／びまん性肺胞傷害（AIP/DAD）　*223*
　　　特発性器質化肺炎／器質化肺炎（COP/OP）　*228*
　まれな特発性間質性肺炎（rare IIPs）　*233*
　　　特発性リンパ球性間質性肺炎（idiopathic LIP）　*233*
　　　idiopathic pleuroparenchymal fibroelastsis（iPPFE）　*235*

07 膠原病肺のABC ——————————— 藤本公則, 岡元昌樹　237

はじめに　237
臨床所見から見た肺病変の頻度　239
膠原病の各代表的疾患における肺病変の特徴　240
　関節リウマチ(rheumatoid arthritis：RA)　240
　全身性硬化症(systemic sclerosis：SSc)・強皮症(scleroderma)　243
　多発筋炎および皮膚筋炎(polymyositis-dermatomyositis：PM-DM)　246
　■ 筋症状を伴わない皮膚筋炎(amyopathic dermatomyositis：ADM)　248
　Sjögren症候群(Sjögren syndrome：SjS)　249
　全身性エリテマトーデス(systemic lupus erythematosus：SLE)　251
　混合性結合組織病(mixed connective tissue disease：MCTD)　253
　薬剤誘起性肺病変　255
　いわゆる肺病変先行型結合識疾患について　255
　未分化型結合組織疾患に伴う間質性肺疾患(UCTD-ILD)　256
　■ 肺野病変優位型CTD(LD-CTD)　257
　■ 自己免疫性疾患の特徴をもつ間質性肺疾患(AIF-ILD)　257
おわりに　259

08 気管・気管支病変のABC ——————————— 新田哲久　260

はじめに　260
刀鞘型気管(saber-sheath trachea)　260
気管軟化症(tracheomalacia)　261
気管・気管支拡張(tracheobronchomegaly)　261
気管・気管支結核(trachobronchial tuberculosis)　262
再発性多発性軟骨炎(relapsing polychondritis)　262
多発血管炎性肉芽腫症 [granulomatosis with polyangiitis：GPA (Wegener's granulomatosis)]　263
気管・気管支アミロイドーシス(tracheobronchial amyloidosis)　264
気管・気管支骨軟骨異形成症(tracheobronchopathia osteochondroplastica)　264
炎症性腸疾患に伴う気管・気管支病変　265
肉芽腫性狭窄(tracheal granulomatous stenosis)　266
気管外傷(tracheobronchial injury)　266
気道異物(foreign body in the airway)　267
気管腫瘍(tracheal tumor)　268
気管支喘息(asthma)　269
気管支拡張症(bronchiectasis)　270

09 慢性閉塞性肺疾患(COPD)のABC ——————————— 新田哲久　273

はじめに　273
COPD(chronic obstructive pulmonary disease)の最近の考え方　273
　COPDの歴史, 背景について　273
COPDの定義, 概念　274

気腫型COPDの画像所見　*274*
　　　　■ 細葉中心性気腫（centrilobular emphysema：CLE）　*274*
　　　　■ 傍隔壁性肺気腫（paraseptal emphysema：PSE）　*275*
　　　　■ 汎細葉性気腫（panlobular emphysema：PLE）　*276*
　　　非気腫型COPD（気道病変優位型）の画像所見　*276*
　　COPDにおける全身併存症と肺合併症　*276*
　　　　■ 喘息とのオーバーラップ症候群　*277*
　　　　■ 肺気腫合併肺線維症（combined pulmonary fibrosis and emphysema：CPFE）　*277*
　　　CTによる気腫性病変の定性的，定量的評価法　*277*
　　　CTによる気道病変の評価　*278*

10　アレルギー性肺疾患のABC ── 岩澤多恵　*279*
　　はじめに　*279*
　　気管支喘息（bronchial asthma）　*279*
　　好酸球性肺炎（eosinophilic pneumonia）　*279*
　　過敏性肺臓炎（hypersensitivity pneumonitis：HP）　*282*
　　アレルギー性気管支肺アスペルギルス症（allergic bronchopulmonary aspergillosis：ABPA）　*285*
　　肺における血管炎　*286*
　　顕微鏡的多発血管炎（microscopic polyangiitis：MPA）　*286*
　　Wegener肉芽腫症［多発血管性肉芽腫症（granulomatosis with polyangiitis：GPA）］　*287*
　　アレルギー性肉芽腫性血管炎
　　　（allergic granulomatous angiitis：AGA, eosinophilic granulomatosis with polyangiitis：EGPA）　*288*
　　おわりに　*288*

11　職業性肺疾患のABC ── 加藤勝也　*289*
　　はじめに　*289*
　　珪肺症（silicosis）　*289*
　　溶接工肺（arc welder's pneumoconiosis）　*292*
　　石綿関連疾患　*294*
　　　石綿肺（asbestosis）　*296*
　　　円形無気肺（round atelectasis）　*298*
　　　石綿肺癌（lung cancer associated with asbestos）　*299*
　　　胸膜プラーク（pleural plaque）　*301*
　　　良性石綿胸水（benign asbestos related pleural effusion）　*301*
　　　びまん性胸膜肥厚（diffuse pleural thickening）　*302*
　　　胸膜中皮腫（malignant pleural mesothelioma）　*302*

12　薬剤性肺障害，放射線肺障害のABC ── 遠藤正浩　*306*
　　薬剤性肺障害（drug-induced lung disease）　*306*
　　　定義と疾患概念　*306*
　　　臨床病型と特徴　*306*

薬剤性肺障害の診断と鑑別診断　*308*
　　　薬剤性肺障害の画像所見　*309*
　放射線肺障害（radiation-induced lung disease：RILD）　*314*
　　　放射線肺臓炎（acute radiation pneumonitis）　*316*
　　　放射線肺線維症（radiation fibrosis）　*316*

13　知っておきたい比較的まれなびまん性肺疾患のABC ─── 杉浦弘明　*318*

　リンパ脈管筋腫症（lymphangiomyomatosis：LAM）　*318*
　　　MMPH（multifocal micronodular pneumocyte hyperplasia）　*319*
　肺胞蛋白症（pulmonary alveolar proteinosis：PAP）　*320*
　転移性肺石灰化（metastatic calcification）　*322*
　Langerhans細胞組織球症（Langerhans cell histiocytosis：LCH）　*323*
　肺アミロイドーシス（pulmonary amyloidosis）　*324*
　肺子宮内膜症（pulmonary endometriosis）　*327*
　肺動脈腫瘍塞栓, pulmonary tumor thrombotic microangiopathy：PTTM　*328*
　　　肺動脈腫瘍塞栓　*328*
　　　pulmonary tumor thrombotic microangiopathy：PTTM　*329*

14　肺結節性病変のABC ─── 賣門克典　*331*

　はじめに　*331*
　CTによる結節性病変の鑑別　*331*
　　　良・悪鑑別の基本　*331*
　　　すりガラス陰影からなる結節（pure GGN, part-solid GGN）の鑑別　*333*
　　　軟部組織濃度の結節（solid nodule）の鑑別　*334*
　　　結節性病変のさまざまな所見　*337*
　　　結節性病変を呈さない末梢型悪性腫瘍　*342*
　PETによる鑑別診断　*344*
　肺癌の病理と画像　*344*
　　　肺腺癌（adenocarcinoma）　*345*
　　　肺扁平上皮癌（squamous cell carcinoma）　*349*
　　　肺神経内分泌腫瘍（neuroendocrine tumor）　*350*
　　　肺大細胞癌（large cell carcinoma）　*351*
　　　肺多形癌（pleomorphic carcinoma）　*352*
　非癌病変の画像　*352*
　　　結核腫（tuberculoma）　*352*
　　　非結核性抗酸菌症（non-tuberculous mycobacterium：NTM）　*353*
　　　限局性器質化肺炎（focal organizing pneumonia）　*353*
　　　過誤腫（hamartoma）　*353*
　　　硬化性血管腫（sclerosing hemangioma, pneumocytoma）　*354*
　　　肺内リンパ装置（intrapulmonary lymphnode）　*354*

15 肺門部肺癌のABC ——————————————— 東野貴徳　355
　はじめに　355
　肺門部肺癌の臨床的特徴　355
　肺門部肺癌の画像診断　355
　　　一般的事項　355
　　　早期肺癌　356
　　　非早期肺癌　357
　おわりに　363

16 肺癌ステージングのABC ——————————————— 楠本昌彦　364
　はじめに　364
　肺癌の新しいTNM分類のT因子の主な改訂点について　364
　T因子－原発巣の大きさの測定について　368
　T因子－肺内転移の診断　369
　T因子－胸壁浸潤, 胸膜浸潤, 横隔膜浸潤　370
　T因子－縦隔浸潤　373
　リンパ節マップの改訂　375
　M因子の細分化　378
　おわりに　379

17 縦隔腫瘤診断のABC ——————————————— 佐藤行永, 本多　修, 富山憲幸　380
　はじめに　380
　縦隔の区分　380
　CT, MRIの撮像および読影法　381
　胸腺上皮性腫瘍(thymic epithelial tumor)　381
　　　胸腺神経内分泌腫瘍(thymic neuroendocrine tumor)　383
　　　胸腺脂肪腫(thymolipoma)]　384
　胚細胞腫瘍(germ cell tumor)　384
　　　成熟奇形腫(mature teratoma)　384
　　　精上皮腫(セミノーマ)(seminoma)　386
　　　非精上皮腫性胚細胞腫瘍(NSGCT)　387
　縦隔内甲状腺腫(mediastinal goiter)　388
　　　縦隔内副甲状腺腫(mediastinal parathyroid adenoma)　388
　悪性リンパ腫(malignant lymphoma)　389
　　　MALTリンパ腫(mucosa associated lymphoid tissue lymphoma)　390
　神経原性腫瘍(neurogenic tumor)　390
　　　神経鞘腫(schwannoma)　391
　　　神経線維腫(neurofibroma)　392
　　　悪性末梢神経鞘腫瘍(malignant peripheral nerve sheath tumor：MPNST)　392
　　　神経節神経腫(ganglioneuroma)　392

　　　　神経芽腫(neuroblastoma)，神経節神経芽腫(ganglioneuroblastoma)　　393
　　　　傍神経節腫(paraganglioma)　　393
　　　縦隔嚢胞性疾患(mediastinal cysts)　　393

18 胸膜・胸壁病変(石綿関連を除く)のABC ──── 藪内英剛　396
　　はじめに　　396
　　胸水　　396
　　　見つけにくい胸水　　396
　　気胸　　398
　　　気胸の原因　　398
　　　気胸と紛らわしい所見　　400
　　石綿関連以外の胸膜腫瘤性病変　　400
　　　慢性膿胸に関連した病態　　402
　　　　■ pyothorax associated lymphoma(PAL)　　402
　　　　■ chronic expanding hematoma　　403
　　胸壁腫瘍(良性，悪性)　　404
　　　神経鞘腫(schwannoma)　　404
　　　弾性線維腫(elastofibroma dorsi)　　405
　　　軟骨肉腫(chondrosarcoma)　　406
　　　滑膜肉腫(synovial sarcoma)　　407

19 先天性肺疾患のABC ──── 伊藤雅人　408
　　呼吸器の発生　　408
　　bronchopulmonary foregut malformation：BPFM　　408
　　肺無発生(agenesis)，無形成(aplasia)　　409
　　肺低形成症候群(hypogenetic lung syndrome)　　410
　　肺分画症(pulmonary sequestration)　　411
　　先天性肺気道奇形(congenital pulmonary airway malformation：CPAM)　　414
　　大葉性肺過膨張(neonatal or infantile lobar hyperinflation)　　415
　　気管支閉鎖症(bronchial atresia)　　416
　　先天性気管支分岐異常(congenital bronchial abnormalities)　　417
　　気管支原性嚢胞(bronchogenic cyst)　　417
　　左肺動脈右肺動脈起始症(pulmonary artery sling)　　419
　　先天性肺動静脈瘻(congenital pulmonary arteriovenous fistula)　　419

20 血管性病変のABC ──── 永谷幸裕　421
　　大動脈疾患　　421
　　　大動脈瘤(aortic aneurysm)　　421
　　　大動脈解離(aortic dissection)　　423
　　　大動脈炎症候群(aortitis syndrome, Takayasu arteritis)　　426

静脈性血栓塞栓症（venous thromboembolism：VTE） *428*
　診断のストラテジー　*428*
　CT pulmonary angiography（CTPA）　*429*
　CT venography（CTV）　*431*

Ⅳ 心臓CTのminimum requirements

01 心臓CTの最新技術学 －初めての冠動脈CT検査，これだけおさえれば大丈夫！－
―――― 牛尾哲敏　*434*

はじめに　*434*
撮像方法　*435*
　検査対象　*435*
　心電図同期システムとは？　*436*
　心電図同期撮影法の使い分け　*437*
　心電図同期撮影の特殊性（心臓用ビームピッチ）　*438*
　X線管回転速度は重要？　*439*
　心臓専用アルゴリズムって？　*439*
　撮像時の心拍変動　*443*
　実際の冠動脈撮影　*443*
分解能（空間，時間）　*443*
　空間分解能の重要性　*443*
　時間分解能の重要性　*444*
再構成方法，表示方法　*444*
　最適な再構成心位相の決定　*444*
　画像表示方法　*445*
　ワークステーションの必要性　*445*
前投薬　*446*
　心拍コントロールについて　*446*
　血管拡張薬について　*446*
造影法のコツ　*446*
　TDC（time density curve）を理解する！　*446*
　テストインジェクション法とボーラストラッキング法　*447*
よい心臓CTを得るには？　*448*
　心臓CT検査のポイント　*448*
　ADCTによる心臓CTのメリット　*449*

02 心臓CTに親しむ
―――― 岡田宗正，中島好晃，松永尚文　*451*

はじめに　*451*
心臓および冠動脈の解剖　*451*

心臓CTと最適心位相　*455*
心臓CT読影のため表示法　*456*
心臓CTでの冠動脈評価　*460*
　冠動脈狭窄評価　*460*
　冠動脈プラーク評価　*461*
　CT値を用いた冠動脈プラークの分類　*461*
実際の読影レポートの記載法　*462*
心臓CTを用いた冠動脈評価の問題点　*463*
　空間分解能について　*463*
　時間分解能について　*463*
　石灰化による影響　*464*
　不整脈への対応　*464*
おわりに　*464*

V 心臓MRIのminimum requirements

01 心臓MRI：最新の撮像法　　　　　　　　　　　　　　髙瀬伸一　*466*

基本的撮像法　*466*
シネMRI　*466*
black blood T2強調像　*468*
心筋パーフュージョンMRI　*469*
　撮像の準備について　*469*
　造影剤投与について　*470*
　薬物負荷について　*470*
　撮像について　*470*
遅延造影MRI　*471*
冠動脈MRA　*472*
　安定した呼吸　*473*
　データ収集タイミング　*474*
　データ収集時間　*474*
最新の撮像法　*475*
　MOLLI法　*475*
　SENC法とDENSE法　*475*
いい心臓MRIを得るためのコツ　*475*

02 心臓MRIに親しむ　　　　　　　　　　　　　　　　北川覚也　*476*

はじめに　*476*
心臓画像診断の基礎知識　*476*

撮像法別読影ポイント　　*477*
　　　　シネMRI　　*477*
　　　　負荷心筋パーフュージョンMRI　　*478*
　　　　遅延造影MRI　　*480*
　　疾患別読影ポイント　　*481*
　　　　急性心筋梗塞（acute myocardial infraction）　　*481*
　　　　陳旧性心筋梗塞（old myocardial infraction）　　*482*
　　　　拡張型心筋症（dilated cardiomyopathy：DCM）　　*483*
　　　　肥大型心筋症（hypertrophic cardiomyopathy：HCM）　　*483*
　　　　サルコイドーシス（sarcoidosis）　　*484*
　　　　心アミロイドーシス（cardiac amyloidosis）　　*484*
　　　　たこつぼ心筋症（takotsubo cardiomyopathy）　　*485*
　　おわりに　　*485*

VI　胸部病変とPET

南本亮吾

　PETの原理と最近の機器の動向　　*488*
　　　PETの原理　　*488*
　　　PET/CT装置　　*488*
　最近の撮像技術, 撮像機器　　*489*
　　　time of flight（TOF）　　*489*
　　　呼吸同期PET/CT検査　　*489*
　　　PET/MRI　　*489*
　FDG（フルオロデオキシグルコース）　　*490*
　FDG-PET/CT検査のピットフォール　　*491*
　FDG集積の半定量的評価（SUV）　　*492*
　胸部病変に対するPETの適応　　*493*
　肺癌の病期診断　　*494*
　　　T因子　　*494*
　　　N因子　　*495*
　　　M因子　　*496*
　肺癌以外へのFDG-PET/CTの応用　　*497*
　　　縦隔腫瘍　　*497*
　　　悪性中皮腫　　*498*
　胸部病変に対するPETの有用性　　*499*
　　　再発診断　　*499*
　　　FDG-PETによる治療効果判定　　*500*
　　　放射線治療への応用　　*500*

xix

新 胸部画像診断の勘ドコロ

VII 画像診断に役立つ検査データ解釈の基本 −ややこしい陰影を読む手助けとして− 長尾大志

感染症関連項目　*502*
　白血球数（white blood cell：WBC）　*502*
　C反応性蛋白（C-reactive protein：CRP）　*503*
　プロカルシトニン（procalcitonin：PCT）　*503*
　QFT［クォンティフェロン（QuantiFERON®）］・ティースポット（T-SPOT®）　*504*
　1-3-ベータディーグルカン（β-D-glucan：β-D-グルカン）　*505*
　直接免疫ペルオキシダーゼ法（C7-horseradish peroxidase：C7-HRP）　*505*
間質性肺炎のマーカー・膠原病等の各種自己抗体など　*506*
　KL-6（ケーエルシックス）　*506*
　肺サーファクタントプロテインD, A（pulmonary surfactant protein-D, A：SP-D, A）　*507*
　脳性ナトリウム利尿ペプチド（brain natriuretic peptide：BNP）　*507*
　アンギオテンシン変換酵素（angiotensin converting enzyme：ACE）　*507*
　自己抗体　*507*
　抗好中球細胞質抗体（antineutrophil cytoplasmic antibody：ANCA）
　　［MPO（myeloperoxidase）-ANCA・PR3（roteinase 3）-ANCA］　*508*
　免疫グロブリンG4（immunoglobulin G4：IgG4）　*508*
　インターロイキン6（interleukin-6：IL-6）　*508*
　可溶性インターロイキン2レセプター（soluble interleukin-2 receptor：sIL2-R）　*508*
各種腫瘍マーカー　*509*
　癌胎児性抗原（carcinoembryonic antigen：CEA）　*509*
　CA19-9（carbohydrate antigen 19-9）　*509*
　SLX　*509*
　サイトケラチン19フラグメント［cytokeratin 19 fragment：CYFRA（シフラ）21-1］　*509*
　扁平上皮癌関連抗原（squamous cell carcinoma related antigen：SCC）　*509*
　ガストリン放出ペプチド前駆体（pro-gastrin releasing peptide：ProGRP）　*509*
　神経特異的エノラーゼ（neuron specific enolase：NSE）　*509*
肺機能検査　*510*
　肺活量（vital capacity：VC）　*510*
　1秒率（forced expiratory volume % in one second：FEV1%）　*510*
　肺一酸化炭素拡散能力（pulmonary carbon monoxide diffusing capacity：DLco）　*510*
BAL液解釈のポイン　*511*
　細胞数　*511*
　細胞分画・リンパ球サブセット　*511*
　■細胞分画による鑑別診断　*511*

索引　*512*

I

胸部単純X線写真の minimum requirements

01 第1章 胸部単純X線写真のminimum requirements

松尾 悟

胸部単純X線写真：誰もがわかる技術学

よい胸部単純X線写真とは？

　人の目は，高濃度（黒い領域）においては小さな濃度差を識別しにくいが，低濃度（白い領域）においては比較的小さな濃度差を識別することが容易である。この目の特性を考慮して低濃度部は低コントラスト，高濃度部は高コントラストになるように入出力特性は設計されている。

　胸部単純X線写真（以下，胸部X線写真）の低濃度領域には骨や心臓，血管，リンパ節，軟部組織など多くの臓器情報が描出されている。それらの臓器の濃度差は小さく，多くのものは重なって描出されている。これらの小さな信号を検出するためには，ノイズを少なくすることが必要になる。

　信号に対するノイズの比をSN比[*1]（signal to noise ratio）といい，**SN比が大きいほど検出能が高く良いシステム**であることを意味する。

　胸部単純X線写真の低濃度領域では信号が小さいために，ノイズを減らすことでSN比を向上させる工夫がなされている。ここでのノイズの低減とは画像における粒状性の向上を意味している。

　一方，高濃度領域は濃度識別能が低いことから，小さな吸収差の物体を検出するためには検出システムが高コントラストであることが条件となる。例えば，石灰化のない肺癌の実効原子番号は，周囲の正常肺組織と同じであるが密度が少し異なるだけである。この小さな密度差は，肺を写し出す高濃度領域を高コントラストにしなければ発見できない。高濃度領域では吸収差を高コントラストにすることでSN比の向上がなされている。

胸部単純X線写真システム[1～4]

　現在，胸部X線写真の多くはCR（computed radiography）システムやFPD（flat panel detector）に代表されるデジタル検出器を用いた撮影システムにより得られている。

■Computed radiography（CR）

　増感紙／フィルムの代わりにIP（Imaging Plate）を用いたデジタル画像を総称してCR[*2]とよんでいる。

　画像構築の原理としては，①物体にX線が照射される。②透過してきたX線量がIPに記憶される。③画素サイズ（50～200μm）に絞り込まれたレーザービーム（波長600～700nmの赤色光）をIPに照射すると，波長400nm付近の青色光を発する。④この青色光の発光量を光検出器により測定する。⑤この操作をIP全体に対して行い2次元データを得る。

用語アラカルト

[*1] SN比
SN：signal to noise ratio
信号に対するノイズの比。SN比が大きいほど検出能が高く良いシステム。

[*2] CR
CRはX線や紫外線などの照射により刺激され発光した物質が，その後に赤色光を照射すると再び青色に発光するPSL（Photo Stimulated Luminescence）現象を利用している。このPSL現象を示す物質は輝尽性蛍光体とよばれている。

これは必読！

1) 藤田広志，ほか：ディジタルラジオグラフィの画質．医用画像工学，医歯薬出版，東京，p77-80，1998．

2) 山田真一，ほか：フラットパネルディテクタ．日本放射線技術学会雑誌，55(8)：735-751，1999．

3) 阿曽一雄，ほか：撮影装置・感光材料・撮影法．胸部単純X線検査，メジカルビュー社，東京，p8-13，1996．

4) 富士写真フイルム株式会社：FUJI COMPUTED RADIOGRAPHY画像処理解説書．

■Flat panel detector(FPD)

　FPDはX線検出部にサイズ100〜200μmの検出器が規則正しく碁盤の目のように配置されている。FPDにX線を照射すると，各々の検出器に入射したX線量に比例した電荷が蓄えられる。この電荷を電気信号として取り出し，2次元情報を得て画像を作成している。

　照射したX線を電荷に変換する方法としては，図1に示した直接変換方式と間接変換方式の2つの方法がある。

　直接変換方式は，入射したX線をアモルファスセレン内で直接電荷に変換するのに対して，間接方式はCsIに代表されるシンチレータや希土類蛍光体でX線を光に変換した後，光をフォトダイオードで電荷に変換している。

・直接変換方式では，電荷に直接変換することから分解能は非常に優れているが，電荷への変換効率が悪く，多くの線量を必要とする。
・間接変換方式では，光に変換することにより多くの電荷量を得ることができ感度の面で優れているが，光の拡散による分解能の低下が問題となる。

X線写真の撮影条件とその影響を受けにくいデジタルシステム

　X線写真の撮影条件には，X線量を変える電流×時間(mAs)と被写体コントラストを変える管電圧とがある。

●X線量を変えた場合

　アナログシステム(増感紙／フィルム)ではX線量を少なくするとX線画像の濃度は低くなり，多くすると高い濃度となる。図2に示すように，アナログシステムを用いた胸部撮影では，適切な濃度と階調の写真が得られるのは線量B領域のみである。線量B領域に比べて，線量の少ないA領域では写真濃度は低く(真っ白)なり，逆に線量が多いC領域では写真濃度は高く(真っ黒)なる。

図1　フラットパネルディテクタの変換方式

X線を電荷に変える方式には，直接変換方式と間接変換方式がある。間接変換はX線を光に変換することで感度が高くなる一方，ボケにより空間分解能が低下する。

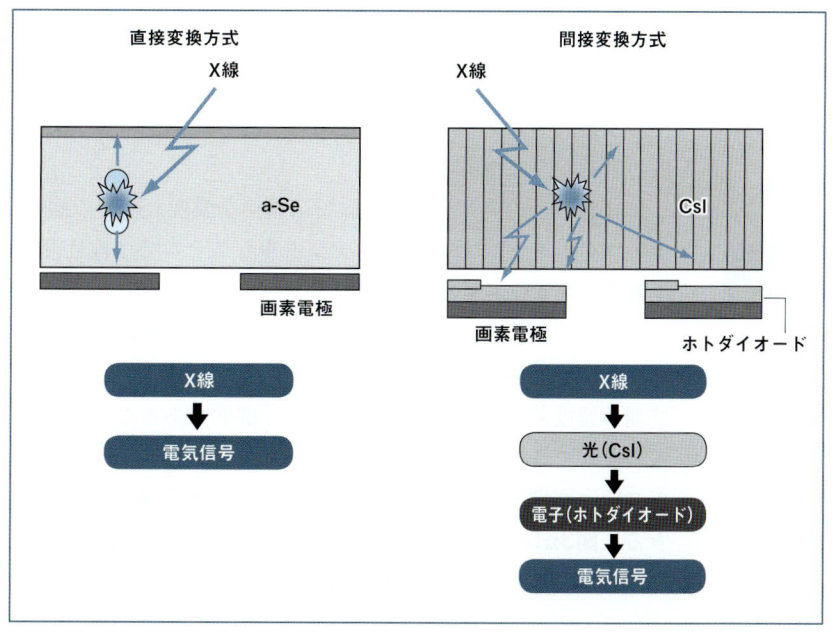

図2 アナログシステムとデジタルシステムのダイナミックレンジの違い

アナログシステムでは狭い線領域でのみ適切な濃度と階調の胸部画像が得られるのに対して，デジタルシステムでは幅広い線領域で適切な濃度と階調の胸部画像が得られる。

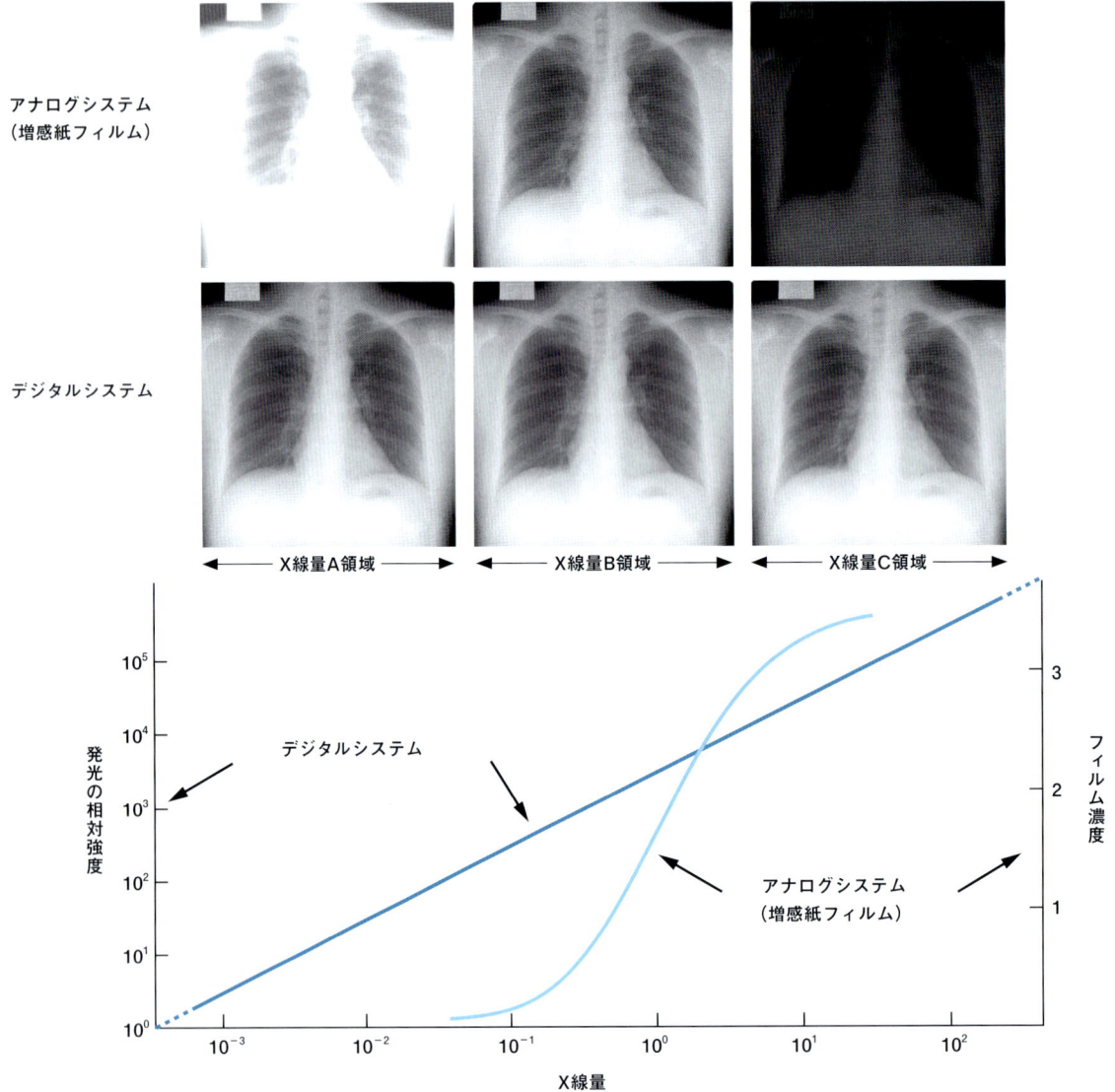

しかし，デジタルシステムを用いた場合には線量A，B，Cのどの領域でも適切な濃度と階調の画像が得られる。

すなわち，アナログシステムでは適切な濃度と階調の画像が得られる線量帯域（ダイナミックレンジ[*3]）が狭いが，デジタルシステムでは線量帯域が広い。

●管電圧を変化させた場合

管電圧を変化させて撮影したアルミステップ画像（図3a）と胸部X線画像（図3b）をそれぞれ示す。図3aに示した管電圧70 kVで撮影したアルミステップ画像では，ステップ間の濃度差（コントラスト）が大きく鮮明であるが，16段目以上のステップを認識することができない。管電圧120 kVで撮影したアルミステップ画像では，70 kVに比べてステップ間のコントラストは小さいが，20段すべてのステップを認識することができる。図3bに示した胸部X線画像においても，120 kVと70 kVの撮影管電圧の違いによりコントラストに明らかな差が見られる。

用語アラカルト

[*3] ダイナミックレンジ
一般に，適切な濃度と階調の画像を得ることができる線量帯域のことをダイナミックレンジとよんでおり，デジタルシステムはアナログシステムに比べてダイナミックレンジが広いことがわかる。

● それでは，なぜデジタルシステムでは撮影時の線量や管電圧が異なってもほぼ同じ濃度と階調をもつ胸部X線画像が得られるのであろうか？ それは，デジタルシステムでは撮影条件にバラツキがあっても，撮影した画像のヒストグラム解析により感度と階調を最適化することで，安定的な画像を得ることができるからである（**図3c**）。感度補正そして階調補正の仕組みを**図4, 5**に示す。

図3　管電圧と被写体コントラストの関係

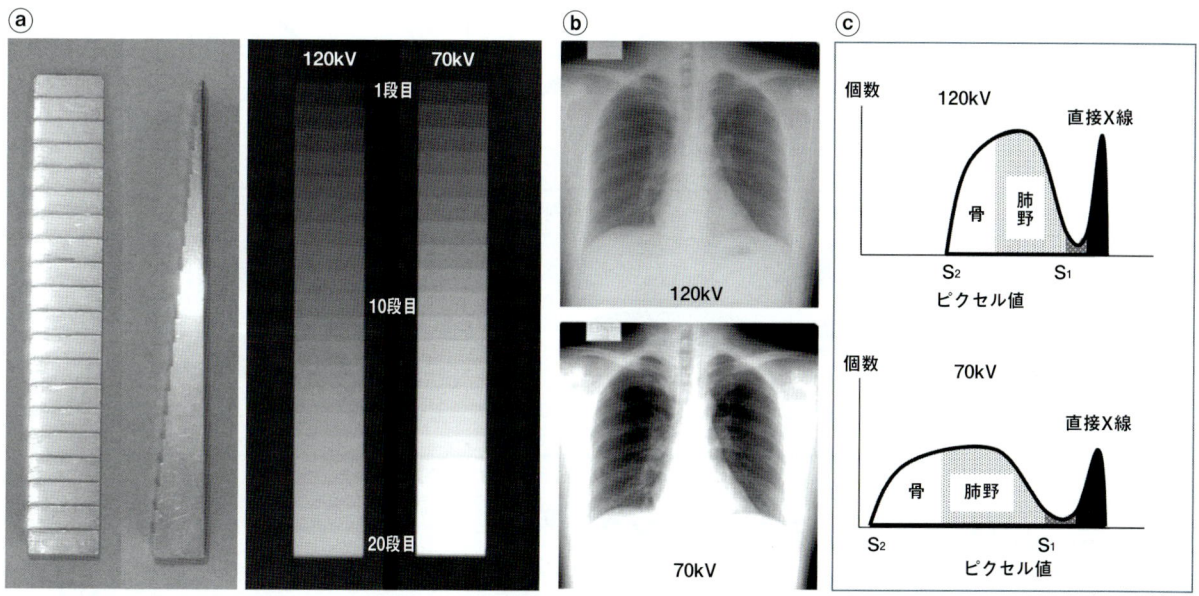

異なる管電圧で撮影したアルミステップの写真（**a**）と胸部単純X線写真（**b**）。**c** は **b** に示した2つの写真のヒストグラム。デジタルシステムでは，このヒストグラムを解析し画像処理をすることで安定した画像を提供している。画像情報において必要な点（S_1, S_2）を押さえ，その点を出力画像のデジタル値へ割り振る。ここでS_1およびS_2は，画像信号として必要な範囲の中でX線量の最も多い領域の判定値（S_1），最も少ない領域の判定値（S_2）である。

図4　感度補正処理のしくみ

入力特性に注目すると，同じ被写体に対して低線量と高線量で撮影したときのS_1とS_2はそれぞれ異なる。しかし，出力時には入力時の感度差の補正を行うことで，線量の違いに関係なくS_1はデジタル値O_1，S_2はデジタル値O_2として出力される。O_1は写真濃度が1.8，O_2は写真濃度が0.3となるように設定。その結果，撮影時に線量が異なっていても出力時には感度補正され同一濃度の画像が得られることになる。実際には，線量の大小によりノイズの量が変わってしまうため，同一濃度でも高線量に比べて低線量ではざらついた画像となる。

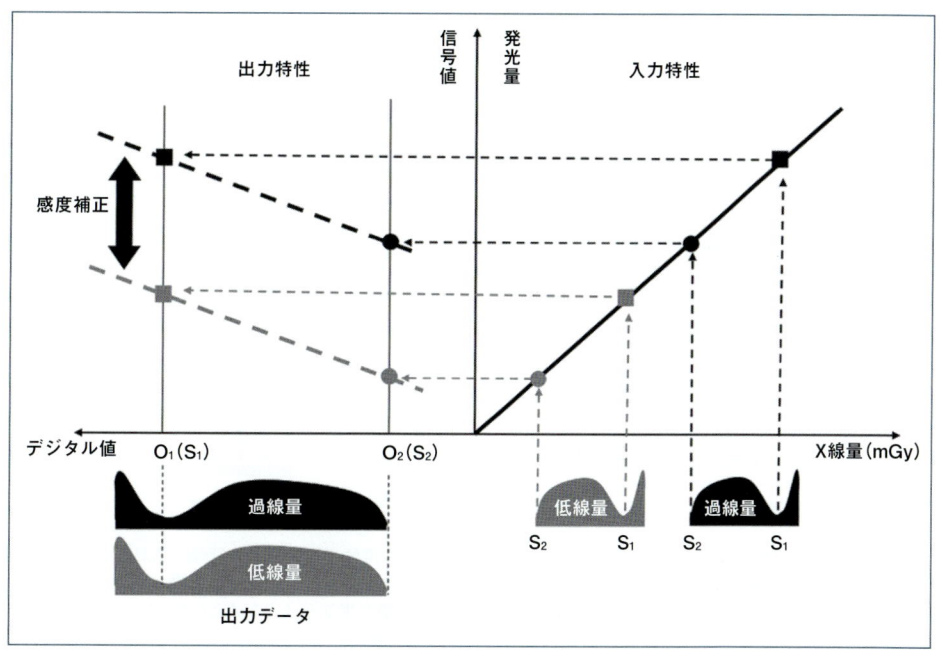

図5 階調補正処理のしくみ

入力特性に注目すると，同じ被写体でも高電圧と低電圧で撮影したときではヒストグラム(被写体コントラストが変わる)が変わるためにS_1とS_2はそれぞれ異なる。しかし，出力時には入力時の階調(コントラスト)の違いを補正することで，S_1はデジタル値O_1，S_2はデジタル値O_2として出力される。その結果，撮影時に電圧が異なっていても出力時には同一階調の画像が得られることになる。

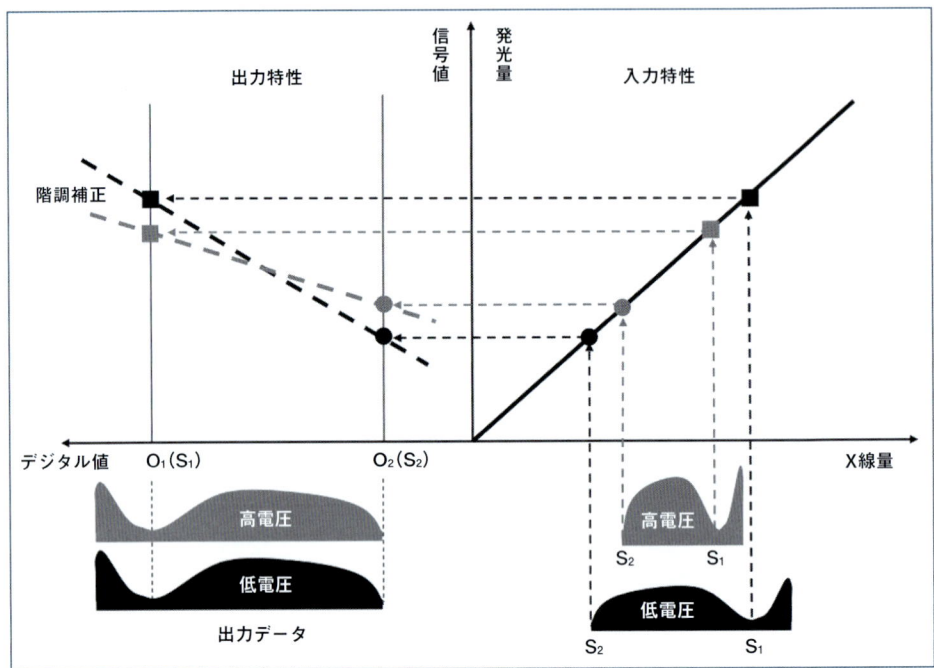

Point advice トモシンセシス[5, 6)]

トモシンセシスとは，tomography(断層)とsynthesis(統合)が合成された用語であり，従来の断層撮影に画像処理を加えたデジタル断層撮影である。従来の断層は，1回の撮影で1断面の画像しか得られなかったのに対して，トモシンセシスは1回の断層撮影で得られた投影像を用いて任意の断面像を再構成することができる。

図6 SA加算法の原理

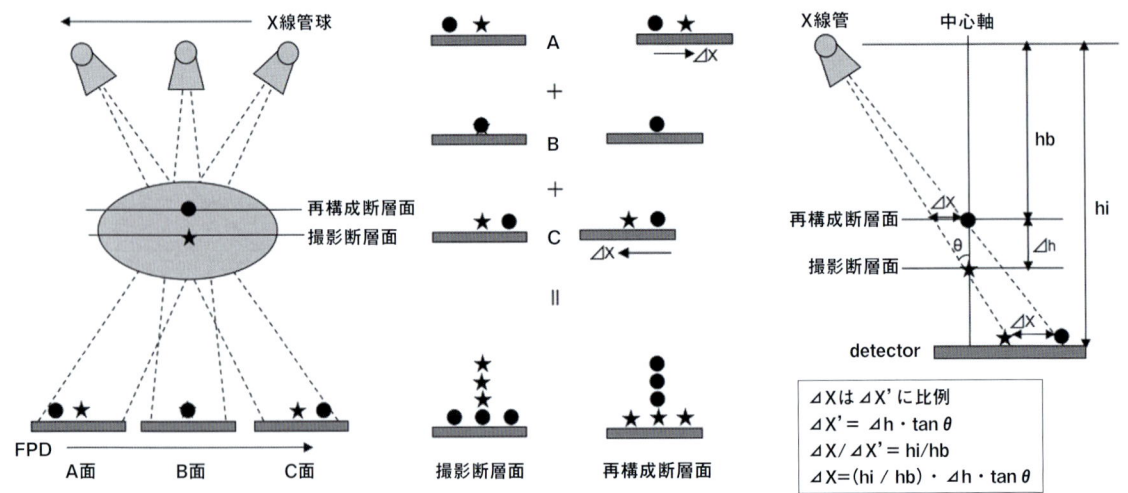

断層撮影時にX線管が右から左に移動した場合，おのおのの角度で投影された画像をA,B,Cとする。撮影断層面におけるA,B,Cの画像を加算すると★は重なり●はばらける。重なった★は明瞭な像となり，ばらけた●はボケ像として現れる。撮像断面像より⊿h高い位置にある再構成断層面における画像を構築する場合，●が重なるようにAとCを⊿Xぶんだけシフトさせて加算する。このときのシフト量⊿Xは，図右下に示した計算式を用いて算出できる。

一般的な再構成の方法には図6に示すSA法(shift and add：シフト加算法)や，図7に示すFBP法(filtered back projection：フィルタ逆投影法)がある。

図8に示すようにSA法はX線管球の走査方向に障害陰影(ながれ像)が生じるが，FBP法はフィルタ処理を行うことで，再構成断面以外から生じる障害陰影を減らすことができる。最近では，コンピュータの計算速度が向上したことでIR法(iterative reconstraction：逐次近似再構成法)による画像再構成も行われている。

従来の断層撮影は，CTの普及とともに臨床検査としては使われなくなったが，トモシンセシスは1回の撮影で任意の断面の画像が得られる，被ばく線量が少ない，CTのように金属によるアーチファクトが少ないなどの多くの利点をもっている。

図7　FBP法の原理

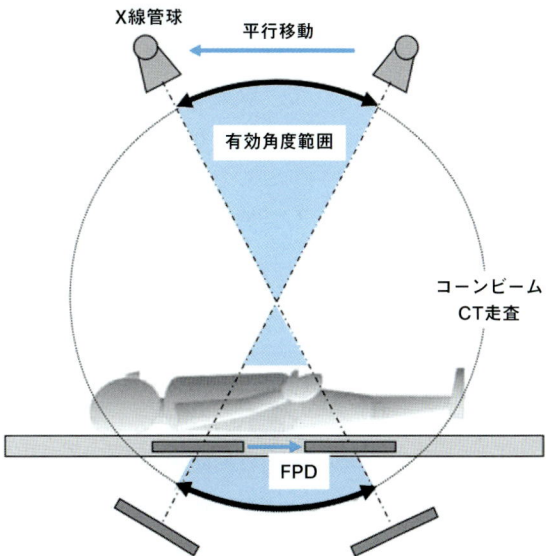

コーンビームCTの再構成手法を基本としたフィルタ補正逆投影法などにより画像再構成を行う。SA法と比べて，X線管の移動方向に生じるアーチファクトが少ないのが利点であり，欠点としては実効断層厚が厚くなる。

図8　画像再構成法の違い

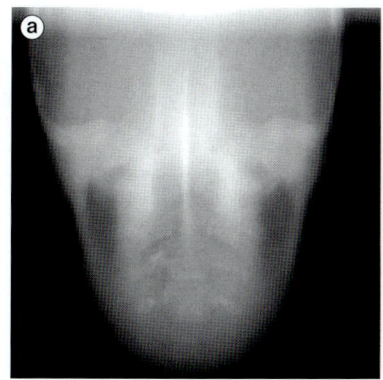 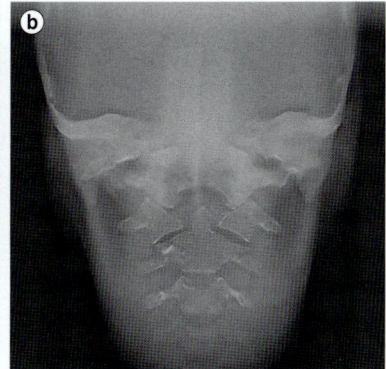 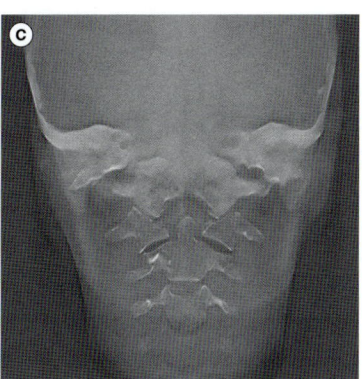

a：SA加算法　　　　　　　　　　b：FBP法　　　　　　　　　　c：IR法

SA加算法ではX線管球の走査方向に断層面以外の構造物によるアーチファクトが目立つ。FBP法ではアーチファクトが軽減されている。IR法ではアーチファクトはほとんど見られない。

References
5) 平野浩志：トモシンセシスの開発から臨床応用に至るまでの歩み. インナービジョン, 26(7)：2-7, 2011.
6) 佐藤行雄：X線TVシステム「SONIALVISION safire」におけるトモシンセシスについて. インナービジョン, 26(7)：8-9, 2011.

7) 内田　勝, ほか：X線撮影条件論. 放射線技術者のための画像工学, 113-124, 通商産業研究者, 1979.
8) 木村正継, ほか：X線写真の評価. 診療放射線BASIC BOOK(X線編), 厚生社, 大阪, p100-105, 1987.

よい胸部単純X写真を撮影するためには[7, 8]

検出器が増感紙フィルムからCRやFPDに代表されるデジタル検出器に変わったことで，収集した画像データに対して感度補正，階調補正，鮮鋭化処理などの画像処理を加えることが可能となり，安定した画像を提供できるようになった。

ここではデジタル検出器に入る前に画質を低下させる2つの原因(焦点サイズに起因した幾何学的鋭と散乱線)と，その改善策を述べる。

焦点サイズに起因した幾何学的不鋭(画像のボケ)

通常使用されている医療用X線管球は，撮影条件に応じて大焦点と小焦点が選択できる2重焦点になっている。大焦点は大電流を流すことができるのに対して，小焦点は熱容量の関係で大きな電流を流すことができない。

通常，胸部単純X線撮影時に使われるX線管の焦点サイズは，小焦点が0.6 mm程度，大焦点が1.0 mm程度である。

焦点サイズの大きさは幾何学的不鋭と密接な関係がある。焦点サイズと幾何学的不鋭の関係を図9に示す。幾何学的不鋭の程度は焦点サイズ以外に焦点－被写体間距離(R_1)，被写体－検出器間距離(R_2)によっても変わる。

幾何学的不鋭を小さくするためには，焦点サイズ，R_2を小さく，R_1を大きくすることであるが，焦点サイズが小さいとX線管に大電流を流すことができず，一定の照射線量を与える場合には撮影時間が長くなってしまう。小焦点を使用することにより幾何学的不鋭を抑えても，撮影時間が長くなることにより動きによるボケが発生する。心臓の動きによるボケを抑えるためには，50 ms以下での撮影が必要になるが，焦点サイズ1～2 mmの大焦点では大電流を流すことができるため，短時間撮影が可能になるものの，幾何学的不鋭は大きくなる。

図9　焦点サイズと半影(ボケ)の関係
半影(B)は，焦点サイズ(F)，物体－検出期間距離(R_2)と比例関係に，焦点－物体間距離(R_1)と反比例の関係にある。

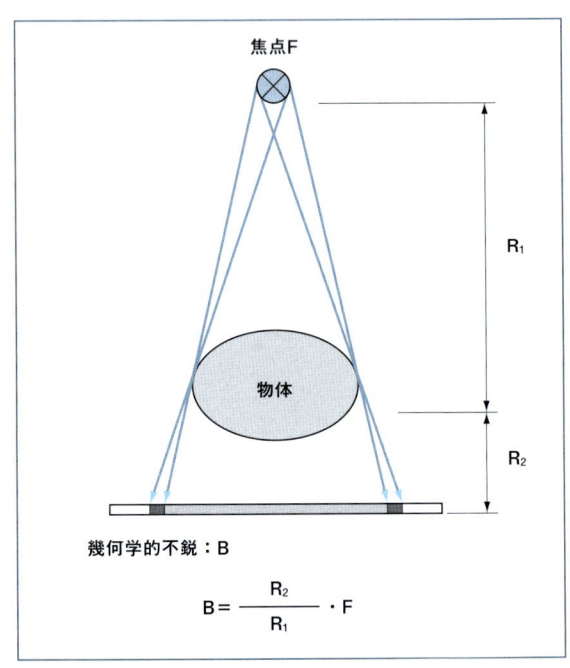

幾何学的不鋭：B

$$B = \frac{R_2}{R_1} \cdot F$$

しかし，この幾何学的不鋭は焦点－検出器管距離を180～200 cmにすることで，人間の目で見て許容されるボケの範囲内に抑えることができる。

理論的には，胸部単純X線撮影では，小焦点で管電流を最大に設定し撮影するのが最良となるが，大焦点大電流による短時間撮影を行っている施設も多くある。

> **ここが勘ドコロ**
> - 焦点サイズが大きいとボケは大きい。
> - 焦点－物体間距離が長いとボケは小さい。
> - 物体－検出期間距離が短いとボケは小さい。
> - 焦点サイズが小さいと大電が流せない。

画質を劣化させる散乱線

X線が物体に照射されると物体より散乱線（2次X線）が発生する。この散乱線は，写真の鮮鋭度やコントラストを低下させる最も大きな要因である。図10には散乱線の有無の状態で撮影した肺標本の画像を示す。

散乱線は，X線の量と強さ，照射野面積（X線を照射する領域）に比例して増加する。実際には，管電圧が60 kV，照射線量が20 mAsを超えると散乱線カブリとしてX線写真上に現れる。

この散乱線を除去する方法の1つとしてグリッド（リスホルムブレンデ）がある。グリッドは，図11に示すように，X線吸収の大きな箔（鉛）と中間物質（アルミニウム，カーボンなど）を交互に配列した構造になっている。

グリッドの性能を表す指標としてはグリッド比（格子比）とグリッド密度（格子密度）がある。

- **グリッド比**：箔の高さをh，箔の間隔をDとすれば，箔の高さと箔の間隔の比 h：D のことであり，箔間隔Dを1として10：1，12：1と表している。低い管電圧での撮影には，

図10 散乱線が画像に及ぼす影響　　撮影電圧：28kV, mAs：AEC（自動露出機構）

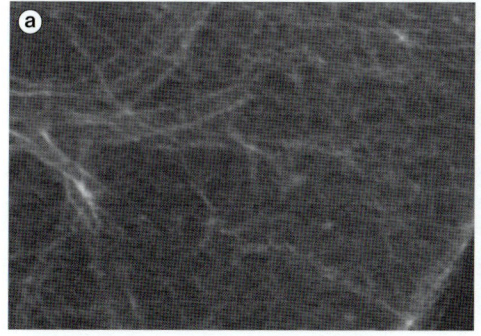

a：散乱体なしで撮影した肺の標本画像
散乱線が少ないことで気管支壁や血管陰影が明瞭に描出されている。

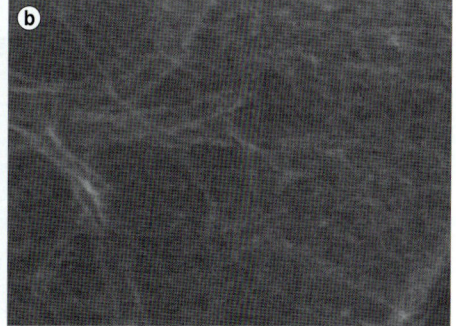

b：2.0cm厚のアクリル板を付加して撮影した肺の標本画像
散乱体から発生する散乱線の影響により画像のコントラスト低下とともに，微細な信号成分（血管陰影）の消失が見られる。

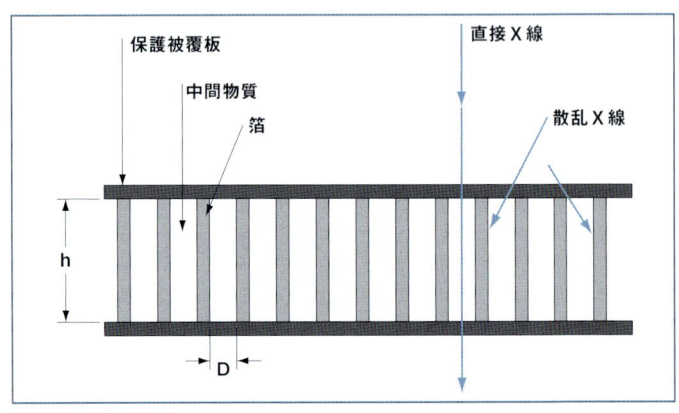

図11 グリッドの構造
グリッドは箔と中間物質で構成されており，散乱線の除去効果は，箔の高さと箔の間隔に大きな関係がある。

グリッド比5：1～6：1，高い管電圧での撮影には8：1～12：1，140kVを超える管電圧使用時には12：1～14：1のグリッド比を使用することが望ましい。使用するグリッド比の選択には，撮影する管電圧を10で除した値が目安となる。

- **グリッド密度**：グリッド中心部における1cm当たりの箔数のことである。一般的なグリッド密度は34～40本/cmであり，60本/cm以上のものは**ミクロファイングリッド**とよばれる。

　グリッド比，グリッド密度ともに高いほど散乱線の除去効果は大きくなる。
　次に，グリッドを使用する際の注意点を述べておく。グリッドは，X線管球に対して水平に配置し使用することを前提として設計されている。また，箔自体もX線焦点に収束するように角度をつけて配置されていることから，X線焦点からの最適撮影距離が存在する。これらの使用上の注意点を無視して使用すると，適切な撮影線量を照射しているのにかかわらず真っ白な胸部写真が出てきたり，肺野濃度に左右差が生じることになり，誤診を招く結果にもなる。

ここが勘ドコロ
- 撮影管電圧に適したグリッド比の選択。
- グリッド比が高いほど散乱線除去効果大。
- グリッド密度が高いほど散乱線除去効果大。
- 最適な撮影距離が存在する。

これは必読！
9）市川勝弘，ほか：ディスプレイの画質評価．標準ディジタルX線画像計測，オーム社，東京，p261-276，2010．

読影環境について[9]

　X線画像がアナログからデジタルに変わることで，医師の読影環境は大きく変化した。
　増感紙／フィルムに代表されるアナログシステムの場合には，センサー機能・表示機能・保存機能のすべてが1枚のフィルムでなされていた。
　デジタルシステムでは，センサー機能としてはIPやFPD，表示機能としてディスプレイ，保存機能としてはPACS（picture archiving and communication system）に分離され，それぞれが最適化されている。特にPACSの開発により，画像サーバに保管

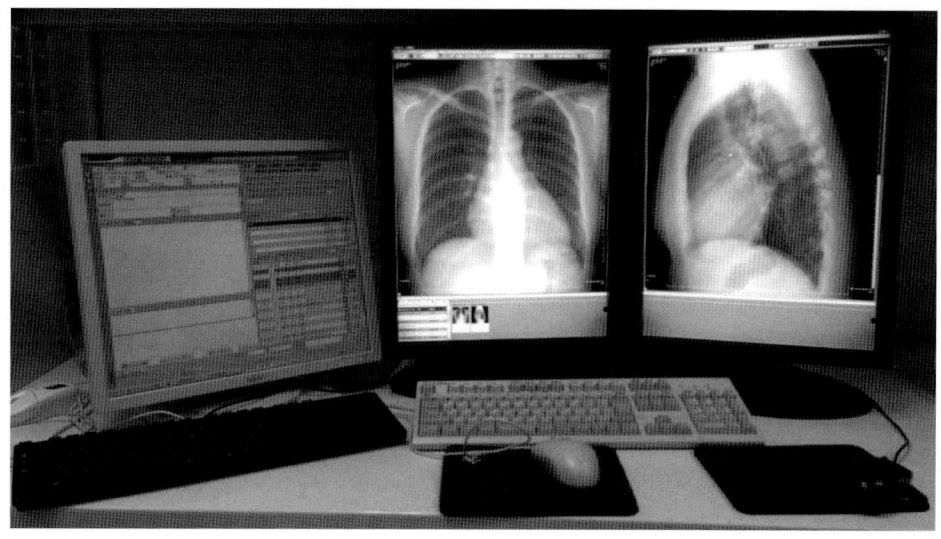

図12 モニター診断の現状
レポートシステム用のモニター1台（左端）と高精細の画像観察用モニター2台を使った診断が主流である。

されたデジタル画像を，ネットワークを通じてディスプレイ上で参照することが可能となったことで，読影環境はフィルム診断から図12に示すようなモニター診断へと大きく変わることになった。現在，表示機能であるディスプレイには，液晶ディスプレイ（LCD：liquid crystal display）が幅広く使用されている。

■ 液晶ディスプレイの特性

　液晶ディスプレイは2メガ（1200×1600ピクセル），3メガ（1500×2000ピクセル），5メガ（2048×2560ピクセル）というように，ディスプレイのマトリックスサイズの総数でよばれることが多い。単純X線画像の診断には3メガ（モノクロ），CT・MRI・Angio・核医学画像の診断にはカラー表示が可能な2メガ（カラー），マンモグラフィの診断にはより高精細の5メガ（モノクロ）のディスプレイが用いられていることが多い。

　階調数は256階調と1024階調をもつディスプレイが多いが，診断上で256階調とそれ以上の間に有意差がないと報告されている。医療用ディスプレイは内部のLUT（look up table）を自由に可変できるようになっており，最高輝度と最小輝度の間で自由に特性を調整することができる。医療用のディスプレイは，医療画像の規格であるDICOM（digital imaging communication of medicine）によって，GSDF（gray-scale standard display function）に合わせて調整することが推奨されている。

　次に読影環境であるが，フィルム診断の際にはシャウカステンの輝度が2000cd/m^2，フィルムの低濃度が0.2とすると，その輝度は約1260cd/m^{2}である。診断用液晶ディスプレイの輝度は300〜500cd/m^{2}であり，フィルム診断時に比べてかなり暗い。しかし，外光をカーテンなどで遮光し，室内照明が主体となるような環境照度（300〜500lx）では十分な明るさに感じとることができる。

10)独立行政法人放射線医学総合研究所:医学教育における被ばく医療関係の教育・学習のための参考資料.

被ばく線量[10]

放射線の単位

　被ばく線量の話のなかで，放射能量(Bq)，照射線量(C/kg)，吸収線量(Gy)，等価線量(Sv)，実効線量(Sv)の用語がよくでてくるが，それぞれの用語が何を意味しているかを理解しておく必要がある。

- **放射能量(Bq：ベクレル)**：1秒間に1個の原子がほかの原子に変わるとき，その放射能を1Bqといい，ほかの原子に変わるときに少なくとも1個の放射線を出すため，放射能量の多いものは，それだけ多くの放射線を出していることを意味している。ただし，出てくる放射線の種類やエネルギーは，元の原子の種類によって違いがあり，人体への影響はBqだけでは評価はできない。
- **照射線量(C/kg：クーロン毎キログラム)**：X，γ線を空気に対してどれくらい照射したかを表すもので，X，γ線のみに使われる。照射線量は，照射による効果や影響は考慮していない。
- **吸収線量(Gy：グレイ)**：放射線を当てられたものが放射線のエネルギーをどのくらい吸収したかを表す単位。
- **等価線量(Sv：シーベルト)**：放射線の種類に関係なく，人体の影響を同じ尺度で比較するための単位。吸収線量を補正した値であり，等価線量(H_T)＝組織の吸収線量×放射線荷重係数により算出することができる。放射線荷重係数はβ線，γ線，X線は1，中性子線はエネルギーにより2.5～20，α線は20である。医療で使われているβ線，γ線，X線の場合，等価線量(Sv)＝吸収線量(Gy)である。
- **実効線量(Sv：シーベルト)**：一部に受けた放射線を足し合わせ，全身で受けたらどのくらいになるか換算したものである。等価線量を補正したものであり，実効線量(E)＝Σ(等価線量〔H_T〕×組織の荷重係数〔W_T〕)＝(等価線量$_1$×組織$_1$の荷重係数)＋(等価線量$_2$×組織$_2$の荷重係数)・・・・・・

　これらの用語のなかで，医療でよく用いられているのは計測分野で用いられる「吸収線量Gy」と防護分野で用いられる「実効線量Sv」である。胸部単純X線検査の場合，正面撮影での被ばくは0.05～0.1mSvであるが，側面撮影は正面撮影の約3～4倍の被ばくを受ける。

　放射線による被ばくを低減させるために，放射線を安全利用するための3原則が設けられている。この3原則とは，「行為の正当化」，「防護の最適化」，「線量限度」である。行為の正当化とは，放射線被ばくを伴ういかなる行為もその導入が正味でプラスの利益を生むものでなければ採用してはならない。防護の最適化とは，正当化された行為であっても，その被ばくは経済的および社会的要因を考慮に入れながら，合理的に達成できる限り低く保たれなければならない。線量限度とは，職業被ばくや公衆被ばくによって個人が受ける実効線量について，超えてはならない年線量限度を設けなければならない。ただし，医療被ばくには，何回まで何mSvまでといった線量限度の制限が設けられていない。医療被ばくに線量限度が設けられていないのは，線量限度を制限することで診断や治療にマイナスになると考えられているからである。

X線検査の危険度

　ICRP（International Commission on Radiological Protection）は，100mSvの放射線を全身に被ばくすることで癌による死亡率が0.5％増加することを報告している。100mSvより低い線量では放射線が癌を引き起こすという科学的証拠は認められていない。平成21年度人口動態統計から，わが国における悪性新生物（癌）による死亡率は約30％であることから，1,000人中300人が癌により死亡している。1,000人が全身に100mSvの被ばくを受けた場合，癌により死亡する人数が300人から305人に増える可能性がある。図13に示したように，胸部単純X線検査での被ばくは0.05〜0.1mSv，胃の精密検査で3.0mSv，胸部CT検査で7.0mSvの被ばくを受ける。100mSvは高い線量ではあるが，実際のX線検査による被ばくが必ずしも低いとはいえない。

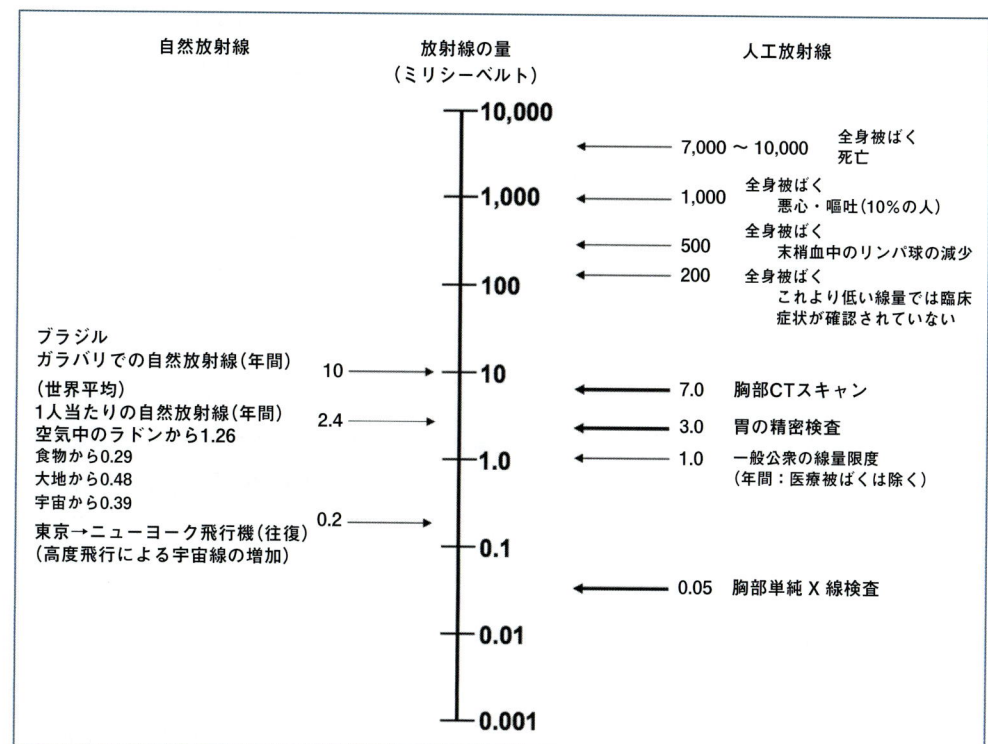

図13　放射線量
自然および人工の放射線量

ここが動ドコロ

- 胸部X線正面の被ばく線量は0.05〜0.1mSv。
- 胸部X線側面の被ばく線量は正面の3〜4倍。
- 放射線安全利用の3原則は，行為の正当化，防護の最適化，線量限度。
- 医療被ばくには線量限度がない。
- 100mSvの被ばくで生涯の癌による死亡率が0.5％上昇。

02 第1章 胸部単純X線写真のminimum requirements

髙橋雅士

胸部単純X線写真：読影を楽しむために必要な基本的なこと

はじめに

　X線写真の成り立ちには，空気・水・カルシウムという異なる構造間のコントラストが必要である．胸部は，空気＝肺/気管・気管支の内腔，水＝心臓/筋肉，カルシウム＝骨，というように，はからずも，その構成成分がきわめてX線によるコントラスト形成の恩恵にあずかるようにできている．また，胸部単純X線写真の評価対象として最も頻度が高い肺炎や腫瘍性病変は，空気という陰性造影剤のなかに，水に近い透過性低下領域として浮き彫りになりやすいという特徴を有している．つまり，呼吸器は，そもそもX線撮影に非常に適した臓器であるといえる．

　MDCTの多列化，MRIの高磁場化，PET技術の発達など，画像診断の発展にはまさに生き馬の目を抜く感があるが，その一方で，胸部単純X線写真というレトロ画像診断手技の件数は減少していない事実はある意味驚くべきことでもある．その理由はきわめて簡単で，胸部単純X線写真が，安価で，簡便で，しかも情報量が驚くほど多いからである．

　したがって，呼吸器診療のファーストステップとして，あるいは一般診療のスクリーニングとして，胸部単純X線写真が臨床の場から消えることは少なくとも今後数十年はないであろう．一方，画像診断におけるCT偏重の傾向は，臨床医から胸部単純X線写真の読影スキルを奪っていることも事実である．

　本稿では，初心者を念頭に，胸部単純X線写真にどのように接するか？　私が考えているその勘ドコロを以下の4つの項目に込めて述べてみたい．

> 1．呼吸器の非対称性を理解しよう
> 2．何がどう写っているのかを理解しよう
> 3．肺・縦隔以外にも目を向けよう
> 4．隠れた肺野を意識しよう

1．肺の非対称性を理解しよう

　ほかの体幹部臓器と同じように，肺や気管支といった呼吸器臓器も決して対称性の臓器ではない．胸部単純X線写真を読影する際に，この"非対称性"を正確に理解しておくことはきわめて重要である．ここでは，このうち，気道，肺門部血管，葉間胸膜を取り上げて解説する．

気道

- **主気管支は，右が短く，より垂直に近く，左は長く，右よりも水平に近い**

  主気管支の分岐角は，最大吸気でおおよそ60°程度である（図1）。呼気時には，この角度は増大する。右の主気管支は短く，より垂直に近い。正常では，両側の主気管支内側（下側）縁は，弧状に内側に突出する。

- **上葉気管支口のレベルは，右が左よりも高い**

  左主気管支は長く左斜め下方に向けて走行するために，その上葉枝の分岐レベルは，右よりも下方となる（図1）。

- **右には中間気管支幹があるが，左には存在しない**

  右は，上葉枝が分岐後，中葉枝が分岐するまでの間に土管のような中間気管支幹が存在するが，左では中葉に相当するものが上葉の一部に"舌区"として組み込まれるために，中間気管支幹が存在しない。つまり左では，上葉枝が分岐した後は，そのまま下葉気管支となる（図1）。

- **右肺は10個の区域，左は7個の区域から成り立っている**

  これは，胸部単純X線写真の読影には直接関係しないが，常識として知っておこう。

  右の$B^{1,2,3}$の区域気管支は，左ではB^1と^{2}が合体してB^{1+2}となる。

  $B^{4,5}$は，左では上葉の中に舌区として組み込まれる。ちなみに，右では，$B^{4,5}$の関係は，内側（B^5），外側（B^4）の関係であるが，舌区では，上側（B^4），下側（B^5）の関係となる。当然，左の上葉は右の上葉よりも大きい。これらの胸部単純X線写真正面像，側面像における投影部位をおおまかに理解しておこう（図2）。

図1 気道系の左右差

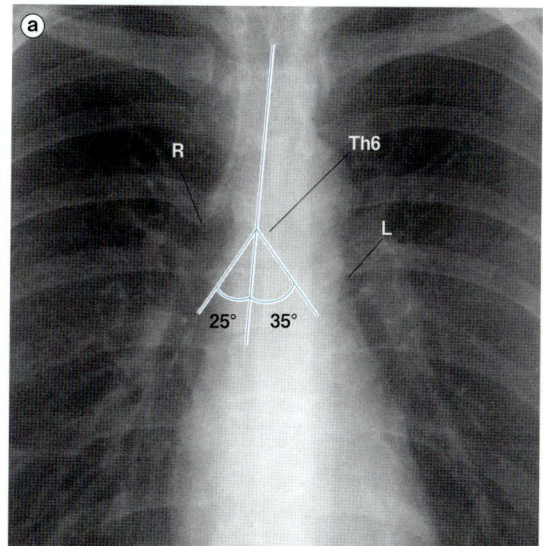

a：胸部単純X線写真正面像

右上葉気管支口（R）は，左（L）よりも高い。気管分岐部レベルは成人でおおよそ第6胸椎レベルである。分岐角度は約60°であり，右主気管支がより垂直に近い。

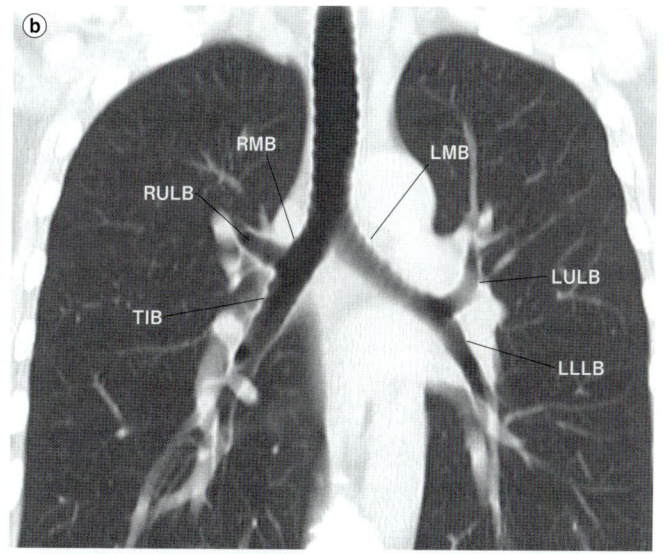

b：CT肺野条件冠状断MPR像

右主気管支（RMB）は，左（LMB）より太くより垂直に近く短い。このため，胸部単純X線写真上，上葉気管支口には左右で高さの違いが生じる。
RMB：right main bronchus, LMB：left main bronchus, RULB：right upper lobe bronchus, LULB：left upper lobe bronchus, TIB：truncus intermedius bronchus, LLLB：left lower lobe bronchus

図2 各肺区域の胸部単純X線写真正面像，側面像での投影図

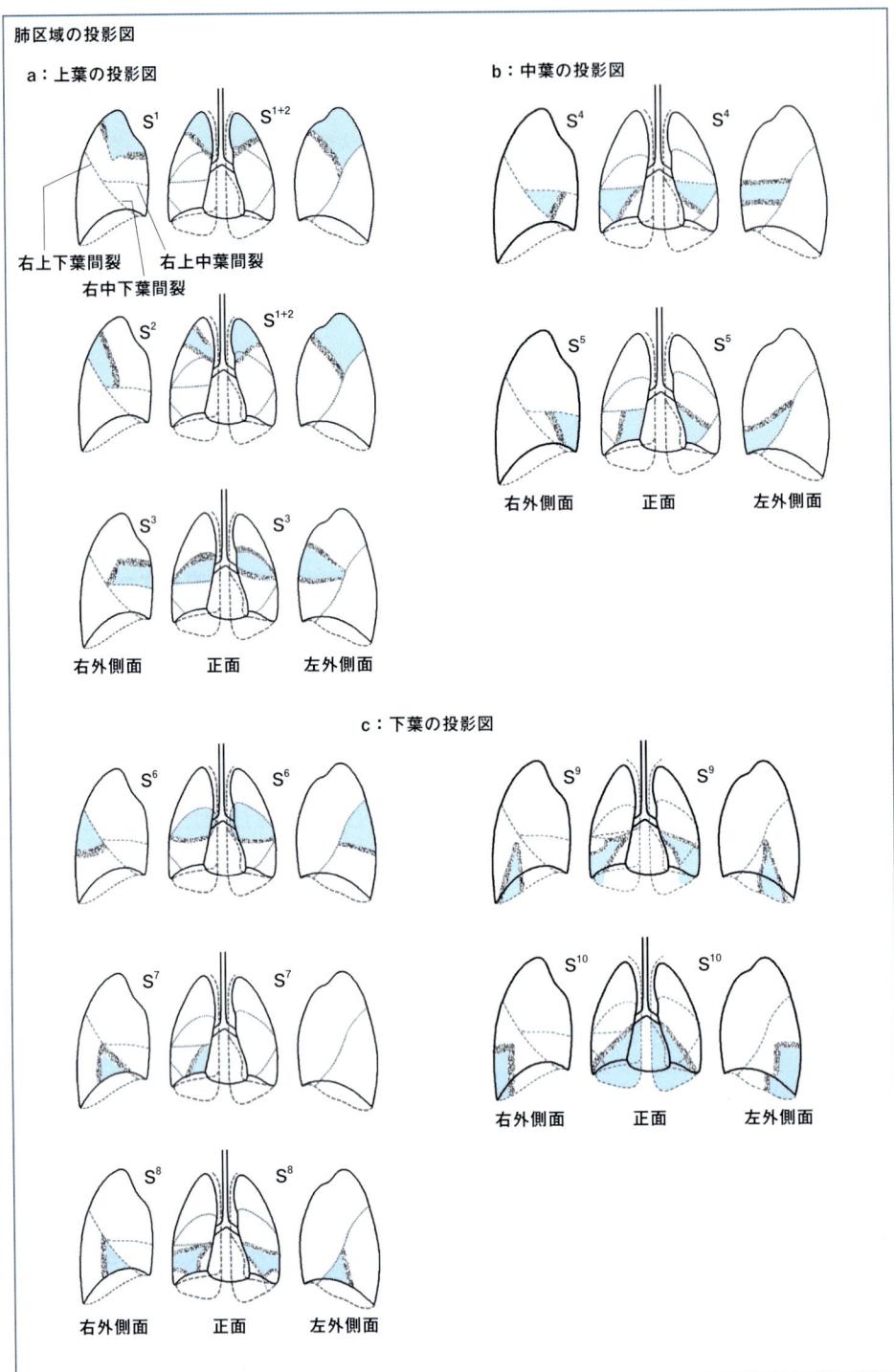

(Stmad F：Handbuch der medizinischen. Radiologie, vol Ⅸ, PartⅠ. Springer-Verlag, 1969, p142-143.より改変引用)

肺門部血管

●肺門の血管は，右は"なで肩"，左は"いかり肩"

　肺動脈は，右室から主肺動脈として分岐後，縦隔内を腹側に走行してから，左右の肺動脈に分岐するが，そこからの肺門部の走行に左右差がある。右肺動脈は，途中で，上幹動脈（通常A^3とA^1）を心膜内で分岐した後，中間気管支幹の前を横切りながら緩やかに右下肺野の方向に向かう。一方，**左肺動脈は，左主気管支内側を前から後ろに乗り越え，その後下方に走行する**。"肺門の高さ"が何を具体的に指すのかは曖昧であるが，仮にこれが肺動脈の肩（shoulder）を指すとすると，左は右よりも必ず1〜2cm高くなる。言い換えると，**右は"なで肩"，左は"いかり肩"**といえる（図3）。

●肺門の高さが逆転していたら

　この左右肺門の上下の関係が逆転していれば，左下葉あるいは右上葉の容積減少が疑われることになる（図4）。

葉間胸膜

> **MEMO**
> **superolateral major fissure**
> 通常，大葉間裂は，正面像では描出されないが，大葉間裂の上縁が曲面を形成していると淡い葉間面が右中肺野外側に見えることがあり，superolaterlal major fissureとよばれる。

●小葉間裂は，右にしかない

　葉間胸膜は，大葉間裂と小葉間裂があり，小葉間裂は右上葉と中葉の間の2枚の臓側胸膜によって成立し，中葉がない左には存在しない。小葉間裂は水平な面であるために，胸部単純X線写真の正面像，側面像いずれでも見えるが，大葉間裂は基本的には側面においてのみ観察が可能である。つまり，**小葉間裂は，正面写真において唯一観察できる葉間胸膜**ということになる。

図3　肺門血管の"肩"の左右差

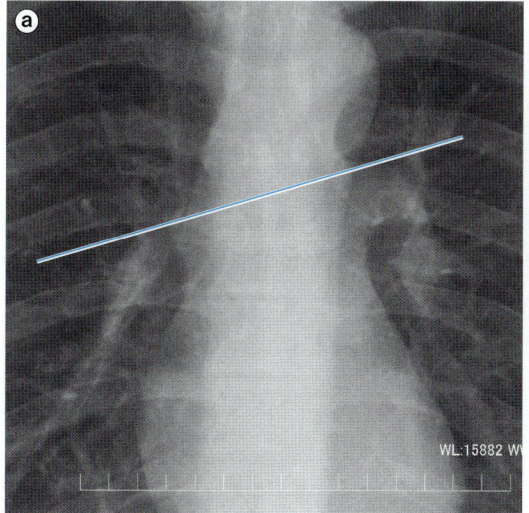
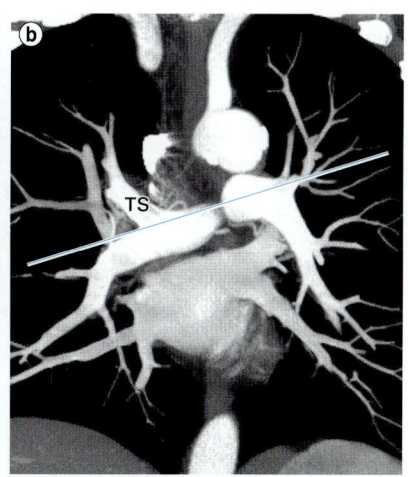

a：胸部単純X線写真正面像
左右の肺門の高さを肺動脈の"肩"と考えると，右は"なで肩"，左は"いかり肩"となる。結果として，左右の血管陰影の高さには傾斜が生じる。

b：造影CT冠状断MIP像
右肺動脈は，心膜内で肺尖に分布する肺動脈（TS：truncus superior：上幹）を分岐するが，太い葉間肺動脈支はなだらかに下方に走行する。一方，左肺動脈は，左上葉気管支内側を上方に乗り上げて下降するために，左肺門部での張出しが高くなる。

図4 左下葉の容積減少による左肺門の下降

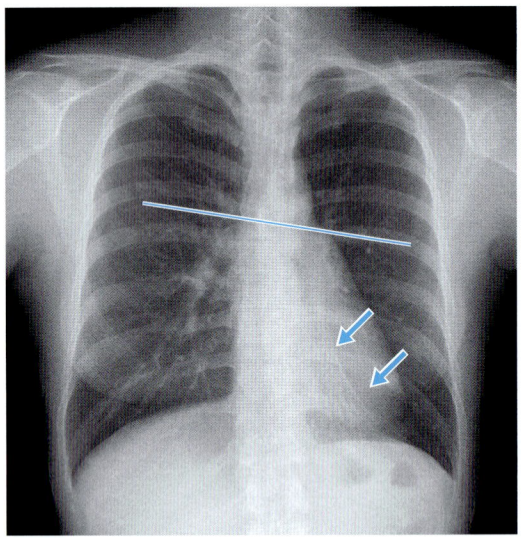

胸部単純X線写真正面像
左肺門が右よりも下降している。心陰影の中に左下葉の容積減少が透見できる（→）。

図5 小葉間裂による陰影の部位の推測

a：上肺野の陰影の下縁が小葉間裂によって境界されている場合には，側面写真なしでも上葉の陰影であると診断できる。
b：逆に，陰影の上縁が小葉間裂によって境界されている場合には，側面写真なしでも中葉の陰影であると診断できる。
c：もしも，陰影が小葉間裂を無視して上下に拡がっている場合には，多くはその陰影は下葉のS^6に存在する。

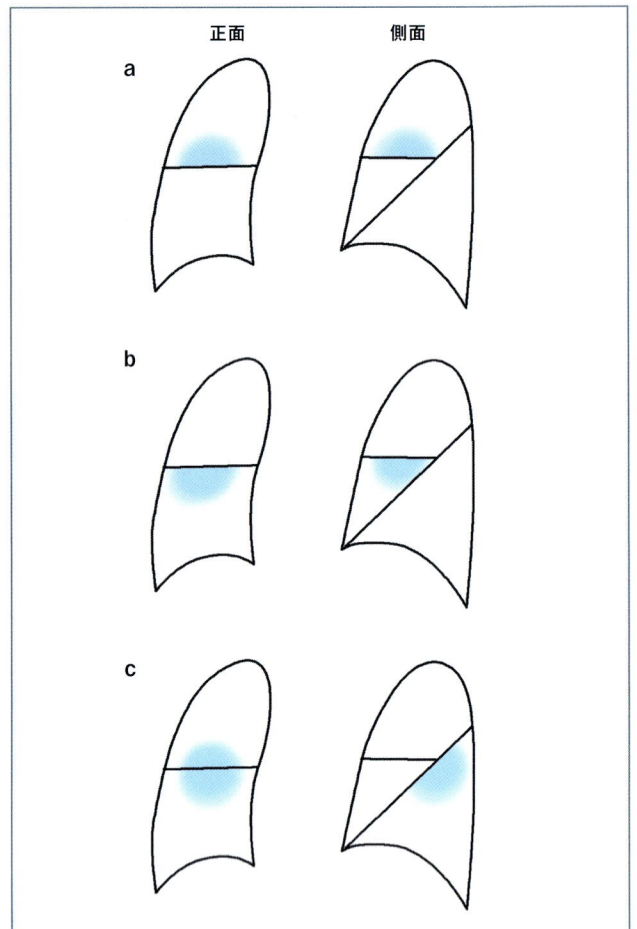

● 小葉間裂は意外と役に立つ

　小葉間裂は，正面像において，病変の拡がりを推測するのに役に立つ（図5）。つまり，正面像において，浸潤影の下面が小葉間裂で境界されていれば病変は上葉に，逆に陰影の上縁が小葉間裂で境界されていれば病変は中葉に存在することがわかる。また，陰影が小葉間裂を無視して上下に拡がっている場合には，通常病変は下葉のS^6領域にある（図6）。

第1章・02 胸部単純X線写真：読影を楽しむために必要な基本的なこと

図6 小葉間裂による陰影の局在診断

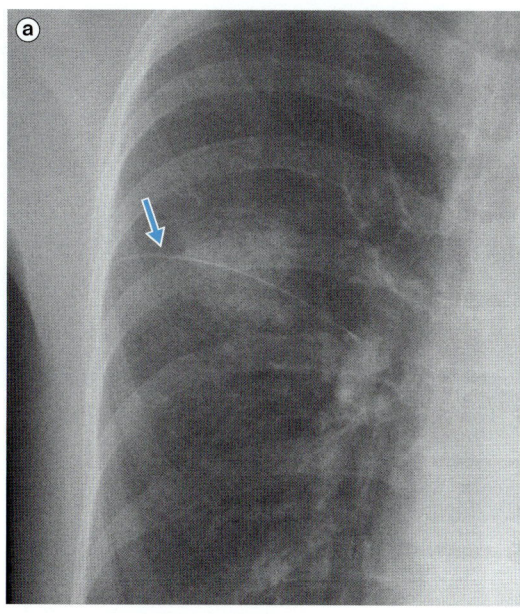

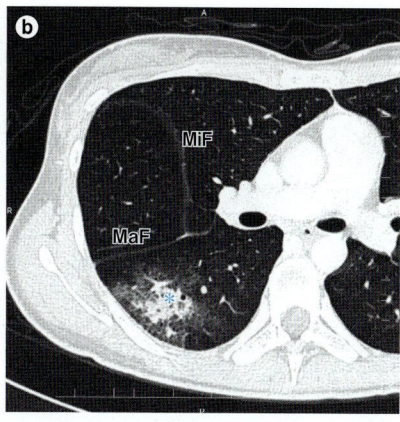

> **MEMO**
> **副葉間裂 accessory fissure**
> 以下のものがある。
>
> ・奇静脈葉間裂：奇静脈が異所性に走行するために生じる。線状影の下端に涙滴状の奇静脈の断面が認められる。4枚の胸膜で構成される。
>
> ・下副葉間裂：下葉内側肺底区（S^7）が独立したためのもので，横隔膜内側から肺門に弧状に走行する。
>
> ・上副葉間裂：右S^6がほかの下葉から独立するために形成される
>
> ・左小葉間裂：左舌区がほかの上葉から独立するために形成される。

a：胸部単純X線写真正面像
斑状影は小葉間裂（→）を無視して上下に存在している。正面像のみから陰影が下葉のS^6に存在していることが疑われる。

b：胸部CT肺野条件
肺炎を疑わせる浸潤影（＊）が右下葉のS^6に存在している。
MaF：major fissure, MiF：minor fissure

ここが勘ドコロ

- 肺門は，左が1.5cm程度高いのが正常である。右が"なで肩"，左が"いかり肩"。
- 正面像における小葉間裂は，病変の部位の推測に有用。

2. 何がどう写っているのかを理解しよう

　胸部のそれぞれの正常構造がどのように胸部単純X線写真に描出されているのかを知っておくことは，胸部単純X線写真の読影の基本である。

骨格系

■胸椎
　正面像では，通常第5胸椎レベルぐらいまでが明瞭に見えることが多い。これらでは気管の透瞭像に重なって棘突起が透見できるが，その位置は，通常その両側上部の椎弓根の正中にあり（図7），これは胸部単純X線写真の正面性を評価するのに役立つ。

■鎖骨
　正常の体位で撮像された場合に，鎖骨内側縁は，第4後肋骨のやや下部に投影されることが多い（図8）。

■肋骨
　第7～9肋骨下面は，正常でも辺縁が不明瞭になる。これは，肋骨溝によって下縁がナイフのように鮮鋭となり，それがX線の方向にほぼ垂直になり接線効果を形成しないためであり，このレベルの肋骨が最もその所見が顕在化するためである（図9）。骨浸食と間違わないようにしなければならない。

図7 胸部単純X線写真の正面性

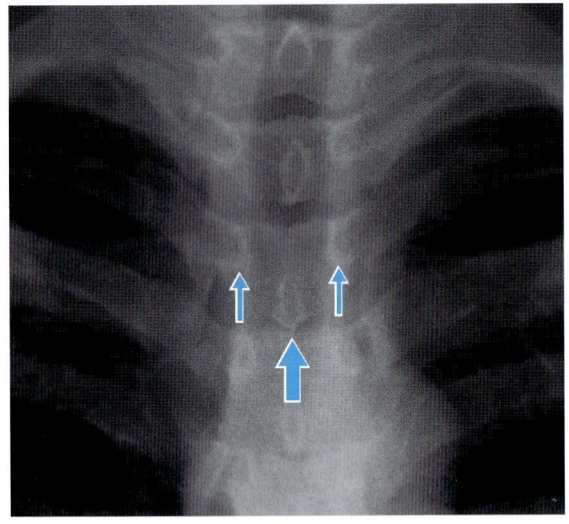

正面性が担保された胸部単純X線写真正面像では、胸椎の左右の椎弓根(→)の間に棘突起(➡)が位置する。

図8 鎖骨の投影レベル

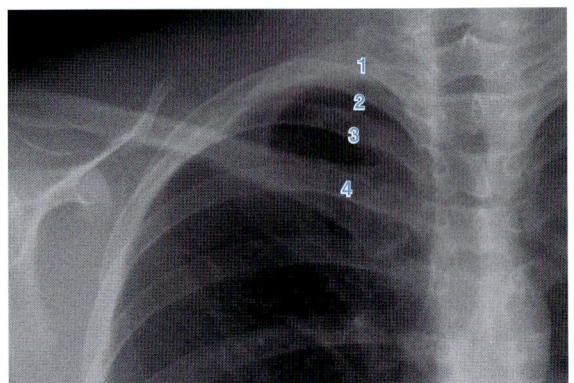

胸部単純X線写真正面像
鎖骨内側部は、第4後肋骨(図中数字)のレベルに重なる。

図9 肋骨下縁の不明瞭性

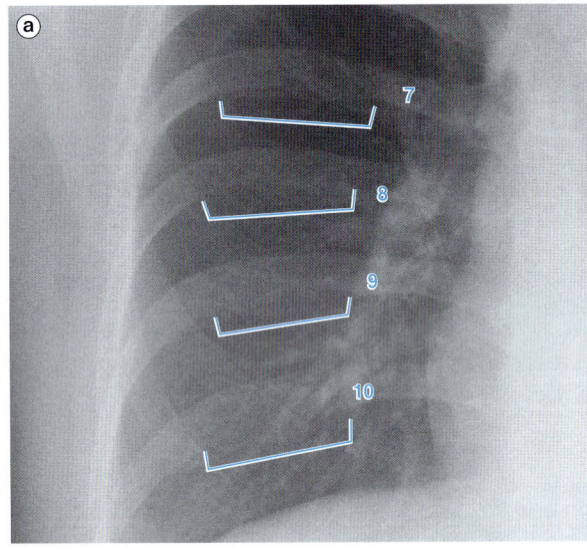

a：胸部単純X線写真正面像
下部肋骨の下縁は正常でも不鮮明になる。(数字は後部肋骨の番号)

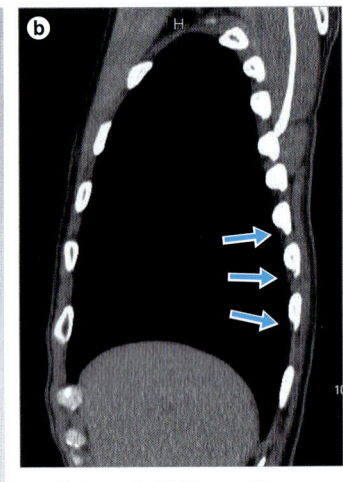

b：胸部CT矢状断MPR像
下部肋骨の下縁は上部肋骨と比較して、より下縁が鮮鋭でX線に対して接線を形成しにくいことがわかる(→)。

縦隔

■気管分岐部の高さ

成人においては、気管分岐部はおおよそ第6胸椎の高さに投影される。小児では、この高さはより上方に投影される。

■縦隔・肺境界線

成書には、多くの記載があるが、最低限チェックすべきもの、役立つもの、重要度Aのものは、以下の3つである(独断ではあるが)。重要度Bのものは、その後に簡単に記載する。

▶▶▶ 重要度Aの縦隔・肺境界線

・大動脈肺動脈窓
・左下行大動脈左縁
・奇静脈食道線

● 大動脈肺動脈窓（aortic pulmonary window）

上縁が大動脈弓下縁，下縁が肺動脈上縁，内側は気管，外側は縦隔胸膜で囲まれたスペースで，この外側は正常では陥凹し，凸にはならない（図10）。突出している場合には，Botalloリンパ節腫大などを疑う（図11）。ちなみに，この"窓"を，上記陥凹面の左側の肺野透瞭部と勘違いしないようにしなければならない。この"窓"はあくまでも，縦隔のスペースを指している。

図10 大動脈肺動脈窓 [aortic pulmonary window（AP window）]

a：胸部単純X線写真正面像
AP windowは，大動脈弓下縁，肺動脈上縁，気管左側壁に囲まれた縦隔のスペースを指す（図の塗り）。この外縁は正常では凸にはならない（→）。

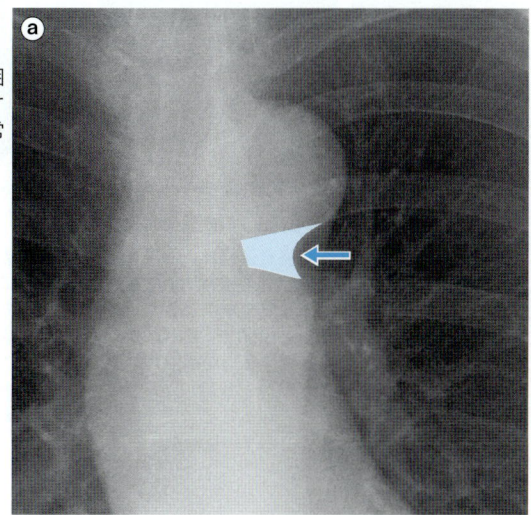
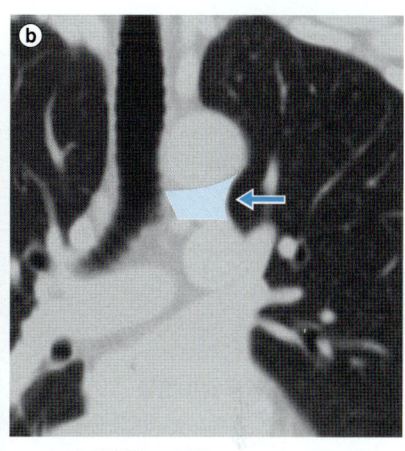

b：CT冠状断MPR像
AP windowのスペース（塗り）の外側縁は縦隔側に陥凹する（→）。

図11 AP windowの突出

a：胸部単純X線写真正面像
AP window外側縁が突出している（→）。肺門部に重なって不整な腫瘤陰影（→）が認められる。この陰影はS^{6}の腺癌である。

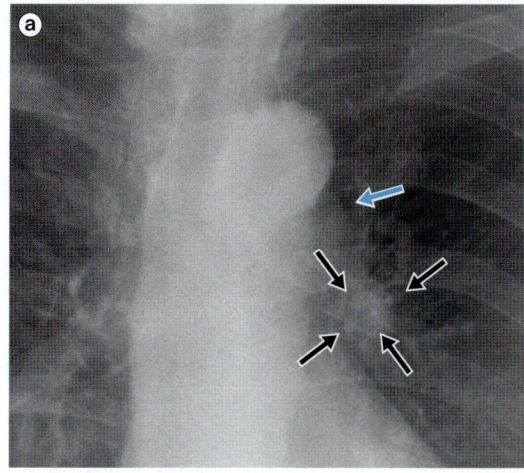
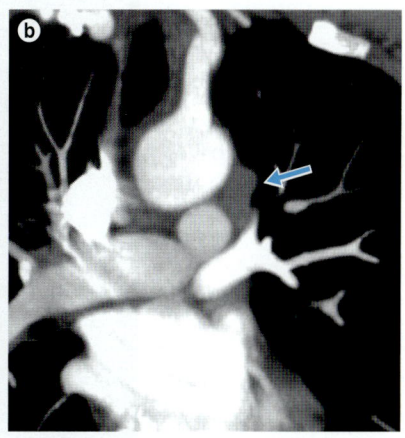

b：造影CT冠状断MPR像
Botalloリンパ節が腫大し，外側に突出している（→）。

● **下行大動脈左縁(left wall of the descending aorta)**

この線は，接する左肺，特に下葉縦隔側の含気が保たれていることを担保する線である。(**図12**) 心臓に重なった肺に何か病変がないかを見つける手だてとなる。この線の下端は左横隔膜の内側面と交差する。左下葉の無気肺は，心陰影に重なり発見が難しいが，この線と横隔膜面の不明瞭化が診断の決め手となる(**図13**)。

図12 下行大動脈左縁と奇静脈食道線

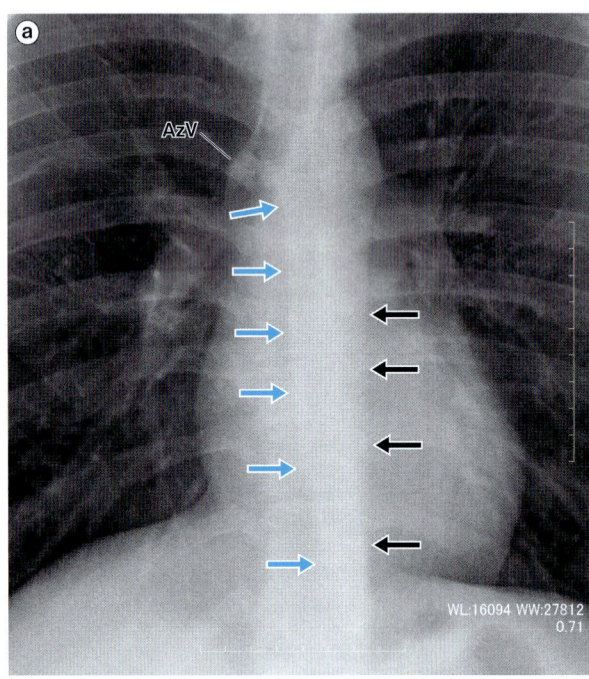

a：胸部単純X線写真正面像
奇静脈(AzV)からなだらかに椎体のほぼ正中を下降する線が認められる(→)。奇静脈食道線である。
大動脈弓から下降する線は，下行大動脈左縁の線(→)である。

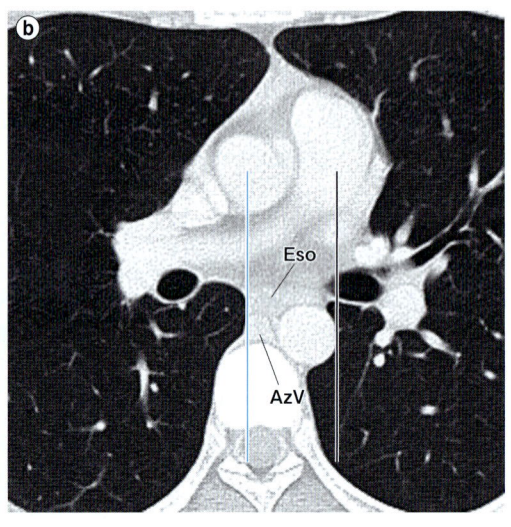

b：胸部CT肺野条件
奇静脈食道線は，右肺の縦隔側が心臓の後ろにヘルニア状に入り込んだ辺縁を接線として見ていることになる(—)。この線が正常に描出されていることは，右下肺野内側の含気が正常に保たれていることを担保することになる。また，様々な縦隔の腫瘤性病変(リンパ節腫大，食道腫瘍，大動脈瘤など)で，この線は右側に突出する。下行大動脈左縁は，下行大動脈の左辺縁を見ており(—)，この線が見えていることは左下葉の含気が担保されているということを意味する。(AzV：奇静脈，Eso：食道)

図13 左下葉の無気肺による下行大動脈左縁の消失

a：胸部単純X線写真正面像
下行大動脈左縁が消失し(—)，左横隔膜の辺縁も不明瞭になっている(→)。肺門部に腫瘤性病変が認められ(→)，同部の腫瘍性病変による下葉の無気肺が疑われる。

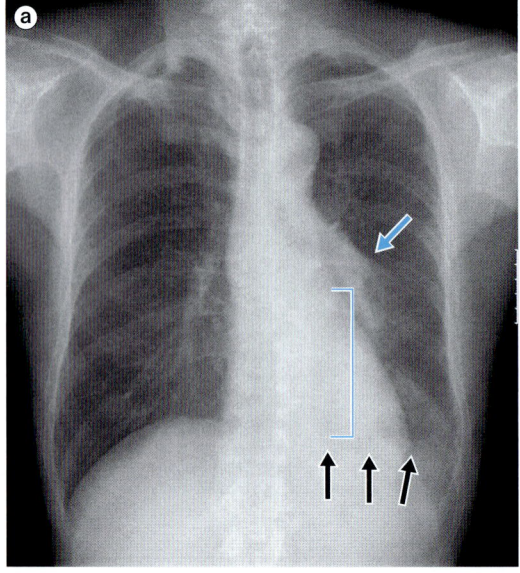

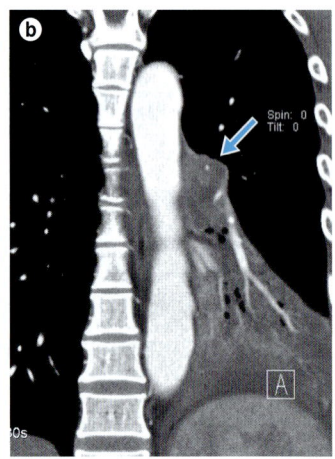

b：造影CT冠状断MPR像
肺門部の腫瘍(→)によって左下葉は無気肺となり，下行大動脈左縁の含気が消失していることがわかる。

図14 奇静脈食道線の突出：食道癌
a：胸部単純X線写真正面像
奇静脈食道線中部で，右側への突出所見を認める（→）。

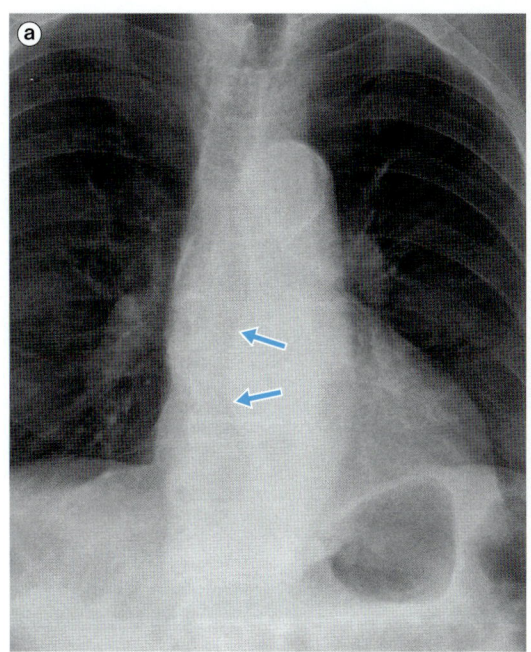

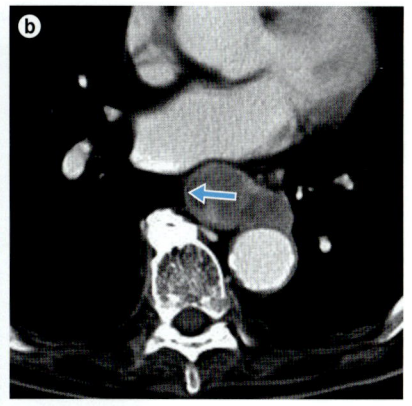

b：胸部造影CT
食道に腫瘤性病変を認め，右胸腔に突出している（→）。

● **奇静脈食道線（azygoesophageal line）**

　右下葉の内側が，心臓背側と椎体腹側の間で左方に入り込む部位の先端が接線として見えるものである。奇静脈から緩やかに曲線を形成し，椎体の正中を下降する。この線の左側には，奇静脈，食道が走行する（図12）。左肺の下行大動脈左縁と同様に右下葉内側の含気を担保するものであり，また縦隔リンパ節や食道腫瘤で外側に突出する（図14）。

▶▶▶ **重要度Bの縦隔・肺境界線**

● **右気管傍線（right paratracheal stripe）**

　気管は右側においてのみ肺野と接しているために，鎖骨レベルから下方に右気管傍線が描出される。厚みは1〜2mmである（図15）。ここには，臓側胸膜と縦隔の壁側胸膜の2枚の胸膜，気管周囲の結合織，気管壁の4つの構成要素がある。臨床的には，傍気管リンパ節の腫大が描出されることが多い（図16）。この下方に連続して奇静脈弓があり，同部は立位で7mm以下である。

● **左脊椎傍線（left paraspinal line）**

　肺が，脊椎左縁に接してできる線であるが，線の形成のためには，その腹側の下行大動脈の存在が必須である（図17）。仰臥位のAP撮影のほうが，立位PA撮影より描出率が高い。椎体腫瘤，傍椎体腫瘤で突出する（図18）。

● **前接合線（胸膜翻転線），後接合線（胸膜翻転線）[anterior, posterior junction line (pleural reflection)]**

　左右の肺の前部が胸骨直下で接するために生じる線が「前接合線」，肺尖部の肺が気管後部と椎体の前部で接する線が「後接合線」であるが，必ずしも1本の線として描出されるわけではなく，胸膜の折れ返り部分がそれぞれ接線として描出されることが多く，「胸膜翻転線」といわれることもある（図19）。それぞれ，前縦隔腫瘍，後縦隔腫瘍で線の異常が認められるが，この線そのものの描出頻度が，中高齢者では必ずしも高くは

図15 右傍気管線（right paratracheal band）

a：胸部単純X線写真正面像
気管下部右壁に約2mm厚の線状構造が確認できる（→）。この線は下方でなだらかに奇静脈弓（→）に移行する。

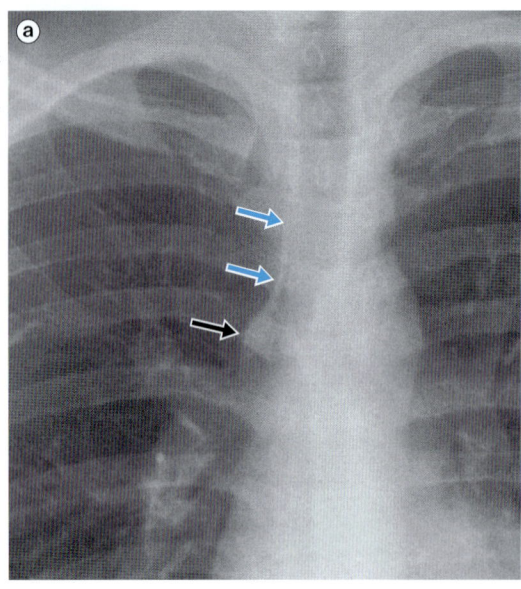

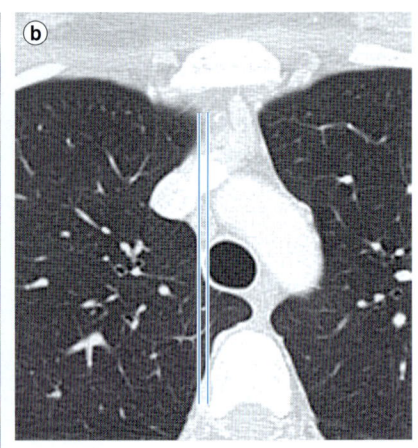

b：胸部CT
右傍気管線は，①気管支壁，②縦隔結合織，③縦隔胸膜・臓側胸膜の構造から成立する（2本線の間）。このいずれかの異常でも右傍気管線が肥厚して描出される。

図16 右傍気管線の異常：縦隔リンパ節腫大

a：胸部単純写真正面像
傍気管線が著しく肥厚している（→）。

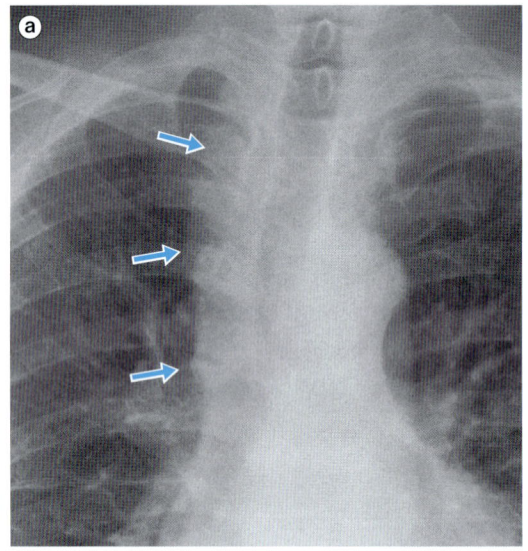

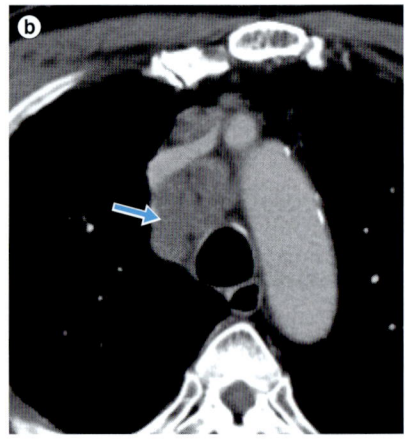

b：胸部造影CT
傍気管リンパ節の腫大を認める（→）。

なく，診断的価値は必ずしも高くはない。ちなみに，**後接合線は，大動脈弓の上方でのみ見える**が，これはこれより下方では左右の肺が接しないためである。

図17 傍椎体線 paraspinal line

a：胸部単純X線写真正面像
椎体の左側に直線状の線が観察される（→）。

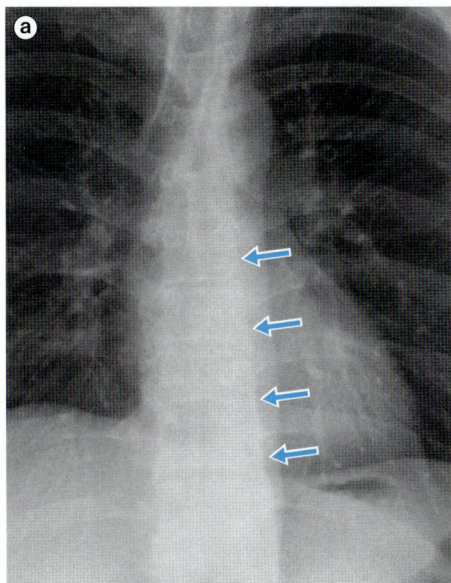

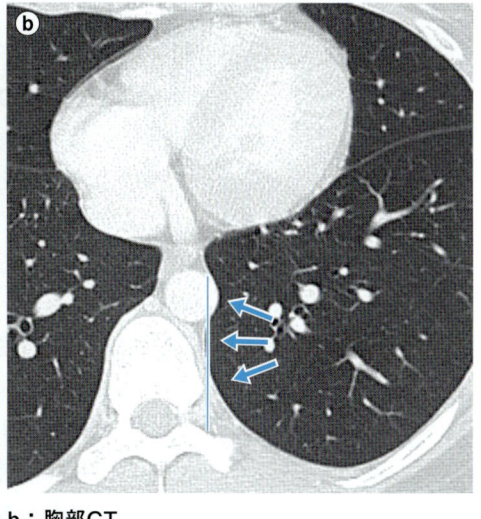

b：胸部CT
傍椎体線は，椎体左側の軟部組織が緩やかに下行大動脈の輪郭に連続する曲面（→）で形成される。

図18 傍椎体線の異常（腎臓癌胸椎転移）

a：胸部単純X線写真正面像
傍椎体線の限局性膨隆を認める（→）。

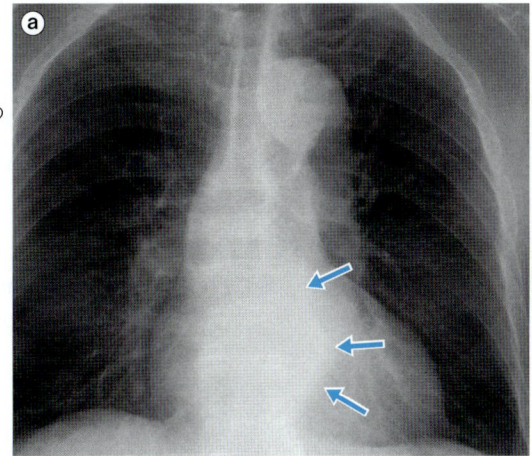

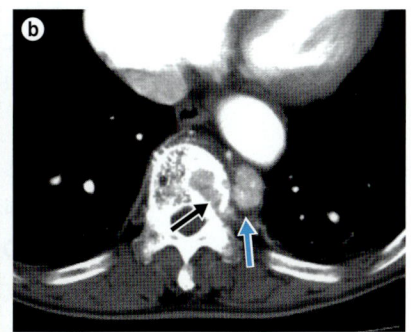

b：胸部造影CT
椎体左側に突出する造影される腫瘍性病変を認める（→）。病変は，胸椎の溶骨性病変（→）と他のスライスで連続している。

図19 前接合線（胸膜翻転線），後接合線（胸膜翻転線）

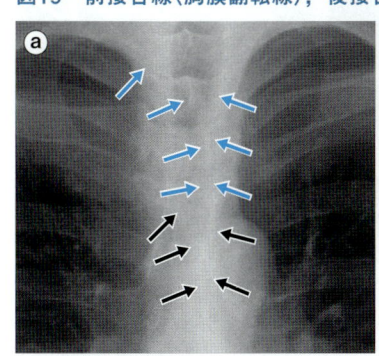

a：胸部単純X線写真正面像
前接合線は大動脈弓レベルから縦隔内を下方に走行し，互いに近接する2枚の胸膜の辺縁として描出される（→）。一方，後接合線は大動脈弓上部で同様に互いに接するように走行する2本の胸膜の辺縁として描出される（→）。

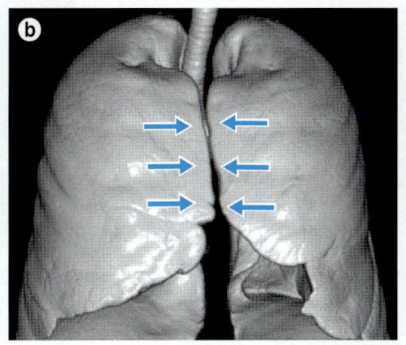

b：両側肺volume rendering画像正面像
左右の肺が縦隔前部で互いに近接している（→）。

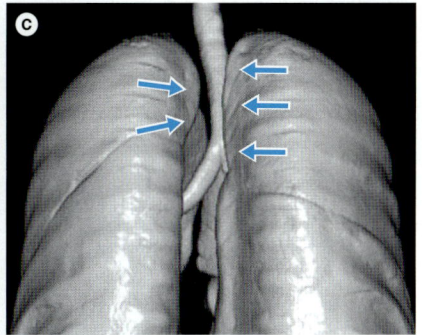

c：同背面像
縦隔上部レベルで左右の肺が互いに近接している（→）。

肺門

●右肺門の逆"く"の字は何でできている？

右肺門には大きな血管構造によって通常逆"く"の字が認められる。この上の線と下の線はそれぞれ，上肺静脈，右肺動脈下幹である（図20）。ときに，葉間肺動脈から上行するA²の肺動脈（上行動脈といわれ，A²bが多い）が太い場合には，これも上の線の形成に関与することがある。ちなみに，この逆"く"の字の又のところから外側に小葉間裂が走行する。

●下肺静脈は肺門陰影の形成には参加しない

下肺静脈は，比較的水平に近い走行で左心房に流入するために，肺門陰影の形成には参加しない（図20）。したがって，下肺野内側の領域は，上から下に肺動脈が走行し，外側から内側に下肺静脈が走行するために，細かい血管が高密度で交差し，肺野が観察しにくい場所である（図20）。

●B³bは気管支の壁の状態を見るのに便利

前後方向に走行する気管支を観察することによって壁が厚くなる病態を把握できる。代表的な気管支は，B³bとよばれている気管支で，上葉気管支のなかでも分岐後，前方向に直線的に走行するために，胸部単純X線写真では，肺門部に小さな「ちくわ状」の輪が認められる。左右両側が同時に見えることは多くはないが，右肺門では右上葉気管支の外側，左では上葉気管支分岐部の上方に認められ，内側には伴走する肺動脈であるA³bが見える（図21）。間質性肺水腫では，B³bの気管支壁が肥厚し辺縁がぼける（peri-bronchial cuffing）。また，A³bの辺縁も同様に不明瞭となる。

●肺門血管の太さは？

中間気管支幹の外側を伴走する下幹肺動脈の太さは通常15mm以内である。この太さは，重なる後部肋骨の幅とほぼ同じであるといわれている（図22）。

図20 右肺門の逆"く"の字

a：胸部単純X線写真正面像
右肺門部には逆"く"の字が通常認められる（……と……）。

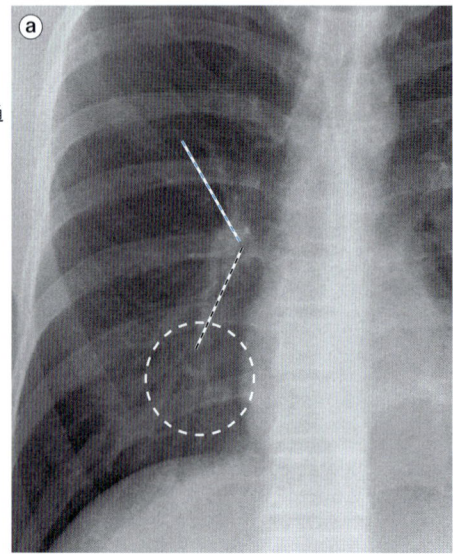

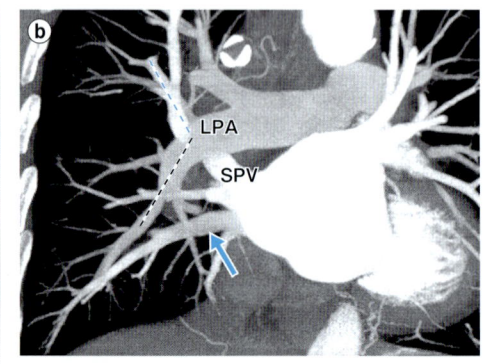

b：造影CT冠状断MIP像
胸部単純X線写真における肺門の逆"く"の字の上の線は右上肺静脈（SPV）（……），下の線は右肺動脈下幹（LPA）（……）に相当する。一方，下肺静脈は比較的水平に右下肺内側を走行した後，左房に流入するために，肺門陰影の形成には参画しない（→）。このために，胸部単純X線写真では右下葉内側は，上下に走行する肺動脈と水平に走行する下肺静脈が交錯するために，血管陰影の密度が高く，肺内病変の読影が難しい領域となる（aの◌）。

図21　B^{3}bとA^{3}b

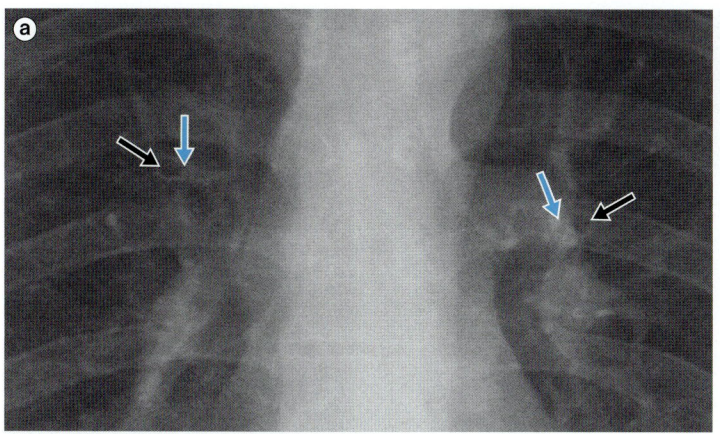

a：胸部単純X線写真正面像
左右の肺門外側に気管支の正接像を認め（→），またこの内側に血管陰影の正接像（→）が接している。それぞれ，B^{3}b，A^{3}bに対応する。

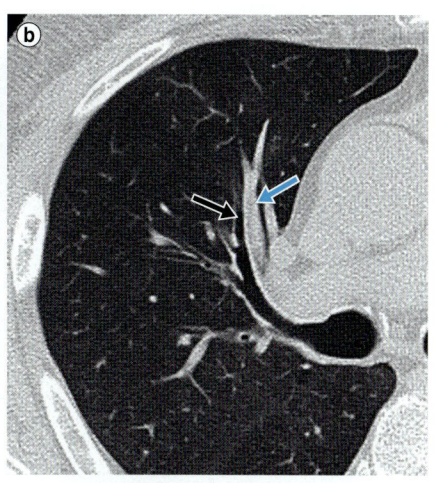

b：胸部CT右肺像
B^{3}b（→）とその縦隔側を伴走するA^{3}b（→）は背腹方向に走行するために，胸部単純X線写真において正接像として認識される。

図22　右肺門部の血管の太さ

胸部単純X線写真正面像
右中間気管支幹の葉間肺動脈の太さ（↔）は，約15mm程度であるが，通常交差する後部肋骨の幅（↔）に近似する。

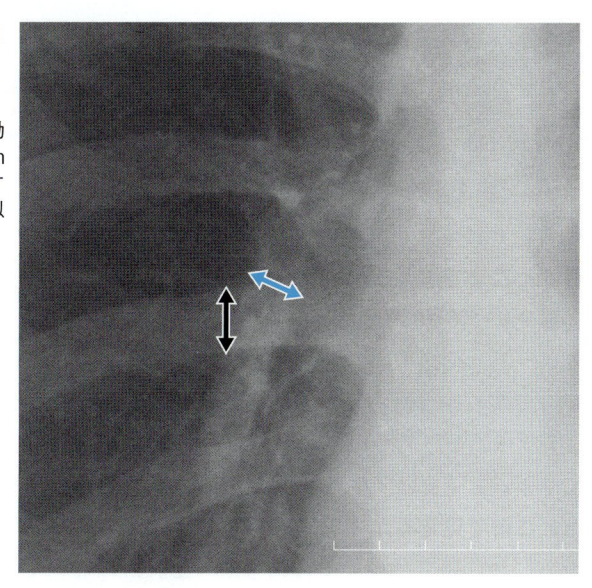

肺野血管

●肺野血管の"賑やかさ"は，上下で，1対1.5〜2.0

　胸部単純X線写真は通常立位で撮影されるために，肺内の血液も重力効果を受け，下肺野の血管が拡張する。この太さと密度を"賑やかさ"というあいまいな日本語で表すと，正常でおおよそ上下比1対1.5〜2.0というところとなる（**図23**）。左心房圧が，正常の5〜10mmHgを超え，10〜15mmHgとなると上下でこの血管の賑やかさは等しくなり，さらに15〜20mmHgとなると上下で逆転が起きる［（血管陰影の頭側化（cepharization），再分布（redistribution）］。これらを放置するとやがて，間質性肺水腫，肺胞性肺水腫へと進行していく。

図23　上下の肺血管陰影の密度と径

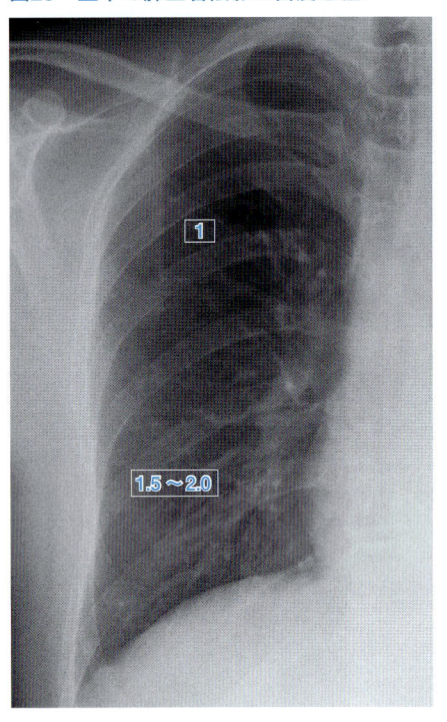

胸部単純X線写真正面像
通常，立位では上下の肺血管の密度と径はおおよそ1:1.5〜2.0である。

図24　末梢肺血管の見え方

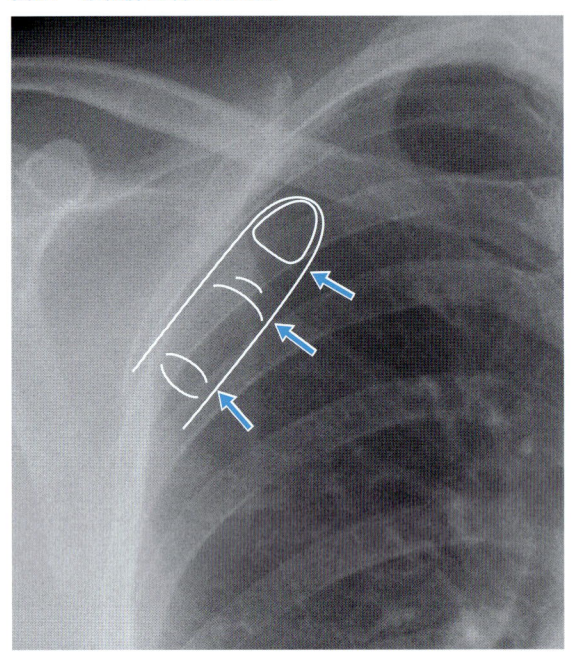

胸部単純X線写真正面像
上肺野では，胸壁内側に人差し指を置いた場合，その内側より外側まで血管が見えることはない。ただし，下肺野ではこの原則は成り立たず，胸膜直下まで血管は確認できる。

MEMO

横隔膜のblurring, tenting

横隔膜円蓋の最上端の内側部が数cmにわたり不鮮明になることがあるが，正常所見でありblurringとよばれる。肺下葉縦隔側の区域が分葉し，深吸気時に過膨脹になるためと考えられている。このblurringと正常の横隔膜円蓋との間に，横隔膜のテント状の突出が認められることがある。Tentingあるいはjuxtaphrenic peakとよばれ，同部の副下葉間裂の一部と考えられている。上肺野の容積減少で顕在化する。

● **気管支壁はどこまで追えるか？**

　再び，経験に基づく独断ではあるが，胸部単純X線写真で気管支壁が明瞭に追えるのは，右肺でいうと，肺門下部の中下葉気管支分岐部レベルの少し下あたりまでである。これより下方で明らかに気管支壁が明瞭に見える場合には，気管支炎や気管支拡張など異常に気管支壁が肥厚している病態を考えたほうがよい。一般的には，胸部単純X線写真で描出できる気管支は，区域気管支レベルまでとされている。

● **肺血管はどこまで見えるか？**

　またまた，経験に基づく独断ではあるが，上肺野において，末梢肺血管陰影は，胸膜面から1cm（あるいは人差し指の幅）以内が見えることはまれである（図24）。もしも，これらの領域で末梢まで血管が明瞭に描出されている場合には，肺血管陰影は増強していると考えてよい。ただし，この1cmルールは下肺野では通用せず，胸膜付近まで血管は追跡できることが多い。

横隔膜

● 右は左よりも高い

左の横隔膜は右よりも半椎体分低い(**図25**)。これは，右に肝臓があるからではなく，**左に心臓があるからである**。右胸心の患者で，肝臓が正所性の患者では，右横隔膜は左よりも低くなることが多い。

● 右横隔膜の高さと肋間

右横隔膜の高さは第10後肋間のことが多い(**図25**)。ただし，横隔膜は前部が後部よりも高いので，前肋骨を利用したほうがよいとする意見もあり，その場合には，第6,7肋骨の前縁あたりのレベルに相当する(**図25**)。あるいは，第10後肋骨と第6前肋骨の交差するあたりと考えてもよい。いずれにしても，大切なことは，これらには個人差や，体格による差があり，あまり厳格に考えるべきではないということである。**横隔膜がきれいなドーム状の形状をしているのか，なども併せて総合的に評価すべきである。**

図25 横隔膜の高さ

胸部単純X線写真正面像
右横隔膜は半椎体分左が低い(──)。右横隔膜は，第10後肋間レベルに認められることが多い。前肋骨では，第6,7肋骨先端が横隔膜に触れる程度の高さとなる。ちなみに，これらのレベルに加え，なだらかなドーム状の形態を呈していることも正常の横隔膜の形状の条件である。

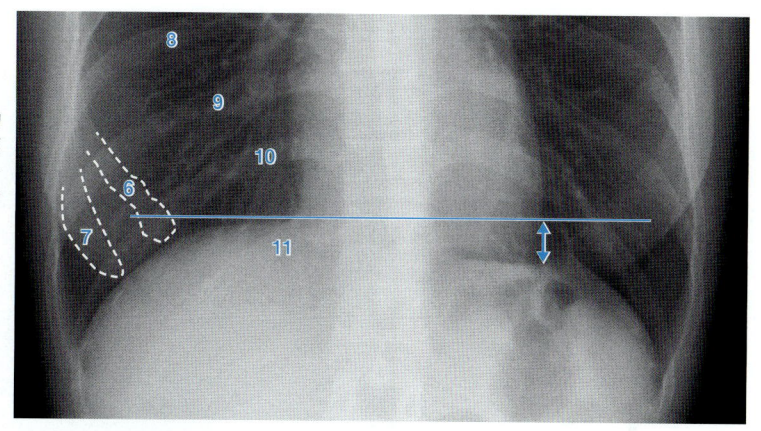

側面写真の簡単なアプローチ法

側面写真は，左右の肺・肺門構造が重なった，とてもややこしそうな写真であるが，理論的に解析し，コツを知ると，いろいろな情報が見えてくる。

● 左右の胸腔の同定の仕方(**図26**)

通常，側面写真は，心臓の拡大を最小限度にするために右から左にX線を曝射する。このため，右の胸腔は左よりも拡大されて見える。背側に前後に重なった2枚の胸膜面が映っている場合，通常背側に大きく映っている線が，右の胸腔の辺縁ということになる。

● 左右の横隔膜(**図26**)

上記で左右の胸膜腔が鑑別できれば，それに連続する横隔膜面の左右を識別することは難しくはない。このほか，右横隔膜はドーム全体が明瞭であるのに対して，**左横隔膜は心臓がある部分で不明瞭になること**，右横隔膜は前方で上方に突出して描出される傾向があること，**左横隔膜には胃泡が接しうること**，などが識別方法である。

●左右の葉間胸膜

　大葉間裂は実際にはプロペラ状の局面を形成しているために，左右の大葉間裂が2本とも明瞭に描出される頻度は高くはない。しかし，2本の大葉間裂が側面像で描出された場合には，通常，垂直に近く背側に描出されるものが左の大葉間裂である（図27）。上記の左右の横隔膜との関係も併せて左右を識別する。

●肺門血管・気管支陰影の解析（図28）

　少し難しいが，側面写真での"難所"の解析方法を解説する。

①まず，気管の透瞭像を同定する。この中に，2個の円形の透瞭像を見つける。上が右の上葉気管支口，下が左の上葉気管支口である。通常，下の左の透瞭像のほうが明瞭な透過像として見える。

②この左上葉気管支口の上に上面が平滑な弧状でバンド状の陰影が見える。これは，左上葉枝内側を前から後ろに乗り越える左肺動脈の陰影である。

③この左上葉枝口レベルのやや前部に上下に長い楕円形の陰影が認められる。これは，右肺動脈が縦隔内を右方向に向かって走行する部分に相当し，また陰影の下方は両

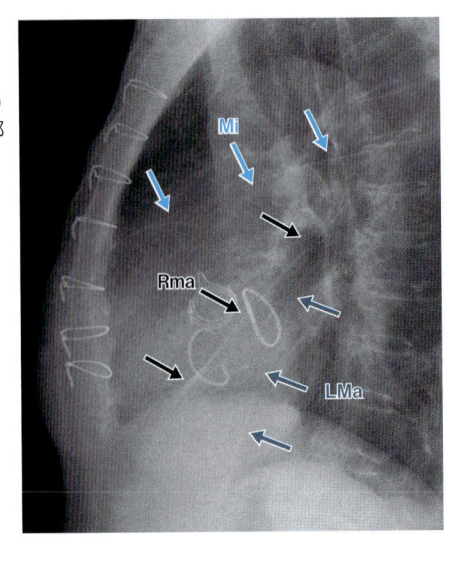

図26　側面像における左右の胸腔，横隔膜の鑑別

胸部単純X線写真側面像

右胸腔は左（白点線）に比べ拡大される（青点線）。右横隔膜は心臓に接していないために，前胸壁まで連続して認められるが，左横隔膜は心臓底部のレベルで不明瞭となる。ただし胃泡があれば，左右の鑑別は容易である。

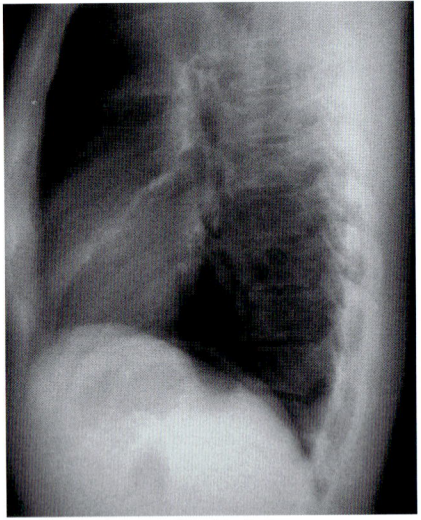

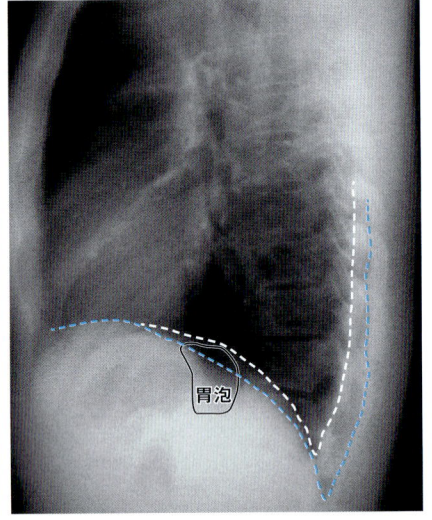

図27　3本の葉間胸膜

胸部単純X線写真側面像

通常，左の大葉間裂（LMa）は右（RMa）よりも垂直に近く，横隔膜との接合部は後となる。Miは小葉間裂。

図28 側面像における肺門陰影の解析

胸部単純X線写真側面像

以下の方法で解析する。
① 気管の正接像を2個同定する。上が右の上葉気管支口（Rt.ULB），下が左の上葉気管支口（Lt.ULB）である。通常，下の透瞭像のほうが明瞭な透過像として見える。
② この左上葉気管支口の上に上面が平滑な弧状でバンド状の陰影が見える。これは，左上葉枝内側を前から後ろに乗り越える左肺動脈の陰影である（Lt.PA）。
③ この左上葉枝口のやや前部に上下に長い楕円形の陰影が認められる。これは，右肺動脈が縦隔内を右方向に向かって走行する部分（Rt.PA）に相当し，また陰影の下方は両側の上肺静脈（SPV）が重なって形成されている。
④ ここより離れて下方，心陰影の後縁に一致して再び円形の陰影が認められ，下肺静脈（IPV）が左房に流入する部分を表す。
⑤ 右上葉気管支口の後面から下方に1本の線が確認でき，中間気管支幹後壁（PWTIM）を表している。
⑥ 心陰影下部背側において弧状の辺縁を形成するのは下大静脈（IVC）の後壁である。

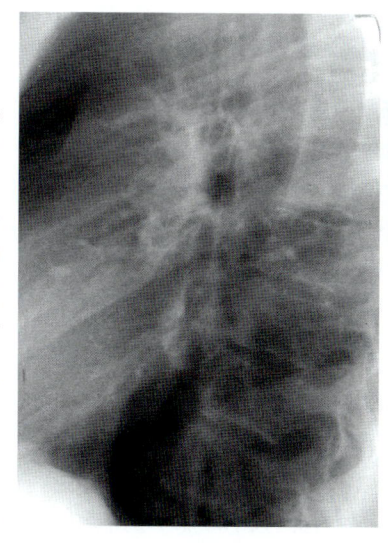

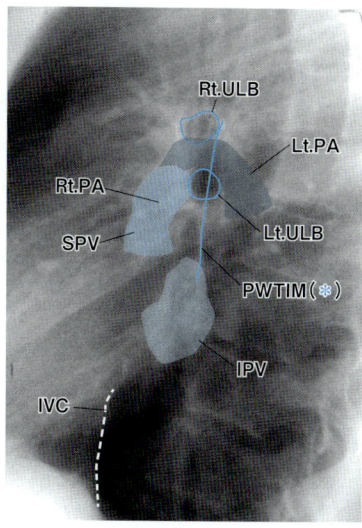

図29 中間気管支幹後壁線の形成と食道奇静脈陥凹

胸部CT

CT上の直線は，図28の中間気管支幹後壁（＊）の線に相当する。同線は正面像における食道奇静脈陥凹（点線に相当）と同じ肺組織（＊）の含気を90°角度を変えて観察していることになる。

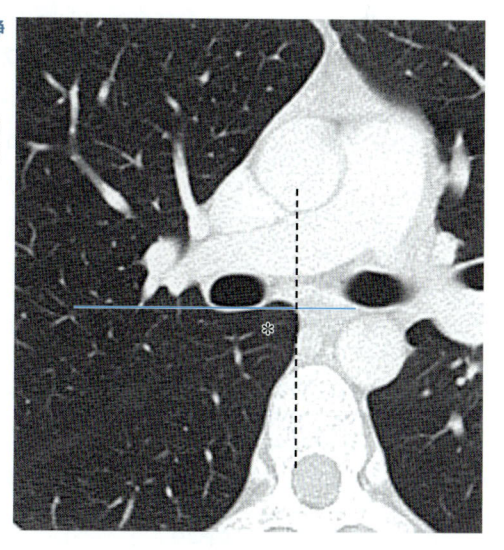

側の上肺静脈が重なって形成されている。したがって，気道の透瞭像の濃度は，前部（右肺動脈＋左右の肺静脈）が後部（左の肺動脈）よりも高いのが普通である。
④ ここより離れて下方，心陰影の後縁に一致して再び円形の陰影が認められる。これは，下肺静脈が左房に流入する部分を表す。
⑤ 上記右上葉気管支口の後面から下方に1本の線が確認できる。これは，中間気管支幹後壁を表しているもので，正面像における奇静脈食道陥凹のスペースを90°方向を変えてみたものと考えられる（図29）。

心陰影の見え方の基本

●4つの部屋の見え方の基本：正面像（図30, 31）

　胸部単純X線写真正面像で通常見える心臓の辺縁は，右房（いわゆる右第Ⅱ弓）と左房の一部（左心耳，いわゆる左第Ⅲ弓），左心室（いわゆる左第Ⅳ弓）のみである。**右心室はその辺縁のいずれもが隠れて見えない。左心耳は，通常では陥凹しており，左心室の辺縁に連続している。**左房は，正常の肺静脈の合流部右縁や左房の右辺縁が心陰影内に重なって見えることがある。右房の上方に上大静脈の辺縁が見えるが，明瞭に描出されるのは，約半数程度である。なお，**高齢者では，この部分の辺縁は上大静脈ではなく，拡大した上行大動脈右縁となる。**

　左心室の拡大時は，心左縁下部が膨隆し，右心室の拡大時には心左縁上部が膨隆し，心尖部は挙上する。

　左房拡大時には，以下のような所見が認められる。
- ・左肺動脈幹直下（いわゆる左第Ⅲ弓）の膨隆
- ・心陰影内の左房右縁の顕在化（double contour）
- ・気管支分岐角の拡大（100°以上）

ちなみに，心臓の"弓"の考え方は欧米にはないのでご注意を。

●4つの部屋の見え方の基本：側面像（図32）

　心臓の最も腹側に存在する部屋は右室であり，最も背側の部屋は左房である。

　側面では右室流出路から肺動脈が分岐しその上縁を確認できる。この背側から上方に上行大動脈が走行するが，その辺縁は正常では不明瞭であることが多い。心陰影背側下部に心陰影に重なって前方に凸の曲線が見えるが，これは下大静脈の後縁であり，後方に凸となることは通常ない（図28）。

図30　胸部単純X線写真正面像における各弓と構成要素

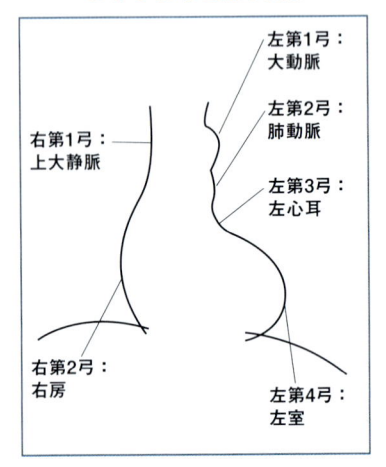

- 右第1弓：上大静脈
- 右第2弓：右房
- 左第1弓：大動脈
- 左第2弓：肺動脈
- 左第3弓：左心耳
- 左第4弓：左室

左第3弓は正常では陥凹している。高齢者では，上行大動脈が拡張し，右胸腔に突出するために，上行大動脈右縁が右第1弓となることがある。

図31　心臓の各chamberと弁の投影部位

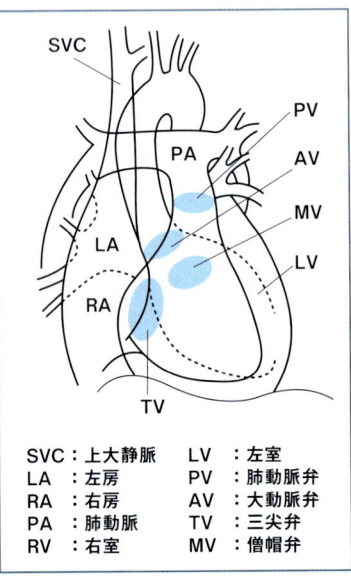

SVC	：上大静脈	LV	：左室
LA	：左房	PV	：肺動脈弁
RA	：右房	AV	：大動脈弁
PA	：肺動脈	TV	：三尖弁
RV	：右室	MV	：僧帽弁

右室の辺縁は，正常では心臓の輪郭形成に参加しない。

図32　側面像における各chamberの投影位置

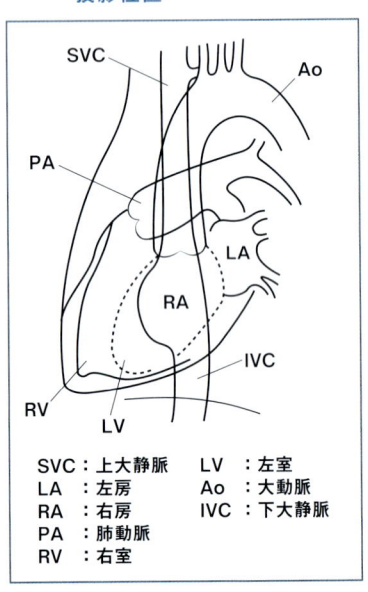

SVC	：上大静脈	LV	：左室
LA	：左房	Ao	：大動脈
RA	：右房	IVC	：下大静脈
PA	：肺動脈		
RV	：右室		

心陰影の最も腹側は右室，背側は左房である。

> **ここが勘ドコロ**
> - 胸部単純X線写真の正面性は，棘突起が椎弓根間の正中にあるか？でチェックする。
> - 鎖骨のレベルは，その内側が第4後肋骨の下半部に重なることが多い。
> - 気管分岐部のレベルは，通常Th6に重なることが多い。
> - 右の横隔膜は左より半椎体程度高い。右横隔膜の高さは，通常は第10後肋間。
> - 重要度Aの縦隔線：必ずチェックしよう！
>   ・大動脈肺動脈窓
>   ・下行大動脈左縁
>   ・奇静脈食道線
> - 上肺と下肺の血管の"賑やかさ（太さと密度）"は1：1.5〜2.0。
> - 右中間気管支幹の肺動脈の太さは，交差する後肋骨の太さとほぼ同じである。およそ，15mmのことが多い。

3. 肺・縦隔以外にも目を向けよう：systematic reading

　胸部単純X線写真は呼吸器診療のファーストラインとしての重要な画像検査であるが，そこから得られる呼吸器以外の臓器に関する情報も大切にするべきである。胸部単純X線写真を契機に，さまざまな非呼吸器疾患が発見される場合がある。映っているものは，すべてなんらかの解釈ができるようにしておく必要がある。

■骨

　胸部単純X線写真で描出されている骨構造は非常に多い。椎体，肋骨，鎖骨，肩甲骨，胸骨，上腕骨，肩関節，胸鎖関節などである。

　担癌患者の場合には，骨溶解像，破壊像がないかはざっとチェックすべきであるが，あまり時間をかける必要はない。骨病変のサーベイは，骨シンチやPETに任せればいいわけで，胸部単純X線写真で骨を詳細にチェックする必要はない。ただし，患者になんらかの局所疼痛などの症状がある場合には，少し頑張って観察してみよう（図33）。肩の痛みを訴えている患者では，遠位鎖骨，肩甲骨，上腕骨をチェックしよう。背中の痛みを訴えている患者では，脊椎や肋骨をチェックしよう。脊椎は，見える範囲の椎弓根に左右差がないか，部分的な破壊や硬化性変化がないか，をチェックしよう。特に，びまん性に硬化性変化が見られる場合には，一見正常に見えるので注意しよう。男性では前立腺癌，女性では乳癌に要注意である（図34）。椎体周囲の軟部組織の膨隆など，傍椎体の腫瘍性病変や炎症性病変の存在にも注意しよう。

　関節リウマチの患者では，肩関節の狭小化が見られることがある（図35）。ちなみに，肋骨のチェックはモニター上で，写真を90°回転させると見やすくなる（図36）。

■頸部，腋窩，皮膚

　特に上部気管の局所的な偏位に注意しよう。多くは，甲状腺腫瘤による偏位である（図37）。
　鎖骨上窩の軟部組織，腋窩の軟部組織に左右差がないかも必ず確認しよう。
　患者を診察すれば明らかなことではあるが，神経線維腫症などで皮膚病変が多発性に描出されることも知っておくべきである。

図33 systematic reading：肺癌および骨転移

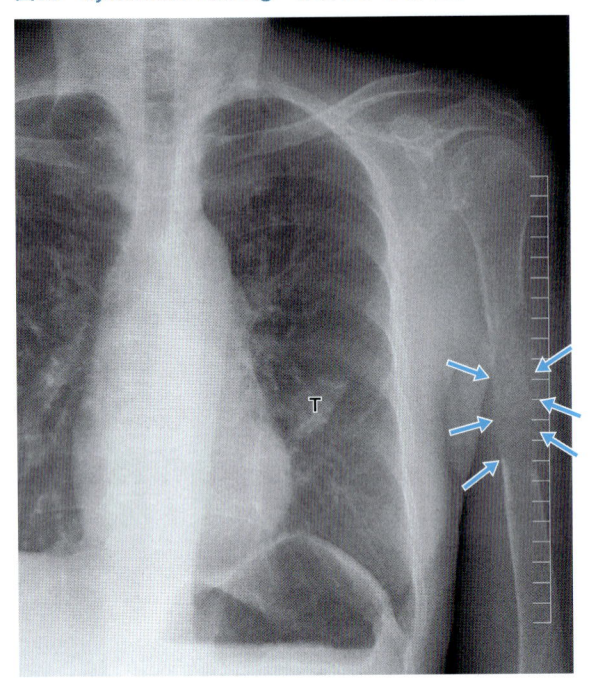

胸部単純X線写真正面像
左中肺野に腫瘤性病変を認める（T）。左上腕骨骨幹部に骨透亮像（→）を認め，骨転移の所見である。

図34 systematic reading：前立腺癌のびまん性骨転移

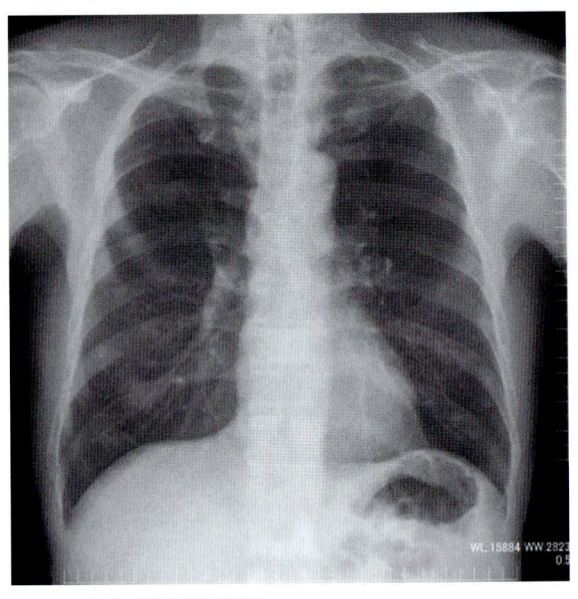

a：胸部単純X線写真正面像
肋骨，椎体が全体に硬化性変化を呈している。

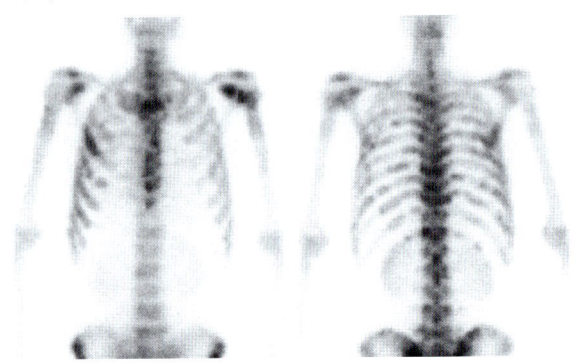

b：骨シンチグラフィ
肋骨，椎体にびまん性に集積像を認める。

図35 systematic reading：関節リウマチにおける肩関節の変化

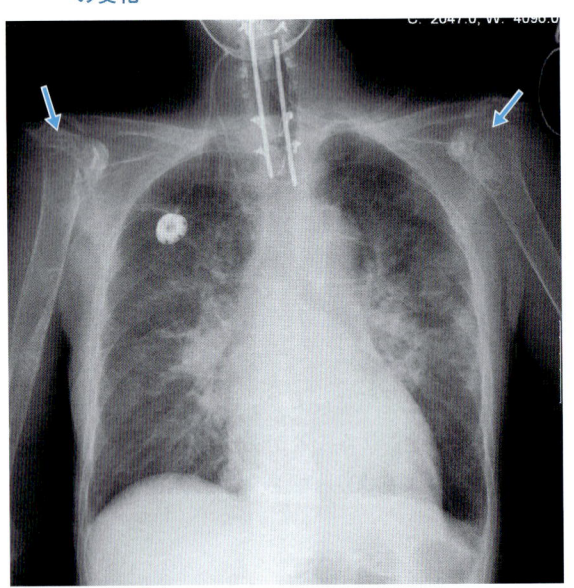

胸部単純X線写真ポータブル像
両側上腕骨頭の変形，関節裂隙の狭小化を認める（→）。両側肺門周囲の浸潤影は，関節リウマチによる二次性心アミロイドーシスによる肺水腫の所見である。

図36 肋骨を観察するときは，90°傾けてみよう

胸部単純X線写真正面像
肋骨の観察は90°回転させると観察しやすい。肋骨部痛の精査などのときには一度試してみる価値がある。

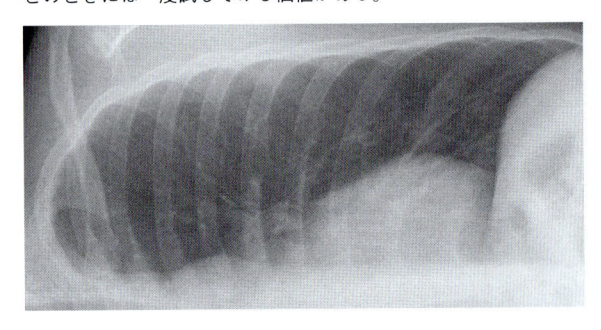

■腹部

胃泡の変形がないか注意しよう(図38)。4型胃癌による変形や,穹隆部・吻門部の腫瘍が映っていないかチェックしよう。

胃泡は,正中に寄っていないかもチェックしよう。あまりに,正中に寄っていれば,脾腫が隠れている場合がある(図39)。

横隔膜下のfree airはもちろんのこと,肝内の空気(pneumobiliaやガス産生性膿瘍など)にも注意を払おう。

肝内結石,膵臓結石,胆石なども映る場合がある。

■その他

食道が異常に拡張している場合には,アカラジアや食道腫瘍などによる閉塞,あるいは全身性硬化症などによる拡張を考えよう(図40)。ちなみに,前者では,液面形成が見られることが多いが,後者では認められない。

図37 systematic reading:甲状腺腫瘍

a:胸部単純X線写真
気管の圧排偏位(→)を認める。

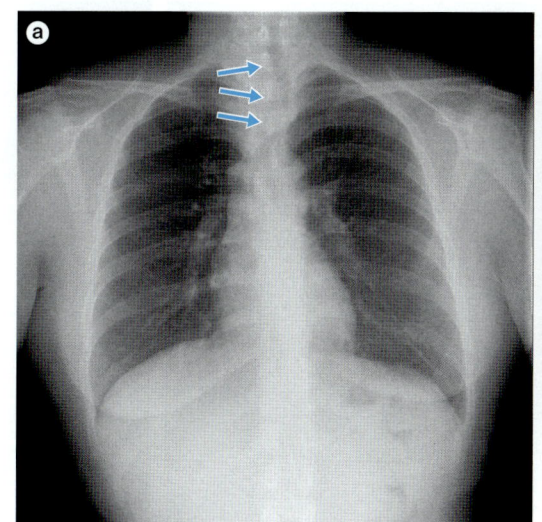

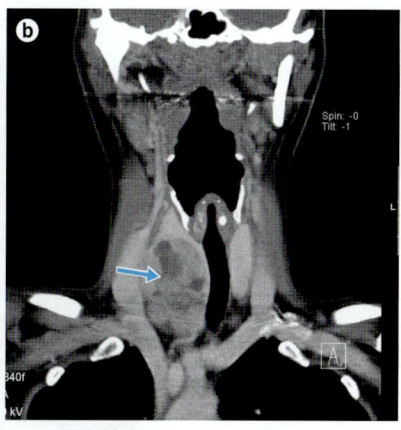

b:頸部造影CT冠状断MPR像
甲状腺右葉に腫瘍を認め(→),気管が圧排されている。

図38 systematic reading:胃癌

a:胸部単純X線写真正面像
胃泡の伸展性不良と壁肥厚を認める(→)。

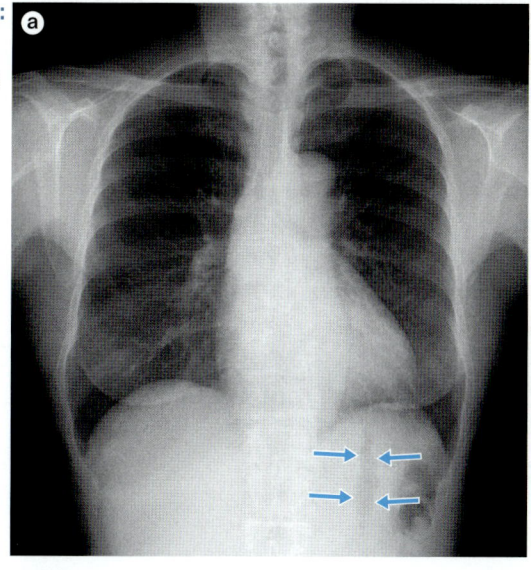

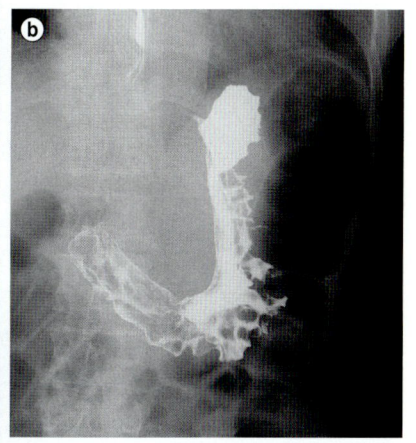

b:上部消化管造影仰臥位正面像
胃全体の伸展性不良と皺壁の肥厚を認め,4型胃癌の像である。

図39 systematic reading：脾腫

a：胸部単純X線写真正面像
胃泡（→）が正中に偏位し，著明な脾腫が疑われる。

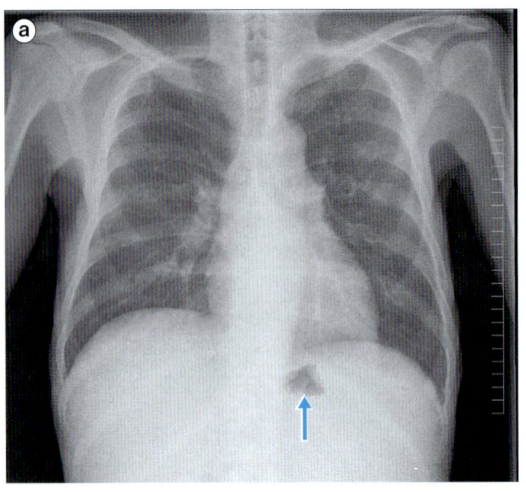

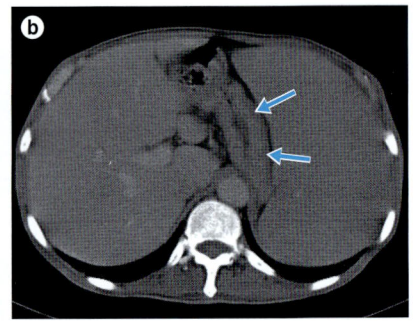

b：上腹部造影CT像
著明な脾腫が確認できる。胃は著明に内側に圧排されている（→）。

図40 systematic reading：アカラジア

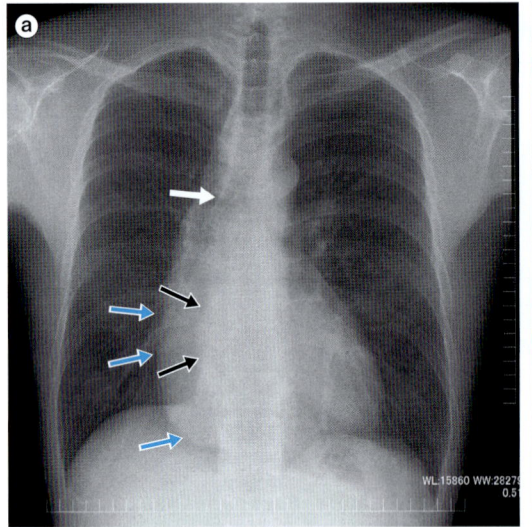

a：胸部単純X線写真
心陰影（→）とは別に，右側に突出する異常な辺縁を認める（→）。上部には，空気と液面形成（⇨）を認める。

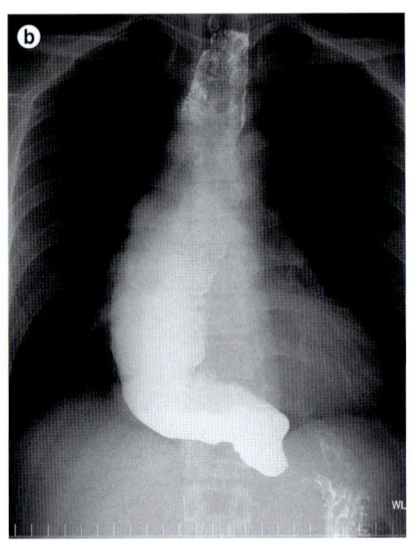

b：上部消化管造影立位正面像
食道が著しく拡張している。胸部単純X線写真における心右縁は拡張した食道によるものであることがわかる。

　肝硬変の患者で，下行大動脈周囲の縦隔陰影が拡大している場合には，静脈瘤を形成している場合がある。

ここが勘ドコロ
- びまん性骨硬化像に注意しよう。
- 気管の偏位，胃泡の偏位に注意しよう。
- 腹部の石灰化にも注意しよう。

4. 隠れた肺野を意識しよう

> **MEMO**
> **隠れた肺の広さ**
> 　心臓や横隔膜で隠れた肺野の広さは、容積として26.4%、2次元の広さとして43.0%であるという報告がある（Chotas HG et al. Radiology 193：403-404,1994.）。

　胸部単純X線写真正面像で**心陰影や横隔膜に隠れる肺野**は，広さとして約4割にも及ぶ。これに，肋骨などの骨構造を加えれば，明瞭に見えている肺野の広さは著しく少ないことになる。肺病変，特に腫瘍性病変を見つける場合には，これら隠れた肺野を意識することが重要である。"そこにも肺野は存在する"→"そこにも肺癌は生じ得る"という考え方が重要なのである。

　読影医が肺癌の存在を過小評価してしまう場所には一定の傾向がある（**図41**）。以下にその場所と対策を簡単に述べる。

・**肺尖部**（**図42**）：肋骨の密度が高く，見えている肺野が少ない。一方，この領域は肺癌の好発部位でもある。対策としては，左右の丁寧な比較，過去画像との丁寧な比較しかない。

図41　癌が隠れやすい部位

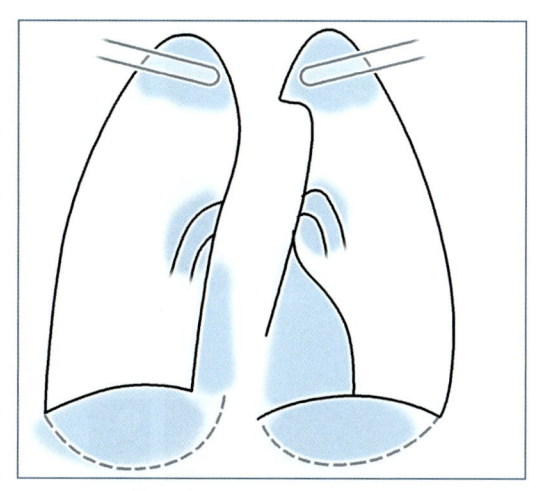

肺尖部，両側肺門部，心陰影に重なった部位，横隔膜に重なった部位，などが癌の発見がしばしば困難になる部位である。

図42　肺尖部の左右差
a：胸部単純X線写真正面像
左鎖骨に重なって辺縁不明瞭な腫瘤影を認める（→）。

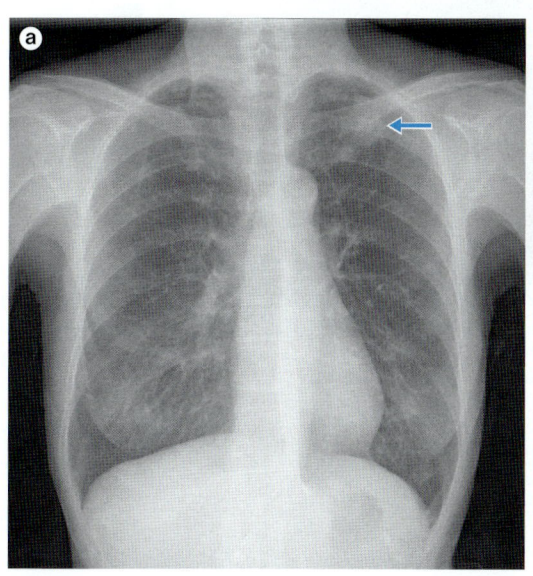

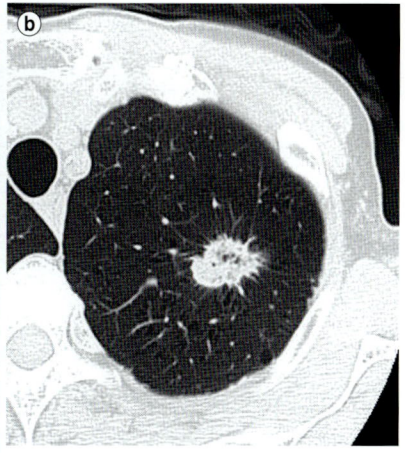

b：胸部CT肺野条件
左肺尖にスピキュラを伴った腫瘤影（腺癌）を認める。

- 肺門・肺門周囲（図43）：肺門は複雑な構造をしており，詳細な評価はかなり難易度が高い．大きさと濃度の左右差は肺門部病変を疑ううえで非常に重要で，特に後者が有用なことが多い．
- 心臓に隠れた肺野（図44）：心陰影に隠れた肺野に腫瘤陰影がないか？，下行大動脈左縁，食道奇静脈陥凹は正常に見えているか？，右房と左室の透過性は等しいか？などをチェックする．

図43 肺門部の左右差
a：胸部単純X線写真正面像
右の肺門の透過性が低下している（→）．

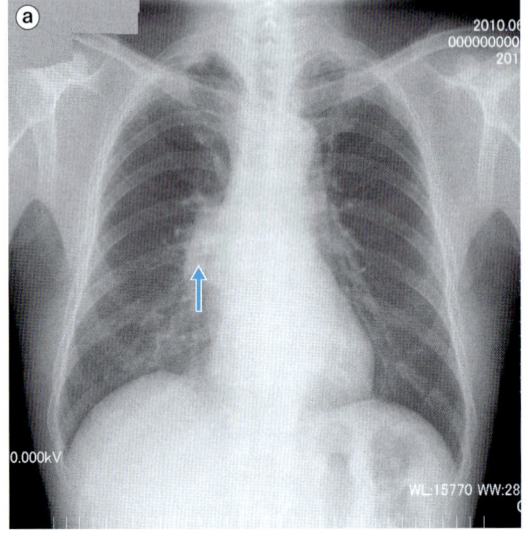

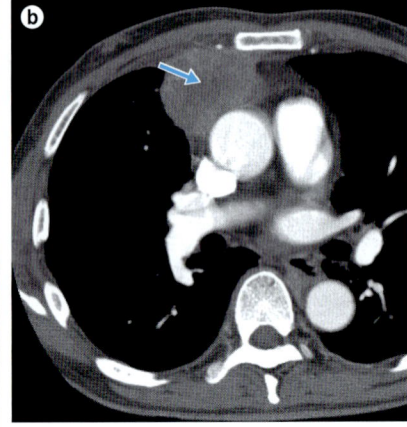

(特定非営利活動法人日本肺癌学会 集団検診委員会 編：肺がん検診のための胸部X線読影テキスト．金原出版，東京，2012, p36, 図17より許可を得て転載)

b：胸部造影CT
前縦隔右側に腫瘤（扁平上皮癌）を認める（→）．肺門陰影はかたちの左右差よりも濃度の左右差が病変発見のきっかけとなることが多い．

図44 心陰影の裏
a：胸部単純X線写真正面像
心陰影の中に辺縁不明瞭な腫瘤性陰影（→）を認める．

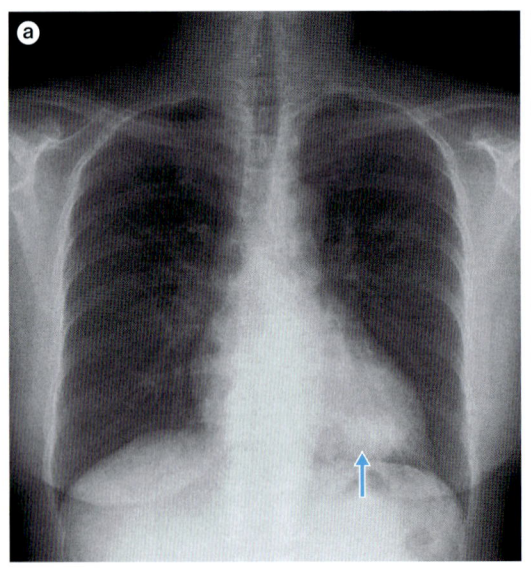

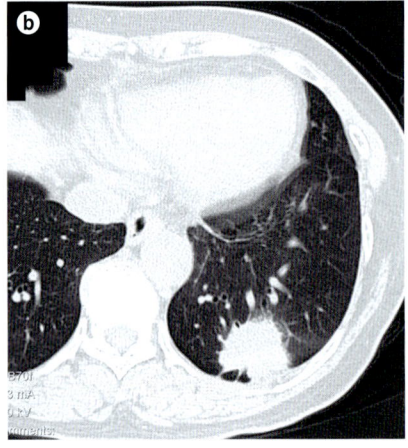

b：胸部CT肺野条件
左下葉に辺縁にスピキュラ，すりガラス影を伴った不整形の腫瘤性陰影（腺癌）を認める．

図45　横隔膜の裏

a：胸部単純X線写真正面像
右横隔膜下に腫瘤性陰影（→）を認める。末梢に二次変化としての無気肺を伴う（→）。

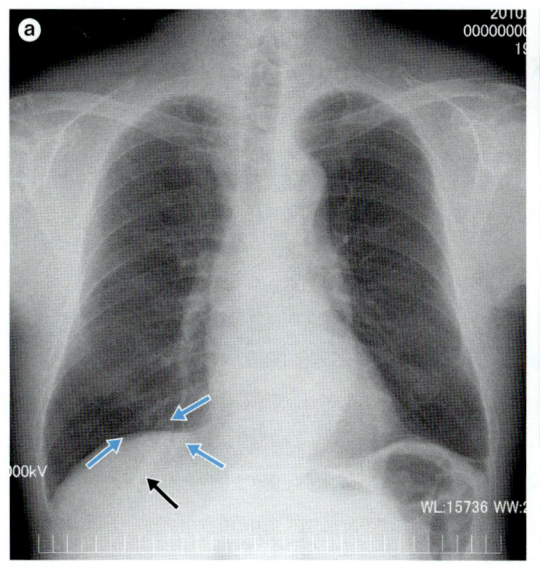

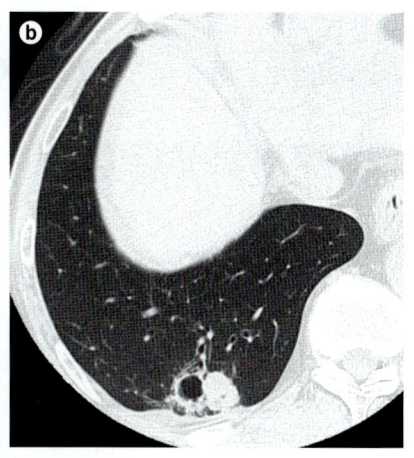

b：胸部CT肺野条件
右下葉胸膜下に腫瘤性病変を認める（扁平上皮癌）。

・横隔膜に隠れた肺野（図45）：肺底部の最下縁を常に意識しておく必要がある。ただし，左側では，消化管ガスが重なることが多く評価には限界がある。

> **ここが勘ドコロ**
> - 肺尖部，肺門，心臓の後ろ，横隔膜の後ろに注意しよう。
> - 肺尖部，肺門では，左右をしっかりと比較しよう。特に肺門の濃度の左右差に注意。

■これは必読！
- 日本医師会 編：胸部X線写真のABC．片山 仁監修，片山 仁，大澤 忠，大場 覚編集，医学書院，1990．
- シェーマでわかる胸部単純X線写真パーフェクトガイド．栗原泰之 訳，メディカルサイエンスインターナショナル，2012．
- 極める！胸部写真の読み方．佐藤雅史 編著．秀潤社，2012．
- 胸部X線写真の読み方．第2版，大場 覚，中外医学社，2001．
- 新版　胸部単純X線診断．林　邦昭，中田 肇，秀潤社，2000．

おわりに

"とりあえず，CT！"このセリフを言う前に，たった数分間でいいので胸部単純X線写真をsystematicにチェックしてみよう。そこでいくつかの問題点を認識すれば，CTを読むことが楽しくなるし，逆にそのフィードバックによって，胸部単純X線写真の読影のスキルも向上する。すべての画像を1台のモニター上で確認できる現在の読影環境は，むしろ単純写真を学ぶための理想的な環境であると認識しよう。

03 第1章 胸部単純X線写真のminimum requirements

佐藤　功，室田真希子

胸部単純X線写真：normal variantとmimickerたち

はじめに

　胸部単純X線写真の読影の基本は画像の隅から隅まで描出されるすべてのものに目を向けるものであり，先人の多くの成書に読影の手順や方法が記載されている。そのなかで一見病的な陰影に類似するものの正常構造のバリエーションや病的意義のない変化など，いわゆるnormal variantやmimickerの存在はよく知られている。胸壁の軟部組織や骨組織など，肺外の構造やそれらの重なりによるものである。なかには実際の読影において初学者だけでなく長年の読影経験者でも，その判定が困難な場合があるが，このような陰影を念頭に置いてCT検査など不要な検査を避けるとともに，真の重大な病変を誤診しないよう注意する必要がある。

これは必読！

- 中田 肇，ほか：正常像，正常変異．新版 胸部単純X線診断－画像の成り立ちと読影の進め方，林 邦昭ほか編．秀潤社，2000，p12-31．
- 髙橋雅士，ほか：胸部X線写真の正常解剖と読影方法．肺がん検診のための胸部X線読影テキスト．日本肺癌学会集団検診委員会胸部X線写真による肺癌検診小委員会編．金原出版，2012，p23-43．

乳頭（図1，2）

　日常臨床で胸部単純X線写真の読影で最も遭遇するものの代表が乳頭陰影であろう。基本的には左右の肺野の注意深い読影が必要である。女性で乳房陰影といっしょに，左右ともに対象性に円形陰影があれば診断に迷うことはまずない。乳頭陰影は乳頭の辺縁が空気と接するシルエットサインの原理で描出されるが，圧迫により乳頭が乳房に埋まるようになると辺縁が描出されなかったり，円形陰影の辺縁の一部が不鮮明となる，いわばincomplete border signを呈することもある。また左右のどちらか一方の

図1 乳頭陰影
左心横隔膜角部に乳首の辺縁の1/3に相当するような陰影として認められる（→）。右側の陰影は認められない。

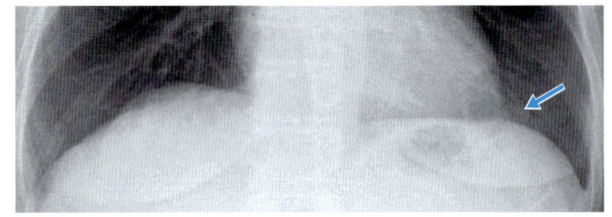

図2 乳頭陰影

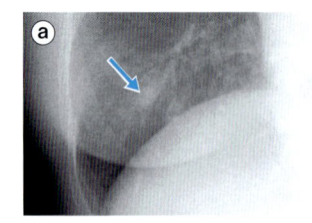

a：小さめの乳首が右側では明瞭に，左側では対側ほど明瞭ではないが，いずれも認められる（→）。

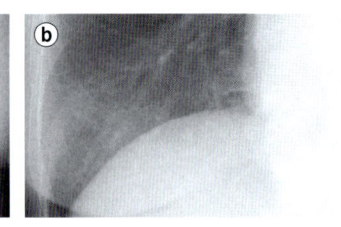

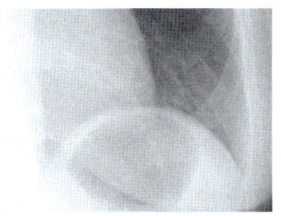

b：撮影時期の異なる画像では両側ともに，aほどは明瞭には認められない。

みが描出される場合や，さらに乳頭陰影が心陰影や横隔膜，血管陰影と重なる部位にあると，その判定が困難となる可能性がある。

　乳頭陰影は男性でも認められる。女性では陰影の大きさに個人差があるが，一般的に男性では小さい。男性では乳房が発達しておらず，左右の一方のみの描出の場合は判定が困難なことがある。体表のいぼの存在も忘れてはならず，視診をする場合には背部の観察もしなければならない。

> ここが 勘 ドコロ
> - 乳頭陰影は左右肺野ともに注意。
> - CTを行う前に通常の胸部単純X線写真の背腹撮影に加えて，こぶし1つ分を背中の下部に入れる程度に上半身を軽く反らせる腹背撮影が，種々の構造との重なりをずらせることから有効なことがある。
> - 乳頭にヒューズなどの金属をマーカーとして貼り付けることもある。

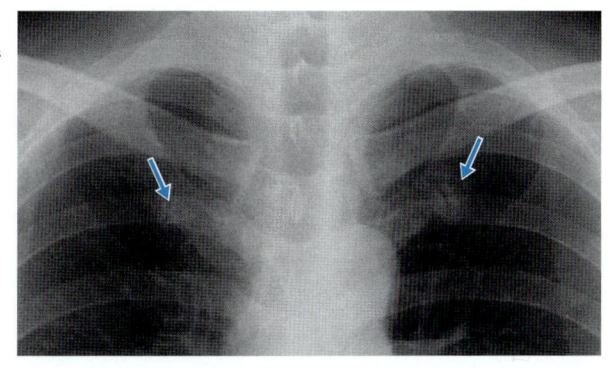

肋骨肋軟骨部骨化

　肋骨肋軟骨部骨化で最も日常の臨床で問題となるのは第1肋骨である。左右とも同程度に骨化があれば迷うことはないが，かなりの頻度で左右差を有する例が多い（図3）。肺野の読影の基本は左右の明るさや血管影の見え方の差に注意することであるが，上肺野では骨陰影も重なり，細い血管の背景の肺野との差についての評価は難しく，第1肋骨肋軟骨骨化に左右差があれば読影にはさらなる注意が必要である。特に陰影の濃度差と肋骨，肋軟骨以降部との位置関係，陰影の大きさの比較などが重要である。骨化と思っていたら癌だった，といういわゆる「かくれんぼ肺癌」の症例を経験することは少なくない（図4，5）。

　また下肺野では右の縦隔寄りの領域は動静脈の重なりがあるために陰影としては白く，いわば暗くなり病的な陰影との鑑別が難しくなることがある。特に漏斗胸では著しい。この領域に肋骨肋軟骨骨化があれば病的な陰影との鑑別が困難となることがある。

図3　肋骨肋軟骨部骨化
第1肋骨肋軟骨部骨化が左右非対称で認められる（→）。

図4　肋骨肋軟骨部骨化に類似した腺癌症例1

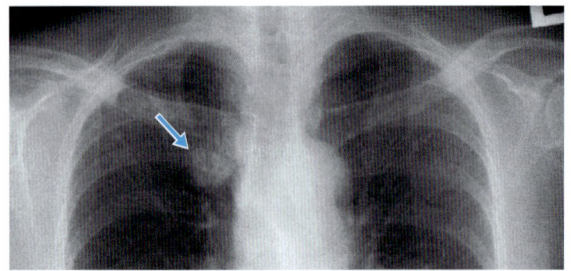

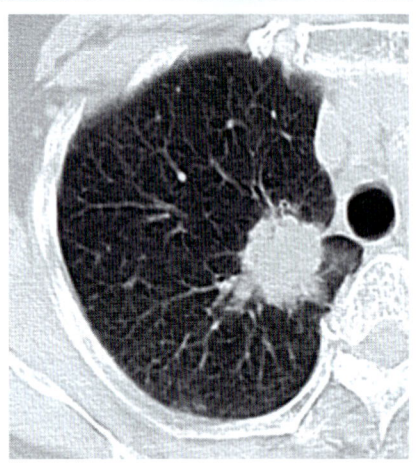

図5　肋骨肋軟骨部骨化に類似した腺癌症例2

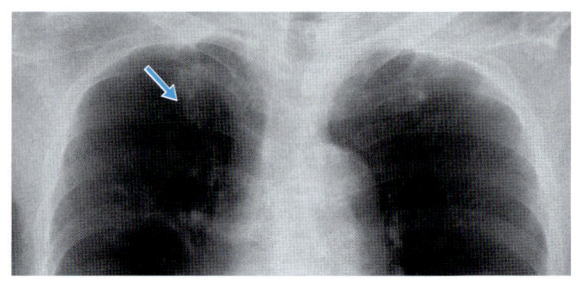

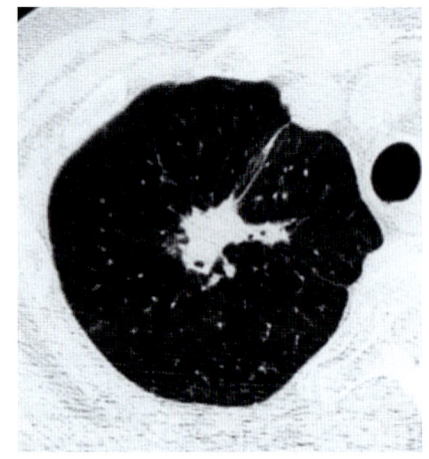

肋骨肋軟骨部骨化に類似した腺癌症例を示す。いずれも陰影濃度に左右差が著明である（→）。

ここが勘ドコロ

- まず第一に肺野濃度の差に注目する。
- 乳頭陰影の場合と同様に，腹背撮影が，第1肋骨や鎖骨との重なりをずらせることから有効なことがある。

骨棘（図6）

　加齢とともに骨棘の形成は増加する。近年，デジタル画像になり縦隔内の構造の把握が次第に容易にはなっている。椎体そのものや棘突起や椎弓根などの構造が認められるようであれば診断は可能である。しかし撮影条件により陰影の構成要件の鑑別そのものが難しい例は生じてくる。**縦隔側で結節状陰影に見える場合は椎間板のレベルに一致することの確認が重要**である。側面像が有用な場合がある。

図6　骨棘

a：右肺門部の上葉支分岐部あたりで縦隔陰影の突出様の変化（→）を認める。辺縁は比較的明瞭に認められる。

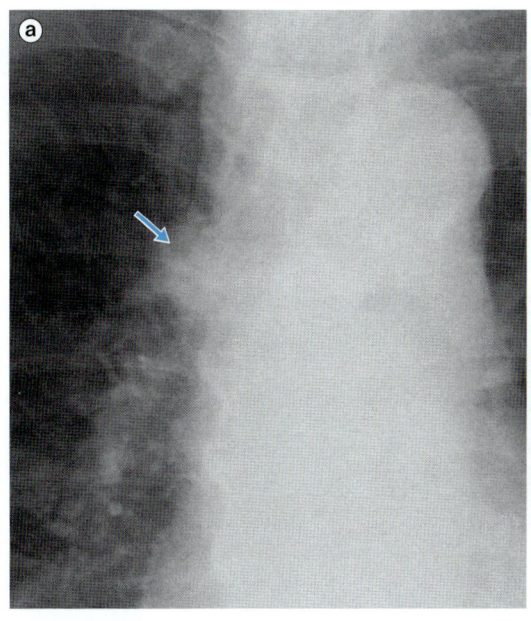

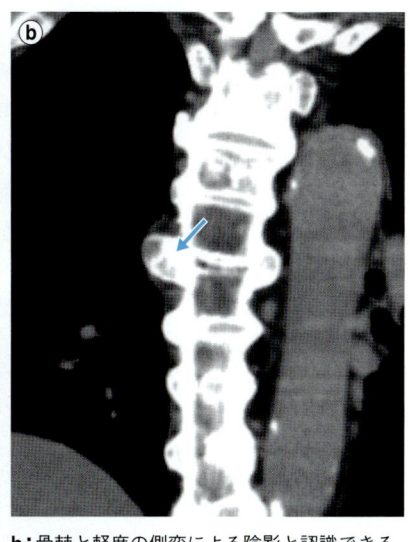

b：骨棘と軽度の側弯による陰影と認識できる。

肺尖部胸膜肥厚（図7）

多くは陳旧性炎症性変化で結核によることが多くしばしば日常遭遇し，両側性であれば診断は容易である。しかし片側性で厚みが不均一の場合は肺癌などの腫瘍性病変との鑑別を要する例がある。肥厚所見のある側の疼痛所見の有無に注意し，第1から第3肋骨，あるいは胸椎や横突起など骨変化の有無を読影する必要もある。

図7　肺尖部胸膜肥厚

臨床的には陳旧性炎症性変化によることが多い。肺尖の胸膜肥厚は左右差があったり，凹凸を有する不整像を認める場合には，肺癌やそれによる骨変化も念頭に置いて読影する必要がある。

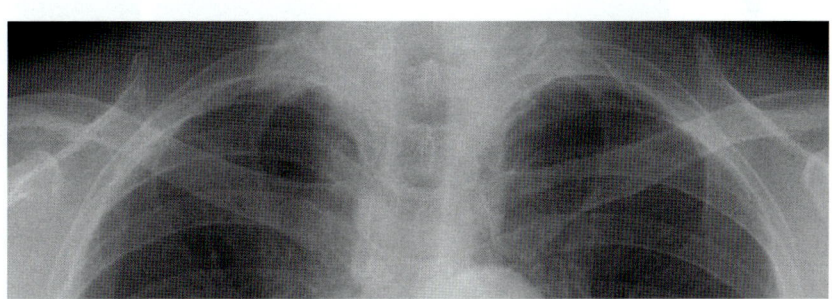

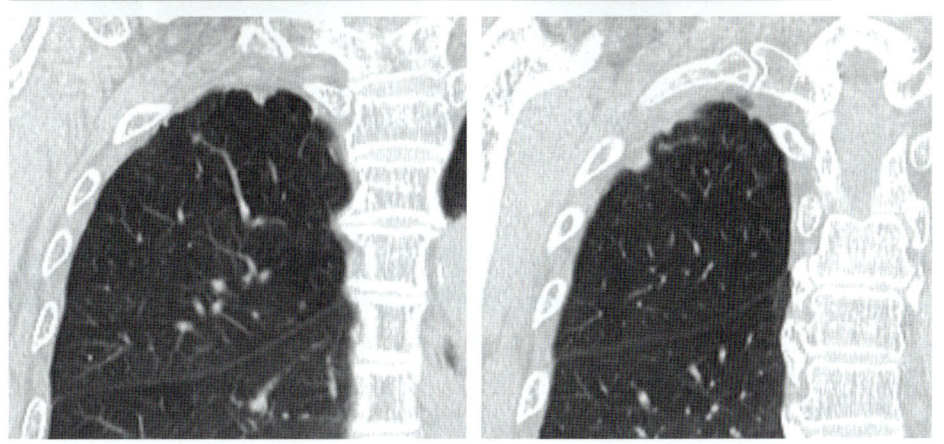

胸膜外脂肪層（図8, 9）

　胸膜外に脂肪の沈着が生ずる場合，**心横隔膜角部に見られることがしばしばある**。この場合は心陰影が不鮮明になるものの病的意義は少ない。**まれにモルガーニヘルニアの症例もある**。しかし縦隔全体に沈着する症例では縦隔病変，心拡大，心嚢水の貯留などとの鑑別を有する場合がある。

図8　胸膜外脂肪層
胸膜外，特に縦隔全体に脂肪沈着が見られると心拡大や心嚢水貯留との鑑別が必要である。

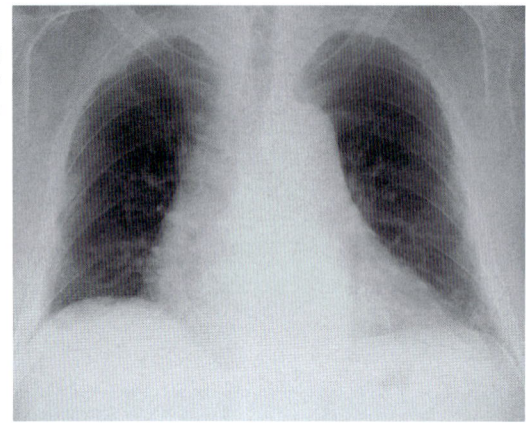

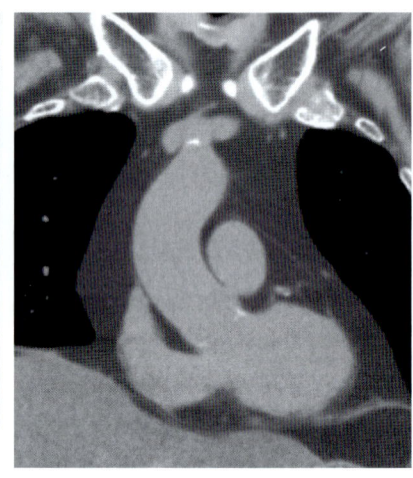

図9　胸膜外脂肪層
大動脈弓部の頭側など非特異的な領域の脂肪層にも注意が必要である（→）。

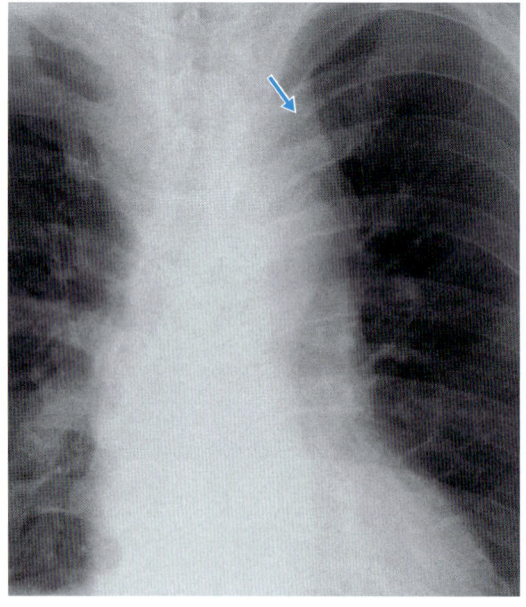

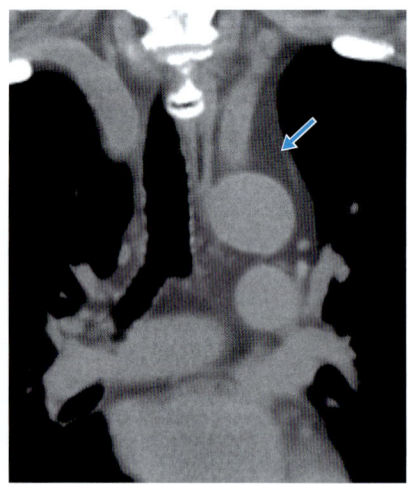

大動脈蛇行，腕頭動脈蛇行

　動脈硬化により種々の動脈の径の拡張や蛇行が生じてくる。特に蛇行が著明となり，過長を生ずると上行大動脈，下行大動脈の胸部単純X線写真上の突出が目立つ場合に動脈瘤との鑑別が困難となるときがある。ポイントとする注意点として，**右縦隔部から**

上行大動脈走行を追って，実際には目視できない中央陰影の内部で，大動脈弓部から下行大動脈へ続く連続性の有無に注目することが挙げられる。また下行大動脈が蛇行により，右心縁に重なるほど右方まで突出することもある。

腕頭動脈蛇行は右上縦隔の張り出し，突出像として認識される（図10）。日常臨床では腕頭動脈の蛇行がよく経験されるが，一方，左上縦隔の突出像（図11）として，ときに左総頸動脈や左鎖骨下動脈の蛇行が認められることもある。

いずれにしても突出した辺縁とX線の入射方向とが接線方向になれば，陰影の辺縁は明瞭になるが，接線方向にならなければ辺縁は不明瞭となる。

通常，大動脈の蛇行と並存することが多く，動脈全体を把握することが重要で，側面像の参照が有用な場合がある。

図10 腕頭動脈蛇行，大動脈蛇行
右上縦隔部の緩やかな突出を認める（→）。同時に大動脈の蛇行があることが多い。

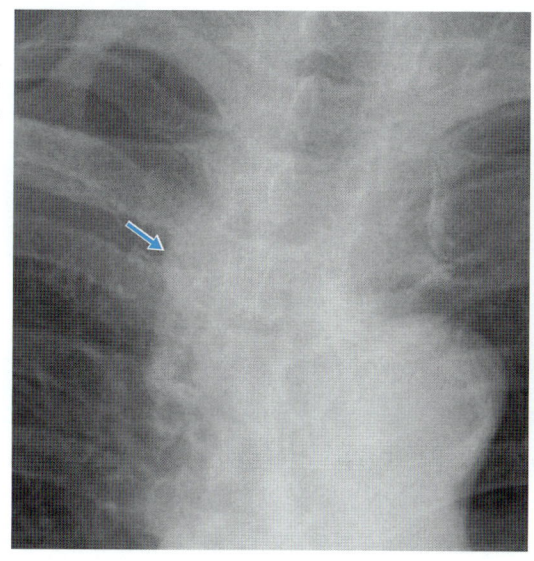

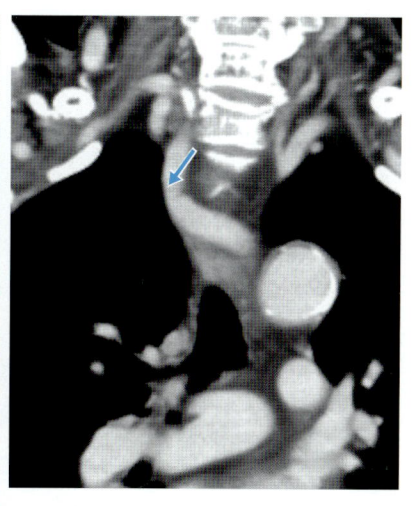

図11 腕頭動脈蛇行
左上縦隔部の緩やかな突出は右側に比べると頻度は少ないものの認めることがある（→）。左総頸動脈の蛇行例では縦隔腫瘍などと間違えられることがある。

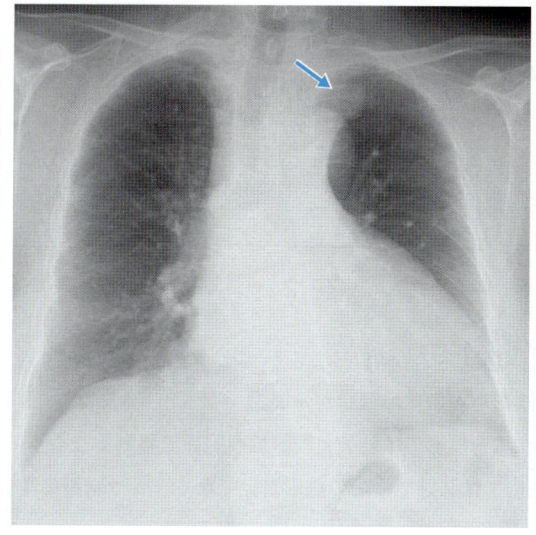

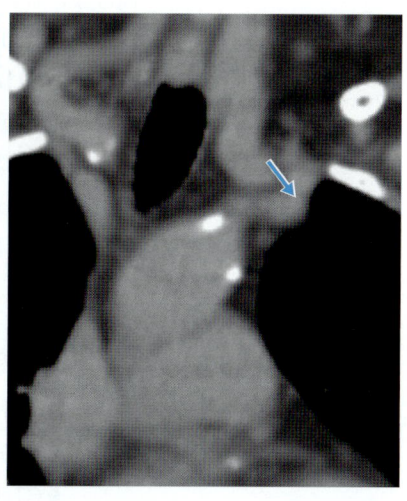

横隔膜scalloping

　横隔膜の辺縁が限局的に頭側へ丸く突出する所見であり，部分的な横隔膜挙上といえる(**図12**)。中年以降，特に**高齢者の女性に多く，臨床的には問題がないことが多い**。以前には和服の帯による長期間の締め付けともいわれた。かなりの例では年齢と性別により病的意義の存在は否定されるものと思われる。鑑別には胸腔内の肺外病変や肝臓の腫瘤形成があり，必要に応じて腹部の超音波検査の追加を考えてもよい。

図12　横隔膜scalloping（部分的挙上）
右横隔膜が波をうつような凹凸を示す(→)。横隔膜の部分的な挙上，緩やかな波をうつような所見で，特に高齢女性であれば診断に迷うことは少ない。

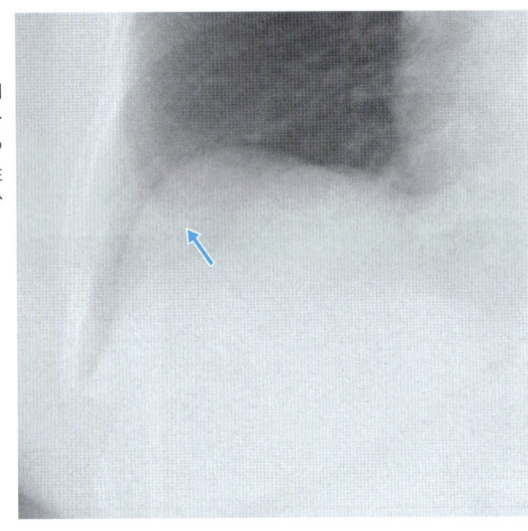

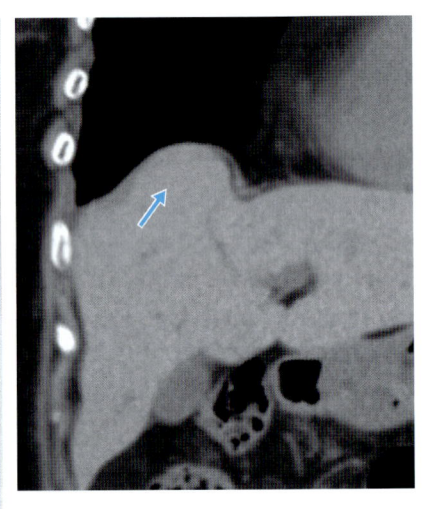

肋骨の奇形，骨島

　肋骨読影の基本も左右差の有無を確認することである。そのなかで肋骨の奇形の頻度は少なくなく，肋骨の低形成による左右差やフォーク状奇形などはよく経験される。前者を溶骨性変化とか，後者の分岐部起始部を結節影による濃度の上昇と判断しないように注意がいる。肋骨の奇形とともに椎体の変形も並存するか否かにも注意の目を向けなければならない(**図13**)。

　またかなり珍しい奇形として，肋骨が二分し，それらが胸腔内へ突出した症例を提示する[1](**図14**)。

　骨島は辺縁明瞭な結節影として認識されることが多い(**図15**)。肺内の結節影との鑑別が困難な場合があるが，**腹背像を撮影することにより明らかに肋骨と骨島は同じ位置関係を保ったまま移動する**ことで確認できる。ときには肺内結節を疑って施行したCTで異常なし，と診断されることもある。

1) Kamano H, et al: Bifid intrathoracic rib: a case report and classification of intrathoracic ribs. Int Med, 45:627-630, 2006.

ここが動ドコロ
- 肋骨陰影も左右差の確認が必要。
- 骨島は**腹背撮影**では肋骨と同じ位置関係で移動するように描出される。
- CT読影では肺野や縦隔の読影だけでなく，骨や胸膜の変化にも注意が必要。

第 1 章・03 胸部単純X線写真：normal variantとmimickerたち

図13 肋骨奇形
左第11, 12肋骨のフォーク状奇形や，同時に椎体の奇形や脊柱側弯も認められる。

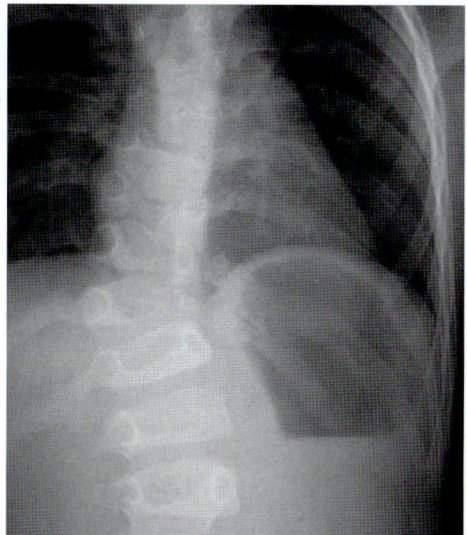

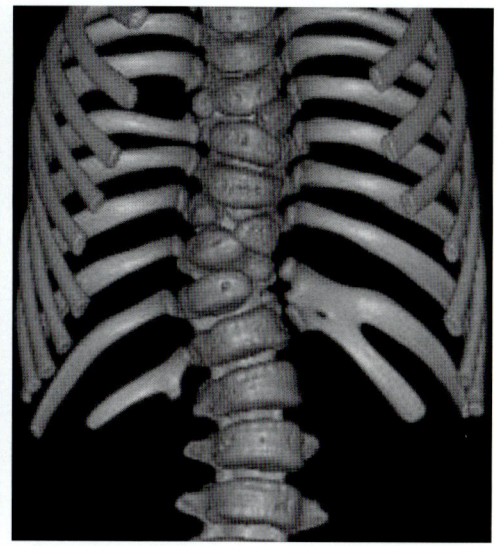

図14 二分胸腔内肋骨
二分胸腔内肋骨例である[1]。左第4肋骨が二分する奇形で，それが胸腔内へ突出する珍しい奇形である（→）。

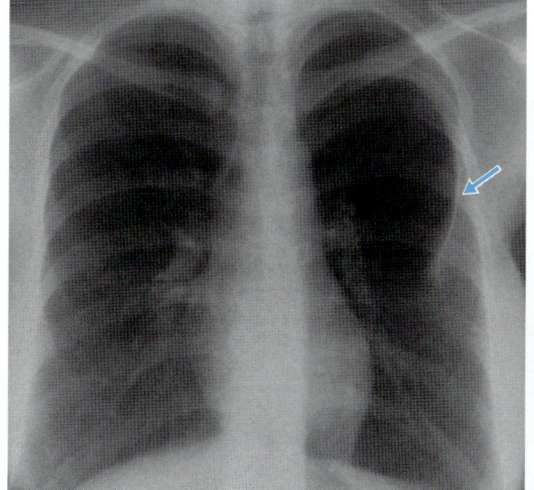

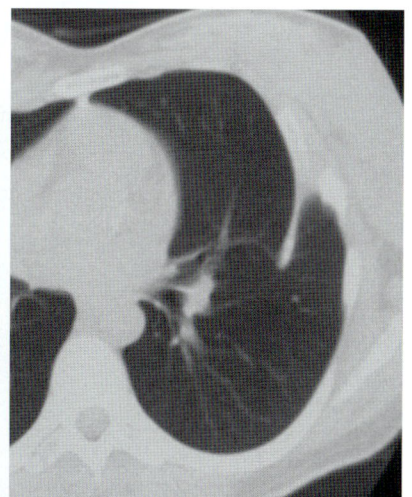

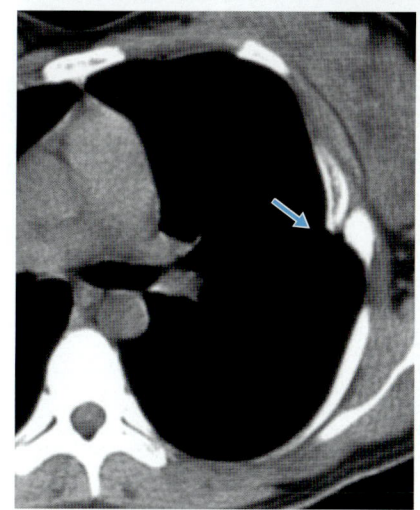

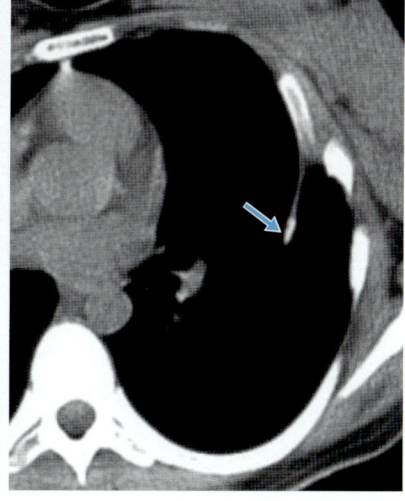

(Kamano H, et al: Bifid intrathoracic rib: a case report and classification of intrathoracic ribs. Int Med, 45:627-630, 2006.より転載)

図15 骨島

肋骨内の限局性の硬化像である骨島は辺縁が明瞭で濃度が高い（→）ことが多い。また撮影体位を変える場合に肋骨と重なって描出されれば診断は容易である。

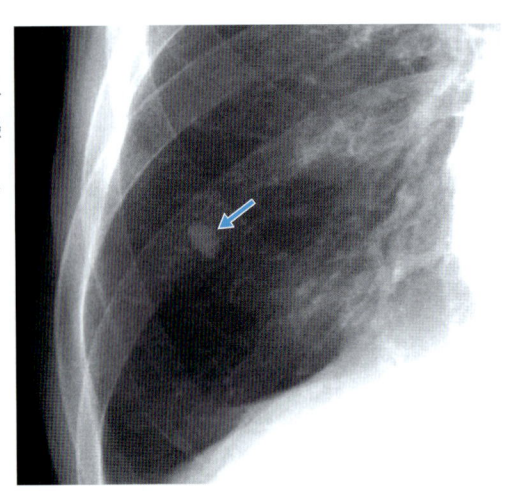

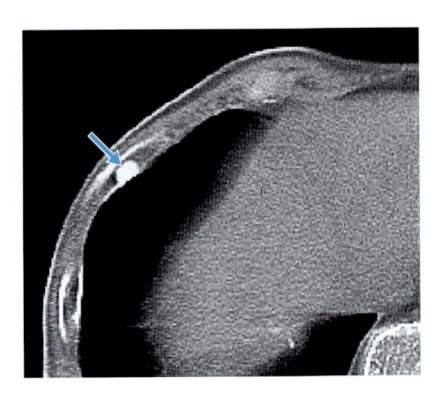

食道裂孔ヘルニア

　高齢の女性に多く発症し，**心陰影に重なる腫瘤状の陰影で空気像が確認できれば判断に迷うことはない**（**図16**）。空気像は胃だけでなく腸管のガス像としてみられることもある。側面像で認められる場合は心陰影の背側に位置する。一般には臨床的意義があることは少ない。

　空気像が正中より右側に存在すれば食道憩室の場合もある（**図17**）。

図16 食道裂孔ヘルニア

心陰影に重なるような塊状影，結節影を認めた場合，空気像を含むか否かを読影する。心陰影よりも小さいものからそれよりも外方まで拡がり，さらには右心陰影よりも右方に及ぶものもある。胃泡だけの症例から腸管をも含む症例まで存在する。

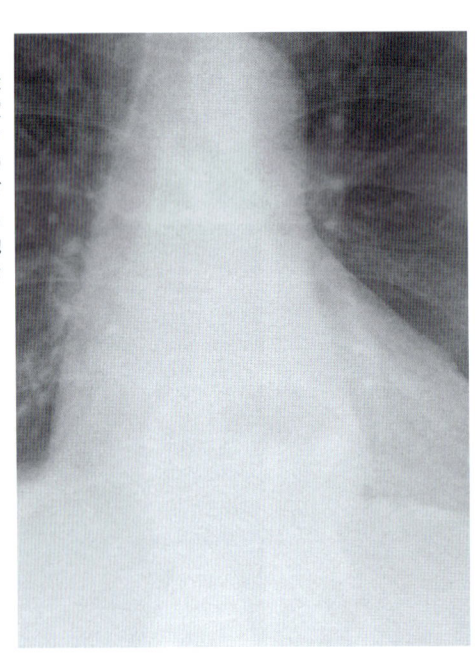

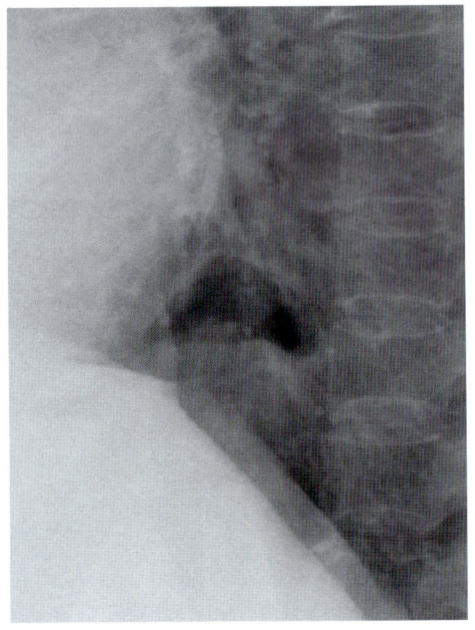

図17　食道憩室
食道裂孔ヘルニアでは空気像はその中心が，正中より左側に多い。心陰影の正中の右側例では食道憩室の場合がある。

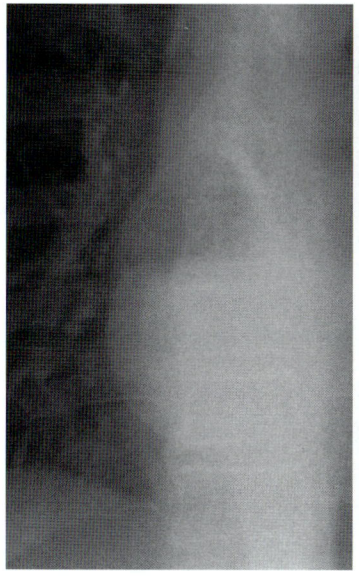

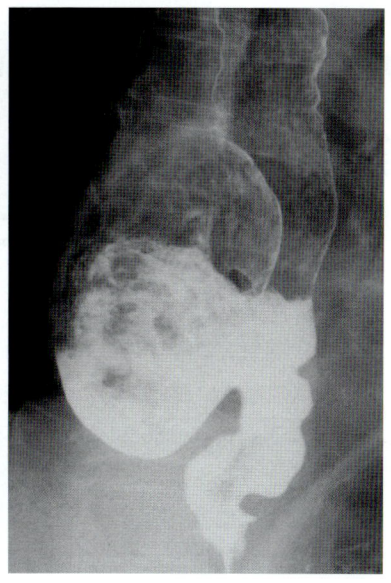

体外の頭髪

髪の毛が肺尖や上肺野に描出されることがある（図18；→）。撮影時に照射野内には髪の毛が入らないようにしなければならないが，顎を上げ頭を後方へ倒すことから結果的にまとめた髪が描出されることがある。

図18　毛髪
1週間をおいた2回目の画像では右肺尖部に重なる結節様陰影を認めた（→）。本例では陰影の上縁が第1肋骨を越えていることから胸腔外の陰影であることはわかるが，肺葉内病変との鑑別を要する場合もある。

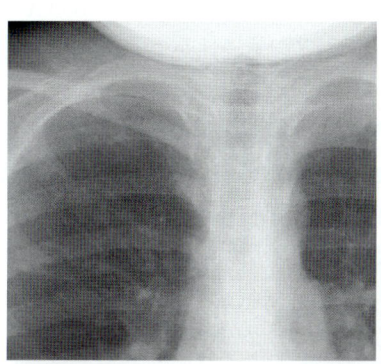

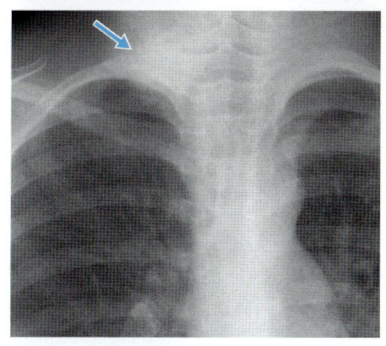

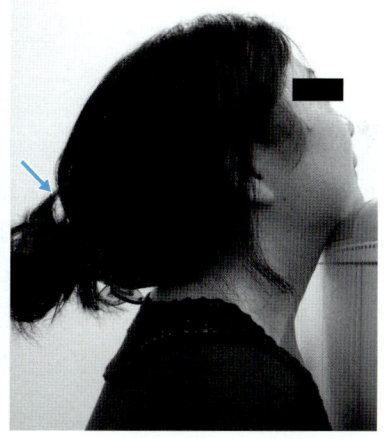

ここが勘ドコロ

- **頭髪**はたとえ結っていても照射野に入らないように注意。
- 撮影時の検査衣のしわや着衣の模様にも注意。

04 第1章 胸部単純X線写真のminimum requirements

松迫正樹

胸部単純X線写真：
これだけは知っておきたい基本所見やサインとは

これは必読！

1) Felson B：Chest roentgenology. WB Saunders, Philadelphia, 1973.
2) Fraser RG, et al：Diagnosis of Disease of the Chest, 4th ed. WB Saunders, Philadelphia, 1999.
3) Groskin SA：Heiztman's the lung：radiologic-pathologic correlations, 3rd ed. Mosby, St.Louis, 1993.
4) 片山 仁, ほか編：胸部X線写真のABC. 日本医師会編, 医学書院, 1990.
5) 大場 覚：胸部X線写真の読み方. 中外医学社, 1999.
6) 林 邦昭, 中田 肇編：新版 胸部単純X線診断 画像の成り立ちと読影の進め方. 秀潤社, 2000.

　単純X線写真の成り立ちを考える際に重要な要素のひとつに4つの濃度がある。単純X線写真における陰影の濃淡を形成する基本である。これは生体内組織のX線吸収率（X線透過性）の違いによる。基本となる4つの濃度とは，
①カルシウム（または金属）濃度
②水濃度
③脂肪濃度
④空気（ガス）濃度
である。カルシウム濃度の代表である骨，石灰化などはX線吸収率が高く，X線透過性が悪い。一方，空気濃度は最もX線吸収率が低く，X線透過性がよい。
　単純X線写真では，X線透過性が低下し白っぽく見えることを「暗い」と表現し，X線透過性が亢進し黒っぽく見えることを「明るい」と表現する。
　単純X線写真上の陰影の濃度は，これら陰影の物質としての性状だけではなく，その対象物の厚さにも依存する。すなわち，対象物が厚ければX線透過性が悪く，単純X線写真上は白っぽく見え，薄ければX線透過性がよく，黒っぽく見える。

単純X線写真の陰影の成り立ち

　陰影の辺縁は近接する組織・臓器間のX線吸収率の違い，すなわちコントラストによって形成される。4つの濃度のうち，カルシウム（金属）濃度を示す骨や石灰化は，単独でも濃度が高く認識されやすい。空気も濃度が低く，ほかの3つの濃度とは濃度差が大きいので，これもまた認識されやすい（図1）。

図1　4つの濃度のシェーマ

4つの濃度によって陰影のコントラストが得られる。濃度差が小さく（空気-脂肪）ても明瞭に境界は示される（→）。水濃度の陰影同士が相接する場合，両者の境界は消失し，不鮮明となる（silhouette sign陽性，▶）。カルシウム（金属）濃度はX線吸収率が高く，どの濃度の内部でもコントラストよく明瞭に描出される（→）。

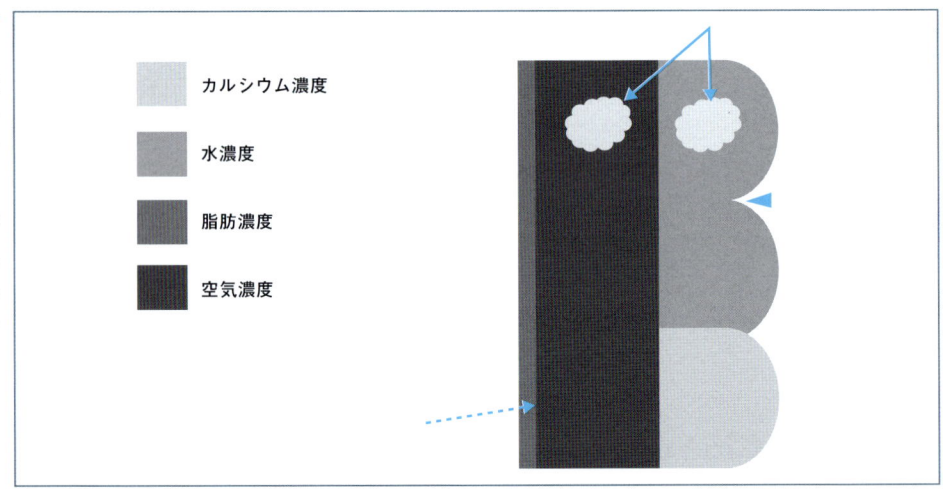

陰影の辺縁を同定できる場合，それは異なる濃度の陰影が近接していることによる。ただし，陰影の辺縁が鮮明となるか不鮮明となるかを決定する因子として，陰影となる対象物とその周辺組織との間のX線透過量の変化が，急激であるか，なだらかに移行するかが重要である(図2)。X線束が対象物の辺縁を接線方向で通過すれば鮮明な辺縁として描出される。

水濃度と水濃度が接する場合，その境界のコントラストが失われ，辺縁が不鮮明となるか消失するのがsilhouette signであり，これについてはまた後述する。

図2 辺縁の見え方のシェーマ
X線束が対象物の辺縁を接線方向によぎれば鮮明な辺縁として描出される。一方，X線束が接線方向にならない形状の対象物の辺縁は不鮮明となる。

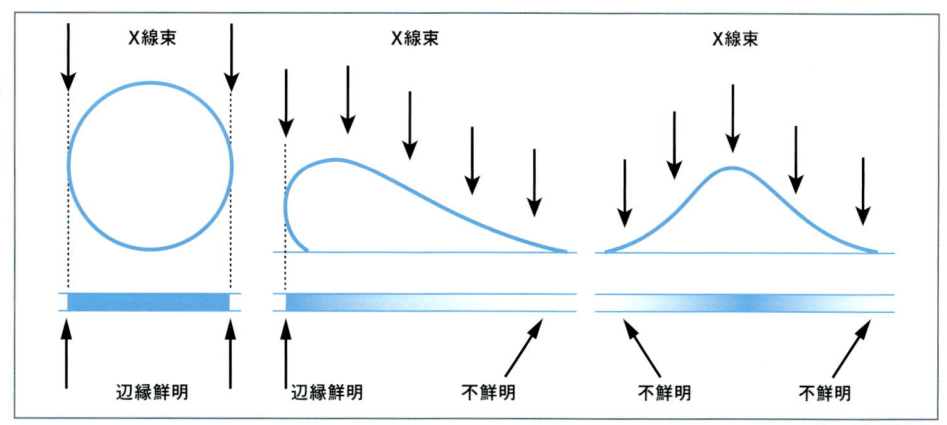

(文献6より引用改変)

陰影の表現

胸部単純X線写真では，読影に用いられる陰影の種類，性状に関するものがいくつもあり，読影者がレポートを利用する者に正確に伝えるためには，用語を正確に理解し，日常から正しく使用することが重要である。

陰影は，shadow，opacityなどの英語の用語に対応する。これらについて，部位，大きさ，形態，濃度などの説明を加える。

■浸潤影

「肺内の，肺構造の破壊を伴わない，境界不鮮明な(胸膜と接すると鮮明)すべての陰影」とされ，肺胞性・間質性に限定しないとあるが，多くは肺胞性陰影に用いられることが多い。また，特に炎症性病変に特定した用語でもない。英語のinfiltrate，あるいはinfiltrationの和訳であるが，consolidationの訳語の側面もある。ただし，consolidationとは一般に「肺胞内の空気が，滲出液やその他の物質によって置換されたことによって生じる，比較的均等な陰影」のことであり，本来は病理学的状態を示す用語である。肺胞の含気腔を置換する物質によって，いろいろな病態が起こりうる。漏出液(肺水腫)，滲出液(肺炎)，血液(肺出血)，腫瘍細胞(腫瘍)，その他蛋白などである。また，陰影内部の血管が不明瞭であり，しばしばair bronchogramを伴う。注意すべきは，「容積減少を伴わない陰影である」ということである。したがって，均等な陰影でも明らかに容積減少を伴うような無気肺などには使用されない。ただし，実際には陰影の一部に微妙な容積減少を伴っていることもあるので，この場合にはあえてconsolidationを使用しないほうが誤解を招かない。この点からは，むしろ浸潤影のほうが使用しやすいところはあるが，本来は陰影を使うほうが正しく，個々の陰影の性状，広がり，濃度について記載するのが望ましいと思われる。

MEMO

肺野透過性亢進と低下

高度の肺気腫や過膨張,あるいは大きな囊胞がある場合で,胸部単純X線写真で肺野が黒っぽく見える(明るい)状態が,肺野の透過性が亢進した状態である。この肺内の含気の増加は,肺血流量の低下や肺血管の狭小化などによっても生じる。いずれにせよ,「肺野のX線透過性が亢進している」という表現に違和感を覚える方はいないと思われる。一方で,胸部単純X線写真で白っぽく見えた場合,「透過性が低下している」と表現するだろうか。教科書にも「肺野濃度透過性の低下した状態」と記載されており,一見便利な表現に見えるし,決して間違いではないと考えるが,どうも一般的ではないようである。では,白っぽく見える,いわゆる「暗い状態」をどう表現すればいいのであろうか。「含気(量)の低下」は,本来肺のもつ含気量が減少したことを示しているので,consolidationのように肺胞を空気以外の物質によって置換された状態でもよいし,肺の潰れのような容積減少に伴う変化も含まれるように思われるが,このあたりの表現は難しい。では,高吸収あるいは高濃度と使ってもいいのか? 便利なので思わず使いたくなるが,これらは本来CT所見の用語であり,少し違和感があることは否めない。そこで少しアレンジして「肺野濃度の上昇(域)」を使うこともある。ただ「境界不明瞭でほぼ均等な陰影」などと記載するのが最も無難なのかもしれない。

■すりガラス陰影(ground-glass shadow)

当初,Fraser & Paréによって「間質性病変の初期所見として,肺野に霞がかかったようなきわめて淡い陰影で覆われる状態」とされた。しかし,CTではすりガラス濃度(ground-glass opacity or attenuation)は,肺血管を透見できる淡い肺野濃度の上昇と明確に定義されるが,単純X線写真ではX線の通過する方向の対象物の重なり像を見ているので,濃度(X線透過性の程度)だけで,病変をすりガラス陰影と診断することはときに困難であり,記載には注意を要する。CT所見と同様に,現在では間質性病変,肺胞性病変あるいはその両方で生じる陰影である,と考えられている。

■網状影・網状粒状影・網状結節影

いずれも間質性陰影を示唆する所見である。後者2つは,微細線状影が交錯する重積影が粒状あるいは結節状に見える場合を指し,間質性肺炎の存在を強く想定する場合に用いるほうがよいであろう。

■蜂巣状陰影

これは蜂巣肺に至るような間質性肺炎を,ほぼ確実に指す場合に使用する。ブラや肺気腫などの可能性がある場合には,輪状影・輪状網状影を用いたほうがよいが,実際には区別は難しいこともある。

Point advice すりガラス陰影の読影のコツ

心不全などで見られる間質性肺水腫の代表例であるperibronchial cuffing,あるいはperihilar hazeのような,すりガラス陰影を読影する際に重要な所見として,陰影内に含まれる肺血管影の辺縁のぼけ像がある。したがって,淡い濃度の陰影が見られ,肺血管影は確認できるも,その辺縁のぼけ像が見られるとき,それがこれらの肺血管を領域として含んだすりガラス陰影である可能性が高い。肺全体がやや暗く見えるとき,肺内の血管影を見て,その辺縁がぼけている(不鮮明に見える)とき,びまん性のすりガラス陰影が存在している可能性が考えられる(図3)。ただし,すりガラス陰影が限局性の場合には,これと重なって前後の正常肺血管が描出されるので,これらの血管影についてはぼけ像が見られないことには注意が必要である。

図3 びまん性すりガラス陰影：pneumocystis pneumonia

20歳台，男性。3日前からの咳，発熱，HIV（＋）。

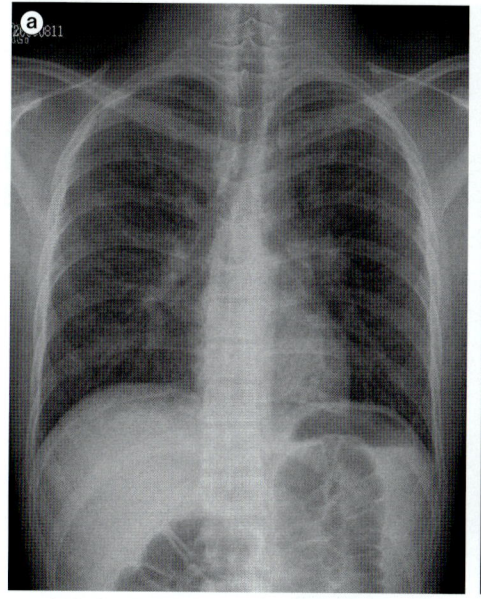

a：来院時の胸部単純X線写真
両側肺の血管影が全体的に不鮮明にぼけている。びまん性のすりガラス陰影の場合，濃度として異常を指摘することが難しい場合があり，この血管影のぼけ像（不鮮明化）が重要な所見となる。

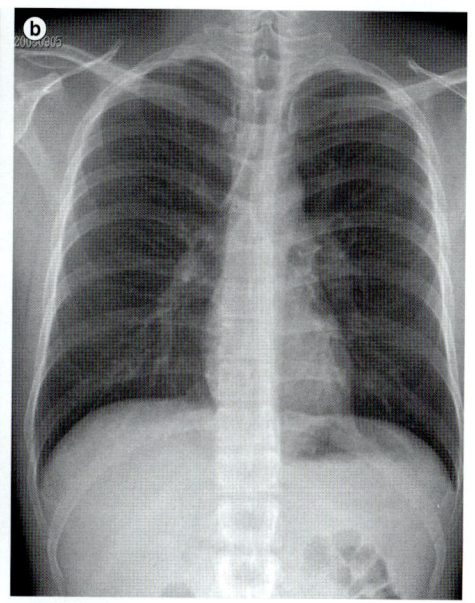

b：治療後の単純X線写真
肺内の血管影のぼけ像は明らかに改善している。

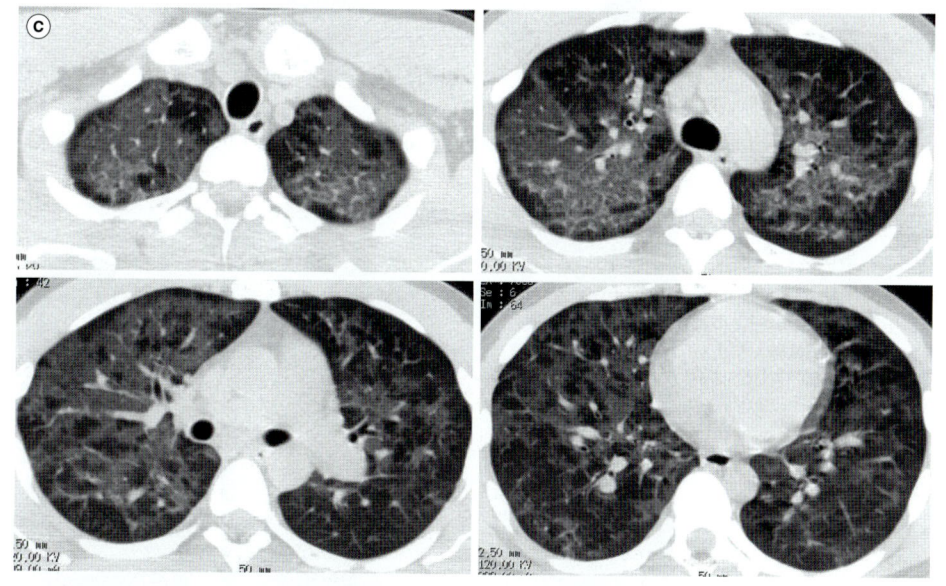

c：来院時のCT（2.5mmスライス厚）
両側肺にびまん性に汎小葉性分布のすりガラス濃度を認める。胸膜下はspareされている。

孤立性陰影の呼称

孤立性陰影とは，通常，単発性で全体が円形ないし楕円形の結節性陰影を指す。

通常，最大径によって，次のように分類される。

粒状影（micronodular shadow）：5mm以下

結節・結節影（nodule / nodular shadow）：5〜30mm

腫瘤・腫瘤影（mass / mass shadow）：30mmより大きい

図4 腫瘤影：喀血を契機に発見された肺腺癌

70歳台，男性。

a：胸部単純X線写真

右上肺に境界のやや不明瞭な長径およそ6cmの腫瘤影を認める（→）。

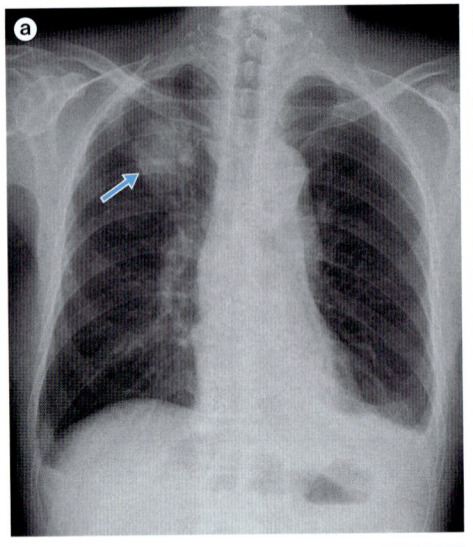

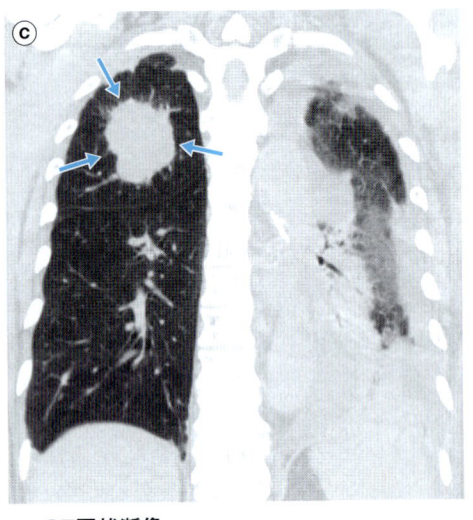

c：CT冠状断像

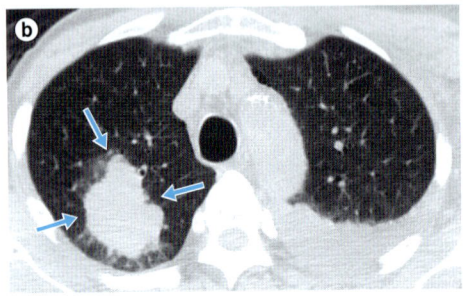

b：CT横断像

右上葉に辺縁不整でspicula・notchや，周囲にすりガラス濃度を伴った腫瘤を認める（b，cの→）。

図5 塊状影：珪肺

80歳台，男性。

a：胸部単純X線写真

両側上肺の著明な容積減少に伴い，両側肺門は強く挙上している。両側肺門周囲には不整形の塊状影を認める（→）。

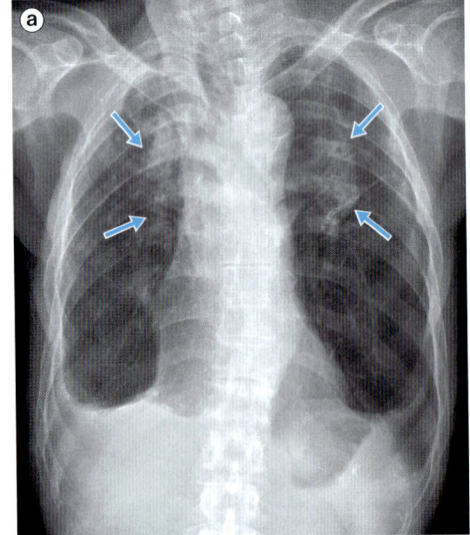

b：aと同日施行CT冠状断再構成像（2.5mmスライス厚），c：同横断像

両側肺門から連続する内部に石灰化を伴った不整形陰影を認める（→）。珪肺による大陰影（progressive massive fibrosis；PMF）である。

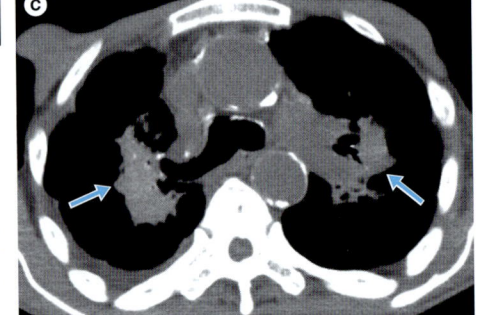

ただし，粒状影は単発・多発どちらにも使用されるので，あえて単発のときには微小結節などを使用する場合もある。

①顆粒状影(granular shadow)は計測できないほどきわめて微小な多発性陰影。

②粒状影と同じ5mm以下の陰影を表す粟粒影(military shadow)は，個々の陰影の大きさがほぼ均一で，両肺にびまん性に分布する場合に用いられることが多い。

③塊状影(conglomerate shadow / conglomeration)は腫瘤影(図4)よりも，より大きく辺縁がごつごつしたものに用いられる。珪肺で見られる大陰影(progressive massive fibrosis：PMF)を指すと考えてもよい(図5)。サルコイドーシス終末期に見られる上肺の大きな線維化巣も，この表現が使用されることがある。

限局的な透過性亢進領域の表現

■bulla(ブラ)

病理組織学的な点でbleb(ブレブ)とは異同がある(画像ではその違いは判断できない)が，どちらも単純X線写真上は胸膜下に発生した囊胞(肺胞壁の破壊により生じた境界明瞭な含気腔)を指す。

■cyst：囊胞

単純X線写真上は，薄壁の内部にガスを含んだ構造。ブラと区別して「肺囊胞」を使用する場合，肺尖部以外，あるいはより内層に存在するものを表現することが多い。ただし，小さなものは単純X線写真では同定が困難なことも多い。なお，CT / MRIでは，液体を含有した薄壁性病変(気管支原性囊胞など)も含まれる。

■cavity：空洞

結節・腫瘤内部の含気を有する空間。通常1mm以上の壁が全周性に存在する。内部に液体貯留があり，液面形成を示すこともある。

Point advice　　air crescent sign＝meniscus sign：空気三日月徴候

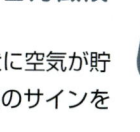

空洞性病変(あるいはその形成過程)において，内部構造を取り囲むように辺縁部に三日月状に空気が貯留することによって生じる。最初は単純X線写真上のサインであったが，CTにおいても同様のサインを認める[7]。

肺アスペルギローマでよく見られ，この場合，囊胞や空洞壁と菌球(fungus ball)との間に三日月状の空気による透亮像を形成する(図6)。侵襲性アスペルギルス症でもしばしば見られ，この場合，骨髄移植や臓器移植後の好中球減少患者においてよく見られる。侵襲性肺アスペルギルス症では，真菌が肺血管に播種し，出血，塞栓，梗塞などをきたす。時間経過とともに，辺縁の壊死組織は白血球により再吸収され，中心の壊死組織と周囲の正常肺実質との間に空気による透亮像を形成する。したがって，air crescent signは，感染において白血球機能の回復期に入ったことの1つの指標となる。早期においては診断的な意義は少ないが，このサインが見られた群では，見られなかった群と比べて生存者が多く，予後を予測することができる[8]。

なお，この所見は，その他の血管侵襲性真菌症，無菌性血栓塞栓症，空洞形成性腫瘍，肺結核・ノカルジア症などの感染症，細菌性肺膿瘍などでも認められる。

References
7) Abramson S：The air crescent sign. Radiology, 218：230-232, 2001.
8) Grefter WB, et al：Invasive pulmonary aspergillosis and acute leukemia. Radiology, 157：605-610, 1985.

図6 air crescent sign（meniscus sign）：肺アスペルギローマ
40歳台，男性。

a：胸部単純X線写真
右肺尖の浸潤影の内部に辺縁に透亮像を伴った結節影を認める（→）。

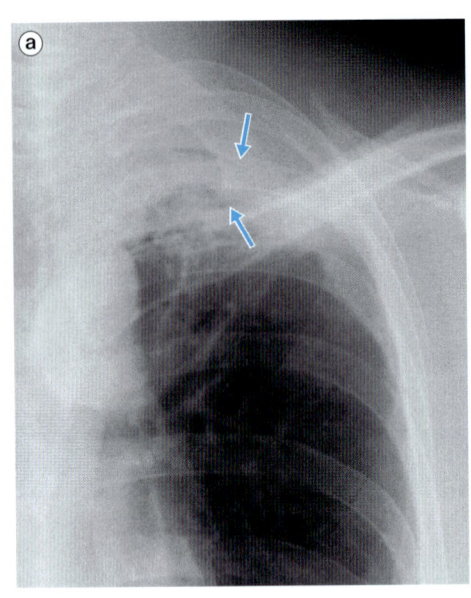

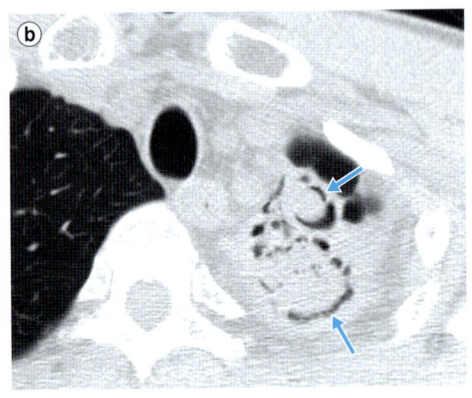

b：CT
空洞と高吸収の菌球の隙間には三日月状の残存空気による透亮像を認める（→）。

胸部単純X線写真における基本的なサイン

　胸部単純X線写真には診断サインの宝庫といわれるくらい古くからよく知られたサインが数多く見られ，先人たちによって実に多くの検討・検証が行われてきた。これらは臨床的にも有用で，かつ単純X線写真の所見の成り立ちを理解するうえでも重要である。本稿で主なものについていくつか概説する。

air bronchogram

　陰影（含気の低下した領域）の内部に気管支が透亮像（空気を含んだ気道の顕在化）として見られる所見（図7）。病変が肺内にあることを示唆する所見として重要である。正

図7 air bronchogram：右下葉の肺炎
40歳台，男性。

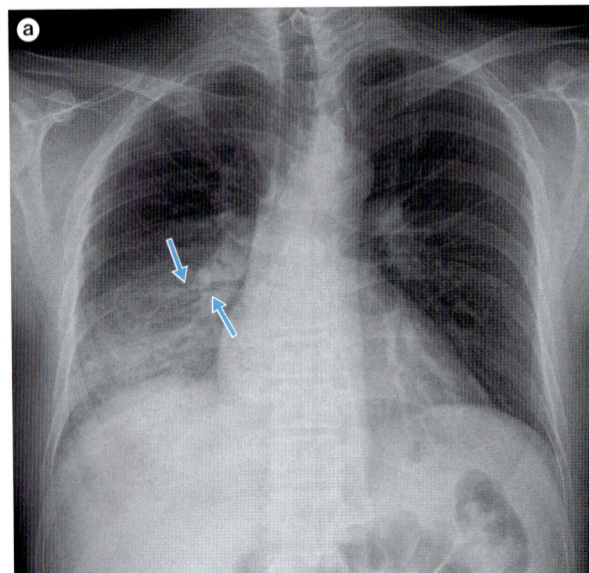

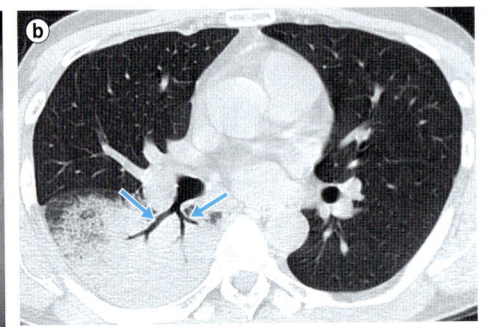

b：CT横断像
右下葉に気管支透亮像（→）を伴った浸潤影を認める。

a：胸部単純X線写真
右中下肺に広がる浸潤影内部に気管支透亮像（→）を認める。心臓右縁は明瞭であり，右下葉の肺炎と考えられる。air bronchogramは病変が肺内にあることを示す重要な所見である。

常胸部単純X線写真で認められる気道は，気管および左右主気管支～葉気管支までであるので（ただし，B³bのように正常でも輪状影として認められるものを除く），これより末梢で認められた場合は，異常であると判断される。ただし，肺胞性病変だけで見られるわけではなく，高度の間質性病変でも見られるので，肺胞性陰影に特異的というわけではない（図8）。

図8 air bronchogram：尿路感染症から敗血症
80歳台，男性。発熱，ショック。

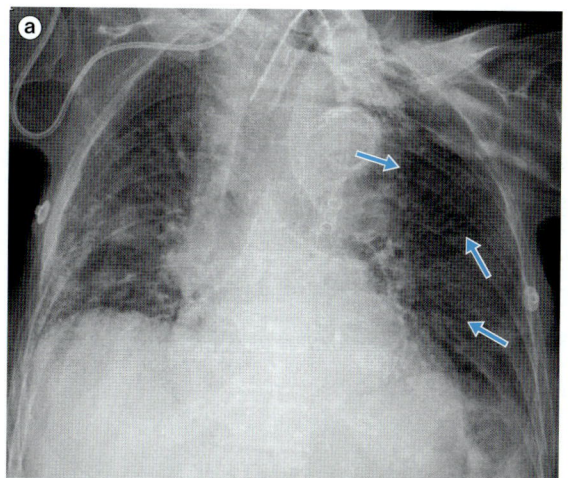

a：胸部単純X線写真
両側肺にはびまん性に淡い濃度の浸潤影が広がり，内部にやや拡張したair bronchogramを認める（→）。肺内の血管影の辺縁はぼけているが，透見される。

b：aと同日施行CT（2.5mmスライス厚）
胸膜直下まで広がるびまん性のすりガラス濃度を認める。ARDS（成人呼吸窮迫症候群）による肺水腫である。このように，必ずしもconsolidationだけでなく，すりガラス陰影でもair bronchogramが認められることがある。ただし，この症例では牽引性気管支拡張があるため，単純X線写真でも内腔が見えやすくなっている。

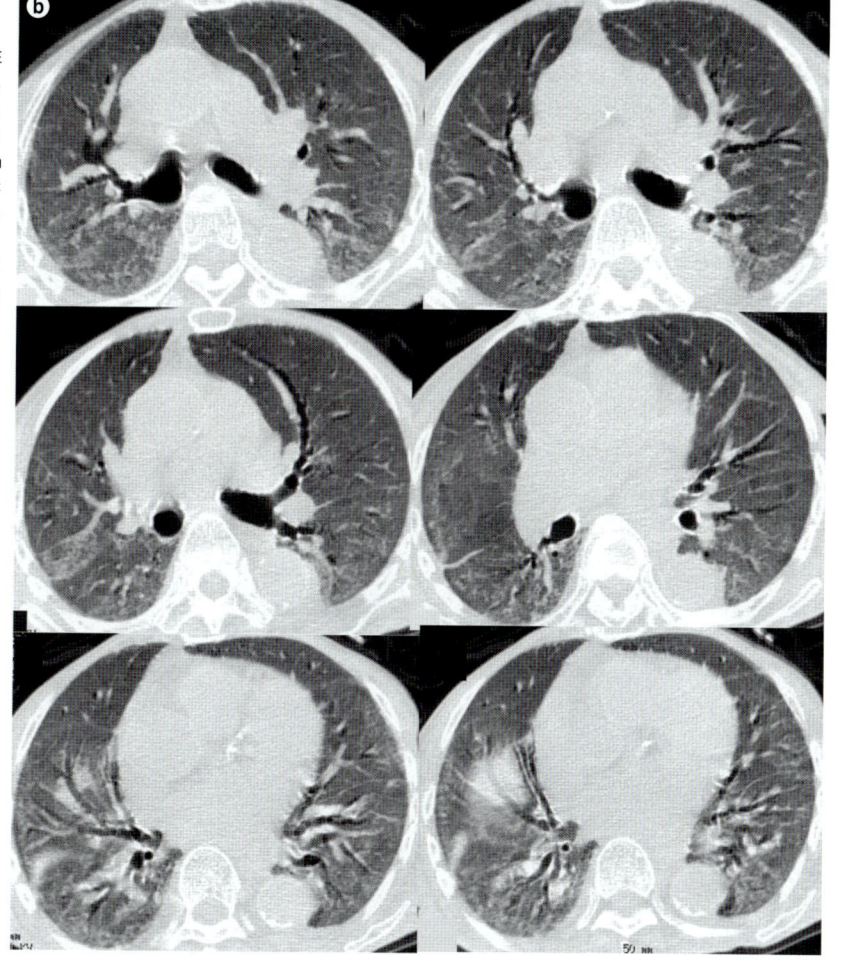

また，肺胞性病変でも内部の気管支内腔に粘液が貯留したりすると，気管支内腔の含気は失われ，air bronchogramが認められない場合がある．すなわち，air bronchogramを伴わない病変は肺外である，とはいえない．なお肺内のより末梢の，呼吸細気管支～肺胞管付近の気道が透亮像として認められることをair bronchiologram，あるいはair alveologramとよぶ．

> **ここが 勘 ドコロ**
> **air bronchogram**
> - 病変が肺内にあることを示す所見として重要である．
> - 主として肺胞性陰影で見られるが，ときに高度の間質性病変やすりガラス陰影でも見られることがある．
> - air bronchogramが見られなくても，肺胞性陰影でないとはいえない．
> - 肥厚した気管支壁を示すtram lineと混同してはいけない．
> - 新生児（肺胞腔から肺胞液が十分に喀出あるいは吸収されていないため）や吸気不足の場合には健常例でも見られることがある．

silhouette sign

これは胸部単純X線写真の読影の際に最も重要かつ頻繁に利用されるサインであり，応用範囲はきわめて広い．したがって，その成り立ちを正確に理解しておくことは必須である．

- 「正常では鮮明であるはずの辺縁が不鮮明になっていることを，silhouette sign陽性」という．
- 逆に，「辺縁が鮮明に認められる場合は，silhouette sign陰性である」という[9]．
「水濃度と水濃度の陰影が接している場合に，その辺縁が不鮮明になること」である．

9) Felson B, Felson H : Localization of intrathoracic lesions by means of the posterior-anterior roentgenogram. The silhouette sign. Radiology, 55 : 363-374, 1950.

図9 silhouette sign陽性＋陰性：両側下葉肺炎＋左舌区肺炎
40歳台，女性．

a：胸部単純X線写真
左下肺にはair bronchogramを伴った（→）浸潤影が認められ，下行大動脈の辺縁が不鮮明となっている（silhouette sign陽性，→）．左下葉の肺炎が考えられる．右下肺にも索状影が認められるが，心右縁は鮮明である（silhouette sign陰性，▶）．右下葉の肺炎あるいは肺の潰れと考えられる．さらに左下肺外側部にも浸潤影が認められ，心陰影左縁が不鮮明である（silhouette sign陽性，▶）．左舌区にも肺炎があると考えられる．

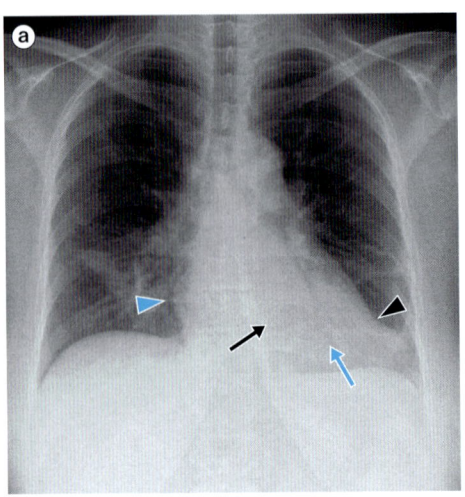

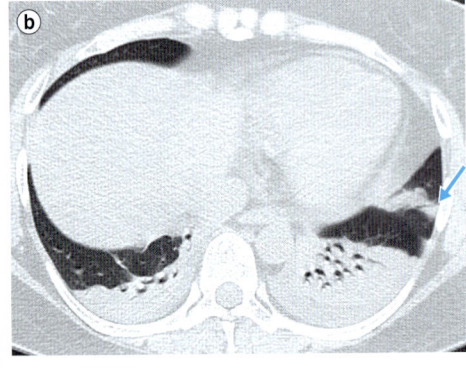

b：CT横断像
両側下葉に浸潤影が認められ，左舌区の浸潤影も確認できる（→）．

したがって，記載する場合には単にsilhouette sign陽性でなく，「〇〇の辺縁が不鮮明である」，「〇〇がsilhouette outされている」と，どの構造の辺縁が不鮮明化しているのか明らかにするように表現する。

胸部単純X線写真において病変の存在診断，局在診断など広い範囲に応用され(図9〜11)，正面像において主な構造のどの辺縁が不鮮明になっているかを観察することで，肺内病変のおよその局在を推測することができる(図12)。

図10 silhouette sign陽性：左舌区肺炎
50歳台，女性。

a：胸部単純X線写真
左下肺に斑状の浸潤影を認める。心陰影左縁の一部が不鮮明であり(→)，silhouette sign陽性である。左舌区の病変と診断できる。

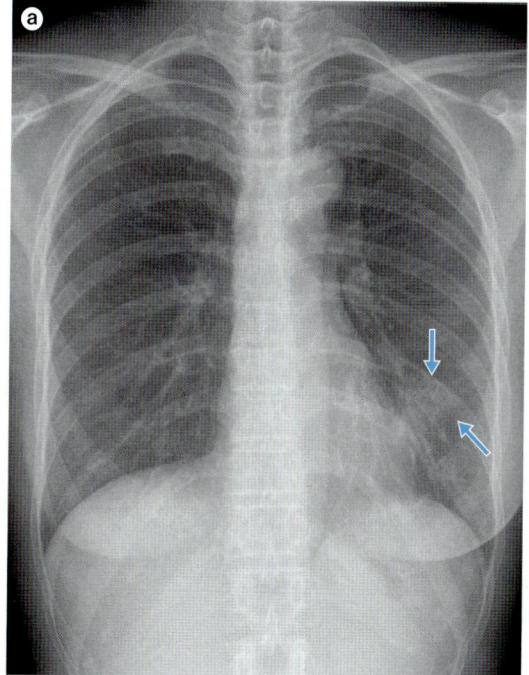

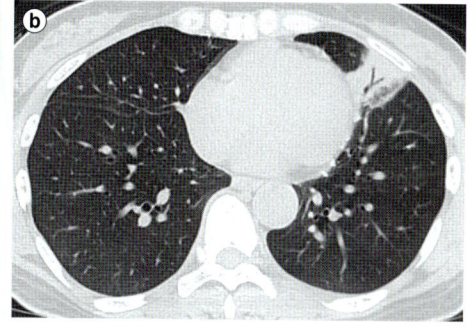

b：CT横断像
左舌区に心臓と接して浸潤影が認められる。

図11 silhouette sign陰性：右下葉肺炎
20歳台，女性。

a：胸部単純X線写真
右中下肺内側部にair bronchogramを伴った(▶)浸潤影を認める(▶)。しかし，心陰影右縁は明瞭である(silhouette sign陰性，→)。右下葉の病変と考えられる。

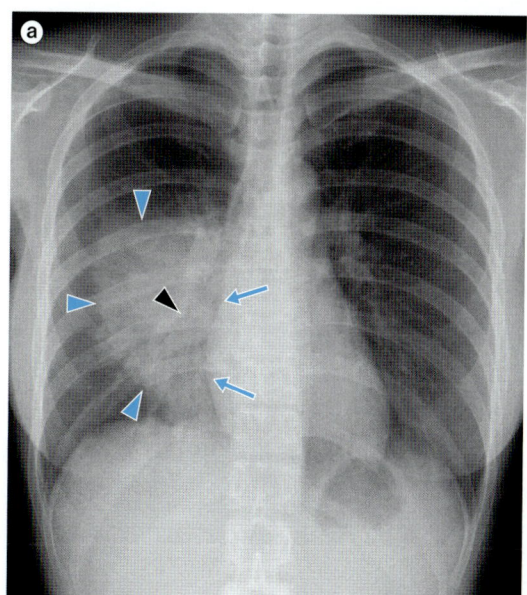

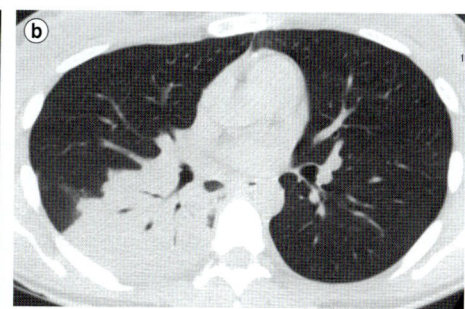

b：CT横断像
右下葉に浸潤影を認める。

図12　silhouette signによる局在診断

心臓，大動脈，横隔膜とのsilhouette signが陽性となる肺区域を示す。

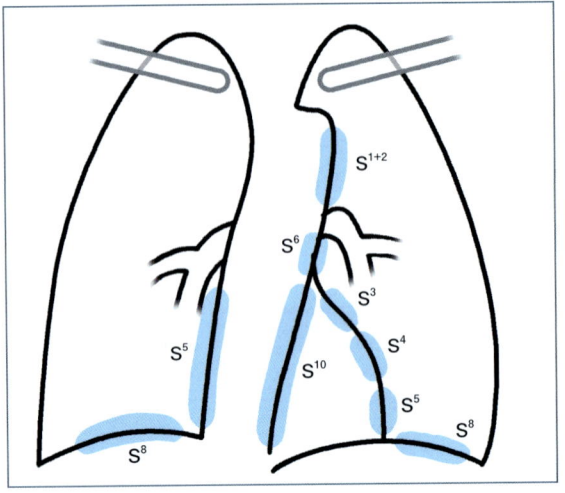

(文献1より引用改変)

MEMO

silhouette signにおける注意点
①撮像条件が露出不足であると，判定は困難。
②椎体のために，不鮮明となった下行大動脈や心臓の辺縁についてsilhouette sign陽性と判断しないこと。
③漏斗胸の症例では，胸骨近傍の軟部組織陰影が心右縁と重なるため，心右縁が不鮮明となる。また，下行大動脈の辺縁が不鮮明になることもある。
④心臓周囲の脂肪(pericardial fat)により，心縁や横隔膜の一部が不鮮明になることがある。
⑤必ずどの構造の辺縁が不鮮明になっているのかを記載すること。

ここが勘ドコロ

silhouette signの重要性

- 病変の存在診断において，直接所見では確信度が不足する場合，間接所見として確信度を上げる。
- 病変の存在診断だけでなく，その局在を推定できる。

---

silhouette signの応用編

■cervicothoracic sign（頸胸部徴候）

　肺尖部の腫瘤影の局在診断に用いられる。肺尖部の肺は気管の後方にあり，単純X線写真で肺尖部には前頸部や鎖骨上窩の軟部組織構造が重なって投影されていることに注意する（**図13**）。もし，肺尖部の腫瘤影が気管より後方（多くは後縦隔）にある場合，腫瘤影の辺縁は上方まで鮮明に追える。すなわち周囲が肺によって取り囲まれていることを示す（頸胸部徴候陰性）。その多くが後縦隔腫瘍（神経原性腫瘍）である（**図14**）。

　一方，肺尖部で鎖骨より下方では辺縁鮮明で，上方では辺縁が不鮮明になる場合，腫瘤は肺尖部で肺に囲まれていないことを示しており（頸胸部徴候陽性），気管より前

第1章・04胸部単純X線写真：これだけは知っておきたい基本所見やサインとは

方にある，すなわち甲状腺腫瘍などの前縦隔の腫瘍であることを示す．これは正常構造についても応用可能であり，上大静脈や左鎖骨下動脈の辺縁も鎖骨より上方では辺縁は不鮮明となる（図15，16）．

図13　肺尖の形態
40歳台，女性．

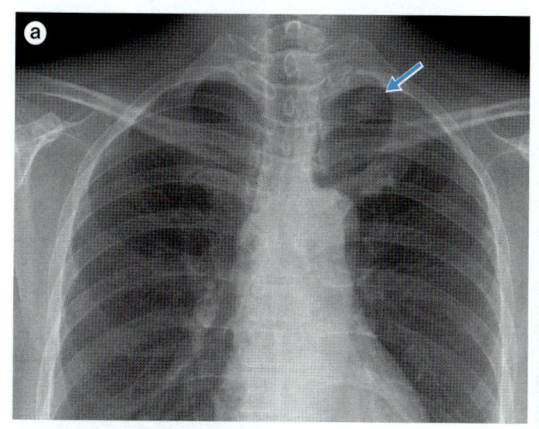

a：胸部単純X線写真正面像
左肺尖に粗大な石灰化陰影を認める（→）．肺内のものだろうか？

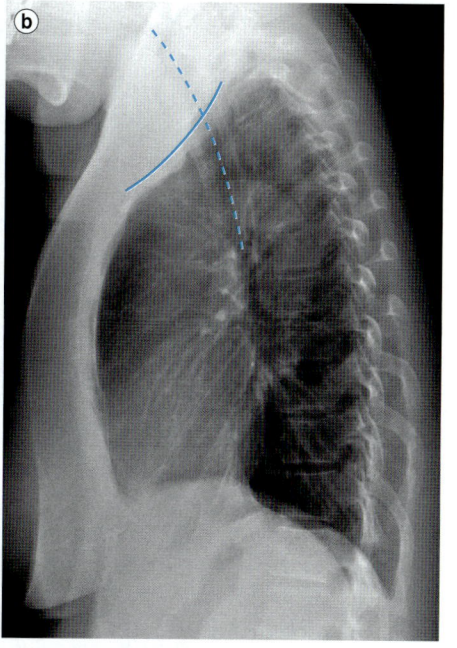

b：胸部単純X線写真側面像
肺尖は前方へ傾斜している（──）ことがわかる．頸部の軟部組織を収納するための形態である．このため肺尖部では，気管（----）より前方に含気は認められない．

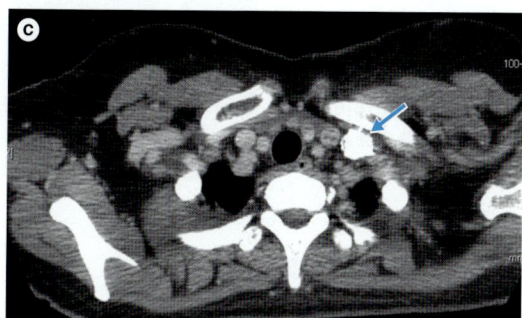

c：CT横断像
同陰影は左鎖骨上窩リンパ節の石灰化である（→）．

図14　cervicothoracic sign

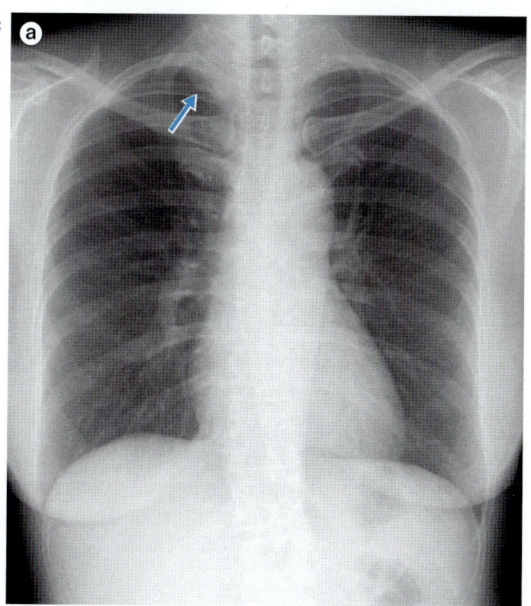

a：胸部単純X線写真
右肺尖内側部に半球状の腫瘤影を認め，外側部の辺縁は鮮明に追うことが可能である（cervicothoracic sign 陰性，→）．

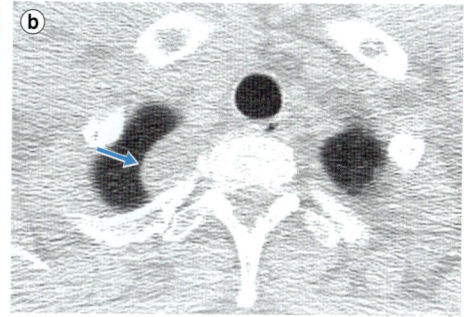

b：CT横断像
気管より後方にある傍椎体腫瘤であり（→），神経原性腫瘍が示唆される．

61

図15　上大静脈（SVC）

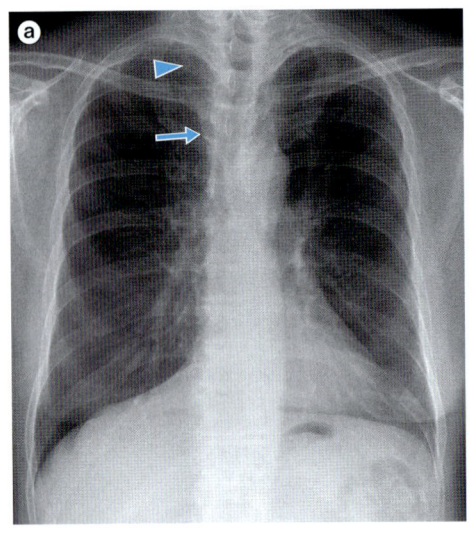

a：胸部単純X線写真
SVC下部の辺縁は明瞭に認められる（→）が、上部では辺縁は不鮮明である（▶）。

b，c：CT横断像
SVCは下部では、肺内に突出する辺縁をもつ（c：→）が、上部では気管よりやや前方に位置し、X線束と接線方向に位置する辺縁をもたない（縦隔内に埋もれる）（b：→）。このように正常構造の見え方にもsilhouette signは適応可能である。

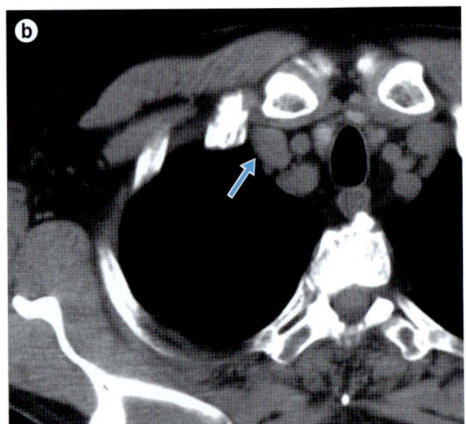

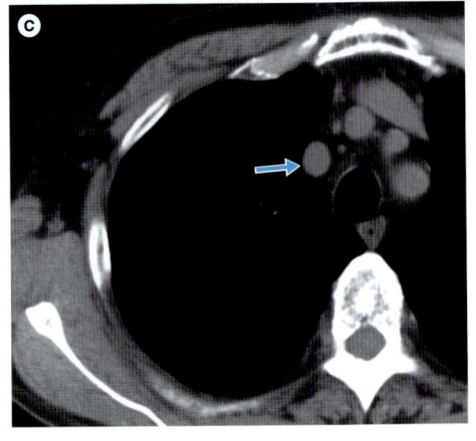

図16　SVCのsilhouette sign：右上葉の肺炎
30歳台、男性。

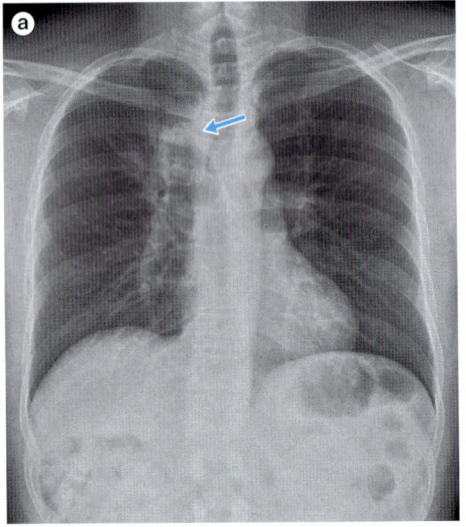

a：胸部単純X線写真
右上肺内側部に境界の不明瞭な浸潤影を認める。SVCは下部の辺縁も不鮮明になっている（→）。

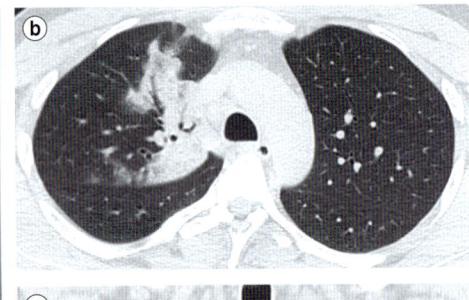

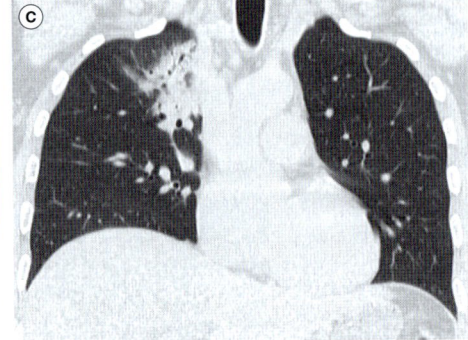

b：CT横断像，c：CT冠状断像
右上葉内側部に浸潤影を認める。SVCは通常silhouette signに用いられないが、元来辺縁の鮮明な下部については適応できる。

■hilum overlay sign（肺門重畳徴候）

　肺門と重なる腫瘤影と重なって，肺血管影が辺縁鮮明に見えた場合，この腫瘤は肺門部の異常ではなく，肺門の前方か後方のどちらか，すなわち縦隔腫瘤であることを示す（**図17**）。

図17　hilum overlay sign
30歳台，男性。健診で胸部異常陰影を指摘。

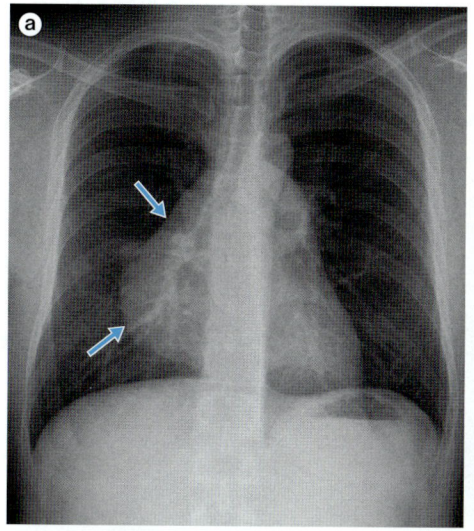

a：胸部単純X線写真正面像
右肺門〜下方にかけて心陰影と重なるような大きな腫瘤影を認める（→）。両側肺門部の血管影は明瞭に認められる（hilum overlay sign）。

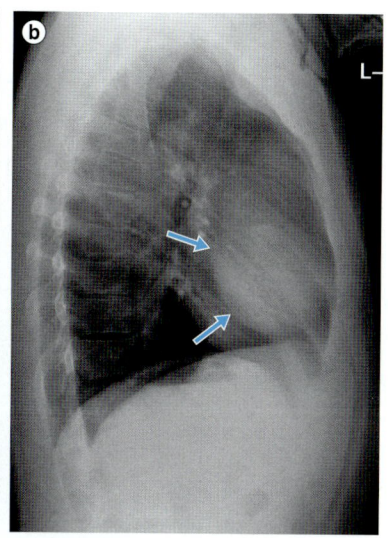

b：胸部単純X線写真側面像
側面像では前縦隔に大きな腫瘤があることがわかる（→）。

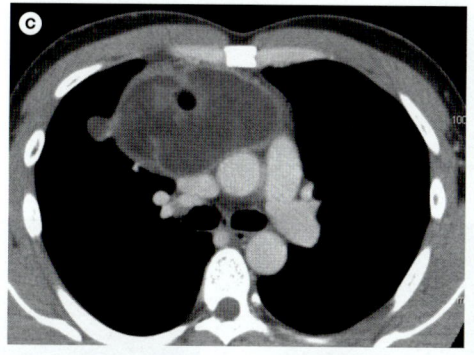

c：CT横断像縦隔条件

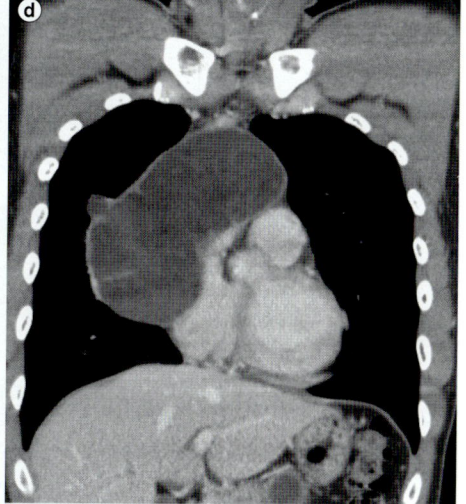

d：冠状断像縦隔条件

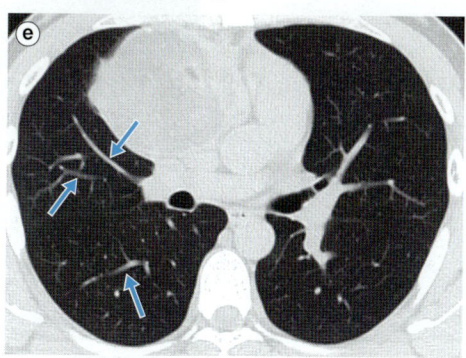

e：CT横断像肺野条件
前縦隔に脂肪を含んだ大きな腫瘍が認められ，成熟奇形腫である。腫瘍の背側部には正常肺内に血管が走行しており（e：→），これらが単純X線写真では腫瘍と重なり，明瞭に見えていたと考えられる。

病変が肺外にあることを示すサイン

■extrapleural sign（胸膜外徴候）

Felsonが提唱した胸膜外病変を示唆する徴候。

通常側胸部の胸膜直下の腫瘤状陰影が，肺内か，肺外かの鑑別に応用される。

Felsonは壁側胸膜より外方の腫瘤が，平滑な辺縁をもち，なだらかに胸膜へ移行するものをよんだが，実際には胸膜腫瘍や胸膜腔病変（被胞化胸水など）の大部分も同様の所見を呈するので，extrapulmonary sign（肺外徴候）とよんでもよい。これに対して，胸壁に接する肺内腫瘤は胸膜を被っていないので，その辺縁と胸壁とのなす角度は鋭角になる（図18，19）。しかし，このなだらかな立ち上がりは，一定の方向の撮影でしか認められないこと，また縦隔側では信頼性に乏しいことは心得ておく必要がある。

図18 extrapleural（extrapulmonary）sign：胸膜外（肺外）徴候のシェーマ

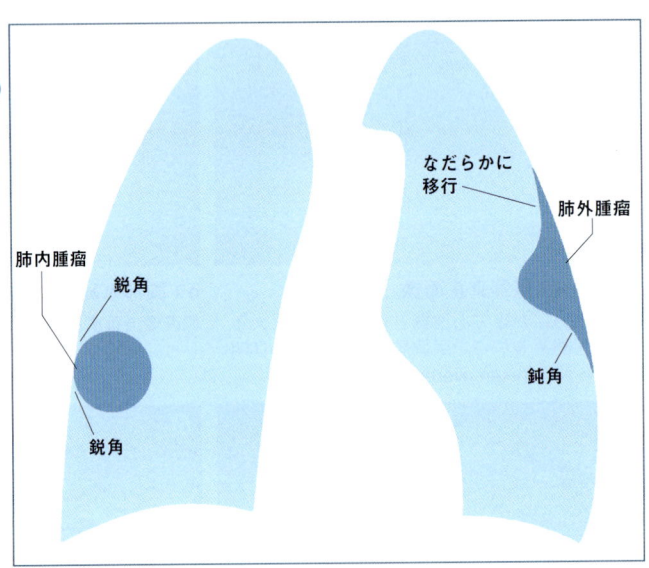

胸膜外病変，胸膜病変，胸膜腔病変は，少なくとも1枚の胸膜（臓側胸膜）を被ることから，その辺縁は胸壁となだらかに移行し，胸壁と鈍角をなす。これに対して胸壁と接する肺内病変の辺縁は胸壁と鋭角をなす。

図19 extrapleural（extrapulmonary）sign：腎細胞癌の第3肋骨への転移

70歳台，男性。

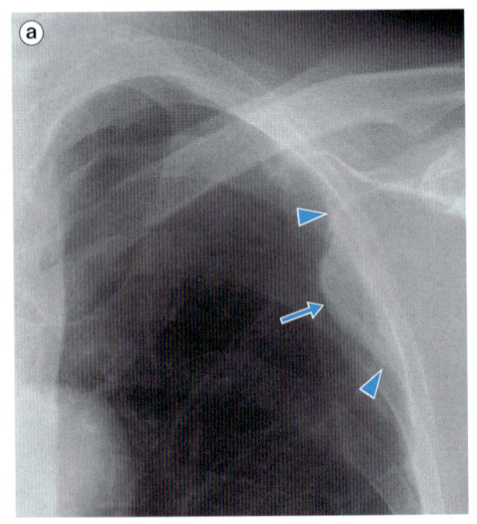

a：胸部単純X線写真
左胸壁からなだらかな立ち上がりを示す（▶）鮮明な辺縁をもった腫瘤影（→）を認める。胸膜外徴候（extrapleural sign）を示している。

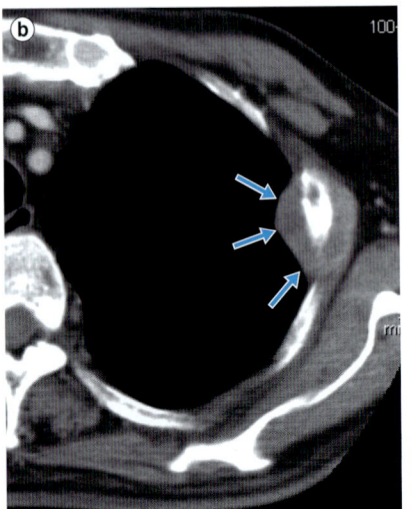

b：CT横断像
腎細胞癌の左第3肋骨転移による腫瘤（→）である。

■incomplete border sign(不完全辺縁徴候)

　肺外腫瘤が，正面像にて必ずしも側胸部に存在するとは限らず，前胸壁あるいは後胸壁に近いと，胸膜になだらかに移行する部位は辺縁が不鮮明になる(逆にいえば，辺縁の一部だけが鮮明となる)．この場合には，やはり肺外病変であることが多い(incomplete border sign，図20)．

図20　incomplete border sign：肝細胞癌の左第3肋骨への転移

60歳台，男性．

a：胸部単純X線写真
左上肺外側部に内側部の辺縁は鮮明(→)で，外側部の辺縁は不鮮明な腫瘤影を認める．incomplete border signを示す．肺外病変であることが示唆される．

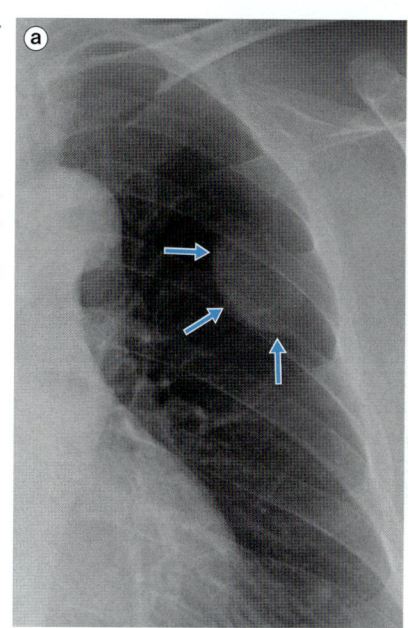

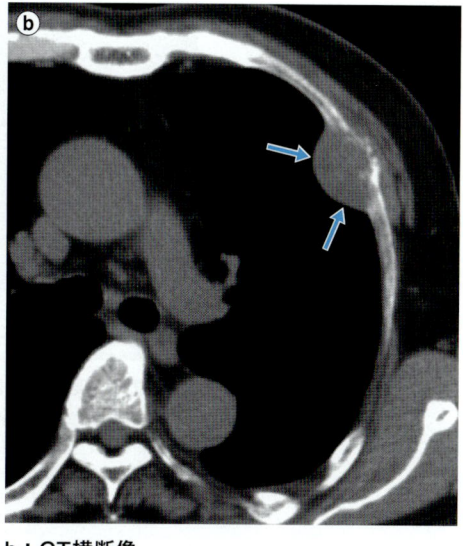

b：CT横断像
肝細胞癌の左第3肋骨転移による腫瘤である(→)．図19の腫瘤と比べると腫瘤がやや腹側寄りに存在することがわかる．

その他しばしば臨床で有用である局面に遭遇するサイン

■deep sulcus sign

　胸部単純X線写真の仰臥位像で見られる所見である．気胸の場合，肋骨横隔膜角(costophrenic angle)がより深く切れ込んで見えることを指す(図21)．空気が肺底部の前側に貯留することにより，深い潜在腔としての肋骨横隔膜角がより明瞭に描出されるために生じる．

■continuous diaphragm sign

　縦隔気腫のとき，両側の横隔膜陰影が連続して見えること[10]．しかし，心臓が横隔膜から離れて浮いているわけではない．現代では，このような古典的なサインの画像の成り立ちをCTの再構成像を見ることで理解することが容易となった(図22)．心臓後縁に沿った潜在腔(phrenicopericardial recess)への空気貯留が成因である．

10) Bejvan SM, Godwin JD : Pneumomediastinum : old signs and new signs. AJR Am J Roentgenol, 166 : 1041-1048, 1996.

図21 deep sulcus sign：気胸
40歳台，男性。

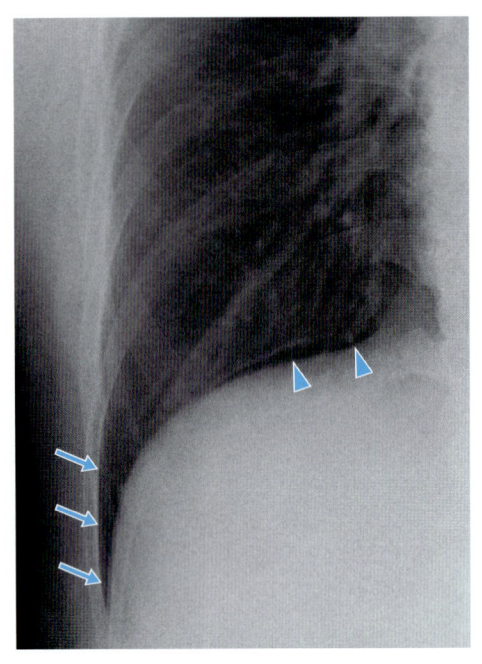

胸部単純X線写真仰臥位像
右肋骨横隔膜角（CP-angle）がfree airによって，通常より深く切れ込んで見える（→）。右横隔膜頂上部近傍にもfree airが認められる（▶）。

図22 continuous diaphragm sign
50歳台，男性。胸痛，呼吸困難で救急外来。

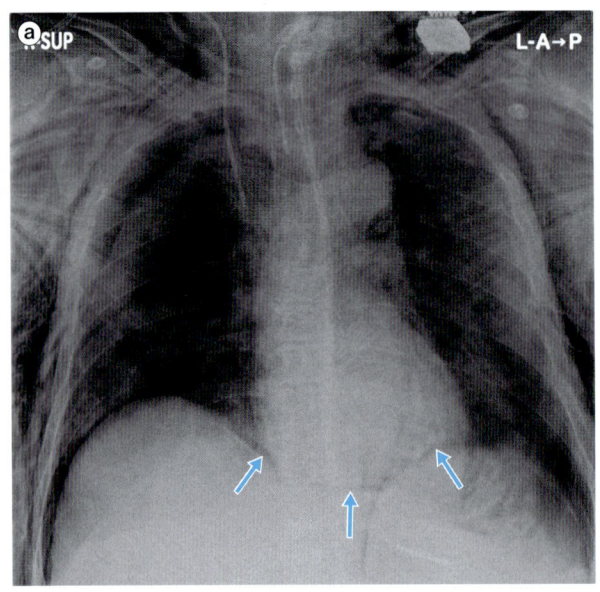

a 胸部単純X線写真
著明な気胸，縦隔気腫および皮下気腫を認める。左右の横隔膜が連続しているように見える（continuous diaphragmatic sign，→）。縦隔気腫の所見である。

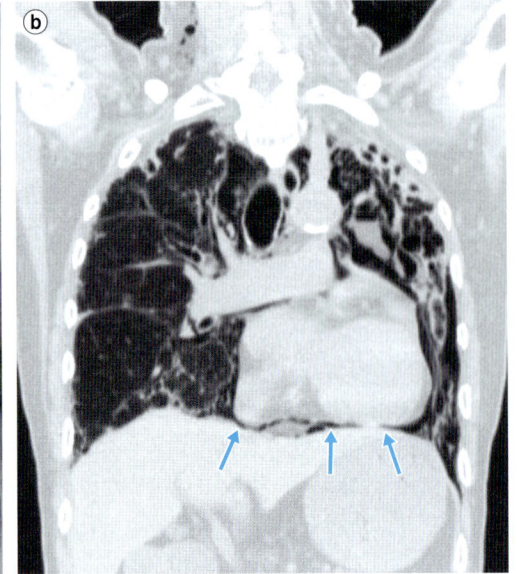

b：CT冠状断再構成像
心臓が横隔膜から浮いて離れているように見える（→）。

Point advice　横隔膜陰影

　単純X線写真正面像で見られる横隔膜陰影は，頂上部，腹側部，背側部の3つの辺縁を示すことに注目し，これらがそれぞれ肺の下縁を形成することを理解すると，肺本来の膨らみを意識できる。この際，実際の陰影を追える場合はよいが，体格や体位，撮像条件などによっては不明瞭な場合がある。このとき，骨性胸郭との相対的位置関係を把握していると参考になる。横隔膜背側部の最下縁は正中よりおよそ2/3外側で，L1/L2の椎間レベル，あるいはその若干下方の高さにあり，第11肋間に位置する（図23）。少なくとも，通常では肺底部の肺の下縁はそのレベルまであると考えて読影をしたほうがよい。肺底部の病変の見落とし防止に有用である。

図23　横隔膜の辺縁

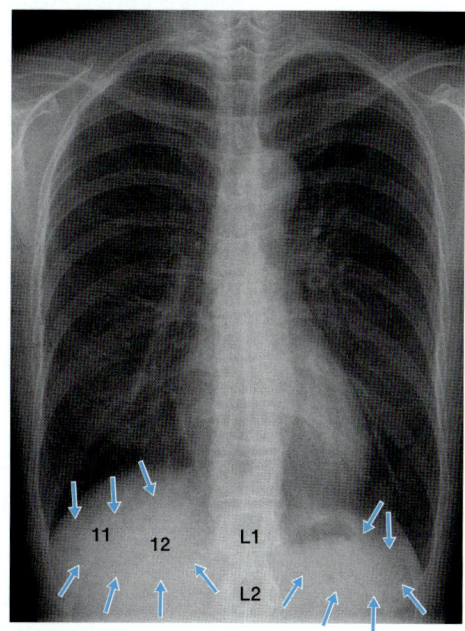

胸部単純X線写真正面（背腹）像
横隔膜の辺縁（横隔面）は頂上部，腹側部，背側（肺底）部の3つが認められる。特に背側部の横隔面は肺底部の境界を示すものとして重要である。背側部の横隔膜辺縁の最下点（→）は，第11肋間にあり，ほぼL1-L2の椎間レベルかその若干下方の位置に見られる。

（左頁；p.66，図22続き）

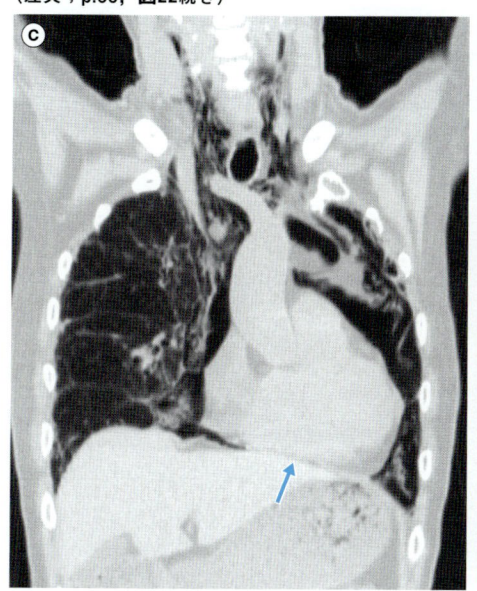

c：CT冠状断像（別のスライス）　　**d：CT矢状断面像**

心臓後縁に沿った潜在腔（phrenicopericardial recess）への空気貯留が成因である。心嚢底部と縦隔胸膜心膜部とは強固な固有の固着（phrenicopericardial ligament）が存在する（→）ので，心臓が横隔膜から遊離することはない。

ここが 勘ドコロ
胸部単純X線写真の読影にあたって
- まずその写真が適正な条件・体位で撮られているかを判断すること。
- 単純X線写真の基本的な4つの濃度を意識する。
- 正常肺の容量・膨らみを常に意識することで，種々の程度の容積減少を認識し，病変の存在を推定する。
- 陰影の記載には十分に注意する。最も正確なのは，陰影の性状，サイズ(広がり)，濃度などを丹念に記載することである。1つの用語だけで記載すると，実際の所見が正しく伝わらないことがあるので注意が必要である。
- 肺は元来空気が大半を占める臓器であり，通常，肺内の軟部組織陰影は境界明瞭となるはずである。
- 病変が肺内であることを示す所見としては，air bronchogramが重要である。
- 境界不明瞭となる場合，
  ①シルエットサイン
  ②胸膜外徴候，不完全辺縁徴候
  などを用いて，病変の局在を推定することが可能である。
- 病変の濃度は，単純X線写真だけでは判断が難しい場合がある。ただし，陰影と重なり確認される血管影の一部の辺縁がぼけて見える場合，すりガラス陰影である可能性が考えられる。ただし，すりガラス陰影は間質性陰影だけでなく，肺胞性陰影，あるいはその両者の場合もある。
- 網状影，網状粒状影，網状結節影，蜂巣状陰影を使用するときは，間質性陰影が示唆される場合。特に後者3つを使用するときには，間質性肺炎などの存在が強く示唆される場合に使用する。

05 第1章 胸部単純X線写真のminimum requirements

栗原泰之

無気肺を極めよう

肺の含気低下を示す均等影に関する用語の整理

胸部単純X線写真において含気の低下した部分は均等影として描出されるが，それを表す用語として**無気肺，虚脱，コンソリデーション**がある．各々の意味合いについて整理しておこう．

1) Hansell DM, et al: Fleoschner Society: Glossary of terms for thoracic imaging. Radiology, 246:697-722, 2008.

これは必読！

2) Lacy GD, et al: 肺葉虚脱. シェーマでわかる胸部単純X線写真パーフェクトガイド,（栗原泰之 訳），メディカル・サイエンス・インターナショナル, 東京, 52-69, 2012.

ここが動ドコロ[1,2)]

- **無気肺（atelectasis）**：肺全体（**肺葉全体**）あるいは**肺の一部**の拡張が低下すること．「無気肺」は大きくても小さくても用いることができる．atelectasisの由来はギリシャ語で"ateles"＝不完全な，"extasis"＝拡張のことである．
- **虚脱（collapse）**：基本的には無気肺と同意である．「無気肺」と入れ替えて用いることができる．しかし米国では「虚脱」は一般的に肺あるいは肺全体の容積減少の意味合いを有し，肺葉全体の無気肺を示すことが多い．一方，英国では「虚脱」はより広い意味をもっており，大容量でも小容量でも用いることができる．
- **コンソリデーション（consolidation）**：基本的には，肺の容積減少がないか，あるいは極めてわずかである均一な陰影に対して用いられる．本来，病理学的な用語であり感染性肺炎のように滲出液や漏出液あるいは細胞によって肺胞腔が置換されていると予想される臨床状況においてのみ用いられるべきである．

3) 高橋康二，ほか: 無気肺の診断は胸部単純写真だけで不十分か？ 画像診断, 22: 360-367, 2002.

これは必読！

4) Woodring JH, et al : Types and mechanisms of pulmonary atelectasis. Journal of Thorac Imaging, 11:92-108, 1996.

無気肺の成因[3,4)]

■閉塞性

気道が閉塞した場合，末梢肺内の空気は最初に酸素が吸収され，引き続いて二酸化炭素や窒素が吸収されるが，最終的には18～24時間かかるとされている．区域気管支より末梢気道の閉塞では，隣接する正常肺から気道副側路（Kohn孔やLambert管など）を介して空気が補われるため無気肺になりにくいが，一方，**中枢側の肺葉気管支レベルでの閉塞は気道副側路からの流入がないため末梢肺は無気肺になりやすい**．肺葉の閉塞性無気肺の原因として大人では肺癌などの腫瘍，小児では痰，気道内異物が多い．

■圧迫性

胸水や気胸，腫瘍などの胸郭内占拠性病変による肺の圧排によって生じる容積減少を指す．**受動性無気肺**とよばれることもある．

■癒着性[*1]

急性呼吸促迫症候群や急性期放射性肺炎，肺血栓塞栓症などの際に，肺胞サーファ

用語アラカルト

[*1] 癒着性無気肺

癒着性無気肺＝adhesive atelectasisとは，サーファクタントの欠乏あるいは機能不全により肺胞が虚脱しやすくなり，いったん虚脱した肺胞は癒着しやすく再膨張しにくいためによる．

69

クタント欠乏により生じる。

■瘢痕性
　慢性感染症により線維化と破壊により肺容積減少が起きる。気管支拡張や細気管支拡張と合併することが多い。限局性のものは，慢性気管支拡張症や陳旧性結核，真菌感染，放射性肺炎などで見られる。びまん性の容積減少としては間質性肺炎やサルコイドーシス，塵肺症なども含まれる。

> **ここが動ドコロ**
> ●閉塞性無気肺は中枢気管支の閉塞によることが多い。よって大きな無気肺を見出した場合は気道閉塞の原因を探す。

無気肺の特異な画像所見

■板状無気肺
　板状無気肺は主に肺底部に見られる数mm〜1cmの厚みを持った板状，線状の陰影として表され，Fleischnerによって1936年に初めて報告された[5]（よってplatelike atelectasisはdiscoid あるいはlinearあるいはFleischner atelectasisとよばれる）。気道系の閉塞で生じるのではなく，肺換気能低下（低換気）すなわち横隔膜の動きや胸郭の呼吸運動の障害により肺胞が虚脱して生じるとされる。臨床的意義は乏しいことが多いが，広範に生じる場合は低酸素血症を伴うことがあり，背景に低換気となる病態の存在（例えば全身麻酔，術後，腹水貯留，SLEなどによる浅い呼吸）を疑うべきである。

■円形無気肺
　円形無気肺は腫瘤状の肺虚脱で腫瘍性病変との鑑別が必要である。線維化した胸膜の嵌入を合併することが多く，このために当然胸膜と接して存在する。石綿関連胸膜病変の一連において見られることが多い。

■Golden S sign[6]
　肺門部肺癌が原因で閉塞性無気肺が生じる場合，正面像において肺門部が外側に凸となり末梢部分が凹となるため，連続する無気肺の辺縁がS字状あるいは逆S字状（reversed Golden S sign）を呈すること。右上葉無気肺で見出しやすい（図1, 2）。有名なサインであるが，残念ながら肺癌の早期診断には役立たず臨床的意義は限定される。

■Luftsichel sign
　左上葉無気肺において軽度から中等度の無気肺では，虚脱した肺が大動脈弓部と接するために不鮮明となるが，さらに容量減少が進行し下葉の代償性膨張が進むと，虚脱肺と大動脈弓の間に下葉S^6が介在し大動脈弓が明瞭に描出されるようになる（図3a, 4）。これをLuftsichel sign[*2]とよぶ。ただし臨床的意義は乏しい。

■juxtaphrenic peak sign
　肺葉無気肺や陳旧性結核などで大きな肺容積減少が生じると，横隔膜が挙上するが，特に下葉副裂が顕在化しテント状の陰影が生じることがある（図5）。大きな肺容積減少の存在を示すサインである。

---

5) Fleischner F: Uber das Wesen der basalen horizontalen Schattenstreifen im Lungenfeld. Wein Arch Intern Med, 28:461, 1936.

6) Gupta P : The Golden S sign. Radiology, 233:790-791, 2004.

用語アラカルト

＊2 luftsichel
ドイツ語で，luft=air（空気），sichel=sickle（三日月型の鎌）の意。大動脈弓周囲の鎌型の空気の透瞭像を表現している。

第 1 章・05 無気肺を極めよう

図1 右上葉無気肺

a：胸部単純X線写真正面像
右肺門から肺尖部に拡がる扇状の陰影が認められる。辺縁は肺門部に腫瘍が存在するため逆S字状を呈する。

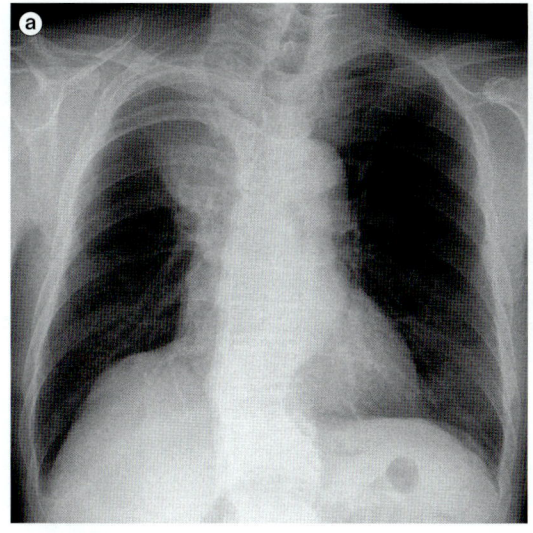

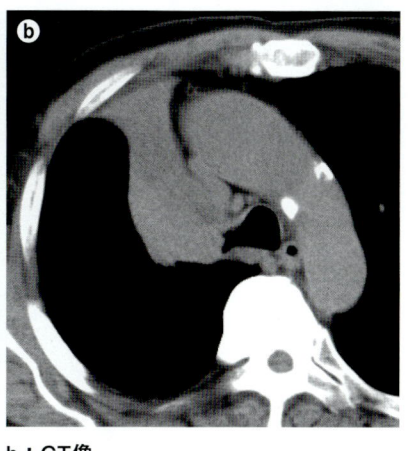

b：CT像
右上葉枝から右主気管支内に進展する肺門部肺癌が認められる。

図2 右上葉無気肺のシェーマ

右上葉は虚脱し縦隔側に移動している。肺門部には腫瘍による類円形の陰影がありGolden S signを形成している。図1aを参照。

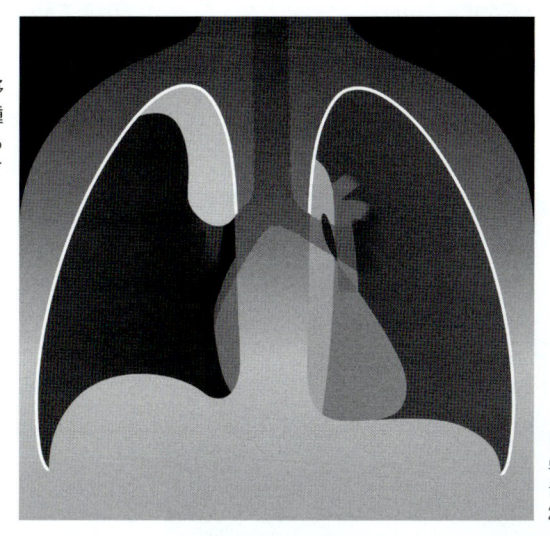

(Lacey GD, et al：肺葉虚脱. シェーマでわかる胸部単純X線写真パーフェクトガイド,（栗原泰之 訳), メディカル・サイエンス・インターナショナル, 東京, 2012, p52-69より引用改変)

図3 左上葉無気肺

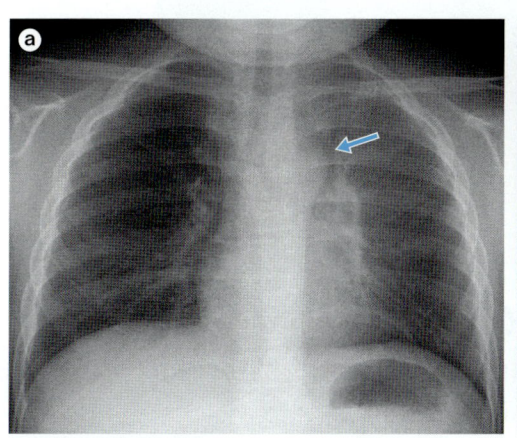

a：胸部単純X線写真正面像
左上肺全体の透過性が低下している。虚脱した上葉の外側縁は不鮮明であり，容量減少が進行し虚脱肺と大動脈弓間に下葉S6が介在したため，大動脈弓が明瞭に描出されている（Luftsichel sign）。

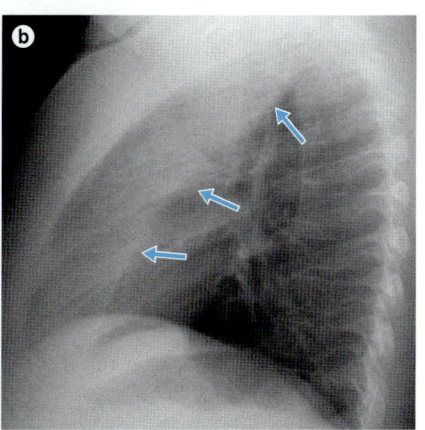

b：胸部単純X線写真側面像
虚脱した左上葉は前方に移動し前胸壁に押しつけられる。このため側面像では，虚脱肺の後縁が前胸壁と平行する辺縁として認められる（→）。

図4 左上葉無気肺のシェーマ

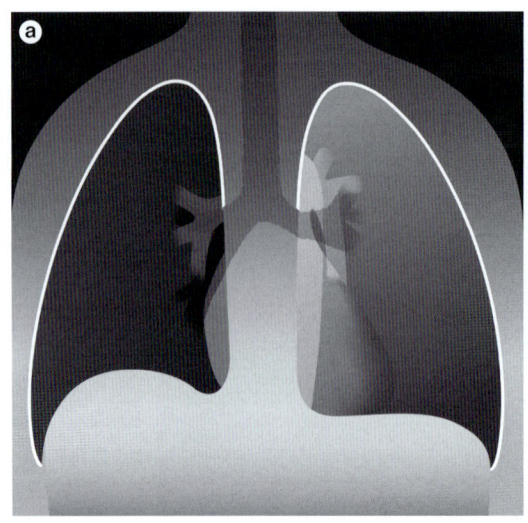

a：正面像
左上肺全体の透過性が低下する。下行大動脈や横隔膜は鮮明である。心陰影左縁はこの例では不鮮明となっているが、無気肺となった左上葉は虚脱が進むとさらに前方に移動し、心陰影も鮮明となる。

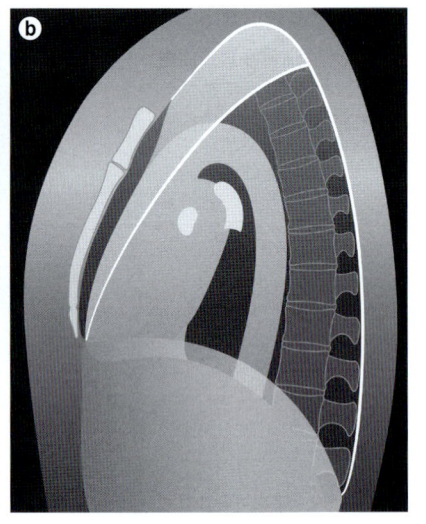

b：側面像
虚脱した左上肺は前方に移動し、前胸壁後方に帯状影を形成する。

(Lacey GD, et al：肺葉虚脱. シェーマでわかる胸部単純X線写真パーフェクトガイド, (栗原泰之 訳), メディカル・サイエンス・インターナショナル, 東京, 2012, p52-69.より引用改変)

図5 左上葉無気肺
胸部単純X線写真正面像
左肺門部肺癌による左上葉無気肺。Golden S signが生じている。横隔膜が挙上するが、特に下葉副裂が顕在化してテント状の陰影が生じている (juxtaphrenic peak sign, →)。

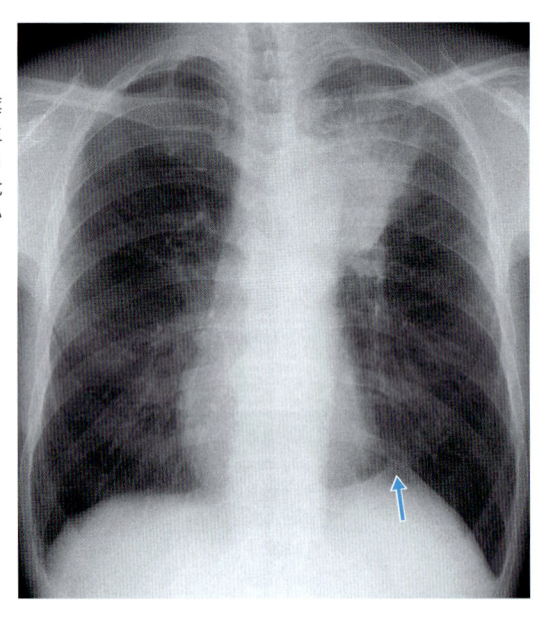

ここが 勘 ドコロ
- 板状無気肺の臨床的意義は乏しいが、多発している場合は低換気となる病態が隠れていないか考察する。
- 円形無気肺の存在は接している胸膜病変の存在を意味している。
- Golden S signやLuftsichel signの臨床的意義は限定されるが、有名なサインであるので理解しておこう。

各肺葉の無気肺

　肺葉無気肺の胸部単純X線写真所見は，①直接所見として容積減少した肺葉が接触する正常構造物がシルエットサインとして不鮮明になること，②二次的な変化として，葉間裂，肺門，縦隔の偏位，横隔膜の挙上，前接合線の偏位，隣接する正常肺葉の代償性過膨脹があげられる。無気肺の正確な診断には，無気肺陰影を見つけるだけでなく容積減少に伴う二次的な変化を見出すことが大切である。特に無気肺が進行し完全に虚脱した場合，無気肺陰影がとらえられなくなると同時にシルエットサインが使えなくなり診断は容易でなくなる。またこの画像は肺葉切除後の画像と酷似することとなる。

■右上葉無気肺

　右上葉無気肺は，右中葉があるために（というよりminor fissureがあるために）左上葉無気肺とパターンが異なる。右上葉の虚脱は不完全なことが多く，虚脱肺は内側で前に移動する。シルエットサインとして上縦隔の辺縁（例えば上大静脈外縁）を不鮮明とする。またminor fissure，右肺門，右横隔膜を挙上させる（図6）。ときとしてjuxtaphrenic peak signを示す。

■右中葉無気肺

　右中葉無気肺では，心陰影右縁の一部が不鮮明となることが多い。minor fissureは下降するが，完全虚脱となっても，volume lossはあまり大きくないため，横隔膜の挙上が認識されないことがほとんどである。また同様に肺門の位置も変化しないことが多い（図7）。

　側面像では，くさび形の三角形の陰影（頂点は肺門に向かう）が心陰影に重なって見られる（図8）。

■右下葉無気肺

　両側下葉は肺門と下肺靱帯によって縦隔に固定されているため，下葉無気肺は基本的に同様である。major fissureは内側後方へと移動し輪郭が見えるようになり，心陰影に重なる三角形の陰影を形成する（心陰影の辺縁は見える）。右肺門は下降し，右下葉

図6　右上葉無気肺

胸部単純X線写真正面像
容量減少した右上葉が上肺に認められ，上大静脈の辺縁は完全に消失している。また右横隔膜およびminor fissureの挙上が見られる。

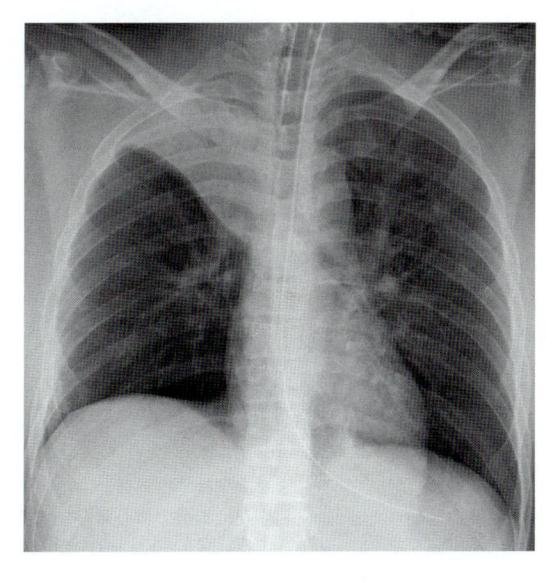

肺動脈や横隔膜は不鮮明となる（**図9，10**）。

側面像ではmajor fissureは後方に移動し，虚脱した肺葉の前縁を形成する。

■左上葉無気肺

左上葉無気肺は，右上葉無気肺とかなり異なる。これは左側ではminor fissureがないためである。**虚脱肺は前胸壁側に移動**するため，正面像では，左上肺全体の透過性が低下するが，陰影の外側縁は不鮮明であることが多い。シルエットサインとして上縦隔の辺縁（例えば大動脈弓）が不鮮明となることがあるが，容量減少が進行

図7 右中葉無気肺のシェーマ

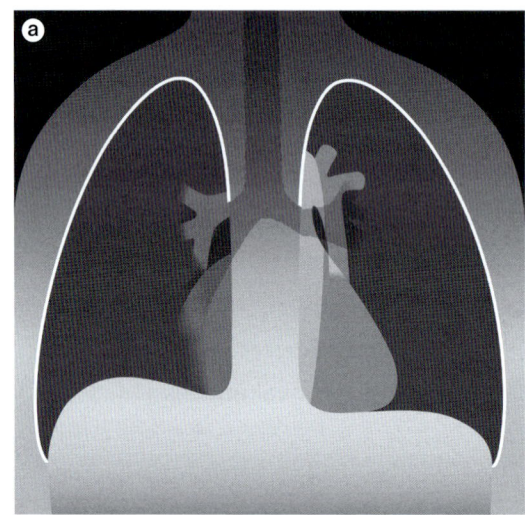

a：正面像
右中葉無気肺では，心陰影右縁の一部が不鮮明となることが多く，minor fissureは著明に下降する。肺門の位置や横隔膜の挙上は軽微なことがほとんどである。

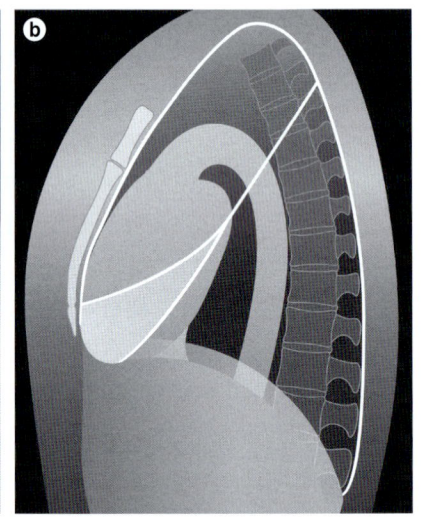

b：側面像
三角形の陰影が心陰影に重なって見られる。minor fissureの下降が認められる。

（Lacey GD, et al：肺葉虚脱．シェーマでわかる胸部単純X線写真パーフェクトガイド，（栗原泰之 訳），メディカル・サイエンス・インターナショナル，東京，2012, p52-69. より引用改変）

図8 右中葉無気肺

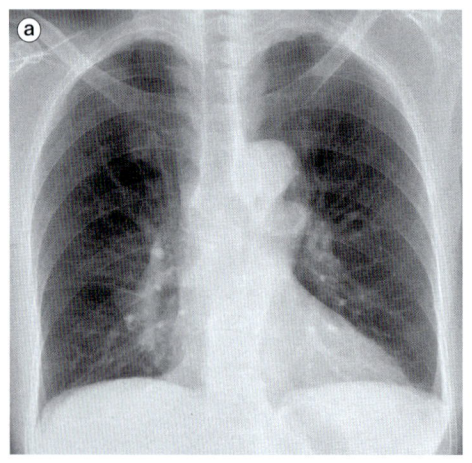

a：胸部単純X線写真正面像
右下肺内側部分に限局性陰影を認める。通常右中葉無気肺では心陰影右縁が不鮮明となることが多いが，本例では心陰影は明瞭である。横隔膜の挙上も目立たない。

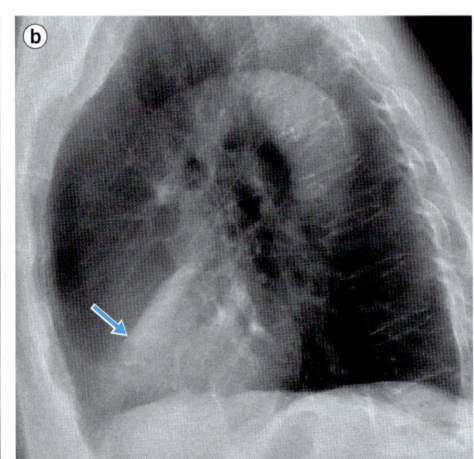

b：胸部単純X線写真側面像
心陰影に重なり虚脱した右中葉が板状の陰影（→）を呈している。

図9 右下葉無気肺のシェーマ

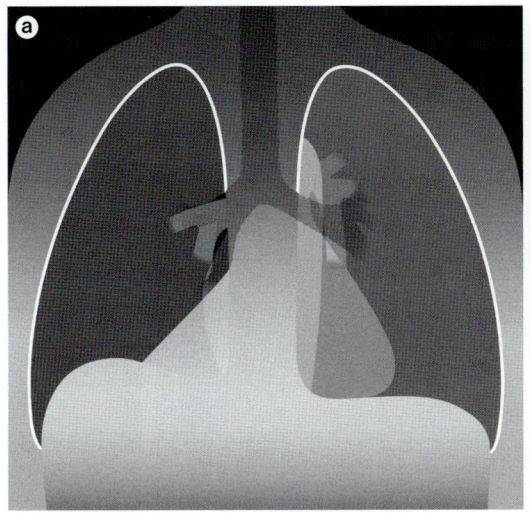

a：正面像
虚脱した右下葉は内側に移動し三角形の陰影を呈する。心陰影は明瞭であるが，横隔膜が不鮮明となることがあるが，虚脱が進むと三角形の陰影ははっきりしなくなり，横隔膜も明瞭化する。

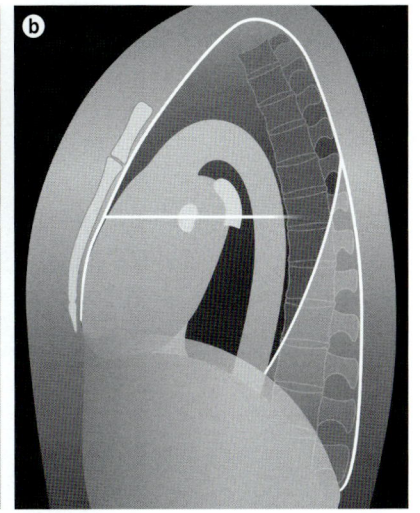

b：側面像
major fissureは後方に移動し，虚脱した右下葉の前縁を形成する。

(Lacey GD, et al：肺葉虚脱. シェーマでわかる胸部単純X線写真パーフェクトガイド, (栗原泰之 訳), メディカル・サイエンス・インターナショナル, 東京, 2012, p52-69. より引用改変)

図10 右下葉無気肺

a：胸部単純X線写真正面像
右下肺内側部分に三角形の陰影を認める。心陰影は明瞭であるが，横隔膜は不鮮明となっている。

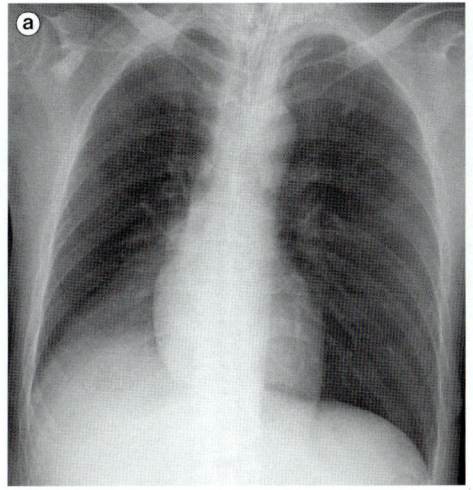

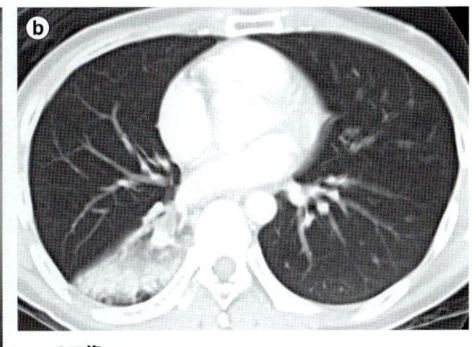

b：CT像
虚脱した右下葉は後方内側へと移動している。

し虚脱肺と大動脈弓間に下葉S^6が介在すると大動脈弓が明瞭に描出されるようになる（Luftsichel sign）。juxtaphrenic peak signを示すこともある。

側面像では，虚脱肺が過膨脹した左下葉によって前胸壁側に押さえつけられるため，前胸壁に沿って帯状の陰影を形成する。虚脱肺は自重によって下方に移動することがある（図3，4）。

■左下葉無気肺

右下葉無気肺と同様，major fissureは内側後方へと移動し輪郭が見えるようになり，心陰影に重なる三角形の陰影を形成する（心陰影の辺縁は見える）。左肺門は下降し，左下葉肺動脈や横隔膜は不鮮明となる（図11，12）。

側面像ではmajor fissureは後方に移動し，虚脱した肺葉の前縁を形成する。

図11 左下葉無気肺のシェーマ

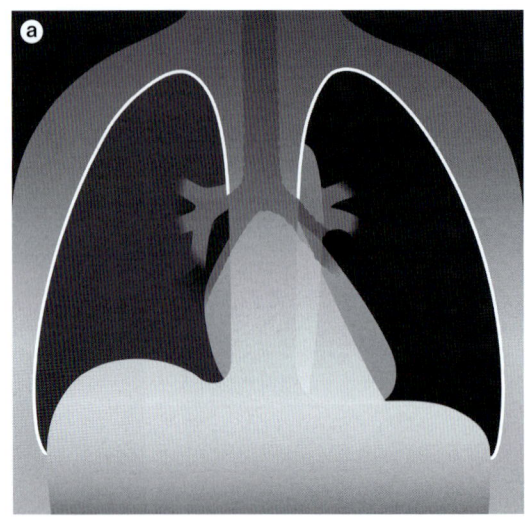

a：正面像
虚脱した左下葉は内側に移動し，心陰影に重なる三角形の陰影を呈する。残った左肺すなわち左上葉は過膨脹し透過性が亢進する。

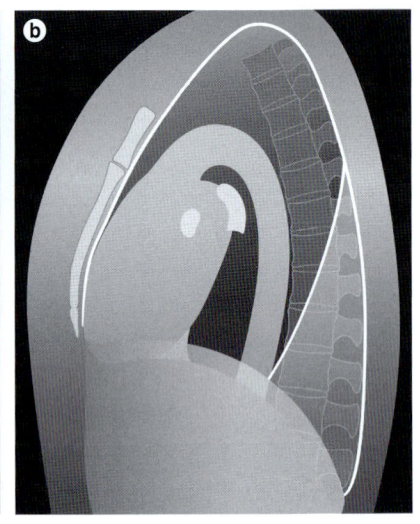

b：側面像
major fissureは後方に移動し，虚脱した左下葉の前縁を形成する。

(Lacey GD, et al：肺葉虚脱．シェーマでわかる胸部単純X線写真パーフェクトガイド，(栗原泰之 訳)，メディカル・サイエンス・インターナショナル，東京，2012, p52-69. より引用改変)

図12　左下葉無気肺

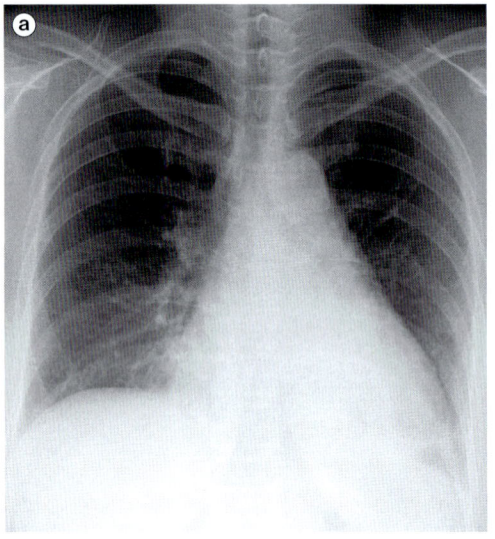

a：胸部単純X線写真正面像
虚脱した左下葉は心陰影に重なり，下行大動脈は不鮮明となっている。横隔膜も同様に不鮮明となっている。

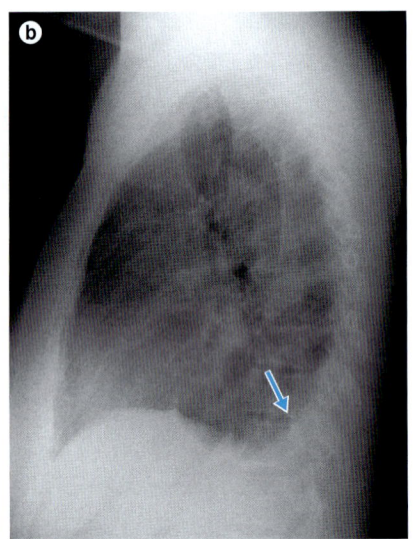

b：胸部単純X線写真側面像
虚脱した左下葉は後方へと移動している（→）。

これは必読！

7) Lee KS, et al：Combined lobar atelectasis of the right lung: imaging findings. AJR Am J Roentgenol, 163：43-47, 1994.

■2葉の無気肺

　右肺には3葉あるため2葉の組み合わせは3通りあるわけであるが，中間気管支幹が共通の気道となっている**中葉と下葉の同時無気肺のパターンが最も多い**。この場合は右横隔膜と右心陰影が不鮮明となり，minor fissureもmajor fissureも下方へと偏位する。右肺門は小さくなり下降する（**図13**）。側面像では下肺の透過性が低下する。このため，**右中下葉無気肺は，単独の右下葉無気肺や胸水と鑑別が必要である**[7]。

第1章・05無気肺を極めよう

図13 右中下葉無気肺
胸部単純X線写真正面像
右横隔膜と右心陰影が不鮮明となる。下降したminor fissureを，横隔膜挙上や胸水と間違えてはいけない。major fissureも内側下方へと偏位する。

> **ここが勘ドコロ**
> ● 肺葉無気肺は，虚脱した肺の移動する方向を理解し，通常シルエットサインを利用して診断する。しかし虚脱が進むとシルエットサインが使えなくなるので，軽微な間接的な所見を日ごろからとらえることができないと診断できない。

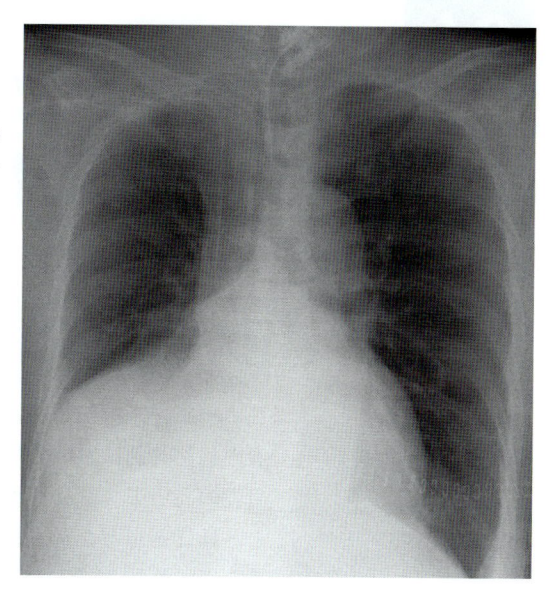

肺葉無気肺のピットフォール

正面像において肺葉無気肺と鑑別をしなければならない病態や正常変異がある。疑われる場合は側面像が有用である。

図14 漏斗胸
a：胸部単純X線写真正面像
右下肺野内側の透過性が低下し，心陰影右縁も不鮮明となっており，右中葉無気肺と区別しにくい。しかし下行大動脈の一部が不鮮明であり，肋骨は特異な形態をしている。

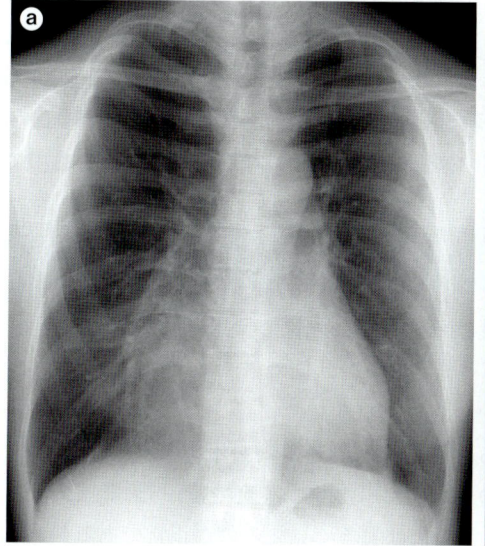

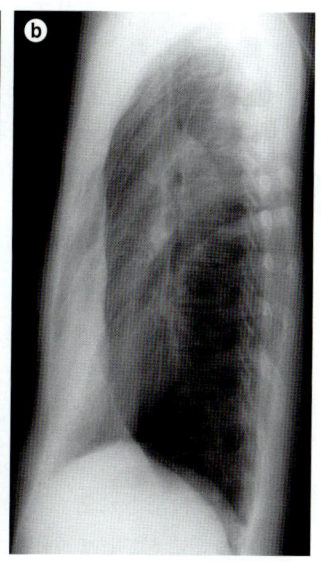

b：胸部単純X線写真側面像
側面像では陥凹した胸骨が容易に認識できる。

> **ここが勘ドコロ**
> ● 右上葉無気肺と区別すべきは，奇静脈葉，蛇行する血管
> ● 右中葉無気肺と鑑別すべきは，漏斗胸（図14），縦隔の脂肪
> ● 右下葉無気肺と区別すべきは，縦隔脂肪
> ● 左下葉無気肺と区別すべきは，食道裂孔ヘルニア　　　などが挙げられる。

06 第1章 胸部単純X線写真のminimum requirements

松本純一

ポータブル写真の勘ドコロ

はじめに

ポータブル胸部単純X線写真（ポータブル写真）は，ICUや救急外来における重症患者の病態評価において最も高頻度に行われる画像検査である．正しく活用されれば有用性の高いモニタリングデバイスとなるはずであるが，画像診断医によって読まれることはほとんどなく，また診療担当医が正しく読影できているかというと，なかなかそうはいかない，というのが現状であろう．ここではポータブル写真の基礎を解説する．

ポータブル写真の位置付けを理解する

ポータブル写真の対象患者を考えてみると，彼らは院内で最も重症な患者であり，病態評価の重要な情報源の1つである本検査の果たす役割は大きい．したがってきわめて高いクオリティで検査が行われ，そして正しく読影されるべきであるのだが，現実はこれとは大きくかけ離れた状況である．正しい治療のためには，画像は正しく評価されなければならず，正しく評価するためには，画像検査の質が高くなくてはならない．いま一度，依頼者，撮影者，読影者それぞれが，本検査の重要性・有用性を理解し，共有して，質の高い検査～読影が行われるようにしたいものである．

ポータブル写真の特徴

ポータブル写真は臥位または坐位で撮影されることが多く，そのほとんどは臥位撮影である．したがって本稿では臥位のポータブル写真について解説する（**MEMO**参照）．
- 前後方向で，かつ短い焦点距離で撮影されるポータブル写真においては，胸郭の前方部分に位置する縦隔構造はフィルムあるいはディテクター上幾何学的に拡大されて投影される．このため，ポータブル写真では「心陰影拡大」や「縦隔拡大」があるように見えてしまうが，実際には大きく見えるのが正常である（心陰影で1.25倍，上縦隔で1.5倍程度）（図1）．また，臥位では肺血流量が立位のときに比べて増加するため，肺血管影がやや目立つこととなり，条件が悪いと全体の透過性も下がって見え，「肺うっ血あり」と解釈しがちである．
- 撮影体位が臥位であると，胸水や気胸といった病態の分布は，立位のときと異なり，結果として画像所見も異なってくる．特に，胸水で見られるcostophrenic angleの鈍化や気胸で見られるvisceral pleural lineなどの所見は，臥位ではそれぞれ，大量胸水，大量気胸で見られる所見であり，立位で見られる場合とは意義が大きく異なることに注意すべきである．すなわち，立位では有名なこれらの所見は，少量の胸水や気胸をポータブル写真で探すときには使えないのである．

> **MEMO**
> **坐位は有用ですか？**
> 正しく検査が行われ，正しく解釈されれば，胸水を始めとする多くの病態は評価可能であり，ポータブル写真において坐位は不要である．ただし，正しい解釈法を身に付けていない者にとって，ある1回の画像で胸水の有無やその程度を評価することが目的である場合には，坐位は有用かもしれないし，多用されているのも事実である．しかし坐位では，一定の体の角度で検査を行うことは容易ではなく，結果しばしば比較評価が困難となる．したがって，ポータブル写真の基本は臥位とし，正しく撮られた臥位写真を正しく評価するようにしたい．

第1章・06 ポータブル写真の勘ドコロ

図1 ポータブル写真の特徴
a：臥位，b：立位
同一患者の体位違いの写真。臥位撮影であるポータブル写真では心陰影や上縦隔が拡大して見える（→）。

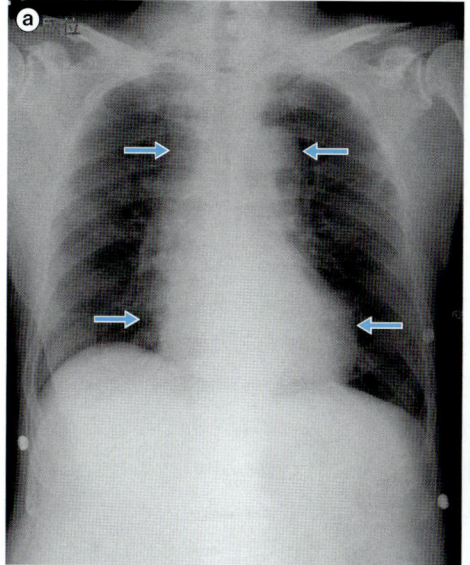

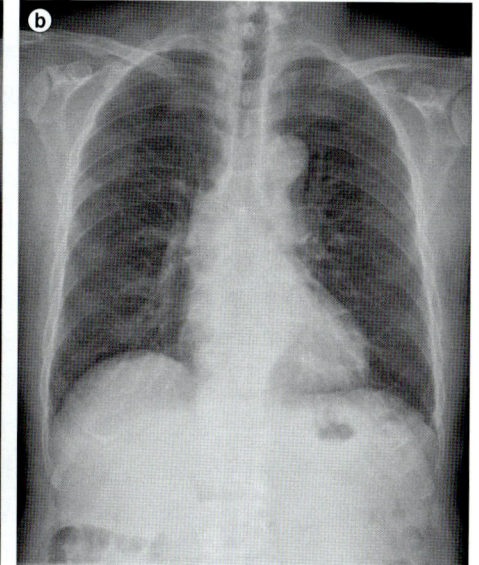

図2 体の向きの異なる同一患者のポータブル写真
a：やや左前斜位
b：やや右前斜位
左前斜位（a）では縦隔構造の右側が張り出して見え，右前斜位（b）では心尖部が張り出して見えている。

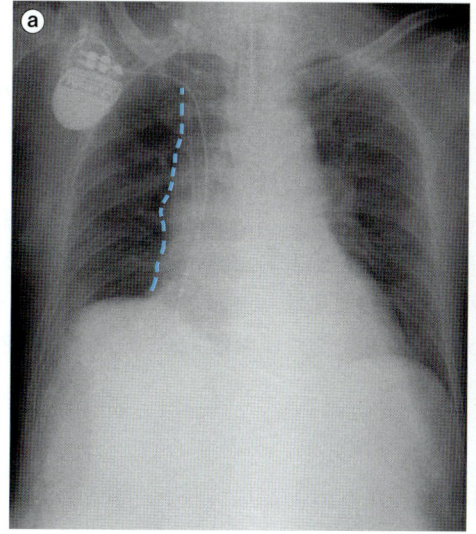

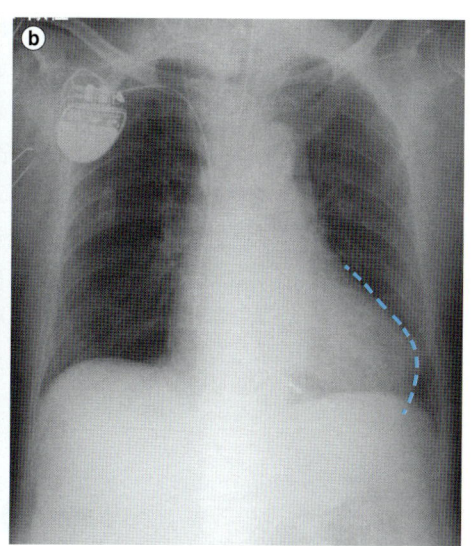

これは必読！
- Goodmann LR, eds：Critical Care Imaging, 3rd ed. Saunders, 1992.（古典的名著）
- 栗原泰之訳：シェーマでわかる胸部単純X線写真 パーフェクトガイド. メディカル・サイエンス・インターナショナル, 2012.（シェーマが多く大変わかりやすい）

- 体の向きが正面を向いていないことも多く（図2），正常像も異常像も修飾されることはよくある。撮影ごとに向きが異なると，比較評価がきわめて困難となる。撮影に際しては，体の向き，首の向き，焦点距離，撮像範囲などに注意を払い，毎回同じ条件で画像が提供できるようにする。

ポータブル写真の読影

- ポータブル写真の読影に際しては，その時点での臨床像をよく把握し，また起こりうる病態を想定しながら読影する。写真のみの評価では不十分な解析に留まることが多く，臨床像と対比しない限り，ポータブル写真は正しく読影されたとはいえない。
- 読影は，過去画像と比較しながら行う。直近の前回（多くの場合は前日）だけでなく，数日以上間隔の開いた時期のものや，正常に近いと思われる時期のものとも比較し，

79

また，病態が大きく変化している時期には複数の画像を経時的に観察する必要がある。**経時的な推移を観察することが，入院重症患者のポータブル写真読影においては特に重要である。**ICU患者においては，入院時の写真が最も含気の程度がいい(もっとも所見が少ない)ことはよく経験され，比較写真として有用性が高い。

- 読影の順序としては，まず，カテーテル・チューブ類の留置位置の確認と合併症の有無を評価し，次に肺底域の含気の程度，胸水の有無，およびこれらの経時的変化を評価する。これらの項目をこのような手順で評価する理由は以下のごとくである。

　①カテーテル・チューブは重症患者の病態回復・生命維持のために使用されているものであり，これが正しく機能していることを確認すること，あるいは有害事象を発生させていないことを確認することは病態管理上きわめて重要である。

　②気管挿管されている患者であってもそうでない患者であっても，長時間臥床の続く患者において，換気が正常に行われ，その結果として両側肺の含気が良好に隅々まで保たれているということは，非常に意味が大きい。病態が増悪傾向にある患者ではしばしば肺底域の含気は失われていくことが多く，また改善傾向にある患者では肺底域の含気はよくなっていく。**肺底域の含気の程度やその経時的変化は，患者の状態と無縁ではないと思われる。**

　③重症患者においては高頻度に血管内外の間で水の出入りが観察される。胸水はその一部であり，その増減は病態の推移とも関連している。したがってその経時的推移を知ることは病態管理上も有意義である。

- 正常像をとらえるうえで重要なのは，見えるべき構造物がきちんと見えているか，ということと，透過性が保たれているかである(図3)。見えるべき構造物の主なものは，①傍脊椎線，②下行大動脈の辺縁，③横隔膜上縁，④肋骨横隔膜角(costophrenic angle)，⑤大動脈弓・上大静脈辺縁，⑥心辺縁，⑦肺血管影・肺門構造，であり，透過性を見ていくうえで最も注意したいのは，⑧肺底部，特に傍椎体領域の透過性である(図3)。

> **ここが勘ドコロ**
> **されどシルエットサイン**
> - ポータブル写真読影の基本は，見えるべき構造物がきちんと見えているかどうか(シルエットサイン)の確認につきる。
> - 見えるべき構造物が見えなくなってきている，あるいは見えるようになってきている，ということが患者の状態をよく表すので，この経時的変化に注目する。
> - 特に肺底部傍椎体領域の透過性と傍椎体線は，最も含気の保ちにくい領域の含気の程度を表し，とても重要である。

図3 正常像で見えるべき構造物

a：ポータブル写真とCT
CTで見てわかるように椎体脇では肺の容積が多く、透過性が比較的よくなる（X線写真上黒っぽくなる）。
①傍脊椎線，②下行大動脈の辺縁，⑧肺底部・傍椎体領域の透過

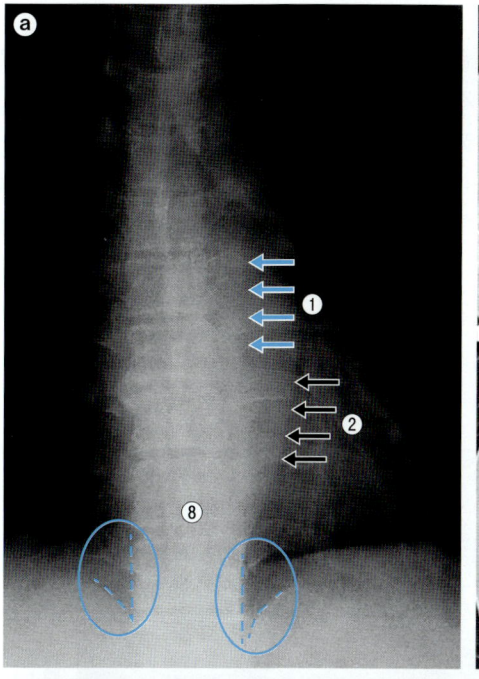

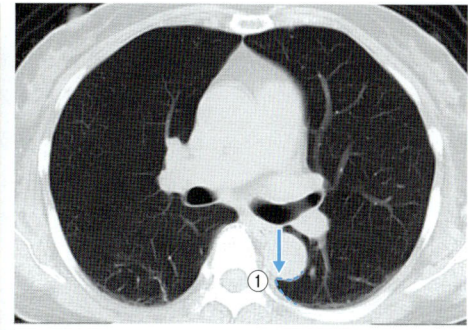

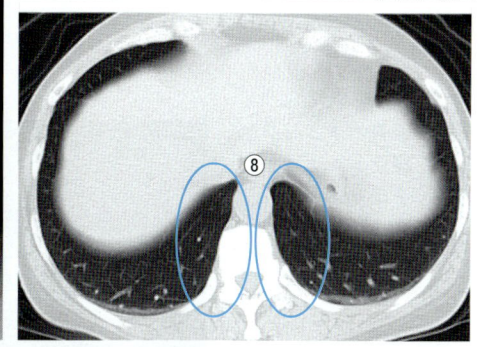

b：ポータブル写真とCT
③横隔膜上縁，④肋骨横隔膜角（costophrenic angle），⑤大動脈弓・上大静脈辺縁，⑥心辺縁

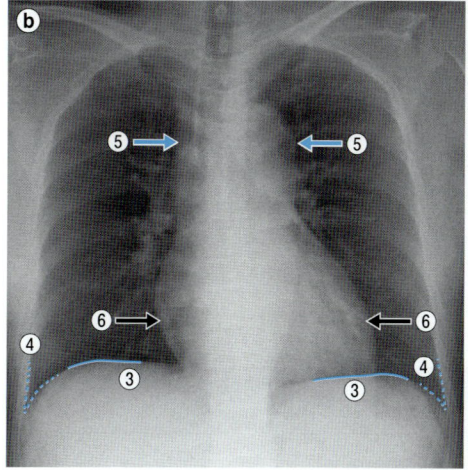

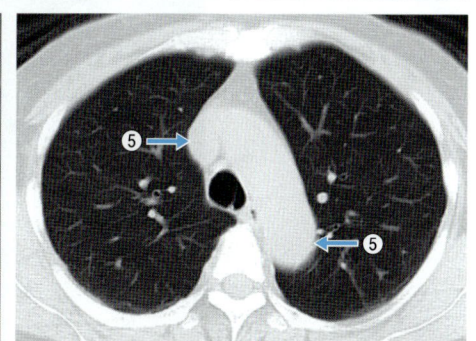

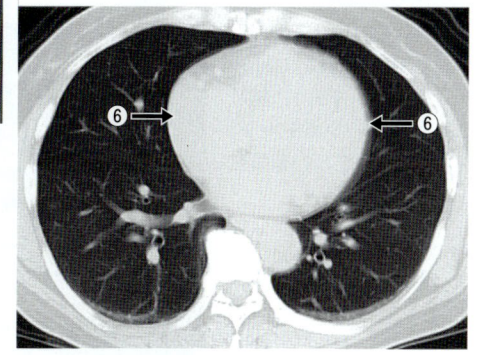

各種カテーテル・チューブ類の正しい留置位置

　重症患者ではさまざまなカテーテル・チューブ類が挿入・留置されている。こうしたカテーテルが正しく留置され，合併症を起こさずに機能しているかどうかを判定することは，重症患者の病態管理上，きわめて重要である。したがって，ポータブル写真を読影する際には，まず，カテーテル・チューブ類の位置，それらが正しく機能していそうかどうか，さらに合併症はないかを評価することから始める。以下に頻繁に用いられるカテーテル・チューブ類の正しい留置位置についてまとめる。

■気管内チューブ

先端が気管分岐部上方5cmにあると，首の向きや屈曲伸展によって先端位置が動いても片肺挿管となることはない（図4）。

■中心静脈カテーテル

第一選択の経路は右総頸静脈からで，適切な先端留置位置は，各分枝が合流した後の血流量が多い右房の手前2cm程度である．画像上は，右第1肋骨と第2肋骨の前方部分の間（第1肋間）となることが多い（図5）．ただし，左総頸静脈からの場合には，カテーテルの走行から上大静脈外側壁にあたりやすく，合流部手前のほうがよいとする意見もある．

図4　気管内チューブと胸腔ドレナージチューブ

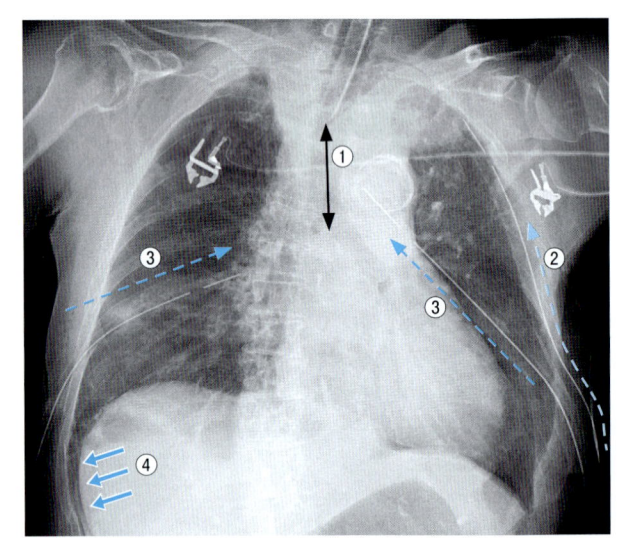

①気管分岐部5cmに先端が置かれている．通常思っているより高く見えるかもしれない．
②正しく留置された胸腔ドレナージチューブ．刺入部で緩やかな逆Sの字カーブを描いて走行している（対側であればSの字）．
③葉間裂に入っていると思われる胸腔ドレナージチューブ．刺入部から肺門方向に直線的である．
④残存する気胸を示すdeep sulcus sign．

図5　中心静脈カテーテル，胃管，Swan-Ganzカテーテル（IABPバルーンカテーテル）の正しい留置位置

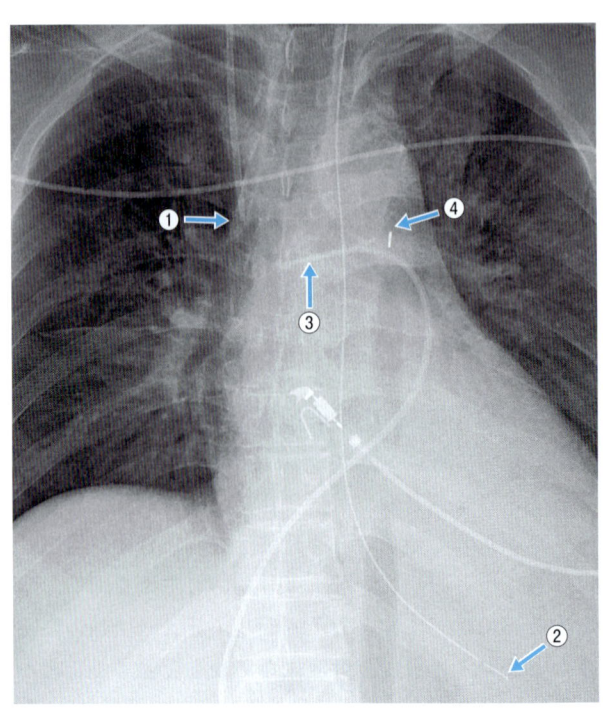

①中心静脈カテーテル：先端位置は第1肋間前方部分辺りにある．
②胃管（NGチューブ）：先端部の側孔も含めて十分深く胃内に入っている．これより近位側の側孔は本チューブではわからない．
③Swan-Ganzカテーテル：先端位置は椎体の右外側縁より出ていない．
④本文では解説していないが，大動脈内に留置された縦長のバルーンカテーテルのバルーンと先端チップが下行大動脈に認められる．IABPバルーンカテーテルの正しい留置位置である．

■NGチューブ

　先端だけでなく，先端から10cm程度の位置に側孔が開いているものもあり，側孔も含めて胃内に留置されているべきである(図5)．X線透過性のものも存在は意識して確認すべきであるが，まったく見えないことも多い．

■胸腔ドレナージチューブ

　液体を抜くために留置しているのか，空気を抜くために留置しているのかにより，理想的な先端位置は異なる(液体：背側，気体：腹側)．ポータブル写真上は，刺入部で緩やかなカーブを描いてやや肺尖方向に向かっていくように見えれば，胸腔内で胸壁に沿うようにして管が走行していると考えられるが，直線的に肺門方向に向かう場合，管は葉間裂に入っていることが多く，ときにドレナージ効果が不十分となる(図4)．管が葉間に入っていると思われるときには，気胸や胸水の画像所見も確認し，ドレナージが有効に効いているかを評価する．

■Swan-Ganz(肺動脈)カテーテル

　カテーテル先端は，バルーンを閉じている際には左右主肺動脈内にあるべきで，ここでバルーンが膨らむことにより，血流に乗って末梢側で血管を閉塞して機能する．画像上は，通常左右どちらの肺動脈内にあっても椎体の幅を大きく超えない範囲に留まる(右の肺動脈は横向きに走行するのに対し，左の肺動脈は前後方向に走るため)(図5)．したがって，肺動脈末梢にカテーテル先端がある場合には，バルーンを開いた際に肺動脈損傷を生じる危険がある．

> **ここが勘ドコロ**
> **各種カテーテル・チューブ類の正しい留置位置**
> ● ポータブル写真を読影する際には，まず，カテーテル・チューブ類のチェックから始める．
> ● カテーテル・チューブ類をチェックする際には，留置位置，合併症の有無だけでなく，それらが，適切に機能しているかについても評価したい．

ポータブル写真で評価すべき重要病態の読影

　胸水と気胸は，主病態の種類によらず，重症患者において頻度の高い病態である．その存在を知ること，経時的変化を見ることは，病態管理上重要である．

胸水

臥位で撮られるポータブル写真上胸水を示す主な所見は，以下のとおりである．
①傍脊椎線の不明瞭化
②肺底部傍脊椎領域の透過性低下
③下行大動脈辺縁の不明瞭化
④横隔膜上縁の不明瞭化
⑤CP angleの鈍化
⑥上・中葉間裂の肥厚

図6 胸水とポータブル写真(上段), CTスカウト像(中段), CT肺底部(下段)

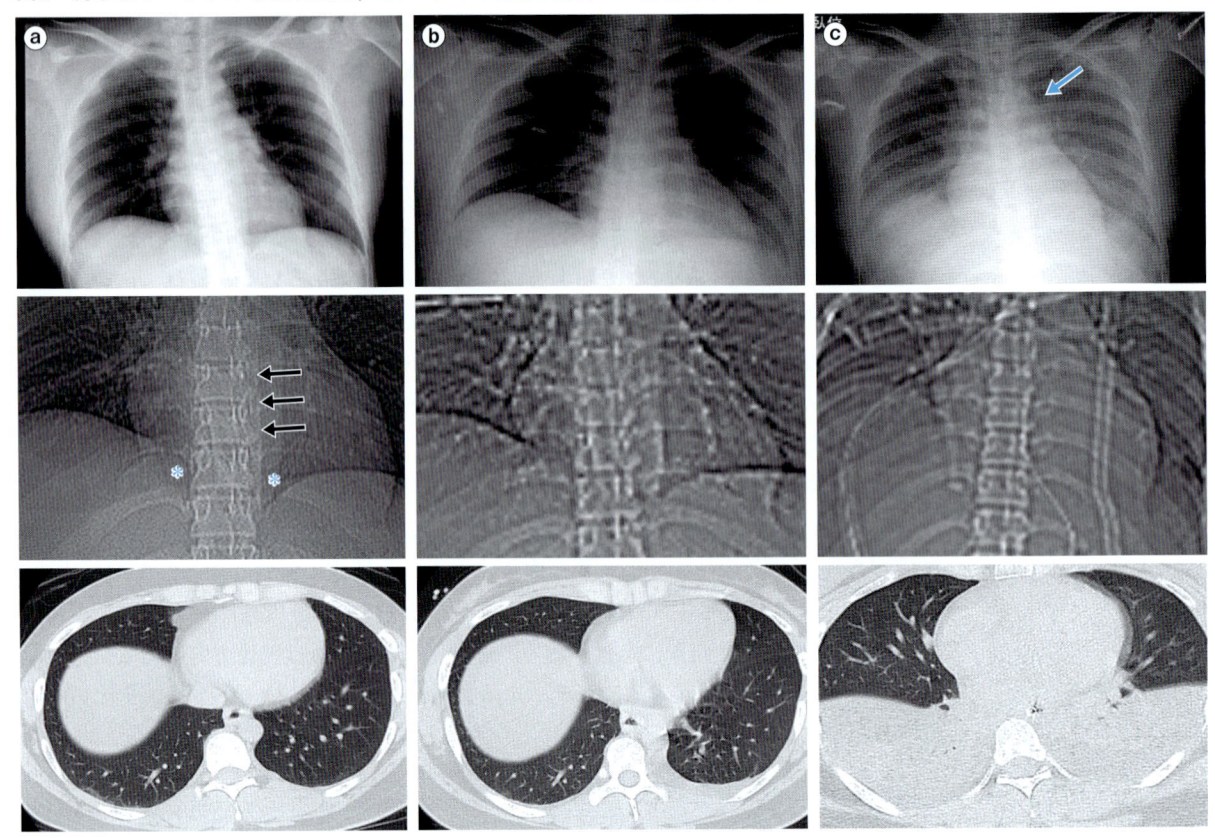

a：胸水なし
胸水がなく含気がよければ，肺底部傍脊椎体領域の透過性は保たれ(＊)，傍脊椎線も確認できる(→)。

b：少量胸水
ごく少量の胸水がたまり出すと，大動脈の裏側に胸水がたまり始め，傍脊椎線は不明瞭化する。肺底域傍脊椎領域の透過性も低下していることに注目。aと比較するとよくわかるはずである。

c：多量胸水
胸水が多量になると，ポータブル写真やCTスカウト像において，下行大動脈の辺縁や横隔膜上縁，CP angleが不明瞭化し，本例ではさらに，大動脈弓も不明瞭化している(→)。

⑦apical cap
⑧大動脈弓の不明瞭化

　これらの所見は，少量のうちは①もしくは②程度しか見られないが，胸水の量が増えていくと③，④……と順に陽性となってくる傾向にあり，⑧までそろう場合には，かなり多量の胸水が貯留していることが示唆される(図6)。ただし，これらの個々の所見は無気肺などでも見られうる所見であり，また，体格によっても所見の数と胸水量の相関の程度は異なるため，**各患者において，病態を意識しながら経時的に変化を観察することが重要**である。胸水が少量(あるいは無気肺が軽度)の段階から①，②の所見は認められるため，まず，これらの所見に注目するようにするとよい。ICUに入院中の重症患者の多くでこの所見が陽性となり，状態の悪かった患者がよくなると，胸水もなくなり，肺の含気も改善して，これらの所見は見られなくなることが多い。

気胸

　中心静脈カテーテル挿入時や人工呼吸管理中の合併症，外傷などで見られ，その存在を早い段階でとらえることは重要である。気胸といえば誰もが思い浮かべる所見として，visceral pleural lineがあるが，これは容積が減少した肺の外側縁を見ている。立位の場合，空気は肺尖領域に貯留しようとするため，この所見は少量の気胸でも肺尖部で観察されやすいが，臥位の場合，空気は腹側に貯留しようとするため，肺がかなり虚脱しないとこの所見が出ないことに注意する必要がある。気胸を評価する際によく用いられる所見は以下のとおりである。

　①deep sulcus sign
　②肺底域の透過性亢進（basilar hyperlucency）
　③visceral pleural line

いずれもごく少量の気胸では認められないが，中等量以上の気胸があるとまず，①と②が認められるようになる（図7，8）。この2つの所見がともに認められる場合には有用性が高いが，写真のクオリティが重要である。大切なことは，臥位のポータブル写真で①と②が見られたならば，それはすでに中等量程度の気胸があると考えねばならないことであり，有名な③が見られた時点では，気胸は多量であると認識しなければならないのである。

図7　気胸

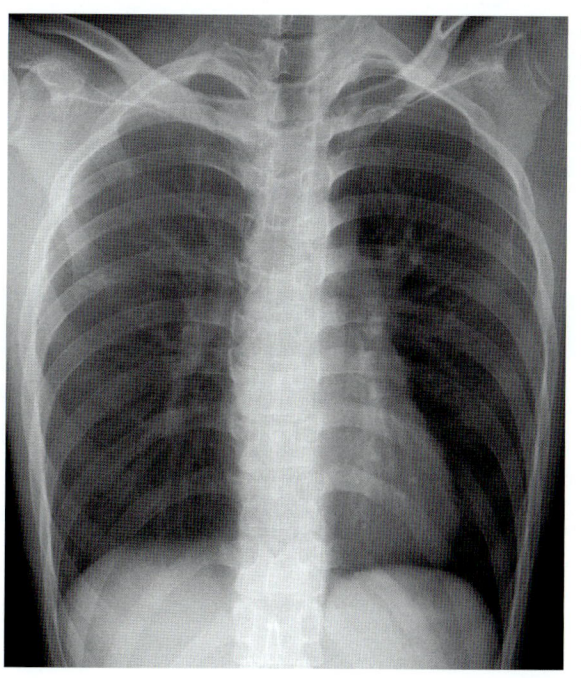

ポータブル写真
左肺底域外側部では透過性が亢進しており，CP angleも深い。本症例は画像として濃度に左右差があるが，肺底域の黒さは異常である。

図8 気胸（図7の拡大図とCT）

a, b：ポータブル写真肺底部拡大図（a：左右, b：左のみ）

左肺底域の透過性亢進（＊）とdeep sulcus（→）がわかりやすい。

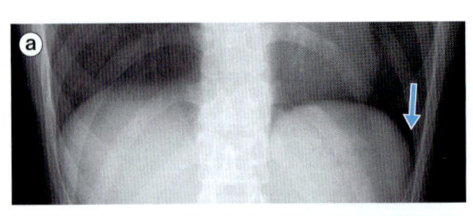

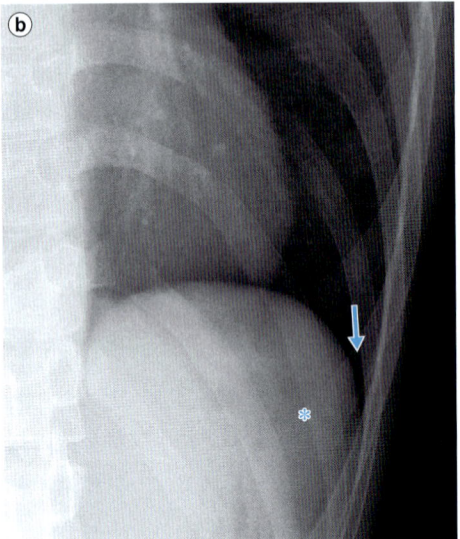

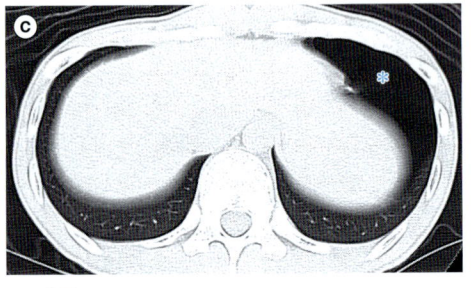

c：CT

肺底部腹側に貯留した空気が認められる。臥位では最も高位となるこの領域から空気が貯留するため，visceral pleural lineより先に肺底域の透過性亢進（basilar hyperlucency）とdeep sulcus signが見られる（＊）。

ここが勘ドコロ

ポータブル写真で評価すべき重要病態の読影

- ポータブル写真で胸水・気胸を評価するときは，肺底域の透過性に注目する。
- 立位正面像で見られる胸水・気胸の所見は，ポータブル写真で中等量・多量でないと見られない。

おわりに

　ポータブル写真は，正しく読影すれば，重症患者の病態管理上非常に有用な画像検査である。正しい読影能力を身に付けたいものであるが，前提条件としてまず，適切なクオリティで画像が撮られていなければならない。したがって，ポータブル写真を正しく活用するためには，撮影にかかわる診療放射線技師，看護師と，その重要性を共有することから始めるべきなのかもしれない。

II

胸部CTの minimum requirements

01 第2章 胸部CTのminimum requirements

菊元力也

胸部CT：誰でもわかる技術学

はじめに

1990年代初めにシングルスライスCTによるらせんスキャンが可能になり，CTは体軸方向（Z軸方向）の連続的なデータが取得できるようになった。その後1998年には体軸方向に複数の検出器[*1]を配置したマルチスライスCTが登場し，検査時間が大幅に短縮された。胸部領域においてもその恩恵は大きく，肺機能が低く長時間の息止めが困難な患者でも短い息止めで検査が行えるようになり，さらに検出器素子サイズの薄層化が進み精細な画像が得られるようになったことで，2次元から任意断面での画像処理が行えるようになった。任意断面での診断は病巣部の3次元的な広がりを把握することができ，診断能の向上につながっている。

現在のマルチスライスCTは2列から320列といった多列化装置やX線管球を2個搭載した装置が発売されているが（図1），一般には16〜64列のマルチスライスCTを汎用機として導入する施設が多い。

ここでは，マルチスライスCTの知識と最新技術について解説する。

マルチスライスCTの原理と撮像・画像再構成の基本

原理

シングルスライスCTは検出器が1列しかなく，1回の回転で1枚の画像しか得られなかったが，検出器が多列化したマルチスライスCTでは1回転で複数枚の画像が得られる（図2）。

用語アラカルト

*1 検出器（detector）
透過してきたX線の強度を電気信号に変換する。一般的にはシンチレーター＋フォトダイオードによる個体検出器が使われる。

MEMO
- シングルスライスCT：SDCT，SSCTともいう。
- らせんスキャン：ヘリカルスキャン，スパイラルスキャンともいわれる。メーカーにより名称が違う。
- マルチスライスCT：MDCT，MSCTともいう。

図1　CT装置の概観

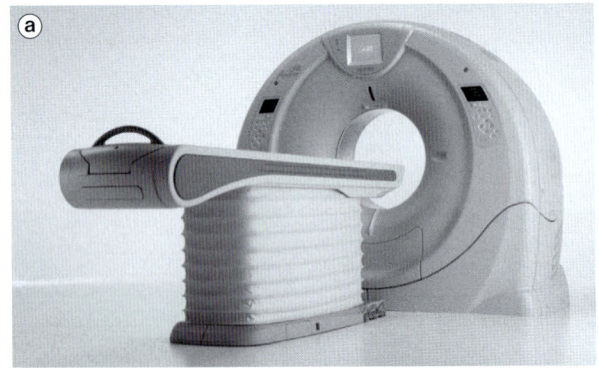

a：東芝社製 Aquilion One（320列搭載装置）
（写真提供：東芝メディカルシステムズ株式会社）

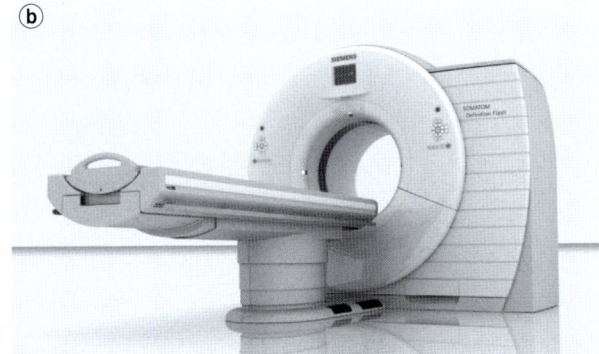

b：SIEMENS社製 SOMATOM Definition Flash（2管球搭載装置）
（写真提供：シーメンス・ジャパン株式会社）

用語アラカルト

*2 DAS (data acquisition system)
検出器から送られてきた電気信号をA/D(アナログ→デジタル)変換してコンピュータに送る。

*3 ラドン(Radon)
オーストラリアの数学者で「2次元または3次元の物体は,いろいろな方向からの投影データにより画像として再現される」と数学的に証明した。

多列化した検出器はメーカーごとに特色があり(図3),最薄スライス厚は1mm以下での画像再構成が可能となっている。

また,検出器の素子数がスライス枚数と一致するのではなく,検出器で収集された電気信号を処理するDAS*2の個数がスライス枚数になる。つまり,通常では64スライスCTでは64個のDASが存在すると考える。

撮像・画像再構成

マルチスライスCTで可能な撮像方法には,ノンヘリカルスキャン(コンベンショナルスキャン)とヘリカルスキャンがある。撮像により得られたデータは,ラドンの定理*3を利用して画像再構成が行われている。

①ノンヘリカルスキャン

ノンヘリカルスキャンはスキャンごとに寝台の移動と停止を繰り返しながら撮像する方法で,ヘリカルスキャンが開発される前に行われていた撮像方法である。マルチ

図2 シングルスライスCT,マルチスライスCTの概念図

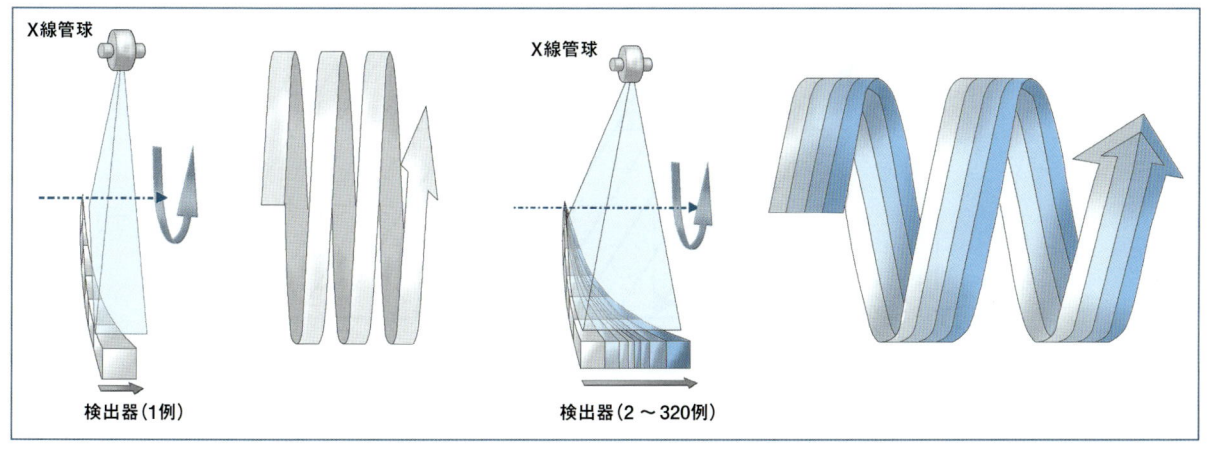

(シーメンス・ジャパン株式会社より)

MEMO
コンベンショナルスキャン
コンベンショナルとは「従来の」という意味を含み,ヘリカルスキャンが開発される前に行われていたことから,ノンヘリカルスキャンの意味で使用される。

図3 検出器の種類

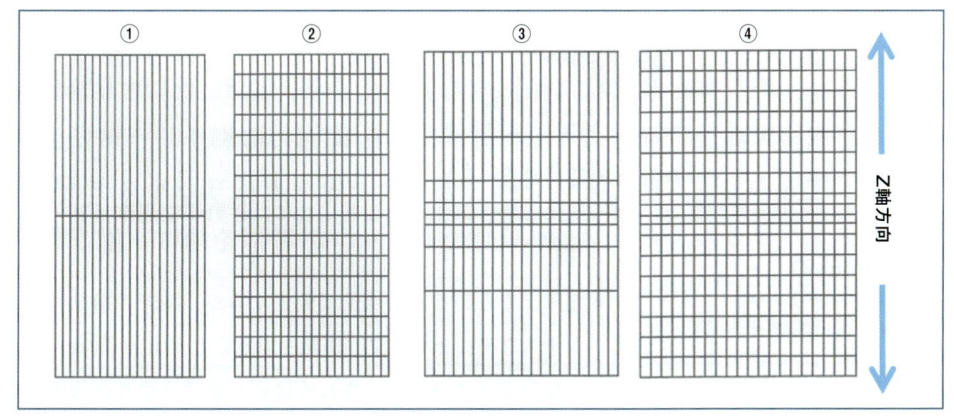

①アレイタイプ(2列MDCT),②マトリックスタイプ(均等型)
③マトリックスタイプ(不均等型),④マトリックスタイプ(ハイブリッド型)

スライスCTでは検出器幅が広い機種であれば，一呼吸下で数回のスキャンを行うことで広範囲の撮像が可能となる。

②ヘリカルスキャン

　ヘリカルスキャンは連続回転するX線管球から照射されるX線のなかを，寝台が一定の速度で通過しながらデータ収集する撮像法である。ヘリカルスキャンで撮像を行った場合，ある1個の検出器を考えると，特定のスライス断面を通過する軌道は1点しか存在しないため，断層画像を作成するには前後の軌道で収集されたデータから同一面にあるように補間して計算する必要がある。これを**ヘリカル補間再構成**という（**図4**）。

図4　ヘリカルスキャン展開図

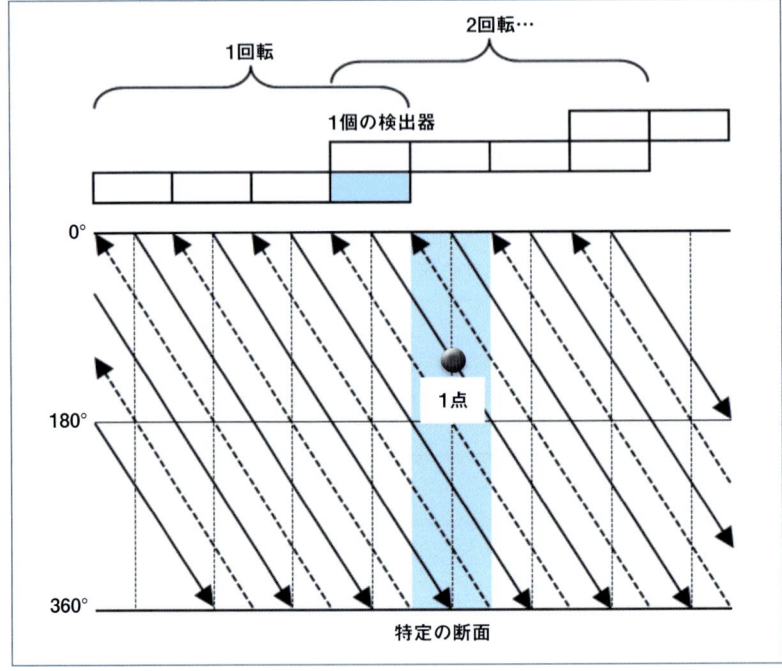

　ヘリカルスキャンには特有の**ヘリカルアーチファクト**が発生する。CT値差が大きい部位，例えば骨と軟部，肺野と縦隔などの部位に目立ち，ピッチファクタ[*4]を大きくすればアーチファクトは増加する。これはヘリカル補間再構成において複数列の検出器からデータが組み合わされることにより起こるアーチファクトである。

> 用語アラカルト
>
> **[*4] ピッチファクタ：pitch factor（PF）**
> 『ピッチファクタ』の項（p.95）参照。ビームピッチ，ヘリカルピッチともいわれる。

> MEMO
> 風車状アーチファクト（ウィンドミルアーチファクト）：ヘリカルアーチファクトと同じ。

ここが勘ドコロ

アーチファクト

- 球体の物をスキャンした場合にはきれいな風車状アーチファクトとして見られる（図5a）。
- 臨床上でもいろんな部位で発生するが，肺野の撮像時には肋骨部や肝臓上部のスライスでアーチファクトが発生することがある（図5b）。
- 収集スライスが厚い，もしくはピッチファクタが大きい場合にアーチファクトは増加する。

図5 風車状アーチファクト

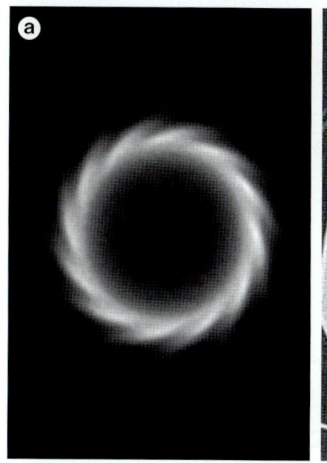

a：球体の物

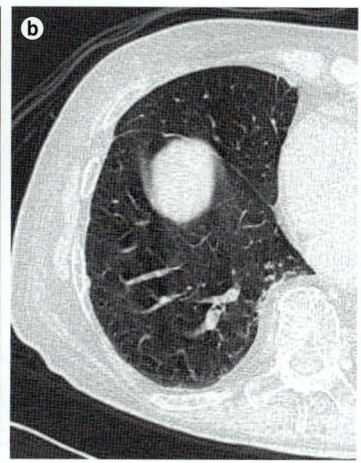

b：肝臓上部のスライス

図6 コーン角

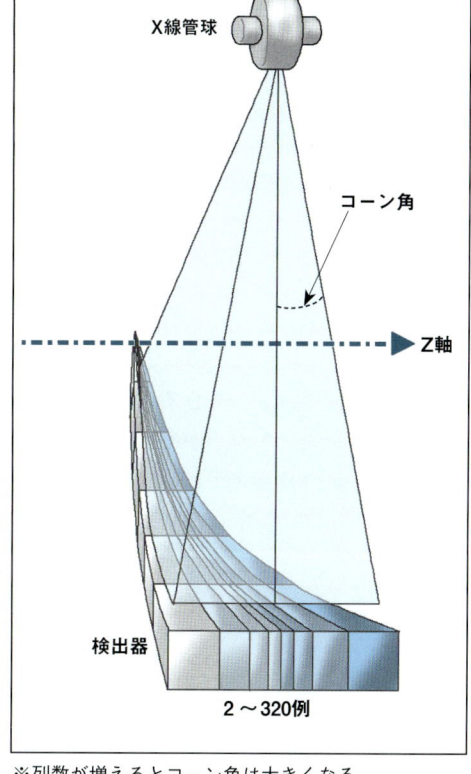

※列数が増えるとコーン角は大きくなる。
（シーメンス・ジャパン株式会社より）

用語アラカルト

＊5 コーン角
マルチスライスCTでは，X線束がZ軸（体軸）方向に広がるため投影データは，スライス面に対し斜めに入射する。スライス面とX線入射角度をコーン角という（図6）。

MEMO
- フィルタ補正逆投影法（FBP法）：計算量が少なく，ノイズの影響を受けにくい。
- フェルドカンプ再構成法（Feldkamp）：コーン角が原因で起こるアーチファクトを軽減することができる。

さらに，4列以上のマルチスライスCTになれば，体軸方向に広がるX線束の角度（コーン角[*5]）（図6）が大きくなり，従来の2次元的なフィルタ補正逆投影法ではアーチファクトの原因となる。そのため，3次元的な再構成方法であるフェルドカンプ再構成が行われている。

その他にも，コーン角を考慮した再構成法でASSR法，AMPR法などがある。

ここが勘ドコロ

再構成法

- コーン角を考慮しない
  - コーンビームアーチファクト発生
  - ピッチファクタを変更すると実効スライス厚が変化
- コーン角を考慮する
  - コーンビームアーチファクト減少
  - ピッチファクタを変化しても実効スライス厚はほぼ一定

> 用語アラカルト
>
> ＊6 FOV(field of view)
> 有効視野。

技術パラメータの意味

マルチスライスCTを用い検査を行う際に，変更可能なパラメータは従来のCT同様に管電圧・管電流，再構成関数，FOV＊6に加えスライス厚，ピッチファクタのパラメータがある。使用するメーカーや装置により特徴があるため，その特徴を把握してパラメータの設定をする必要がある。

管電圧・管電流

管電圧と管電流を変化させることで，画像ノイズとコントラストをコントロールすることができる。例えば，**管電圧だけを高くするとX線強度が増加し，画像ノイズを減らすことができる**が，組織間のコントラストが低下することから120kV程度の管電圧が多用されている。また，**管電流だけを高くすると検出器に到達するX線光子数が増加し，画像ノイズは低下するが被ばく線量が直線的に増加する**ため注意が必要である。

造影検査の場合，管電圧を低くすると造影剤のCT値が上昇し組織とのコントラスト差が大きくなるので造影効果を高めることが可能であるが，管電圧の変更はむやみにするものではなく，検査目的に応じて適切に変更すべきである。

再構成関数

スキャンデータから画像を再構成する際には，何かしらの再構成関数を選択することになる。再構成関数は空間周波数内でのレスポンスを調整しエッジの効いたシャープな画像や，軟らかいスムーズな画像を作ることができる。対象となる臓器により適切な再構成関数を選択する必要があり，胸部領域においては縦隔病変と肺野病変の観察が必要なため，**2種類の再構成関数を用い再構成させる必要がある**（図7）。

> MEMO
> ・空間分解能：どれだけ細かいものを区別して表示できるかを意味する指標。
> ・低コントラスト分解能：コントラスト差の小さい物体をどれだけ小さなものまで識別できるかを示す指標。

ここが 勘ドコロ

2種類の再構成関数

● 縦隔病変は**低コントラスト分解能を重視**した関数を選択。→空間分解能は低下。

● 肺野病変には**空間分解能を重視**した高周波強調関数を選択。→低コントラスト分解能は低下。

第 2 章・01胸部CT：誰でもわかる技術学

図7　関数と空間分解能の関係

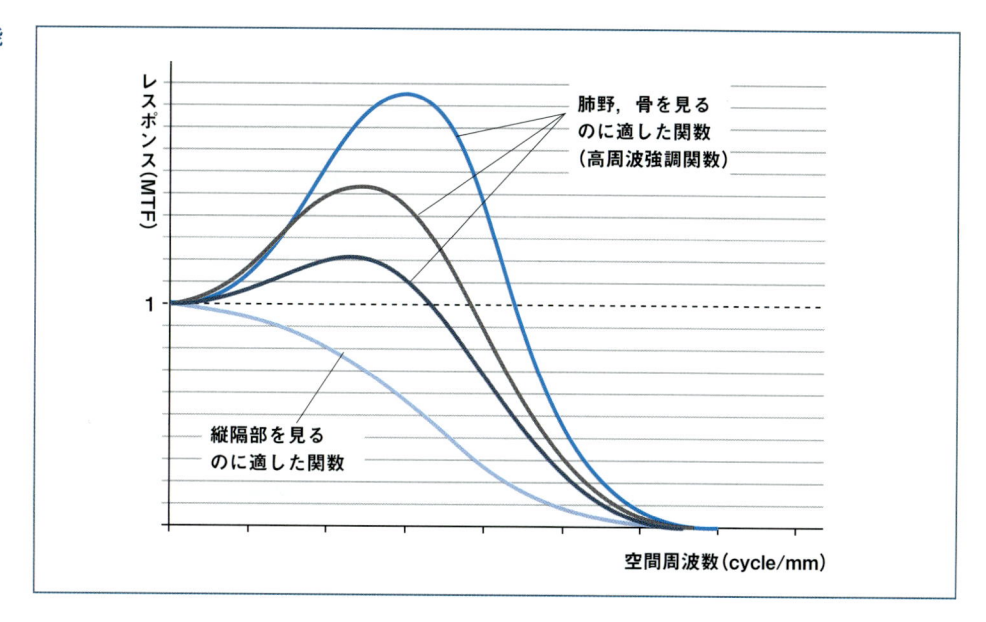

レスポンス(MTF)

肺野，骨を見るのに適した関数（高周波強調関数）

縦隔部を見るのに適した関数

空間周波数(cycle/mm)

図8　関数の違いによる画質の変化

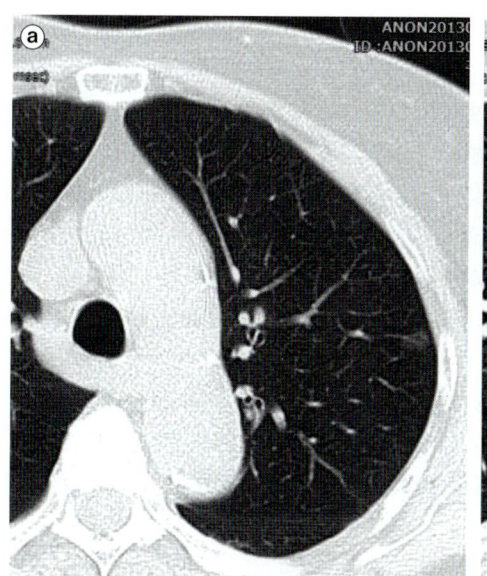

a：通常の肺野関数（高周波強調関数）　　b：さらに強い高周波強調関数

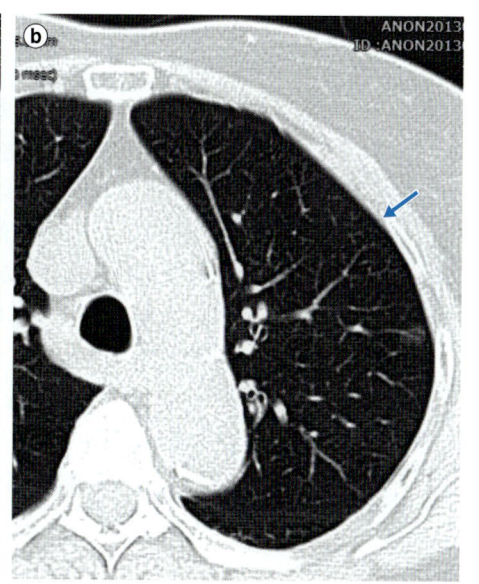

用語アラカルト

*7 アンダーシュート
コントラストが違う物質の辺縁にCT値が落ち込む現象。

ここが勘ドコロ

再構成関数と空間分解能

- 肺野を観察する関数も何種類かあるため，読影する医師との相談が必要。
- 高周波を強調するとエッジは強調されるがノイズは増加。
- 高周波を強調しすぎるとエッジ部分にアンダーシュート[*7]が起こり，**胸膜下に黒い帯ができるので注意が必要**（図8）。

93

FOV(field of view)

　結節病変などの経過観察を行う場合，再構成するFOVの大きさが変われば表示される病変サイズが変化したように感じられるので，FOVは前回行った検査時と同じにするのが望ましい。また，CT画像のピクセル数は通常512×512で表わされ，**1ピクセル当たりのサイズを小さくすれば空間分解能を向上させることができる**ため，FOVを無駄に大きくせずに適切なFOVサイズにするべきである。肺のHRCT画像では片肺ごとに再構成することで空間分解能を上げることが可能となる。

> **ここが 勘 ドコロ**
> 例）FOV：350mmの場合　350/512＝0.684　（1ピクセルは0.684mmとなる）
> 　　FOV：200mmの場合　200/512＝0.39　（1ピクセルは0.39mmとなる）
> ● 1ピクセルのサイズが小さいほど，空間分解能が良い。

スライス厚

　スライス厚の変更に影響されるものには，画像ノイズ，パーシャルボリューム効果，体軸方向の空間分解能がある。**スライス厚を薄くすると画像ノイズは増加**するが，パーシャルボリューム効果の影響が少なくなり，**小さい対象物のコントラストが向上する**。（**図9**）また，MPR像の作成時には体軸方向の空間分解能を向上させるため，スライス厚を薄くする必要がある。

　マルチスライスCTでは全肺野を5mm程度で再構成し，病変に応じてHRCTの追加再構成を行う。ボリュームデータで保存されているため，撮影範囲であれば，任意のスライス間隔で再構成が可能である。**結節病変，すりガラス陰影（ground glass opacity；GGO）などはスライスとスライスの間隔をあけずに連続した再構成を行い，びまん性の疾患では任意の間隔をあけて再構成すればよい**（**図10**）。

> **MEMO**
> HRCT（high resolution CT）：スライス厚が2mm以下の空間解能の高いCT。

> **MEMO**
> MPR（multi-planar reconstruction）：多断面再構成法

図9　スライス厚とコントラストの関係
表示されるコントラスト（濃度）は，スライス断面に含まれる物質が占める割合によって変化する。同じ物質でもスライス厚に含まれる割合で，表示されるCT値が変わる。

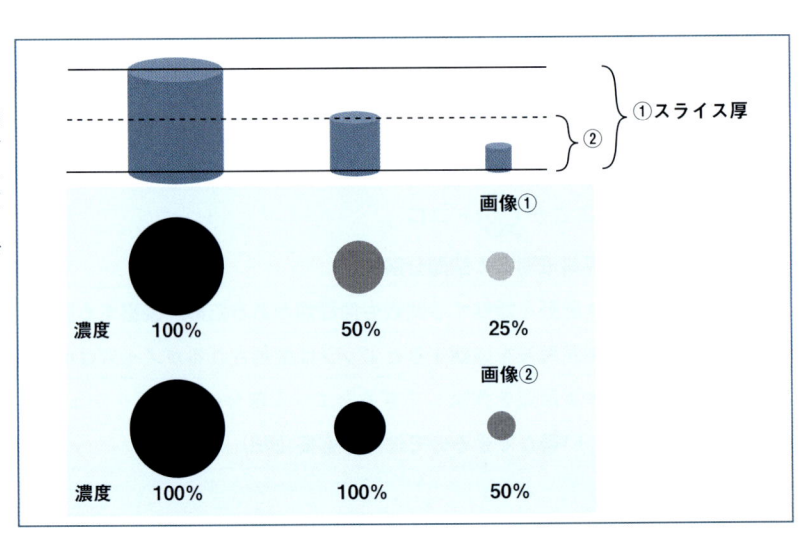

図10 スライス厚とスライス間隔

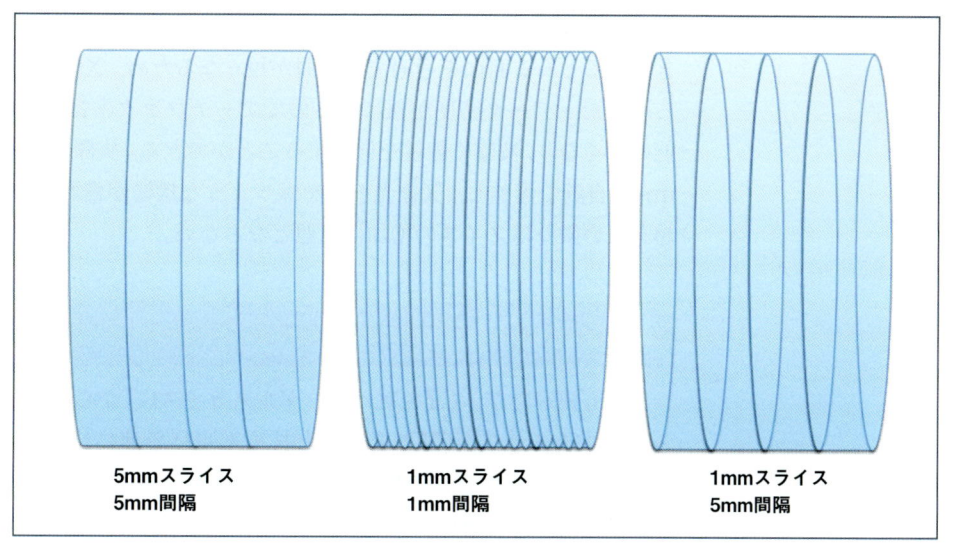

5mmスライス
5mm間隔

1mmスライス
1mm間隔

1mmスライス
5mm間隔

＊マルチスライスCTでは任意のスライス厚とスライス間隔を設定することが可能。

> **ここが勘ドコロ**
>
> ● マルチスライスCTには収集スライス厚と再構成スライス厚がある。
>
> **収集スライス厚**
> ・構成される検出器の構成により決まり，撮像前に選択する必要がある。
> ・最小は装置の検出器サイズになる。
> ・収集スライス厚を薄くすると空間分解能は向上，ノイズは増加する。
> ・3DやMPR画像を作成する場合には，収集スライス厚を薄くしておく必要がある。
>
> **再構成スライス厚**
> ・得られたボリュームデータから任意で得られるスライス厚。
> ・収集スライス厚以下には再構成はできない。
> ・再構成スライス厚を薄くすると空間分解能は向上，ノイズは増加する。

ピッチファクタ

　マルチスライスCTの列数にもよるが，スキャン時間はピッチファクタのコントロールで行うことができる。ピッチファクタはX線管の1回転に対し患者寝台の移動距離を示すもので，撮像時間を短くするには，ピッチファクタを大きくするとよいが，画質に影響を及ぼす因子となるため，使用する装置においてピッチファクタと画質の関係を把握しておく必要がある(**式1**)。

$$PF = \frac{1回転当たりの寝台移動距離(mm)}{検出器の幅(mm)} \quad \cdots (式1)$$

基本的なピッチファクタと画質との関係であるが，単純にピッチファクタだけを大きくするとある断面を通過する時間が短くなるため，X線光子数が減りノイズ量が増える。また，データ密度が粗になるのでアーチファクトは増える。その反面，時間分解能はよくなり，被ばく線量を低減することができる。実際には画質を一定に保つために，mAを自動で調整し，X線光子数を保つような機構が備わっているので，最大のmAを超えない限りはノイズの増加は問題とならない。

新しいCT技術

先にも述べたが，CT装置はシングルスライスCTからマルチスライスCTとなり，さらにマルチスライスCTの発展形と技術進歩は急速に行われた。各メーカーのフラグシップ機にはそれぞれの特徴があるが，時間分解能の向上，空間分解能の向上，被ばく低減に関しての技術進歩が目覚ましく行われている。

装置の進歩

胸部領域において時間分解能の向上は重要な要素の1つである。元来CT検査は動きに弱く，息止め不良や心臓の動きによるモーションアーチファクトにより画質の劣化が起こることが弱点であった。しかし，管球回転スピードの高速化など時間分解能が向上したことで，心臓周辺のモーションアーチファクトもさらに少なくなった（図11）。

ここ数年，検出器素子の薄層化はされていないが，検出器の精度をよくするために材質や構造の工夫がされている。検出器の性能はX線管球の回転スピードやデータサンプリング数*8に大きく関与する。近年では，素材に単一結晶体で立方晶系を有しX線利用効率，ならびにX線応答速度に優れ，アフターグロー（残光特性）が非常に少ないという人口ガーネットを使用した装置も開発されている。

用語アラカルト

***8 データサンプリング数**
データサンプリング数＝View数：管球1回転当たりに得られる投影データの数。
View数が多いほど，画質は向上する。ただし，回転スピードが上がると，View数が下がる傾向がある。

ここが動ドコロ

● 高性能な検出器の条件

・X線利用効率がよい（発光効率がよい）

・X線応答速度（X線を受けてから電気信号に変える速さ）

・アフターグローが少ない（シンチレーター内で発光した光が残らない）

回転スピードを上げ，さらにデータサンプリング数を増やすためにはこれらの条件を満たす必要がある。

図11 時間分解能の向上によるアーチファクトの変化

管球回転スピードが速くなれば，心臓の動きによる影響（アーチファクト）が減少し，心臓周囲の観察が容易になる。

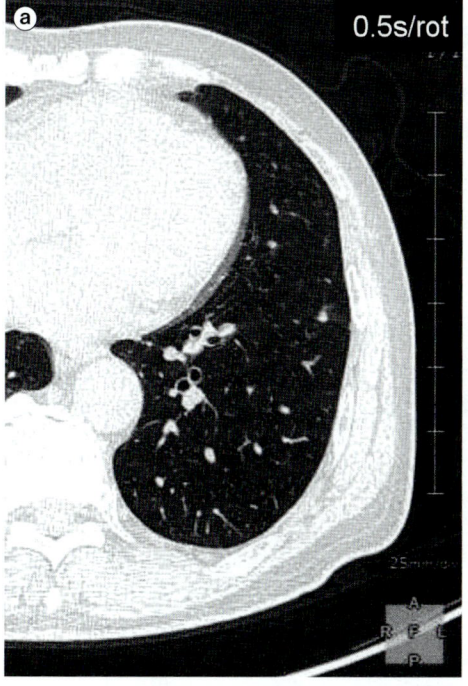

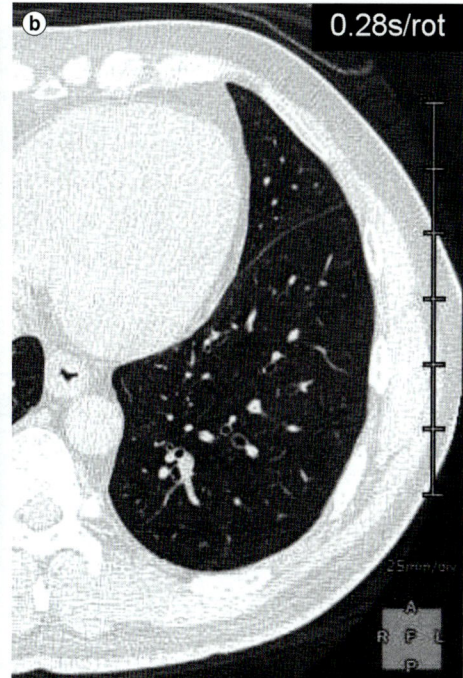

a：心臓周辺が多重に見え，肺野もボケて見える。　　b：心臓が止まって見え，肺野の観察が容易になる。

320列CT

　64列マルチスライスCT以降，多列化の方向で開発され広範囲を短時間で撮像できる320列CTは対軸方向に160mmの撮像範囲をもち，エリアディテクターCT（area detector CT；ADCT）ともよばれている。一度の撮影範囲が広く，胸部領域を2～3回（3秒以下）のノンヘリカルスキャンで検査を完了することが可能である（**図12**）。また，160mmの範囲であれば寝台を動かさずに同部位を撮影し続けることで，広範囲の動態画像を得ることができる。自由呼吸での胸部CT検査では胸壁に接した腫瘍が癒着しているか否かの診断も可能となる。ヘリカルスキャンを行った場合でも300mmの範囲を最短2秒以下での撮像が可能である。

図12 ノンヘリカルスキャンで行う胸部CT検査

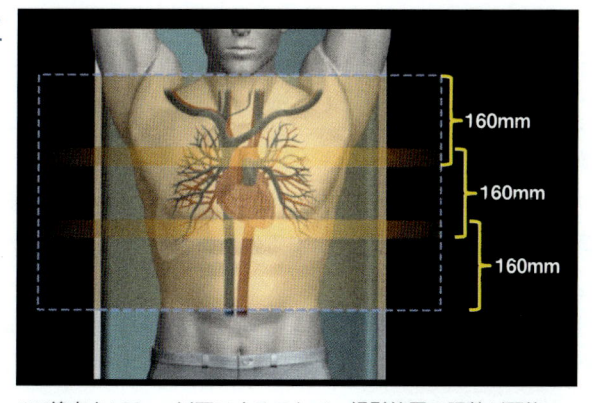

※X線束を160mm以下にすることで，撮影範囲の調整が可能。

（写真提供：東芝メディカルシステムズ株式会社）

dual source CT

多列化とは別の方向性で開発された装置には，管球と検出器を2個搭載したdual source CT(DSCT)がある。管球は約90°ずれた位置に配置され，2重らせんで撮像ができる(**図13, 14**)。最も高速なモードではピッチファクタを3.4まで設定でき，秒間460mmの範囲が撮影可能となる。超高速モードを使用すると胸部領域を0.6秒前後の時間で撮像が可能となっている。

図13 dual source CTの概要

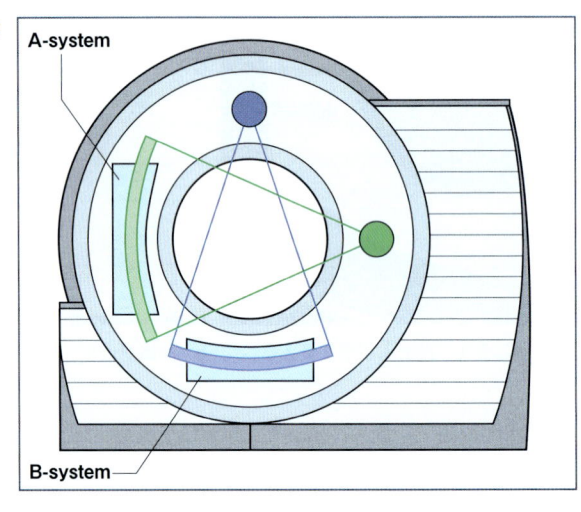

DSCTには2つの管球と対になった検出器(A-system，B-system)が配置され，撮影モードによってそれぞれの管球を制御することができる。
同一条件でノンヘリカルスキャンすると，1回転分のデータを2つのsystemで収集できるため，単純に1/2の時間でデータが取得できるのがメリットである。

(シーメンス・ジャパン株式会社より)

図14 2重らせんの概要
それぞれのsystemが交互にらせん軌道を通るため，ピッチファクタを大きくし広範囲を短時間で検査することが可能となった。

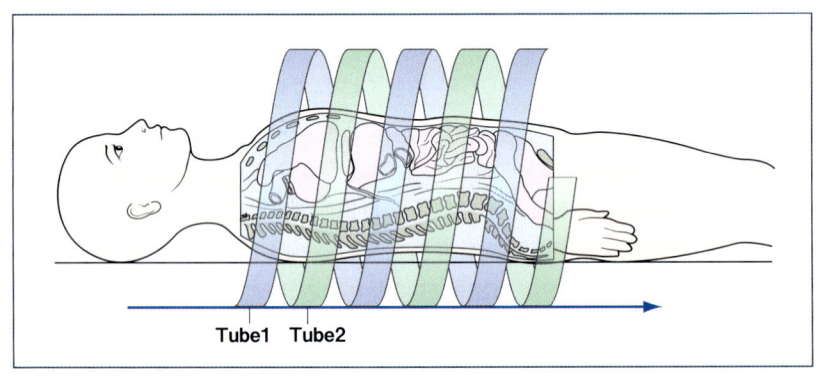

dual energy imaging 技術

CT装置の管電圧(実効エネルギー)を変化させると物質はそれぞれ固有のCT値を示す。特に原子番号が大きいものほど変化が大きい。よって，**管電圧が違う2種類の画像からCT値差の変化を分析し画像化するのがdual energy imaging**である(「ここが勘ドコロ」参照)。

また，肺野領域においては，肺循環する造影剤量を分離・定量化することで，**肺灌流血液量マップ**(perfused blood volume map；PBV map)(**図15**)を作成することができ，肺塞栓症などの評価に用いられる。

図15　肺灌流血液量マップ
肺塞栓症
○で囲んだ領域は血流が低下している。

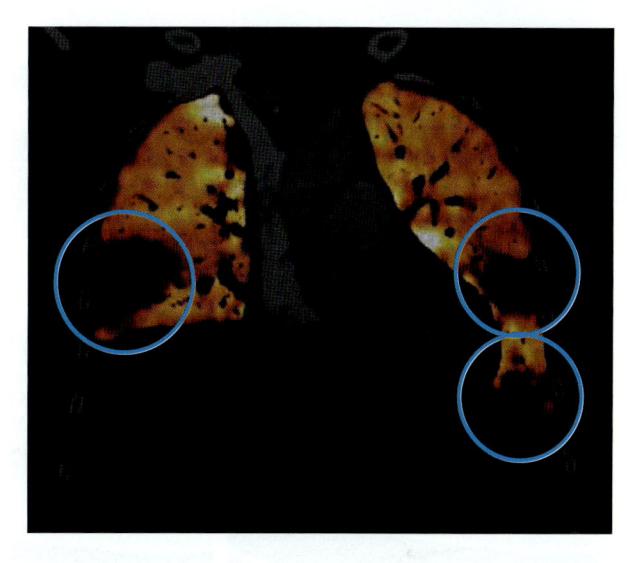

ここが勘ドコロ

- dual energy imagingでできること
  ・物質の分離
    →骨，石灰化，造影剤，脂肪，軟部組織などの分離
  ・物質の定量
    →組織中造影剤量の定量化
  ・合成画像の作成
    →低電圧・高電圧画像の合成，仮想単色エネルギー画像，最適コントラスト合成画像
- dual energy imagingの収集方法（**装置により収集方法が違う**）
  ①1回転ごとに電圧を変えて撮像。
  ②1回転中に電圧を高速スイッチングし撮像。
  ③2管球で1管球ごとに別の電圧を設定し撮像。

逐次近似法

　逐次近似法とは，投影データの実測値と計算値の差を比較し，補正を繰り返しながら画像再構成していく方法である。逐次近似法を用いることで，ノイズ低減による画質の向上ができる。実際の計算には時間がかかる欠点もあるため，CT装置で行われている再構成は投影データ上のノイズを低減する処理や，画像データ上のノイズを低減する処理を加えた**逐次近似応用再構成法**（**図16**）が用いられている。

　逐次近似応用再構成法には処理をする度合いがあり，処理を強くすると画質の変化や違和感のある画像となるため，使用には注意が必要となる。

図16　逐次近似応用再構成（度合いの違いによる画像の変化）

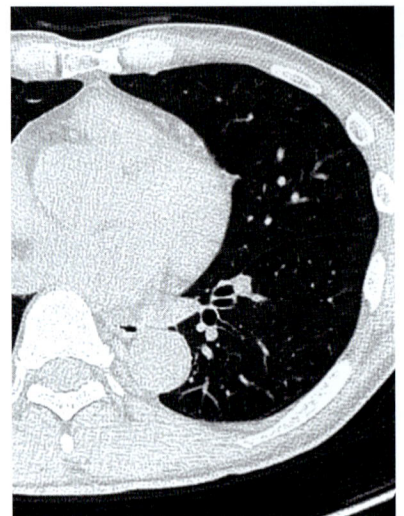

処理なし：線量不足によりノイズが多い。　　**弱**：処理なしに比べ，ノイズが低減している。　　**強**：ノイズはかなり低減されているが，塗りつぶしたような違和感が残る画像となる。

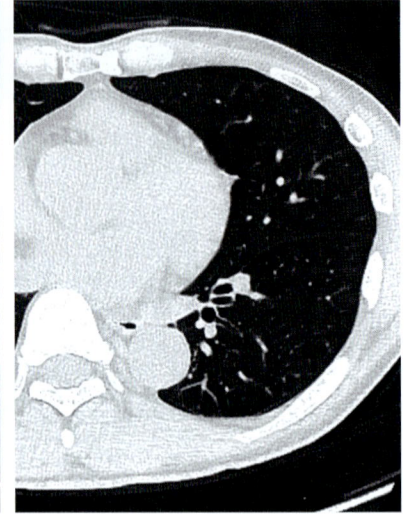

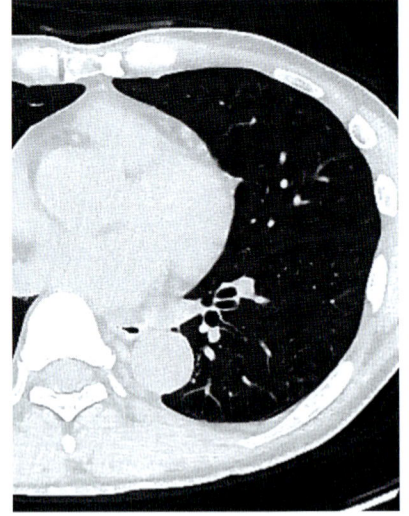

> **ここが勘ドコロ**
> ● 逐次近似応用再構成法を使用する目的
> ① ノイズが目立つ部位に対する**画質の向上**
> ② 被ばくの低減（低線量撮影時のノイズ低減）

CT検査の被ばく

> **MEMO**
> ・IEC（International Electrotechnical Commission）：国際電気標準会議
> ・CTDI（CT dose index）：被ばく線量の評価。ある範囲をScanしたときの局所線量
> ・DLP（dose length product）：検査全体の被ばく線量

　高性能なマルチスライスCTが開発されたことで，短時間に広範囲の検査が行えるようになった。そのため，検査頻度や撮影範囲が増える傾向にあり，われわれは検査による無駄な被ばくを抑え，適切な線量管理を行っていかなければならない。また，CT検査において適切な線量管理を行うには装置の性能を理解し，線量の評価をしなければならない。

　CT検査の線量を評価する値はIECにより定義されているCTDIやDLPが用いられ，CT装置の操作画面に表示することが義務づけられている。

　ただし，それぞれの撮像条件で照射したときの**CTDI測定ファントム（体幹部用32cm）**から得られる値であって，個人の被ばくを評価するものではないので注意が必要である。

被ばく低減技術

> **MEMO**
> AEC（automatic exposure control）＝自動露出機構

■技術①

　近年のマルチスライスCTには，位置決め画像や直前の投影データから被写体の構造に合わせて線量のコントロールを行うAECが装備されている。マルチスライスCTが普及したことで，広範囲を連続で撮影することが多くなり，各撮影部位において必要

な線量が違うことから画質の安定化と無駄な被ばくの低減を目的に開発された。胸部撮影では肺尖部は肩の影響を受け，肺底部では肝臓が占める割合が多くなるため，その部位だけに線量を増加し不必要な部位には線量の低減を行う機構である。

■技術②

撮影範囲の前後には画像再構成に使用できない「無効被ばく領域」が存在する。この範囲は検出器幅(Z軸方向)の広さに比例して大きくなる。その対策として，管球側にactiveに動くcollimatorを用い，「無効被ばく領域」のX線をカットする技術が開発されている(**図17**)。

■技術③

胸部CT検査において感受性の高い乳房や甲状腺の被ばくを選択的に低減するため，直接的なX線を前面に照射せずに撮像する技術も開発されている(**図18**)。

図17　管球側での無効被ばく低減技術

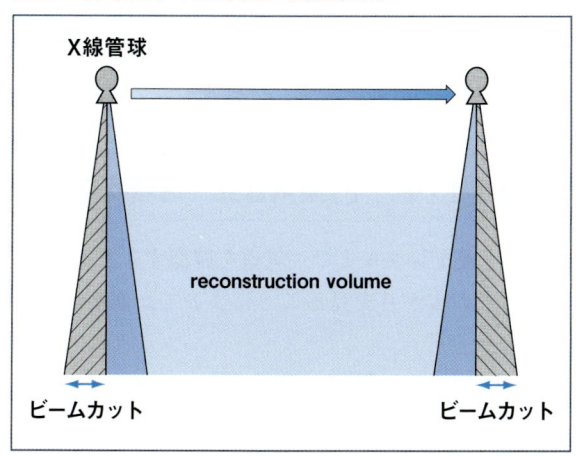

図18　選択的X線カットによる被ばく低減技術

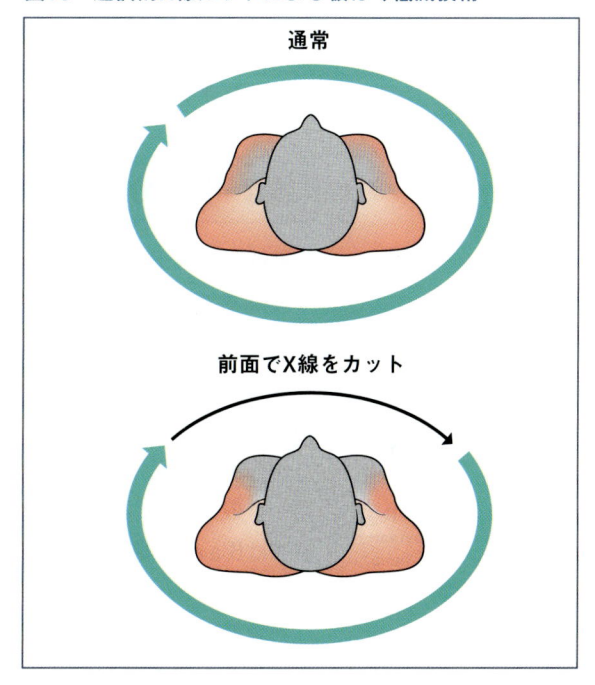

おわりに

マルチスライスCTの原理，パラメータの意味，また現時点での新しいCT技術について述べた。今後もハード，再構成アルゴリズムおよびソフトの開発が進むと思われるが，目的とする検査部位によって最適な撮影条件の設定，被ばくの管理が行えるように，装置の性能を把握し検査を行う必要がある。

これは必読！
- 高橋雅士　監修：胸部画像診断の勘ドコロ．メジカルビュー社, 2006.
- VERSUS研究会　監修：超実践マニュアルCT．医療科学社, 2008.

References
1) 中村　實　監修：最新X線CTの実践．医療科学社, 2006.
2) 社団法人日本放射線技師会　監修：これだけは習得しようCT検査．日本放射線技師会出版会, 2009.

02 第2章 胸部CTのminimum requirements

室田真希子・佐藤　功・西山佳宏

胸部CT：読影に必要な解剖学—マクロレベル

肺野区域解剖の要点

CTでは，病変の存在診断や性状の診断に注目しがちであるが，病変の肺葉内での広がりや，葉間，気管支，動脈，静脈などのいわゆる肺既存構造と病変が，どのようにかかわり，存在しているかということを正確に把握する必要がある。

基本的な区域解剖読影の手順（図1a～p, 2A～O）

区域を理解するためには以下のように気管支の分岐を読影し，確認していく。

気管→気管分岐→右(左)主気管支→上(中, 下)葉気管支→区域支以下

最低限区域支レベルまで，できれば亜区域支レベルまで，気道を確認する。その際，分岐部までの確認ではなく，その先の肺野の広がりを見ることによって，病変の見落としを防ぐことができる。

実際の読影の手順を次頁より，**図1a～p**（右肺），**図2A～O**（左肺）で図解して詳しく示す。

B^7の亜区域支については変則的であり，下肺静脈の前方へと向かうのがB^7a，後方へ向かうのがB^7bである。下肺静脈の前方領域だけS^7が存在する場合には，気管支分岐の命名はB^7aのみ（**図1n**），下肺静脈の後方領域だけS^7が存在する場合にはB^7bのみとなる[1]。

初学者はCT解剖を図示している教科書で，いわゆる「絵合わせ」をしながら解剖学的な読影をしがちであるが，各々の患者で当然，分岐や肺野の広がりが異なるため，読影できるようにならない。基礎的な胸部CT読影技術として，「基本的な区域解剖読影の手順」を会得してほしい。

近年はモニターでの読影が主流となりつつあるので，実際やってみると思うより難しくないだろう。

1) Yamashita H : Roentgenologic anatomy of the lung. Igaku-Shoin, Tokyo, 1978, p70-107.

ここが動ドコロ

肺動脈と肺静脈　正常解剖の要点

絶対に覚えておかなくてはならないのは，

気管支と肺動脈は伴走し，その間に静脈が位置する

という点である。

第2章・02胸部CT：読影に必要な解剖学—マクロレベル

【基本的な区域解剖読影の手順 (横断像はスライス厚5mmで提示している)】

図1　右肺

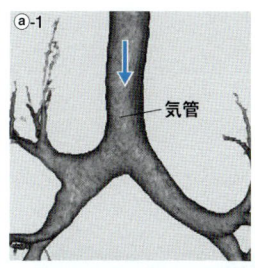

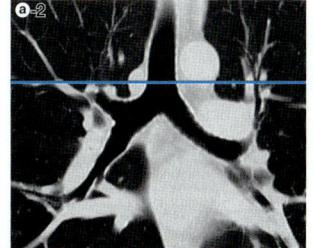

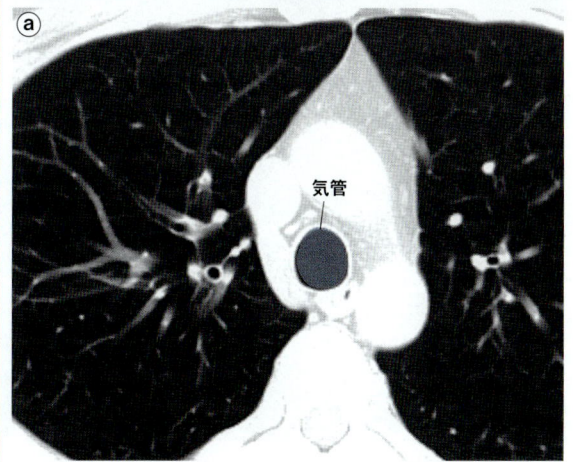

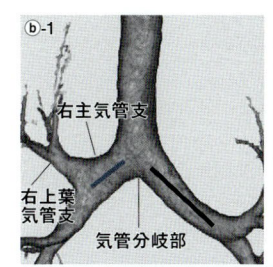

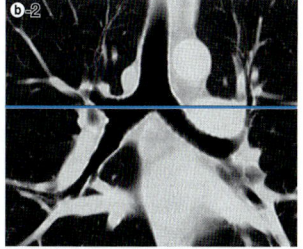

【ポイント】右主気管支（━━）は左主気管支（━━）に比べて短い。

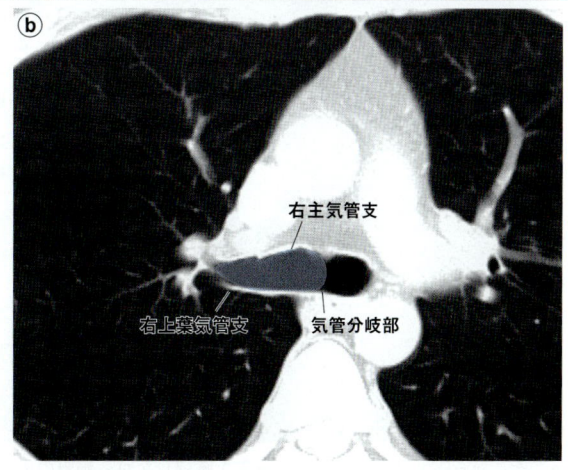

a：まず，気管を一番頭側のスライスより気管支鏡を覗いているイメージ（→）で，内腔（●）を確認しながら追っていく。

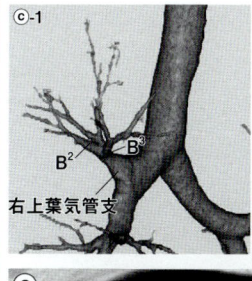

b：気管分岐部を確認し，右主気管支を確認，さらに右上葉気管支を確認する。

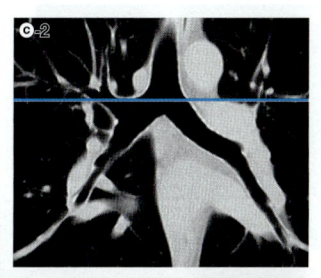

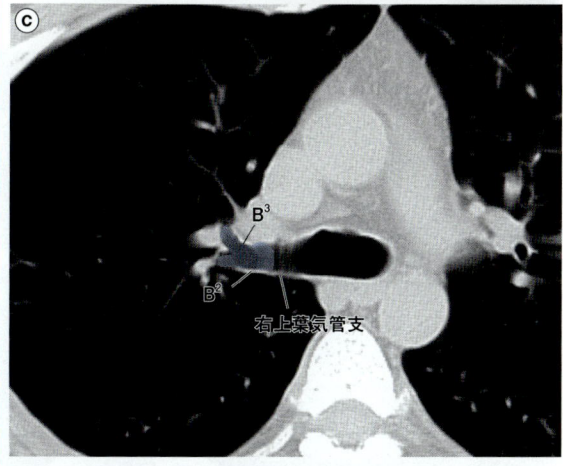

c：右上葉気管支からB¹，B²，B³の区域支の分岐を確認。ここでは右上葉気管支から右前方に分岐するB³，側方〜背側方向へ分岐するB²が観察される。

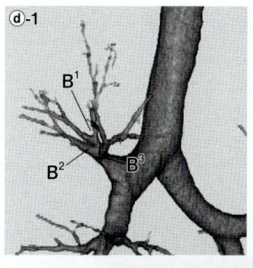

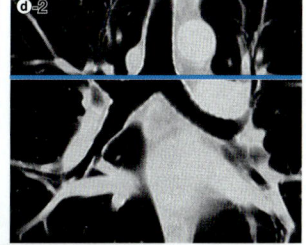

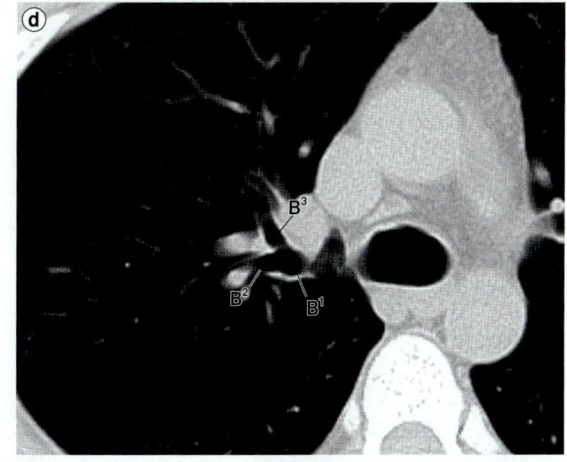

d：同じスライスで分岐が見えなければスライスを上下して（この場合はcより頭側）分岐を確認する。

103

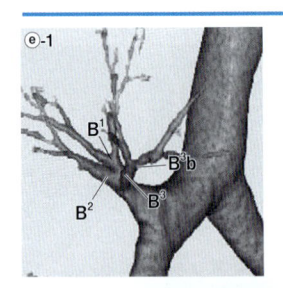

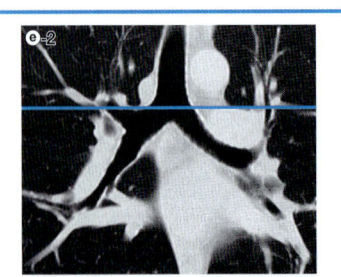

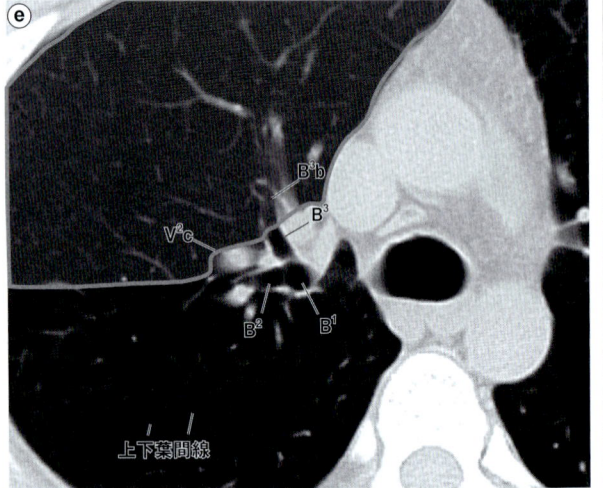

e：そこからB³a，B³bなどの亜区域支を確認しながら肺野の広がり（●）も同時に見ていく。S³とS²を境する構造物，肺静脈のV²c（後述）が見られる。

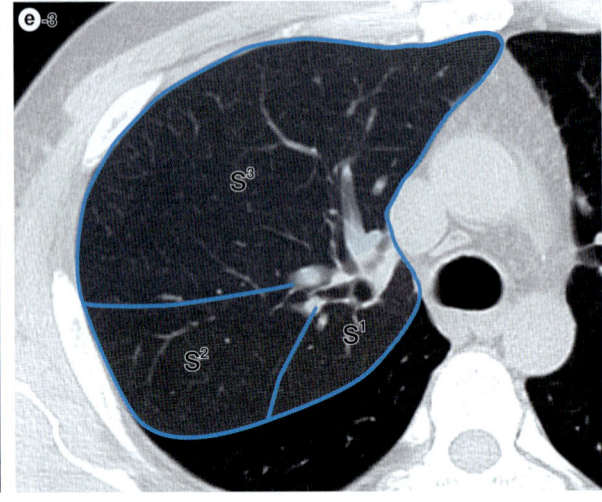

e-3：区域の広がりを同時に提示していく。

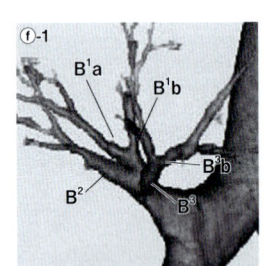

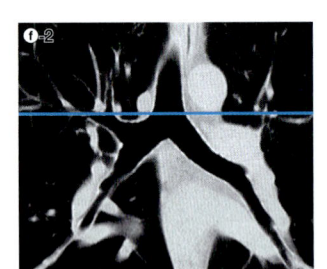

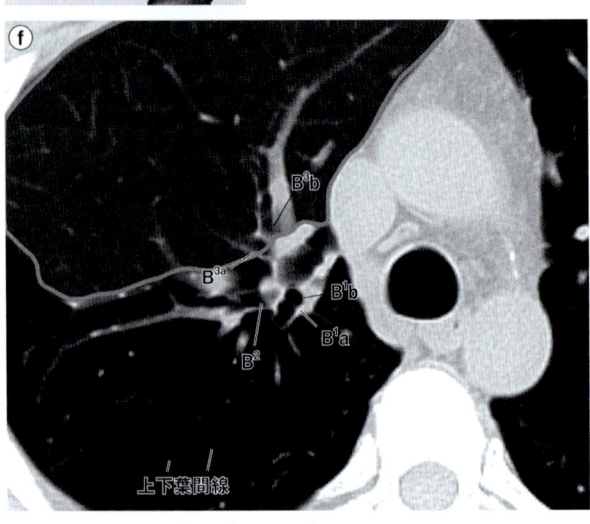

f：ここでは例としてB³a，B³bおよびS³の広がり（●）を提示しているが，ほかの区域については同時に提示している右の図を参照していただきたい。

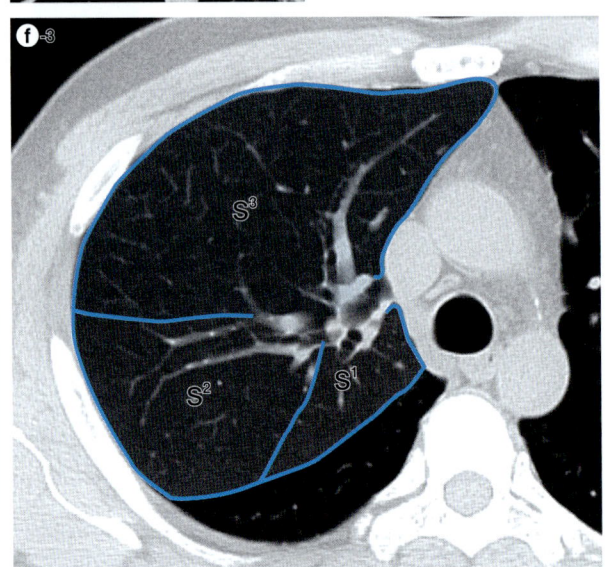

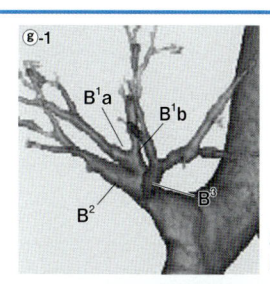

第 2 章・02胸部CT：読影に必要な解剖学―マクロレベル

g-1：3D-CTでは，亜区域支や亜々区域支は描出されていないものもある。

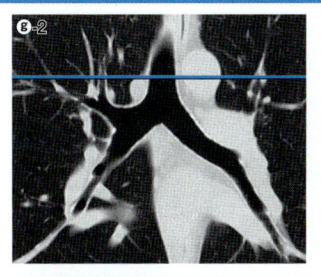

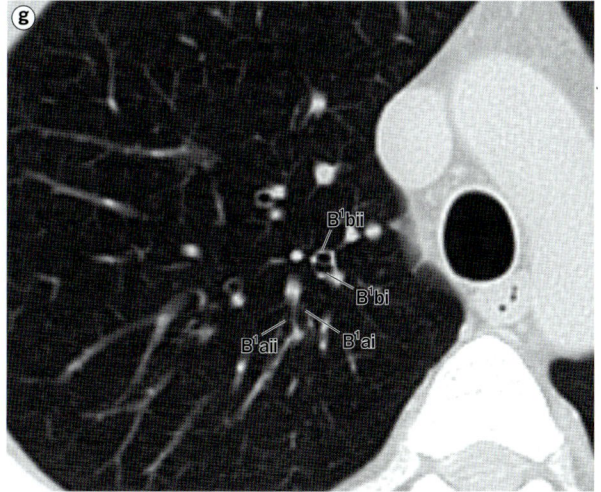

g：S¹も同様に追っていく。B¹ai，B¹aii，B¹bi，B¹biiの亜々区域支までこの例では見えている（5～8mmスライス幅なら通常スライス厚でも亜々区域支くらいまでは確認できることもある）。

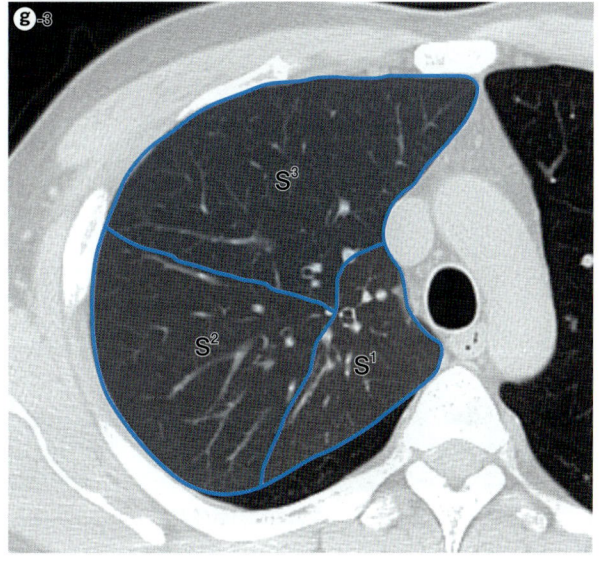

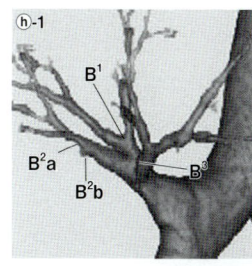

h-1：3D-CTではB²bは根部のみしか描出されていない。

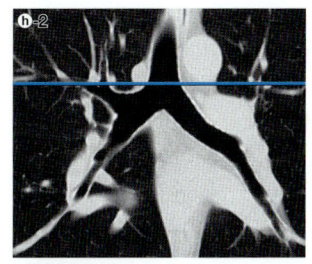

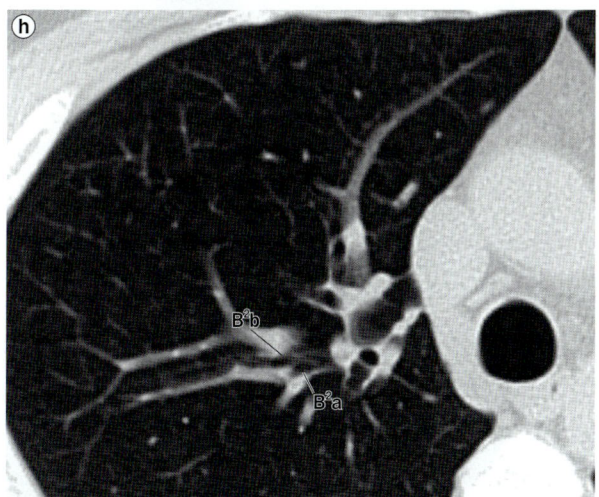

h：B²a，B²bの分岐があり，S²を確認する。気管支や肺野の広がりを追って，スライスを上下させて末梢まで読影する。

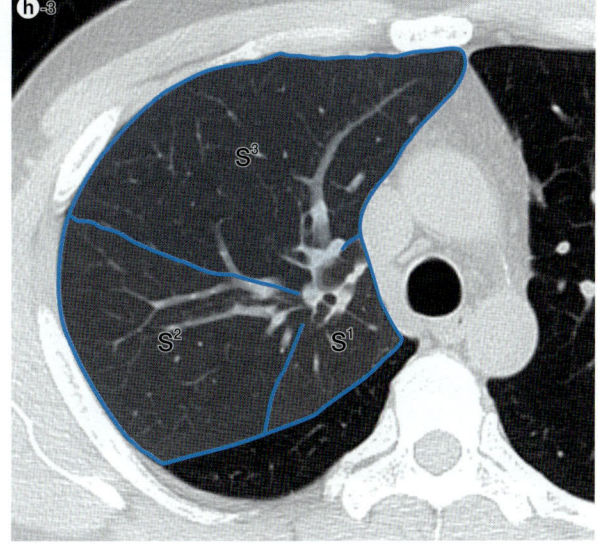

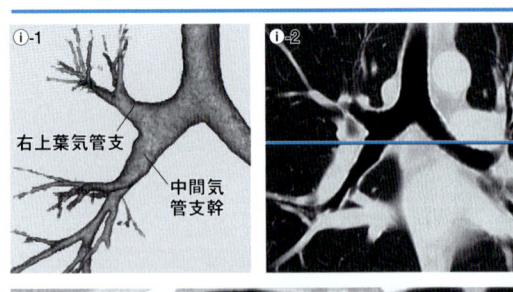

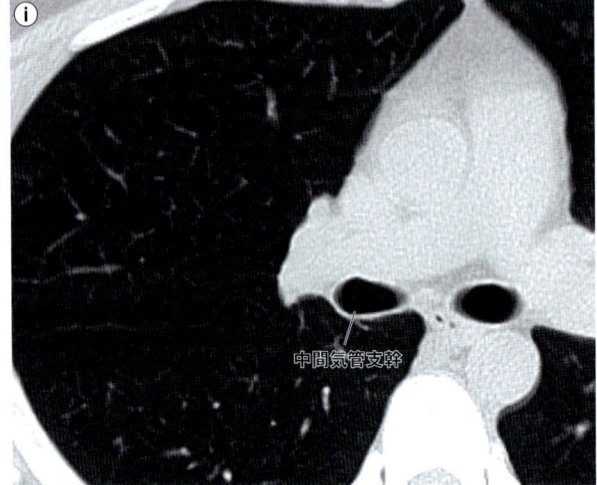

i：上葉の確認が終わったら，次に中間気管支幹へもどって内腔を追っていく。

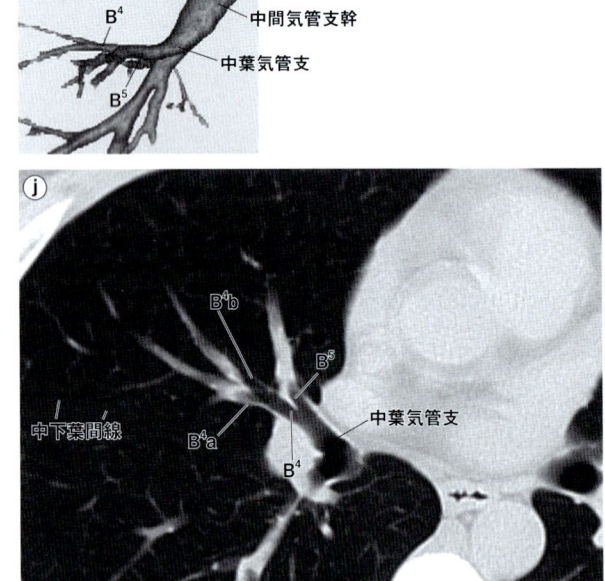

j：中葉気管支からB⁴，B⁵，さらにB⁴aの亜区域支のB⁴bが分岐する（kに続く）。

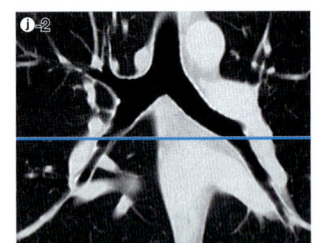

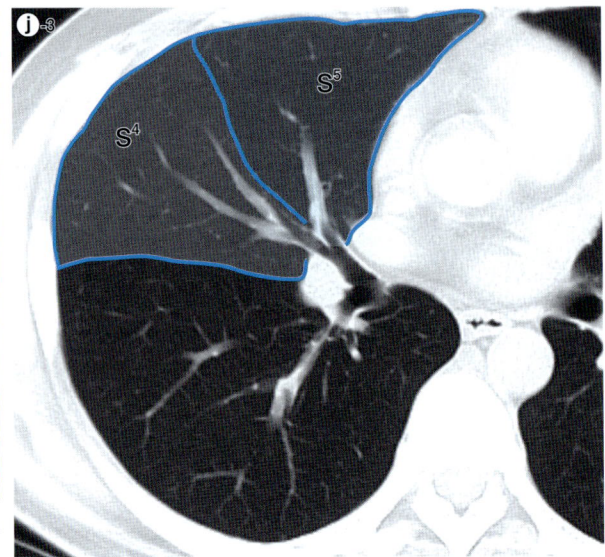

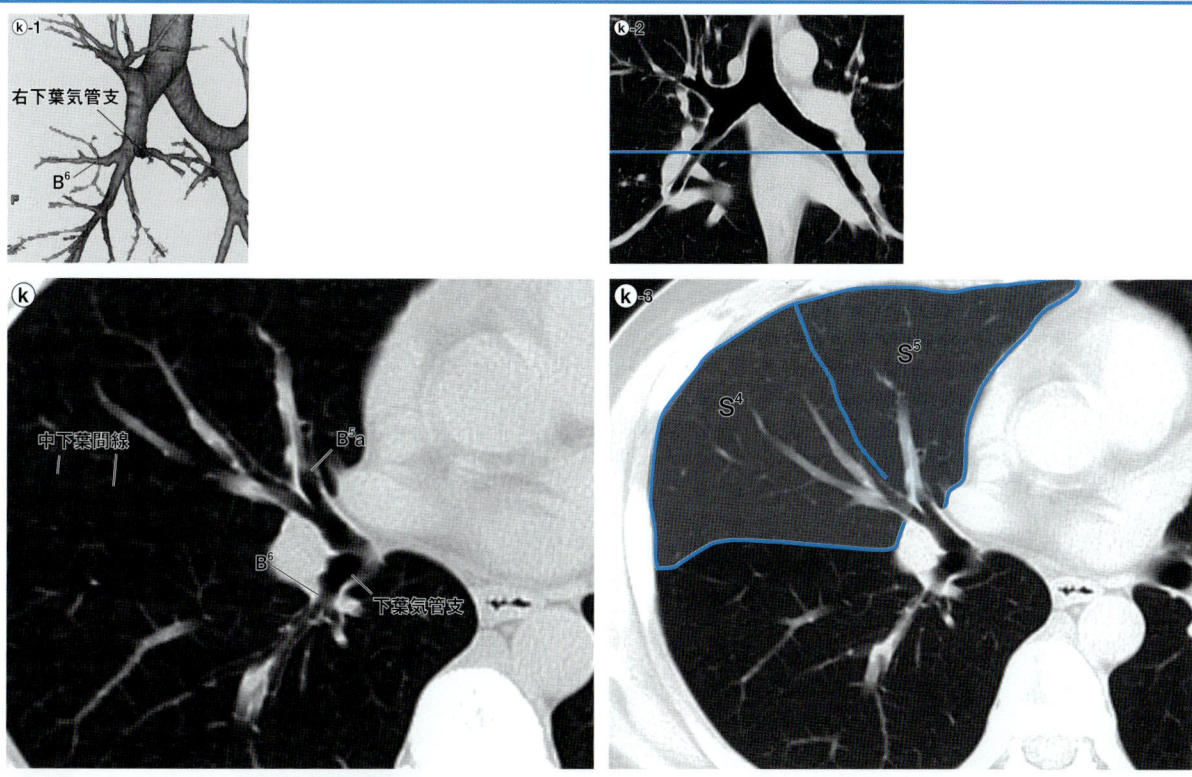

第 2 章・02 胸部CT：読影に必要な解剖学―マクロレベル

k：また，B⁵亜区域支のB⁵a，B⁵bや中葉の肺野の広がりを確認する（B⁵bはB⁵aの真下より分岐しているため，このスライスでは見えておらず，図1lのスライスで確認できる）。再び中葉気管支分岐部までもどって，右下葉気管支から中葉気管支と同じかやや頭側で分岐するB⁶を確認。

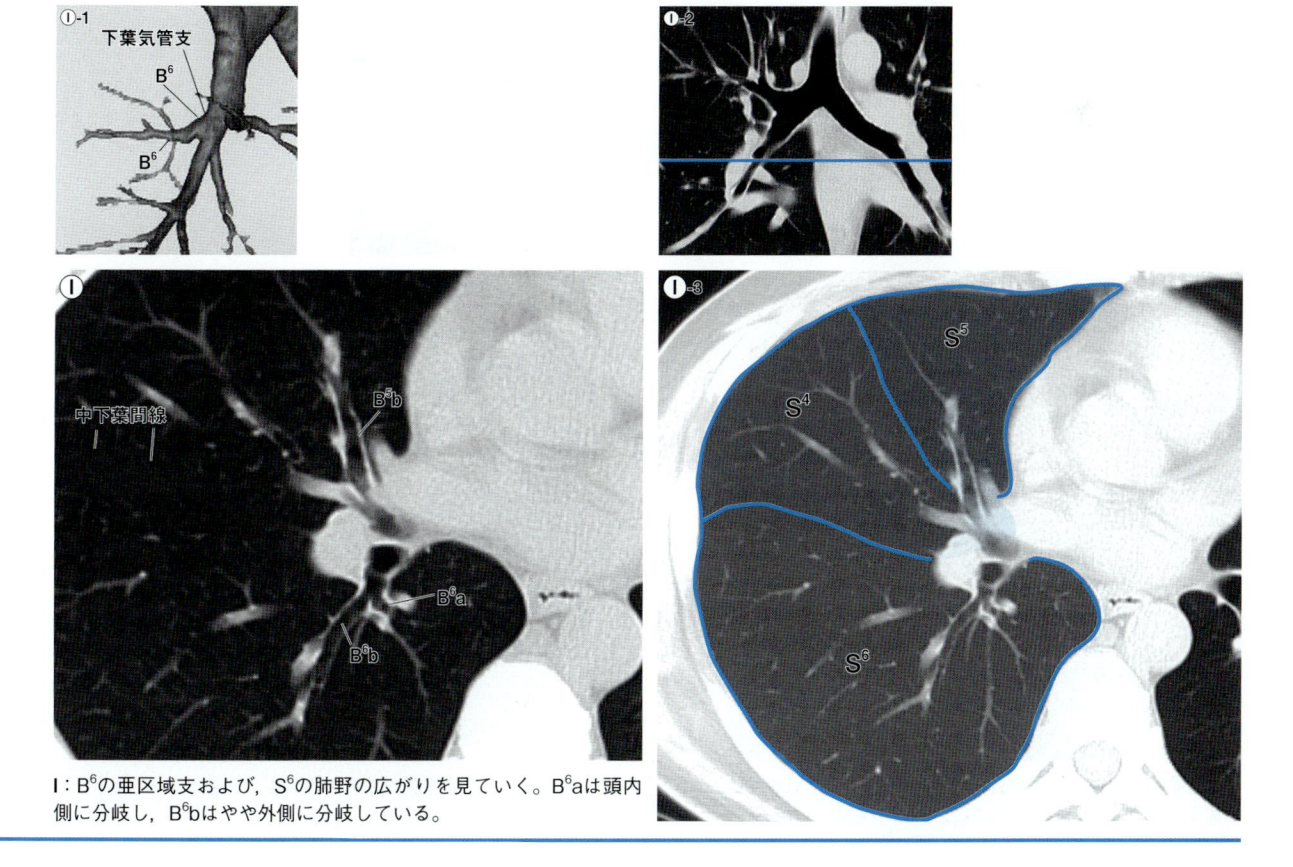

l：B⁶の亜区域支および，S⁶の肺野の広がりを見ていく。B⁶aは頭内側に分岐し，B⁶bはやや外側に分岐している。

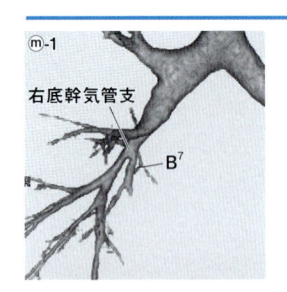

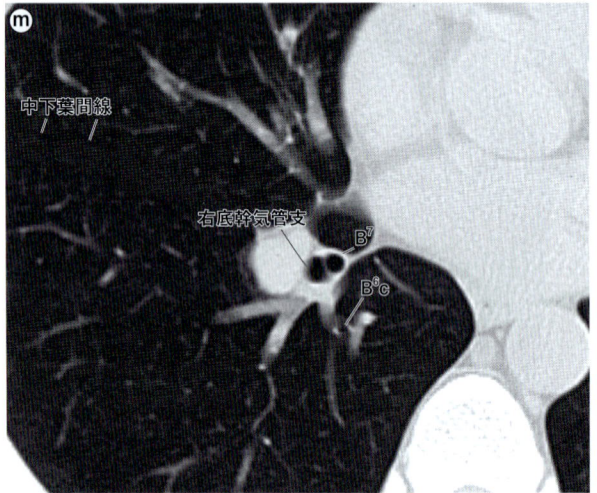

m：尾内側に分岐するB^{6}cを確認できる。B^{6}の分岐，S^{6}の広がりを確認後，右底幹気管支からB^{7}の分岐を確認する。

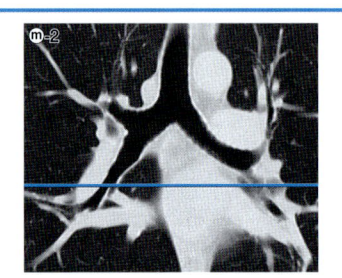

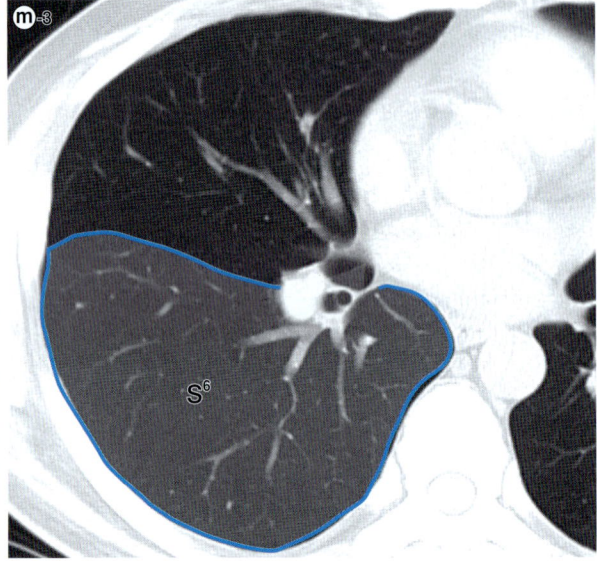

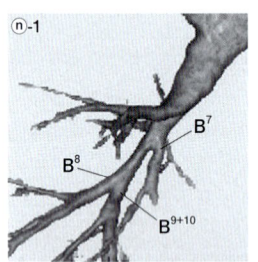

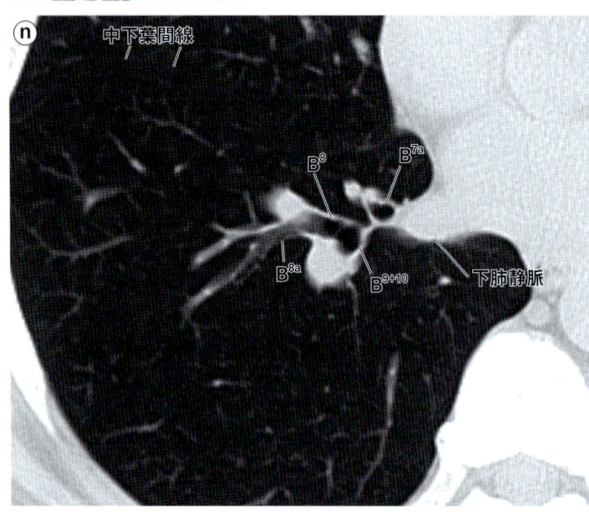

n：B^{7}aの分岐（注※），右底幹気管支からB^8（ここではB^{8}aの分岐も見える），B^{9+10}が確認できる。

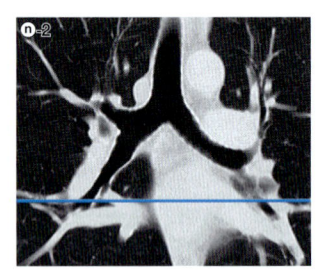

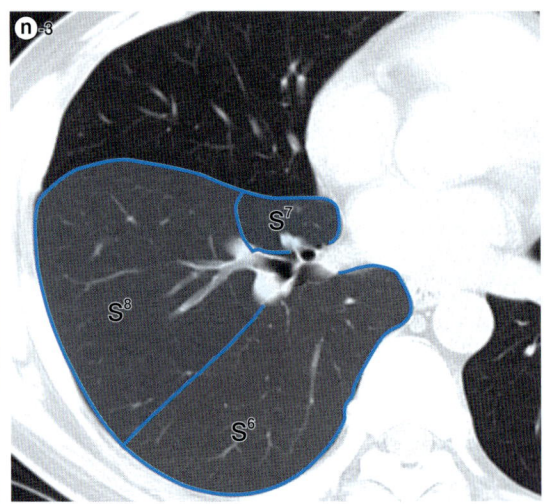

（注※：この症例は下肺静脈の前方のみにB^{7}の分岐があるB^{7}aのみの例である。）

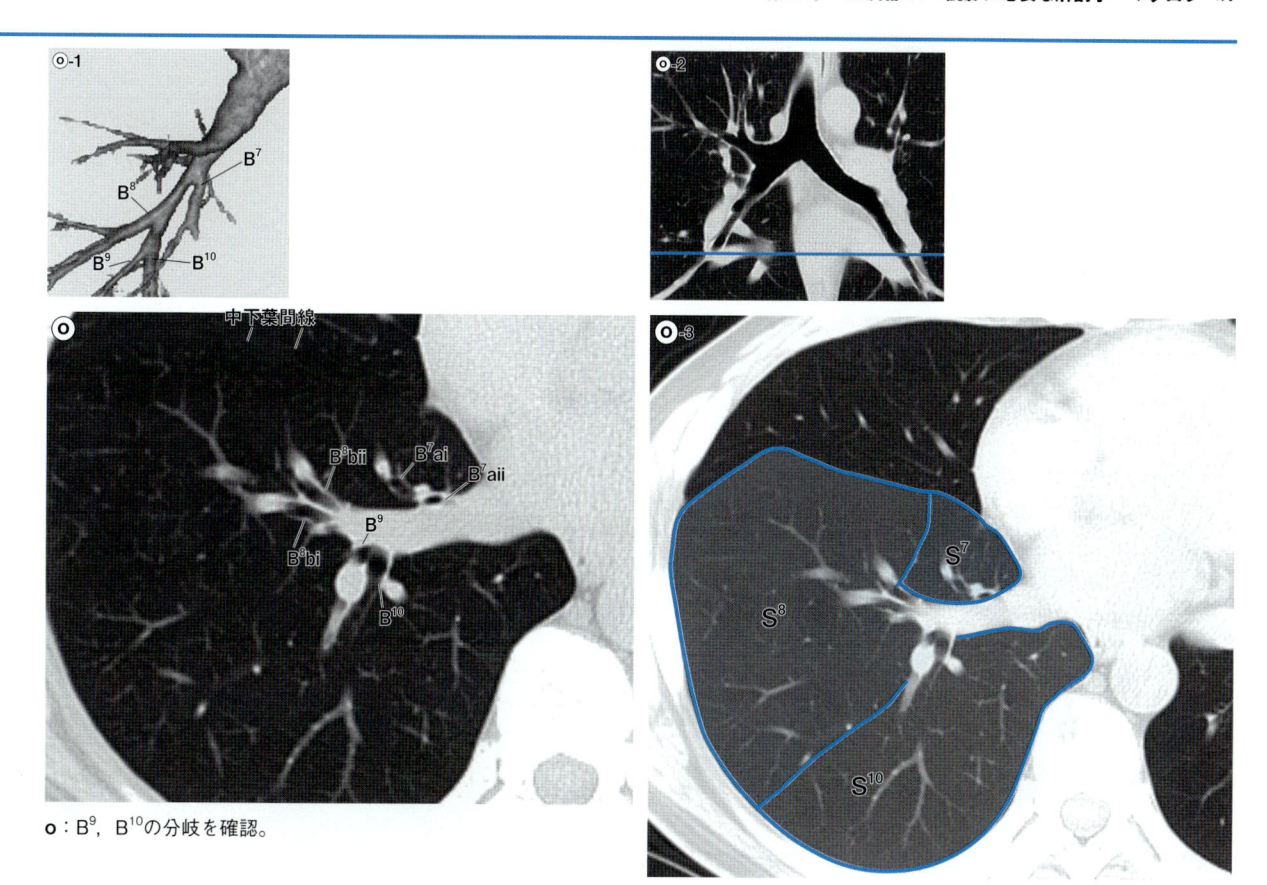

第 2 章・02胸部CT：読影に必要な解剖学—マクロレベル

o：B⁹，B¹⁰の分岐を確認。

（左頁；p.108，図1nつづき）

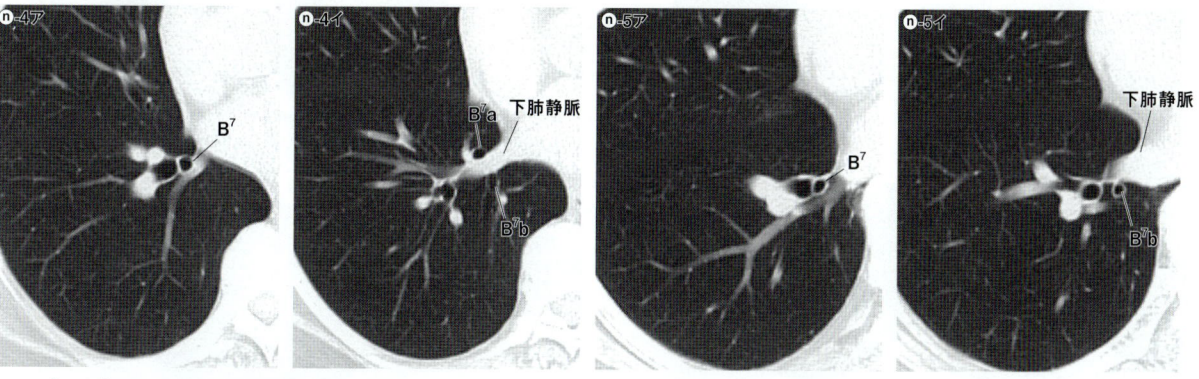

n-4：B⁷a，B⁷bがある例。下肺静脈をはさんで前後に分岐している。前方がB⁷aで後方の分岐がB⁷bである。

n-5：B⁷bのみの例。下肺静脈の後方のみに分岐している。

109

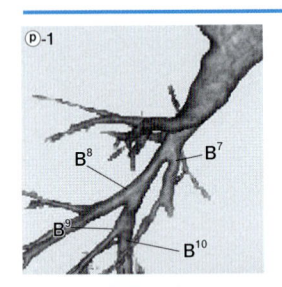

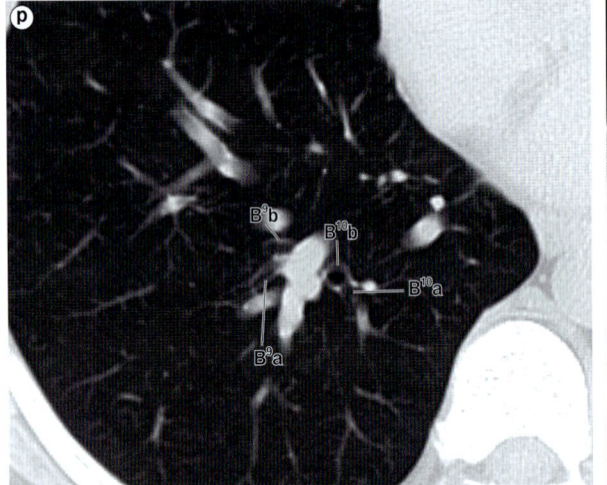

p：B⁹a、B⁹b、B¹⁰a、B¹⁰bといった亜区域支、広がりを見ていく。これで、右肺は気管〜亜区域支レベルの気管支分岐および肺野の広がりを確認することができた。

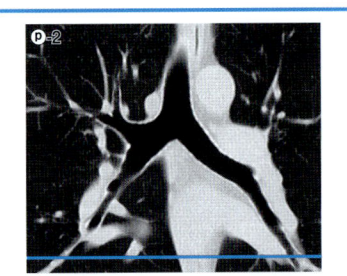

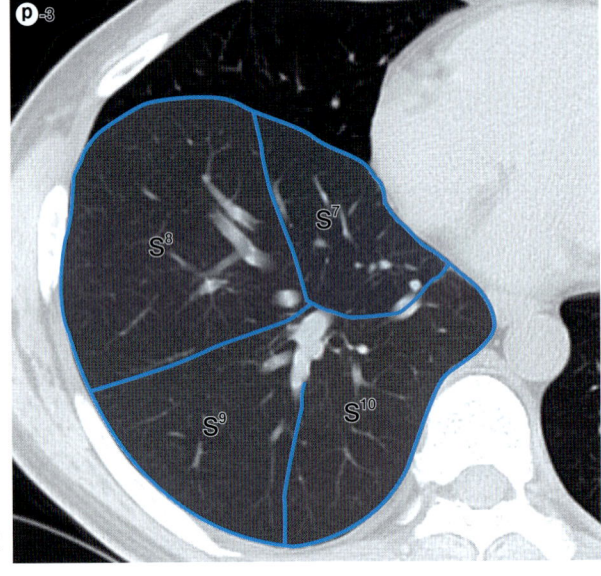

図2　左肺

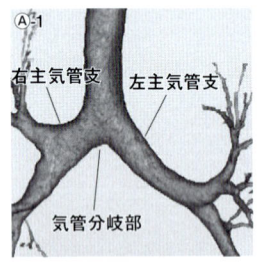

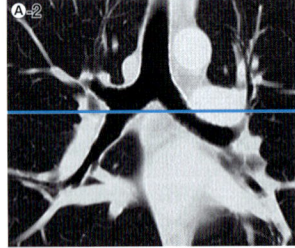

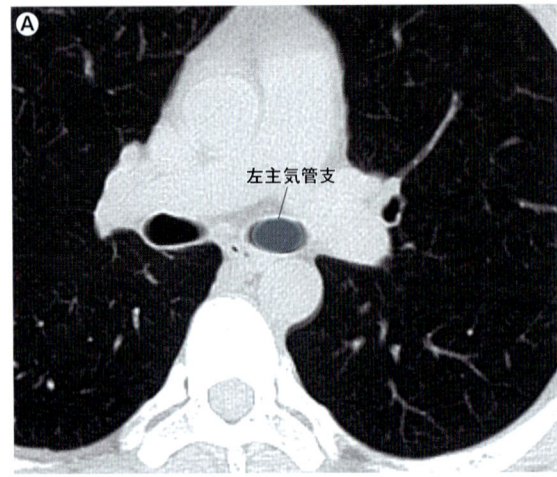

A：気管分岐部までもどり，左主気管支内（●）を確認する。

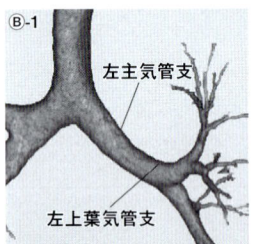

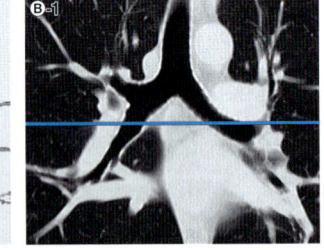

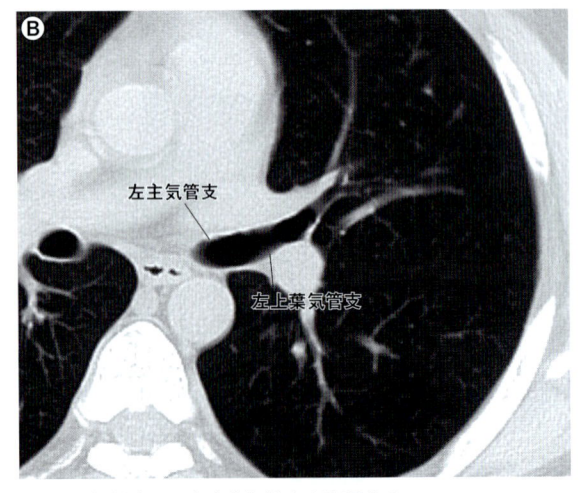

B：左主気管支から左上葉気管支を確認する。

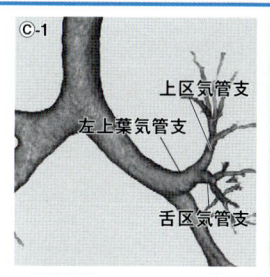

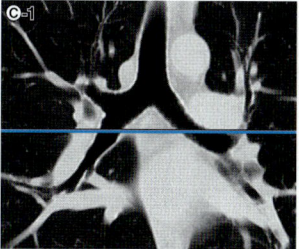

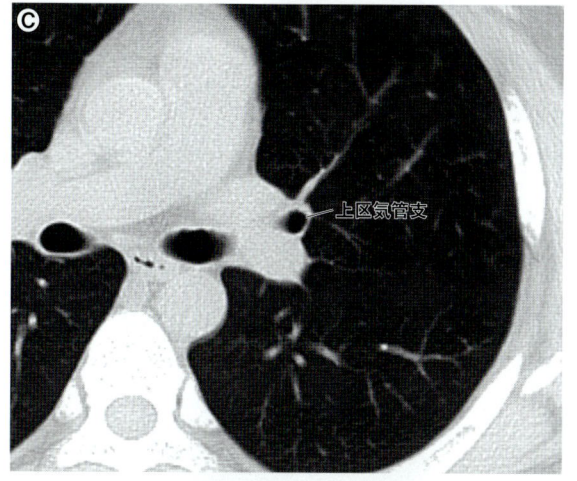

第 2 章・02 胸部CT：読影に必要な解剖学―マクロレベル

C：上葉気管支から頭側へ分岐する上区気管支を確認。左肺上葉では，頭尾側方向の分岐が右肺に比べて多いので，横断像ではスライスをスクロールさせながら確認する。

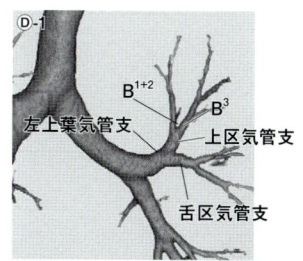

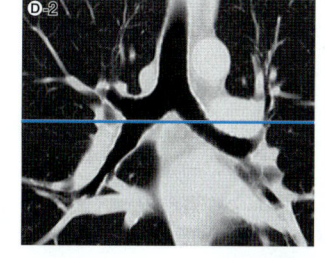

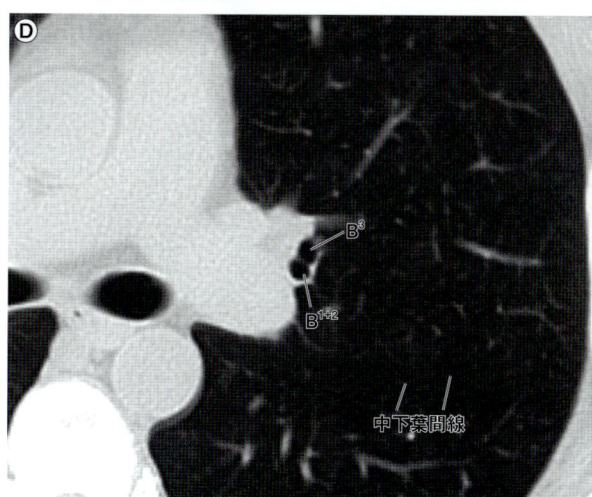

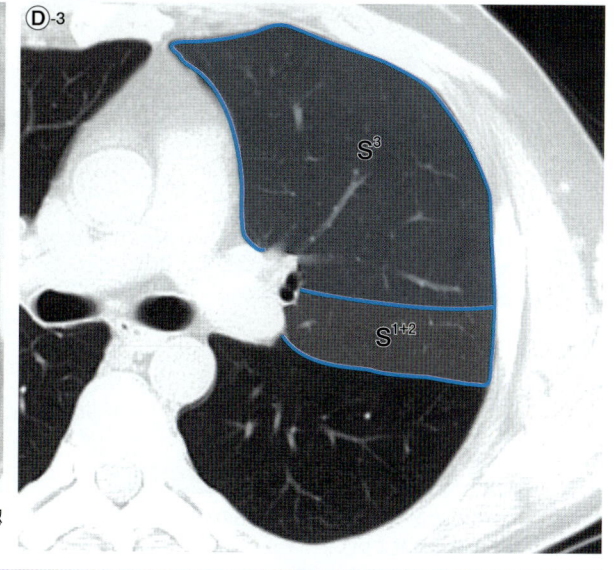

D：上区気管支から前方に分岐するB^{3}と頭側に分岐するB^{1+2}を確認する（Eに続く）。

111

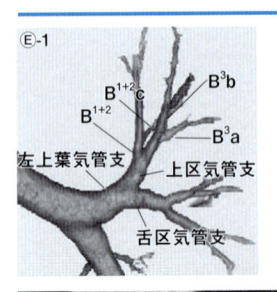

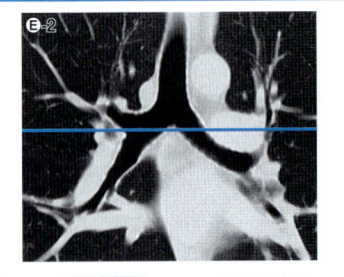

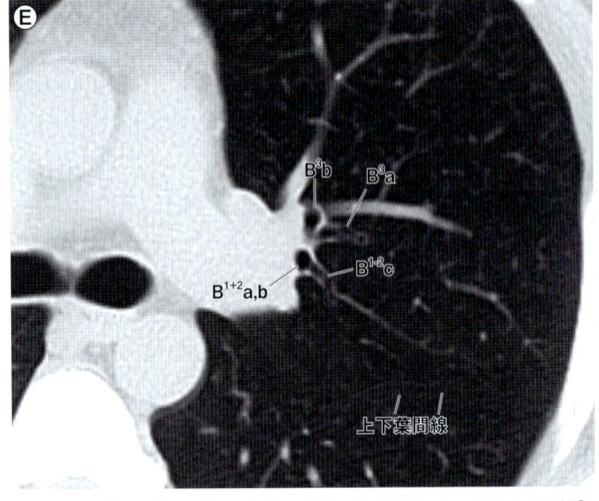

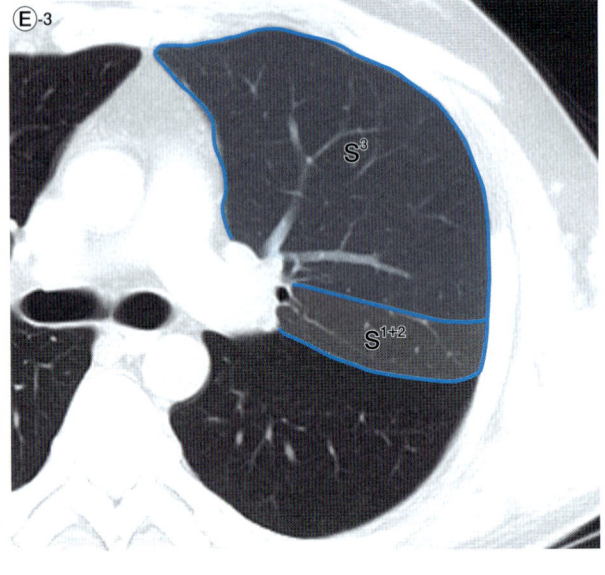

E：さらにB³はB³aとB³bの分岐，B¹⁺²から外側上方へ分岐するB¹⁺²cの分岐を確認できる。

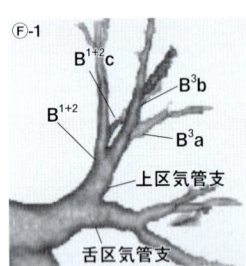

F-1：この角度ではB¹⁺²aとB¹⁺²bは重なっている。

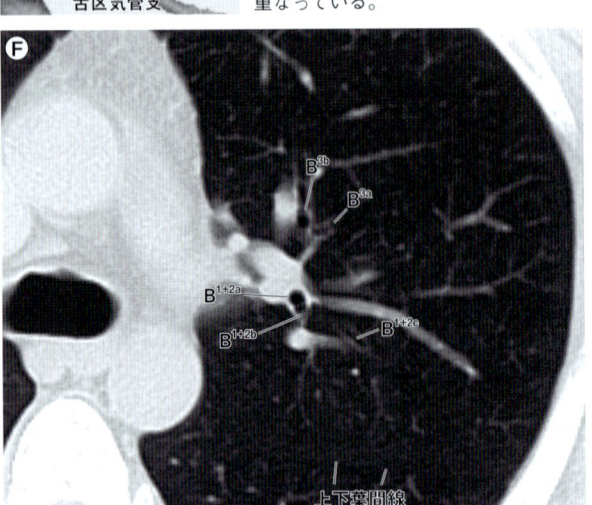

F：さらに頭側のスライスでB¹⁺²aとB¹⁺²bの分岐を確認し，S¹⁺²とS³の広がりをそれぞれ見ていく。

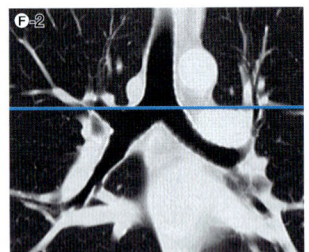

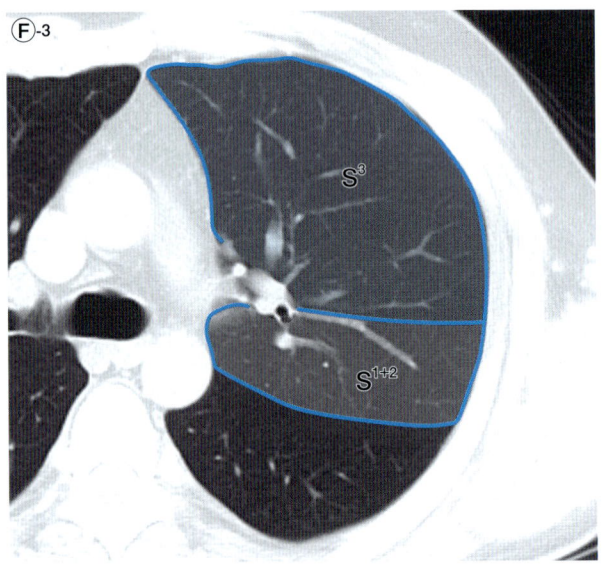

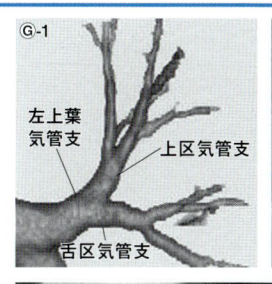

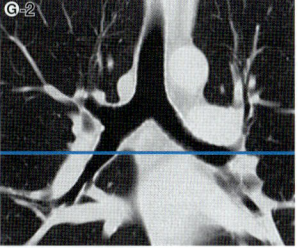

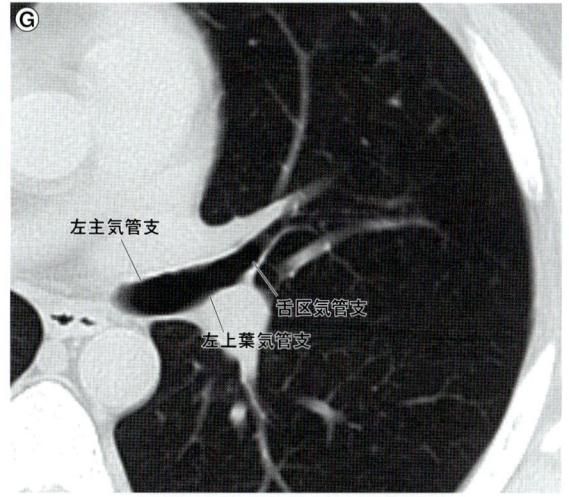

第 2 章・02胸部CT：読影に必要な解剖学—マクロレベル

G：左上葉気管支から上区気管支，舌区気管支の分岐部分にもどり，次に舌区気管支を見ていく。

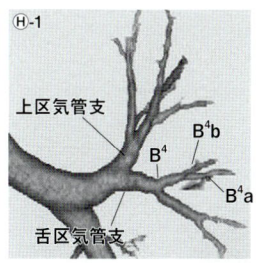

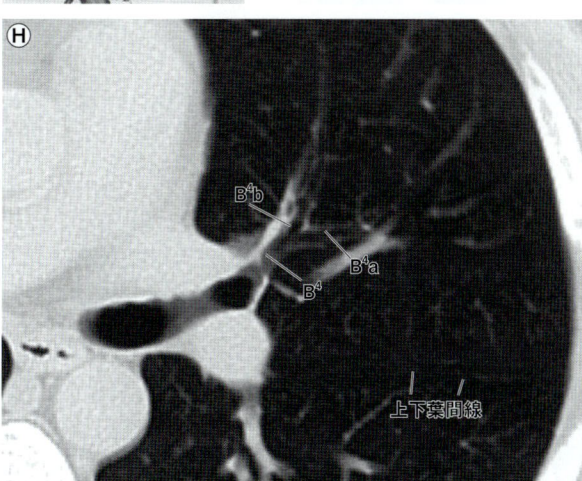

H：舌区気管支からB^4, B^{5}の分岐を確認するが，舌区ではこのように，B^{4}が頭側で分岐しする（Iに続く）。

113

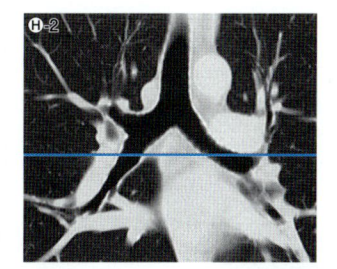

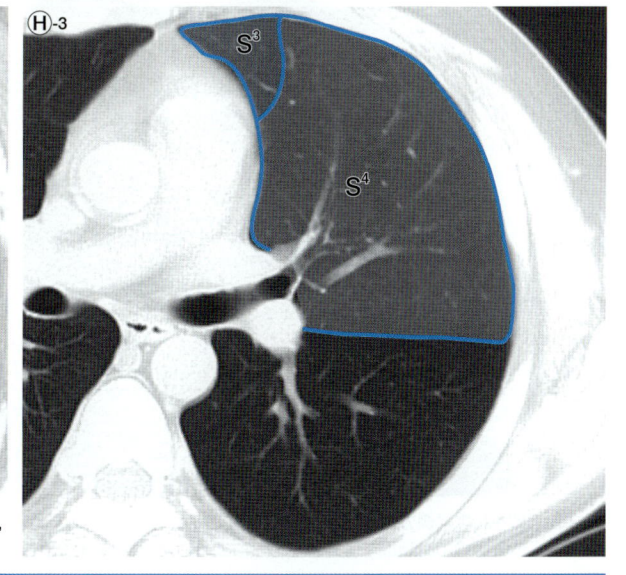

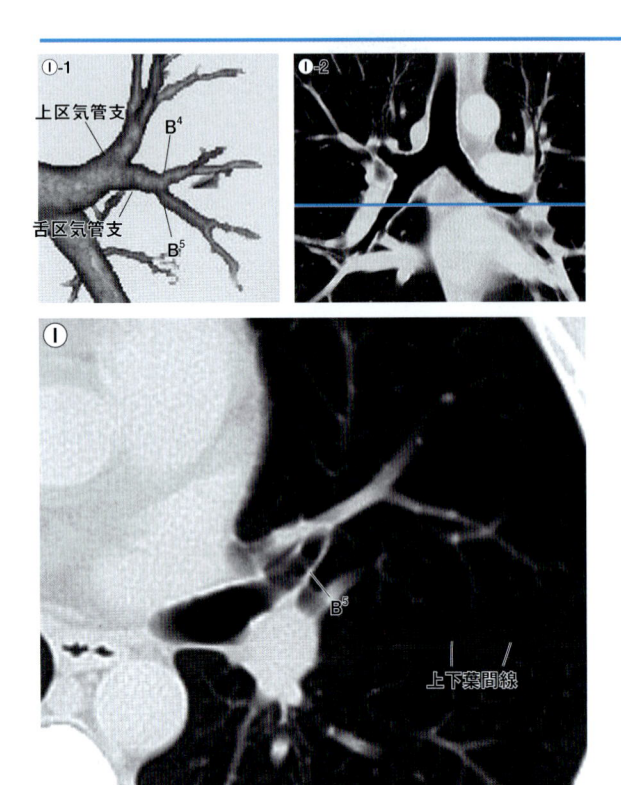

I：HのB⁴に続いてB⁵が尾側に向かって分岐することが多いため，右肺の中葉のように横断像の同一断面でB⁴，B⁵の分岐が見られないことも多い。

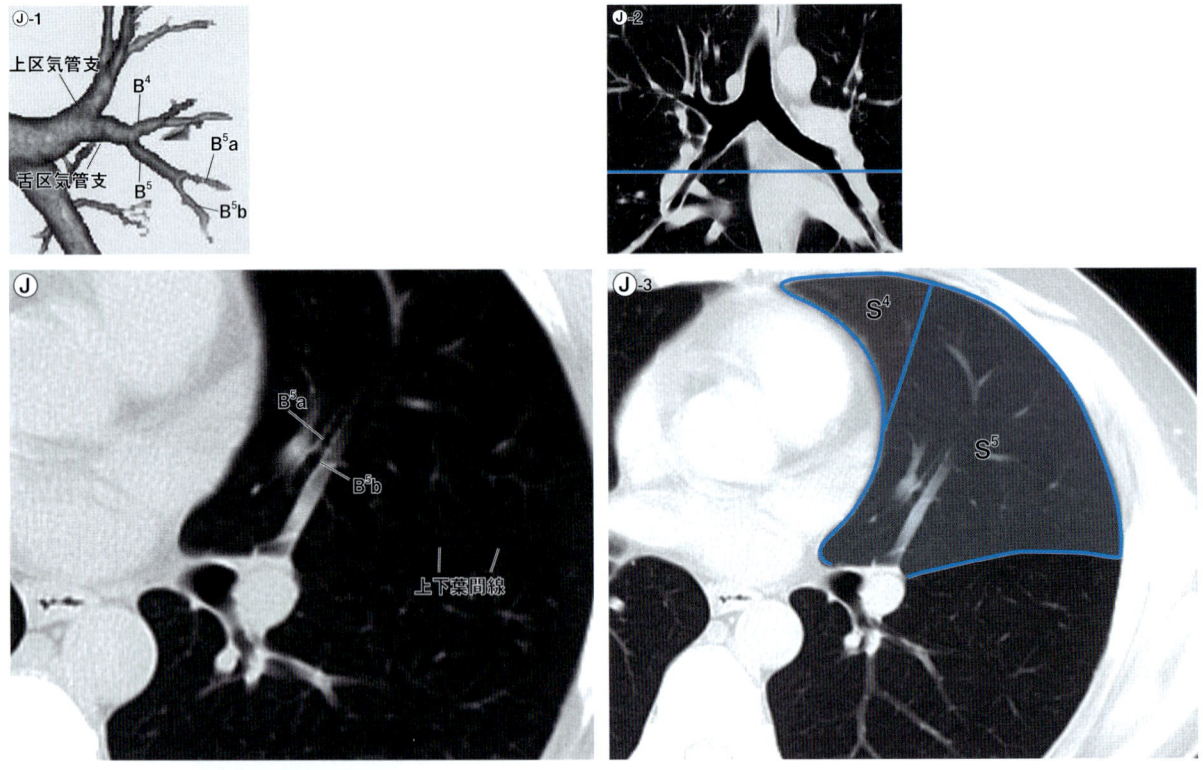

J：B⁵aとB⁵bも頭尾側方向で分岐することが多く，同様に同一断面で分岐が確認できない場合が多いので，断面を上下にスクロールして分岐や肺野の広がりを確認する。

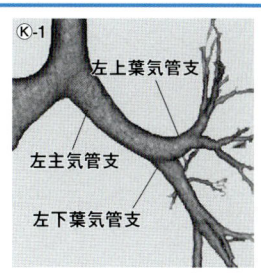

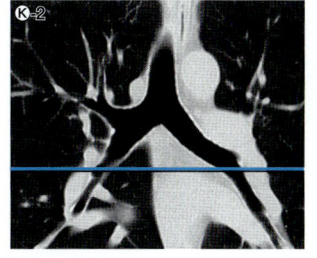

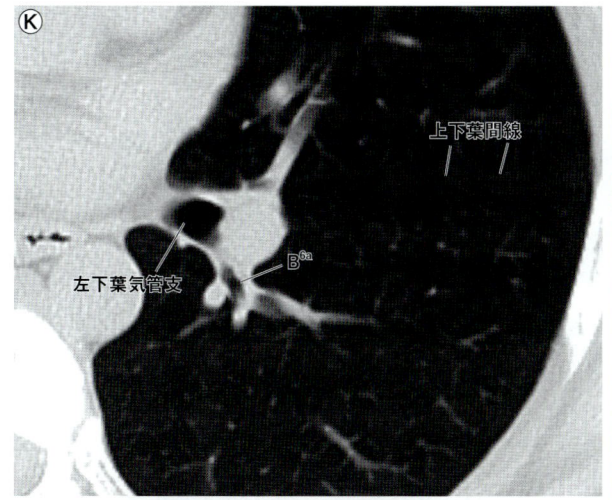

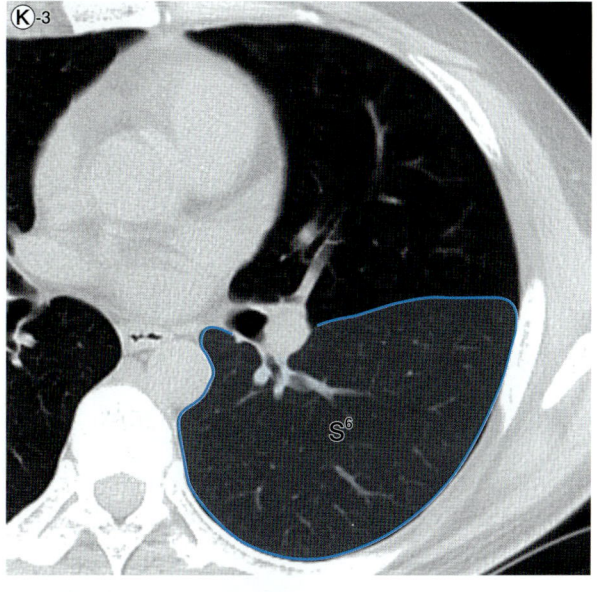

第 2 章・02胸部CT：読影に必要な解剖学―マクロレベル

K：舌区の確認が終わったら，再び上葉気管支と左下葉気管支の分岐までもどり，次に左下葉気管支内を確認する。

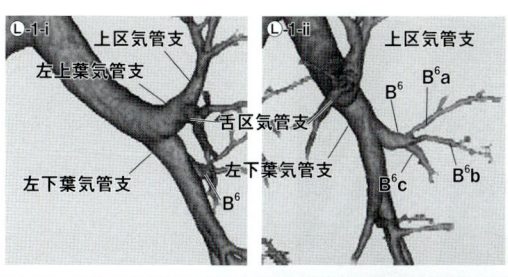

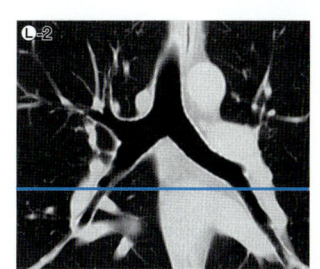

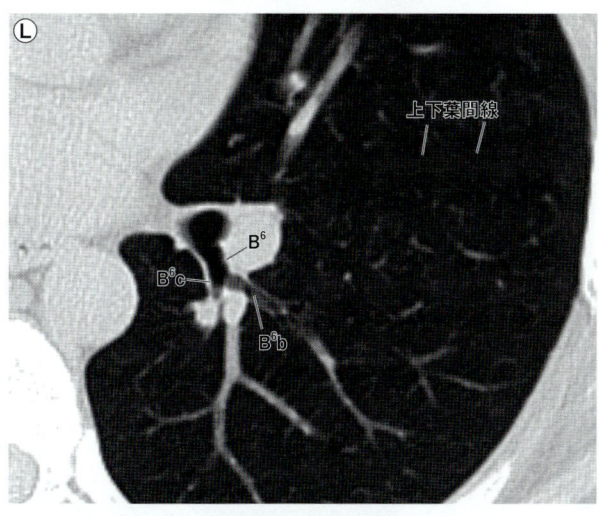

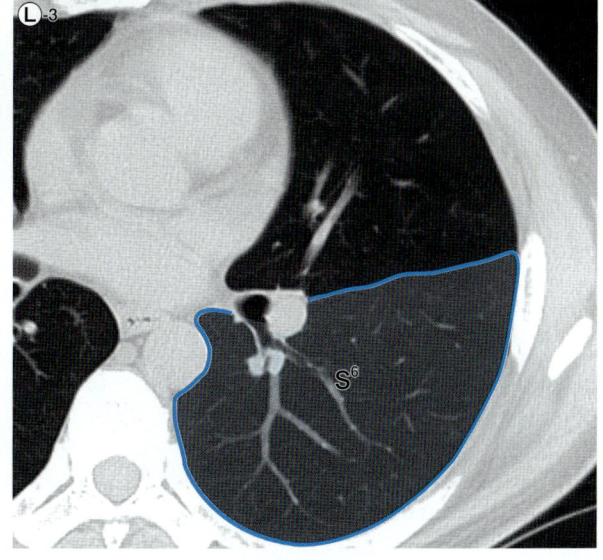

L：すぐに下葉気管支から背側に分岐するB^6が見られ，頭内側に分岐するB^6a（**図2K**），B^6b，B^6cの分岐やS^6の広がりを確認する。

115

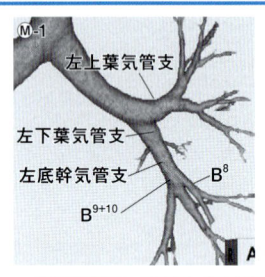

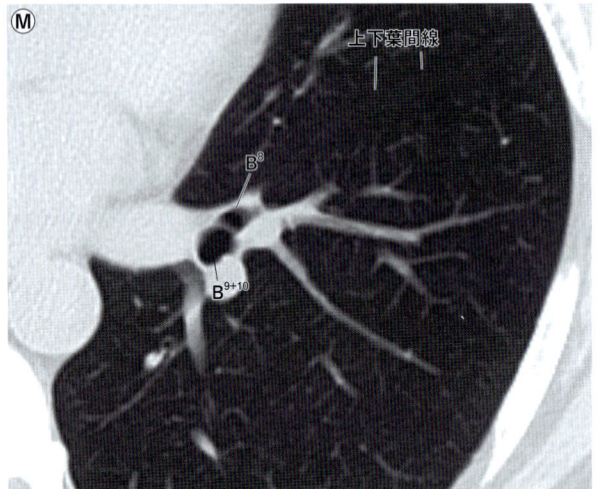

M-1 左上葉気管支 / 左下葉気管支 / 左底幹気管支 / B^8 / B^{9+10}

M：B^6分岐後，左底幹気管支からここではB^8とB^{9+10}に分岐している。

上下葉間線

S^8, S^9, S^6

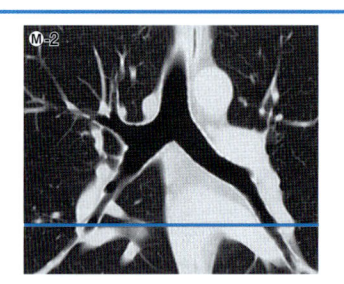

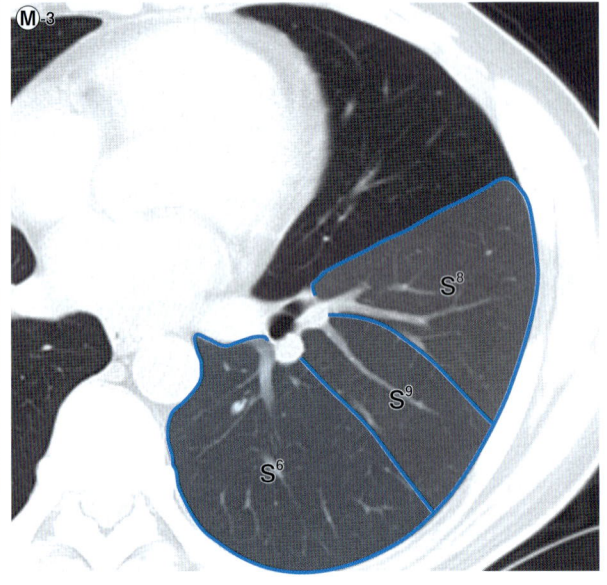

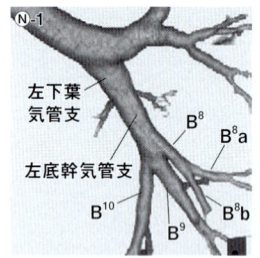

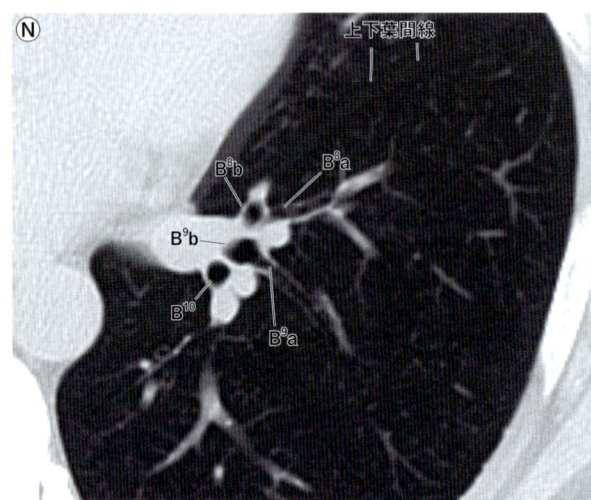

N-1 左下葉気管支 / 左底幹気管支 / B^8 / B^8a / B^8b / B^{10} / B^9

N：亜区域支B^8a，B^8bとB^9a，B^9bおよびB^{10}の分岐が確認できる。

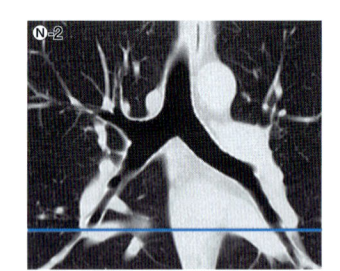

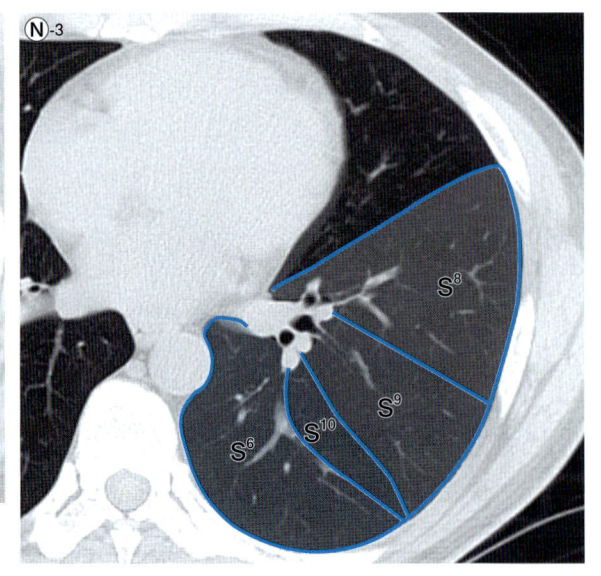

上下葉間線

S^8, S^9, S^{10}, S^6

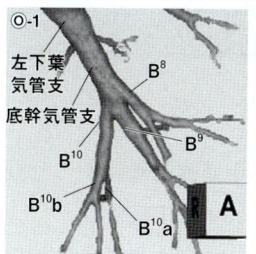

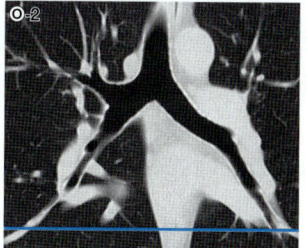

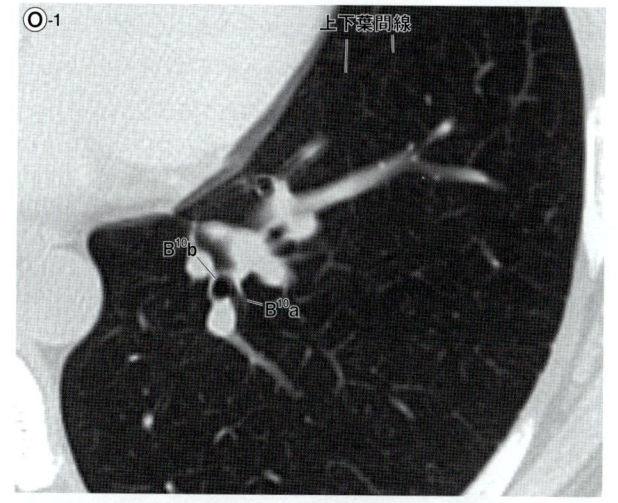

第 2 章・02胸部CT：読影に必要な解剖学—マクロレベル

O：B¹⁰aとB¹⁰bの分岐を確認し，肺野の広がりを確認する。

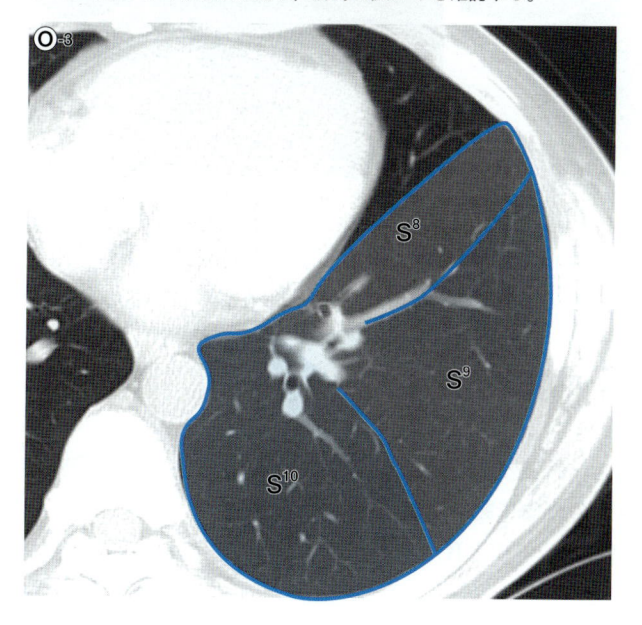

その他の正常解剖のポイント

その他，肺の正常解剖のポイントとなる点を示す。

■右上葉

動脈は上幹動脈からの回帰型（recurrent type）と，その後，中間肺動脈幹から分岐し葉間面から上行する上行型（ascending type）とがある（Point advice 1参照）。

静脈はB^2bとB^3aの間に中心静脈が存在する中心静脈型（central vein type）が約80％で，中心静脈から分岐しS^2とS^3を分けるV^2c（図3）が明瞭に認められる。一方，太い静脈がS^3bの縦隔側から分岐する肺尖静脈型（semi-central vein type）が約10％で認められるが，この場合，縦隔に近い位置から静脈が分岐するため同定は困難になる。

図3　中心静脈型（central vein type）とV^2c

約80％を占める中心静脈型の場合，横断像でB^2とB^3の分岐角にはさまれるような形で中心静脈が存在する。このため，CTでの認識が容易である。区域間静脈は肺区域の境界に存在し，特にV^2cは横断像でS^2，S^3の境界となり，中心静脈へ流入する様子が観察しやすい。

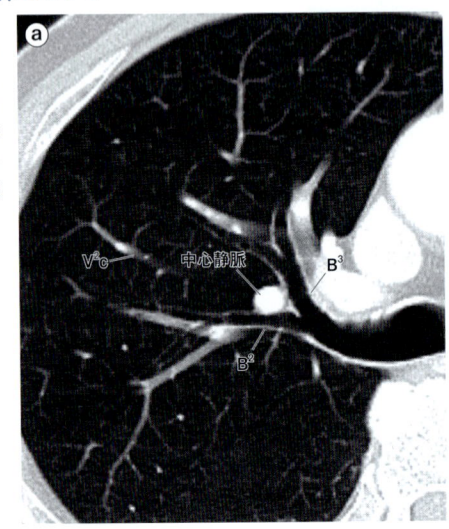

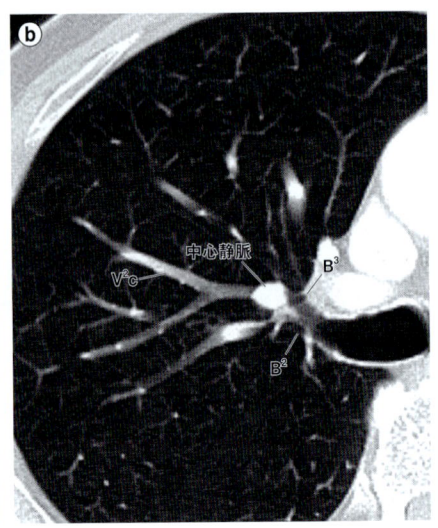

■右中葉

動脈は上幹動脈を分岐した後，中間肺動脈幹として中間気管支幹の前方から外側へまわり，中葉気管支よりやや高いレベルで中葉へ分布する。同じレベルの気管支より動脈のほうが上方に位置する。

静脈は中葉気管支と伴走する動脈より下方で左房に流入する。

■右下葉

動脈は中間肺動脈幹から連続し，A^6を分岐し，A^8，A^9，A^{10}となって各々の気管支に伴走するため，水平断では気管支の外側に動脈が認められる。

静脈は左房へ連続する下肺静脈としてB^8とB^{9+10}の分岐下に位置し，動脈・気管支の内側に離れて位置する。

■左上葉

左肺動脈は主肺動脈が左上葉支を乗り越えながら，さらに乗り越えた後に各々の分枝を分岐する（図11）。

しかし，舌区に分布する肺動脈は，多くは上葉気管支を乗り越え，葉間から分岐（葉間型動脈）するが，上葉支を乗り越える前に，直接上葉気管支の前方から舌区に分岐（縦隔型動脈）する場合がある（Point advice 2参照）。約25％の症例が縦隔型あるいはこれらの両者の混合型とされ，混合型の場合が多く認められる。すべての動脈分枝が通常の葉間型であれば，下葉へ分布する動脈から分岐する太い分枝が舌区へ向かい，すべての分枝が縦隔型の場合，舌区の外側での血管影が乏しくなる。

静脈は右に多い中心型(central vein type)は少なく，S³bの縦隔側から分岐する肺尖静脈型(semi-central vein type)が多いため，S¹⁺²とS³との間のV²cは右上葉の中心静脈型でのV²cよりも同定は容易ではない。

■ 左下葉

動脈は右と同様，A⁶を分岐し，A⁸，A⁹，A¹⁰となり，水平断では気管支の外側に動脈が認められる(参考症例：図10)。

静脈は，右と同様に左房へ連続する下肺静脈としてB⁸とB⁹⁺¹⁰の分岐下に位置し，動脈・気管支の内側に離れて位置する。

Point advice 1　3D-CTで胸部外科医が確認している点

●右上葉肺動脈分岐(図4)

近年，肺癌の外科的治療としてVATS(video assisted thoracoscopic surgery)が選択されることも多く，肺葉切除，区域切除などの術前検査として肺血管の3D-CTが求められる施設も多いだろう。術中の血管損傷は患者を死に至らしめる可能性のある重大な合併症である。比較的強い壁をもつ肺静脈に対し，肺動脈は壁が損傷しやすい。この術前の3D-CTで，特に肺動脈分岐についてどのような点を外科医が確認しているかを，いくつか示す。

まず，両側の上葉では走行様式の変異が多く中葉や下葉ほど少ない。右上葉ではA¹はすべて上幹動脈より分岐するが，A²，A³の一部が上幹動脈から分岐する回帰型と，中間肺動脈幹から分岐し上行する上行型がある。右上葉切除の場合では，回帰型のみの場合上幹動脈のみを切除するが，上行型の動脈がある場合は上幹動脈とともにこれも切除する必要がある[2〜6]。

図4　右上葉肺動脈分岐

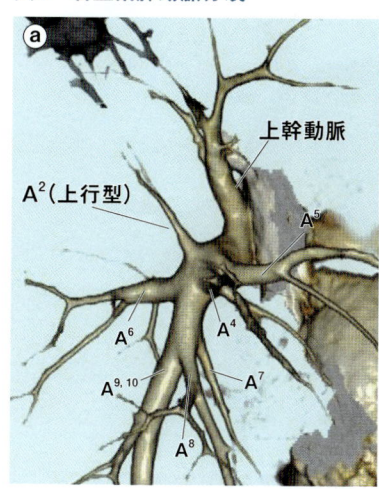

a：上幹動脈以外にA²の上行型が1本ある例。この場合，上葉切除では肺動脈は2本処理する必要がある。

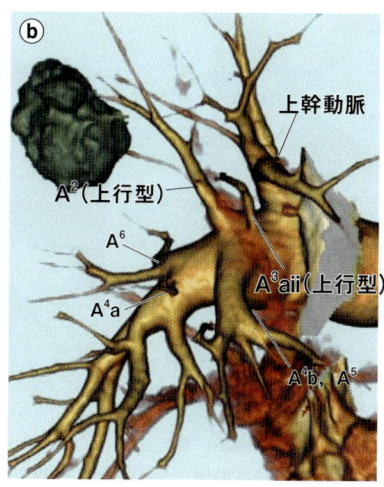

b：上幹動脈以外にA²の上行型とA³aiiの上行型の2本がある例。この場合では，上葉切除において肺動脈は3本処理する必要がある。

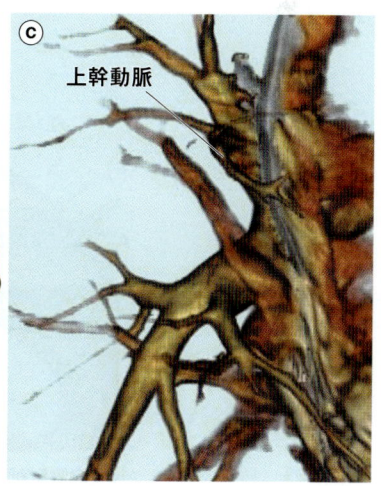

c：上幹動脈のみの例。実際にはこのように上幹動脈のみの例は少ない。

Point advice 2 　3D-CTで胸部外科医が確認している点

●左上葉舌区肺動脈分岐（図5）

　左上葉の動脈は，右上葉と異なり幹（truncus）を形成せず，小区動脈として直接肺動脈幹から分岐し，気管支の分岐型と一致しないのが特徴である．なかでも，舌区動脈は葉間面から分岐する葉間型が最も多い分岐様式であるが，一方，左主肺動脈が主気管支を乗り越える前に分岐し，上葉支の前方から直接舌区に分岐する縦隔型がある．舌区の切除には葉間面のみならず，縦隔型の動脈の分布がないか，確認する必要がある[2〜6]．

図5　左上葉肺動脈分岐
葉間型が最も多い分岐様式であるが，縦隔型の分布がないか確認する必要がある．

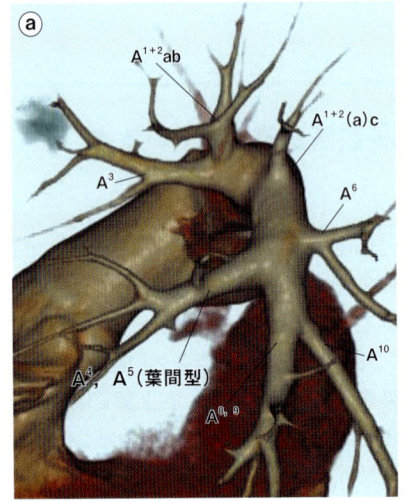

a：葉間型が1本の例
b：葉間型が2本の例 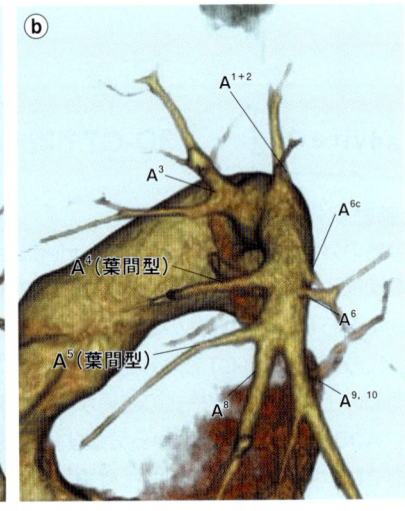
c：縦隔型が1本，葉間型が1本の例 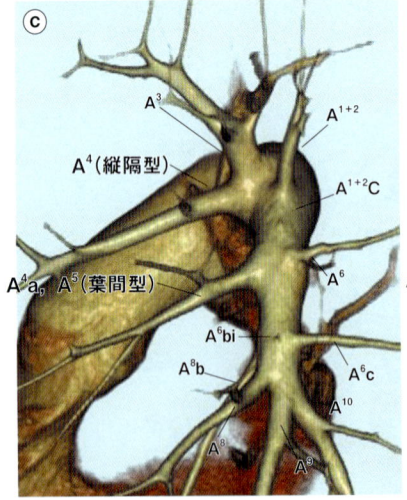
d：縦隔型のみ1本の例（少ない） 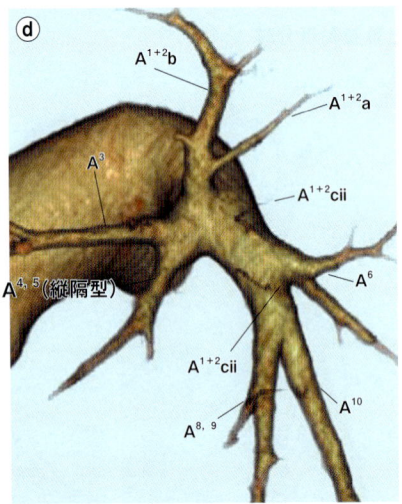

ここが勘ドコロ

- 肺動脈の走行は上葉ではバリエーションが多く，解析には慣れが必要．
- しかし，下葉は原則水平断像で気管支の外側に接して肺動脈が，内側に少し離れて静脈がある，とパターンが決まっている．

最低限覚えておきたい正常変異

■左B^7（図6）
通常，左肺にはB^{7}はないが，B^{7}が正常変異として見られる場合がある。

■右B^{7}の欠損（図7）
上記とは逆に，通常存在する右肺のB^{7}が欠損する場合がある。

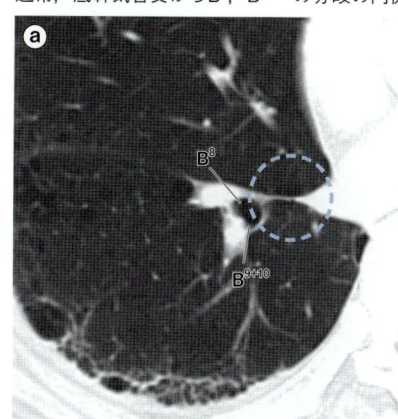

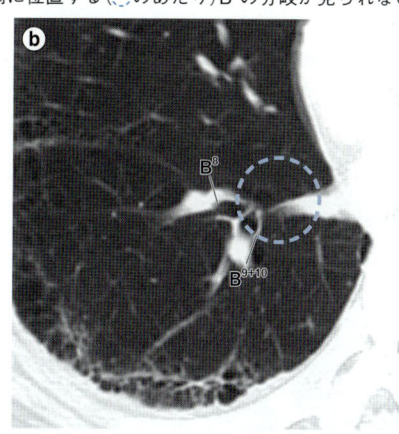

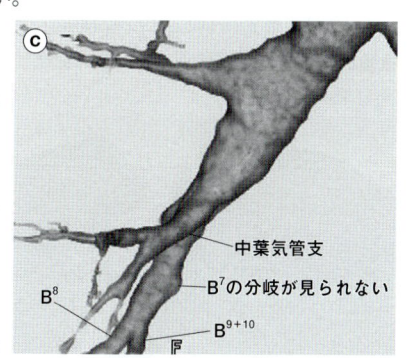

■気管気管支（tracheal bronchus）（図8，9）
気管より上葉支，もしくはその一部が分岐する正常変異。主気管支から上葉へ分岐するものも含まれる。横断像で観察していると，同じ断面では分岐は見られないため，気管気管支を丁寧に読影していないと見落としがちである。

区域解剖を丁寧に読影することが重要である，ということがよくわかる実際の症例を提示する（図10）。

図6　左B^7
底幹気管支の内側に左B^{7}の分岐が見られる。

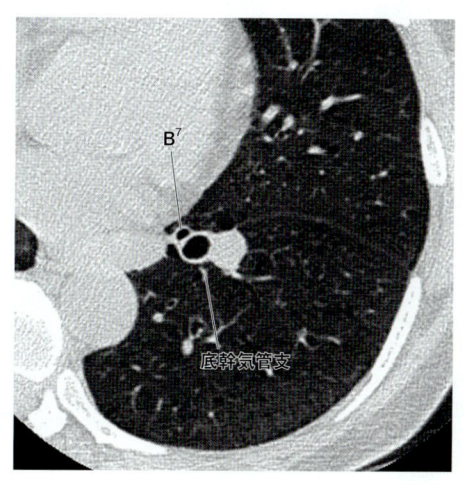

図7　右B^{7}の欠損
通常，底幹気管支からB^8，B^{9+10}の分岐の内側に位置する（⦿のあたり）B^{7}の分岐が見られない。

図8 気管気管支(tracheal bronchus)(図7と同一症例)

右上葉肺癌の患者。気管分岐部レベルの右主気管支からB¹が上葉気管支とは別に分岐している。横断像では気管気管支の分岐をきちんと読影していないと見逃しがちな点に注意。

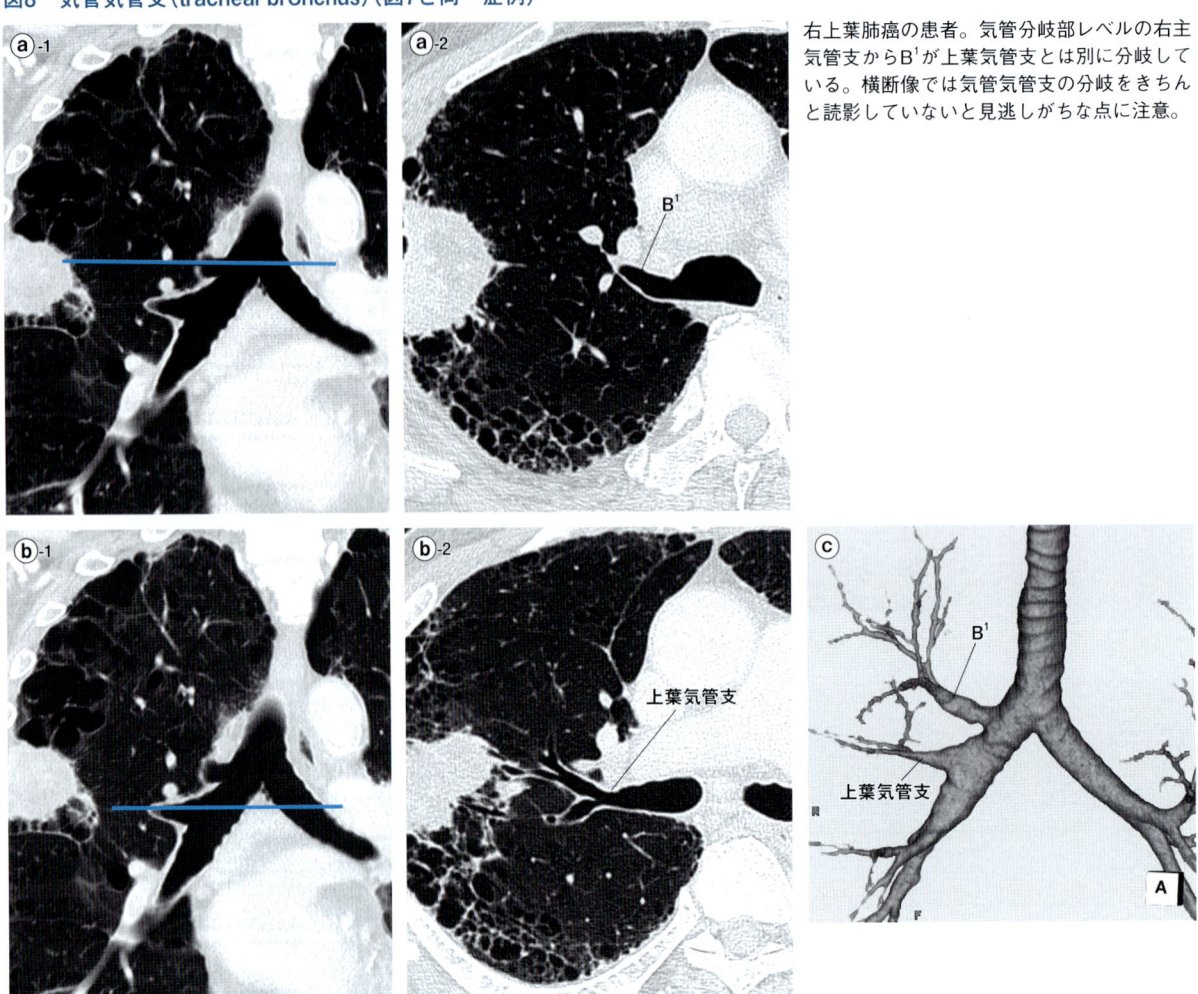

図9 気管気管支(tracheal bronchus)

気管から直接B¹が上葉気管支とは別に分岐している。気管から下方へ屈曲蛇行して分岐しているため,横断像では憩室様に見えている。

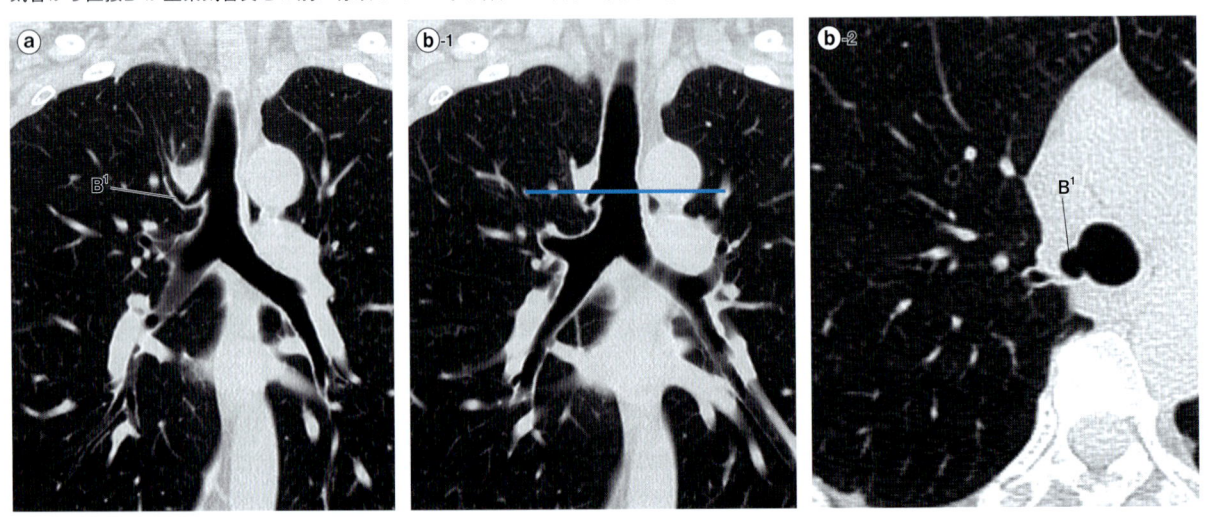

図10 大動脈分岐異常症（肺分画症）

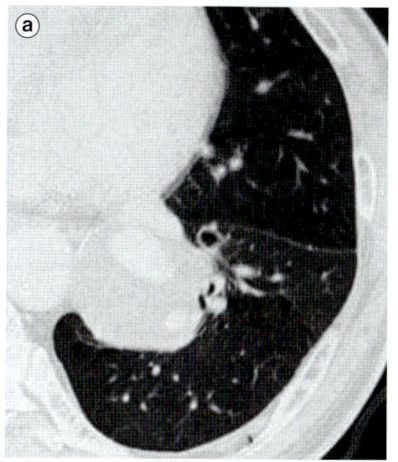

a：左下葉縦隔に接して腫瘤影あり。

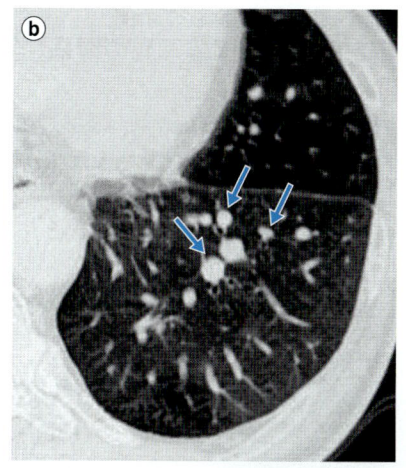

b, c：左底区の気管支に対して原則と異なり、肺動脈が内側を伴走している（→）。

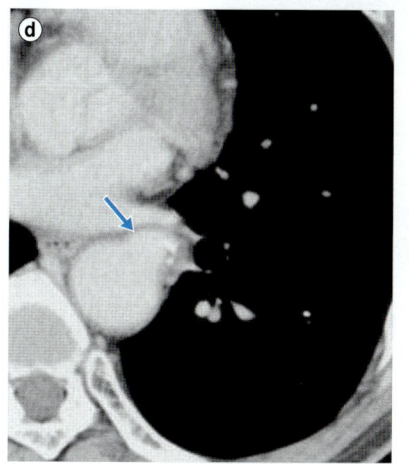

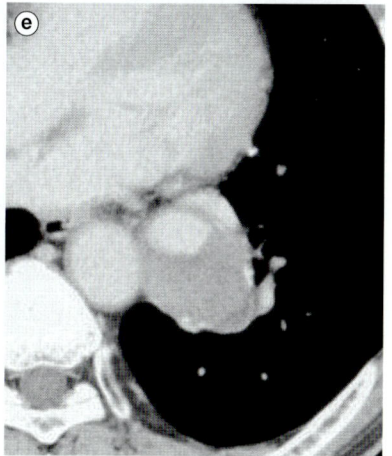

d, e：造影CTで大動脈から分岐する動脈（→）があり、大動脈分岐異常症（肺分画症）であることが確認できる。

（左頁；p.122, 図9つづき）

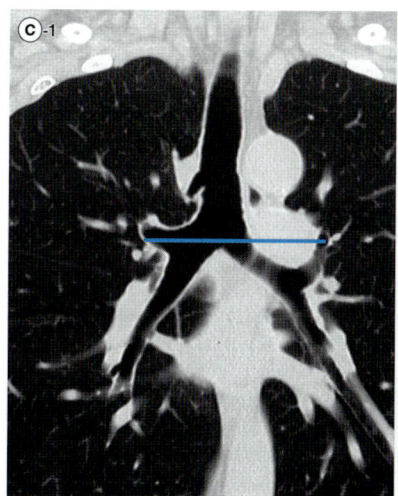

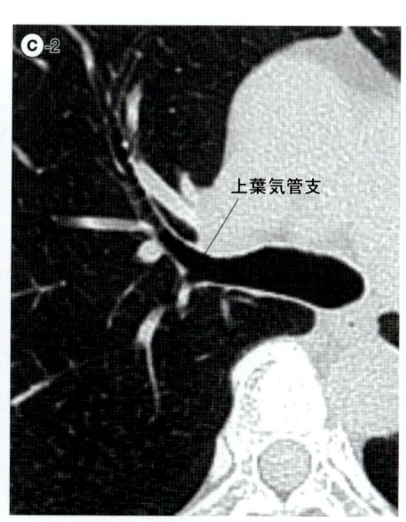

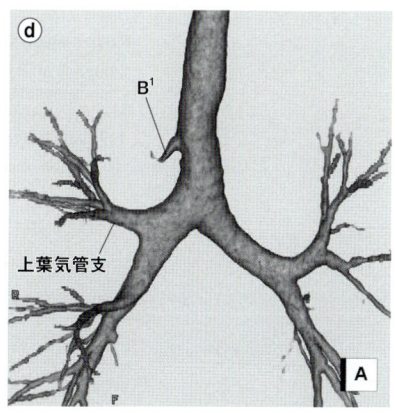

上葉気管支

上葉気管支

B¹

A

Point advice 3　肺動脈と胸部単純X線写真の関係（図11）

胸部単純X線写真を読影するときに，難しく感じがちなのが肺門陰影ではないだろうか。胸部単純X線写真と3D-CTで作成した肺動脈と気管支の対比を示す。肺門陰影の大部分を構成している肺動脈と気管支の関係がわかるとぐっと理解しやすくなると思われる。

図11　単純X線写真との比較

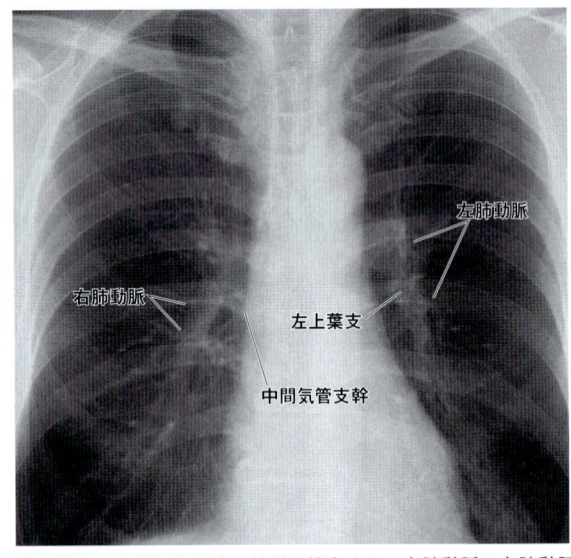

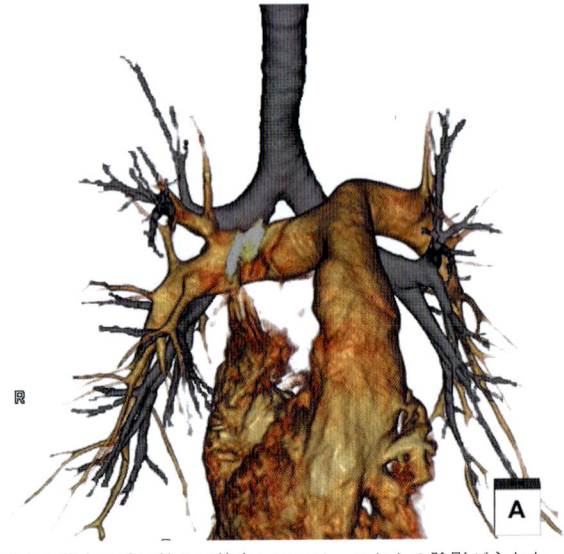

右肺動脈は中間気管支幹の外側を伴走する。左肺動脈は主肺動脈が左上葉支を乗り越えて伴走している。これらの陰影が主となって両側肺門陰影を形成している。

これは必読！

- 室田真希子ほか：【胸部画像診断　これだけ押さえれば大丈夫】胸部CTの基礎 肺門部のCT解剖の捉え方. 臨床画像, 20：62-71, 2004.

- 尾辻秀章ほか：肺門部の解剖. 画像診断, 21：900-908, 2001.

References

2) Murota M, et al：Evaluation of subsegmental pulmonary arteries of the posterior and anterior segments of the right upper lobe using multidetector row computed tomography with multiplanar reconstruction images. Jpn J Radiol, 27：86-90, 2009.
3) 室田真希子ほか：【胸部の最新画像情報　2008】MDCTによる左舌区動脈(A4, A5)の分岐様式の検討. 臨床放射線, 53：211-216, 2008.
4) 荒井他嘉司, 塩沢正俊：肺切除術－局所解剖と手術手技-. 朝倉書店, 東京, 1993, p50-292.

03 第2章 胸部CTのminimum requirements

髙橋雅士

胸部CT：読影に必要な解剖学ーサブマクロレベル

はじめに

　昨今，特発性間質性肺炎(idiopathic interstitial pneumonia：IIP)の診断においては，multidisciplinary という言葉がキーワードとなった。つまり，診断は常に動的であり，病理診断が最終診断ではなく，臨床，画像，病理が対等の立場で議論して，最終診断にたどり着くという考え方であり，これは，IIPのみならず，多くの呼吸器疾患においても応用しうる姿勢であろう。現在のCTの分解能は決して顕微鏡のそれに及ぶものではないが，その代わりにCTは肺野全体で起きている形態学的変化を巨視的に俯瞰しながら捉えることが可能であり，なかでも，高分解能CT(high resolution CT：HRCT)は，肺野病変にサブマクロのレベルで最も近づきうる画像診断手技であるといえる。ただし，その解釈には，病理医が正常ミクロ像をよく認識したうえで診断するのと同じように，読影医は肺のサブマクロ解剖を十分理解することが必須である。本稿では，肺野HRCTを読む際に必要な末梢肺野のサブマクロ解剖の勘ドコロをまとめてみたい。

気道・肺動脈・肺静脈の大ざっぱな関係を知る

気道には主軸系と側枝系がある

　肺内での部位にもよるが，気管支は気管から9〜14回の2分岐を繰り返し，小葉を支配する約1mm径の小気管支に至る。気管支は，対称2分岐を基本としながら主に胸膜方向に進む主軸系と，それらの中枢側から直角あるいは反回して分岐し，肺門周囲の肺野を支配する側枝系に分類される[1〜8]（図1）。これら側枝系は，細く，軟骨の分布も少ない。肺門周囲の肺野はこれら側枝系に支配される。

気管支と肺動脈は仲良しで，肺静脈はひとりぼっち

　気管支は肺動脈と走行をともにすることが多く，その場合には気管支肺動脈束という共通の結合織で囲まれる。気管支と肺動脈は，葉，区域，小葉という肺の各種構造単位の中心を仲良く走行するが，一方，肺静脈はこれらの構造単位の辺縁にいつもひとりぼっちで存在する。これらの相互関係は空間的なものであるために，肺野をいずれの方向に切り取っても，気管支肺動脈束と肺静脈は交互に出現することになる[1〜3]（図2）。これは，肺野のCTを読影する際の基本である。

---

1) 髙橋雅士, ほか：末梢肺野構造とHRCT. 臨床放射線, 53：1-13, 2008.
2) 髙橋雅士, ほか：肺野末梢構造とHRCT. 画像医学誌, 21：84-93, 2002.
3) 髙橋雅士：4. 肺野末梢構造とHRCT：二次小葉を中心に. 胸部のCT, 村田喜代史ほか編, メディカルサイエンスインターナショナル, 東京, 2011, p119-138.
4) 加藤誠也, ほか：伸展固定ヒト肺を用いた気管支分岐様式の検討－気管支娘枝とその他の気管支分枝との対比を中心に. 札幌医学雑誌, 60：479-488, 1991.
5) 伊藤春海, ほか：肺門部の末梢肺組織について. 臨床放射線, 29：1459-1465, 1984.
6) 髙橋雅士, ほか：伸展固定肺を用いた肺二次小葉の形態学的検討(第1報)－小葉内肺動脈を中心とした形態観察. 日医放会誌, 53：999-1009, 1993.
7) Takahashi M, et al：Side branches of the pulmonary artery in the hilar region. Acta Anat (Basel), 150：150-155, 1994.
8) 佐藤 巧, ほか：肺末梢構造のX線学的解析－気管支・肺動脈の分岐と小葉. 臨床放射線, 29：7, 1984.

125

図1 主軸系と側枝系

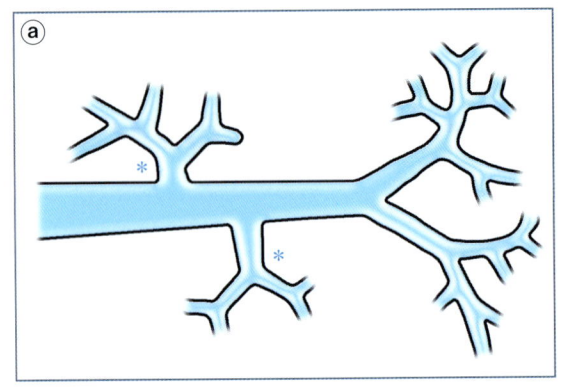

a：シェーマ
気道分岐には、同大2分岐を基本とし、胸膜下方向に向かう主軸系と、非同大2分岐を基本とする側枝系（*）があり、肺の3次元的な空間をくまなく支配するように構築されている。

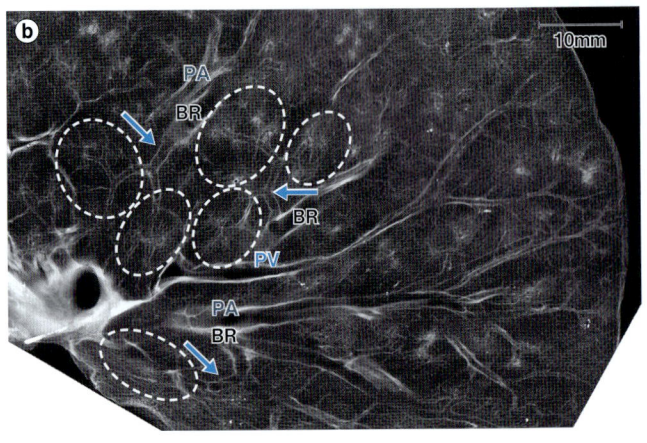

b：伸展固定肺標本軟X線写真
肺門側の肺野は（◌の領域）、主軸系から直角あるいは反回して分岐する側枝系（→）によって支配される。
BR：気管支、PA：肺動脈、PV：肺静脈

図2 気管支・肺動脈と肺静脈の分布

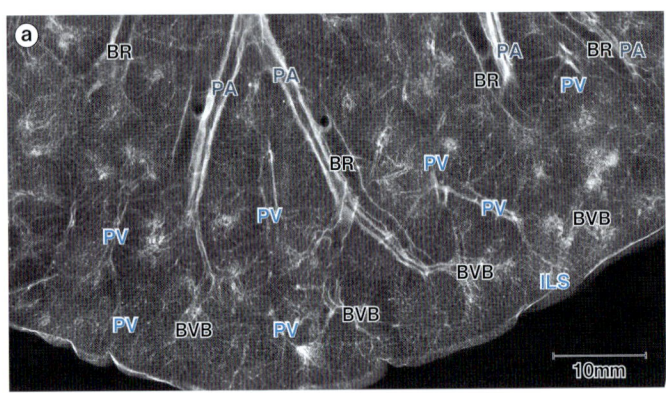

a：伸展固定肺標本軟X線写真
肺動脈と気管支は走行をともにする。これらの間を肺静脈が走行する。この関係は肺内構造において3次元的に普遍であるために、どのような方向で肺を切っても、気管支・肺動脈と肺静脈が交互に出現する原則は変わらない。
BR：気管支、PA：肺動脈、BVB：気管支肺動脈束、PV：肺静脈、ILS：小葉間隔壁

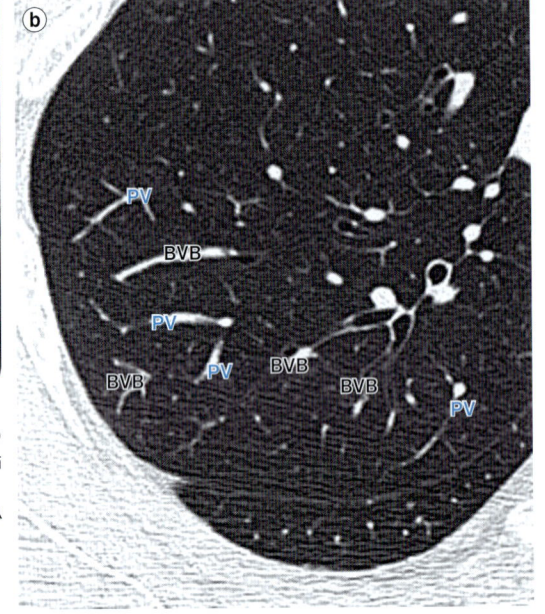

b：HRCT
上記の原則により、気管支肺動脈束（BVB）と肺静脈（PV）は、交互に出現する。

小葉構造に親しむ

二次小葉の定義は曖昧である

　肺の表面を観察すると，1cm大の少し黒っぽい亀の子模様が観察される。そのひとつひとつが肺の二次小葉の胸膜面を見ていることになる。亀の子を縁取る線は，小葉間隔壁に相当する。ひとつひとつの小葉を大阪城の石垣にたとえると，胸膜から肺門にかけて，たくさんの石垣がきちんと積み重なっていると考えがちであるが，人間の小葉間隔壁は完全な構造ではなく，途中で，不完全になったり，消失したりする。二次小葉を小葉間隔壁で囲まれたユニットと定義（Millerの小葉）すると，その大きさは1cm大のものから3cm程度のものまでさまざまであるが，これは小葉間隔壁の発達がいい加減であることを表している（図3）。ただし，このいい加減さは，肺内の側副換気などに有利に働いているのかもしれない。

　一方，二次小葉のなかには，前述のとおり，気管支肺動脈束がその中心を走行する。気管支は肺門から0.5〜1.0cm間隔で二分岐を繰り返すが（cmパターン），胸膜下に至ると，急にその分岐間隔が1〜3mm程度（mmパターン）に変化する。これらの細かい分岐をする気管支は，多くは終末細気管支であり，通常3〜5本が花束のように集簇する。気道分岐からこの花束を二次小葉と定義する場合がある（Reidの小葉）が，この場合の二次小葉の大きさは，約1cmと肺内ではほぼ均一である[1〜3,9]（図4）。

　実際に，CTを読影する際に，これら2種類の小葉の定義を使い分ける必要はない。小葉内の分岐構造を強調したいときには，Reidの小葉を想起すればよいし（図5），小葉辺縁構造を強調したいときには，Millerの小葉を想起すればよい（図6）。このあたりに厳格なルールはない。

9) Takahashi M, et al : Bronchiolar disease : spectrum and radiological findings. Eur J Radiol, 35 : 15-29, 2000.

図3　Millerの小葉

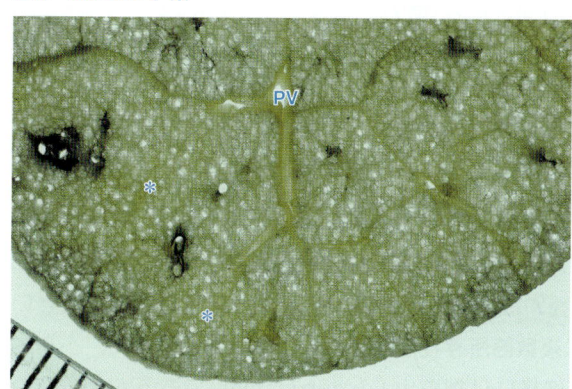

伸展固定肺実体顕微鏡像
石垣のように小葉間隔壁に囲まれた二次小葉のユニットが認められる。＊の領域では，小葉間隔壁の構造は不完全であり，Millerの小葉の大きさは肺内で一定ではない。
PV：肺静脈，measure：1mm

図4　Reidの小葉

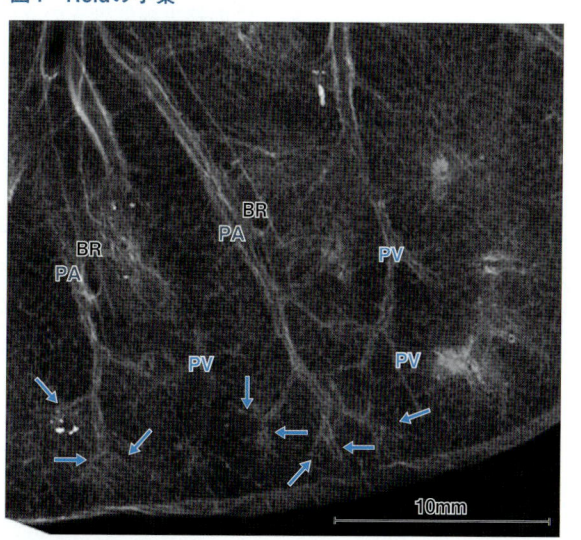

伸展固定肺軟X線写真
気道は，胸膜下で1〜3mm程度の分岐間隔を有する細気管支の集簇を形成する（→）。
BR：気管支，PA：肺動脈，PV：肺静脈

図5　小葉内分岐構造：Reidの小葉（細気管支炎）

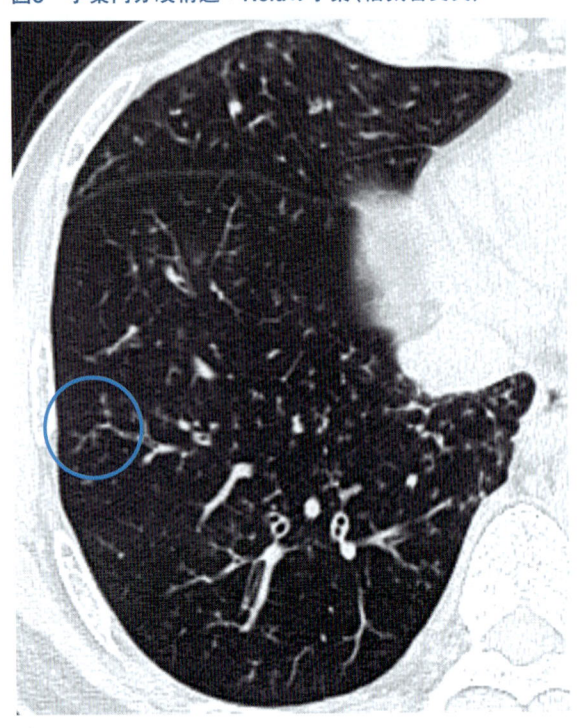

肺野HRCT
小葉内でmmパターンを有する分岐構造が顕在化している（○）。

図6　小葉性病変：Millerの小葉（肺炎）

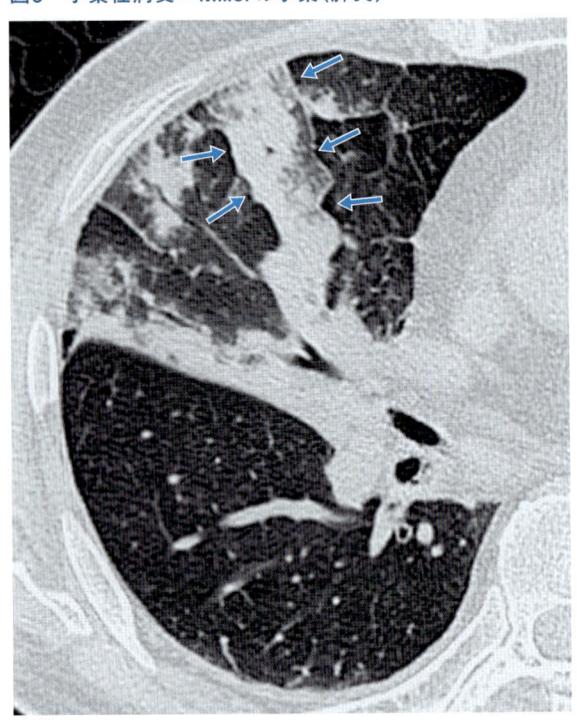

肺野HRCT
小葉間隔壁で境界され，小葉単位に広がる浸潤影を認める（→）。

二次小葉，細葉の関係を知る

　上記の2つの定義をハイブリッドすれば，二次小葉とは，"小葉間隔壁や胸膜に囲まれ，内部に3〜5本の終末細気管支の集簇を有する肺の末梢単位"ということになる。ちなみに，この終末細気管支の支配領域を細葉という（図7）。よって，二次小葉は，3〜5個の細葉から構成されることになる[1〜3]。小葉内の気道には肺動脈が緩やかに伴走する。

小葉中心？　細葉中心？

　上記の小葉内の構造において，終末細気管支（terminal bronchiole；TB）から第一次呼吸細気管支（1st respiratory bronchiole；1st RB）の周辺を大まかに細葉中心部（centriacinar portion）とよぶ[10]（図7）。つまり，細葉中心とは，細葉の首根っこということになり，1つの二次小葉内に複数箇所存在することになる。したがって，小葉中心（centrilobular）という言葉は，厳密には細葉中心（centriacinar）であるが，多くの場合，これらは同義語として用いられる。本稿では，以下，これらの解剖学的定義を十分理解したという前提で，より一般的な"小葉中心"という用語に統一して使用することにする。小葉中心部は，小葉辺縁から，ほぼコンスタントに2.0〜2.5mmの距離を有する[1〜3,9,10]（図8）。

10) Murata K, et al：Centrilobular lesions of the lung：demonstration by high-resolution CT and pathologic correlation. Radiology, 161：641-645, 1986.

図7 二次小葉，細葉，小葉中心

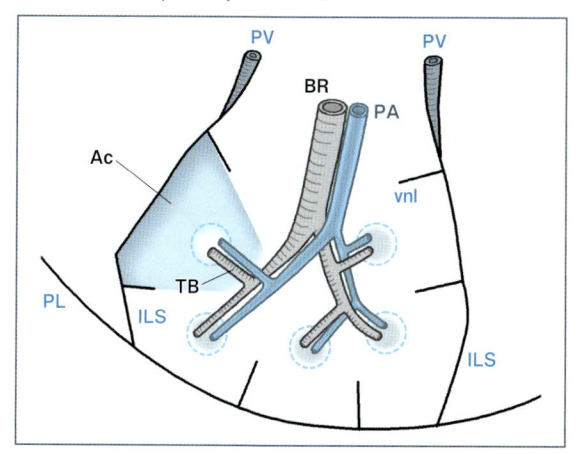

1mm程度の径を有する小葉支配気管支は，小葉内で3～5本の終末細気管支(TB)を分岐する。これら気道(BR)には肺動脈(PA)が伴走する。この終末細気管支の支配領域が細葉(Ac：図の青色の領域)である。小葉中心部は，終末細気管支～第一次呼吸細気管支の周辺を指し（ ），いわば細葉の"首根っこ"に相当する。細葉間には，細葉間の細静脈(vnl)が走行する。
PV：肺静脈，ILS：小葉間隔壁，PL：胸膜

図8 胸膜下の二次小葉と小葉中心部

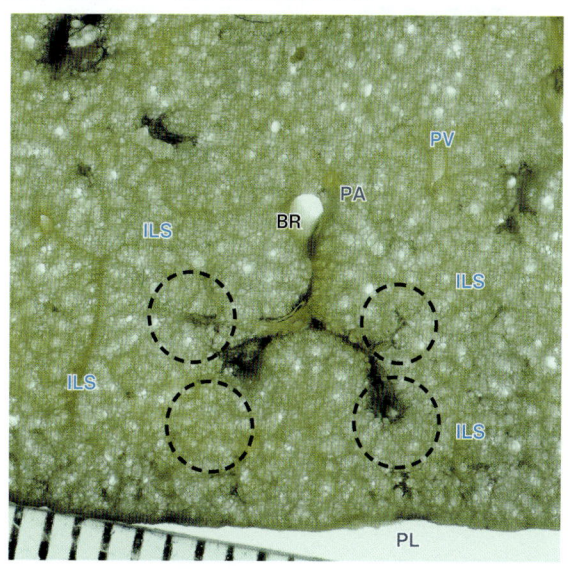

伸展固定肺実体顕微鏡像
胸膜下に小葉間隔壁に囲まれ，終末細気管支を数本分岐するユニットが確認できる。小葉中心部（ ）から，小葉辺縁までの距離は，おおよそ2.5mm程度である。
BR：気管支，PA：肺動脈，PV：肺静脈，ILS：小葉間隔壁，PL：胸膜，measure：1mm

HRCTではどこまで小葉構造が見える？

　CTの技術が発達したとしても，肺野の末梢構造はなかなか細かいところまでは見えてこない。現在，CTで見える気道は，肺野外層2/3～3/4程度までであり，小葉内の細気管支は壁が薄く描出されない。代わりに，それに伴走する肺動脈が描出されるので，二次小葉内の細気管支の分岐は肺動脈の分岐を頼りに推測することになる。通常，CTで描出される肺動脈の先端はTBあるいは1st RBレベルといわれており，言い換えれば，**CTで描出される肺動脈の先端あたり（約200μ）がおおよそ小葉中心ということになる**[10]（**図9，10**）。ただし，最近の1mm以下の厚さのHRCTでは，さらに末梢の肺動脈が描出されている。小葉間隔壁は多くは50μ以下の厚さであり，CTでは，原則，描出されない。

小葉辺縁構造は場所によって変わる

　胸膜下では，二次小葉は胸膜や小葉間隔壁によって囲まれたユニットであるが，肺内に入り込むと，胸膜は存在せず，代わりに，これら内部の小葉の辺縁には，小葉外の気管支肺動脈束や，肺静脈が位置するようになる（**図11，12**）。この認識は，肺内層の小葉中心部の同定に有用である。また，小葉辺縁に線維化を形成するIPF/UIPにおいて，肺内層の気管支肺動脈束や肺静脈の辺縁が不整に腫大することを理解するために必要な知識である[3]（**図13**）。

図9 HRCTで描出される正常の小葉構造

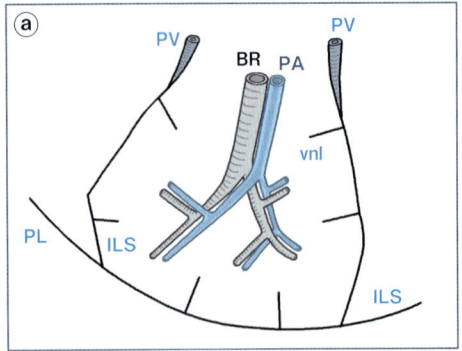

a：正常の二次小葉構造
BR：気管支，PA：肺動脈，PV：肺静脈，vnl：細葉間静脈，ILS：小葉間隔壁，PL：胸膜

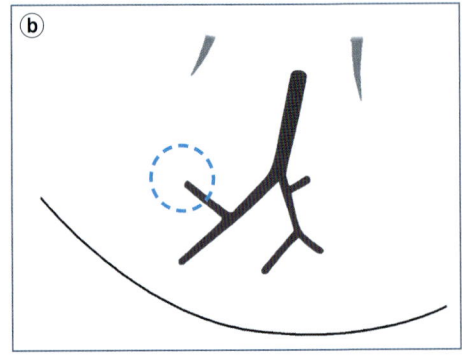

b：HRCT
小葉内の細気管支は描出されず，伴走する肺動脈のみが描出される。小葉間隔壁や細葉間静脈も描出されない。描出される肺動脈の先端がおおよそ終末細気管支～第一次呼吸細気管支に相当するために，同部がおおよその小葉中心部となる（ ）。ただし，今日の1mm厚以下のHRCTでは，さらに末梢の肺動脈が描出されていることに注意。

図10 正常のHRCTにおける小葉中心部

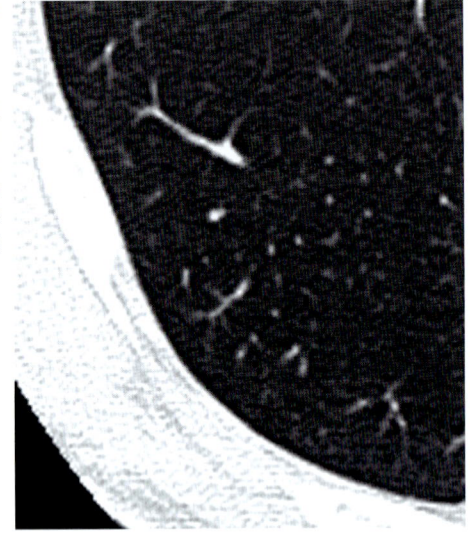

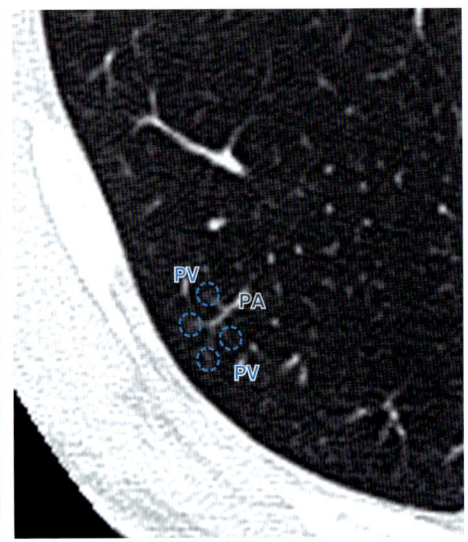

肺野HRCT
胸膜下で分岐する終末細気管支伴走肺動脈が確認できる。この先端周囲がおおよその小葉中心部（ ）となる。胸膜，肺静脈などの小葉辺縁構造とは，2.5mm程度の距離を有する。
PA：肺動脈，PV：肺静脈

図11 肺門部の二次小葉と小葉中心部

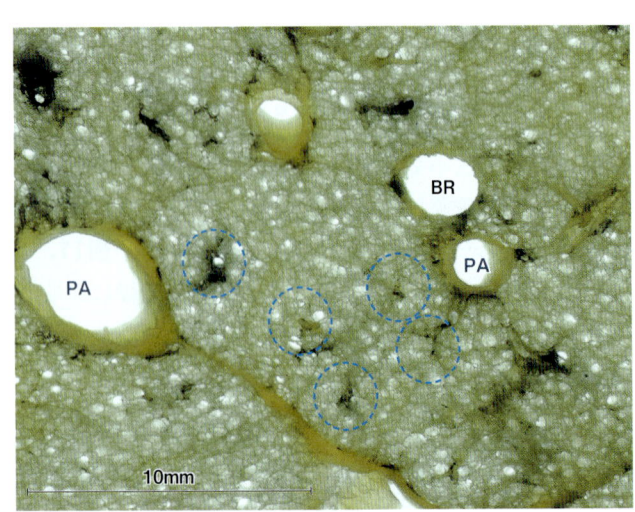

肺門部の二次小葉内の小葉中心部（ ）を示す。肺門部の太い気道や血管が小葉辺縁構造となり，それらまでの距離は約2～2.5mmとほぼ一定である。
BR：気管支，PA：肺動脈，PV：肺静脈

図12　肺門部の小葉中心部
HRCT

肺門部の小葉中心部(⊙)の同定には，周囲の血管や気管支などの辺縁を，小葉辺縁として認識することが重要である。これらの辺縁から，小葉中心までは，胸膜下とほぼ同様に，2〜2.5mmである。
BR：気管支，PA：肺動脈，PV：肺静脈

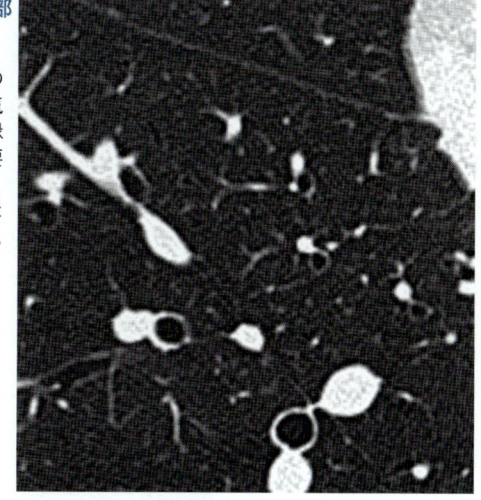

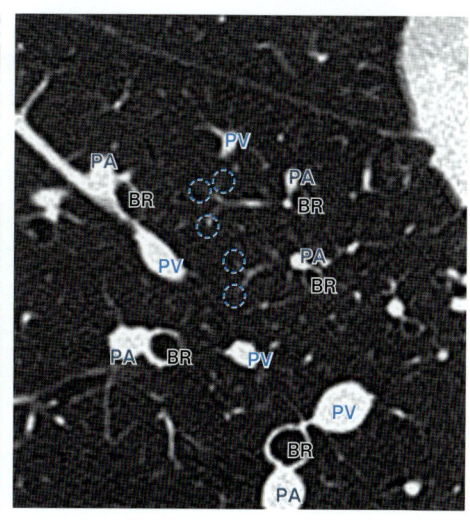

図13　小葉辺縁構造としての小葉外気管支肺動脈束

小葉外の気管支肺動脈束には，内層の二次小葉が接することになるが，IPF/UIPなどにおいて，小葉辺縁に線維化が生じると，結果として，小葉外の気管支肺動脈束が不整に腫大することになる(→)。同様の変化は，肺静脈周囲にも観察される。

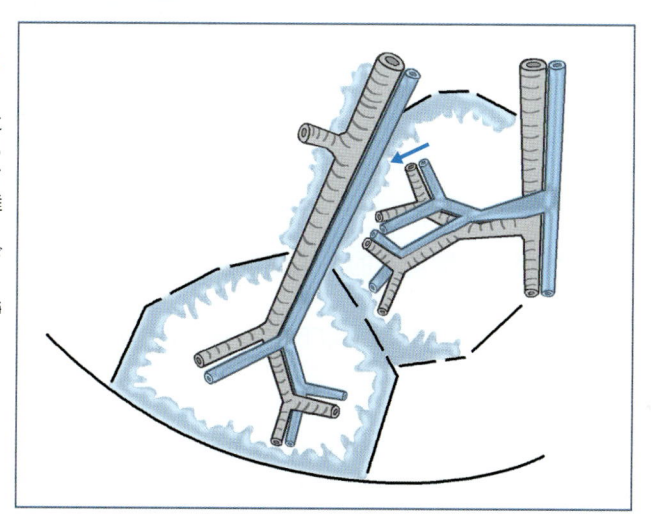

細気管支はユニークな気道

細気管支は2つの顔をもつ

　細葉内において，TBは1st RB，2nd RB，3rd RBと変化していき，徐々に壁に肺胞の開口が増加していく(**図14**)。この意味で，**細気管支は，パイプである気道と，ガス交換を行う肺胞の両者の性格を有する，構造的・機能的に非常にユニークな気道である**といえる。同じ細気管支病変といっても，パイプよりのTB(膜性細気管支ともよばれる)に病変が生じれば，閉塞性細気管支炎(bronchiolitis obliterans；BO)のような閉塞性呼吸障害が生じるし，また呼吸細気管支から周囲の肺胞構造にも病変が及ぶような器質化肺炎(organizing pneumonia；OP)では，拘束性換気障害が生じる。また，画像的にもこれらはまったく異なった様相を呈する。細気管支の総断面積は，非常に大きいために，気道抵抗は逆に著しく低い。したがって，吸気によって気道内を通過する有害物質は，細気管支領域では急速に速度を減じ，壁に付着しやすくなる。多くの気道病変が，小葉中心から始まることの理由の1つである[9)]。

図14 細気管支

伸展固定肺実体顕微鏡像（肺動脈にバリウム充盈）
終末細気管支から呼吸細気管支に分岐するにつれて肺胞の開口部が増加していく。
TB：終末細気管支，1st RB：第一次呼吸細気管支，2nd RB：第二次呼吸細気管支，PA：肺動脈，measure：100μm

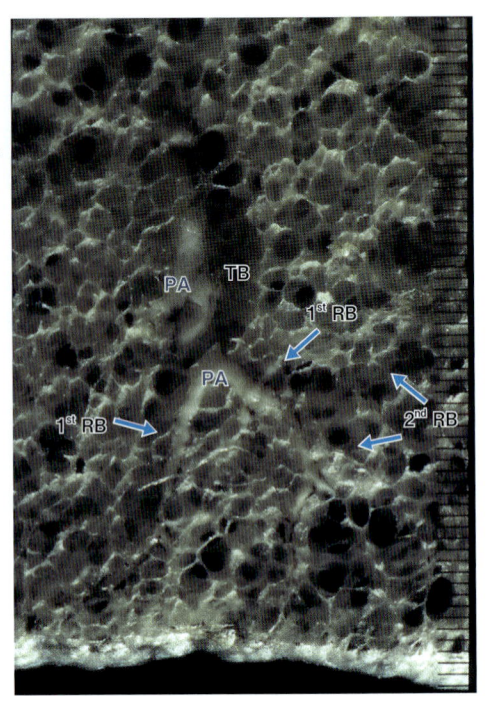

Point advice　　細気管支の解剖学的・生理学的特殊性

細気管支領域は，その解剖学的・生理学的特殊性により以下の"zone"の呼び名がある。

●silent zone
細気管支領域は，その総断面積が非常に大きく，気道抵抗への関与が著しく低い。このため，かなりの病理学的変化が生じない限り，呼吸器症状や肺機能障害がでにくいといわれている。その意味で，"silent"な領域である。したがって，これらが臨床的に顕在化したときには，逆に高度の病理学的変化を疑わなければならない。

●critical zone
吸気時，狭い気道を高速で駆け抜けてきた気体は，気道抵抗が急激に低下する細気管支でその勢いがなくなり，気体は対流から拡散に変化する。つまり，多くの病原体や吸入物質が細気管支壁に付着しやすくなる。

●transient zone
細気管支領域には，パイプとしての膜性細気管支（終末細気管支）と，呼吸機能を有する呼吸細気管支の両者が移行しており，解剖学的，生理学的にもtransientな領域である。したがって，パイプよりの終末細気管支に病変が生じれば，閉塞性呼吸障害が生じるし，また呼吸細気管支から周囲の肺胞構造にも病変が及ぶような病態では，拘束性換気障害が生じうる。

病気で初めて顕在化する気道

　細気管支は，前述のようにCTではその存在を認識できない。しかし，壁が肥厚したり，内腔に液体が詰まったり，あるいは周囲に炎症が及ぶと，その存在が顕在化する。ただし，現状のCTでは，伴走する肺動脈との区別はできないので，多くの細気管支病変は，末梢肺動脈分岐影の腫大，肺動脈先端の粒状影として描出される[9]（**図15**）。

図15　細気管支炎

HRCT
小葉内の分岐構造が腫大している（ ）。細気管支の壁肥厚，内腔の滲出性変化などに対応した変化である。

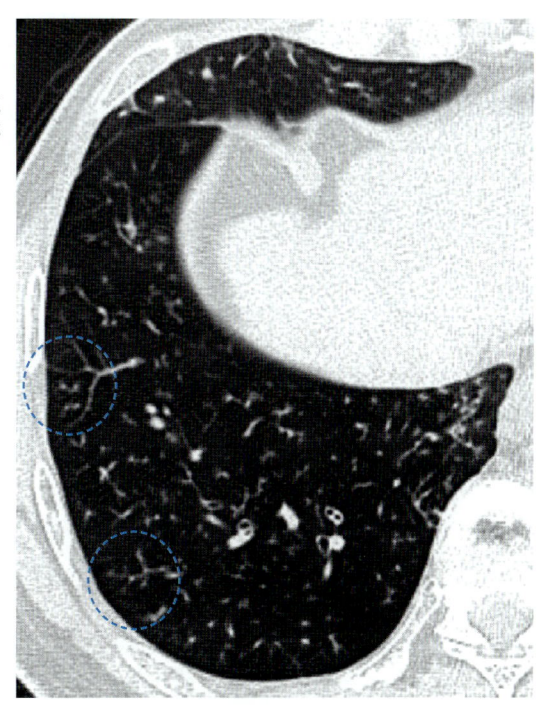

ここが勘ドコロ

- 気道には主軸系と側枝系があり，肺門周囲の肺野は後者によって支配される。
- 気管支・肺動脈と肺静脈は肺野のある断面において交互に出現する。
- 小葉内には，3～5本の終末細気管支が集簇しており，それぞれの支配領域が細葉である。
- 小葉中心部とは，終末細気管支～第一次呼吸細気管支周囲の領域をいう。
- 小葉中心部と辺縁までの距離はおおよそ2～2.5mmと一定である。
- HRCTで描出される肺動脈は，おおよそ小葉中心部程度までである。
- 小葉辺縁構造は，末梢肺野では胸膜が代表的であるが，肺の内層では，太い気道や血管の辺縁が用いられる。

2つの間質

肺には，2種類の間質がある。それぞれに起こる病態を十分理解して肺のCTを解析しよう（図16）。

図16　2種類の間質

a：肺胞隔壁性間質
I型，II型肺胞上皮の基底膜と肺胞毛細血管内皮細胞の基底膜にはさまれた領域（青色）を指し，このなかには，線維芽細胞様細胞と細胞外マトリックスが含まれている。

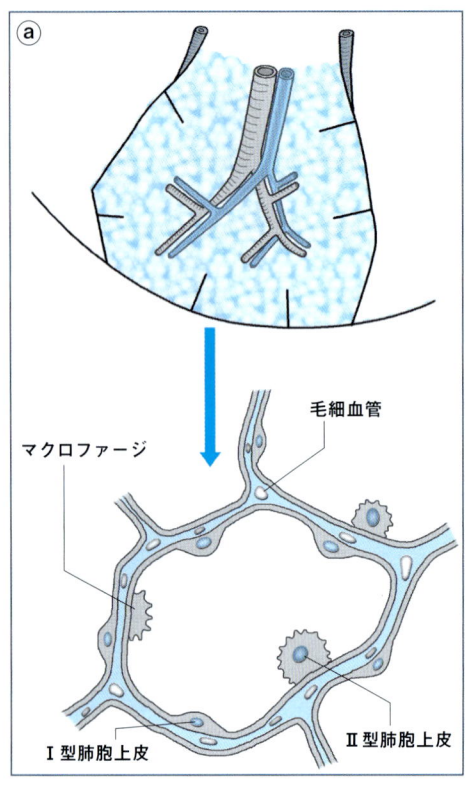

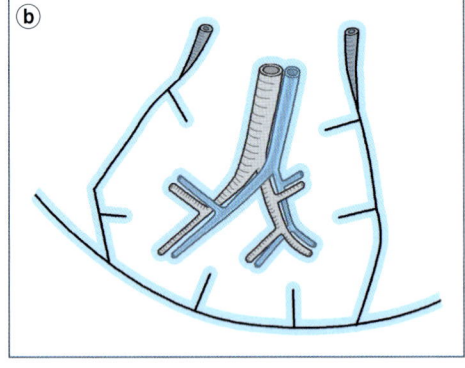

b：リンパ路性間質
小葉間隔壁，胸膜，気管支周囲，肺動静脈周囲，小葉内気管支肺動脈束など，肺のフレームワークに存在する間質である。

肺胞隔壁性間質

　狭義の（本来の意味の）間質ともよばれ，具体的には，I型，II型肺胞上皮の基底膜と肺胞毛細血管内皮細胞の基底膜にはさまれた領域を指し，このなかには，線維芽細胞様細胞と細胞外マトリックスが含まれている。**この間質は，いわゆるガス交換という機能に密接に関連しているが，この間質がさまざまな病態で肥厚するのが，いわゆる間質性肺炎である。**

　間質性肺炎では，この間質に細胞浸潤や線維化が生じ，また肺胞腔内への滲出物も見られる。つまり，**HRCTでの間質性肺炎の基礎となる画像所見は，すりガラス陰影や浸潤影などの肺野濃度の上昇ということになる**（図17）。つまり，"何もない肺野濃度に，新しい濃度が付加される"ということである[3]。

　濃度上昇に加え，間質性肺病変のもう1つの特徴は，一部の間質性肺炎（IPF/UIPに代表される）において，**嚢胞形成や細気管支拡張などの"構造改変"が生じることである**（図18）。

第 2 章・03胸部CT：読影に必要な解剖学―サブマクロレベル

図17　肺胞隔壁性間質病変：すりガラス陰影

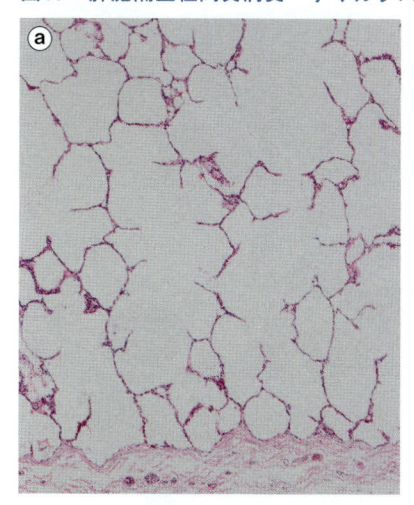

a：正常肺胞構造
（神戸大学医学部附属病院 病理診断科 大谷恭子先生のご厚意による）

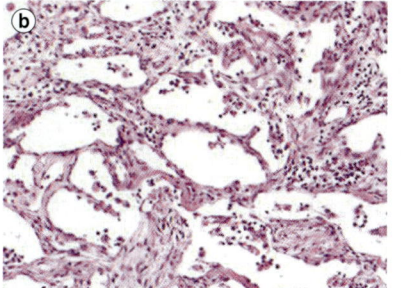

b：c-NSIPの病理像
肺胞隔壁の細胞浸潤と肥厚が認められる。
（天理よろづ相談所病理部 小橋陽一郎先生のご厚意による）

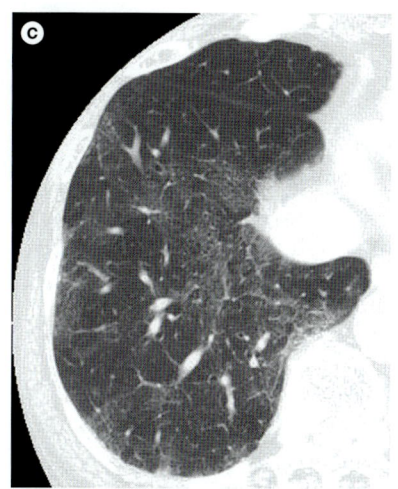

c：c-NSIPのHRCT像（bとは別症例）
肺胞隔壁の肥厚を反映してびまん性にすりガラス陰影が認められる。

図18　肺胞隔壁性間質病変：構造改変

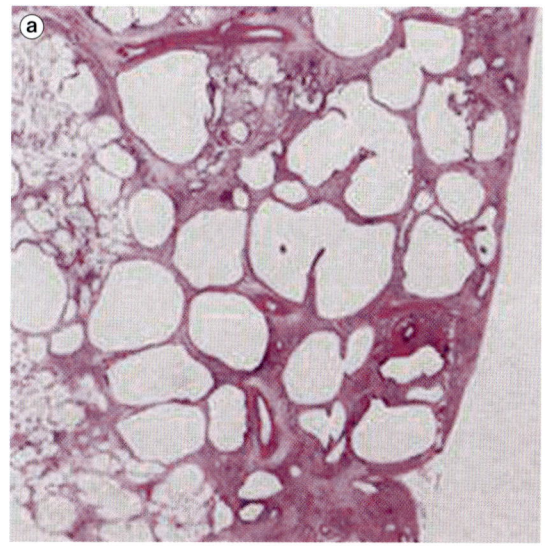

a：UIPの病理像
胸膜下に重合する壁厚の囊胞構造を認め，蜂巣肺の所見である。
（天理よろづ相談所病理部 小橋陽一郎先生のご厚意による）

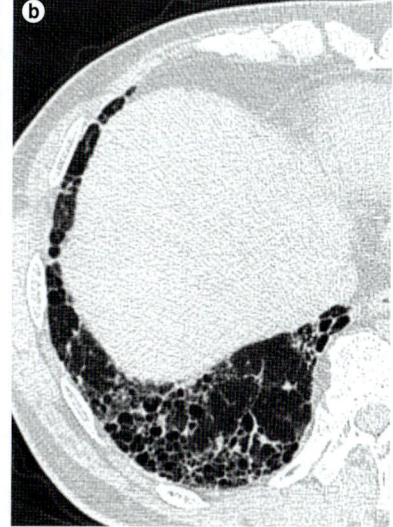

b：IPF/UIPのHRCT像（aとは別症例）
胸膜下に壁構造の明瞭な囊胞が重合している。

リンパ路性間質

　いわゆる，広義間質ともよばれ，胸膜，小葉間隔壁，気管支肺動脈束などの，肺の"屋台骨"つまりフレームワークである。また，この間質は，豊富なリンパ管のネットワークを含んでいる。この間質には，間質性浮腫やさまざまな細胞浸潤（リンパ増殖性疾患，癌性リンパ管症），肉芽腫形成（サルコイドーシス）などの病態が生じるが，HRCT上の画像所見を一言で表現すると，CT上"見えている既存構造の腫大所見"であり，あるいは小葉間隔壁などの"見えにくい構造の顕在化"である[3]（**図19**）。

135

図19 リンパ路間質性病変：癌性リンパ管症

HRCT

小葉間隔壁，小葉内分岐構造などの，腫大を認める（◯）。見えているものの腫大，見えにくいものの顕在化の所見である。肺胞領域は比較的正常であることに注意。中枢側の気管支肺動脈束（→），葉間胸膜などの肥厚（→）も認められる。

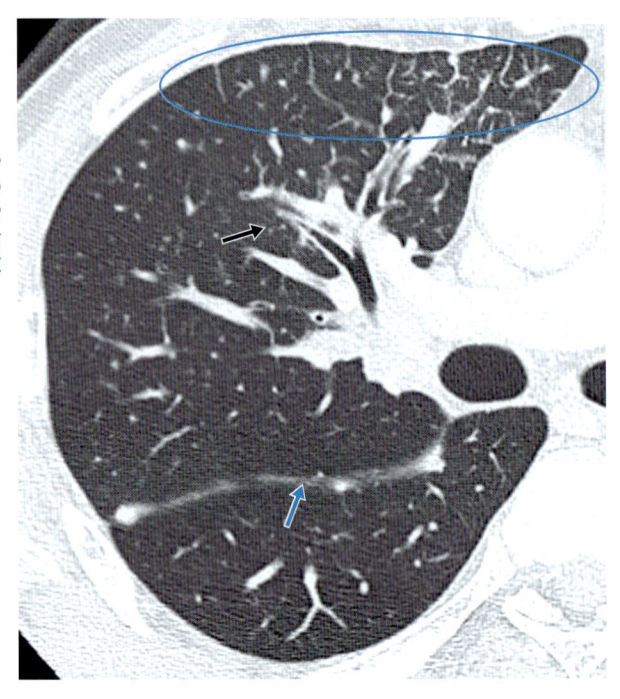

　これら2つの関係は，銀紙に包まれた無数のチョコボールがケースに入れられていることを想像すると理解しやすい。チョコボールは肺胞腔で，銀紙は肺胞隔壁性間質，ケースはリンパ路性間質に対応する。

小葉構造を基本としたHRCTの読影

小葉中心性陰影にはバリエーションがある

　典型的な小葉中心性陰影は，小葉辺縁から2.0〜2.5mmの距離を有し，小葉内肺動脈の先端周囲に形成される粒状影であるが，小葉中心陰影という用語は，報告では，かなり幅広い種類の陰影に使用されている。具体的には，肺結核などで見られるtree-in-bud[*1]のように小葉辺縁で細かい分岐陰影を形成するものから，過敏性肺臓炎などのように，小葉辺縁のみをスペアするような広い広がりを有する病変までが含まれる[3]（図20〜22）。

用語アラカルト

＊1 tree-in-bud
本来は，肺結核において，高次呼吸細気管支から肺胞管という末梢気道に乾酪壊死物質が充満して描出される微細分岐影を表す言葉として使用されたが，現在では，小葉内の分岐影（細胞性の細気管支炎）を表す一般的な用語として用いられる傾向がある。欧米の一部の研究者は，小葉中心性粒状影と分岐影を併せたものとして用いているが，厳密には誤りである。

図20　小葉中心性陰影のバリエーション
小葉中心性陰影の範疇には，通常の小葉中心性粒状影（a）のみならず，細葉の比較的広い領域に広がる陰影（b），小葉内末梢分岐構造の顕在化（c），小葉中心性陰影と連続した気管支肺動脈束の腫大（d），などがある。

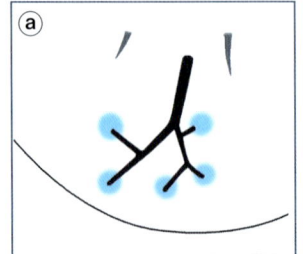

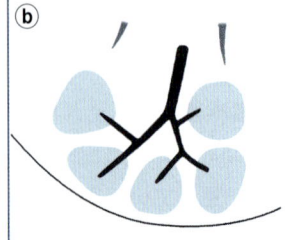

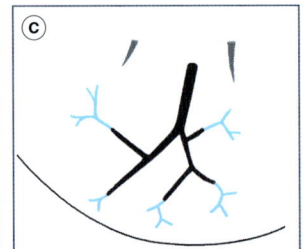

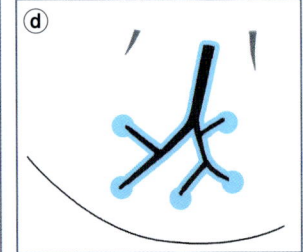

図21　小葉中心性陰影のバリエーション：細気管支炎

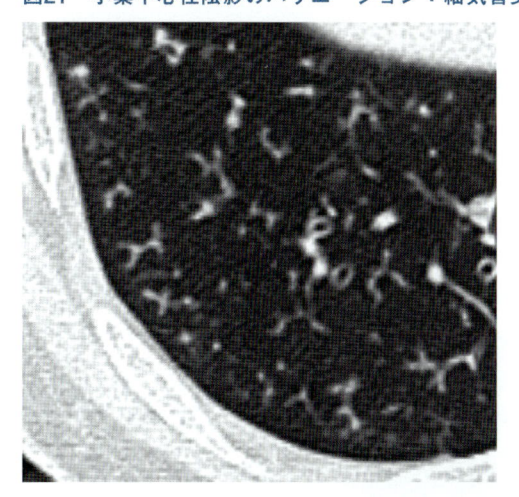

HRCT
小葉内の微細分岐構造の顕在化が認められる。

図22　小葉中心性陰影のバリエーション：粘液性腺癌

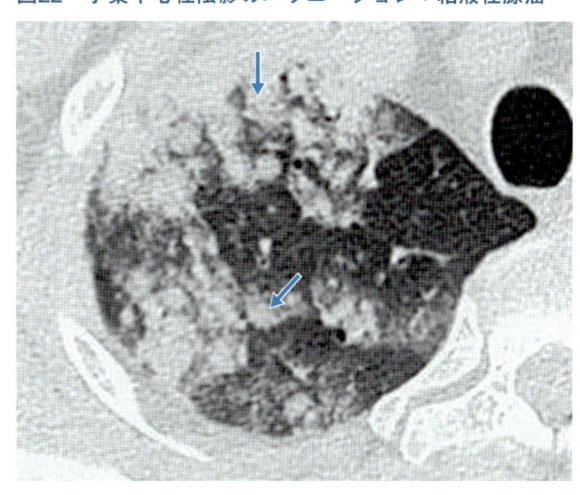

HRCT
斑状の浸潤影あるいはすりガラス陰影が，小葉辺縁をスペアしながら多発している（→）。

リンパ路病変の存在診断は葉間胸膜が便利

　リンパ路間質性病変は，小葉間隔壁や胸膜，血管・気管支などの小葉辺縁性構造に優位に分布し，また，小葉内の気管支肺動脈束にも分布する（図23）。肺内にびまん性に粒状陰影が存在し，その局在がわかりにくい場合には，葉間胸膜を用いるとリンパ路間質性病変と判定しやすい（図24）。サルコイドーシスや珪肺などでは，同部に粒状陰影を形成することが多く，肺水腫や急性好酸球性肺炎などでは平滑な肥厚を呈する。

図23　リンパ路性結節の分布

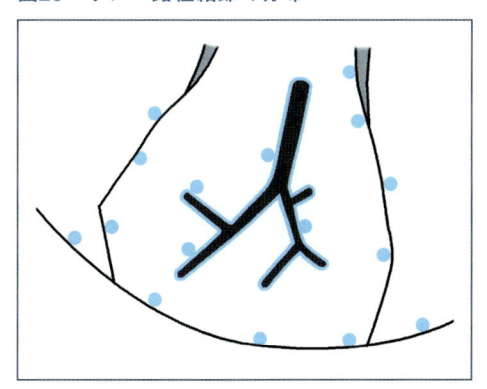

小葉間隔壁，胸膜，小葉内気管支肺動脈束，肺血管などに結節形成が認められる。

図24　リンパ路間質病変と葉間胸膜：サルコイドーシス

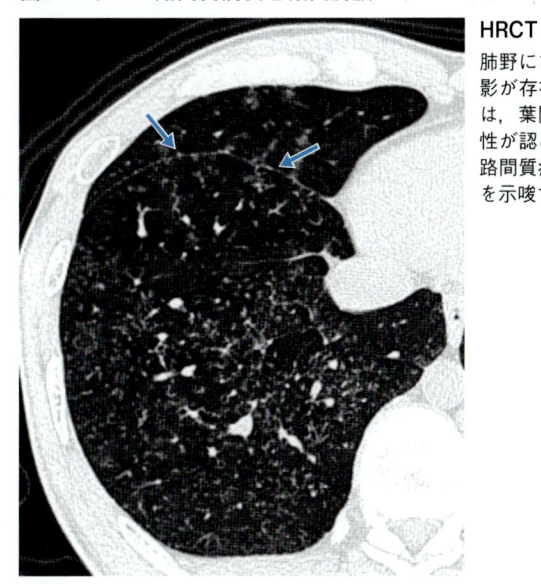

HRCT
肺野にびまん性に粒状影が存在する。粒状影は，葉間胸膜との親和性が認められ，リンパ路間質病変であることを示唆する（→）。

砂を蒔いたようなランダム分布

二次小葉の既存構造にまったく関係がなく，あたかも肺内に砂をまいたような分布となる（図25）。多くは血行性進展を表し，肺転移，粟粒結核などが代表的な疾患である（図26）。粒状陰影の大きさに大小が見られることも多い。

図25　ランダム分布

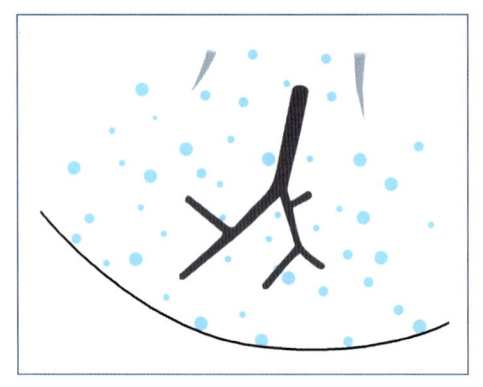

既存の小葉構造とは一定の関係をもたない分布であり，血行性散布を意味する。陰影の大きさには若干の大小があることがある。

図26　ランダム分布：血行性肺転移（肺腺癌）

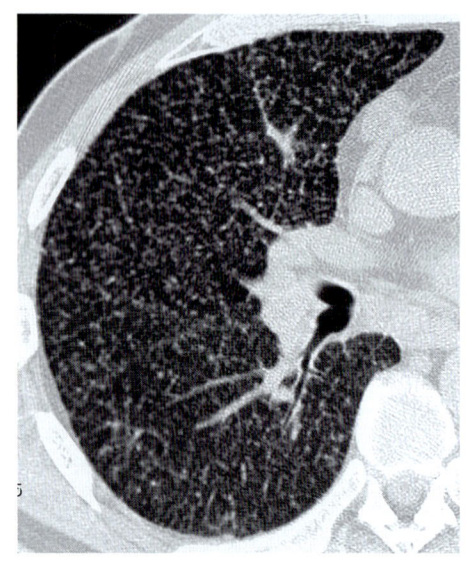

HRCT
肺野に既存肺構造と一定の関係をもたない微細粒状影を認める。

これは必読！

- Murata K, et al：Pulmonary parenchymal disease：evaluation with high-resolution CT. Radiology, 170：629-635, 1989.
- Itoh H, et al：Architecture of the lung：morphology and function. J Thorac Imaging, 19：221-227, 2004.
- Weibel ER：What makes a good lung? The morphometric basis of lung function. Swiss Med Wkly, 139：375-386, 2009.
- Itoh H, Muller NL：Ultrastructure of the pulmonary parenchyma. Imaging of the chest, volume 1, Muller NL, Silva CIS, ed. Saunders Elsevier, Philadelphia, 2008, p81-94.
- 伊藤春海：6. 小葉中心性粒状影 呼吸細気管支と周囲肺実質を結ぶ病変. 肺炎の画像診断と最新の診療, 藤田次郎 編. 医薬ジャーナル社, 大阪, 2008, p155-169.

ここが勘ドコロ

- 肺の間質には，肺胞隔壁性間質とリンパ路性間質がある。
- 肺胞隔壁性間質の代表的疾患は間質性肺炎であり，HRCT上の所見は，肺野濃度の上昇である。また一部の間質性肺炎では，構造改変がみられる。
- リンパ路性間質の代表的疾患は，癌性リンパ管症，サルコイドーシス，間質性肺水腫などであり，HRCT上の所見は既存の肺のフレームワークの腫大である。

おわりに

肺野のHRCTを読む医師すべてが伸展固定肺などの病理像に接する必要はないし，多くの場合それは不可能であろう。しかし，肺野のHRCTに接したときに，肺野に生じているイベントを，肺野のサブマクロ構造を想起しながら，理論的に解析していく姿勢は重要であり，そこには単なるパターン診断にはない深みがある。本稿がその一助になることができれば幸いである。

III

各種病態の画像診断

01 第3章 各種病態の画像診断

市中肺炎のABC

南部敦史

はじめに

　市中肺炎の診療において，画像診断は不可欠である。しばしば，画像によって，「感染性肺炎」の診断は確定される。また，画像は他疾患の除外や肺炎の原因となる基礎疾患，または合併症の診断にもきわめて有用である。さらには，画像所見から起因病原体を推測できることもある。本稿では，市中肺炎の診療における画像診断の役割，画像所見，代表的病原体による肺炎の特徴的画像所見について述べる。

市中肺炎（community acquired pneumonia）とは？

　市中肺炎（community acquired pneumonia）とは，**病院外で日常生活をしていた人に発症した肺炎**である[1]。入院患者（厳密には入院後48時間以降）に発症した院内肺炎（hospital acquired pneumonia）と対になる言葉である。また，最近では，自宅での要介護者，介護老人保健施設などに入所者などに発症する肺炎は，市中肺炎と院内肺炎の中間的な性質をもつため，医療・介護関連肺炎（nursing and healthcare associated pneumonia）として，別な疾患概念として扱われるようになっている。

　市中肺炎には，肺結核，ウイルス肺炎，真菌肺炎も含まれるが，まったく治療方針の異なるこれらの病原体による肺炎は，診療上区別して考える必要がある。また，免疫不全患者の肺炎，慢性感染の急性増悪，胃酸の吸引を伴う誤嚥性肺炎では，画像所見，治療は異なってくる。肺結核，真菌症，免疫不全患者の肺炎については，他稿を参照されたい。

市中肺炎の臨床[1]

　市中肺炎の症状には発熱，咳，痰，呼吸困難，胸痛などがある。医師がこれらの症状を有する患者を診察し，感冒としては重篤感が強いと判断した場合には，一般血液検査や各種病原体検査，胸部単純X線写真が施行される。

　一般臨床検査では，白血球（white blood cell count；WBC），C反応性蛋白（C-reactive protein；CRP）の上昇，赤沈（erythrocyte sedimentation rate；ESR）の亢進を認める。

　病原体同定のための検査としては，喀痰培養，血液培養（敗血症が疑われる場合），各種抗原検査（咽頭ぬぐい液によるインフルエンザ迅速診断キットなど），各種抗体検査（ウイルス，クラミドフィラ，マイコプラズマ肺炎での迅速キットによる特異的IgM抗体検出など），寒冷凝集反応（主にマイコプラズマ肺炎），ペア血清（マイコプラズマ肺炎），グラム染色（主に肺炎球菌），尿中抗原検査（肺炎球菌，レジオネラ肺炎）などがある。

これは必読！

1) 日本呼吸器学会市中肺炎診療ガイドライン作成委員会 編：成人市中肺炎診療ガイドライン．呼吸器学会「呼吸器感染症に関するガイドライン」．日本呼吸器学会，2008．

臨床的に，症状が比較的軽い，関節痛，皮膚発疹，頭痛をともなう，白血球上昇を欠くなどの通常の肺炎とは臨床像が異なる肺炎を非定型肺炎（異型肺炎）とよぶ。起因病原体としては，マイコプラズマ，クラミドフィルなどの細菌やウイルスが含まれる。

市中肺炎における画像診断の意義

市中肺炎における画像診断の最大の意義は，肺炎の診断の確定にある。肺炎を疑う臨床所見に加えて，画像で肺炎を示唆する浸潤影や網状結節影を確認できれば肺炎の診断が確定する。通常この目的には胸部単純X線写真で十分である。また，画像は治療効果判定の補助的な手段にもなる[2]。

画像所見から肺炎の起因病原体を推定するのは困難な場合が多いが，マイコプラズマ肺炎[2]，ウイルス肺炎，真菌肺炎，結核，非結核性抗酸菌症などは比較的特異的な像を示し，その可能性を画像から示唆できることがある。各種の細菌学的検査は100％の正確度を有しているわけではないので，画像による補助診断は市中肺炎の診療に寄与する。また，マイコプラズマ肺炎で信頼度が最も高いペア血清[*1]は結果が出るまでに時間がかかるため，肺炎治療で最も重要な初期治療の方針決定には間に合わず，画像診断による診断補助の役割は大きくなる。また，結核症の諸検査はすべての患者にルーチンで行われるわけではないので，臨床的に想定されていない結核症の可能性を画像で指摘することはきわめて重要である。また，画像は非感染性疾患との鑑別，合併症や肺炎の誘因もしくは原因となっている病態の診断にも大きく寄与する。これらの目的のためには通常CTが必要となる。

市中肺炎診療におけるCTの適応

市中肺炎診療におけるCTの有用性のエビデンスは乏しい。わが国の成人市中肺炎の画像診断ガイドラインによると，肺炎が強く疑われ胸部単純X線写真が陰性の場合のみにC1のエビデンス（行うことを考慮してもよいが十分な根拠がない）が認められたとしている[2]。一般的なCTの適応は，重症肺炎，免疫低下患者の肺炎，抗生物質に反応しない肺炎，腫瘍などの基礎疾患の疑われる肺炎，呼吸器症状があるが単純X線写真では異常がない場合などである[3,4]。しかし，実際の臨床現場では，個々の症例に応じて，適応が相対的に判断されている。私見では，臨床所見と単純X線写真で，通常の感染性肺炎であると自信をもって診断できない（非感染性疾患，特殊な感染症や特殊な病態を除外できない）のであれば，積極的にCTを考慮してもよいのではないかと思っている。

これは必読！

2）日本医学放射線学会および日本放射線科専門医会・医会共同編：成人市中肺炎の画像診断ガイドライン．2007．

用語アラカルト

＊1 ペア血清
同一患者の感染初期と回復期の血清をいう。ある病原体に対する抗体価を両検体で比べ，ある一定以上の上昇があれば，新たに抗体産生が生じたと考えられるので，その病原体が感染症の原因となっていると判断する。マイコプラズマ肺炎ではペア血清で4倍以上の上昇が診断基準となっている。

3）Müller NL, et al：Imaging of pulmonary infections, McAllister L, et al, eds, Wolters Kluwer/Lipponcott Williams & Wilkins, Philadelphia, Pa, 2007.

これは必読！

4）山口惠三監：胸部画像診断 感染症を読む．丸善，東京，2009．（文献3の日本語訳）

ここが勘ドコロ

感染性肺炎におけるCTの適応
- 重症肺炎
- 免疫低下患者の肺炎
- 抗生物質に反応しない肺炎
- 腫瘍などの基礎疾患の疑われる肺炎
- 呼吸器症状があるが単純X線写真では異常がない場合

市中肺炎の画像所見

感染性肺炎の画像パターン

　感染性肺炎の画像パターンは，浸潤影優位型（肺胞性肺炎/大葉性肺炎），気道周囲結節優位型（気管支肺炎/感染性細気管支炎），すりガラス陰影優位型に分かれる[3,4]。多くの病原体ではさまざまなパターンをとる。

■浸潤影優位型（肺胞性肺炎/大葉性肺炎）[consolidation predominant (alveolar pneumonia/lobar pneumonia)]

　浸潤影が主体の肺炎である。肺葉全体を侵す場合を大葉性肺炎とよぶ。肺炎球菌，クレブシエラなどに代表される多くの細菌性肺炎はこのパターンをとる。画像上は非区域性の浸潤影を呈することが多い。肺胞腔内充填に乏しい部分はすりガラス陰影を示し，浸潤影内部に開存した気管支は気管支透亮像として認められる。肺葉全体を侵す大葉性肺炎は，近年では医療環境の整備，国民の健康状態の向上，抗菌薬の進歩により遭遇する頻度は減少している。

■気道周囲結節優位型（気管支肺炎，感染性細気管支炎）[peribronchial nodule predominant (bronchopneumonia, infectious bronchiolitis)]

　気道周囲の結節が主体の肺炎である。気道に沿った浸潤影は伴っていてもよい。小葉中心性結節が主体の場合には感染性細気管支炎とよばれる。インフルエンザ桿菌，マイコプラズマ，クラミドフィラ・ニューモニエ，緑膿菌，黄色ブドウ球菌など，ほとんどの細菌は気管支肺炎のパターンを呈する。CTでは，区域性の分布を呈する結節影を認め，病変が進行すると，これらの結節が拡大癒合し，気道に沿った限局性の浸潤影を形成する。肺胞性肺炎に比べ気管支壁肥厚や分岐状の粒状影を認めることが多い。気管支拡張や網状影の併存は慢性/繰り返す気道感染を示唆する。

■すりガラス陰影優位型（ground-glass opacity predominant）

　すりガラス陰影が主体の肺炎である。炎症細胞浸潤，滲出変化による肺胞腔の空気を残す不完全な充満や感染による二次的な毛細血管透過性亢進による肺水腫に対応していると思われる。このパターンは「間質性肺炎」と記載されることがある。しかし，実際には感染性肺炎のほとんどは経気道感染であり，間質が炎症の主座になることはまれで，また非感染性の間質性肺炎と紛らわしいため，あえて今回はこの表現は用いなかった。ウイルス肺炎，マイコプラズマ肺炎，ニューモシスティス肺炎が代表的な病原体である。また，肺炎の病態とは無関係に，治癒過程の肺胞性肺炎も肺胞の含気が回復しているので，すりガラス陰影が優位な像を示す。

各種病原体による肺炎の画像所見

肺炎球菌肺炎(Streptococcus pneumoniae pneumonia)

市中肺炎の起炎菌として最も多く,単純X線写真,CTともに高頻度に浸潤影を認める(**図1**)[3〜6]。浸潤影は比較的下葉優位,多肺葉に認められ,約半数の症例で両肺に広がる[6]。

これは必読!

5) Tanaka N, et al : High resolution CT findings in community-acquired pneumonia. J Comput Assist Tomogr, 20 : 600-608, 1996.

図1 肺炎球菌肺炎
80歳台,男性。

a:胸部単純X線写真
右肺上葉の葉間胸膜に境される上葉の浸潤影(→)を認める。心拡大や石灰化結節も認められる。

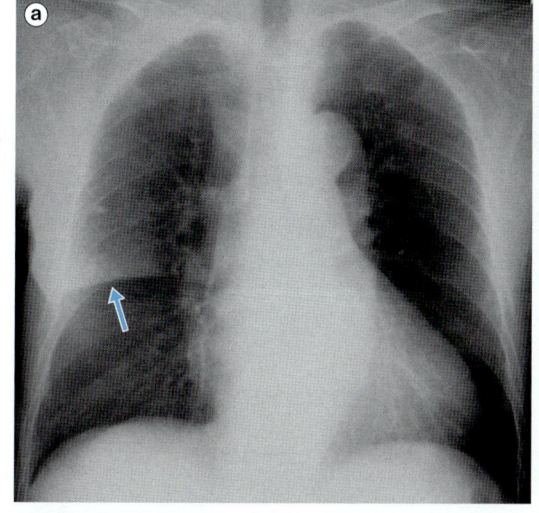

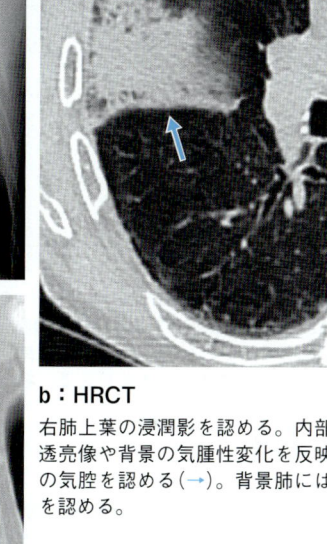

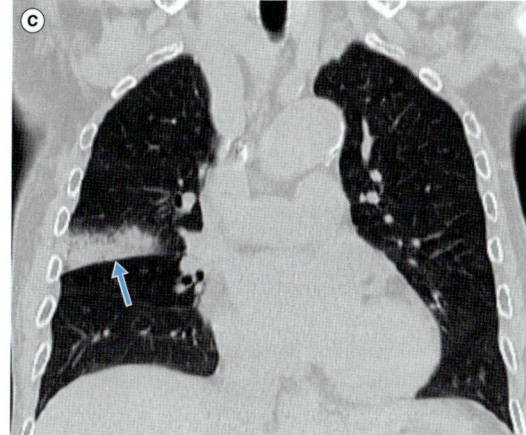

b:HRCT
右肺上葉の浸潤影を認める。内部には気管支透亮像や背景の気腫性変化を反映した泡沫状の気腔を認める(→)。背景肺には気腫性変化を認める。

c:MPR冠状断像
肺野末梢の非区域性の浸潤影であり(→),末梢の肺胞腔を介して病変が広がっていると推測される。

6) Nambu A, et al : Chlamydia pneumoniae : comparison with findings of *Mycoplasma pneumoniae* and *Streptococcus pneumoniae* at thin-section CT. Radiology, 238 : 330-338, 2006.

マイコプラズマ肺炎(Mycoplasma pneumoniae pneumonia)

これは必読!

7) Reittner P, et al : *Mycoplasma pneumoniae* pneumonia : radiographic and high-resolution CT features in 28 patients. AJR Am J Roentgenol, 174 : 37-41, 2000.

若年者に好発し,乾性咳,全身倦怠感,発熱を示す。胸部単純X線写真では網状結節影,もしくはまだらなconsolidationを示す[3,4]。CTでは,小葉中心性結節,二次小葉から肺葉単位くらいのコンソリデーション,もしくはすりガラス陰影,気管支壁の肥厚を示す(**図2**)[3〜7]。これらの所見のうち,小葉中心性結節と比較的中枢側まで目立つ気管支壁の肥厚は,マイコプラズマ肺炎に比較的特異的な所見である。気管支壁の肥厚は,マイコプラズマの病原体が気管支上皮を標的としていることに関連していると推測されており,また,これはマイコプラズマ肺炎で咳嗽が強いことの説明にもなる。

また，気管支肺炎のみではなく，すりガラス陰影が優位な肺炎や（図3），若年者に見られる広範な肺胞性肺炎（図4）も典型的な所見であり，マイコプラズマ肺炎＝気管支肺炎ではない[6]。

図2 マイコプラズマ肺炎：気管支肺炎型
30歳台，男性。

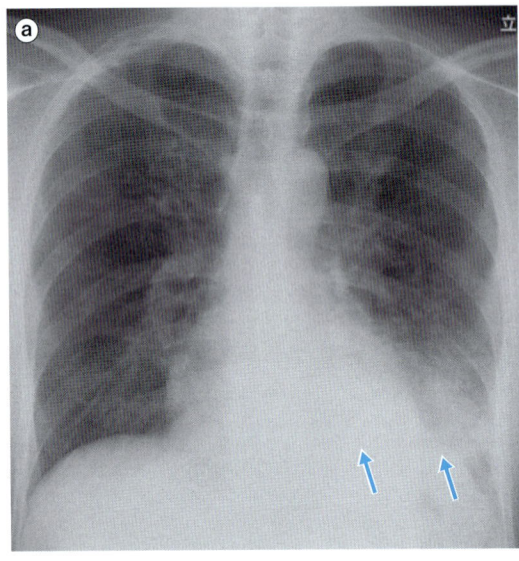

a：胸部単純X線写真
左中下肺野には広範な浸潤影を認め，左の横隔膜，下行大動脈の辺縁は消失している（シルエットサイン陽性）（→）。両側肺門影も拡大し，血管影も太く見える。右上肺野にも結節影を認める。

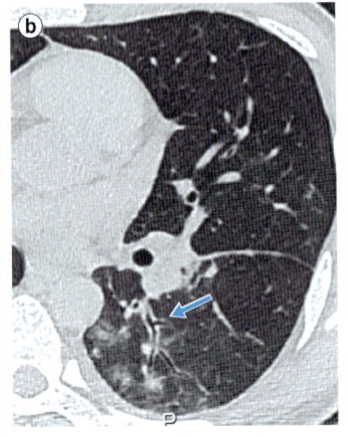

b：HRCT（左肺S⁶レベル）
気道に沿った多発限局性すりガラス陰影に加えて気管支壁肥厚が比較的中枢側まで認められる（→）。

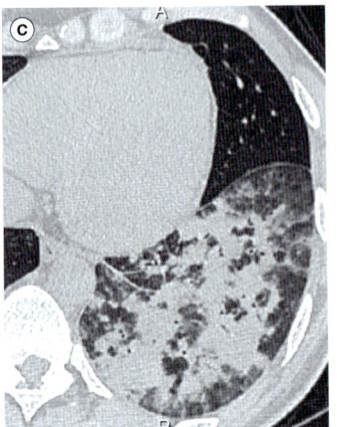

c：HRCT（左肺底区レベル）
気道周囲に多発性に浸潤影を形成し，それらが癒合傾向を示している。周囲にはすりガラス陰影が広がっている。

図3 マイコプラズマ肺炎：すりガラス陰影優位型
30歳台，女性。

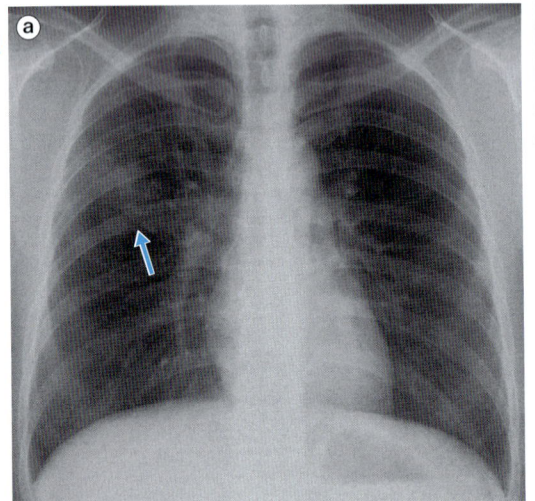

a：胸部単純X線写真
右中肺野にまだら状に浸潤影を認める（→）。

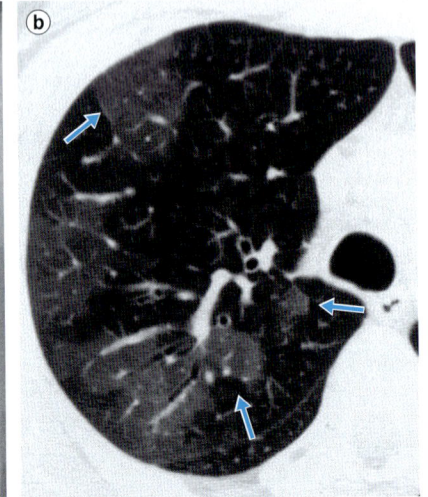

b：HRCT
右肺上葉にはまだら状のすりガラス陰影を示し，所々小葉間隔壁に境されている（→）。

第 3 章・01 市中肺炎のABC

図4 マイコプラズマ肺炎：
　　浸潤影優位型
30歳台，女性。

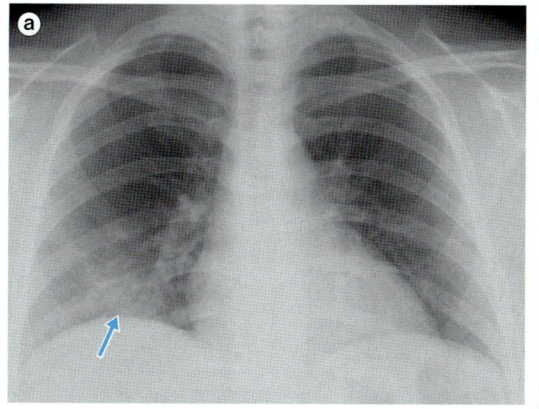

a：胸部単純X線写真
右肺下肺野に浸潤影を認める（→）。

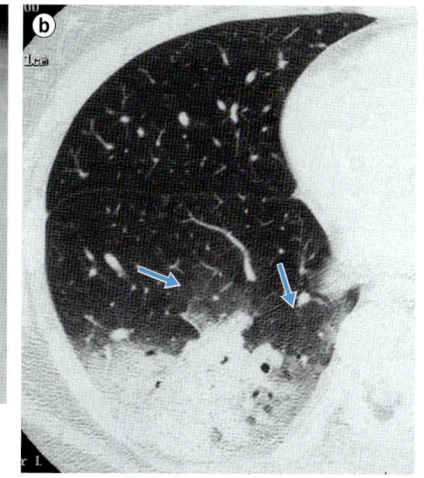

b：HRCT
右肺下葉肺底区背側には非区域性の広範な浸潤影を認め，周囲にはすりガラス陰影を伴っている（→）。

8) McConnell CT Jr, et al : Radiographic appearance of *Chlamydia pneumoniae* (TWAR strain) respiratory infections. CBPIS Study Group. Community-based Pneumonia Incidence Study. Radiology, 192 : 819-824, 1994.
9) Okada F, et al : *Chlamydia pneumoniae* pneumonia and *Mycoplasma pneumoniae* pneumonia : comparison of clinical findings and CT findings. J Comput Assist Tomogr, 29 : 626-632, 2005.

クラミドフィラ・ニューモニエ肺炎（*Chlamydophila pneumoniae* pneumonia）

　単純X線写真ではまだら状の浸潤影や網状影からなり，再感染の場合には網状影が目立つようになるとされている[8]。CTでは，主体となる陰影は，浸潤影，すりガラス陰影，細葉陰影〜小葉中心性結節の場合もいずれもありうる[6,9]。**細葉陰影〜小葉中心性結節が主体のいわゆる気道に沿った気管支肺炎/感染性細気管支炎のパターンが比較的頻度が高く特徴的**である（**図5**）[6]。また，気管支拡張や網状影の頻度も比較的高く，肺気腫やびまん性汎細気管支炎などの閉塞性肺疾患に合併することも多い。高齢者の肺気腫などの背景肺疾患に見られる，気管支拡張を伴う感染性細気管支炎のパターンはクラミドフィラ肺炎の1つの特徴的な発現形式と考えられる[6]。

図5 クラミドフィラ・ニューモニエ肺炎

HRCT
60歳台，女性。中葉舌区には小葉中心性結節，樹状影（tree-in-bud appearance）を認める（→）。気管支壁は肥厚し，一部拡張も認められる（▶）。

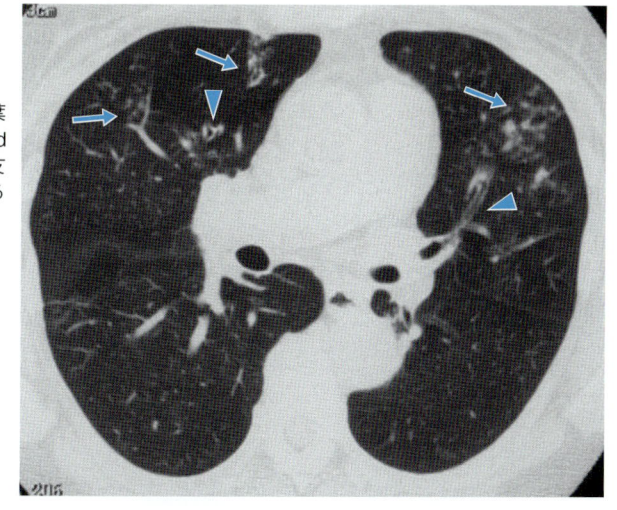

レジオネラ肺炎(*Legionella* pneumonia)

致死的な肺炎であり,早期診断,治療が重要である。日本では,温泉入浴後の感染が有名である。温泉の循環濾過器に菌が繁殖することが主な原因と考えられている。両側肺に広範に病変が及ぶのが特徴である。CT所見は**浸潤影とすりガラス陰影の混在所見が主体**で,すりガラス陰影に混在する浸潤影の境界は明瞭で気管支血管束周囲に見られるのが特徴とされている(**図6**)[10]。

10) Sakai F, et al : Computed tomographic features of *Legionella pneumophila* pneumonia in 38 cases. J Comput Assist Tomogr, 31 : 125-131, 2007.

図6　レジオネラ肺炎

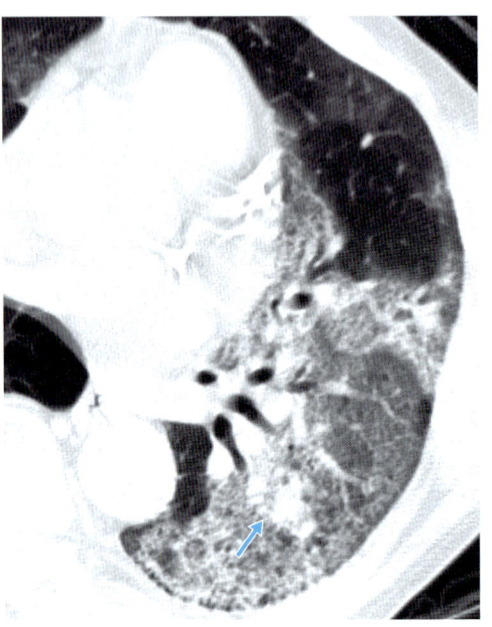

HRCT
50歳台,男性。左肺下葉に広範なすりガラス陰影を認める。内部に混在するコンソリデーションの境界は明瞭である(→)。

ウイルス性肺炎(viral pneumonia)

インフルエンザ,麻疹,水痘,アデノ,RSウイルスなど,さまざまなウイルスが肺炎の原因となる。単純X線写真では,両側性の網状結節影,すりガラス陰影,多発性の気管支血管周囲の浸潤影を示すことが多い。CT所見は,気道周囲の結節影および浸潤影を主体とした**気管支肺炎の像**と,びまん性もしくは二次小葉単位くらいの多発すりガラス陰影が代表的な所見である(**図7**)[3,4]。水痘ウイルス肺炎では,すりガラス陰影に加えて,ランダムな分布の小結節の散在が特徴的である(**図8**)[11]。これは,水痘ウイルス肺炎が経気道感染ではなく,血行感染であることによると考えられる。

ウイルス性肺炎に細菌性肺炎を合併することも多く,混合感染の可能性は常に念頭に置く必要がある。その場合には,左右差が目立つ,もしくは浸潤影が目立つことが多い。しかし,ウイルス性肺炎自体でも浸潤影主体となることもあるので,画像による細菌の混合感染の診断は難しい。

11) Kim JS, et al : High-resolution CT findings of varicella-zoster pneumonia. AJR Am J Roentgenol, 172 : 113-116, 1999.

図7 H1N1インフルエンザ肺炎

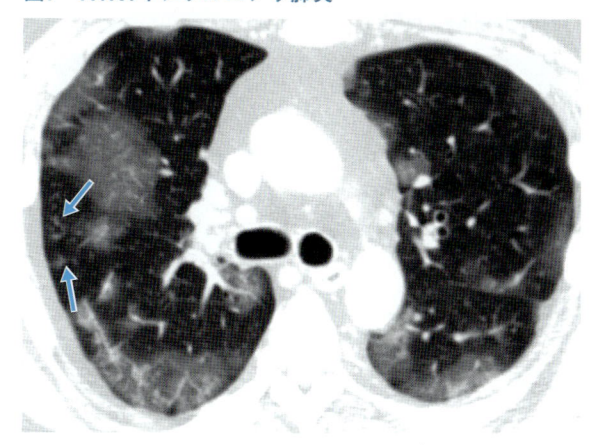

HRCT
40歳台，男性。両側肺にはまだら状にすりガラス陰影が見られる。一部小葉中心性のすりガラス濃度の結節も見られる（→）。病変は胸膜直下を中心に，肺野の中層，肺門側にも見られる。

図8 水痘ウイルス肺炎

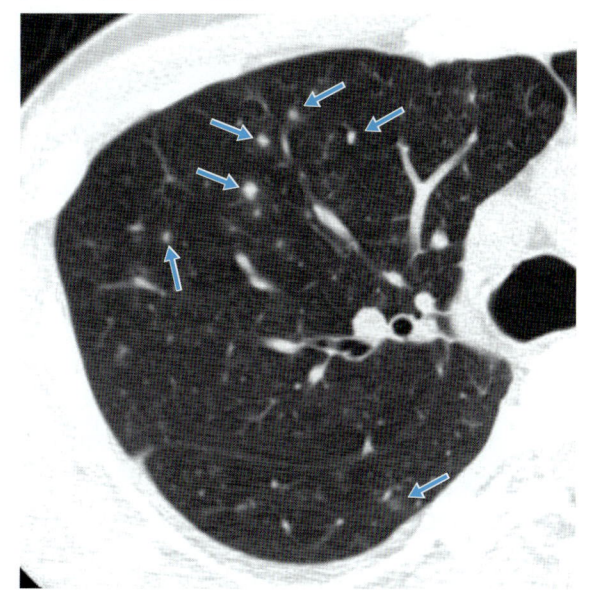

HRCT
30歳台，男性。右肺上葉および下葉S⁶に，充実性からすりガラス陰影濃度の小結節影が散在している（→）。気道との関連は認めない。

Point advice　　市中肺炎の特殊な病態

用語アラカルト

*2 Mendelson症候群（Mendelson's syndrome）

胃酸の誤嚥による急性呼吸窮迫症候群（acute respiratory distress syndrome；ARDS）をきたす病態をMendelson症候群とよぶ。

12) Okada F, et al : Clinical/pathologic correlations in 553 patients with primary centrilobular findings on high-resolution CT scan of the thorax. Chest, 132：1939-1948, 2007.

●誤嚥性肺炎（aspiration pneumonia）

意識状態が悪い，慢性消耗性疾患，気管内挿管チューブや胃管挿入中の患者でしばしば発生する3,4)。したがって，院内肺炎として発症することが多いが，食道癌や胃癌術後，逆流性食道炎なども危険因子となり，市中肺炎として発症する可能性もある。食道拡張，食道裂孔ヘルニアの存在，下部食道壁優位の壁肥厚などが逆流性食道炎を示唆する画像所見となる。誤嚥物には，胃酸や細菌を含んだ液体，食物などがありうる3,4)。画像上は，肺の背側部位（S²，S⁶，S¹⁰）に好発し，気道に沿った気管支肺炎を示す。すりガラス陰影優位型を示すことも多く，これは胃酸の誤嚥に伴う限局性の毛細血管透過型の肺水腫が関与していると推測されている（図9）。古典的にMendelson症候群*2として知られている病態の軽症型と考えられる。また，慢性誤嚥に伴い，びまん性汎細気管支炎様の気道病変が見られることがあり，びまん性嚥下性細気管支炎（diffuse aspiration bronchiolitis）とよばれている（図10）12)。

●副鼻腔気管支症候群（sinobronchial syndrome）

慢性・反復性の好中球性の炎症を副鼻腔（特に上顎洞）と下気道に合併した病態。びまん性汎細気管支炎も含まれる。画像上は，慢性副鼻腔炎の所見と，下葉優位の気管支拡張，気管支壁肥厚，気管支内粘液，小葉中心性結節などの慢性気道感染の像を認める（図11）。急性増悪の診断には以前の画像との比較が必須である。

図9 胃酸の誤嚥性肺炎疑い

50歳台，男性。麻酔下での上部消化管内視鏡検査後に肺炎症状を生じた。

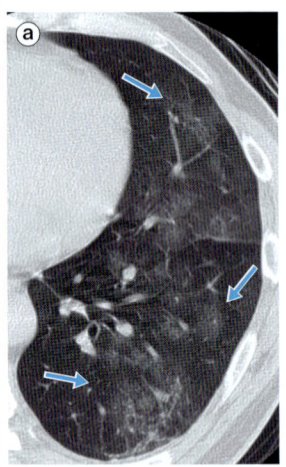

a：初回HRCT
左肺下葉肺底区，上葉舌区にはまだら状のすりガラス陰影を認める（→）。

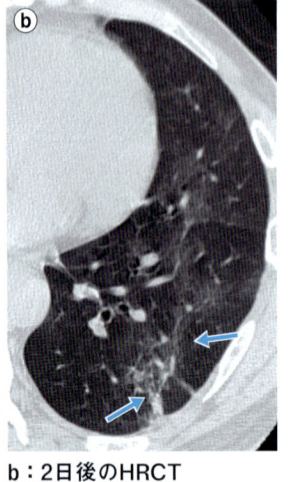

b：2日後のHRCT
陰影は消退傾向。一方，陰影の陥凹，内部の気管支の拡張など早期から陰影の器質化を示唆する所見を認める（→）。臨床情報も含めて胃酸などの刺激物の誤嚥による変化を疑った。

図10 びまん性嚥下性細気管支炎（diffuse aspiration bronchiolitis；DAB）

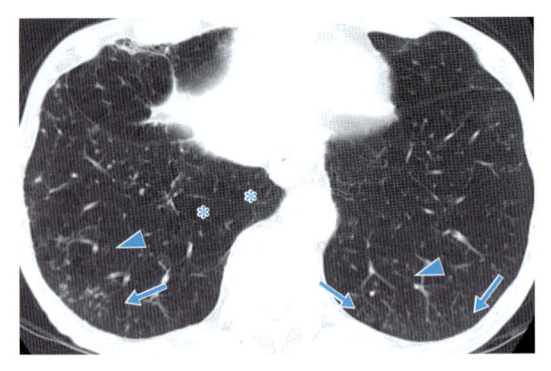

HRCT
60歳台，男性。食道癌があり，慢性的に誤嚥を繰り返していた患者。両側肺底部に小葉中心性結節（→）と細気管支拡張（▶）が見られ，全体に肺野の透過性は亢進している。肺気腫（＊）も見られる。

図11 副鼻腔気管支症候群

70歳台，男性。

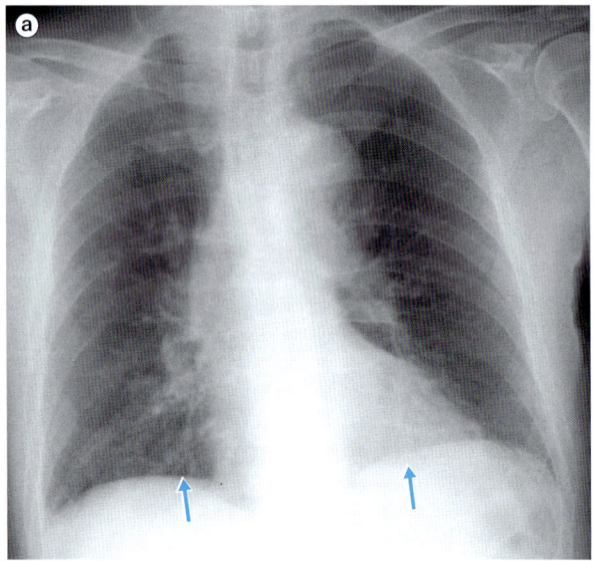

a：胸部単純X線写真
両側中下肺野，縦隔側を中心に網状結節影を認める（→）。

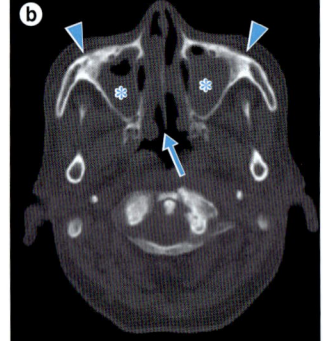

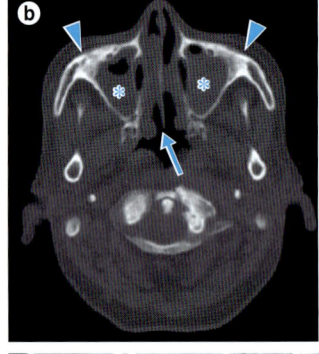

b：副鼻腔の骨条件CT
上顎洞内は軟部組織が充満し（＊），鼻甲介粘膜は肥厚している（→）。また，上顎洞の骨壁は肥厚しており，炎症の慢性経過を示唆する（▶）。

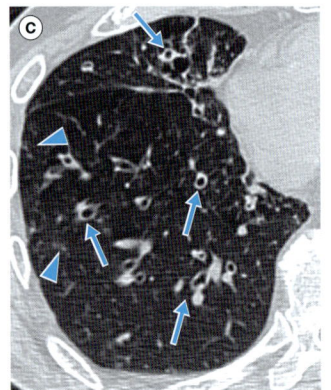

c：HRCT
右肺中葉および下葉肺底部には気管支拡張（→），壁肥厚，わずかな小葉中心性結節を認める（▶）。

第3章・01市中肺炎のABC

●肺気腫に伴う肺炎(pneumonia on a background of emphysema)
　肺気腫に肺炎を合併すると，陰影内部が既存の気腔により抜けて空洞様に見える(スイスチーズ様と表現される)，一見，蜂窩肺に見えるなどの非典型的な像を示すので注意が必要である(図12, 13)。また，肺炎は慢性閉塞性肺疾患(chronic obstructive pulmonary disease；COPD)の急性増悪の最大の原因である。また，肺気腫合併肺炎は治癒後も陰影消退が遅い。

図12　肺気腫に合併したスイスチーズ様の肺炎

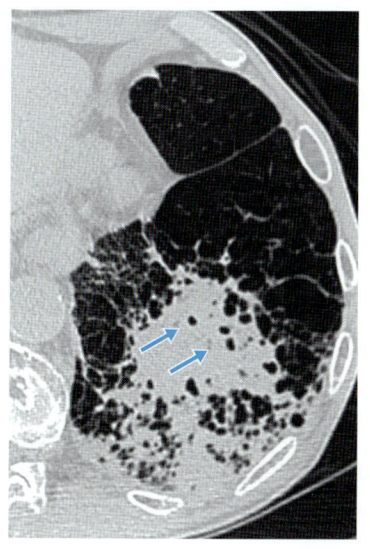

HRCT
70歳台，男性，起因菌不明。左肺下葉には広範な浸潤影を認め，内部には拡大した気腔を認める(→)。背景肺には高度の肺気腫を認める。

図13　肺気腫に合併した蜂窩肺様の変化を伴う肺炎

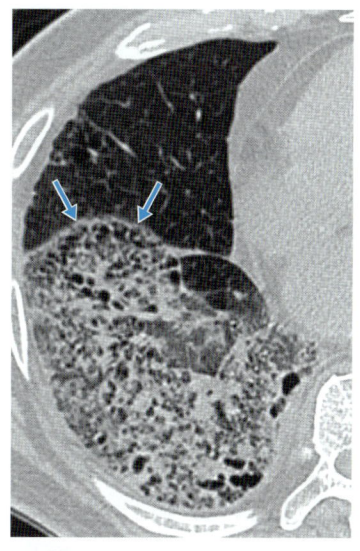

HRCT
60歳台，男性，起因菌不明。右肺下葉には広範なすりガラス陰影～浸潤影を認める。内部には拡大した気管支透亮像や嚢胞状気腔を認める。一部，蜂窩肺様に見える部分も見られる(→)。背景肺には肺気腫を認める。

ここが勘ドコロ

市中肺炎診断のキモ

- 気道に沿った樹状影(tree-in-bud appearance)は経気道感染症
- マイコプラズマ肺炎は気道周囲結節(気管支肺炎)と中枢側気管支壁肥厚像
- 気管支拡張，気管支壁肥厚，網状影は慢性気道感染
- 濃い末梢に充填する樹状影は結核
- 感染を示唆する臨床所見を欠く浸潤影は腫瘍と治癒過程の肺炎/炎症瘢痕
- 気道周囲分布ではない1cmを超える結節影は肉芽腫性感染症，腫瘍や血管炎など
- ランダム分布の小結節は血行性感染，転移
- 両側広範なすりガラス陰影は，非感染性疾患と特殊な感染症
- 陰影の器質化像は，治癒過程の肺炎，特発性器質化肺炎，治癒過程のARDS，肺腺癌
- 下葉背側優位のすりガラス陰影優位型肺炎は(胃酸)誤嚥
- 肺気腫合併肺炎は，偽性空洞，偽性蜂窩肺に注意。陰影消退が遅い

02　第3章　各種病態の画像診断

田中伸幸

免疫不全患者における肺炎診断のABC

はじめに

近年，免疫低下患者が増加し，肺炎はこれらの患者の主要な死亡原因となっている。免疫不全患者に発症する合併症のなかで，感染症の割合は75％にも達し[1]，早期発見が重要であるが，早期での検出感度には限界があり，ニューモシスティス肺炎（pneumocystis jirovecii pneumonia；PCP）の5〜10％で，また，侵襲性アスペルギルス症（invasivepulmonary aspergillosis；IPA）の10〜25％程度で単純X線写真は正常とされる。

Heusselらは，発熱の見られた好中球低下患者146人について，単純X線写真とCTにおける肺炎の検出能を比較し，発症から7日以内での肺炎に絞ると，高分解能CT（HRCT）による検出率は胸部単純X線写真の6倍であり，胸部単純X線写真に比べて5日も早く肺炎を検出できた，と報告し[2]，**免疫不全患者におけるHRCTの重要性**を強調している。確定診断である生検，気管支肺胞洗浄（bronchoalveolar lavage；BAL）の施行部位の評価もHRCTにより可能となる。

胸部単純X線写真の意義としては，治療に対する反応性の評価，病変進展の速度の評価が挙げられる。数日での急激な所見の進展は細菌性肺炎の可能性を，数日〜数週間の亜急性の病変変化はPCP，ウイルス感染，抗酸菌・真菌感染を，数週間〜数カ月における慢性経過における病変変化は，主として，非感染症である腫瘍，薬剤性肺障害などを示唆する[1]。

感染症を示唆する重要なHRCT所見は，小葉中心性陰影，tree-in-bud pattern，区域性浸潤影であるが[3]，**免疫不全患者に発症する感染症のHRCT所見はしばしば非特異的**であるので，肺出血，薬剤性肺障害，肺水腫などとの鑑別が常に必要である。患者の免疫不全の状態（「Point advice」参照）を把握することも，鑑別疾患を絞るうえで，重要である。

これは必読！

1) Oh YW, et al：Pulmonary infections in immunocompromised hosts：the importance of correlating the conventional radiologic appearance with the clinical setting. Radiology, 217：647-656, 2000.

2) Heussel CP, et al：Early detection of pneumonia in febrile neutropenic patients：use of thin-section CT. AJR Am J Roentgenol, 169：1347-1353, 1997.

3) Franquet T：High-resolution computed tomography (HRCT) of lung infections in non-AIDS immunocompromised patients. Eur Radiol, 16：707-718, 2006.

Point advice　免疫低下の種類と感染症

液性免疫低下は摘脾，癌化学療法，多発性骨髄腫などで生じ，細菌感染が好発する。**細胞性免疫低下**はHIV感染，造血器悪性腫瘍，ステロイド・免疫抑制剤投与，癌化学療法，臓器移植で惹起され，液性，細胞性両方に関与してくるので，細菌感染，真菌症，抗酸菌感染，PCP，サイトメガロウイルス肺炎（cytomegalovirus pneumonia；CMV）など，ほとんどすべての感染症が生じる。**貪食能低下**はステロイド投与，好中球低下状態にて惹起され，細菌，真菌感染が起こりやすくなる。

第3章・02 免疫不全患者における肺炎診断のABC

> **Point advice** AIDS患者におけるCD4陽性細胞数と感染症
>
> AIDSにおける感染症の発症は患者のCD4陽性細胞数の減少と密接に関連しており，200個/μL以下では，細菌性肺炎，結核が，50〜200個/μLで，PCP，カンジダ症，クリプトコッカス症，トキソプラズマ症が，50個/μL以下では，CMV肺炎，非結核性抗酸菌症が生じやすいとされている。

細菌性肺炎（bacterial pneumonia）

用語アラカルト

*1 不顕性誤嚥
(microaspiration, silent aspiration)

不顕性誤嚥は，睡眠中に無意識のうちに唾液が気道に流れ込むもので，異物が気道内に入ったときに起こる「むせ」などの反射が見られず，特に高齢者や脳血管障害患者における肺炎の原因として頻度が高い。起炎菌として，口腔内常在菌が重要である。

　癌化学療法，造血幹細胞移植(hematopoietic stem cell transplantation：HSCT)（「ここが勘ドコロ」参照）などの好中球が減少する病態において高頻度に発症する。院内肺炎の多くは誤嚥性肺炎として発症するが，顕性誤嚥よりも不顕性誤嚥(microaspiration)*1が原因として高頻度である。入院が長期にわたるにつれて，腸管由来のグラム陰性菌(クレブシエラ，プロテウス，セラチア，大腸菌)の鼻咽喉からの検出率が上昇してくるとされ，誤嚥性肺炎の起炎菌としては，これらに緑膿菌，アシネトバクターを加えたグラム陰性菌および嫌気性菌などの口腔内常在菌が多い(**図1**)。挿管やH2-blocker投与による胃酸の低下による胃内の細菌増殖も誤嚥性肺炎の頻度を増加させる。グラム陽性菌では黄色ブドウ球菌などが高頻度である。ノカルジアも日和見細菌感染では常に考慮に入れておく病原体と思われる。

図1 細菌性肺炎(腸球菌肺炎)

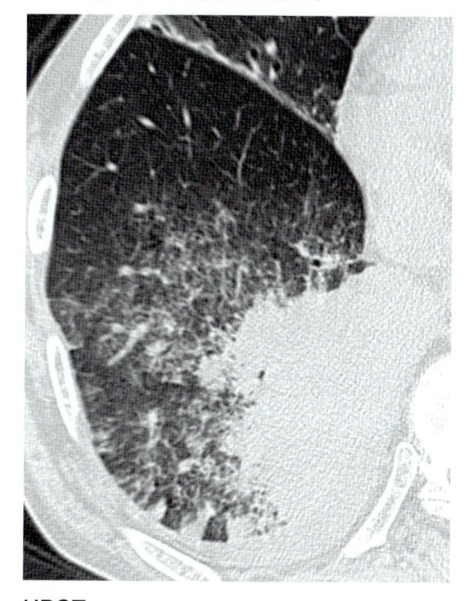

HRCT
60歳台，男性。骨髄異形成症候群(myelodysplastic syndrome(MDS)。右下葉背側にコンソリデーションが見られ，周囲にはGGO(すりガラス陰影)が見られる。

図2 細菌性肺炎

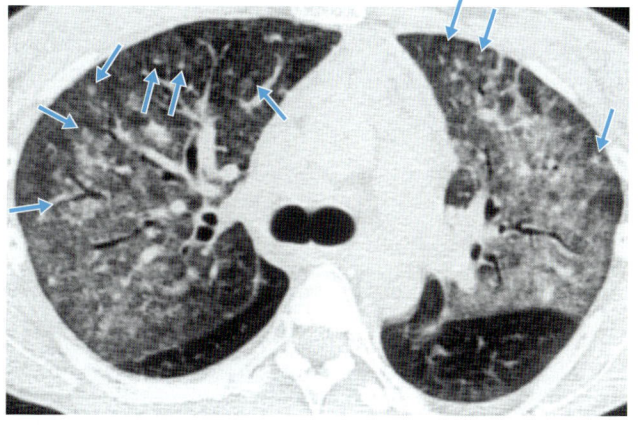

HRCT
30歳台，女性。悪性リンパ腫。広範なGGOが見られるが，小葉中心性陰影(→)も認識可能である。

これは必読！

4) Franquet T : Respiratory infection in the AIDS and immunocompromised patient. Eur Radiol, 14 : E21-33, 2004.

胸部単純X線写真では，最大30％程度の患者で正常である[3]。高頻度なHRCT所見は，区域性のコンソリデーション，小葉中心性陰影，tree-in-bud patternであり，**局所性のコンソリデーションがある場合には，まず，細菌性肺炎が疑われるが（図1）**，実際は，**免疫低下患者では両側に広範な陰影を呈することが多い（図2）**[4]。逆に，好中球減少時には肺局所反応の低下により，病変が軽度であることがある（**図3**）。ノカルジアでは多発性のコンソリデーションが高頻度で，しばしば空洞を形成し，肺膿瘍の所見を呈し，膿胸や胸壁への進展も比較的高頻度に見られる（**図4**）。

図3　細菌性肺炎（*Stenotrophomonas maltophilia*肺炎）

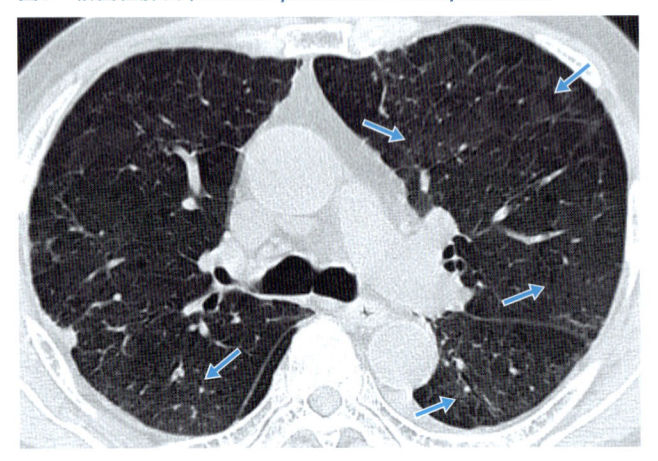

HRCT
70歳台，男性。MDS。両肺にわずかにGGOが見られるが（→），きわめて軽度な所見である。

図4　ノカルジア症

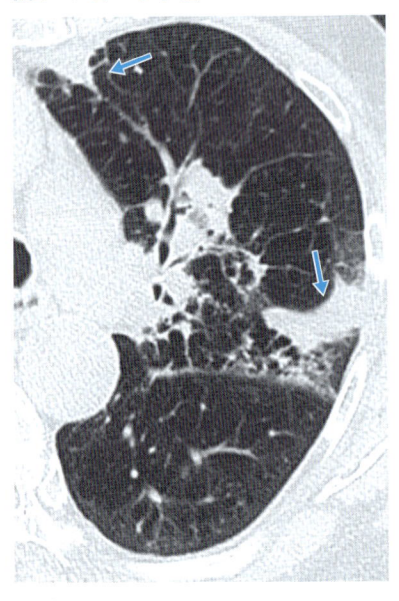

HRCT
70歳台，女性。血管炎にてステロイド投与中。多発性のコンソリデーションが見られ，胸膜に接したものも見られる（→）。

ここが勘ドコロ

造血幹細胞移植（HSCT）と感染症

- 造血幹細胞移植では移植後の経過日数により鑑別すべき感染症がある程度決まっており，移植後2～3週間の好中球減少期には細菌・真菌感染症，移植後100日までの早期にはPCP，CMVが生じやすい。

真菌症（fungal infection）

細菌性肺炎同様，好中球減少時に発症しやすい。HSCTを受ける患者の40％に侵襲性の真菌症を発症するとされる。日本ではアスペルギルスとカンジダによることが多い。

アスペルギルス症は免疫低下の程度により病態が異なり，低栄養，糖尿病，ステロイド治療などの中等度の免疫低下患者には慢性壊死性アスペルギルス症（chronic necrotizing aspergillosis）が発症する。病理学的には，組織壊死および結核類似の肉芽腫性炎症が見られ，組織壊死は数カ月をかけて生じる点が後述のIPAとは異なる。病変は上肺に多いとされ，コンソリデーションに空洞を生じ，二次結核に類似の病変を呈する[5]。内部に菌球様の病変が見られることもある（図5）[5]。

高度に免疫が低下した患者にはIPAが生じる。気道に定着した菌体が気管支と隣接する肺動脈に浸潤・閉塞し，出血性梗塞をきたした病態が血管IPA（angio-IPA：血管侵襲性アスペルギルス症）で，気道に定着して細気管支炎，気管支肺炎をきたした病態が気道IPA（airway-IPA：気道侵襲性アスペルギルス症）である。IPAのなかではangio-IPAが大多数を占めるとされていたが，airway-IPAも意外と多いとされ，angio-IPAとの混在も含めると70％を超えるとの報告もあるが，発症機序から考えると当然と思われる[6]。

IPAでは早期発見が重要であるが，早期診断にはCT検査が有用である（図6）。airway-IPAの特殊で最も重篤な病態は"急性気管気管支炎（acute tracheobronchitis）"とよばれ，菌体による気管・気管支粘膜浸潤をきたし，死亡率が高い。CTでは，不整な気管支壁肥厚および中枢気道の狭窄を呈する（図7）[7]。頻度の高いairway-IPAの所見はいわゆる気管支肺炎であり（図8，9），ほかの病原体による気管支肺炎との鑑別は困難である[3,4,6]。

angio-IPAのHRCT所見としては，早期では斑状，区域性のコンソリデーションや結節性病変，および，その周囲にすりガラス陰影（ground glass opacity；GGO）を伴

5）Kim SY, et al：Semiinvasive pulmonary aspergillosis：CT and pathologic findings in; six patients. AJR Am J Roentgenol, 174：795-798, 2000.

これは必読！
6）Althoff Souza C, et al：Pulmonary invasive aspergillosis and candidiasis in immunocompromised patients：a comparative study of the high-resolution CT findings. J Thorac Imaging, 21：184-189, 2009.

7）Franquet T, et al：Aspergillus infection of the airways：computed tomography and pathologic findings. J Comput Assist Tomog, 28：10-16, 2004.

図5　慢性壊死性アスペルギルス症

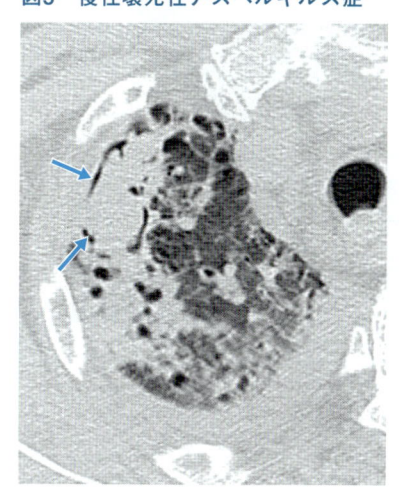

HRCT
70歳台，男性。特発性間質性肺炎にてステロイド投与中。右上葉にコンソリデーションおよび内腔に菌球様の所見（→）を有する空洞性病変がある。

図6　侵襲性アスペルギルス症（IPA）
40歳台，女性。急性骨髄性白血病（AML）にて造血幹細胞移植（HSCT）施行。

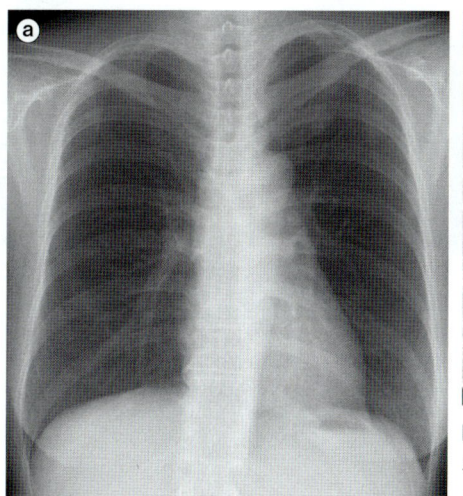

a：胸部単純X線写真
明らかな異常は指摘しがたい。

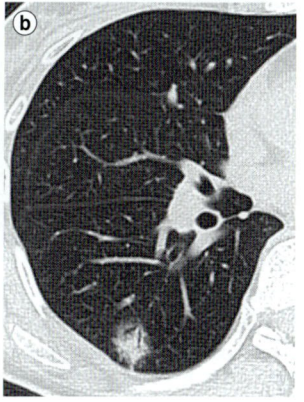

b：HRCT
右下葉に周囲にGGO（CT-halo sign）を有する結節が見られる。

図7　IPA（急性気管気管支炎）

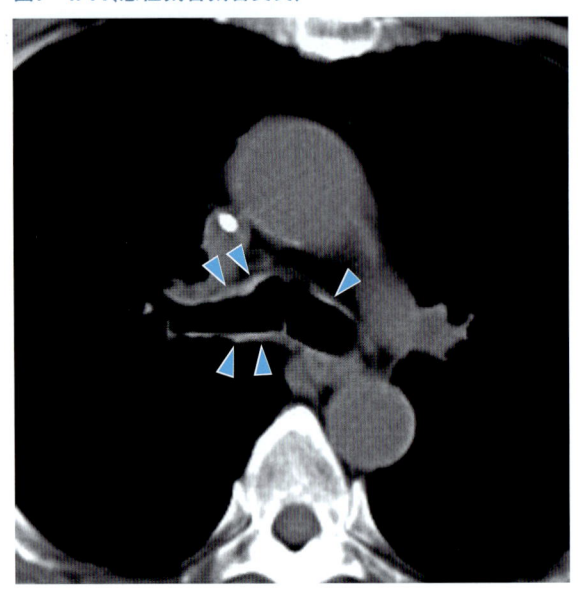

縦隔条件CT
60歳台，男性。悪性リンパ腫。左右の主気管支に不整な壁肥厚（▶）が見られる。気管支鏡検査にて粘膜の浮腫性肥厚，出血が見られ，洗浄液よりアスペルギルスが検出された。

図8　気道侵襲性アスペルギルス症（airway-IPA）

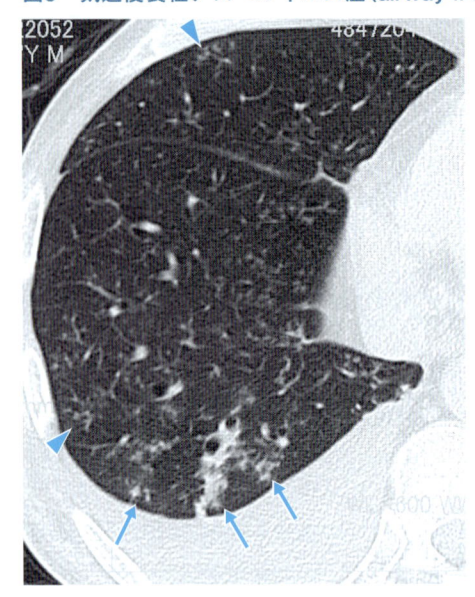

HRCT
50歳台，男性，AML。右下葉に気管支壁肥厚，小葉中心性陰影（→），tree-in-bud pattern（▶）が見られ，気管支肺炎の所見である。

図9　airway-IPA

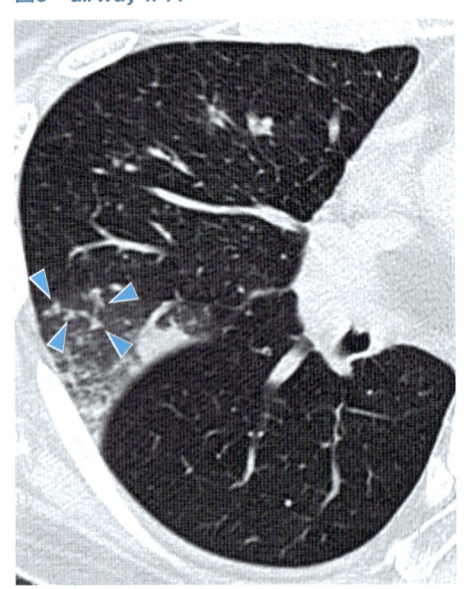

HRCT
40歳台，女性。AML。右上葉背側に区域性のGGOおよびfocal consolidationが見られる。小葉中心性陰影やtree-in-bud pattern（▶）も見られ，いわゆる気管支肺炎の所見である。

図10　血管侵襲性アスペルギルス症（angio-IPA）

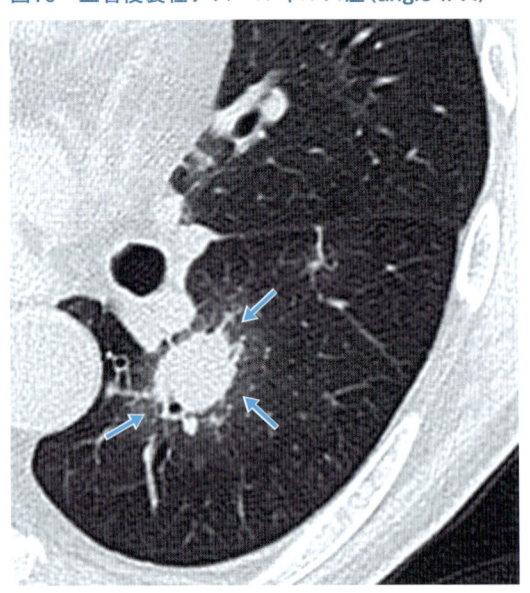

HRCT
50歳台，男性。リンパ腫にてHSCT後。左下葉に典型的なCT-halo signを有する結節が見られる（→）。

用語アラカルト

＊2 CT-halo sign

真菌が肺動脈に浸潤することにより生じた出血性硬塞に対応するCT所見で、中心部の壊死巣が濃い病変に、周囲の出血がGGOに対応する。IPA以外にも、多くの出血性結節において認められ、IPAに特徴的とはいえない。しかし、好中球減少時にはIPAを疑うことのできる所見である。

8) Gefter WB, et al : Invasive pulmonary aspergillosis and acute leukemia. Limitations in the diagnostic utility of the air crescent sign. Radiology, 157 : 605-610, 1985.
9) Bruno C, et al : Comparison of CT features of aspergillus and bacterial pneumonia in severely neutropenic patients. J Thorac Imaging, 22 : 160-165, 2007.

う、いわゆるCT-halo sign＊2とよばれる病変を呈することが多い(図10, 11)[3,4]。その後通常2〜3週間後に、白血球の回復とともに壊死部分が白血球により処理されることにより三日月状のair spaceが形成され、いわゆるair crescent signが見られることがある(図11)[3,4]。この所見の出現は白血球の回復があることを意味し、良好な予後と関連している[8]。同所見はIPAに特異性が高いとされているが、むしろ、細菌性肺炎のほうが高頻度であったとする報告もある[9]。

カンジダ症は、血液悪性疾患、AIDS患者に多いが、糖尿病患者、カテーテル挿入患者、広域スペクトル抗菌薬使用患者にも発症する。HRCT所見はアスペルギルス症と似ており、経気道性散布では、小葉中心性、細葉性、および小葉性陰影、気管支壁肥厚などの気管支肺炎の所見を呈し、ほかの病原体による気管支肺炎との鑑別は困難である(図12)[3]。血行性散布ではCT-halo signを示し、IPAとの鑑別は困難である(図

図11 angio-IPA
20歳台、男性。CML。

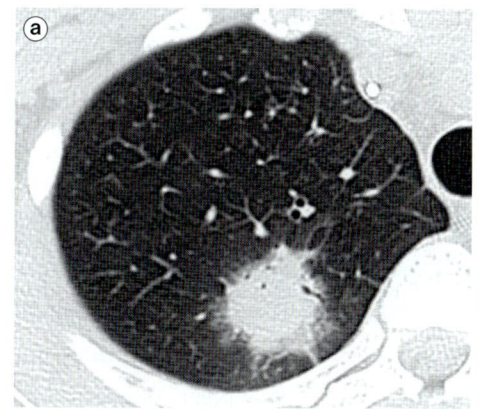

a：HRCT
右上葉にCT-halo signを有する結節がある。

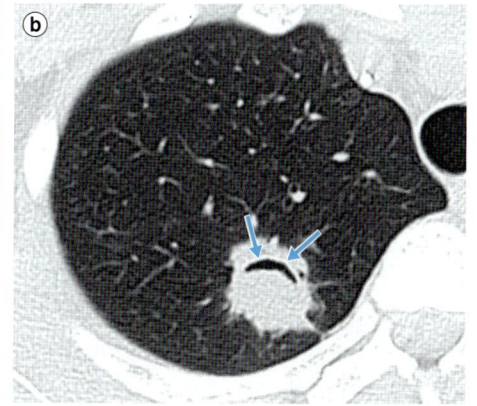

b：HRCT
18日後のHRCTでは、内部に三日月状のair density (→)が出現し、典型的なair crescent signである。

図12 カンジダ症
20歳台、男性。AML。

a：胸部単純X線写真
両肺に微小粒状影があるが(→)、非常に軽微な所見である。

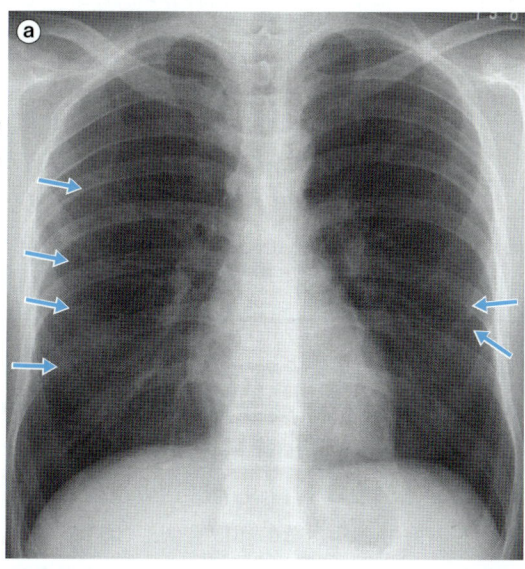

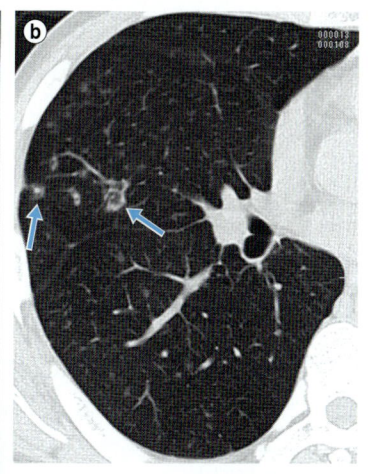

b：HRCT
右中葉、下葉に微小結節影がある。おおむね小葉中心性の分布と考えられるが、周囲にGGOおよび線状影を伴った結節も見られ(→)、これらは血行性散布と考えられる。

図13　カンジダ症

HRCT
20歳台，男性。AMLにてHSCT後。左下葉に胸膜を底とする楔型の結節があり，CT-halo signを呈している。

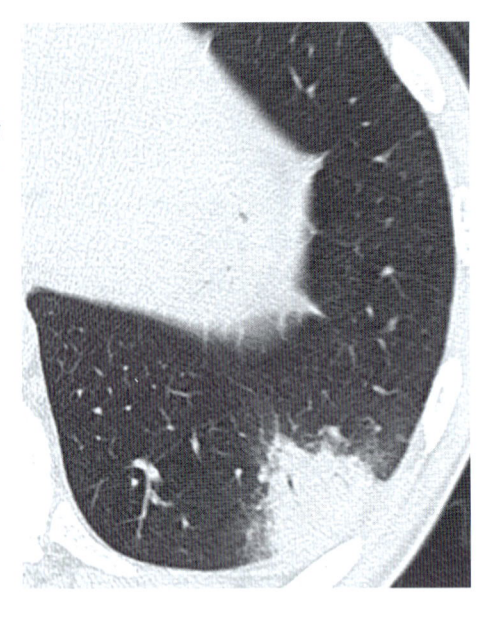

12, 13)。IPAとの鑑別に関しては，血行性散布を示唆するランダム分布結節はカンジダのほうに有意に多く，経気道性散布を示唆する小葉中心性結節はアスペルギルス症に多かったという報告がある[6]。

ニューモシスティス肺炎（pneumocystis jirovecii pneumonia；PCP）

*Pneumocystic jiroveci*という真菌（以前の*Pneumocystis carinii*）による感染症であり，幼少期の不顕性感染の後，免疫低下状態になると活性化されて発症するとされているが，人から人への気道感染を呈する場合もありうる[10]。癌化学療法施行患者，移植患者，AIDS患者に多く，臨床経過中少なくとも80％のAIDS患者がPCPを発症するとされる。移植患者では，ペンタミジンの予防投与により発症頻度は低下している。

病理学的には肺胞壁の肥厚を伴う肺胞腔内の好酸性・泡沫状の滲出性病変が特徴的所見であり（図14），次いで，びまん性肺胞領域損傷（diffuse alveolar damage；DAD）が多い。

胸部単純X線写真では，肺門側主体のGGOが典型的所見で，上・中肺野主体である点がCMVとの相違点である。初期には胸部単純X線写真が正常であることが10～20％程度あり，読影には肺血管影の不明瞭化に注目する必要がある（図15）。進行する呼吸困難があるにもかかわらず，胸部単純X線写真が正常である場合には積極的にHRCTを施行すべきである。

HRCT所見は比較的特徴的であり，両肺野内側域主体にびまん性，かつ，内部が均一なGGO（図14，15）がほぼ必発であり，病変部と非病変部が直線状の明瞭な境界を呈する，いわゆるモザイクパターンを呈する場合にはPCPが強く疑われる（図14）[4,11]。内部に網状影が重積し，crazy-paving patternを呈することもあるが（図14），特異的ではない。コンソリデーションは進行しない限り出現しないことが多い。また，感染症で高率に出現する小葉中心性陰影の頻度も低く（図14，15），これらもCMV肺炎との鑑別（「ここが勘ドコロ」参照）に有用である[12]。AIDS患者では上葉に多発する薄壁嚢

10) Tasci S, et al : Pneumocystis carinii pneumonia. Lancet, 362 : 124, 2003.

11) Kuhlman JE, et al : Pneumocystis carinii pneumonia : spectrum of parenchymal CT findings. Radiology, 175 : 711-714, 1990.

12) Vogel MN, et al : Differences and similarities of cytomegalovirus and pneumocystis pneumonia in HIV-negative immunocompromised patients thin section CT morphology in the early phase of the disease. Br J Radiol, 80 : 516-523, 2007.

図14 ニューモシスティス肺炎（PCP）

50歳台，女性。多発性骨髄腫。

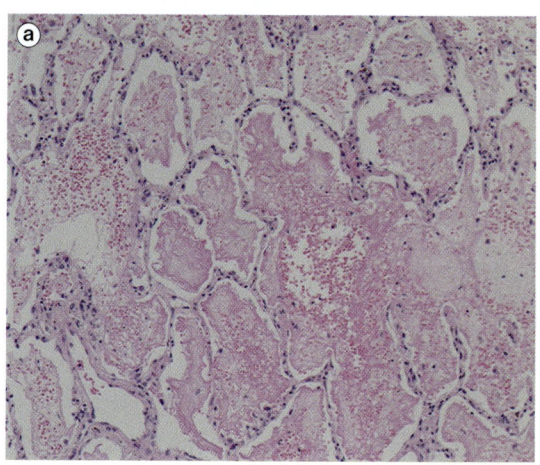

a：病理
肺胞腔内にエオジン好性の泡沫状の滲出液が充満し，肺胞壁肥厚はごく軽度である。

b：HRCT
両肺広範にGGOが見られる。病変部と非病変部（→）が直線状に境界され，モザイクパターンを呈している。結節は見られない。

図15 PCP

60歳台，女性。Sjögren症候群にてメソトレキセートおよびステロイド投与中。

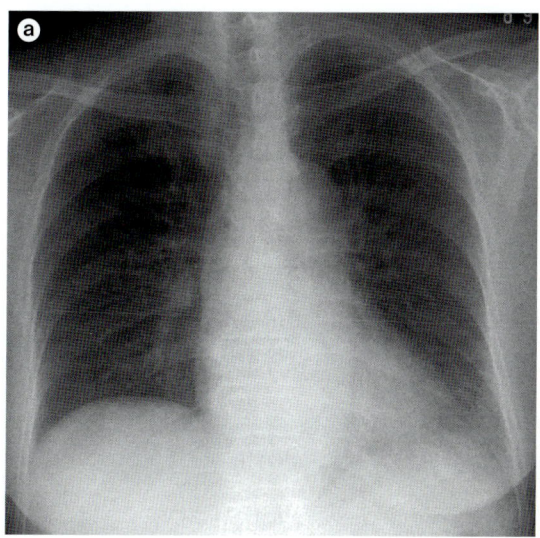

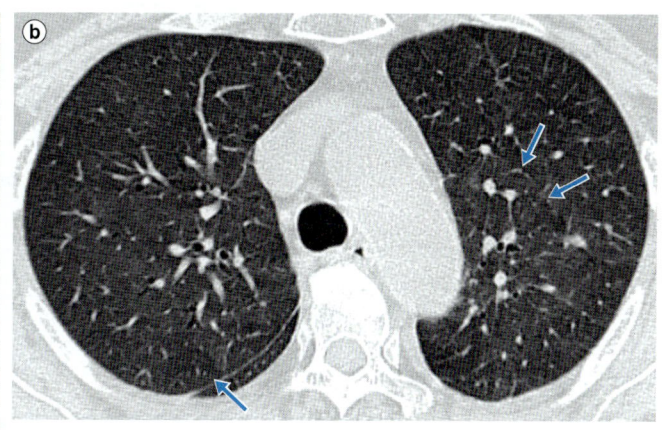

a：胸部単純X線写真
一見正常だが，肺血管の追跡が困難で，GGOを呈している。

b：HRCT
両肺にGGOが比較的広範に見られる。わずかに病変の乏しい小葉（spared lobule）が見られる（→）。やはり，結節は認識できない。

胞や，空洞などの非典型的所見を呈することが多い（図16）[4]。囊胞性病変は通常，両側の上葉および胸膜直下優位で，特に，予防的ペンタミジン吸入をしている患者には薄壁空洞の発生が高い。リンパ節腫大や胸水の出現頻度は低いとされているが，CTでの検討では，両者とも18％に見られたとの報告があり[11]，必ずしも，PCPを否定する材料にはならない。

図16 PCP
HRCT
40歳台，男性。AIDS。両肺にわずかにGGOがあり，左肺には葉間胸膜直下に囊胞形成（→）がある。

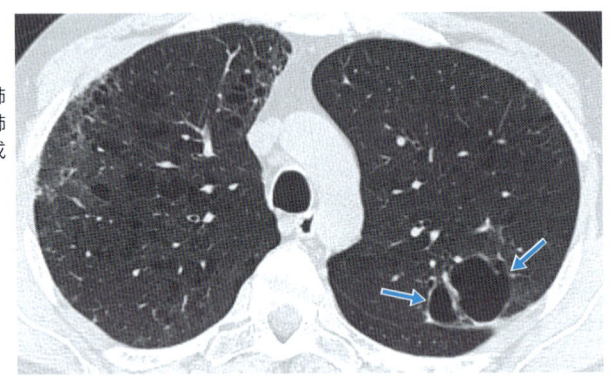

ここが勘ドコロ

PCPとCMV肺炎の鑑別

- Vogelらは31例のCMV患者と，27例のPCP患者のCT所見を検討し，PCPでは，肺尖部優位の分布，モザイクパターン，均一なGGOがより高頻度で，CMV肺炎では，小結節の存在，GGOやコンソリデーションの境界が不明瞭である所見がより高頻度であったとしている。
- 確定診断にはBALが必要だが，不可能な場合には，これらの所見が鑑別には有用である。

ウイルス性肺炎（viral pneumonia）

　代表的なものは，サイトメガロウイルス肺炎（cytomegalovirus；CMV）で，ほとんどは幼少期の潜行性感染の再燃によるとされ，移植患者や癌化学療法施行患者などの高度の免疫低下時に発症することが多い。AIDS患者では末期にならない限り頻度は低い。特徴的な病理所見は，巨細胞封入体といわれる核内，あるいは細胞質内の封入体を伴った細胞の腫大の存在，およびDADの所見とされている。数mm大の出血性結節も見られる。

　胸部単純X線写真においては，GGOを呈し，PCPとの鑑別はしばしば困難であるが（図17），PCPが上肺野優位であるのに対して，CMV肺炎では下肺野優位の所見を呈することが多い。HRCT所見ではGGOに加えて，コンソリデーション，結節が併存することが多い（図17，18）[3,4,13]。結節は小葉中心性，ランダム分布いずれもあるが，やや小葉中心性分布が優位である。tree-in-bud patternや，出血を反映してCT-halo signを呈することもある（図17，18）。分布に関しては，下肺優位である。胸水やリンパ節腫大は20～30％に見られる。

13) Franquet T, et al : Thin-section CT findings in 32 immunocompromised patients with cytomegalovirus pneumonia who do not have AIDS. AJR Am J Roentgenol, 181 : 1059-1063, 2003.

これは必読！
14) Franquet T : Imaging of pulmonary viral pneumonia. Radiology, 260 : 18-39, 2011.

15) Franquet T, et al : Infectious pulmonary nodules in immunocompromised patients : usefulness of computed tomography in predicting their etiology. J Comput Assist Tomog, 27 : 461-468, 2003.

CMV以外では，ヘルペスウイルス，RSウイルス，インフルエンザ，パラインフルエンザウイルス，アデノウイルスによる肺炎が重要である．HRCT所見はCMV肺炎とほぼ同様である（図19）[14]．いずれも結節影が高頻度であるとされ，ウイルス肺炎の特徴と考えられる．Franquetらは，免疫不全患者の結節を呈する感染症の鑑別について検討し，すべての結節が10mm以下である場合には，細菌，真菌よりもウイルス感染が疑われるとの報告をしている[15]．

図17　サイトメガロウイルス肺炎（CMV肺炎）
40歳台，女性．AMLにて移植後．

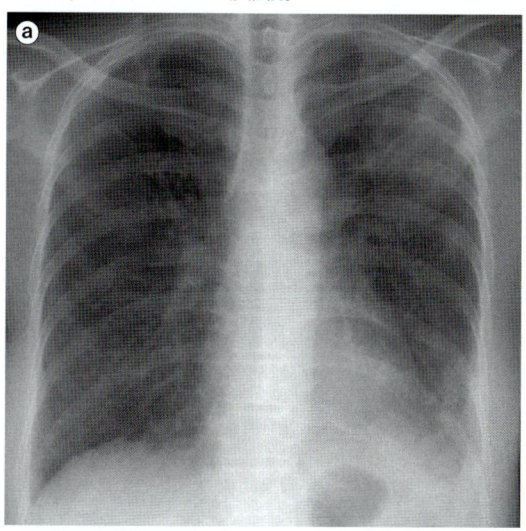

a：胸部単純X線写真
両側広範にGGOおよび斑状影も見られる．

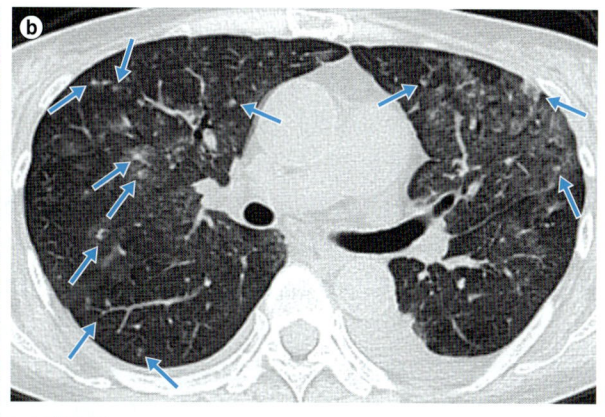

b：HRCT
両側広範にGGOが見られるが，それに加えて，haloを有する小結節も認識できる（→）．

図18　CMV肺炎

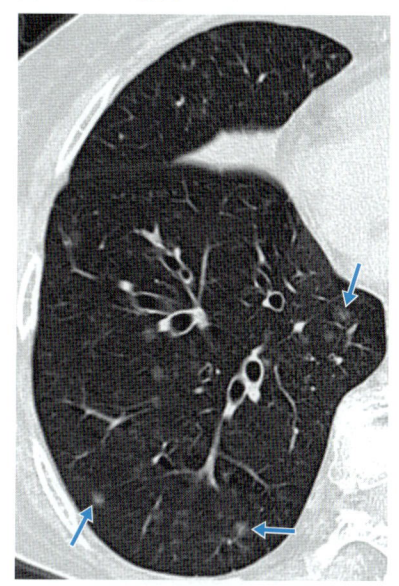

HRCT
70歳台，女性．血管炎にてステロイド投与中．右下葉に多発結節がある．CT-halo signを呈する結節もあり（→），このような症例ではカンジダ症，IPAとの鑑別が問題となる．

図19　水痘・帯状疱疹ウイルス（varicella zoster virus；VZV）肺炎

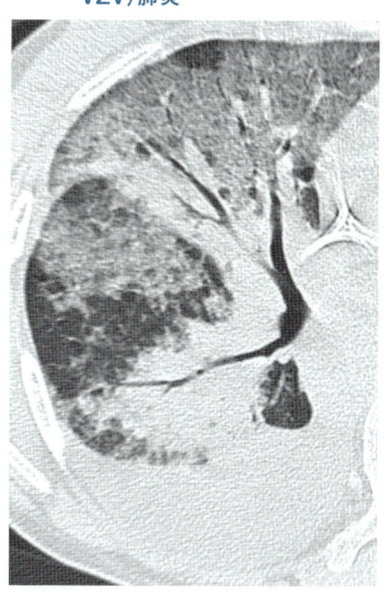

HRCT
30歳台，男性．悪性リンパ腫．右肺に広範にGGOおよびコンソリデーションがある．GGO内部には網状影があり，crazy-paving patternを呈している．

03 第3章 各種病態の画像診断

氏田万寿夫

結核と非結核性抗酸菌症における画像診断のABC

はじめに

　結核症は，抗酸菌の一種である結核菌（*Mycobacterium tuberculosis*）による感染症である。かつて"国民病"，"死の病"とよばれていた1950年代ごろまでと比べ，その罹患率や死亡率は激減した。しかし，現在もわが国で年間21,000人以上に新たに発症する最大級の感染症であって，決して"過去の病気"ではない。一方，非結核性抗酸菌（nontuberculous mycobacteria；NTM）症は，結核菌と異なり環境常在性の抗酸菌による感染症で，ヒトからヒトへの感染は認められない。だが最も頻度が高い*Mycobacterium avium* complex（MAC）症の罹患率は急増しており，抗結核薬を含む多くの薬剤に耐性を有し難治性である。これらの抗酸菌感染症は，無症状で健診の胸部X線写真などの画像検査によって発見されることも少なくなく，また，結核の診断の遅れを防止するうえでも，画像所見に精通しておくことは重要である。

結核（tuberculosis）

最近の動向

　わが国における近年の結核患者の動向は，以下のように抜粋される。
①2012年の結核罹患率は人口10万当たり16.7と，結核緊急事態宣言が発せられた1999年以降減少傾向だが，最近の減少速度は鈍化している。
②現在，新規患者の半数以上は70歳以上の高齢者であり，人口高齢化が患者数減少に歯止めをかける最も大きな要因である。
③主に受診の遅れによる働き盛り世代（30～50歳台）の排菌陽性患者は減少せず，20歳台の外国籍患者は増加している。
④今後の課題の1つとして，多剤耐性結核[*1]への対策は重要である。

感染と発病

　結核菌が気道を介して末梢肺へ到達すれば感染が成立するが，8～9割の人は発病することなく一生を終える。初感染に引き続いて，10％前後の人に半年～1年後の発病が見られ，これを初感染（一次）結核とよぶ。多くは小児であるが，近年では結核既感染率の低い成人にも見られる。これに対し，初感染後年余を経て発病する病態が二次結核であり，成人結核症の多くはこの発症形式である。体内で活動休止状態であった結核菌が，宿主の免疫低下によって再活動，増殖することが主な機序である。

用語アラカルト

[*1] 多剤耐性結核（multidrug resistant TB；MDR-TB）

結核治療の中心的薬剤であるイソニアジド（INH）とリファンピシン（REP）に耐性を示す結核菌である。この2剤に加え，補助的な第二選択薬（6種）のうち3種以上に耐性を有するものを超多剤耐性結核（extensively drug resistant TB；XDR-TB）という。化学療法に反応せず難治性である。わが国ではいまだ稀少であるが，欧州や中央アジアでは急速に拡大しており，グローバル化が進んだ現代では無視できない状況である。不適切な治療法や患者の治療自己中断などが耐性菌出現の原因と考えられる。

結核免疫と病理

結核やNTMの基本的な病理組織変化は肉芽腫性病変[*2]である。感染防御と病変の形成には，マクロファージとTリンパ球を主役とする細胞性免疫（獲得抵抗性）と遅延型過敏反応が関与する。

まず結核菌が肺の末梢へ到達すると，好中球，マクロファージやフィブリンによる滲出性反応から始まり，マクロファージが類上皮細胞やLanghans巨細胞への分化を示す繁殖性反応，さらに類上皮細胞の周囲を膠原線維が取り囲む増殖性反応が見られる。繁殖期には病巣の中心部に乾酪壊死[*3]が起こり，壊死内に取り残された偏性好気性の抗酸菌は酸素が遮断され増殖を停止し，膠原線維による被包化と病巣の収縮に至る硬化性反応へ進み瘢痕治癒を迎え，壊死物質は石灰化する。一方，誘導気管支との交通が保たれれば，壊死部が軟化融解し排出されて空洞を形成し，菌は増殖し肺内散布源となり，気道を介して肺内，そして肺外へ散布される。

> **MEMO**
> **補助診断法－インターフェロン-γ（IFN-γ）遊離試験－**
> 結核症の診断は，喀痰や胃液などの生体材料から結核菌を証明することである。近年，末梢血を用いた結核補助診断として，クォンティフェロン®（QuantiFERON®；QFT）やT-SPOT®が登場し（p.504参照），臨床応用されている。いずれも末梢血を結核菌に特異的な2つの抗原で刺激し，前者は産生されたIFN-γの量を，後者はIFN-γを放出するT細胞の数に基づいて判定するもので，陽性であれば結核既感染であることを示す。ツベルクリン反応と違いBCG接種の影響を受けないことが特徴で，最新のQFT-3Gの感度は92.6％，特異度98.8％と高精度である[1]。現在，接触者検診や潜在性結核感染のスクリーニングに不可欠な検査であり，また，症状や画像から活動性結核を疑うが，生体材料から結核菌が証明されない患者における活動性結核の補助診断としても利用されている。

結核症の画像所見

抗酸菌による病変は，菌毒素による直接的組織変化ではなく，菌に対する免疫応答により形成される。すなわち，**基本的画像は乾酪壊死を伴う肉芽腫性病変を反映したものであり，空洞形成と病変の気道散布**によって特徴付けられる。分裂速度が約15時間と遅いため，病変の進行が緩徐で新旧の病変が混在することや，偏性好気性菌（増殖には酸素が必要）であるため，酸素分圧が高い**肺尖方向に病巣を形成しやすい**などの菌の特性も画像を修飾する。

■初感染（一次）結核（primary tuberculosis）

胸膜下の肺初感染巣と，リンパ行性に形成される所属肺門リンパ節病巣を初期変化群とよぶ。通常は結核菌の増殖が抑制され自然治癒するが，治癒せずに初期変化群結核が拡大進展した病態が一次結核であり，**肺門・縦隔リンパ節腫大を特徴とする**[2]（**図1**）。成人では胸水を伴う頻度が高い。気道散布をきたし，画像上二次結核との区別が困難なことも少なくないが，空洞病変はまれである。

乾酪壊死巣は造影効果を欠くため，造影される辺縁部の肉芽腫性炎症巣によってリング状の造影パターン（rim enhancement）を示す。**rim enhancementを示す腫大リンパ節や肺内病変は，特異的ではないが活動性・結核性病変を疑う所見である**[3]（**図2**）。

用語アラカルト

＊2 肉芽腫（granuloma）
体内へ侵入した異物に対する生体による防御反応の結果として見られる病理組織変化であり，マクロファージ系の細胞（類上皮細胞もその1つ）を中心とし，リンパ球などの炎症細胞も集積して形成される境界明瞭な巣状病変である。肉芽腫は，宿主からみれば結核菌を物理的・免疫的に封じ込める働きを有しているが，結核菌からみれば冬眠の格好の住み処である。結核菌は肉芽腫のなかで分裂停止菌として長期間存在しており，再増殖のときを待っていると考えられる。

＊3 乾酪壊死（caseous necrosis）
壊死とは組織や細胞の局所的な死滅であり，凝固壊死と融解（液状）壊死に分けられる。乾酪壊死は凝固壊死の特殊型で，抗酸菌の菌体成分や変性マクロファージに由来する脂質を多量に含み，チーズ様外観を呈するためこの名称がついた。乾酪壊死内には，数は少ないものの結核菌が残存する。

---

1) Harada N, et al：Comparison of the sensitivity and specificity of two whole blood interferon-gamma assays for tuberculosis infection. J Infection, 56：348-353, 2008.
2) Jeong YJ, et al：Pulmonary tuberculosis：up-to-date imaging and management. AJR Am J Roentgenol, 191：834-844, 2008.
3) Muhm JR, et al：The enhancing rim sign：a new sign of a benign pulmonary nodule. Mayo Clin Proc, 78：1092-1096, 2003.

図1　初感染（一次）結核
10歳台前半，男子。8カ月前に祖父が結核で入院。

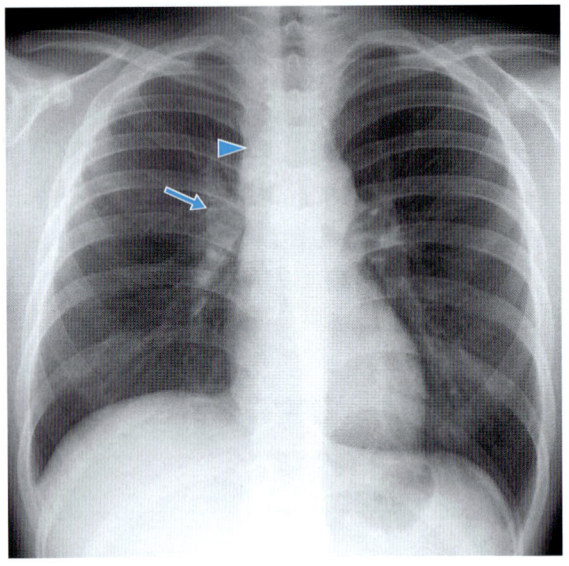

胸部単純X線写真
右肺門（→）および縦隔（▶）リンパ節の腫大が認められる。肺野に異常を認めない。

図2　結核性リンパ節炎
20歳台，女性。発熱。QFT陽性。

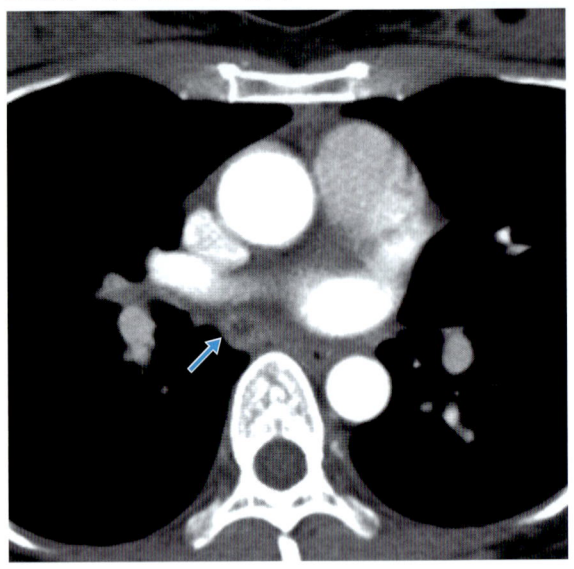

造影CT
気管分岐部リンパ節の腫大とリング状造影効果を認める（→）。

■二次結核，気道散布性結核（secondary tuberculosis, post-primary tuberculosis）

初感染時に，静脈角を経て血行性に散布された結核菌の増殖による乾酪性肉芽腫性病変である。このため，画像は末梢肺での小結節や粒状影など結節状病変が主体となる。結節は繁殖性〜増殖性変化を反映し，周囲肺野に対しコントラストが高い。酸素を好む結核菌の性質のため，主病巣は上葉の肺尖区や肺尖後区（S^1，S^{1+2}，S^2），下葉の上区（S^6）に好発する[2]（図3）。従って胸部単純X線写真では，肺尖や肺門部周囲の濃度差に注意して読影することが見落としをなくすポイントである。

病変は気道を介して広がり（経気道散布），終末細気管支，呼吸細気管支や肺胞道の内腔およびその周囲の肺胞領域に肉芽腫が形成される。CTでは小葉中心性小結節や分岐状影，気管支壁肥厚として見られる。乾酪物質が呼吸細気管支以下の末梢気道に充填する細やかな分岐状影は，"tree-in-bud appearance"とよばれ，空洞とともに活動性肺結核のCT（HRCT）所見の1つである[4]（図4）。空洞は，結核を強く疑う所見であるが（図5），結核では空洞内に液面形成をきたすことはまれであり，この場合細菌感染を疑う（図6）。ときに，1〜2mm大の微細結節の集簇像からなる結節性病変を見ることがある（図7）。同じ肉芽腫性疾患であるサルコイドーシスの肺病変でも類似のCT所見が見られ，"sarcoid galaxy"とよばれる[5]。

二次結核のリスクファクターとして，低栄養状態，糖尿病や慢性腎不全，HIV感染などの基礎疾患やステロイド，免疫抑制剤やTNF-α阻害薬などの薬剤治療が重要である。高度に細胞性免疫が低下した患者では，粟粒結核，結核性リンパ節炎などの肺外結核や，非典型的な画像を呈することが多いことも知っておきたい。

4）Im JG, et al : Pulmonary tuberculosis : CT findings : early active disease and sequential change with antituberculous therapy. Radiology, 186 : 653-660, 1993.
5）Nakatsu M, et al : Large coalescent parenchymal nodules in pulmonary sarcoidosis : "sarcoid galaxy" sign. AJR Am J Roentgenol, 178 : 1389-1393, 2002.

第3章・03結核と非結核性抗酸菌症における画像診断のABC

図3　二次結核
30歳台，男性。
a：胸部単純X線写真
右肺尖部に索状，結節状影が見られ，左肺門に重なり大きな空洞（→）や結節影を認める。

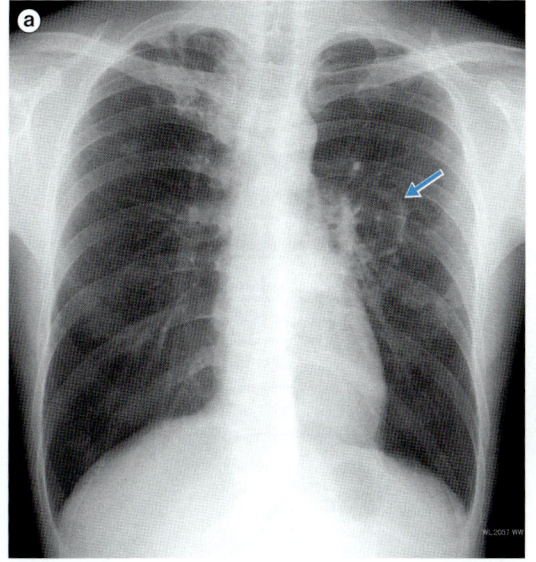

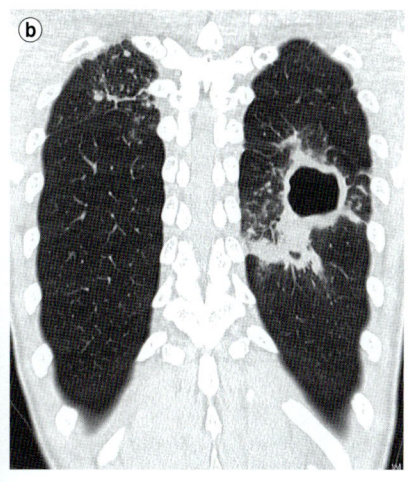

b：HRCT冠状断再構成像
粒状影，小結節，空洞が右S^1，S^2，左S^6に認められる。

図4　tree-in-bud appearance：二次結核
20歳台，女性。
HRCT
末梢肺に粒状影や細やかな分岐状影が認められる（tree-in-bud，○内）。

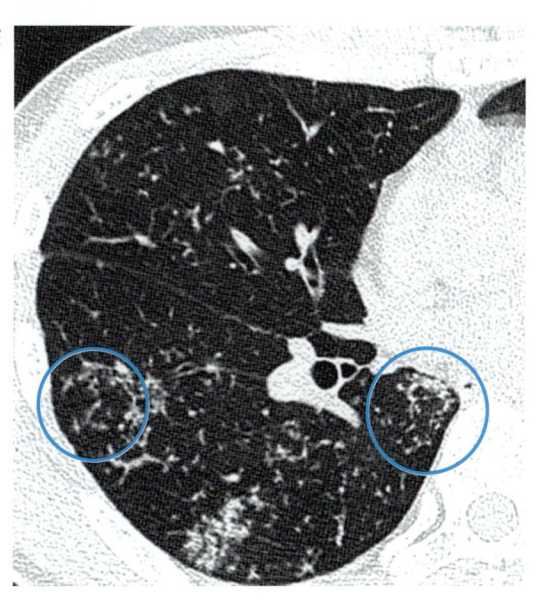

図5　二次結核
50歳台，男性。糖尿病，肝硬変。

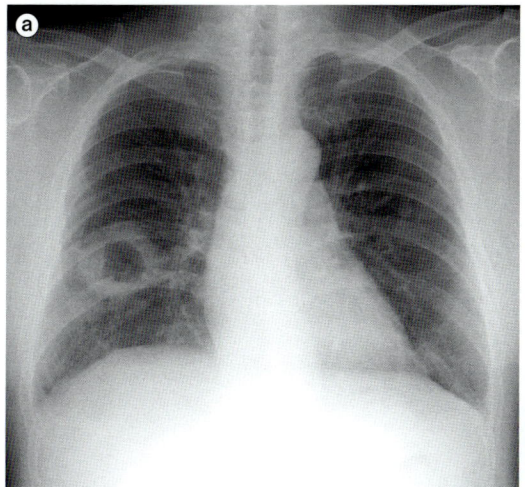

a：胸部単純X線写真
右中肺野に壁の厚い空洞が認められる。

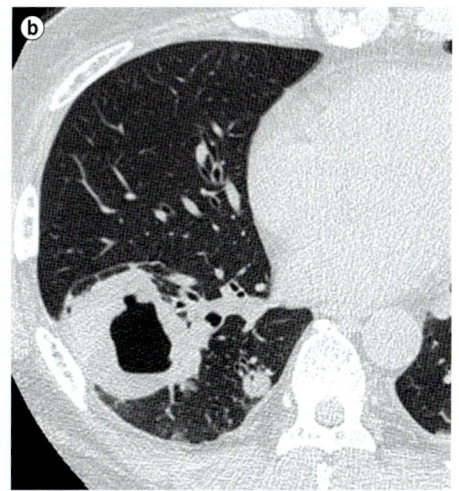

b：HRCT
右下葉に空洞性腫瘤と気道散布と思われる粒状影や結節が見られる。

163

図6　エンテロバクタによる肺化膿症
50歳台，男性。3週間の咳嗽，喀痰。

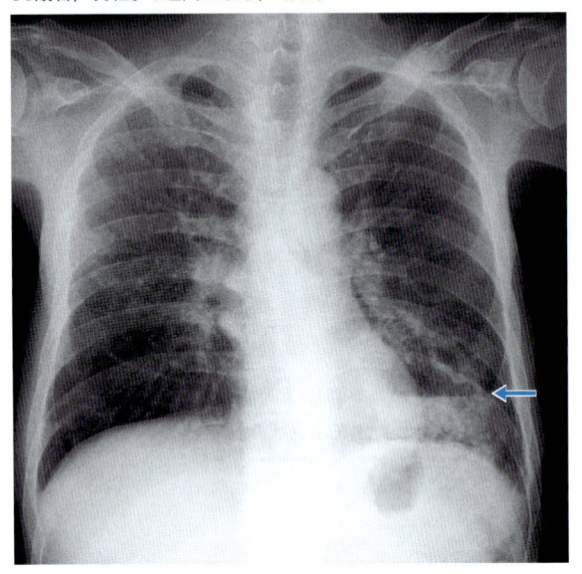

胸部単純X線写真
左下葉に壁の厚い空洞とその内部の液面形成（air-fluid level）（→）を認める。両肺びまん性に小結節影が見られる。

図7　二次結核
60歳台，女性。検診異常影。

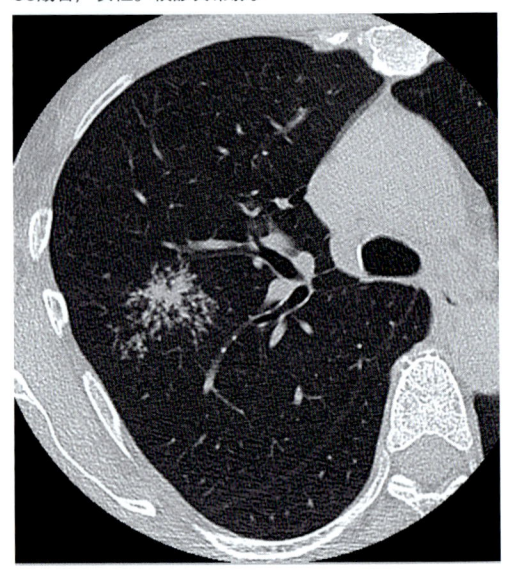

HRCT
右上葉に粒状影の集簇からなる結節性病変を認める。辺縁に比べ中心部は密である。

ここが勘ドコロ

二次結核を疑う所見

- 肺尖部，上肺野背側優位分布。
- 高コントラストの小葉中心性小結節や粒状病変の集簇，融合。
- HRCTでのtree-in-bud appearance（末梢肺の細やかな線状，分岐状影）。
- 空洞。

■結核腫（tuberculoma）

　結核腫とは，病理組織学的に乾酪壊死が炎症性，線維性組織で被包化された結節性病変である。検診などで肺の孤立性結節として発見され，しばしば肺癌との鑑別が問題となる。CT所見は，末梢肺野の境界明瞭な充実性結節であり，**辺縁の性状は平滑なものから凹凸不整のものまでさまざまである**。周囲の衛星結節といわれる小結節や経気道散布像は腫瘍よりも結核腫を疑う所見である。また，乾酪壊死の石灰化による**結節中心部や層状，斑点状の高吸収域**は炎症性肉芽腫と考えてほぼ間違いではない。造影CTやMRIでは内部の造影効果は低く，rim enhancementを示すことがあり，結核腫を疑う根拠となる[3]（**図8**）。

図8 結核腫
40歳台，男性。検診異常影。

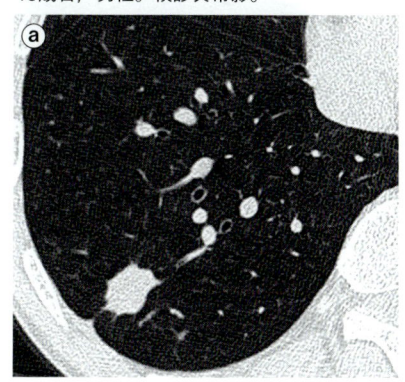

a：HRCT
右下葉に不整形充実性結節を認める。

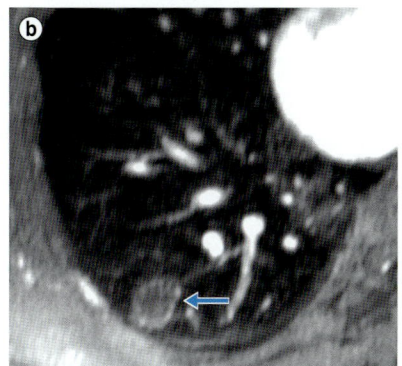

b：造影MRI脂肪抑制T1強調像
結節の辺縁部がリング状に造影され（→），中心部の造影効果を認めない。

c：病理組織ルーペ像
辺縁部は肉芽腫性炎症に相当し（→），中心部のほとんどは乾酪壊死（＊）である。

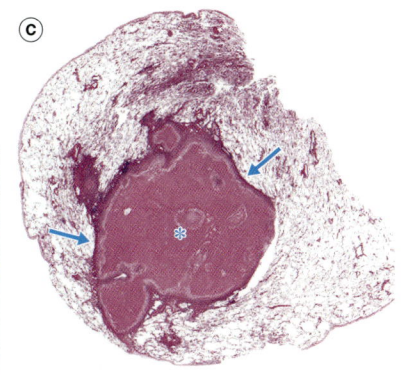

(aおよびcは，胸部のCT，第3版．メディカル・サイエンス・インターナショナル，2011, p361.より許可を得て転載)

ここが勘ドコロ

結核腫の画像所見

- 大きさ2cm以下の充実性結節。
- 辺縁不整でスピクラを伴うものもある。
- 石灰化（中心部，層状，斑点状）。
- 造影効果に乏しく辺縁のみの増強効果(rim enhancement)。

■結核性肺炎(caseous pneumonia)

　二次小葉内の滲出性病変が急速に融合，拡大した滲出性〜繁殖性病変であり，細菌性肺炎を思わせる区域性，肺葉性の均等影（コンソリデーション）を呈する結核症である。主な画像所見は，**気管支透亮像を有するコンソリデーションやすりガラス影**と非典型的であるが，**病変内部の空洞や気管支拡張や周囲の気道散布性病変（小葉中心性小結節や分岐状影）**を伴うことで結核を疑いうる（図9）。ただし，高度の肺気腫患者や免疫能低下患者においては，上記CT所見を欠くために細菌性肺炎との鑑別が困難となる（図10）。

■粟粒結核(miliary tuberculosis)

　結核菌の諸臓器への血行性播種であり，38℃以上の発熱，盗汗，食欲不振，全身倦怠感，頭痛など，非特異的な全身症状の頻度が高い。**高齢者の不明熱の原因として考えるべき疾患**である。急性発症よりも亜急性〜慢性の経過で発症することが多いが，急速に悪化し急性呼吸窮迫症候群(acute respiratory distress syndrome：ARDS)や多臓器不全に至ることもある。粟粒結核は適切な治療に良好に反応する疾患であるが，治療開始の遅れは致命的になることもあり，臨床・画像的に本症が疑われるが菌の証明が得られない場合，積極的に気管支鏡検査を施行すべきである。

図9 結核性肺炎
20歳台，男性。6週間の咳嗽。胃液よりガフキ2号。

a：胸部単純X線写真
右上葉の均等な肺胞性陰影を認める。

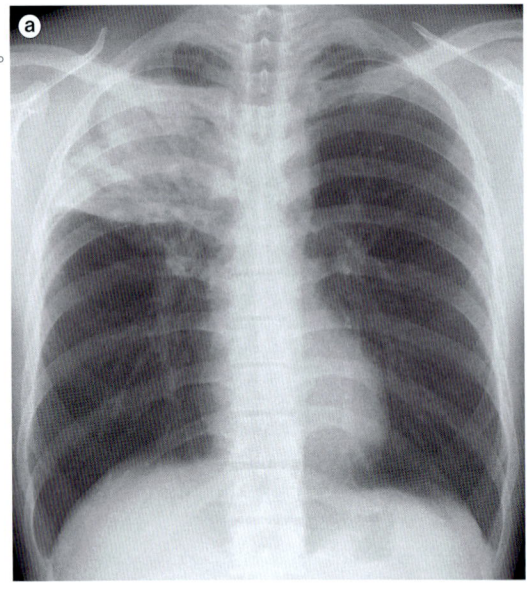

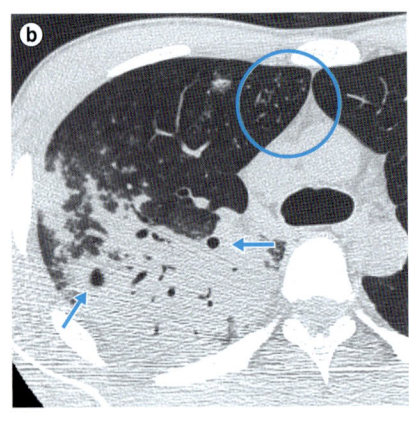

b：HRCT
右上葉の内部に空洞(→)を有するコンソリデーションが見られ，気道散布像と考えられる末梢肺での粒状影(○内)も認められる。

図10 結核性肺炎
80歳台，男性。慢性腎不全。重喫煙歴あり。喀痰よりガフキ9号。

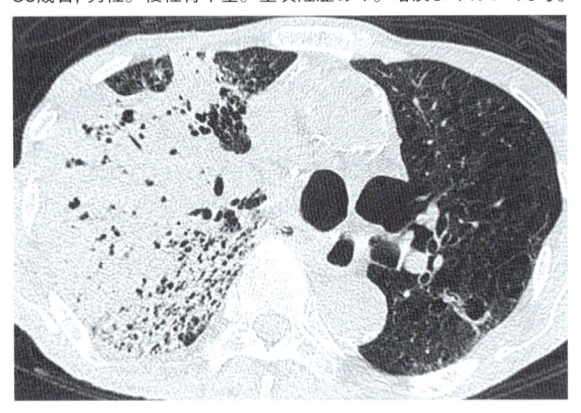

HRCT
右上葉の広汎なコンソリデーション内部には，肺気腫による虫喰い状低吸収域が混在している(Swiss cheese appearance)。細菌性肺炎との鑑別が困難である。

図11 粟粒結核
30歳台，女性。発熱。

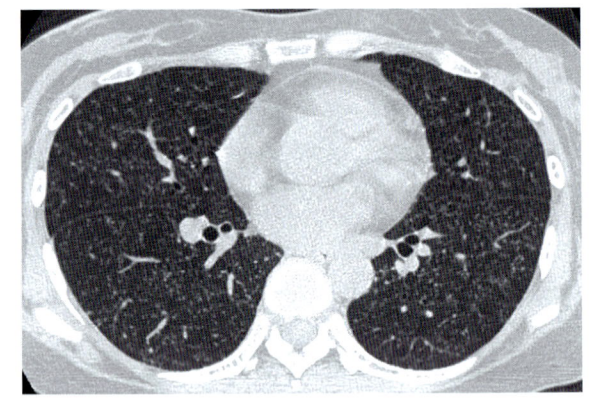

HRCT
1〜3mm大の微細結節が均等かつランダムに分布している。

用語アラカルト

***4 ランダム分布 (random distribution)**

気管支血管束，肺静脈や小葉間隔壁といった小葉構造と一定の関係なく，無秩序に粒状病変が存在するHRCTパターンである。粟粒結核のほかにサイトメガロウイルスや水痘肺炎などの感染症，肺転移など血行性分布において認められる。

6) 藤田次郎：粟粒結核. 呼吸, 32：1064-1071, 2013.

特徴的な画像所見は，両肺びまん性の2mm前後の粒状影である。HRCTでは小葉構造に無関係なランダム分布[*4]を示す(図11)。小葉間隔壁肥厚や微小肉芽腫や肺胞隔壁肥厚によるすりガラス影も見られる(図12)。血行性散布から結核菌が肺胞内に破れて細気管支領域に進展すれば，より大きな結節や分岐状影など経気道分布所見を伴う[6]。酸素分圧の高い上肺野で見られることが多い(図13)。粟粒結核の病初期やHIV患者では画像上異常を認めないことも多いことに留意したい。

図12　粟粒結核
60歳台，男性。発熱。

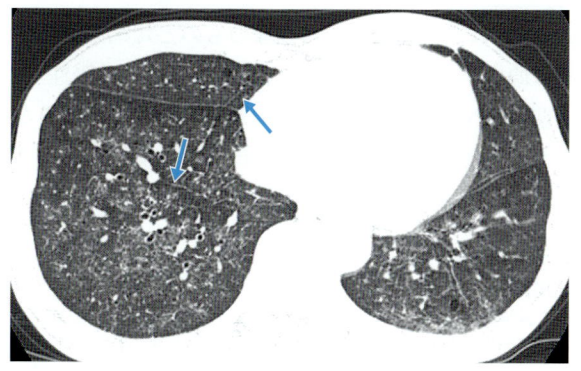

HRCT
2mm前後の微細結節のランダム分布に加え，すりガラス影や小葉間隔壁の肥厚(→)も見られる。

図13　粟粒結核
80歳台，男性。発熱，呼吸困難。慢性心不全で通院中。

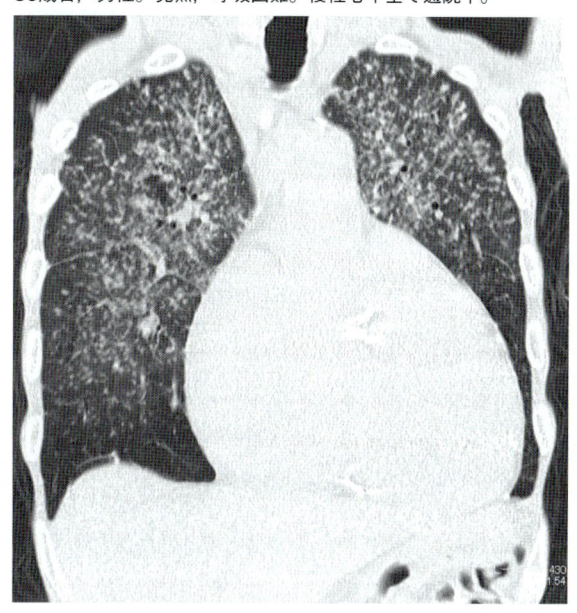

HRCT冠状断再構成像
ランダム分布の粒状影と数ミリ大の小結節が混在しており，下肺に比べ上肺野で病変は大きく密である。

非結核性抗酸菌症(nontuberculous mycobacteriosis ; NTM)

非結核性抗酸菌(NTM)とは？

　NTMは結核菌とらい菌以外の抗酸菌の総称であり，現在まで150種以上が同定されている。ヒトへ病原性が確認されているのは約30種で，このうち，わが国で最も多い菌種は*Mycobacterium avium* complex(MAC : *M. avium*と*M. intracellulare*を併せた呼称)で全体の約80％を占める。次いで*M. kansasii*が多く約10％であり，その他のNTMによる感染症は非常にまれである。NTMは結核菌と異なり，池，沼，河川や土壌などの自然環境や，水道水や浴室などの居住環境内に常在する弱毒菌であるが，なぜ免疫正常な特定の宿主に感染症を惹起するのか，いまだ不明である。

最近の動向

　NTM症は増加の一途をたどっている。わが国での人口10万当たりの推定罹患率は，1980年に1.5であったが，1990年には2.43，2007年の調査では5.7[7]であり，容易に治癒しない本症の病態を考慮すれば，有病率はさらに高い。NTMは温水を好み塩素殺菌に抵抗性である。このため，地球温暖化による湖沼の温度上昇より菌が増加している可能性や，生活に温水を利用する頻度が高くなったことなどは罹患率増加の要因かもしれない。さらに，検診を含めたCTの普及によって小さな病変がより多く検出されることも本症増加の一因であろう。

7) 佐藤滋樹：非結核性抗酸菌症とくにMAC症の全国疫学調査. 第39回非結核性抗酸菌症研究協議会報告, 大阪, 2007.

8) 日本結核病学会非結核性抗酸菌症対策委員会：肺非結核性抗酸菌症診断に関する指針－2008年. 結核, 83：525-526, 2008.

9) Kitada S, et al：Serodiagnosis of *Mycobacterium avium* complex pulmonary disease using an enzyme immunoassay kit. Am J Respir Crit Care Med, 177：793-797, 2008.

診断

わが国のNTM症の診断基準[8]は2008年に改訂され，それ以前のものと比べ簡略化され使用しやすくなった。確定診断には臨床的基準と細菌学的基準（NTMの培養陽性）の両者を満たす必要があるが，臨床的基準はNTM症を示唆する胸部画像所見が骨格をなす。症状が出現する以前に，検診などで発見される症例が多いわが国の現状が反映されている。

MEMO

新たな補助診断法：キャピリアMAC抗体ELISA法

キャピリアMAC抗体ELISA法が2012年秋に保険収載され，臨床応用されている。本法は，結核菌と*M. kansasii*以外のNTMの細胞壁を構成する糖蛋白脂質抗原（GPL-core）に対する血清中の抗体をELISAで測定するもので，多施設共同研究の結果，カットオフ値0.7U/mLの場合，MAC症診断の感度は84％，特異度は100％とされる[9]。臨床的基準は満たすが，喀痰が得られない，あるいは菌が証明されない患者の補助診断や，侵襲的な気管支鏡検査の適応を判断する際の参考として今後さらに利用されるであろう。

NTM症の画像所見

■MAC症（*Mycobacterium avium* complex pulmonary disease）

NTM症のなかで最も頻度が高く，中高年女性を中心に検診などで発見されることも多い。MAC症の画像は，結節・気管支拡張型と線維空洞型に大別される。

●結節・気管支拡張型（中葉舌区型）

近年のNTM症増加の最大の原因は，MAC症の8〜9割を占めるこのタイプのMAC症の増加である。生来健康な中高年女性に圧倒的に多く見られる。経気道的に肺へ到達した菌は，まず呼吸細気管支レベルの末梢気道や周囲肺胞領域に肉芽腫を形成する。炎症は気管支粘膜下を中枢側へ緩徐に進行し，軟骨や平滑筋，弾性線維の破壊により気管支拡張をきたすと考えられる。病変は中葉と舌区に親和性が高く，ほぼ全例に中葉または舌区に病変が認められる。

これらの病理組織学的変化を反映し，CT（HRCT）では，**同一肺葉内での小結節と気管支拡張，壁肥厚や虚脱肺の混在**が認められる（**図14**）。結節は，肺結核と同様に境界明瞭でコントラストが高く，多くは5mm以下の小結節である。単純X線写真では，中下肺野の索状線状影や結節状陰影で，血管影や心縁が不鮮明化する。中葉舌区の気管支は前後方向に走行するため，容積減少を伴う気管支拡張は，**X線が気管支の走行に対し接線方向に入射する側面像のほうが認識しやすい**（**図14b**）。病変は**中葉舌区を中心に，上葉S^2，S^{3}や下葉S^6，S^{8}に拡大していくが，二次結核の好発部位である肺尖部を侵す頻度は低い。**

本病型のMAC症の進行は概して緩徐である。経時的に結節や小葉中心性小結節は消退することもあるが，気管支拡張，胸膜肥厚や虚脱肺は非可逆性，進行性である。長期間変化のない症例もあるが，多くは次第に病変が拡大し，最終的に空洞形成に至る（**図15**）。

●線維空洞型（結核類似型）

肺結核類似の上葉の空洞を主病変とする病型である。女性のみならず，陳旧性肺結核や肺気腫などを有する男性にも認められる。結核と同じく，空洞は好気的環境や内腔面への薬剤到達低下によって菌量増加をもたらし，化学療法にかかわらず排菌が持続する。この病型では，空洞の拡大，融合が進行性できわめて難治性の症例も認められる。

第 3 章・03結核と非結核性抗酸菌症における画像診断のABC

図14　MAC症
50歳台，女性。

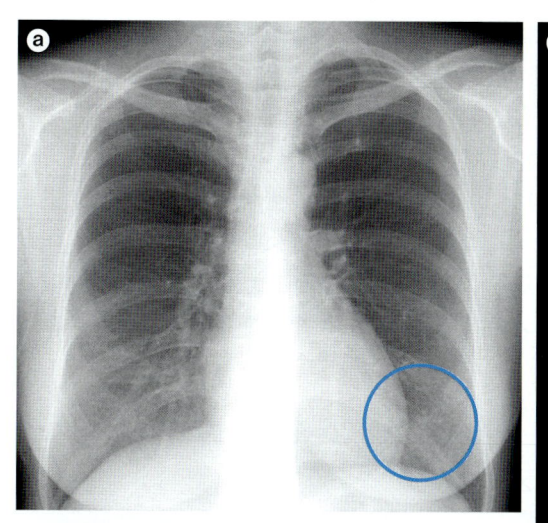

a：胸部単純X線写真正面像
左下肺野に小結節影の集簇を認めるが見落としやすい（〇内）。

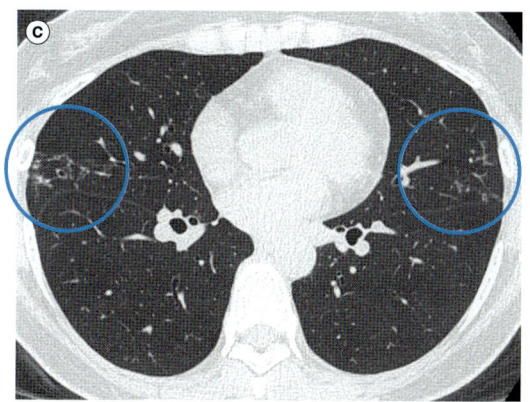

b：胸部単純X線写真側面像
心陰影に重なり索状・線状影が見られる（→）。

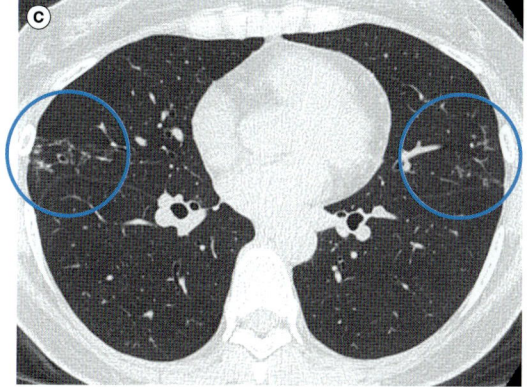

c：HRCT
右中葉と左上葉舌区末梢の気管支拡張や小結節が認められる（〇内）。

図15　MAC症
検診異常影。
無治療経過観察。

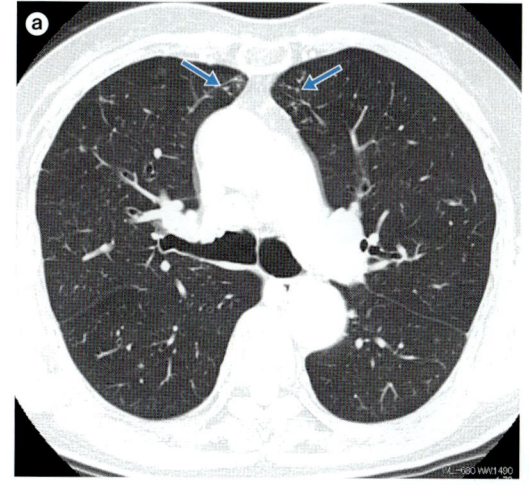

a：HRCT（初診，74歳時）
両側上葉の末梢に小葉中心性粒状影が見られる（→）。

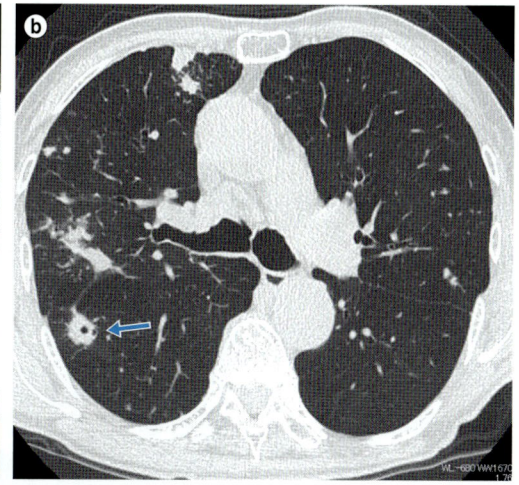

b：HRCT（81歳時）
両肺末梢に大小の結節が出現しており，右下葉では空洞化結節も認められる（→）。

MAC症の空洞は，結核に比して壁が薄く，周囲の気道散布病巣に乏しい傾向がある（図16）。またその後発部位も結核と異なり，肺尖部（右S^{1}と左S$^{1+2a, b}$）やS^{6}には少なく，右S^{2}または左S^{1+2c}に最も多く，次いでS^3，S^9，S^{10}に多いとされる[10]。さらに，CTでは，**空洞に開口する軽度の壁肥厚を伴う拡張気管支（opening drainage bronchus）**が観察されることがある（図17）。これはMAC症での空洞が，気管支および気管支周囲の肉芽腫性炎症から始まり，高度な炎症を伴う気管支拡張を経て形成される機序を示唆するものである。肺結核に類似した散布性結節を伴う上葉の空洞を呈するMAC症においても，**中葉や舌区に少なからず気管支拡張や小結節を認めることがあり，結核との鑑別に有用な所見である。**

10) 倉島篤行, ほか：肺 *Mycobacterium avium* complex（MAC）症における空洞画像の分布とその経過の検討. 結核, 87：397-402, 2012.

図16　MAC症
50歳台，男性。検診異常影。喫煙歴，20本/日を40年。

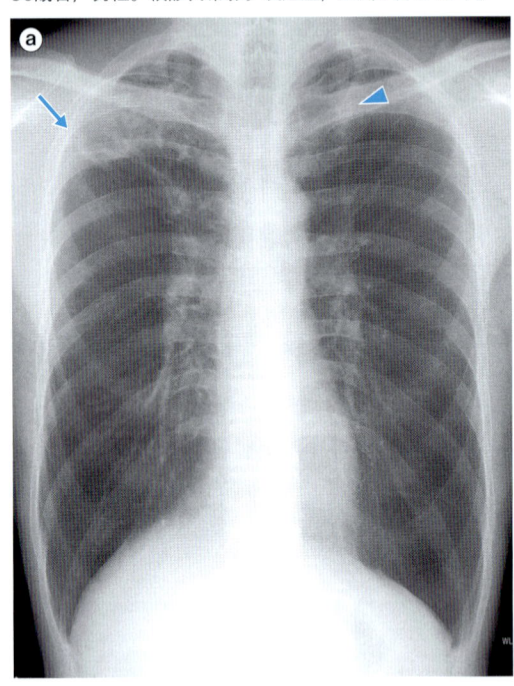

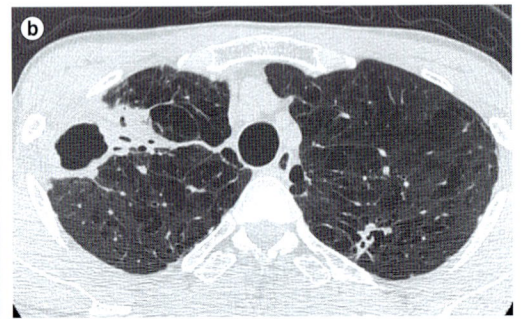

b：HRCT
顕著な肺気腫と右上葉胸膜下の比較的壁の薄い空洞が見られる。周囲に気道散布像は認められない。

a：胸部単純X線写真
両肺は過膨張で，右上肺野に空洞（→）や索状影が認められる。左鎖骨に重なり空洞結節も見られる（▶）。

図17　MAC症
70歳台，女性。
HRCT
右上葉S^{2}の空洞と交通する拡張気管支が認められる（→）。

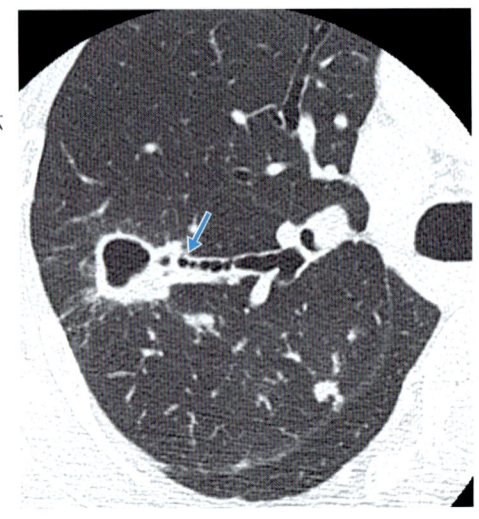

第 3 章・03結核と非結核性抗酸菌症における画像診断のABC

これは必読！

- 伊藤春海：肺結核の画像－呼吸器画像診断学の貴重な教育資源－. 結核, 85：869-879, 2010.
- 尾形英雄：肺結核のCT画像と病理所見. 結核, 84：559-568, 2009.
- 倉島篤行, 小川賢二編：肺MAC症臨床 Up to Date 非結核性抗酸菌症のすべて. 南江堂, 東京. 2013.

> **ここが勘ドコロ**
>
> **肺MAC症の画像所見**
> - やせた中高年女性に好発。
> - 中葉と舌区末梢の気管支拡張と小結節（多くは10mm以下）の混在。
> - 上葉や下葉の末梢に多発病変（ただしS^{1}は保たれる）。
> - 空洞壁は比較的薄く，周囲の気道散布巣は比較的乏しい。
> - 空洞に開口する拡張気管支（opening drainage bronchus）。

■M. kansasii症

　わが国ではMAC症に次いで頻度が高い非結核性抗酸菌症である。圧倒的に男性が多く罹患し，大都市での発症率がほかの地域に比し高く，粉塵吸入や喫煙歴がリスクファクターとされる。画像の特徴は上肺野末梢の空洞であり，右上葉S^{1}とS^{2}が好発部位である。結核と比べ空洞壁は薄く，周囲に散布巣は目立たない（図18）。CTで観察される空洞の形状は，円形または楕円形よりも管状で曲がりくねった形のことが多く，結核やMAC症との鑑別に有用である[11]。

11) Takahashi M, et al：Mycobacterium kansasii pulmonary infection：CT findings in 29 cases. Jpn J Radiol, 30：398-406, 2012.

図18　M. kansasii症
60歳台，男性。喫煙歴30本/日を30年。

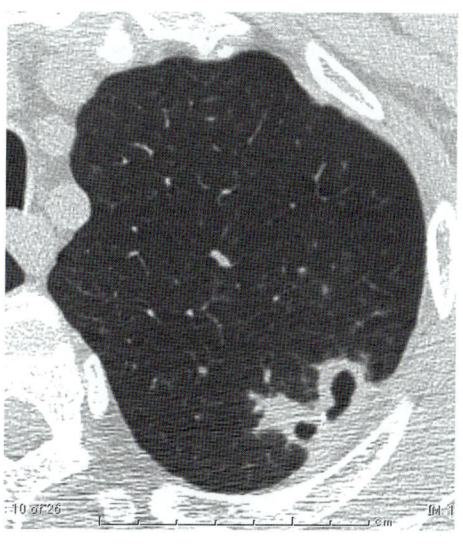

左上葉の胸膜直下にいびつな形の空洞が見られる。周囲の気道散布像は乏しい。

04 第3章 各種病態の画像診断

岡田文人・佐藤晴佳・高田彰子・安藤ゆみ子・森 宣

小葉中心性病変（細気管支病変）のABC

用語アラカルト

＊1 Millerの二次小葉（図1）[1,2]

Millerは小葉間隔壁に囲まれる領域を二次小葉と定義した。小葉間隔壁は実際の標本上で肉眼的にも確認可能であり、HRCT（図2）でも一部描出されることがあり理解しやすい。

＊2 Reidの二次小葉（図3）[3]

Reidは気道の分岐パターンから二次小葉を定義した。二次小葉より中枢側の気道は0.5～1cm間隔（cmパターン）で分岐を繰り返すのに対し、二次小葉内では終末細気管支が1～2mm間隔（mmパターン）で分岐する。この解剖学的事実に基づいて、mmパターンで分岐する2～6本の終末細気管支の支配領域を二次小葉と定義した。

---

1) Miller WS：The acinus. The Lung, 2nd ed, Charles C, eds. Thomas Springfield, 1950, p203-205.
2) 村田喜代史ほか：HRCTによる病変の場と鑑別診断. びまん性肺疾患の画像診断, 土井 修編. メジカルビュー社, 1993, p26-44.
3) Reid L：The secondary lobule in the adult human lung with special reference to its appearance in bronchograms. Thorax, 13：110-115, 1958.
4) Webb WR, et al：High-resolution CT of the lung, 3rd ed. Lippincott Williams and Wilkins, 2001, 102-120.

はじめに

小葉中心性病変（細気管支病変）は経気道感染症を含めて種々の疾患で認められ、びまん性肺疾患において重要な位置を占めている。その性状や分布の認識はびまん性疾患を鑑別するうえで非常に重要である。本稿では小葉中心性病変のHRCTにおける基本的な画像所見を解説し、代表的な疾患を鑑別診断とともに概説する。

二次小葉と小葉中心性

二次小葉

小葉中心性病変を理解するためには、まず基本的な解剖学的知識が必要である。気管から気管支さらに末梢へと分岐を繰り返していき、終末細気管支までおおよそ16分岐を繰り返す。このなかで葉、区域、亜区域と分画されていき二次小葉に至る。二次小葉にはMillerによる定義[＊1]とReidによる定義[＊2]がある。

これらの定義によると小葉間隔壁の発達が一定ではないためMillerに二次小葉は約0.5～3cmとばらつきがあるのに対し、Reidの二次小葉はいずれも約1cmであるとされている。よって通常、Millerの二次小葉はその内部に複数のReidの二次小葉を含み、最小のものがReidの二次小葉に一致する（図4）[4]。

図1 Millerの二次小葉

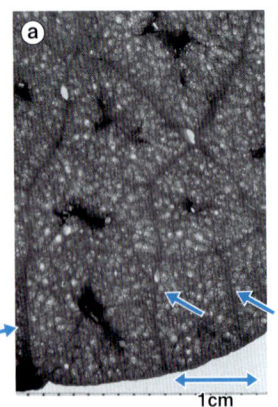

a：実体顕微鏡像

Millerは小葉間隔壁（→）で囲まれる領域を二次小葉と定義した。小葉間隔壁の発達の程度により二次小葉の大きさは異なっている。

（文献5より許可を得て転載）

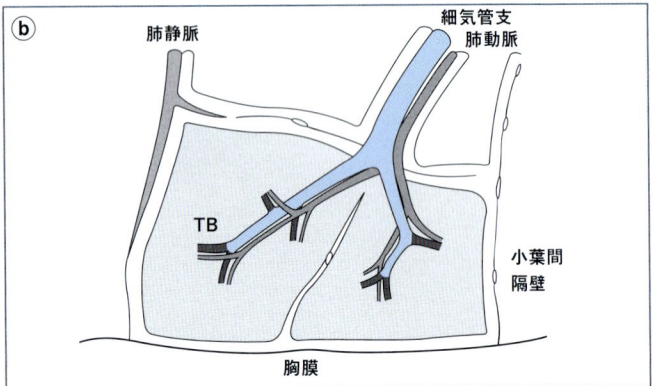

b：シェーマ

Millerの小葉は小葉間隔壁により境界された領域であり、小葉間隔壁に一致して肺静脈が走行し、小葉の中心部には細気管支と肺動脈が伴走し気管支肺動脈束を形成している。

（文献2より引用改変）

第3章・04 小葉中心性病変（細気管支病変）のABC

図2　Millerの二次小葉の正常HRCT

小葉間隔壁（→）に囲まれた領域がMillerの二次小葉に一致する。小葉間隔壁はHRCTでも胸膜と連続する線状の構造として認識可能である。中心部には細気管支レベルの肺動脈が線状影として描出されている。

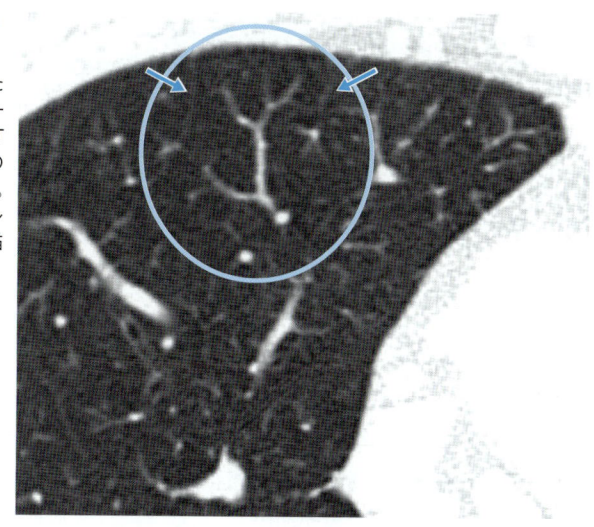

図3　Reidの二次小葉

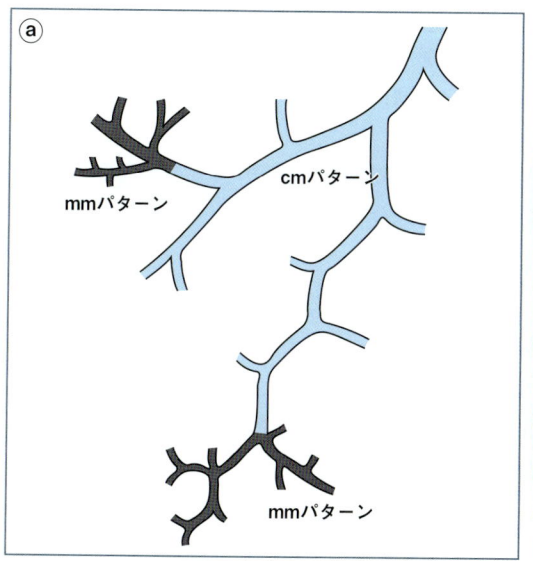

a：シェーマ

二次小葉より中枢側では気道が0.5～1cm間隔（cmパターン）で分岐を繰り返すのに対し，Reidの二次小葉内（■部）では終末細気管支が1～2mm間隔（mmパターン）で分岐する。

（文献3より引用改変）

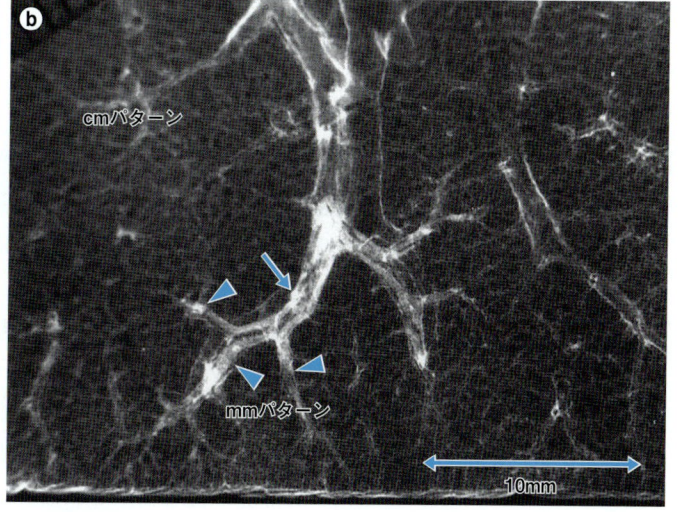

b：軟X線像

小葉支配細気管支（→）から中枢側では0.5～1cm間隔（cmパターン）で分岐するのに対し，末梢では数mm間隔（mmパターン）で終末細気管支（▶）を分枝している。

（文献5より許可を得て転載）

図4　MillerとReidの二次小葉の関係

Millerの二次小葉（M）はその内部に複数のReidの二次小葉（R）を含み，最小のものがReidの二次小葉に一致する。

（文献4より引用改変）

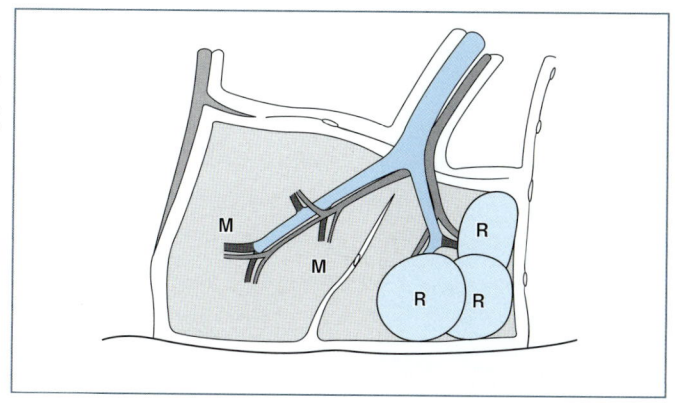

> **ここが勘ドコロ**
> ● 二次小葉にはMillerによる定義とReidによる定義がある。
> ● Millerの二次小葉は小葉間隔壁に囲まれる領域
> ● Reidの二次小葉は2〜6本の終末細気管支の支配領域

小葉中心性

HRCTにおける小葉中心性病変の小葉中心とは，二次小葉の中心部の一点を指すのではなく，終末細気管支から呼吸細気管支，およびその周囲の肺胞領域を指すものであり，**気道分岐に着目したReidの二次小葉を意識した言葉**である。小葉中心性病変が広がると病変は小葉間隔壁で境され，境界が明瞭な"小葉"病変（汎小葉性病変）を呈するようになる。この際の"小葉"は小葉間隔壁を目印としたMillerの二次小葉を意識している。2つの定義があり混同するかもしれないが，HRCTを実際に読影する際には，Millerの二次小葉をまずは念頭に置き，**小葉中心とは1つの点ではなく，細気管支の走行を反映した分岐状構造とその隣接部位**であるということを念頭に置くことが重要である。

二次小葉のHRCT像

気管支と肺動脈は伴走しており，共通した結合組織に囲まれて気管支血管束を形成している（図5）[5]。HRCT（図6）では，空間分解能の限界により二次小葉内の細気管支は描出されず，肺動脈が線状の分岐構造として描出される。この分岐構造は胸膜から2〜3mm離れたものまでしか描出されない[6]。

Millerは，小葉間隔壁に囲まれる領域を二次小葉と定義したが，その小葉間隔壁には肺静脈が走行している。肺静脈は肺動脈と比べて鈍角に分岐しており（図7），二次小葉内の肺静脈は通常描出されない。小葉間隔壁は，胸膜付近で胸膜に直行する線状の構造として一部認識することができ，肺静脈に連続している。**肺静脈，小葉間隔壁，胸膜，二次小葉よりも中枢側を走行する気管支・肺動脈は，二次小葉の辺縁を構成し，"小葉辺縁構造"とよばれる**[5]。

5) 髙橋雅士, ほか：肺野末梢構造とHRCT. 日本画像医学会雑誌, 21：84-93, 2002.
6) Murata K, et al：Centrilobular lesionss of the lungs：demonstration by high-resolution CT and pathologic correlation. Radiology, 161：641-645, 1986.

図5 二次小葉の実体顕微鏡像

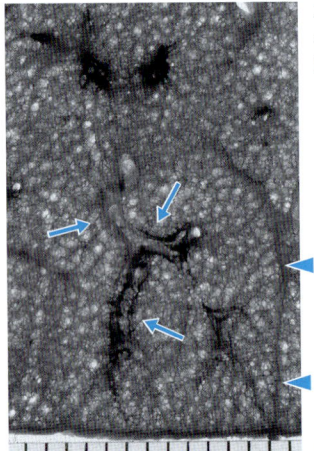

二次小葉は小葉間隔壁（▶）で境界され，二次小葉の中心部には細気管支と肺動脈が伴走し，細気管支肺動脈束（→）を形成している。

（文献5より許可を得て転載）

第3章・04 小葉中心性病変（細気管支病変）のABC

図6　正常HRCT

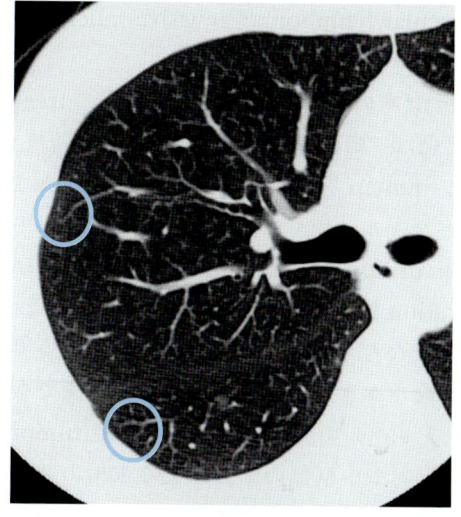

二次小葉レベルでは肺動脈が胸膜から2～3mm程度離れた分岐線状影として描出される（○）。

図7　正常HRCT

肺静脈は胸膜から数mm離れたものまで線状影として描出され（→），肺動脈に比べ鈍角に分枝し"むかで"状の所見を呈する。

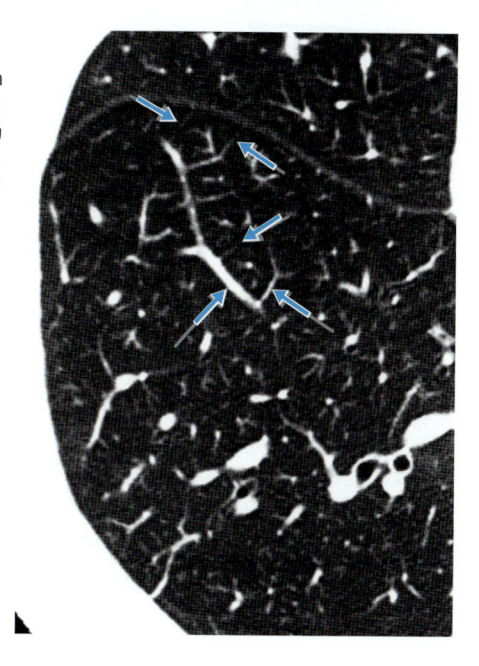

小葉中心性病変のHRCT所見

　小葉中心性病変は終末細気管支から呼吸細気管支，およびそれを取り囲む肺胞領域の病変である。小葉中心性病変と診断する重要な根拠として，胸膜，小葉間隔壁，肺静脈などの小葉辺縁構造と病変が一定の距離を保ち，病変部と小葉辺縁構造の間には正常な肺野が存在するという所見である。一方，細気管支病変を表す言葉として，tree-in-bud pattern（appearance）がある。伊藤は，tree-in-budと小葉中心性粒状影との違いを次のように記載している[7]。

> これは必読！
> 7）伊藤春海：Ⅲ.肺炎の画像診断のポイント．6.小葉中心性粒状影－呼吸細気管支と周囲肺実質を結ぶ病変，藤田次郎編：肺炎の画像診断と最新の診療．医薬ジャーナル，2008, p155-169.

①小葉中心性粒状影は終末細気管支ないし呼吸細気管支とその周囲実質に連続する炎症組織から構成されるが，tree-in-budは呼吸細気管支あるいは肺胞管の内腔の充満像である。

②小葉中心性粒状影は細気管支の径より大きいが，tree-in-budは呼吸細気管支や肺胞管の径を超えない。

③小葉中心性粒状影は胸膜などの細葉辺縁に接しないが，tree-in-budは接することが可能である。

すなわち，tree-in-bud patternの呼吸細気管支内の病変を小葉中心性とよぶことは正しいが（小葉中心性病変を含んでいるが），小葉中心性粒状影とはいえない。

小葉中心性病変を呈する各疾患のHRCT所見

8）Okada F, et al : Clinical/pathological vorrelation in 553 patients with primary centrilobular findings on high-resolution scan of the thorax. Chest, 132 : 1939-1948, 2007.

　小葉中心性病変のHRCT所見には，大きく分けて次の2つのパターンに分類される[8]。

①淡く境界不明瞭な粒状影（ill-defined centrilobular nodules）：粒状影の大きさは細気管支の径（約0.5mm）を超え，通常2～3mmである。淡く境界不明瞭な粒状影を認める疾患は，亜急性過敏性肺臓炎，肺出血，異所性肺石灰化症，溶接工肺，respiratory bronchiolitis-associated interstitial lung disease（RB-ILD），

リポイド肺炎などである。両肺びまん性に認められた場合，一般的に感染症は考えにくい。腫瘍性疾患としては，intravascular lymphomaやinvasive mucinous adenocarcinomaの経気道性散布病変で認められるがまれである。

②**比較的濃度が高く，tree-in-bud pattern（木の芽状）を呈する分枝状影**：tree-in-bud pattern（appearance）を認める疾患は，細菌性肺炎（細気管支炎），結核，非結核性抗酸菌症，マイコプラズマ肺炎，human T-lymphotropic virus type 1関連肺病変[*3]，真菌感染症（侵襲性アスペルギルス症やアレルギー性気管支肺アスペルギルス症），びまん性汎細気管支炎（diffuse panbronchiolitis；DPB），びまん性誤嚥性細気管支炎（diffuse aspiration bronchiolitis；DAB），関節リウマチなどの膠原病に伴う濾胞性細気管支炎などで認められる。通常，淡く境界不明瞭な粒状影と異なり，感染性疾患を疑うべき所見である。腫瘍性疾患でも同様な所見を呈することがある。細気管支レベルの肺動脈内腫瘍塞栓症（tumor thrombotic microangiopathy）や，気管支内や中枢部の腫瘍による末梢の閉塞性細気管支炎に伴う病態で認められることがある。前者はまれであり，またそのHRCT所見は，呼吸細気管支に乾酪壊死物質が充満した本来の特異的な病態（tree-in-bud pattern）とは異なる形状を示し，区別されるべきである。

次項より①，②のパターンをきたす疾患について述べる。

ここが勘ドコロ

- 小葉中心性病変のHRCT所見には大きく分けて次の2つのパターンがある。
- 淡く境界不明瞭な粒状影（ill-defined centrilobular nodules）：吸入や沈着に伴う病態で認められる！ 感染症や腫瘍性病変ではまれ！
- tree-in-bud pattern（木の芽状）を呈する分枝状影：まずは経気道感染症を考える！

淡い小葉中心性粒状影（ill-defined centrilobular nodules）をきたす疾患

亜急性過敏性肺臓炎（subacute hypersensitivity pneumonitis）（図8）

種々の抗原性を有する物質の反復性吸入によって生じる疾患で，Ⅲ型およびⅣ型アレルギーが関与していると考えられている。病理学的には，基本的に細気管支およびその周囲の肺胞領域を主とした肉芽腫性疾患である。わが国では，*Trichosporon asahii*，*Trichosporon mucoides*などに起因する夏型過敏性肺臓炎が約75％を占め，次いで*Saccharopolyspora rectivirgula*，*Micropolyspora faeni*や*Thermoactinomyces vulgaris*などによる農夫肺（約8.1％），さらに加湿器肺，鳥飼病，換気装置による肺炎など多岐にわたり，原因抗原は300種以上に及ぶとされている。わが国での最初の報告は1969年沖縄での砂糖黍肺で，その後農夫肺が報告されている。夏型過敏性肺臓炎では家族内発生が約20％[9]と報告されており，比較的高頻度に見られる。

臨床経過から，急性型・亜急性型・慢性型に分類される。急性型・亜急性型では抗原の吸入数時間後に発熱，悪寒，呼吸困難および乾性咳嗽などの症状が出現し，慢性型では，労作時呼吸困難，食欲不振，咳嗽，体重減少などの症状を訴えることが多い。診断は病歴や生活環境の聴取が重要である。また，特異抗原吸入や環境曝露による臨

用語アラカルト

*3 HTLV-1（human T-lymphotropic virus type 1）

1977年，日本人により独立した疾患概念として確立された成人T細胞性白血病（ATL）は，その原因ウイルスであるHTLV-1というレトロウイルスの発見（1981年）によりその病態・疫学の研究が進んだ。HTLV-1キャリアおよびATLの胸部画像所見は異なり，ATLでは悪性リンパ腫と類似する所見を認める。

9）Ando M, et al：Japanese summer-type hupersensitivity pneumonitis. Am Rev Respir Dis, 14：765-769, 1991.

第3章・04 小葉中心性病変(細気管支病変)のABC

図8 過敏性肺臓炎
胸部HRCT(気管分岐レベル)
40歳台,男性。境界不明瞭な淡い小葉中心性粒状影がびまん性に広がっている(▶)。それぞれが一定の距離を保って分布している。

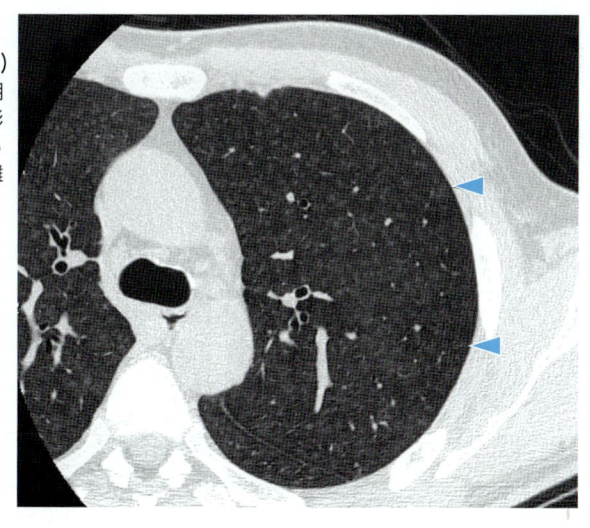

床像の再現などの吸入誘発試験,抗原に対する特異抗体やリンパ球幼弱化試験陽性の場合には診断価値が高い。

CT所見:急性過敏性肺臓炎の場合は,一般的にはすりガラス陰影を呈することが多く,本稿で述べる小葉中心性粒状影を呈するのは,主に亜急性過敏性肺臓炎である。亜急性過敏性肺臓炎のHRCT所見は,両肺びまん性に広がる淡く境界不明瞭な小葉中心性粒状影とすりガラス陰影である。この粒状影は病理学的には境界不明瞭な肉芽腫の形成および胞隔炎を反映している。**小葉間隔壁で境された汎小葉性のすりガラス陰影と,一見正常域が認められる(二次小葉単位での病変の強弱による)ことは特徴的な所見**であり,同様な小葉中心性粒状影をきたすほかの疾患との重要な鑑別点になりうる。

慢性過敏性肺臓炎の場合には,繰り返す炎症に伴う線維化を反映して蜂窩肺様所見,牽引性気管支拡張,気管支に沿ったすりガラス陰影などの所見が認められ,上・中肺野優位に認められることが多いが,特発性肺線維症や膠原病肺などとしばしば鑑別が困難である。

リポイド肺炎(lipoid pneumonia)(図9)

脂質を貪食したマクロファージが肺胞内腔に出現することを特徴とする肺炎で,**内因性**と**外因性**に分類されるが,一般的には外因性をいう。

内因性リポイド肺炎は,吸引や誤嚥の既往なしに発症するもので,主に悪性腫瘍による気管支やリンパ管の閉塞により,障害された肺組織から逸脱した脂質に伴う肺炎である。

外因性リポイド肺炎は,油脂類を吸入して発症する肺炎である。石油製品,流動パラフィン,肝油,造影剤[ヨード化ケシ油(商品名:リピオドール)]などが原因となる。海外ではその原因として流動パラフィンが全体の75%を占める。流動パラフィンは無色透明の液状物質で,誤嚥しても刺激が少ないため咳嗽反射が生じにくく,外因性リポイド肺炎が発症しやすい。日本では流動パラフィンを緩下剤として使用することは少ない。その他の原因として,上顎術後の油性ガーゼ(流動パラフィンを含有する),自動車やオートバイの整備工,中華料理人,殺虫剤(マシン油エアゾル)などがある。診断は,喀痰や肺組織の脂肪染色や脂肪を含有したマクロファージを同定することである。

図9 リポイド肺炎
60歳台，男性。

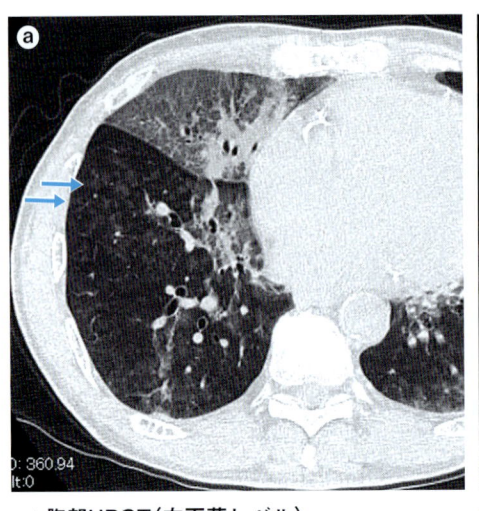

a：胸部HRCT（右下葉レベル）
右下葉には淡い小葉中心性粒状影が散見される（→）。中葉にはconsolidationとcrazy-paving appearanceを認める。

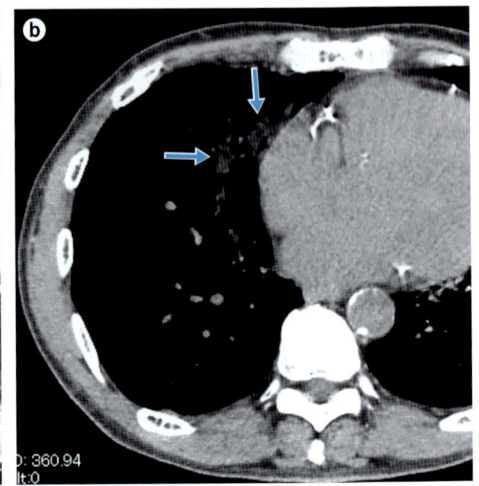

b：胸部単純HRCT縦隔条件（右下葉レベル）
中葉のconsolidationは脂肪濃度を呈している。

用語アラカルト

＊4 crazy-paving appearance

すりガラス陰影内部に線状あるいは網状影が重なって見られ，それら線状・網状影がネットワーク状に重積して認められる。この所見がcrazy-paving（庭園の散歩道などの不ぞろいな敷石やタイルによる舗装面）に似ていることに由来する。一般的に，肺胞蛋白症や急性間質性肺炎，急性呼吸促迫症候群，間質性肺炎の急性増悪，ウイルス性肺炎などで認められる[11,12]。

---

10) Franquet T, et al：The crazy-paving pattern in exogenous lipoid pneumonia：CT-pathologic correlation. AJR Am J Roentgenol, 170：315-317, 1998.

11) Johkoh T, et al：Crazy-paving appearance at thin-section CT：spectrum of disease and pathologic findings. Radiology, 211：156-160, 1999.

12) Murayama S, et al："Crazy paving appearance" on high resolution CT in various diseases. J Comput Assist Tomogr, 23：749-752, 1999.

病理組織学的には，吸入部位に一致した出血性細気管支炎・気管支肺炎，脂肪を貪食したマクロファージの増加や炎症細胞浸潤が生じ，誤嚥・吸引が繰り返されると線維化・瘢痕化が生じる。

CT所見：病変部に脂質が含まれていることを反映して，縦隔条件で脂肪濃度を有するdensityの低いconsolidationを認めることができれば典型的であるが頻度は高くない。両側中・下葉優位に，すりガラス陰影と淡く境界不明瞭な小葉中心性粒状影を認め，しばしばcrazy-paving appearance＊4を伴う[10]。この淡い小葉中心性粒状影とcrazy-paving appearanceが同時に認められれば診断特異性が高くなる。

肺出血（pulmonary hemorrhage）（図10）

肺出血をきたす疾患にはさまざまなものがある。全身性エリテマトーデスなどの膠原病，Goodpasture症候群，顕微鏡的多発血管炎（microscopic polyangiitis）などの血管炎症候群，肺高血圧症，抗凝固剤服用などの病態で認められる。

CT所見：出血の程度や出血からのCT撮像の時期によって画像所見が異なってくるが，しばしばcrazy-paving appearanceや，淡く境界不明瞭な小葉中心性粒状影を認める。淡いすりガラス陰影を示す場合には末梢が保たれる場合が多い。急性期を過ぎると吸収過程では肺構造の改変や小葉間隔壁肥厚などの所見が目立ってくる。

溶接工肺（arc welder's pneumoconiosis）（図11）

溶接時の高熱化により気化した鉄が空気中で急速に冷却され，凝固した溶接ヒューム（fume）の主成分である酸化鉄を吸入することにより生じる塵肺（鉄沈着症）である。溶接ヒュームには酸化鉄のほかにシリカやアルミニウム，クロムなどが含まれており，mixed dust pneumoconiosisも生じうる。肺生検による病理所見では，褐色の異物（ヘモジデリン）を貪食した肺胞マクロファージを肺胞腔内に多数認め，進行すると間質に入り込み，間質の肥厚や線維化を生じる。

図10 肺出血

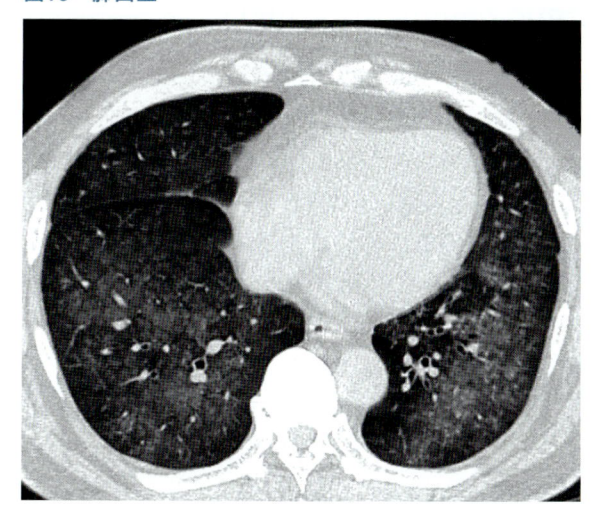

胸部HRCT（両側下葉レベル）
50歳台，男性。両肺に境界不明瞭な淡い小葉中心性粒状影が散見される。胸膜直下は保たれている。

図11 溶接工肺

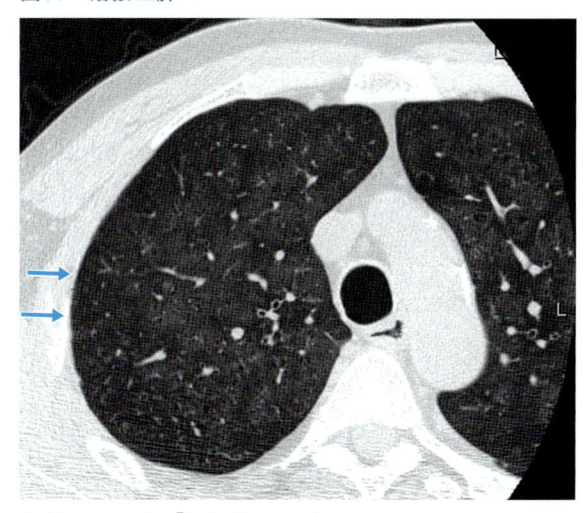

胸部HRCT（右B⁷分岐部レベル）
50歳台，男性。淡く境界不明瞭な小葉中心性粒状影が散見される（→）。

CT所見：両肺びまん性に淡い小葉中心性粒状影が認められ，亜急性過敏性肺臓炎と類似する。しかし，亜急性過敏性肺臓炎で認められるような小葉間隔壁で境された汎小葉性の病変（小葉単位での病変の強弱）や，consolidationはきたさず，臨床症状も乏しい。職歴の聴取が重要である。これらの所見は可逆的であり，吸入から逃れると徐々に改善する。

RB-ILD（respiratory bronchiolitis-associated interstitial lung disease）（図12）

1974年，Niewoehnerらが剖検肺病理所見の解析から，喫煙が原因と考えられる所見として報告したものである[13]。その後，Yousemらの報告により"respiratory bronchiolitis-associated interstitial lung disease（RB-ILD）"と命名された[14]。喫煙と強く関連して発生する間質性肺炎として臨床病理学的な疾患概念として考えられている。
CT所見：両肺のすりガラス陰影と淡い小葉中心性粒状影が主な所見である。病理学的には，細気管支周囲のマクロファージの集積，間質の軽度の炎症や線維化，細気管支の線維化を認める。

血管内リンパ腫（intravascular lymphoma；IVL）

血管内リンパ腫は，非Hodgkinリンパ腫のなかで0.1%ときわめてまれなリンパ腫である。わが国を始めとするアジア諸国では，古典的なIVLに高頻度で認められる中枢神経症状や皮膚病変を欠き，血小板減少，肝脾腫を伴い血球貪食症候群（HPS）（約60%）や呼吸器症状を高頻度で合併し，急激な臨床症状の進行を伴うAsian variant IVLの概念が提唱されている[15]。
CT所見：淡い小葉中心性粒状影やmosaic perfusionを認めることが報告されている[16]。mosaic perfusionの成因として，腫瘍塞栓，血管内皮障害による微小塞栓，低酸素性肺血管収縮，細気管支周囲の間質拡大に伴うair trappingなどが推測されている。一方，ほとんど異常所見を認めないこともある。低酸素血症がありながら，高分解能CTで異常を認めない場合，IVLを疑うことが必要である。

13) Niewoehner D, et al：Pathologic change in the peripheral airways of young cigarette smokers. N Eng J Med, 291：755-758, 1974.
14) Yousem SA, et al：Respiratory bronchiolitis-associated interstitial lung disease and its relationship to desquamative interstitial pneumonia. Mayo Clin Proc, 64：1373-1380, 1987.
15) Murase T, et al：An Asian variant of intravascular large B-cell lymphoma：clinical and cytogenic approaches to diffuse large B-cell lymphoma associated with haemophagocytic syndrome. Br J Haematol, 111：826-834, 2000.
16) Walls JG, et al：Pulmonary intravascular lymphomatosis：presentation with dyspnea and air trapping. Chest, 115：1207-1210, 1999.

異所性肺石灰化症(metastatic calcification)(図13)

腎不全，高カルシウム血症，広範な骨転移など性状実質に石灰化を生じる病態である。慢性腎不全患者においてはその剖検例で**約60〜80％の頻度**で認められると報告されている。通常は無症状であるが，ときに拘束性障害や低酸素血症を示すことがある。病理学的には，肺胞壁や動静脈，気管支壁にびまん性石灰沈着を認める。

CT所見：淡い小葉中心性の粒状影を**上肺優位**に認める。これは，上肺のほうがventilation-perfusion比が高く，CO_2分圧が低くなり，組織内のpHが高くなることで，カルシウムが沈着しやすくなると推測されている。また，縦隔条件にて血管壁に石灰化が認められ，診断の有力な根拠となる。

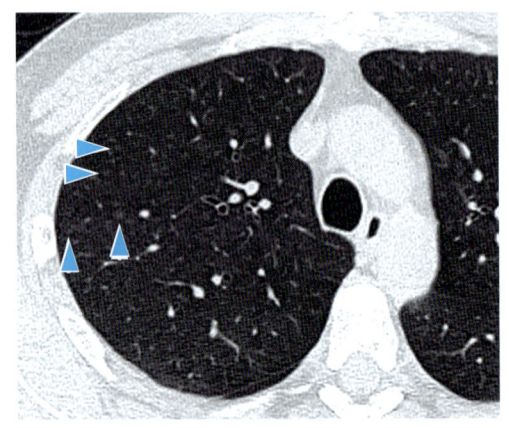

図12　RB-ILD
胸部HRCT(大動脈弓部レベル)
40歳台，男性。淡く境界不明瞭な小葉中心性粒状影を認める(▶)。

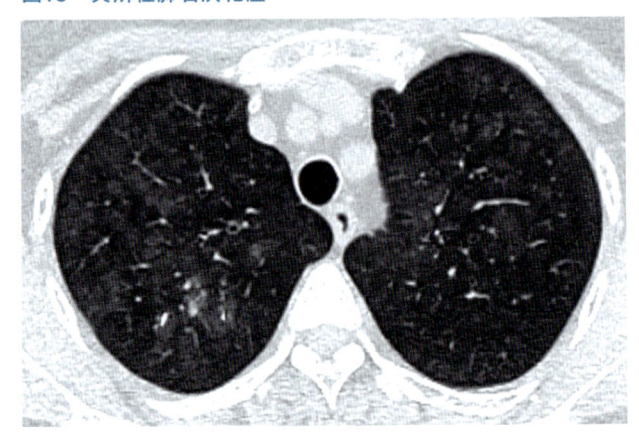

図13　異所性肺石灰化症
胸部HRCT(腕頭静脈レベル)
50歳台，女性。両肺びまん性に，淡く境界不明瞭な小葉中心性粒状影を認める。

Point advice　　肺野に粒状影や小結節が散見される場合

①小葉中心性
②気管支血管束周囲＋小葉辺縁
③肺構造を無視したランダム分布

の3つに分類され，それらの鑑別は非常に重要である。

　①小葉中心性病変は，胸膜(特に葉間胸膜が認識しやすい)に病変が認められず，胸膜とほぼ一定の距離(2〜3mm程度)を保って病変が存在する。一方，②気管支血管束周囲＋小葉辺縁，あるいは③ランダム分布の病変は，葉間胸膜にも同様な病変を認め，1つ1つの粒状影(結節)は比較的明瞭(高コントラスト)で，小葉中心性病変で認められるような分岐状影を呈することはない。②の分布を呈する疾患は，サルコイドーシスやHTLV-1(human T-lymphotropic virus type 1)関連肺病変，および塵肺などであり，③の分布を呈する疾患は肺転移，粟粒型真菌症および粟粒結核などである。

tree-in-bud patternを呈する疾患

結核(pulmonary tuberculosis)（図14）

結核菌は抗酸菌に属し，ヒトからヒトへは飛沫核感染（空気感染）で伝播する。その他，非結核性抗酸菌やらい菌が含まれる。それぞれ呼吸器のみならず全身臓器を侵し，一般細菌と比して複雑な経過および病態を呈する。これは，菌と生体の免疫学的反応により形成されていることによる。

結核は，排菌者から喀出される"しぶき"中の結核菌(*Mycobacterium tuberculosis*)を吸入して生じる飛沫核感染（空気感染）である。通常，結核菌を吸い込んでも初感染症という小さな病巣ができて自然に治癒することが多い。この段階では，感染により結核菌に対する免疫を獲得するが発病とはいわない。しかし，初感染巣が自然治癒の経過をとらず進展したり，あるいはほかの場所に二次初発巣を形成進展した場合は発病という。

CT所見：二次結核では，S^1，S^2，S^{1+2}やS^6が好発部位である。癒合性の辺縁不整な高コントラストの結節やV字あるいはY字状の分枝状影を認める。乾酪壊死を伴う肉芽腫を形成し，その壊死物質が支配気管支を介して排出されると空洞を形成する。空洞化によって好気性の結核菌はさらに増殖を続け，病変は拡大する。通常，混合感染などがない限り空洞内部に液面形成は認めない。V字あるいはY字状の分枝状影は，前述したように終末細気管支から分岐となる呼吸細気管支，および肺胞道内に乾酪壊死物質の充填が認められ，さらにこれらの末梢気道が押し広げられて拡張した状態を反映している。ゆえに，亜急性過敏性肺臓炎などで認められる小葉中心性粒状影と異なり，周囲肺との境界が明瞭な高コントラストの構造として描出される。臨床的には，tree-in-bud patternの存在は，空洞結節と同様活動性病変を意味する。Imらはtree-in-bud patternは活動性結核患者の95%で認められ，そのほとんどが治療により消失したと報告している[17]。区域性の分布（経気道性の分布）を呈する高コントラストの分枝状影，結節や空洞結節が典型的であるが，滲出性反応が強いと肺炎様の浸潤影（**乾酪性肺炎**）を呈することもある。乾酪性肺炎は免疫能の低下した患者において認められることが多く，膿瘍形成を伴った細菌性肺炎との鑑別が必要になる。乾酪性肺炎の場合，その周囲に空洞やtree-in-bud patternの分枝状影，気管支病変などの二次結核として特

17) Im JG, et al : Pulmonary tuberculosis : CT findings—early active disease and sequential change with antituberculous therapy. Radiology, 186 : 653-660, 1993.

図14　肺結核症
胸部HRCT（左肺尖部レベル）
20歳台，女性。左S^{1+2}a，bにVあるいはY字状の分岐状粒状影を認める(tree-in-bud pattern)（▶）。それぞれの粒状影は小さいわりに濃度が高く，境界は比較的明瞭である。

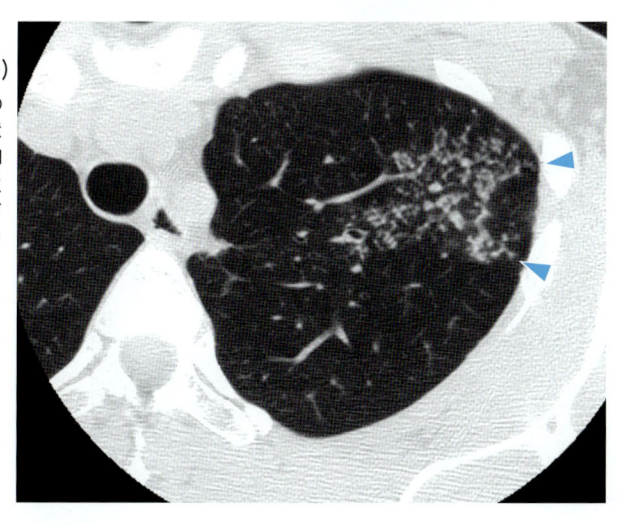

徴的な所見を認めること，およびS¹，S²，S¹⁺²やS⁶に病変が認められることが特徴であり，両者の鑑別に有用である。

非結核性抗酸菌症（nontuberculous mycobacterium）（図15）

　非結核性抗酸菌とは結核菌以外の抗酸菌の総称で，多くは水中や土壌などに生息している。近年，非結核性抗酸菌症（NTM症）は増加傾向にあり，抗酸菌症の30％以上を占めている。弱毒菌で結核と比して緩慢で慢性的な経過をたどることが多い。自然軽快することがある一方，まれに呼吸不全が進行する予後不良例もある。*M. kansasii* を除き，大部分が薬剤効果に乏しい。

　わが国では，*Mycobacterium avium* が全NTM症の約60％を占め，次いで *M. intracellulare* が約25％を占めている。この2菌種は従来，鑑別が難しかったことと，症状・経過・治療法などに差がなかったことなどから，両者を併せ *M. avium complex*（MAC症）とよばれている。MAC症の約70％は，既存肺疾患や基礎疾患のない**中高年の女性**である。続いて *M. kansasii* が10％程度を占め，*M. kansasii* は都市の貯水槽などから検出されることが多いため，都市部に偏在する傾向にある。平均年齢は50歳台で**約90％は男性**である。

CT所見：MAC症では，①中葉および舌区を中心に，気管支拡張や小結節，分枝状影を認めるパターン（中葉・舌区型）と，②上葉を中心に空洞を呈する結核に類似するパターン（結核類似型）の2つに大別される。前者は50歳台以降の女性に多く，後者は陳旧性肺結核やブラ肺に合併しやすく，男性に多く見られる。

　①中葉・舌区型では，中葉・舌区に拡張した気管支とV字あるいはY字状の分枝状影（tree-in-bud pattern）を認め，しばしば浸潤影を伴い，部分的な無気肺やvolume低下を伴うことも多い。

　②結核類似型では，多くの症例で肺尖部に空洞結節を認め，周囲に結核と類似した分枝状影を認める。

図15　非結核性抗酸菌症（MAC症）
胸部HRCT（右下葉レベル）
70歳台，女性。右下葉には小さいながらdensityの高い分岐状の粒状影を認める（▶）。中葉支，B⁹およびB¹⁰の拡張も認められる。

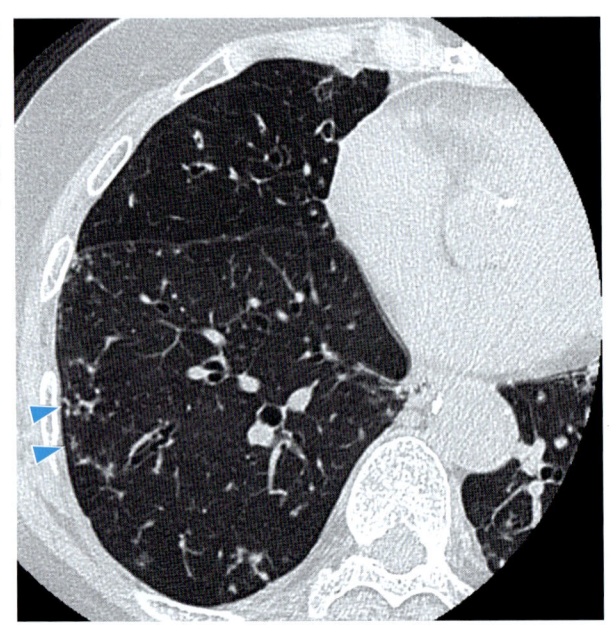

| Point advice | **hot tub lung** |

　MACによる肺疾患として，hypersensitivity-like diseaseとしてのhot tub lungの報告を認める。hot tubとは，泡を立てたり，ジェット噴流を備えた24時間循環型の浴槽である。hot tubは長時間浴槽の水を交換しないためMACが繁殖しやすい環境にある。さらに，MACは高熱や塩素消毒に抵抗性でありhot tub lungという病態を引き起こしやすい。2007年，American Thoracic Society/Infectious Disease Society of Americaのstatementで，MACによる感染症ではなく，hypersensitivity-like diseaseとして述べられている。画像所見は亜急性過敏性肺臓炎と同様で，淡い境界不明瞭な小葉中心性粒状影とすりガラス陰影を認める。

　その他，孤立結節型や全身播種型を呈することもある。
　一方，*M. kansasii*症では，多くの症例で上肺優位の空洞病変を認め，肺結核に類似した画像を呈する。結核に比べ空洞は小さく，周囲の気道散布巣が少ない傾向があるが，両者の鑑別は困難である。

マイコプラズマ肺炎（*Mycoplasma pneumoniae* pneumonia）（図16）

　マイコプラズマ肺炎はクラミドフィラ・ニューモニエやオウム病などとともに非定型肺炎に属し，細菌性肺炎と区別される。市中肺炎の約5〜27％を占め，**遭遇する機会の最も多い肺炎の1つである**。日本呼吸器学会では，「成人市中肺炎診療ガイドライン」において，非定型肺炎と細菌性肺炎の鑑別法を提唱している。この鑑別法は，非定型肺炎のなかでも特にマイコプラズマ肺炎を想定しており，

　①60歳未満
　②基礎疾患がないか軽微
　③頑固な咳がある
　④胸部聴診上所見が乏しい
　⑤痰がない，または迅速診法で原因菌が証明されない
　⑥末梢白血球数が10,000/μL未満

の6項目のうち，4項目以上を満たせば非定型肺炎を疑う。

図16　マイコプラズマ肺炎
胸部HRCT（右下葉レベル）
40歳台，男性。右下葉に分岐状粒状影を認める（→）。気管支壁肥厚所見も認める。

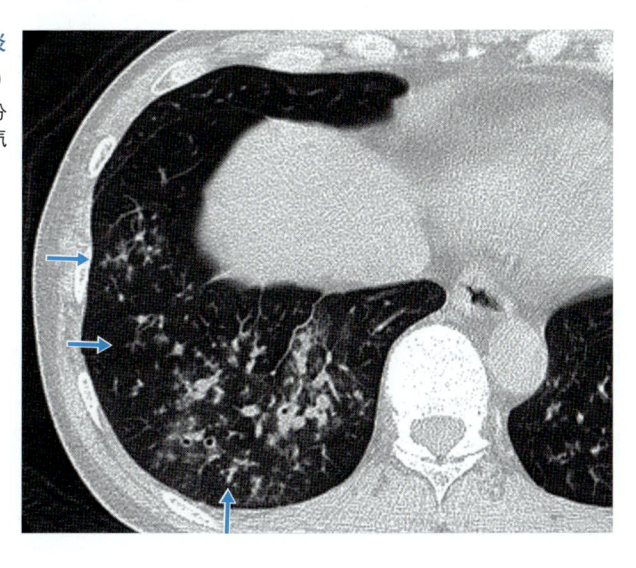

> **Point advice**
>
> ●マイコプラズマ肺炎で認められる粒状影，V字あるいはY字状の分枝状影は，結核や抗酸菌症など，あるいはDPBなどと比して明瞭なtree-in-bud patternを認めることは少なく，淡い分岐状を呈することが多い。これは，マイコプラズマ肺炎では，混合感染でない限り呼吸細気管支および肺胞道内に乾酪壊死物質や粘液の充填を認めることはまれであるため，明瞭なtree-in-bud patternをきたしにくい。さらに，急性感染症であるため支配気管支の拡張を伴いにくい。しかし，亜急性過敏性肺臓炎や溶接工肺などで認められる淡い粒状影とは異なり，左右非対称で区域性に広がる分枝状影（気管支肺炎）を認め，それらとは容易に区別される。
>
> ●小児発症例と成人発症例では，その画像所見がまったく異なる。小児発症例では，肺胞性肺炎類似の非区域性の浸潤影をほぼ全例に認め，さらにリンパ節腫大や胸水貯留を認める頻度は，それぞれ82%，73%で成人発症例と比して約10倍になる[19,20]。

18) Nambu A, et al：Chlamydia pneumoniae：comparison with findings of *Mycoplasma pneumoniae* and *Streptococcus pneumoniae* at thin-section CT. Radiology, 238：330-338, 2006.
19) Okada F, et al：*Chlamydia pneumoniae* pneumonia and *Mycoplasma pneumoniae* pneumonia comparison of clinical findings and CT findings. J Comput Assist Tomo, 29：626-632, 2005.
20) Lee I, et al：*Mycoplasma pneumoniae* pneumonia：CT features in 16 patients. Eur Radiol, 16：719-725, 2006.

特徴的な症状は，感染初期からの頑固で夜も眠れないほどの咳嗽で，膿性痰は二次感染がなければ伴わない。マイコプラズマ感染症には，気道感染症以外の肺外症状の合併が，小児期や思春期を主として報告されており，脳炎や髄膜炎，Guillain-Barré症候群や皮膚病変，肝障害をきたすことがある。起炎菌である*Mycoplasma pneumoniae*は細胞壁をもたないため，細胞壁合成阻害剤（ペニシリン系，セフェム系など）は無効である。経気道的に侵入した菌は，細胞吸着器官を介して気道線毛上皮に付着し，感染を引き起こす。

CT所見：市中肺炎においてマイコプラズマ肺炎のHRCT所見は特徴的であり，起炎菌を推定することができる感染症の1つである。気管支血管周囲間質へのリンパ球を主体とした炎症細胞浸潤を反映して，中枢気道から連続した系統的な気管支壁肥厚をほぼ全例に認め，小葉中心性病変を高頻度で伴っている[18]。大葉性肺炎の所見を認めることがあるが，その際には病変が軽微な部位に注目すると特徴的所見を認めることがある。

びまん性汎細気管支炎（diffuse panbronchiolitis；DPB）（図17）

呼吸細気管支領域の慢性炎症を特徴とする疾患で，進行すると高度の閉塞性呼吸障害を呈する。呼吸細気管支を中心とした細気管支炎および細気管支周囲炎で，リンパ球，形質細胞などの細胞浸潤と，泡沫細胞の集簇が見られる。しばしば濾胞形成を伴い，肉芽組織や瘢痕巣により細気管支の閉塞をきたし，進行するに従って気管支拡張を生じる。内腔には分泌物や粘液が貯留する。

日本における副鼻腔気管支症候群（sinobronchial syndrome；SBS）の代表的な疾患で，湿性咳嗽，慢性の鼻閉感，後鼻漏などを呈する。欧米ではprimary ciliary dyskinesia（Kartagener症候群），免疫グロブリン欠損症，嚢胞性線維症（cystic fibrosis）などがSBSとして注目されている。欧米ではDPBに相当する疾患がほとんど報告されておらず，韓国，台湾，中国など東アジア地域においては少なからずその存在が報告されている。東アジアのモンゴロイドに保有率が高く，白人にはほとんど存在しないHLA-B54との相関が示唆されている。

1980年代にerythromycin療法が導入される以前は，呼吸不全により予後不良な疾

患（1970年代の5年生存率は約63％）であったが，マクロライド少量長期投与療法を早期から開始することにより飛躍的に改善した．喀痰や気管支洗浄液からはしばしばStreptococcus pneumoniaeやHaemophilus influenzaeが検出され，進行例ではPseudomonas aeruginosaの定着も認められる．

CT所見：炎症細胞浸潤による細気管支壁肥厚，細気管支内腔への分泌物や粘液貯留による拡張（tree-in-bud patternの分岐状影）を認める[21]．分岐状影は胸膜や肺静脈（小葉間隔壁）から2～3mm距離が離れている点が，細気管支領域に病変の主座があることを示唆する重要な所見である．進行するにつれて，末梢気道の閉塞による過膨張所見，mosaic perfusionや中枢の気管支拡張などを認める．

21) Nishimura K, et al：Diffuse panbronchiolitis：correlation of high resolution CT and pathologic findings. Radiology, 184：779-785, 1992.

MEMO
HTLV-1感染は，UIP patternやNSIP patternなどの種々の間質性肺炎との関連があるという報告が近年発表された[22]．

22) Yamashiro T, et al：CT scans of the chest in carriers of human T-cell lymphotropic virus type 1：presence of interstitial pneumonia. Acad Radiol, 19：952-957, 2012.
23) 丸山征郎, 納 光弘：HTLV-1 associated myelopathy（HAM）とその肺病変，ならびにHTLV-1 associated bronchopneumopathy（HAB）. 呼吸, 8：261-266, 1989.

HTLV-1関連肺病変（図18）

HTLV-1は成人T細胞性白血病（ATL）の原因ウイルスである．国内のキャリアは約100～120万人と推定されており，特に九州や沖縄に集中して存在している．最近，関東や中部地方でキャリア数が増加し，全国に拡散している．ATLの新規発症者数は1988年では約700人/年であったが，2007年には約1,030人/年に増加している．ATLの生涯発生率は約0.5～5％で，ATLを発症するとリンパ節腫大や肝腫大，脾腫大，皮膚病変および肺病変など多彩な臨床所見を呈し，予後は不良で，有効な治療法は確立されていない．抗HTLV-1抗体陽性例において，細気管支・肺胞領域に，HTLV-1-associated bronchiolo-alveolar disorder（HABA）とよばれる病態が存在する．これは，肺生検組織内や気管支肺胞洗浄液（BAL）中にHTLV-1陽性リンパ球が存在すること，BAL液中のリンパ球をHTLV-1で刺激すると抗原特異的な増殖反応を示すことから，肺局所におけるHTLV-1を抗原とした免疫応答反応により肺病変が惹起されていると考えられている[23]．

図17 びまん性汎細気管支炎（DPB）

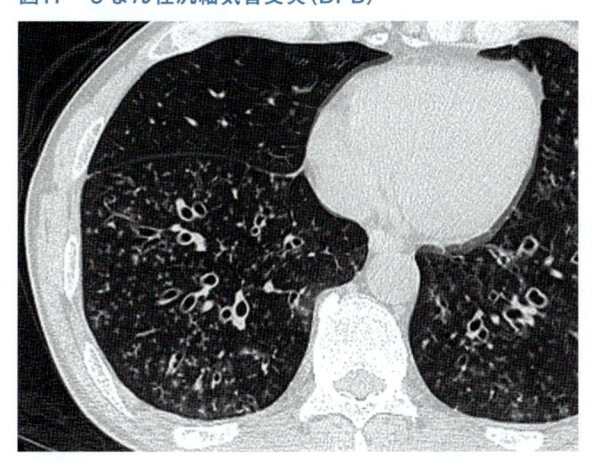

胸部HRCT（下葉レベル）
60歳台，男性．両肺末梢に分岐状の粒状影が散見される．気管支壁肥厚および気管支拡張も認める．それぞれの粒状影は，過敏性肺臓炎などで認められる粒状影と比してdensityが高く，境界も明瞭である．

図18 HTLV-1関連肺病変

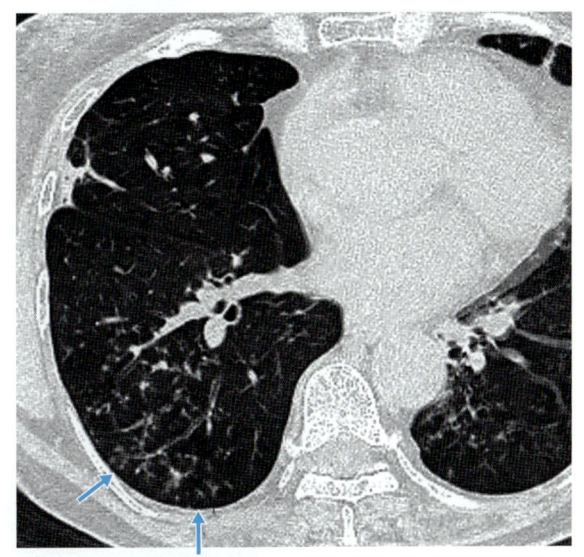

胸部HRCT（右下葉B[7]分岐部レベル）
70歳台，女性．右S[9]，S[10]にtree-in-bud patternを呈する分岐状の粒状影を認める（→）．

24) Okada F, et al : Pulmonary CT findings in 320 carriers of human T-lymphotropic virus type 1. Radiology, 240 : 559-564, 2006.

CT所見：Okadaらの検討によると，①抗HTLV-1抗体陽性例の約30％に胸部CTで異常所見を認め，DPB類似の分岐状粒状影を認めるパターンと，②サルコイドーシス類似のリンパ路に沿った比較的densityの高い粒状影を呈するパターンの2つに大きく分類される[24]。病理学的には，リンパ球の細気管支壁および細気管支周囲間質，肺胞隔壁や気管支血管束周囲間質への浸潤を反映している。

真菌症（図19，20）

肺真菌感染症では通常，結節や空洞結節および浸潤影を認めることが多い。アレルギー性気管支肺真菌症（allergic bronchopulmonary mycosis；ABPM）（主にアスペルギルス）や，免疫低下状態で発症した気道侵襲性アスペルギルス症（airway-invasive-pulmonaly aspergillosis）などでは，tree-in-bud patternを呈する分岐状影を認める。ABPM（A）は真菌（アスペルギルス）に対するアレルギー反応であり，喘息，肺野の浸潤影，末梢血好酸球増多，血清IgE高値，中枢性気管支拡張などを生じる疾患である。

図19　アレルギー性気管支肺アスペルギルス症
50歳台，女性。

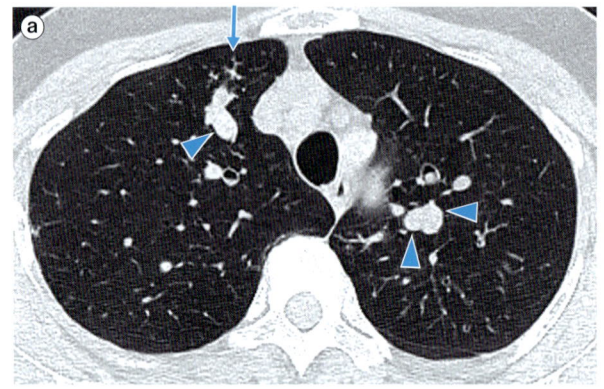

a：胸部HRCT肺野条件（肺尖部レベル）
中枢側優位に拡張した気管支内に粘液栓を認め（▶），末梢には分岐状の粒状影を認める（→）。

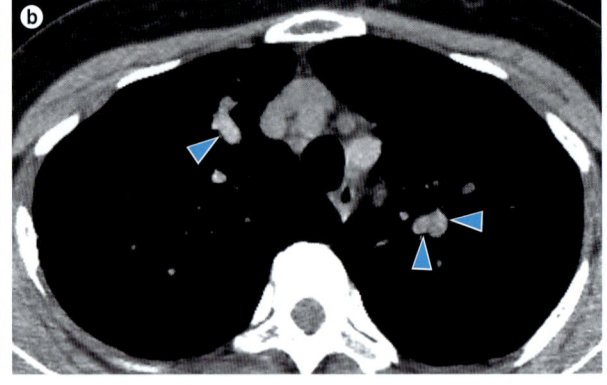

b：胸部単純HRCT縦隔条件（肺尖部レベル）
拡張した気管支内の粘液栓は肺血管よりもdensityがやや高く描出されている（▶）。

図20　気道侵襲性アスペルギルス症（airway-invasive-pulmonaly aspergillosis）

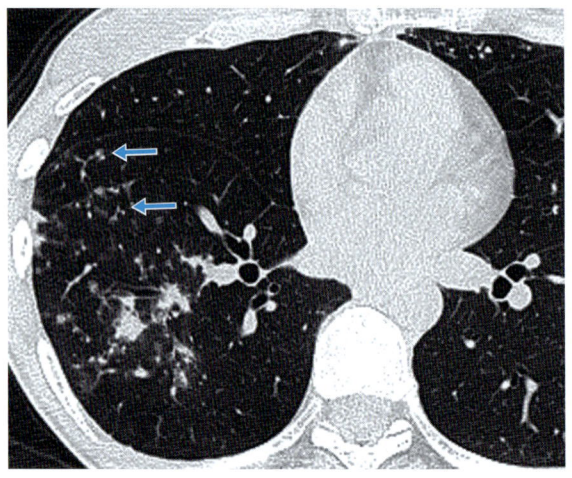

胸部HRCT肺野条件（右B⁸分岐部レベル）
40歳台，女性。S⁸およびS⁹末梢に気管支に沿ったconsolidationや粒状影を認める。粒状影の一部は分岐状を呈している（→）。

経口ステロイドが必要な喘息症例や気管支拡張や浸潤影を伴う症例において，ABPM（A）を疑うことが重要で，血清IgEの測定が鍵になる。

CT所見：拡張した気管支内腔が粘液栓（mucoid impaction）や，炎症産物で充填されることによって手袋をはめた手指状の形態を呈する。これを，"finger-in-glove"，あるいは"gloved finger shadow"とよぶ[25]。さらに，末梢においては粘液栓の充満した細気管支がtree-in-bud patternとして描出される。粘液栓は約30％の症例において，縦隔条件で高濃度を呈し特徴的な所見である[26]。通常，上葉優位に認められることが多い。

膠原病（図21）

膠原病のなかで，細気管支および気管支病変をきたす代表的な疾患は，関節リウマチ（rheumatoid arthritis；RA）[27]とSjögren症候群（Sjögren syndrome；SjS）である。細気管支病変には濾胞性細気管支炎（follicular bronchiolitis；FB），閉塞性細気管支炎（bronchiolitis obliterans；BO），DPB，および細胞性細気管支炎（cellular bronchiolitis）などが認められる。

CT所見：FBやDPBでは小葉中心性の粒状影や分岐状影（tree-in-bud pattern）を認める。FBではリンパ球の間質浸潤に相当するすりガラス陰影を伴うことが多い[28]。FBは細気管支領域へのリンパ球を主とする炎症細胞浸潤とリンパ濾胞の過形成を特徴とし，bronchus-associated lymphoid tissue（BALT）の過形成が発達した状態と認識され，BOでは閉塞性肺機能障害の存在，吸・呼気CTにてair trappingを認めると診断価値が高い。

25) Nquyen ET : The gloved finger sign. Radiology, 227：453-454, 2003.
26) Franquet T, et al : Spectrum of pulmonary aspergillosos : histologic, clinical, and radiologic findings. RadioGraphics, 21：825-837, 2001.
27) Tanaka N, et al : Rheumatoid arthritis-related lung diseases: CT findings. Radiology, 232：81-91, 2004.
28) Howling SJ, et al : Follicular bronchiolitis : thin-section CT and histologic findings. Radiology, 212：637-642, 1999.

図21　濾胞性細気管支炎（関節リウマチ）

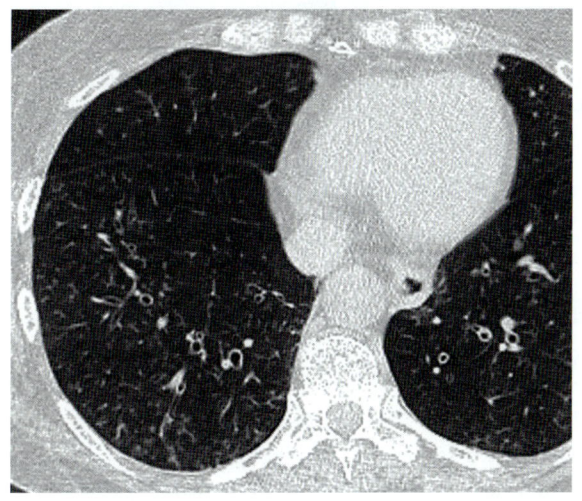

胸部HRCT（右下葉レベル）
70歳台，女性。右下葉末梢に分岐状の粒状影を認め，その周囲にはすりガラス陰影を伴っている。気管支壁肥厚所見も認める。

Point advice 閉塞性細気管支炎（BO）（図22）

細気管支になんらかの原因による狭窄・閉塞をきたす病態で，proliferative type（細気管支内腔がポリープ状の肉芽組織で充満されることによる気道狭窄）と，constrictive type（細気管支粘膜下や周囲の線維化・瘢痕化による気道狭窄）の2つのパターンに分類される。原因としては，関節リウマチなどの膠原病，ウイルスやマイコプラズマ肺炎などの感染症，肺移植や骨髄移植後の晩期合併症[29]などがよく知られている。胸部単純X線写真では過膨張を呈することがあるが，異常所見を認めないことが多い。胸部CTでは，病変の初期では肺野の過膨張所見のみで，進行すると気管支壁肥厚や気管支拡張が目立ってくる。呼気CTでのair trappingの所見が診断に非常に重要である。

図22　閉塞性細気管支炎（骨髄移植後）
50歳台，女性。

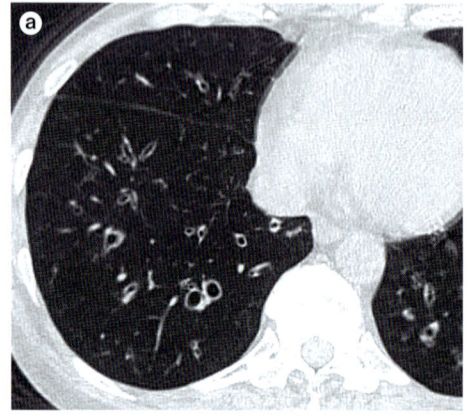

a：胸部HRCT（右下葉レベル）（吸気）
右下葉はやや過膨張を呈し，気管支壁肥厚と拡張が目立つ。細気管支病変は目立たない。

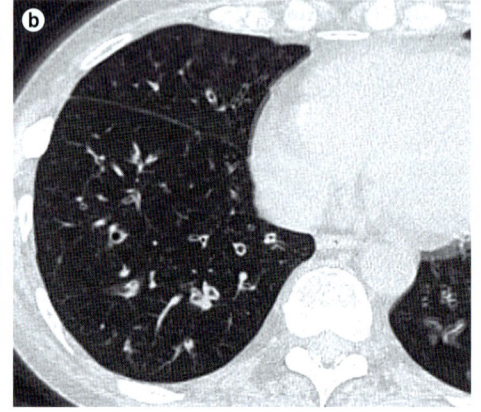

b：胸部HRCT（右下葉レベル）（呼気）
呼気により肺野の濃度上昇はほとんどなく，広範囲にair trappingが生じているものと考えられる。

References
29) Worthy SA, et al：Pulmonary complications after bone marrow transplantation. High-resolution CT and pathologic findings. RadioGraphics, 17：1359-1371, 1997.

肺動脈内腫瘍塞栓症（pulmonary tumor thrombotic microangiopathy；PTTM）（図23）

1990年にHerbayらが提唱した疾患概念で，肺動脈腫瘍塞栓症の特殊型として分類される。肺小動脈・細動脈レベルの腫瘍塞栓が生じ，腫瘍細胞の内膜付着，内膜障害により線維細胞性内膜増殖と血栓形成をきたし，細動脈の狭小化や閉塞をきたすと考えられている。最も一般的な組織型は低分化型腺癌であり，原発腫瘍としては半数以上が胃癌であり，肺癌，乳癌，卵巣癌などで報告を認める。

CT所見：細動脈内の腫瘍塞栓を反映して，小葉中心性病変を認める。病変は血管内に限局し，血管外への浸潤を認めることはまれであり，tree-in-bud pattern様の所見を認める。しかしながら，DPBなどのtree-in-bud patternを認める細気管支病変ではなく，本来の"tree-in-bud pattern"とは区別すべきであると考える。また，肺動脈の拡張を認める。淡い粒状影やすりガラス陰影など多彩な所見を呈することもある。胃癌

などの腺癌担癌患者において，低酸素血症や右心負荷などの所見を認め，肺動脈塞栓が認められない場合にはPTTMを疑うことが必要である。

図23　肺動脈内腫瘍塞栓症(PTTM)

胸部HRCT肺野条件（中間気管支幹レベル）

50歳台，女性。両肺にはすりガラス陰影と著明な小葉間隔壁肥厚(▶)を認める。lymphangitis carcinomatosa（またはlymphangitic carcinomatosis）の所見である。肺動脈内腫瘍塞栓を反映した分岐状の粒状影(→)を認める。縦隔および肺門に腫大リンパ節を認める。

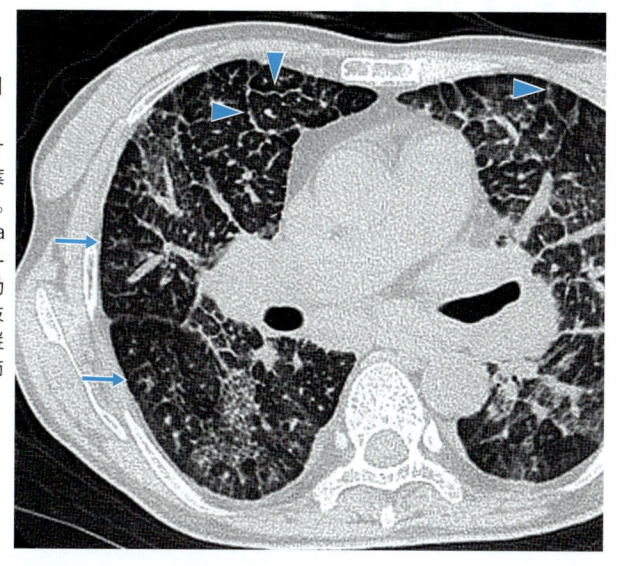

これは必読！

- 髙橋雅士，ほか編：胸部画像診断スタンダード．メディカル・サイエンス・インターナショナル，2013.
- 芦澤和人編：病理像との対比と参考症例に学ぶ 胸部の画像診断～1.肺～（Atlas Series CT/MRI編）．ベクトル・コア，2011.

おわりに

細気管支病変のHRCT所見は，淡い小葉中心性粒状影とtree-in-bud patternを呈する分枝状影に大きく分類される。両肺びまん性に淡い小葉中心性粒状影を認める疾患は限られており，一般的に感染症や腫瘍性病変ではほとんど認められず，吸入（かび，ヒューム，たばこ，油），あるいは沈着（出血，カルシウム）による。一方，tree-in-bud patternを呈する分枝状影は前者に比べて多彩な疾患で認められるが，一般的に感染症をまず考えるべき所見である。びまん性肺疾患を読影する際には，病変が軽微なところに着目すべきであり，診断に至るヒントが隠されていることがある。

05 第3章 各種病態の画像診断

中園貴彦

リンパ路病変のABC

はじめに

　肺内ではリンパ管は広義間質に網の目のように分布しており，細菌，ウィルス，粉塵などの吸入異物の除去，水分のバランス調節など重要な役割を担っている．正常では画像上リンパ管を同定することはできないが，リンパ路に分布する疾患では広義間質の肥厚や広義間質に沿った病変をとらえることができる．本稿では，肺内のリンパ路の解剖について解説し，リンパ路，広義間質に主座を置く代表的疾患である間質性肺水腫，サルコイドーシス，癌性リンパ管症，悪性リンパ腫，珪肺を取り上げて，その画像所見の特徴を解説する．

肺のリンパ路の解剖とリンパ流

　肺における実質とはⅠ型およびⅡ型肺胞上皮，肺胞腔にあたり，狭義の間質とは肺胞壁から肺胞上皮と毛細血管を除いた領域に相当する．また広義間質とは**気管支肺動脈周囲間質，肺静脈周囲間質，小葉間隔壁，胸膜下間質**であり，内部には豊富なリンパ管のネットワークを含んでおりリンパ路性間質ともよばれる．通常，リンパ路は画像では同定できないが，リンパ路を侵す疾患では広義間質の異常像としてとらえることができる（**図1**）．

　肺のリンパ管は胸膜下，小葉間結合織内，肺静脈周囲に**存在する間質・静脈系リンパ管**と，気管支および肺動脈周囲に分布する**気管支・動脈系リンパ管**に分類され（**表1**），この2系統が主なリンパの流れとなる[1]．気管支・肺動脈に沿ったリンパ管は呼吸細気管支に併走する細動脈付近まで，肺静脈に沿ったリンパ管は小葉内細静脈レベルまで存在する．また胸膜下では小葉単位よりもさらに細かな網目状のリンパ毛細管網が発達している（**図2**）．気管支・肺動脈，肺静脈に沿ったリンパ管はどちらも肺門側に向かう求心性経路が主体となる．ただし胸膜下の肺野では，小葉内細静脈に沿ったリンパ流は，細静脈と同様にいったんは胸膜側に遠心性に流れ，その後は胸膜下リンパ管と同様に集合リンパ管を経て，最終的には肺静脈に沿って求心性に肺門側へと流れる（**図2**）．

　気道から侵入する粒子の大部分は咳反射，くしゃみ反射，気道粘膜の繊毛運動などによって，すぐに排出される．一方，2～3μm以下の微粒子はそれらをすり抜けて肺胞に到達し，マクロファージに貪食され，間質内のリンパ路を介して排除されるが，その排出には時間がかかり，半減期が1～2年かかる場合もある[2]．リンパ路には血液循環器系と異なりリンパ流を灌流させるポンプ機能はなく，肺動脈圧と呼吸運動がリンパ液の灌流に重要な役割を果たしている．肺内でのリンパ流は均一ではなく，**上肺野ではリンパ流が下肺野よりも遅い**．結核や珪肺で病変が上肺野優位に分布するのは，上肺野でリンパ流が遅いため病原体や異物が除去されにくいことが関連していると考

■これは必読！
1）岡田慶夫：図説・肺のリンパ系と肺癌．金芳堂，京都，1989，p1-34．
2）Gurney JW, et al：Upper lobe lung disease; physiologic correlates. Radiology, 167：359-366, 1988.

図1 diffuse pulmonary lymphangiomatosis

10歳台，女性。肺，縦隔，胸膜などのリンパ管のびまん性の異常増生，拡張，吻合などをきたすまれな疾患である。

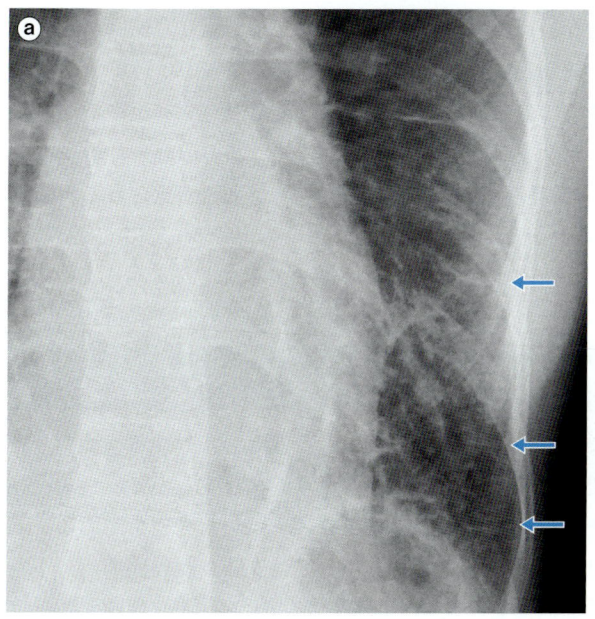

a：単純X線写真
左下肺野外側に水平に走る線状影（Kerley's B line，→）を認める。
陰影は両側下肺野に対称性に見られた。

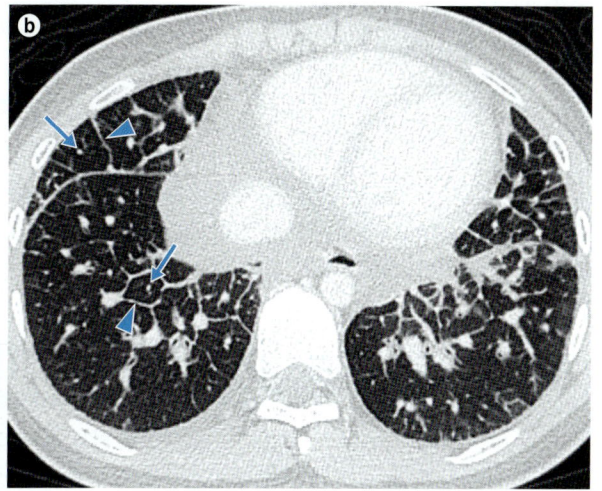

b：HRCT
両肺野にリンパ管の拡張を反映した広義間質の肥厚が著明である。小葉間隔壁の肥厚（▶），二次小葉内部では小葉内気管支肺動脈周囲間質の肥厚を反映した粒状影（→）を認める。中枢側での気管支肺動脈周囲間質の肥厚や葉間胸膜肥厚も見られる

表1 肺のリンパ管

A. 間質・静脈系リンパ管
1. 肺胸膜下リンパ管
2. 小葉間結合織内のリンパ管（小葉間リンパ管）
3. 肺静脈に伴うリンパ管

B. 気管支・動脈系リンパ管
1. 気管支に伴うリンパ管
   a. 粘膜下リンパ管
   b. 外膜のリンパ管
2. 肺動脈に伴うリンパ管

（文献1より引用）

図2 二次小葉内のリンパ管の分布

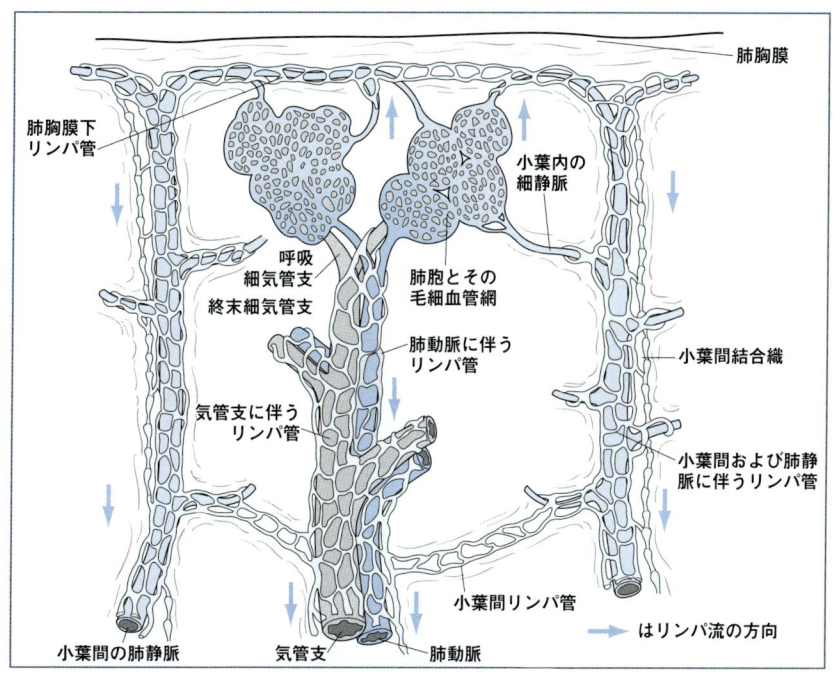

肺胸膜
肺胸膜下リンパ管
小葉内の細静脈
呼吸細気管支
終末細気管支
肺胞とその毛細血管網
肺動脈に伴うリンパ管
気管支に伴うリンパ管
小葉間結合織
小葉間および肺静脈に伴うリンパ管
小葉間リンパ管
小葉間の肺静脈　気管支　肺動脈
→はリンパ流の方向

（岡田慶夫：図説・肺のリンパ系と肺癌. 金芳堂, 京都, 1989, p1-34.より引用改変）

> **これは必読！**
> 3) Gurney JW : Cross-sectional physiology of the lung. Radiology, 178 : 1-10, 1991.

えられている[2]。またサルコイドーシス，肺Langerhans細胞組織球症，慢性過敏性肺臓炎などの病変が上肺野優位に分布するのも，このリンパ流の不均衡に関連している可能性がある。また呼吸時の肋骨の運動は胸椎付着部を軸としており，前胸部よりも背側部で運動量が小さいので，**前胸部よりも背側部でリンパ流が遅い**。珪肺の結節や大陰影が，上肺野の特に背側優位に分布するのは，この前後でのリンパ流の不均衡も関連していると考えられている[2,3]。また胸郭運動とそれに伴う肺の収縮，伸展によって，**肺野の内層部よりも外層部(胸膜下)でリンパ流が多い**。肺水腫で見られる両肺内層優位の蝶形陰影(butterfly shadow)は，胸膜下ではリンパ流が多く除水効果が高いが，内層部ではリンパ流が少なく除水効果が低いためと考えられている[2]。

リンパ路・広義間質を侵す疾患

びまん性肺疾患の鑑別診断において，HRCTで二次小葉(図3a)に対する病変の分布を評価することは非常に重要である。リンパ路は広義間質に存在するので，リンパ路を侵す疾患では，HRCTにて広義間質の肥厚や広義間質に一致した病変を認める。二次小葉レベルでの広義間質とは，小葉中心部では小葉内気管支肺動脈周囲間質，小葉辺縁部では小葉間隔壁，肺静脈周囲間質，胸膜下間質に相当する。間質性肺水腫，癌性リンパ管症では広義間質のびまん性肥厚が見られるため，HRCTにて小葉間隔壁や胸膜の肥厚を認め，小葉中心部では小葉内気管支肺動脈周囲間質の肥厚を反映した粒状影や樹枝状影を認める(図3b)。サルコイドーシスや塵肺では，リンパ路に沿った肉芽腫が形成され，広義間質に沿った粒状影・結節影を認め，小葉の中心部と辺縁部の両方に病変の分布が見られる(図3c)。

間質性肺水腫(interstitial lung edema)

肺水腫は，肺の血管外に異常な水分が貯留した状態である。病態生理から，肺胞毛細管静脈圧上昇に起因する静水圧性肺水腫(hydostatic edema)，肺胞毛細管膜の透過性亢進に起因する透過性肺水腫(permeability edema)，両者の混合型に分類される。純粋な間質性肺水腫を呈する症例は少なく，さまざまな程度の肺胞性肺水腫を伴った

> **用語アラカルト**
>
> ＊1 Kerley's line
> 胸部単純X線写真上で小葉間隔壁肥厚を反映して見られる陰影で，部位や性状によってA，B，Cに分けられる。B lineが最も見られやすく，下肺野の外側に水平に走る短い線状影である。A lineは肺門付近に見られる比較的長い線状影，C lineは下肺野のB lineよりもやや内側に見られる網状影である。

図3 二次小葉とリンパ路病変の分布

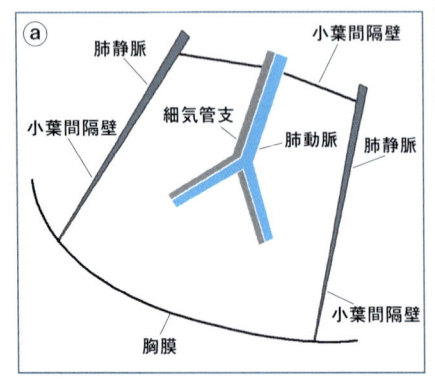

a：正常像

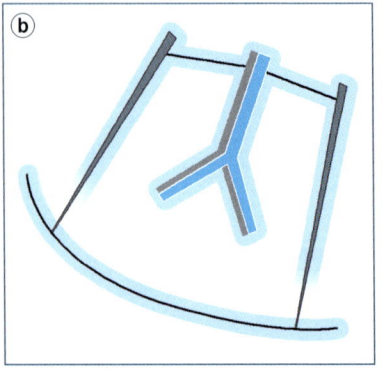

b：広義間質のびまん性肥厚

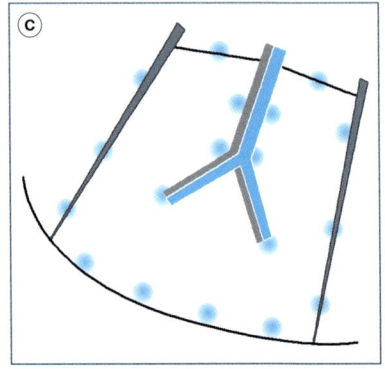

c：広義間質に沿った粒状影・結節影

図4 心不全に伴う肺水腫

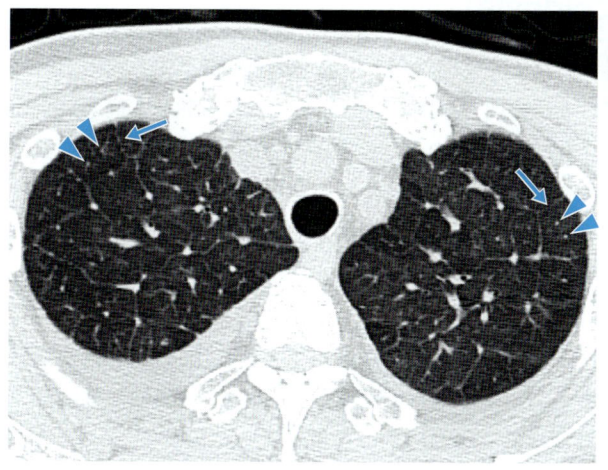

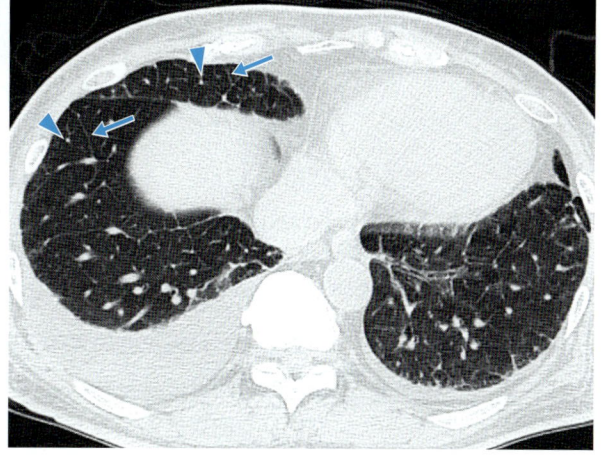

HRCT
60歳台, 女性。両側肺尖部や肺底部で小葉間隔壁の平滑な肥厚(→)が見られる。小葉内気管支肺動脈周囲間質の肥厚を反映した粒状影(▶)も見られる。また小葉内に淡いすりガラス陰影も散見される。両側胸水も認められる。

用語アラカルト

＊2 peri-bronchial cuffing
胸部単純X線写真上で気管支周囲の間質の肥厚を反映して見られる所見で、気管支正接像で気管支壁が厚く不鮮明になること。

＊3 小葉内気管支肺動脈周囲間質肥厚
小葉内気管支血管束肥厚または腫大とも表現される。二次小葉内レベルでの気管支および肺動脈周囲の間質の肥厚を意味する。HRCTでは小葉の中心部付近に粒状影や樹枝状影として見られる。

＊4 気管支肺動脈周囲間質肥厚
気管支血管束肥厚または腫大とも表現される。肺門部から二次小葉までの、比較的中枢側の気管支および肺動脈周囲の間質の肥厚を指している。HRCTでは気管支壁の肥厚や伴走する肺動脈の腫大として見られる。

混合型が多い。肺毛細血管楔入圧が15～25mmHgに達すると間質性肺水腫を生じ、さらに血漿膠質浸透圧(25mmHg)を超えると、毛細管膜から肺胞腔内に水分が漏出して肺胞性肺水腫を生じる。胸部単純X線の所見として、間質性肺水腫では肺血管影が目立ち、広義間質の肥厚を反映してKerley's line[＊1]、peri-bronchial cuffing[＊2]、肺門血管陰影のボケ像(hilar haze)などが見られる。肺胞性肺水腫を生じると両肺野の内層優位にすりガラス陰影、コンソリデーション(蝶形陰影)を呈する。

間質性肺水腫のCT所見の特徴は、広義間質のびまん性肥厚であり、末梢では**小葉間隔壁の平滑な肥厚**が見られる(図4)。小葉間隔壁はもともと肺尖部や肺底部末梢でよく発達しているので、同部で所見を認めやすい。小葉中心部では小葉内気管支肺動脈周囲間質の肥厚[＊3]を反映した境界不明瞭な粒状影や樹枝状影を認める(図4)。中枢側では**気管支肺動脈周囲間質の平滑な肥厚**[＊4]を認める。肺胞性肺水腫を伴えば、肺野内層優位の斑状のすりガラス陰影、コンソリデーションも見られる。肺構造の歪みが見られないことも、ほかの疾患との鑑別に重要である。胸水を伴うことが多く、また縦隔のリンパ流増加によってリンパ節腫大が見られることがある。

ここが動ドコロ

間質性肺水腫のCT所見

- 広義間質の平滑な肥厚。
- 肺胞性肺水腫を伴うことが多く、すりガラス陰影、コンソリデーションも見られる。
- 肺構造の歪みは見られない。

サルコイドーシス(sarcoidosis)

サルコイドーシスは，多臓器における非乾酪性類上皮肉芽腫を特徴とする原因不明の全身性肉芽腫性疾患である。肺および肺門・縦隔リンパ節が侵される頻度が高く，全症例の90％以上に及ぶ。患者の約1/3は無症状であり，検診などの胸部単純X線写真で偶然に発見されることが多い。胸部単純X線写真では両側肺門リンパ節腫脹(bilateral hilar lymphadenopathy；BHL)が特徴的であるが，肺野の所見も併せて多彩な像を呈する。

CT所見として，末梢では胸膜下，小葉間隔壁，小葉中心部の小葉内気管支肺動脈周囲などの広義間質に1〜5mm程度の境界明瞭な粒状影が見られる(**図5，6**)。中枢側では**気管支肺動脈周囲間質の平滑，あるいは結節状の肥厚**が見られる(**図5**)。肺野病変は**上中肺野優位**に見られることが多い。小葉間隔壁の肥厚も見られるが(**図6**)，癌性リンパ管症や間質性肺水腫と比べて頻度は低い。肺胞内の含気を保った状態でCTの空間分解能を超えるような微細な肉芽腫が存在すると，すりガラス陰影を呈する(**図6**)。辺縁

図5 サルコイドーシス
HRCT
30歳台，女性。両側上肺野に気管支肺動脈周囲，肺静脈周囲，胸膜下などの広義間質に沿った多発粒状影を認める。右肺上葉中枢側には気管支血管周囲間質の肥厚(→)が見られる。左肺上葉には気管支閉塞に伴う部分無気肺(＊)を認める。

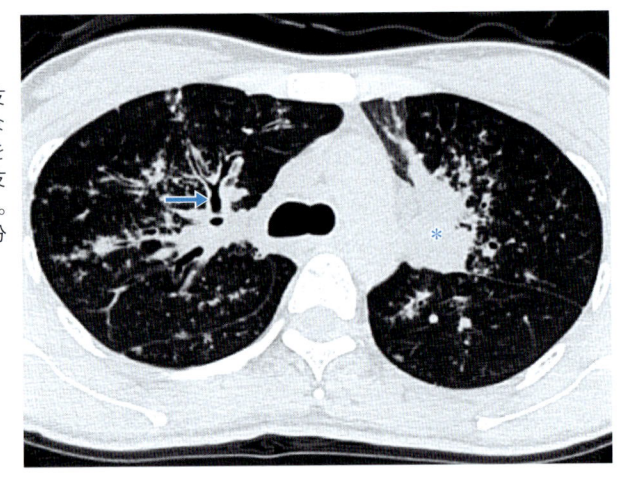

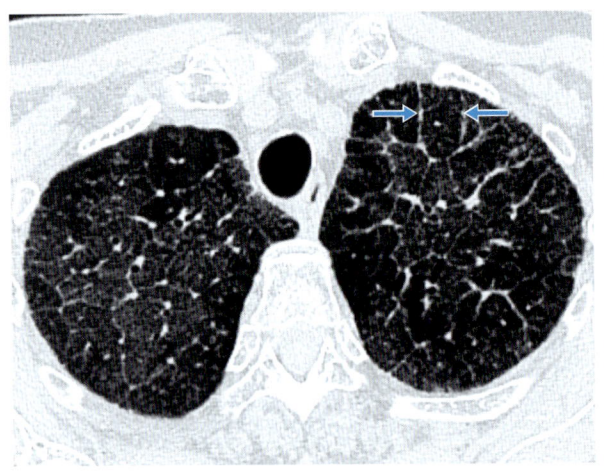

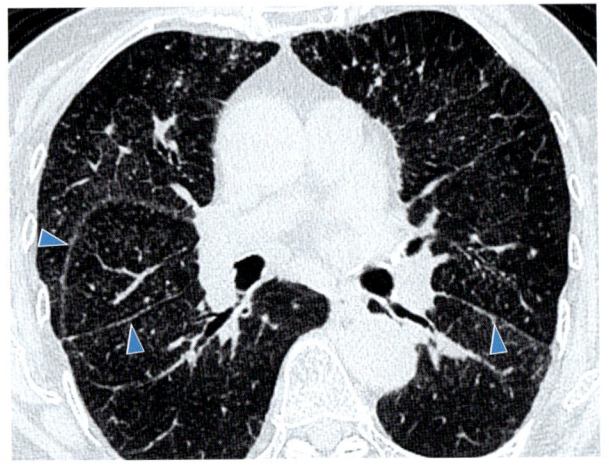

図6 サルコイドーシス
HRCT
70歳台，女性 両側肺野に小葉間隔壁の肥厚とそれに沿った粒状影(→)，葉間胸膜に沿って分布する多数の粒状影(▶)を認める。CTの空間分解能を超える微細な粒状影を反映したすりガラス陰影も散見される。

第3章・05リンパ路病変のABC

不整な1cm以上の結節影や腫瘤影が見られることもあるが，これらも無数の微細な粒状影が集合してできあがっており"sarcoid galaxy sign*5"とよばれる[4]（図7）。肺胞性陰影のようなコンソリデーションが見られることもあるが，これは肉芽腫の融合によって胞隔が圧縮され肺胞内腔の空気がなくなり，肺胞内も肉芽腫等で充満されることによってできる陰影で，pseudoalveolar sarcoidosisともよばれる。空洞性病変はまれである。病変が慢性化すると線維化が起こり肺構造の歪みが見られ，上肺優位に牽引性気管支拡張，囊胞性変化，収縮性変化を伴う塊状影などが見られる（図8）。約5％に気管支壁やその周囲の肉芽腫形成によって気管支の狭窄が見られる。縦隔・肺門リンパ節腫大は，融合傾向はなく内部は壊死を伴わず均一であることが多い。石灰化を伴うこともあるが，リンパ節腫大の中心部に結節状や淡い高吸収の石灰化が見られ，陳旧性結核とはパターンが異なる。

> **用語アラカルト**
>
> **＊5 sarcoid galaxy sign**
> HRCT上で，サルコイドーシスの比較的大きな結節影や腫瘤影が，無数の粒状影の集簇で形成されgalaxy（銀河）に類似しているため，この名称が付けられた。粒状影は陰影の中心部で密であり，辺縁部ではまばらで微細な粒状影を同定できる。
>
> 4) Nakatsu M, et al：Large coalescent parenchymal nodules in pulmonary sarcoidosis："sarcoid galaxy" sign. AJR Am J Roentgenol, 178：1389-1393, 2002.

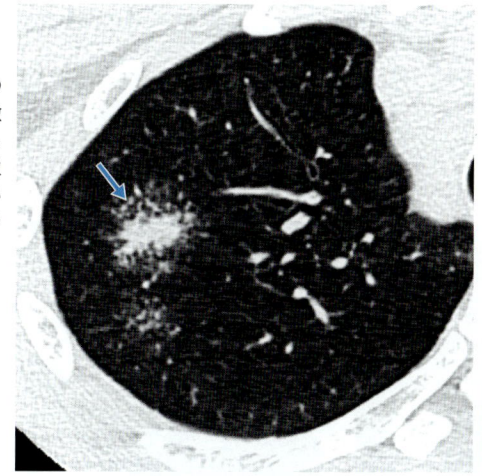

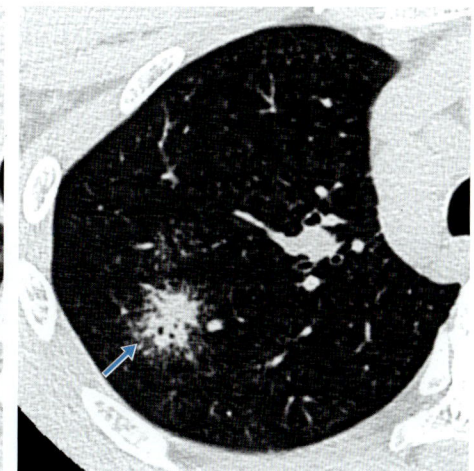

図7　サルコイドーシス
HRCT
30歳台，男性。右肺上葉の2個の辺縁不整な結節影は微細な粒状影の集簇からなっており，結節の辺縁部では粒状影（→）が同定できる。いわゆるsarcoid galaxy signである。

図8　サルコイドーシス

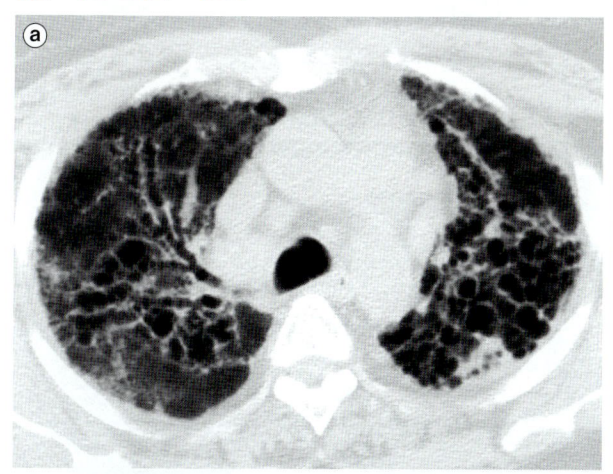

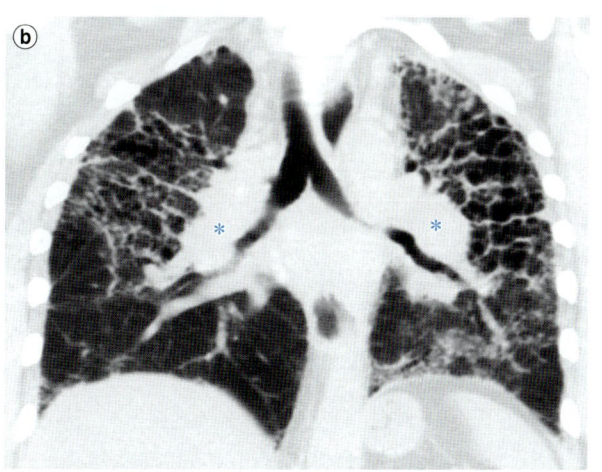

a：HRCT横断像　　b：冠状断再構成像

30歳台，男性。両側上肺野優位に著明な線維化が見られ，網状影，牽引性気管支拡張，囊胞性変化を認める。両側肺門リンパ節腫大（＊）も見られる。

> **ここが勘ドコロ**
>
> **サルコイドーシスのCT所見**
> - 広義間質に分布する境界明瞭な粒状影。
> - 上中肺野優位の分布。
> - 結節影や腫瘤影も微細な粒状影の集族で構成（sarcoid galaxy sign）。
> - 慢性に経過すると上肺野優位の線維化。

癌性リンパ管症（lymphangitis carcinomatosa）

　癌性リンパ管症は，癌細胞が肺内のリンパ管に進展した状態である。もともと肺門リンパ節に転移した癌細胞が，逆行性に肺内のリンパ管に浸潤すると考えられていた。しかし肺門リンパ節腫大を伴わない症例や，末梢に限局した症例も存在することから，血行性に癌細胞が肺内に到達して血管内に腫瘍栓を形成し，血管壁を破って周囲の間質やリンパ管内に浸潤して癌性リンパ管症を形成するという説もあり，結論は出ていない。
　原発巣としては胃癌，肺癌，乳癌などが多く，ほとんどが腺癌である。病理組織学

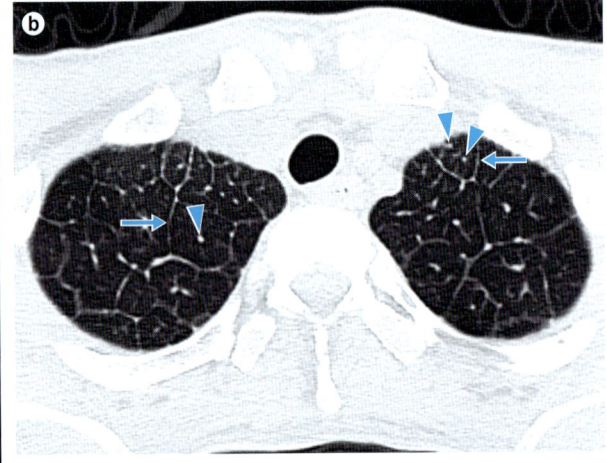

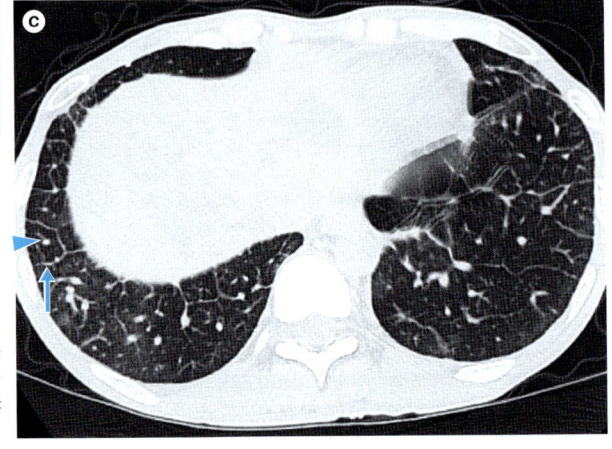

図9　胃癌再発，癌性リンパ管症
30歳台，女性。

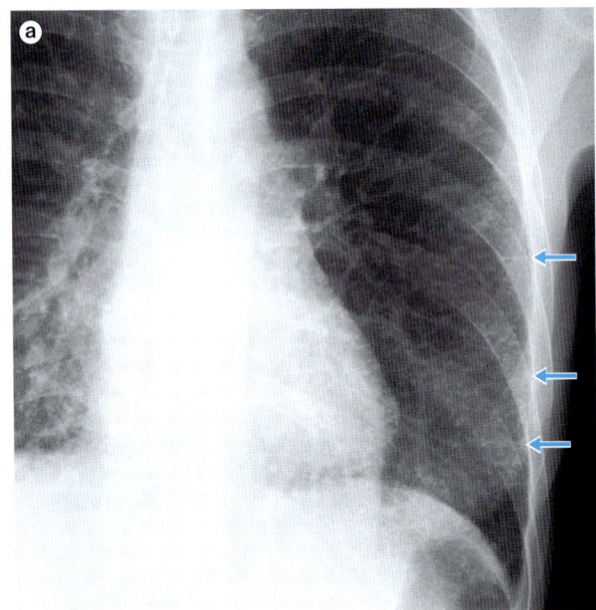

a：単純X線写真
左下肺野外側に水平に走る線状影（Kerley's B line, →）を認める。陰影は両側下肺野に対称性に見られた。

b，c：HRCT
両側肺尖部，肺底部末梢に小葉間隔壁の亀甲状，多角形の平滑な肥厚（→）を認める。小葉内気管支肺動脈周囲間質の肥厚を反映した粒状影（▶）も見られる。

第3章・05リンパ路病変のABC

図10 肺癌再発，癌性リンパ管症
HRCT
30歳台，女性。右肺上葉に小葉間隔壁の不整な肥厚が見られ，一部結節状，数珠状を呈している(→)。二次小葉内に淡い粒状影，分枝状影，すりガラス陰影(▶)も認める。中枢側では気管支肺動脈周囲間質の肥厚(➡)を認める。また肺内転移を示唆する小さな空洞性病変や結節影も見られる。

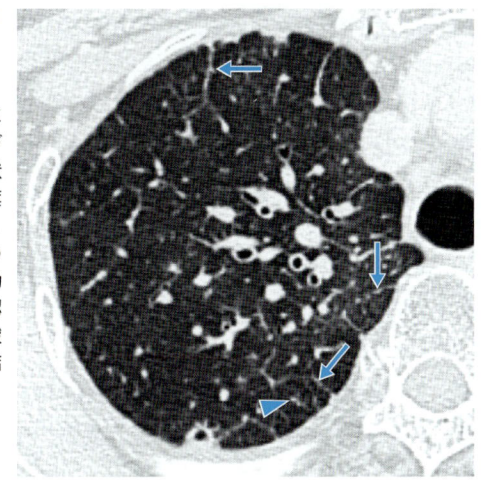

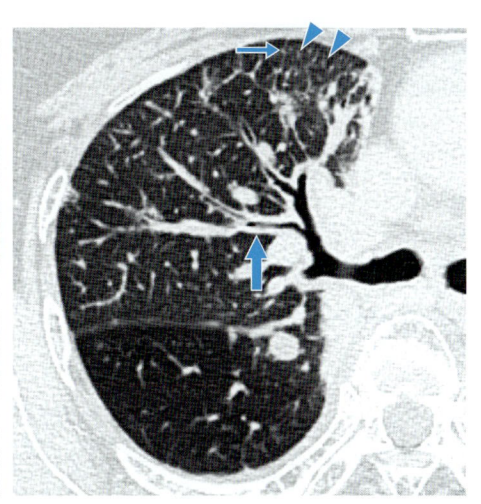

5) 本多 修：転移性肺腫瘍(癌性リンパ管症を含む)，リンパ行性の転移性肺腫瘍．胸部のCT，第3版，村田喜代史ほか編．メディカル・サイエンス・インターナショナル，東京，2011, p200-202.

的には間質内での腫瘍増殖に加えて，腫瘍塞栓による血管やリンパ管の拡張，間質の浮腫や線維化などが見られる[5]。胸部単純X線写真では典型的には肺門から末梢に広がる線状網状影や，小葉間隔壁の肥厚を反映したKerley's B lineが認められるが(図9a)，早期診断は容易ではない。

CT所見では広義間質の肥厚を反映して，末梢では"polygonal arcade"とよばれる**亀甲状，多角形の小葉間隔壁の肥厚**が見られ，小葉内気管支肺動脈周囲間質の肥厚がある場合には"central dot"とよばれる**小葉中心性の粒状影や分岐状陰影**が見られる(図9b,c)。小葉間隔壁などの広義間質の肥厚は平滑な場合もあるが，病変が進行すると結節状，数珠状の肥厚を呈し(図10)，間質性肺水腫との鑑別に有用である。**中枢側では気管支肺動脈周囲間質が肥厚**し，気管支壁の不整な肥厚や内腔の狭小化が見られる(図10)。これらの所見が両側肺野に対称性，非対称性に，または片側性，限局性に見られる。基本的には**肺構造の歪みは見られず**，見られる場合にはほかの疾患を考慮すべきである。縦隔・肺門リンパ節腫大や胸水を伴う頻度が高い[5]。

ここが 勘ドコロ

癌性リンパ管症のCT所見
- 多角形の小葉間隔壁肥厚，小葉中心部の粒状影・分岐状影。
- 気管支肺動脈周囲間質の肥厚。
- 広義間質の肥厚は結節状，数珠状を呈することもある。
- 肺構造の歪みは見られない。

悪性リンパ腫(malignant lymphoma)

■原発性肺悪性リンパ腫

肺原発の悪性リンパ腫は肺のみ，または肺門・縦隔リンパ節に浸潤する悪性リンパ腫で，診断後少なくとも3カ月は他臓器に病変のないものと定義される。

①MALTリンパ腫(mucosa-associated lymphoid tissue lymphoma)

肺原発悪性リンパ腫の大部分は低悪性度B細胞性非Hodgkinリンパ腫で，気管支粘

膜付属リンパ組織(mucosa-associated lymphoid tissue：MALT)由来であることより，"MALT lymphoma"とよばれる。通常，増大速度は緩徐で予後良好である。

MALTリンパ腫のCT所見として多いのは，**単発性や多発性の結節影，腫瘤影，コンソリデーション**である(**図11，12**)。既存の肺構造を比較的保ちながら病変が浸潤することを反映して，陰影の内部に"air-bronchogram*6"(**図11a**)や"CT angiogram sign*7"(**図11b**)を伴うことが多い。陰影境界は明瞭なことも不明瞭なこともある。腫瘤や結節の周囲に全周性にすりガラス陰影を伴うことがあり，"CT halo sign*8"とよばれる。その他の所見としてはすりガラス陰影(**図12**)，小葉間隔壁の肥厚(**図12**)，気管支肺動脈周囲間質の肥厚などが見られる[6,7]。

②リンパ腫様肉芽腫症(lymphomatoid granulomatosis)

リンパ腫様肉芽腫は1972年にLiebowらが報告した疾患概念であり，病理組織学的には壊死を伴う血管中心性の多彩な細胞浸潤を特徴とする，主に肺を侵すリンパ増殖性疾患である。構成細胞やその異型性，壊死や細胞分裂像からGrade 1〜3に分類され，Grade 1は予後良好で，Grade 3は悪性リンパ腫と同等な悪性度であり，現在では反応性T細胞を伴うEpstein-Barr virus(EBV)陽性のB細胞性リンパ腫とする考えが主流である[7,8]。

用語アラカルト

＊6 air-bronchogram
周囲の肺病変とのコントラストで気管支内の空気が樹枝状の透亮像として認められること。炎症性病変でも腫瘍性病変でも見られる。

＊7 CT angiogram sign
造影CTにおいてコンソリデーション内部に正常に走行する肺血管が同定される所見。当初は粘液産生型細気管支肺胞上皮癌の所見として報告されたが，既存の肺血管を保ちながら肺胞腔内を粘液，滲出液，細胞などで充満する肺炎，肺水腫，悪性リンパ腫，転移性腫瘍などの多くの疾患で見られる所見であり，非特異的である。

図11　MALTリンパ腫
70歳台，女性。

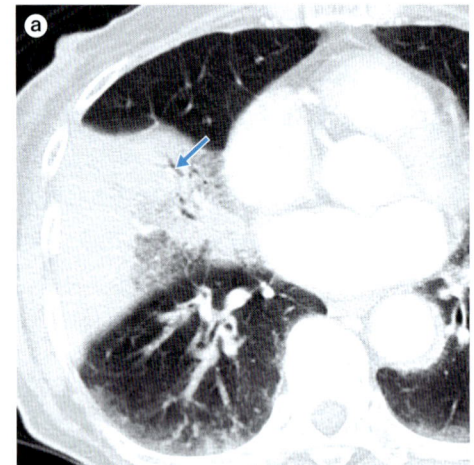

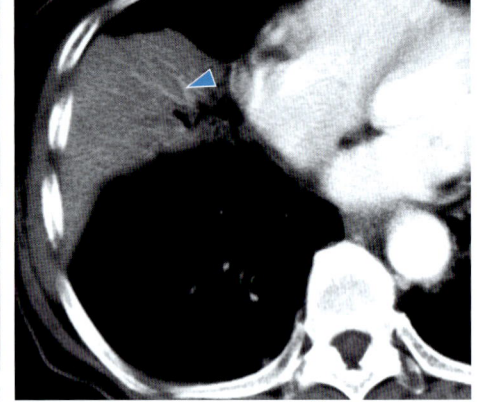

a：HRCT　　　　　　　　　　　**b：造影CT縦隔条件**

右肺中葉にコンソリデーションおよびすりガラス陰影を認め，コンソリデーションの内部にはair-bronchogram(→)，CT angiogram sign(▶)を認める。

図12　MALTリンパ腫
HRCT
60歳台，男性。左肺下葉に多発性の辺縁不整，境界不明瞭なコンソリデーション，結節影を認める。また両肺に広範なすりガラス陰影，胸膜下には小葉間隔壁の肥厚(→)も見られる。

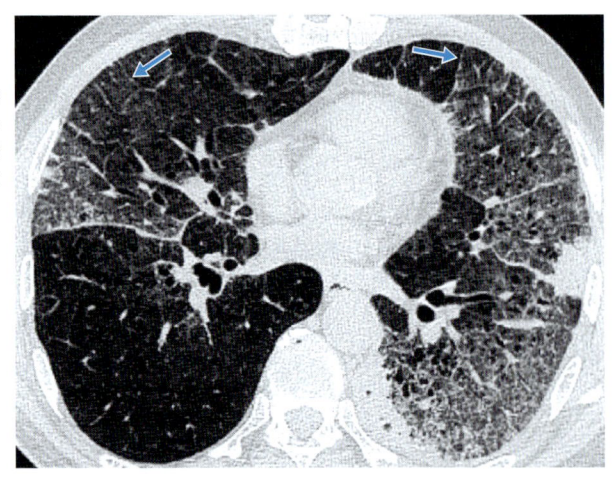

用語アラカルト

＊8 CT halo sign
CT上において結節影や腫瘤影を全周性にすりガラス陰影が取り囲んでいる所見。当初は侵襲性アスペルギルス症の所見として報告されたが，その他の真菌症，Wegener肉芽腫症（多発血管炎性肉芽腫症），肺腺癌，悪性リンパ腫などさまざまな疾患で認められる。

6）坂井修二ほか：肺MALTリンパ腫のCT所見．画像診断，21：399-405, 2001.
7）本多 修：リンパ増殖性疾患，悪性疾患．胸部のCT, 第3版，村田喜代史ほか編．メディカル・サイエンス・インターナショナル，東京，2011, p586-593.
8）青木隆敏ほか：リンパ腫様肉芽腫症．画像診断，21：411-416, 2001.

CT所見では両肺に多発する結節影，腫瘤影が多く，境界不明瞭なことが多いが明瞭なこともある（図13a, b）。分布は中下肺野に多い。結節が癒合することもある。結節は気管支肺動脈周囲間質や小葉間隔壁に沿って分布することが多い。30〜40％に空洞性病変も見られる。結節や腫瘤の内部に"air-bronchogram"や"CT angiogram sign"（図13c），周囲に"CT halo sign"（図13b）を伴うこともある。その他の所見としてはコンソリデーション，すりガラス陰影，小葉間隔壁の肥厚，気管支肺動脈周囲間質の肥厚などが見られる。胸水を伴うことがあり，肺門・縦隔リンパ節腫大の頻度は低い[7,8]。

■続発性肺悪性リンパ腫

肺悪性リンパ腫の大半は続発性であり，Hodgkinリンパ腫が非Hodgkinリンパ腫よりも多い。CT所見で最も多いのは，両肺に多発する結節影，腫瘤影であり．病変は気管支肺動脈周囲や胸膜に沿って分布することが多い。コンソリデーション，すりガラス陰影なども見られる。原発性悪性リンパ腫と同様に病変内に"air-bronchogram"や"CT angiogram sign"が見られることも多い。また腫瘍細胞のリンパ路への浸潤やリンパ流のうっ滞を反映して気管支肺動脈周囲間質，小葉間隔壁などの広義間質の肥厚も見られるが（図14），小葉間隔壁肥厚の頻度は癌性リンパ管症よりも低い。原発性と比べて，縦隔・肺門リンパ節腫大，胸水が見られる頻度は高い[7]。

図13　リンパ腫様肉芽腫症
50歳台，男性。

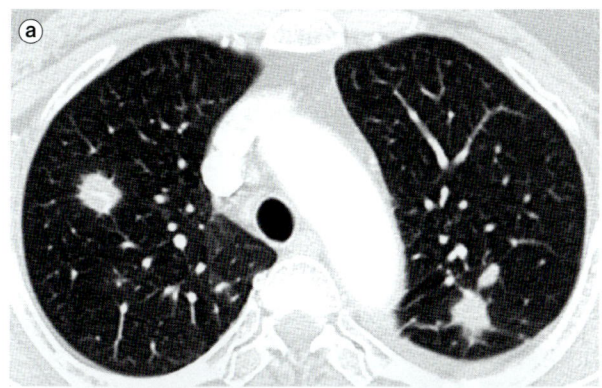

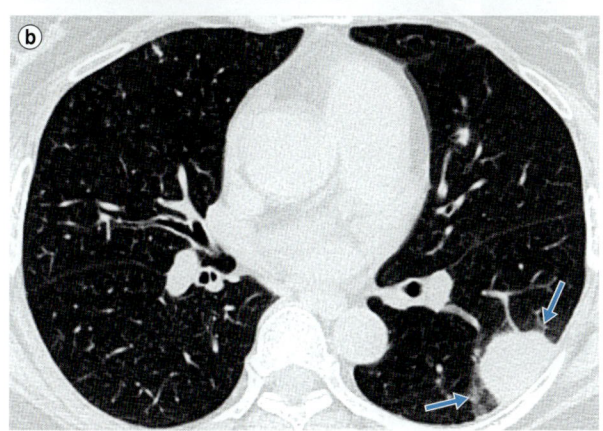

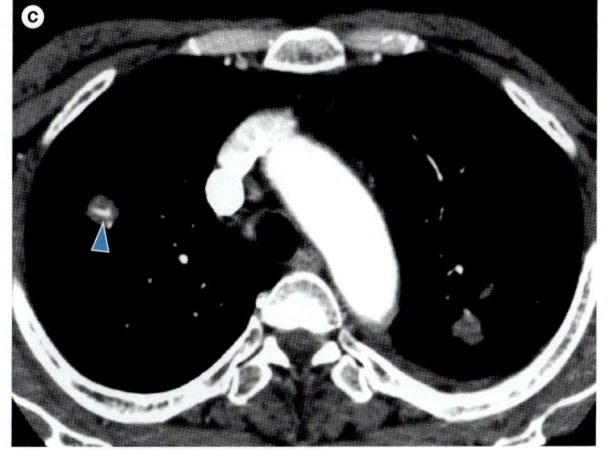

c：造影CT縦隔条件
右肺上葉の結節内にはCT angiogram sign（▶）を認める。少量の左胸水も見られる。

a, b：HRCT
両肺に多発性の辺縁不整な結節影，腫瘤影を認める。左肺下葉の腫瘤影周囲にすりガラス陰影（CT halo sign，→）を認める。

図14　続発性（T細胞性非Hodgkin）リンパ腫

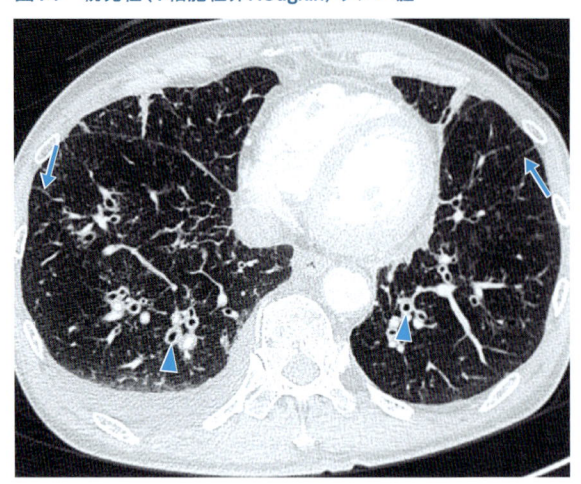

HRCT
60歳台，男性。両側下肺野末梢には小葉間隔壁の肥厚（→）を認め，中枢側では気管支肺動脈周囲間質のびまん性肥厚（▶）を認める。右胸水も見られる。

> **ここが動ドコロ**
> 肺悪性リンパ腫のCT所見
> ● 単発性または多発性の結節影，腫瘤影，コンソリデーション。
> ● 病変内部にair-bronchogramやCT angiogram signを伴うことが多い。
> ● 気管支肺動脈周囲間質や小葉間隔壁などの広義間質の肥厚。

珪肺（silicosis）

　珪肺についての詳細は別項で述べられている。珪肺では吸入された粉塵はマクロファージに貪食されリンパ路に移動するが，リンパ流の遅い上肺野で留まりやすく，そこで線維性結節を形成する。**数mm大の境界明瞭な珪肺結節が小葉内気管支肺動脈周囲間質，小葉間隔壁，胸膜下間質などの広義間質に分布**する（**図15a**）。結節が癒合し線維性収縮をきたすと，両側上肺野に大陰影，別名progressive massive fibrosis（PMF）を形成する。珪肺結節や大陰影は，リンパ流の遅い上肺野の背側部優位に分布する（**図15a**）。また結節や大陰影は，縦隔条件では高吸収を呈し，しばしば石灰化を伴う。縦隔リンパ節腫大はほぼ必発で，リンパ節腫大の辺縁の石灰化（卵殻状石灰化）が特徴的である[9]（**図15b**）。

9）荒川浩明：職業性肺疾患，珪肺．胸部のCT，第3版，村田喜代史ほか編．メディカル・サイエンス・インターナショナル，東京，2011，p534-537．

図15　珪肺
60歳台，女性。

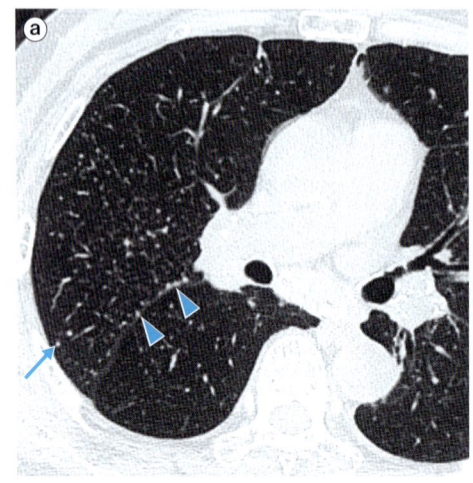

a：HRCT
右上肺野，背側優位に小さな境界明瞭な多発結節影が見られ，小葉中心部（→），および小葉辺縁部（葉間胸膜上，▶）に分布している。

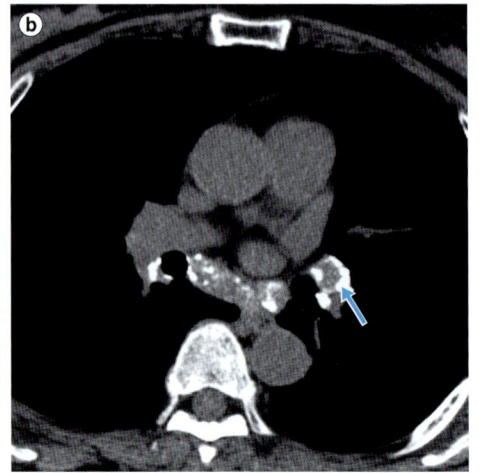

b：単純CT縦隔条件
縦隔，両側肺門リンパ節腫大および石灰化を認め，左肺門部では卵殻状石灰化（→）が見られる。

06 第3章 各種病態の画像診断

藤本公則・田中伴典・福岡順也

特発性間質性肺炎のABC
―ATS/ERS特発性間質性肺炎の高分解能CT所見と病理組織所見―

用語アラカルト

＊1 肺間質と間質性肺炎

肺を大きく実質（臓器特有の機能を行う領域）と間質（構造を保つ支持部）とに分けると，前者は，肺胞腔と肺胞上皮，後者は，肺胞上皮基底膜と肺動脈血管内皮との間（肺胞隔壁），中枢軸間質（気管支血管周囲間質），末梢間質（小葉間隔壁，胸膜）を意味する。Katzensteinらによれば，**間質性肺炎とは基本的に，肺胞隔壁を病変の場とするびまん性炎症（＝胞隔炎）で，しばしば線維化のプロセスをとると説明されている**[2]。

＊2 肺野高吸収病変

HRCTないし薄層CTでは肺野高吸収域は，淡い高吸収（すりガラス様高吸収；GGA）と，濃厚な均等高吸収（consolidation）に大別される[1]。前者は高吸収域内部に肺血管が透見され認識可能な，比較的均一な淡い吸収値上昇に，後者は肺血管がまったく認識できないほどの均等で濃厚な吸収値上昇に対して用いる[3]。

1) 藤本公則，ほか：びまん性肺疾患のABC：間質性肺炎．胸部画像診断の勘ドコロ，メジカルビュー社，2006, p172-193.
2) Katzenstein ALA, et al：Katzenstein and Askin's Surgical Pathology of Non-Neoplastic Lung Disease, 4th ed. WB Saunders, 2006.
3) Hansell DM, et al：Fleischner Society：glossary of terms for thoracic imaging. Radiology, 246：697-722, 2008.

これは必読！

4) Churg A, Muller NL：Atlas of Interstitial Lung Disease Pathology. Pathology with high resolution CT correlations. Lippincott Williams & Wilkins, 2014.

間質性肺炎における高分解能CT所見とその成り立ち

間質性肺炎とは，支持組織である肺間質[＊1]優位になんらかの障害が起こり，それに対して修復が行われる過程でできあがる病変をいう。この変化はしばしば肺胞毛細血管内皮細胞の傷害から始まり，その後に間質や肺胞気腔への膠原線維の異常な沈着が起こり，炎症が周辺に及ぶにつれ傷害と修復機転で修飾され，肺構造の改変・改築が生じる[1]。

このように間質性変化にはなんらかの気腔内病変を伴うので，病理組織所見は常に間質内のみに限局するとはいえず，高分解能CT（high-resolution CT：HRCT）では，いわゆる狭義間質（胞隔）の肥厚像±腔内病変を反映して，小葉内網状影（intralobular reticular opacities）と肺野高吸収病変[＊2]として，背景の血管影が透見されるような淡いすりガラス様高吸収（ground-glass attenuation：GGA）が基本所見となる。さらに線維化が進行し，胞隔の畳み込み，気腔の拡張とその領域での線維化による収縮などが起こると濃厚均等影（consolidation）が出現し，構造改変（architectural distortion）が起こり，気管支，肺動静脈など正常構築が偏位し，肺容積は減少する。さらに高度線維化による牽引性気管支拡張・細気管支拡張（traction bronchiectasis or bronchiolectasis：以下，牽引性気管支拡張で統一）（**図1, 2**）（**MEMO 1**参照），終末像である蜂巣肺（honeycombing）（**図3, 4**）（**MEMO 2**参照）形成に至る。これらの所見

略語一覧（ABC順）▶▶▶

AFOP（acute fibrinous organizing pneumonia）：急性線維素性器質化肺炎
AEF（airspace enlargement with fibrosis）：線維化を伴う気腔拡張
AEx-IPF（acute exacerbation of IPF）：特発性間質性肺炎急性増悪
AIP（acute interstitial pneumonia）：急性間質性肺炎
ALI（acute lung injury）：急性肺傷害
ARDS（acute respiratory distress syndrome）：急性呼吸促迫症候群
BOOP（bronchiolitis obliterans organizing pneumonia）：閉塞性細気管支炎・器質化肺炎
CHP（chronic hypersensitivity pneumonitis）：慢性過敏性肺臓炎
COP（cryptogenic organizing pneumonia）：特発性器質化肺炎
CPFE（combined pulmonary fibrosis and emphysema）：気腫併発肺線維症
DAD（diffuse alveolar damage）：びまん性肺胞傷害
DIP（desquamative interstitial pneumonia）：剥離性間質性肺炎
DLH（diffuse lymphoid hyperplasia）：びまん性リンパ球性過形成
GGO（ground-glass opacity）[＊]：すりガラス陰影（すりガラス様不透過像）
GGA（ground-glass attenuation）[＊]：すりガラス様高吸収
HRCT（high-resolution computed tomography）：高分解能CT
IPF（idiopathic pulmonary fibrosis）：特発性肺線維症
ILD（interstitial lung disease）：間質性肺疾患
LIP（lymphoid interstitial pneumonia）：リンパ球性間質性肺炎
NSIP（nonspecific interstitial pneumonia）：非特異性間質性肺炎
OP（organizing pneumonia）：器質化肺炎
PPFE（pleuroparenchymal fibroelastosis）：肺胸膜弾性線維症
RB（respiratory bronchiolitis）：呼吸細気管支炎
RB-ILD（respiratory bronchiolitis associated interstitial lung disease）：呼吸細気管支炎を伴う間質性肺疾患
UIP（usual interstitial pneumonia）：通常型間質性肺炎

＊：本稿では単純写真所見ではGGO，HRCTではGGAを用いた。

5) Westcott JL, et al : Traction bronchiectasis in end-stage pulmonary fibrosis. Radiology, 161 : 665-669, 1986.
6) Tominaga J, et al : The definition of traction bronchiectasis on CT remains unclear : evaluation by 48 observers with various specialties and countries. RSNA 2013 Scientific Presentation(Abstract on SSK04-09).

MEMO 1

牽引性気管支拡張(traction bronchiectasis or bronchiolectasis)

終末的肺線維化組織のなかに広狭不整を伴い歪んだ形状の拡張した気管支を高頻度に認めることから，終末的線維化組織内のこのような気道変化に対して，「牽引性気管支拡張」を用いることが提案[5]されたのであり，反復する気道感染が要因となる気管支拡張症や閉塞による気管支拡張とは，発生機序や病的意義が異なる。HRCTでは，間質性肺炎が想定される場合に，線維化を示唆する肺野吸収値上昇域ないし網状病変を背景として気道の鋸歯状拡張が見られる場合に用いるほうが読影者間一致は良好となる[6]。横断像のみでは微小〜小囊胞構造に見えることがあり，純粋な蜂巣肺との区別が難しく，多方向からの観察が必要である(図1，2)。

肺の線維化を示唆する重要な所見であり，種々の間質性肺炎において，死亡率と牽引性気管支拡張の程度・存在範囲に相関があると報告されており，HRCTで牽引性気管支拡張の程度を評価することは患者予後の推定に役立つと考えられる。

図1 IPF/UIP，牽引性気管支拡張

70歳台，男性。

a：HRCT左肺底部横断像

肺底部は構築改変があり，容積が減少している。鋸歯状で末梢に広がるように拡張する気管支を認める(▶)。正常の気道であれば，気道内腔は末梢に向かうほどは先細りになるはずであるが，このtaperingが欠如し逆に広がっている。その内方に小囊胞様構造を認めるが，bにおける気管支拡張の正接像と考えられる(→)。

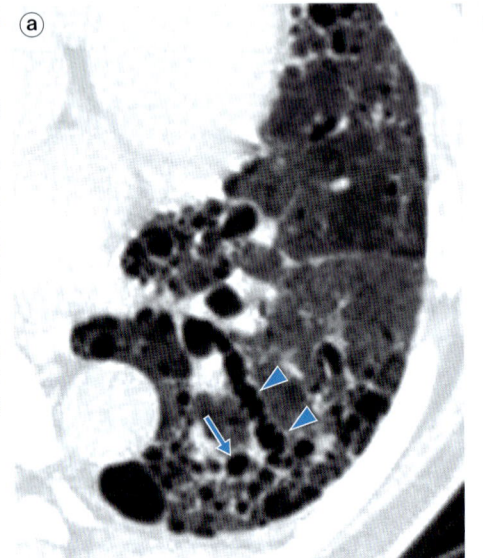

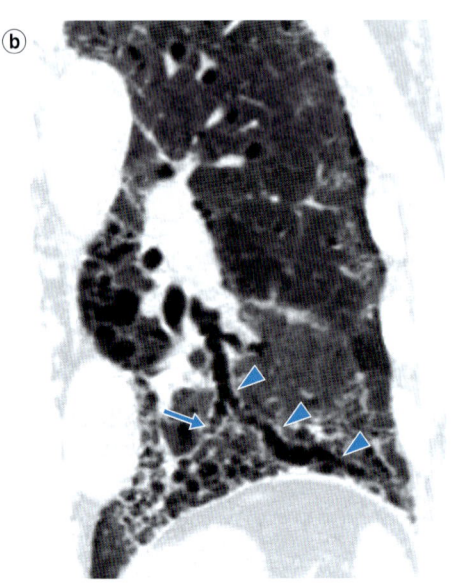

b：HRCT左肺冠状断像

肺底に向かう拡張気管支の連続性が確認できる(▶および→)。この連続性は横断像のみではとらえることは難しく，小囊胞ないし輪状病変として見られることとなる。

図2 IPF/UIP：牽引性気管支拡張

60歳台，男性。

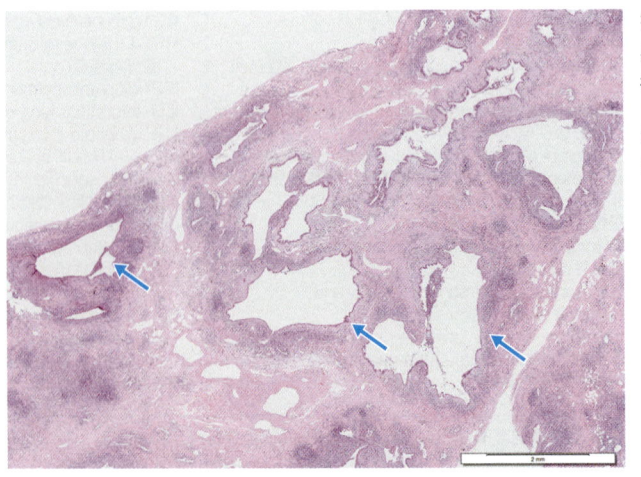

病理組織像：中拡大

細気管支の拡張よりなる囊胞様病変(→)。通常の蜂巣肺に比較して，囊胞様構造は長く延長を示しているが，蜂巣肺との区別は組織学的に困難な場合が多い。

7) Johkoh T, et al : Honeycombing on CT : its definition, pathologic correlation, and future direction of its diagnosis. Eur J Radiol, 83 : 27-31, 2014.

8) Watadani T, et al : Interobserver valiability in the CT assessment of honeycombing in the lung. Radiology, 266 : 936-944, 2013.

が複雑に重なり合ってCTに現れることになる[4]が，病態をよりわかりにくくする病理学的修飾因子として，腔内病変（器質化，マクロファージの析出，粘液貯留など）や高度線維化による構造改変などがあり，これらの所見の組み合わせをどう読み解くかが，画像診断の醍醐味ともいえる。

MEMO 2

蜂巣肺（honeycombing）

蜂巣肺は不可逆性の肺線維化の終末像を意味する。病理組織所見（病理医によって定義にばらつきがある）では密な線維化病変の部分に見られる末梢気腔の嚢胞状拡張で，内腔面はしばしば細気管支上皮で被覆され，その壁には平滑筋増生を伴い細気管支類似の構造を呈する（細気管支化）[1]（図4）。このような病理像とHRCTで認識される蜂巣肺の嚢胞構造とは必ずしも一致しないので，いわゆる顕微鏡的蜂巣肺（microscopic honeycombing）を画像で診断しようと思わないほうがよい[7]。

蜂巣肺のHRCT診断は，IPFの診断基準であるにもかかわらず，読影者間一致度がそれほど高くなく，診断の定義に関してさらなる検討が必要である。最近の研究では次のように記載されている[8]。

肺気腫で見られるような壁の薄い嚢胞ではなく，比較的壁厚（1～3mm）の径3～10mm（ときに25mm程度まで）の嚢胞状気腔の集簇で，嚢胞同士はその壁を共有するように見える（図3，6）。通常，胸膜下優位に分布するように描出されるが，嚢胞の集簇が一層の場合は肺末梢に見られるべきで，その際は気腫と区別が必要である。また，牽引性気管支拡張の正接像を除外する目的で，胸膜下より内層で壁を共有しない離散的な嚢胞の集簇は除外する。多断面再構成のような多方向からの観察が区別に有用である。

画像診断の立場からは肉眼的な蜂巣肺のみ扱い，IPF/UIP patternを診断する際の重要な所見の1つとしてとらえられるべきである。

図3　IPF/UIPに見られる蜂巣肺

70歳台，男性。

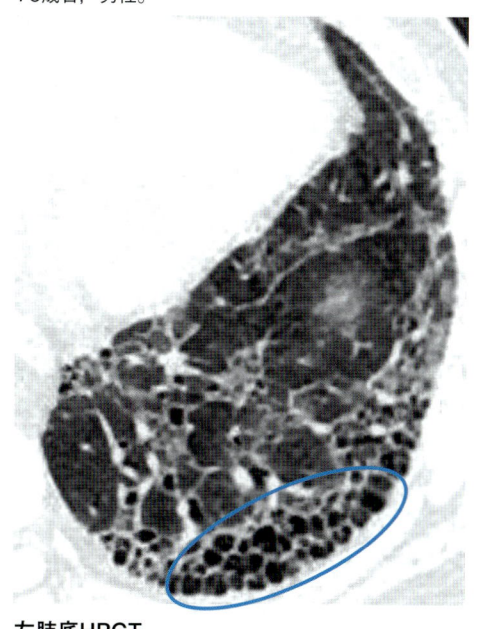

左肺底HRCT
肺底胸膜下に径10mm以内の嚢胞状気腔が，数層重なるように集簇して見られる（〇）。比較的壁厚の嚢胞同士はその壁を共有するように見える。

図4　IPF/UIPにおける蜂巣肺

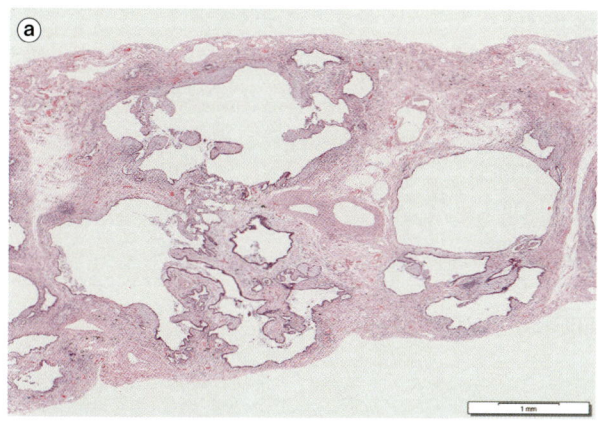

a：病理組織像：弱拡大
典型的な蜂巣肺の像である。

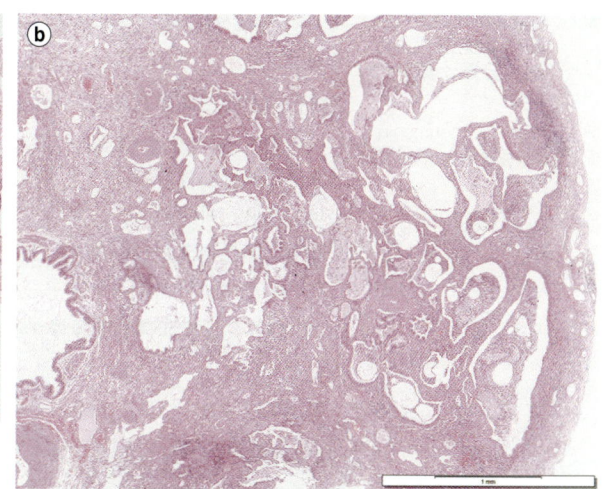

b：病理組織像：弱拡大
粘液貯留を伴う蜂巣肺の像。蜂巣肺は線維化に囲まれた嚢胞性病変である。粘液貯留の目立つ症例も多く，HRCTでは嚢胞内の空気が粘液で置換され，蜂巣肺があっても認識できないこともある。

特発性間質性肺炎(IIPs)の新分類

特発性間質性肺炎(idiopathic interstitial pneumonias；IIPs)は，原因不明の間質性肺炎を一時的にひとまとめにする除外診断であって，それらを臨床，画像，病理組織学的に疾患単位に分類し，その妥当性を検証しているのが現状である[1]。膠原病のような既知の疾患に発症した間質性肺炎は「膠原病に伴う間質性肺炎」という枠組みとなる。

2001年6月に採択され，2002年1月に発表された米国胸部学会・欧州呼吸器学会による合同委員会の国際合意声明(ATS/ERS International Consensus Statement)[9]では，IIPsは7つのパターンに分けられ，そのうち特発性肺線維症(idiopathic interstitial pneumonia；IPF)を病理学的には特発性の通常型間質性肺炎(usual IP；UIP)に限定し，その診断基準を作成，IPF/UIPの診断が重要であることが強調された。さらに，この声明では，IIPsの診断にHRCT所見が取り入れられ，臨床医，放射線科(画像診断)医，病理医が互いに連携し診断するのが望ましいということが示された。

この国際分類から10年が経過し，多数の検討結果が蓄積され，2011年にATS/ERS/JRS/ALATによるIPF/UIP診断・治療のガイドラインが発表された[10]。IPFの新たな診断基準・治療戦略が示され，現在に至っているが，問題点も多く指摘されている。その後，IIPsに関してはATS/ERS IIPs update classificationが2013年に発表されるに至った[11]。この新分類ではIPF診断は基本的に2011年のIPF/UIPガイドラインを採用している。

最新のIIPs分類では，主要7パターンからLIPがrare formに格下げとなり，major IIPsは，慢性線維化性IIPs(IPF，NSIP)，喫煙関連IIPs(RB-ILD，DIP)，急性・亜急性IIPs(AIP，COP)の3つの枠組みで，6パターンとなった。これらにまれなIIPsとして特発性のLIP，PPFEが選択され，さらに分類不能型(unclassifiable IIPs)が明確に記載されている。その他，AFOP，bronchiolocentric IPなどがまれな病理像として記載されている。

これら特発性間質性肺炎の臨床診断名と対応する病理組織・画像による形態学的パターン，画像の特徴と鑑別診断[1,10,12]を**表1，2**に示す。

表1 2013年改訂ATS/ERS特発性間質性肺炎分類：集学的診断

IP：interstitial pneumonia
＊：DIPは非喫煙者にも起こる

(1)主要な特発性間質性肺炎(major IIPs)		
カテゴリー	臨床・画像・病理学的総合診断	画像・病理組織形態学パターン
慢性線維化性間質性肺炎 (chronic fibrosing IP)	IPF	UIP
	NSIP	NSIP
喫煙関連間質性肺炎 (smoking-related IP)	RB-ILD	RB
	DIP＊	DIP
急性・亜急性間質性肺炎 (acute/subacute IP)	AIP	DAD
	COP	OP

(2)まれな特発性間質性肺炎(rare IIPs)

特発性LIP
特発性PPFE

(3)分類不能特発性間質性肺炎(unclassifiable IIPs)

(補足)まれな組織学的パターン(rare histologic pattern)
　　acute fibrinous and organizing pneumonia(急性線維素性器質肺炎)
　　bronchiolocentric patterns of IP(細気管支中心性分布を示す間質性肺炎)

(文献11より引用改変)

これは必読！

9) ATS/ERS：ATS/ERS international multidisciplinary consensus classification of the idiopathic interstitial pneumonias. Am J Respir Crit Care Med, 165：277-304, 2002.

10) Raghu G, et al：An official ATS/ERS/JRS/ALAT statement：idiopathic pulmonary fibrosis：evidence-based guidelines for diagnosis and management. Am J Respir Crit Care Med, 183：788-824, 2011.

11) Travis WD, et al：An official American Thoracic Society/European Respiratory Society statement：update of the international multidisciplinary classification of the idiopathic interstitial pneumonias. Am J Respir Crit Care Med, 188：733-748, 2013.

12) 日本呼吸器学会びまん性肺疾患診断・治療ガイドライン作成委員会編：特発性間質性肺炎－診断と治療の手引き. 南江堂, 2004.

表2 特発性間質性肺炎の分類－臨床診断名と対応する病理組織学的パターン，画像の特徴と鑑別診断

臨床診断名 (疾患単位)	病理組織学的 パターンと key words	単純X線 写真所見	CT上の 典型的分布	CT上の 典型的所見	CT上の 鑑別疾患	ステロイド 反応性/寛解 の可能性	頻度[12] (外科的 生検例)
IPF	UIP 肺構造の改築，蜂巣肺，fibroblastic foci 空間的・時間的多様性 胸膜下，小葉辺縁性分布	肺容積減少を伴う肺底部優位の網状影	末梢性胸膜直下肺底部両側性(非対称性)	網状影，蜂巣肺，牽引性気管支(細気管支)拡張，肺容積減少，構造改変，部分的にすりガラス様高吸収(ground glass attenuation；GGA)，空間的・時相の不均一性	膠原病肺，慢性過敏性肺臓炎，石綿肺，サルコイドーシス	pirfenidoneが主流。ステロイドは急性増悪時/中～低	52.6%
NSIP	NSIP 軽度～中等度の間質性慢性炎症，Ⅱ型肺胞上皮の肥大，密または疎な線維化巣，時間的均一性 cellular NSIP＝炎症細胞浸潤型 fibrosing NSIP＝線維化型	すりガラス陰影(ground glass opacity；GGO)網状影	末梢性肺底部両側性(対称性)気道傍領域subpleural spared area(胸膜直下が保たれる)	GGA，不整線状影，consolidation，ときに肺容積減少，病変は均等 cellular＝血管気管支周囲性分布のGGA(ときにconsolidation) fibrosing＝不整な網状影の重積するnetwork pattern様のGGA(ときにconsolidation)が主体	UIP，DIP/RB-ILD，COP 過敏性肺臓炎	cellular：良好/有 fibrosing：中等～低/有(低)	17.2%
RB-ILD	RB 呼吸細気管支近傍主体のマクロファージ集簇，軽度の線維化	気道壁肥厚，GGO	びまん性小葉中心性上中肺野	小葉中心性小(粒状)結節斑状のGGA 亜区域近傍の気道壁肥厚	DIP，過敏性肺臓炎，NSIP，肺胞出血	良好/有	4.8%
DIP	DIP 肺胞内腔へのマクロファージ集簇，軽度の線維化	GGO	下肺野(ほとんどが末梢優位)	GGA，網状・線状影	RB-ILD，過敏性肺臓炎，サルコイドーシス，ニューモシスチス肺炎	良好/有	
AIP	DAD 器質化線維症による胞隔肥厚，肺胞腔の器質化，硝子膜形成	進行性のびまん性GGO/consolidation	びまん性両側性	GGA/consolidation，ときに"地図状陰影"，後期に牽引性気管支拡張	肺水腫，肺炎，急性好酸球性肺炎，ARDSを起こす病態	低/有(滲出期)～低(線維化期)	1.5%
COP	OP 末梢気腔内の器質化結合織物質，時間的均一性 斑状分布，肺構造は保全	斑状の両側性consolidation wandering pneumonia	胸膜直下または気道傍領域	斑状のconsolidationや結節影 wandering pneumonia	感染症，血管炎，サルコイドーシス，肺腺癌，リンパ腫，好酸球性肺炎，NSIP	良好/有(高)	9.4%
DLHまたはLIP	DLH/LIP リンパ球，形質細胞などのびまん性間質浸潤，リンパ濾胞形成	網状影，結節影	びまん性リンパ路小葉内	小葉中心性結節，GGA，小葉間隔壁および気管支血管周囲間質の肥厚，薄壁嚢胞	リンパ増殖性疾患，サルコイドーシス，癌性リンパ管症，LCH	良好～低/有(一部不明)	2.5%

(文献1, 10, 12より引用改変)

ここが勘ドコロ

特発性間質性肺炎の新ATS/ERS分類の変更点

- major IIPs は7型からまれなLIPを抜いて6型へ，major IIPs 6型は慢性線維化性(IPF，NSIP)，喫煙関連(RB-ILD，DIP)，急性/亜急性(AIP，OP)の枠組みとなった。
- 新たにまれなIIPsとして，特発性LIPと特発性PPFEを選定。
- unclassifiable(分類不能)を明確化。
- まれな病理像として，AFOP，bronchiolocentric IPについて記載。

慢性線維化性間質性肺炎(chronic fibrosing IP)

特発性肺線維症/通常型間質性肺炎(IPF/UIP)

IPFは病理学的に通常型間質性肺炎(UIP)パターンを呈し，慢性かつ進行性の経過をたどり，肺の高度線維化が進行して不可逆性の蜂巣肺形成をきたす予後不良の疾患である[9〜12]。

発症は50歳以降で男性に多い。乾性咳嗽，進行する労作時呼吸困難で発症することが多く，両側肺底部で吸気時捻髪音(fine crackles；乾性またはベルクロ型)を聴取，拘束性呼吸機能障害やガス交換障害などの肺機能異常を示す。IPF診断時からの生存期間中央値は2.5〜3.5年と報告されている[9〜12]。ほかのIIPsと対照的にステロイド療法に反応しない(急性増悪時を除く)。現在のところIPFの根治療法は存在せず，肺移植以外では経過観察ないし対症療法が主体となるが，肺の線維化の進行を抑制する目的で抗線維化剤ピルフェニドン(pirfenidone)[13]が投与されることもある。IPF患者に対しては病態に応じての多段階治療が推奨されているが，実際そのエビデンスはまだ確立されていない。IIPsの診療において，IPFは遭遇する頻度が最も高い間質性肺炎であり，このIPF/UIPをいかに理解するかが重要である。

2011年にIPF/UIPの診断・治療に関する国際基準が発表された(表3〜5，図5)[10]。

13) Taniguchi H, et al : Pirfenidone in idiopathic pulmonary fibrosis. Eur Respir J, 35 : 821-829, 2010.

表3 HRCTにおけるIPF/UIP patternの診断基準

IPF/UIP pattern (4項目を満たす)	possible IPF/UIP pattern (3項目を満たす)	inconsistent with IPF/UIP pattern (7項目のうち1つ)
・胸膜下，肺底優位 ・網状病変 ・蜂巣肺(牽引性気管支拡張を伴う/伴わない) ・inconsistent with UIP pattern(3列目参照)に挙げた項目を1つも含まない	・胸膜下，肺底優位 ・網状病変 ・inconsistent with UIP pattern(3列目参照)に挙げた項目を1つも含まない	・上肺野/中肺野優位 ・気道周囲性優位 ・広範なすりガラス病変(網状病変の範囲より広い) ・多数の微小結節病変(両側性，上肺野優位) ・離散した嚢胞(複数，両側性，蜂巣肺から離れて存在) ・びまん性モザイク吸収値/air trapping(両側性，3肺葉以上に見られる) ・区域/肺葉性の均等影

(文献10より引用改変)

表4 病理組織学的UIPパターン診断基準

UIP pattern (4項目を満たす)	probable UIP pattern	possible UIP pattern (3項目を満たす)	not UIP pattern (6項目のうち1つ)
・著明な線維化/構築改変±蜂巣肺(胸膜下/小葉辺縁性分布) ・線維化の斑状分布 ・線維芽細胞巣 ・not UIP pattern(4列目参照)に挙げた項目を1つも含まない	・著明な線維化/構築改変±蜂巣肺 ・線維化の斑状分布または線維芽細胞巣のどちらかを欠く ・not UIP pattern(4列目参照)に挙げた項目を1つも含まない 上記以外では， ・蜂巣肺変化のみ	・線維化の斑状またはびまん性分布(間質の炎症を伴うか伴わない) ・ほかのUIPの基準(1列目参照)を欠く ・not UIP pattern(4列目参照)に挙げた項目を1つも含まない	・硝子膜形成 ・器質化肺炎 ・肉芽腫 ・蜂巣肺から離れた間質への著明な炎症細胞浸潤 ・気道中心性変化が優位 ・他疾患を示唆しうるほかの特徴

(文献10より引用改変)

14) Lynch DA, et al : Idiopathic interstitial pneumonias : CT features. Radiology, 236 : 10-21, 2005.
15) Johkoh T, et al : Idiopathic Interstitial Pneumonias : Diagnostic Accuracy of Thin-Section CT in 129 Patients. Radiology, 211 : 555-560, 1999.
16) Sumikawa H, et al : Usual interstitial pneumonia and other chronic idiopathic interstitial pneumonias : univariate and multivariate analysis of appearances on thin-section CT in 92 patients. Radiology, 241 : 258-266, 2006.

臨床所見が合致し典型的なHRCT所見が認められれば，病理診断がなくても確定診断が可能で，画像診断医にとってその典型的所見を熟知しておくことは大切である。

IPF診断のための手順図（アルゴリズム）（**図5**）に準じて，IPFが疑われる場合，HRCT像でIPF/UIPとして典型的かを検討する（**表3**）。典型的なHRCT所見は肺野末梢（胸膜下），肺底部優位に分布する網状影と蜂巣肺であり，4つの画像診断基準を満たすとIPF/UIPと診断可能となる。病変は正常肺領域を含めて，空間的，時間的に不均一性（**MEMO 3**参照，**図6，7**）を示すのが特徴であるが，IPFガイドラインの画像診断項目にはこの所見は入っていない。その他の大切な所見としては，GGAが存在する場合は網状影の範囲より狭い領域に留まること，肺の線維化を反映して牽引性気管支拡張や肺構築の偏位/歪みもしばしば見られること，線維化が高度になれば肺葉単位で肺の縮みが生じることなどである（**図6，8**）[14〜16]。病理組織のUIP診断基準は4つのカテゴ

表5 HRCTと外科的肺生検によるIPF診断（集学的検討が必要）

HRCT pattern	外科的肺生検（施行された場合）	IPF診断
IPF/UIP	UIP probable UIP possible UIP nonclassifiable fibrosis*	yes
	not UIP	no
possible IPF/UIP	UIP probable UIP	yes
	possible UIP nonclassifiable fibrosis	probable
	not UIP	no
inconsistent with IPF/UIP	UIP	possible
	probable UIP possible UIP nonclassifiable fibrosis not UIP	no

＊：生検組織の線維化パターンがUIPやほかのIIPsの基準に合致しないもの。

（文献10より引用改変）

図5 IPFの診断アルゴリズム
慎重に原因検索を行ってもIPFが疑われる症例はHRCTを行い，典型的IPF/UIP pattern（**表3**）の場合はIPFと診断可能。
それ以外は，外科的生検のパターンと併せてエキスパートによる集学的検討を行い判定する（表5参照）。
＊：**表3**の判定基準による。
†：**表4**の判定基準による。

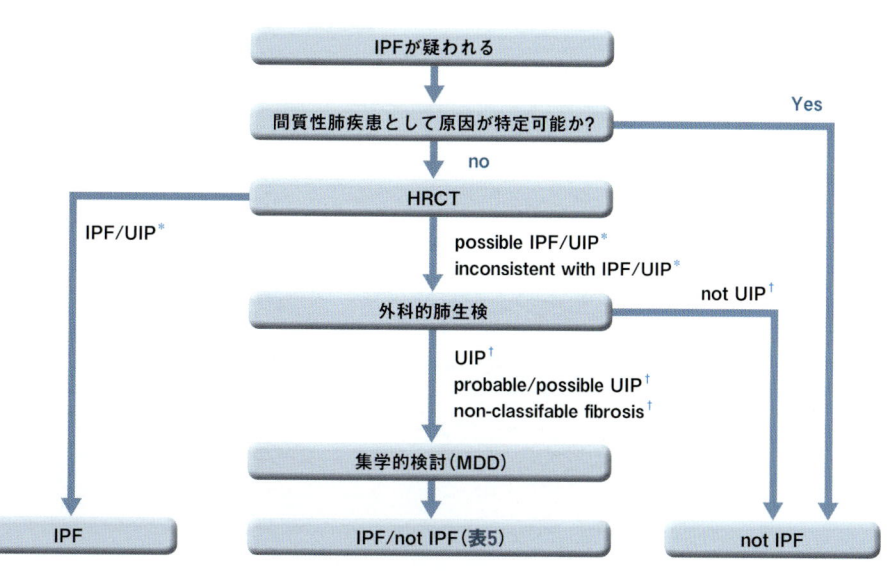

リーに分けられ，典型的なUIPは，胸膜下ないし小葉辺縁性に分布する著明な線維化や構築改変±蜂巣肺，線維化の斑状分布，線維芽細胞巣およびnot UIP patternに挙げた項目を1つも含まないこととされている（図9，表4）。

典型的な蜂巣肺が見られないがIPFが疑われる場合（図10）はpossible IPF/UIP patternとして，病理組織像との整合性から診断することになる（表5，図11）。

17) 藤本公則：ケースレビュー：画像診断必須知識習得のための指導医と研修医の問答集. 間質性肺炎（特発性肺線維症）. 臨床画像, 29：102-104, 2013.
18) Sumikawa H, et al：Usual interstitial pneumonia and nonspecific interstitial pneumonia：correlation between CT findings at site of biopsy with pathological diagnoses. Eur J Radiol, 81：2919-2924, 2012.
19) Johkoh T, et al：Do you really know precise radiologic-pathologic correlation of usual interstitial pneumonia? Eur J Radiol, 83：20-26, 2014.

MEMO 3

空間的，時間的不均一性（spatial and temporal heterogeneity）[17〜19]

IPFの病理像であるUIPの特徴をひとことでまとめると，線維化病巣の空間的および時間的（時相の）不均一性であり，最も進行した（終末病変である）蜂巣肺と正常肺構造が隣接して存在するということである（図7）。これを反映して，UIP patternの特徴的HRCT所見は，間質性線維性病変は，①肺底優位ながら上中肺野にも斑状に分布する（横断方向や頭尾方向では連続性が途切れ飛び飛びに病変があるように見える），また，左右差が顕著といった空間的な不均一性と，②正常肺と思われる部位に隣接して，小範囲のGGA，網状影，さらには高度線維化を示唆する牽引性気管支拡張を伴う網状影や終末病変である蜂巣肺が混在して小葉単位，多小葉単位で見られるといった病変の進行度合い，病勢の時間的（時相の）不均一性といえる。IPF/UIPガイドラインの画像診断基準では，これらの不均一性が十分反映されていないことが問題となっており，今後の検討課題であると思われる。

図6　IPF/UIP pattern

60歳台，男性。労作時呼吸困難，乾性咳嗽を主訴に受診。

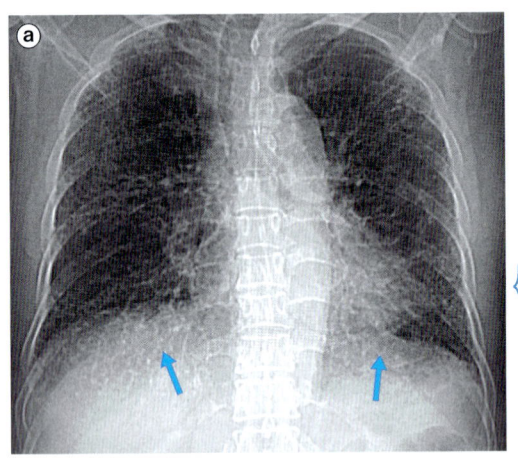

a：胸部単純X線写真
肺容積は減少し，両中下肺野優位（特に肺底区に強い：→）に網状影を認める。

b：右肺底部HRCT
典型的な蜂巣肺（honeycombing：○）や網状構造（reticulation：｝囲み）が肺底部に見られ，胸膜側，小葉辺縁性に病勢は強い。背景肺野の吸収値は淡く上昇しており，小葉間隔壁の肥厚や細気管支拡張を伴うGGAが斑状に散見される。新旧病変が近接して混在しており，病期は不均一（temporal heterogeneity）と表現される。

図7　UIP pattern（時相の不均一性）

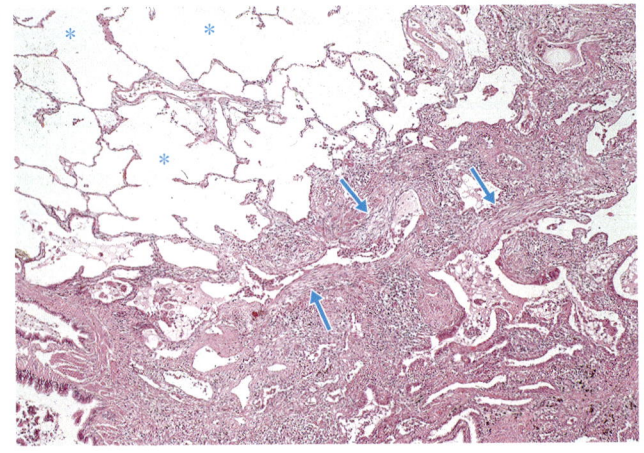

病理組織像
図の左上方は，やや気腫化も伴っている（＊）が，気腔は保たれており間質性肺炎像は明らかではない。一方，図の中央から右下では，細気管支上皮に被覆された広義間質から気腔側に増生する形態で，fibroblastic fociといわれる幼弱な線維化巣を認める（→）。同時に，胞隔隔壁の肥厚や，気腔が完全に虚脱し密な線維組織に置換された古い病変も見られ，同部では取り残された気腔が顕微鏡的蜂巣肺を形成している。このように病変の時相は新旧混在し一様ではない（時相の不均一性）のが特徴である。

第3章・06 特発性間質性肺炎のABC―ATS/ERS特発性間質性肺炎の高分解能CT所見と病理組織所見―

> **TIPS**
> 本ガイドラインを用いる場合には，「IPFガイドラインによる画像診断によれば」と断ってIPF/UIP, possible IPF/UIP patternなどと記載したほうがよい。典型的なIPFの画像パターンと異なる所見がある場合は，どこが異なるかを併記し，MDDが必要であることを示唆すべきである。

HRCTで，病変の主座が上/中肺野優位，気管支血管束に沿った病変の分布，広範囲のGGAや均等影，両側性に多数の小粒状影の存在，広範囲のair trappingなどが見られた場合（inconsistent with IPF/UIP pattern）はほかの疾患を鑑別に挙げる必要がある。しかし，病理学組織的UIPのHRCT像の検討[20]では，約1/3がIPFとして典型的な画像，約1/3がpossible IPFに合致する画像を示すが，残り1/3がNSIPないし分類不能型の所見を呈しており，IPFガイドラインにおけるinconsistent with IPF/UIP patternのなかにも病理学的UIPが存在していることが示唆される。

一方，possible IPF/UIP patternの画像は，後述のfibrosing NSIPを含む可能性が高く，病理組織診断も必要と考えられるが，侵襲的診断がどこまで可能か，また，たとえ病理組織標本が得られても現行のガイドラインでは必ずしも適切とはいえず，集学的検討（multidisciplinary discussion；MDD）による診断が重要である（**TIPS**参照）。

20) Sumikawa H, et al : Computed tomography findings in pathological usual interstitial pneumonia : relationship to survival. Am J Respir Crit Care Med, 177 : 433-439, 2008.

図8　IPF/UIP pattern
60歳台，男性。

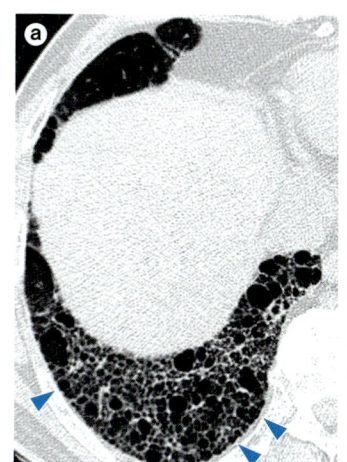

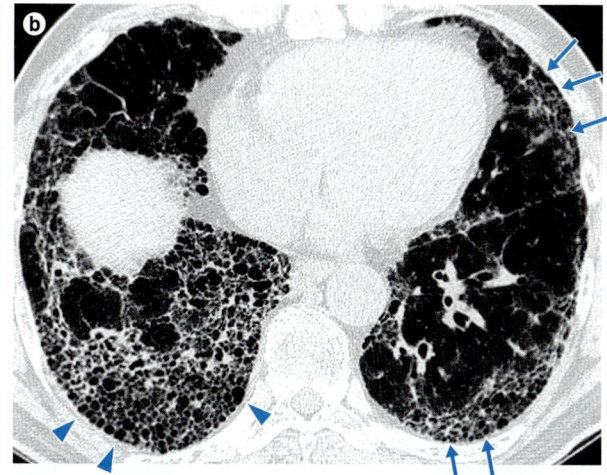

a：右肺底部HRCT
b：下肺野HRCT

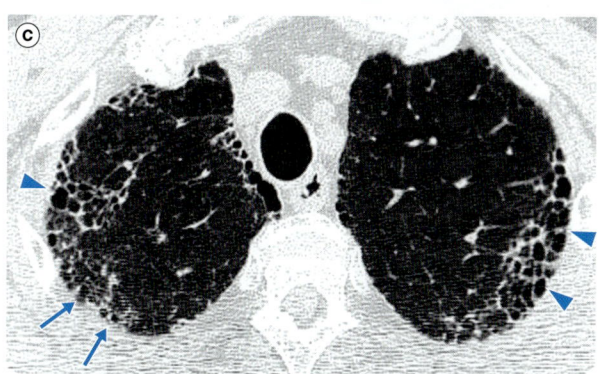

右肺底部にはある程度の厚みを有する壁を共有する小嚢胞構造の密な集簇が見られる。典型的な蜂巣肺（honeycombing：▶）の所見である。左肺には典型的な蜂巣肺は認めず，網状影が主体である（→）。左右肺底の病勢には顕著な差を認め，右肺底の含気は対側に比して著明に減少している。

c：上肺野HRCT
両側上肺野の胸膜直下にも嚢胞構造の集簇（▶）が見られ，網状影（→）も認められる。それらの周辺には正常肺構造が隣接して見られる。

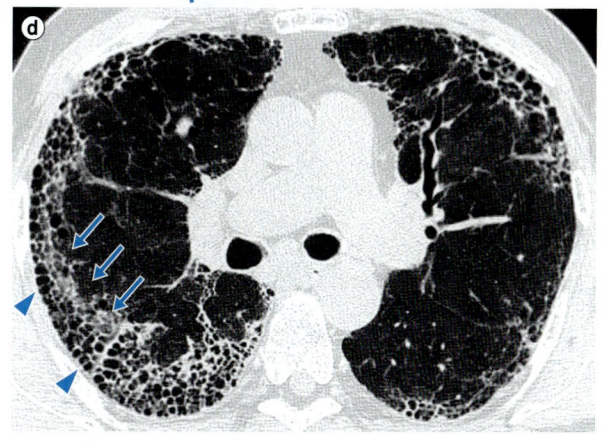

d：中肺野HRCT
胸膜直下主体に蜂巣肺（▶）が広がっているが，病巣は右側で強い。これら線維化巣内には牽引性気管支拡張と思われる所見も介在している。蜂巣肺の内層にはGGA（→）が帯状に認められ，幼弱な線維化巣の存在が示唆される。これらHRCT所見を総合すると，正常肺と線維化の終末像である蜂巣肺が隣り合わせに存在する（時相の不一致性），構造偏位等の所見が認められ，典型的なIPF/UIP patternと診断できる。

図9 IPF/UIP

50歳台後半，男性。

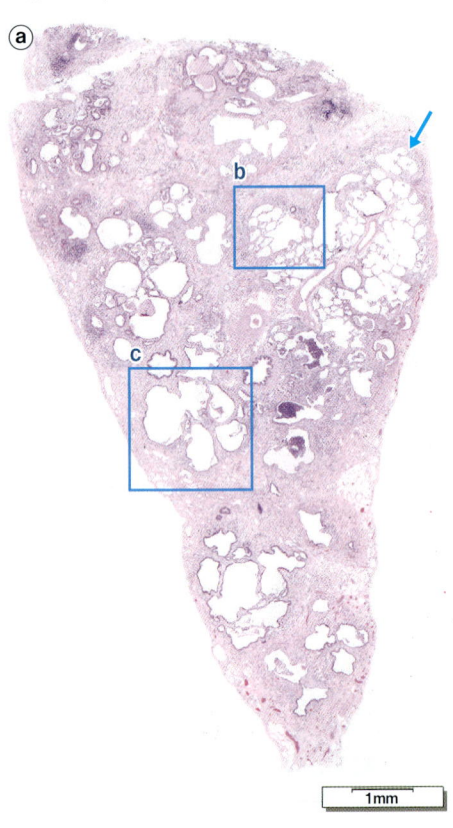

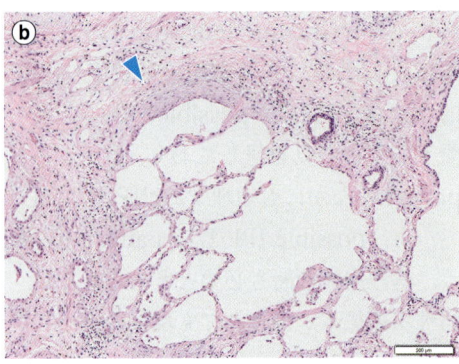

b：aの囲みbの弱拡大

線維化領域は，幼弱な線維化である線維芽細胞巣（fibroblastic focus：▶）を介して急峻に正常肺に移行を示している（abrupt change）。

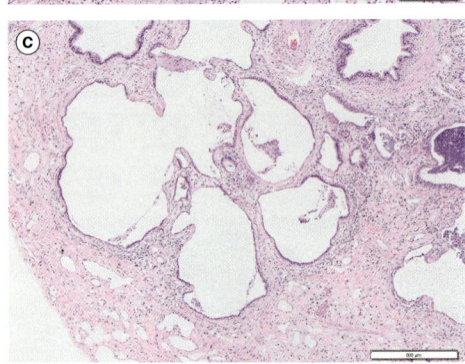

c：aの囲みcの弱拡大

嚢胞は，線維化に取り囲まれており，顕微鏡的蜂巣肺（microscopic honeycombing）の像を示す。嚢胞内腔は気道上皮に覆われている。

a：病理組織像：ルーペ像

1mm弱の嚢胞の集簇が胸膜直下に見られ，線維性の病変を認める。線維化を示す領域と正常肺（→）が混在している。

図10 possible IPF/UIP pattern

70歳台，女性。

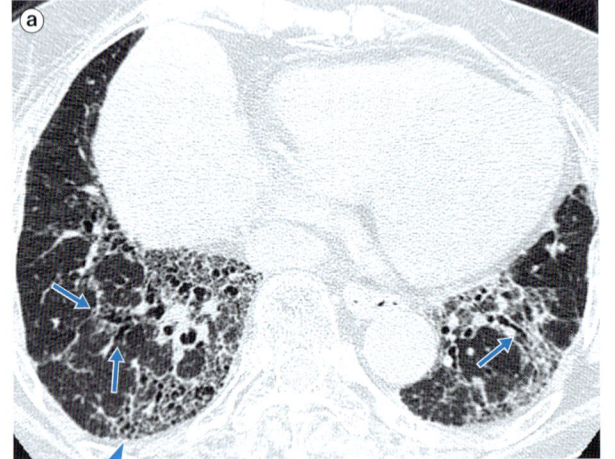

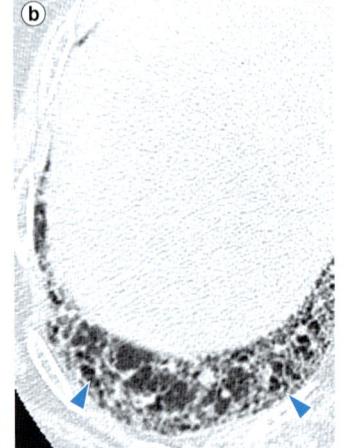

a：下肺野HRCT

b：右肺底部HRCT

典型的な蜂巣肺の所見は認めないが，胸膜下を主体とした網状影，GGAを背景に，亜区域枝以降の気道（→）から細気管支領域（▶）に牽引性気管支拡張が認められる。病勢の激しい部分と軽度な部分，正常肺構造が近接して見られる。

図10 possible IPF/UIP pattern（つづき）

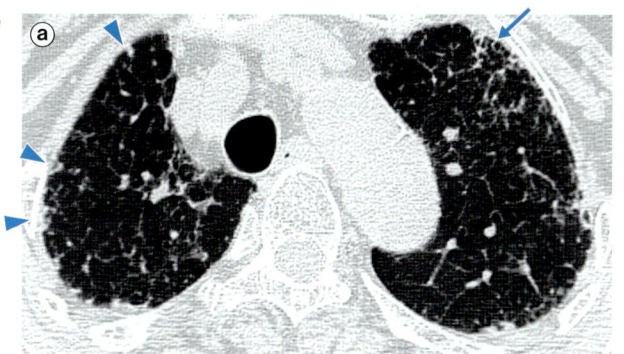

c：上肺野HRCT
胸膜下主体に索状影（▶）が見られ，左上葉ではわずかながら牽引性細気管支拡張と思われる小嚢胞ないし管状様構造（→）も認められる。

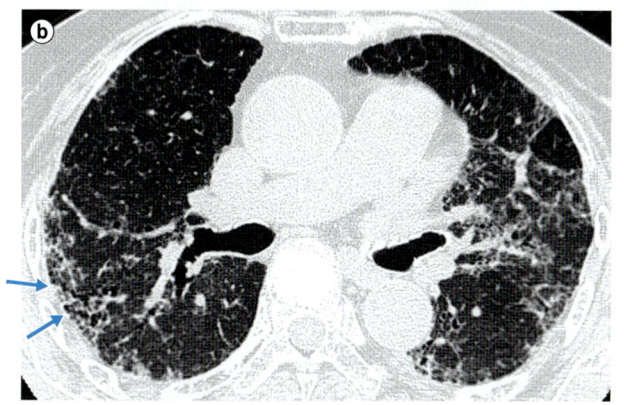

d：中肺野HRCT
胸膜下主体の細気管支レベルで牽引性気管支拡張（→）が見られ，胸膜下主体に網状影やGGAが広がっているが，一部は肺野内層の末梢領域（比較的太い気道周辺）にもGGAが見られる。典型的な蜂巣肺はなく，fibrosing NSIPが鑑別に挙げられるが，両側上肺野の胸膜下にまで線維化を示唆する所見が認められ，各病変部の斑状分布から，UIP patternのほうが考えやすい。IPFガイドラインではpossible IPF/UIP patternとなる。

図11 IPF/UIPのMPR冠状断像での比較

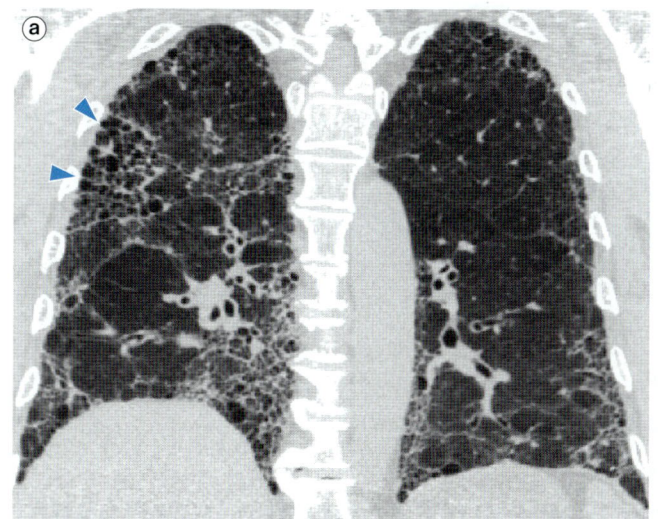

a：IPF/UIP pattern
典型的IPF/UIP patternでは，肺底胸膜下領域主体の網状影と一部に蜂巣肺が見られる。上中肺野末梢には明瞭な蜂巣肺（▶）も見られ，左右，肺尖から肺底および内層から末梢に至る病勢の差が顕著である（空間的不均一性）。

b：possible IPF/UIP pattern
典型的な蜂巣肺は伴っておらず，NSIP（特にfibrosing type）との鑑別が問題になるが，上中肺野にも索状影や小葉間隔壁の肥厚（→）がより多く認められ，正常肺や軽微な蜂巣が混在する点に注意。

【鑑別のポイント】

　びまん性陰影を呈する疾患やほかの間質性肺炎はすべて鑑別疾患となる。画像診断上の鑑別は膠原病肺，慢性過敏性肺臓炎(CHP)，石綿肺などで，病歴や臨床所見からこれらを除外する必要がある。IPFは，基本的には，病変は空間的・時間的に斑状で不ぞろいであり，慢性進行性である点が重要である。膠原病肺に関しては，肺病変が先行した後に膠原病が顕在化してくるケースもあり（次項，「膠原病関連肺疾患」参照），十分な経過観察が必要である。CHPは，肺底部優位に網状影と蜂巣肺が存在し組織学的にUIP patternを呈する症例との鑑別が問題となるが，CHPのほうが病変は上中肺野優位の傾向で，小葉中心性粒状影の存在，広範囲に見られるモザイク状陰影，またはair trappingの存在が画像上の鑑別と報告されている[21,22]。

　CTで広範な（肺の30％以上）GGAが見られる場合，IPFの急性増悪（後述）や別の疾患(NSIP，COP，DIP，RB-ILDなど)を疑う。典型的な蜂巣肺を呈する場合，IPFの可能性が高い。

21) Silva CI, et al : Chronic hypersensitivity pneumonitis : differentiation from idiopathic pulmonary fibrosis and nonspecific interstitial pneumonia by using thin-section CT. Radiology, 246 : 288-297, 2008.
22) Selman M, et al : Hypersensitivity pneumonitis : insights in diagnosis and pathobiology. Am J Respir Crit Care Med, 186 : 314-324, 2012.

ここが 勘 ドコロ

病理組織学的UIP pattern
- IPFガイドラインに示された所見（表4参照）[10]。
- 胸膜側・小葉辺縁性分布，正常肺を介して斑状に分布。
- 病変の時相は多彩。
- 肺胞構造の改築を伴う密な線維化病変。
- 活動性を反映する線維芽細胞巣(fibroblastic foci)。
- 蜂巣肺形成。

HRCTにおけるUIPパターン
- IPFガイドラインに示された所見（表3参照）[10]。
- その他のHRCT所見の特徴[14〜16]。
  - 小葉内網状影(GGAの介在は小範囲*)。
  - 牽引性気管支拡張。
  - 肺容積の減少，肺構築改変/構造の偏位・歪み。
  - 典型的蜂巣肺形成
  - 分布：空間的不均一性。胸膜側，小葉辺縁性，肺底部優位。両側性であるが病勢は不均一（不ぞろい）。
  - 正常肺野〜終末病変まで，病期が不均一(temporal heterogeneity)。
  - リンパ節腫大が約半数で見られる。
  - 経過で収縮性変化を伴う陰影や濃厚な陰影の出現など肺癌の合併に注意が必要。
- *：急性増悪の際には，肺野高吸収域(GGA, consolidation)が肺野末梢優位に多発性，びまん性に広がり，急性呼吸促迫症候群，びまん性肺胞傷害で見られるようなCT所見を呈することがある(後述)。

23) Travis WR, et al : Idiopathic nonspecific interstitial pneumonia : report of an American Thoracic Society project. Am J Respir Crit Care Med, 177 : 1338-1347, 2008.

24) Katzenstein AL, Fiorelli RF : Nonspecific interstitial pneumonia/ fibrosis : histologic features and clinical significance. Am J Surg Pathol, 18 : 136-147, 1994.

25) Travis WD, et al : Idiopathic nonspecific interstitial pneumonia : prognostic significance of cellular and fibrosing patterns - survival comparison with usual interstitial pneumonia and desquamative interstitial pneumonia. Am J Surg Pathol, 24 : 19-33, 2000.

特発性非特異性間質性肺炎（idiopathic NSIP）

　NSIPは，2002年の分類では暫定的にIIPsの一疾患単位とされていた[9]が，2008年のATS projectでIIPsの1型として認められ[23]，今回の分類では慢性線維化性IIPsに含められた[11]。病理組織学的には，炎症や線維化による胞隔の肥厚が空間的・時間的に均一であることが特徴とされている。当初，線維化の程度からGroup Ⅰ～Ⅲの3つに分類された[24]が，その後，炎症細胞浸潤主体のcellular typeと線維化が主体のfibrosing typeに大別された[25]（図12，13）。cellular typeはfibrosing typeに比して治療反応性で予後がよい。実際には純粋なcellular typeは比較的まれで，臨床の場では両者の移行型（cellular and fibrosing type）が最も多い。

　NSIPはIPFよりも予後は良好で，病変が空間的・時間的に均一である点が鑑別に重要である。アジアでは，IPFと比較して女性がより多い傾向にあり，発症年齢もIPFより若い[23]。

図12　idiopathic cellular NSIP
70歳台，女性。

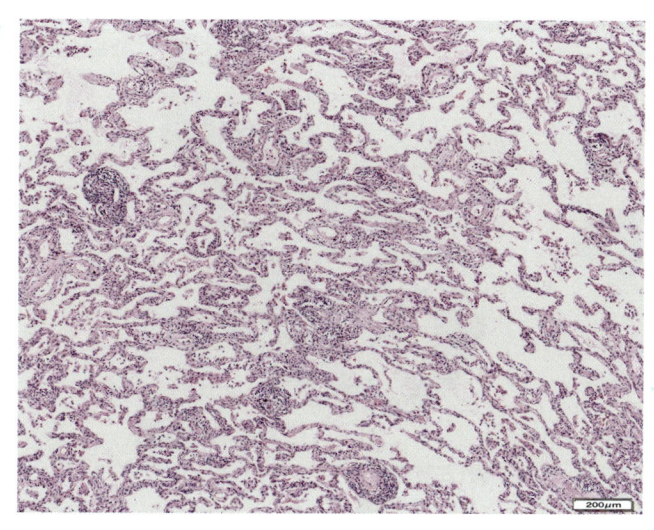

病理組織像：中拡大
時相が均一で，びまん性のリンパ球浸潤を認める。線維化は目立たない。

図13　idiopathic fibrosing NSIP
60歳台，女性。

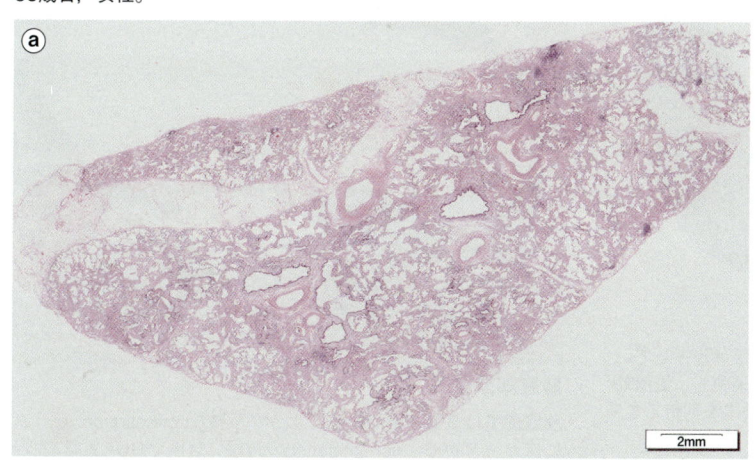

a：病理組織：ルーペ像
UIPパターンとは明らかに異なり，時相が均一で，びまん性の線維化病変よりなる。

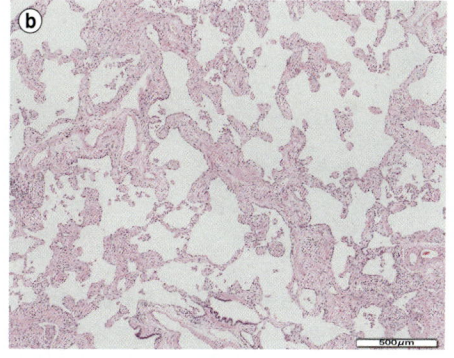

b：病理組織像：中拡大
肺胞隔壁は線維性に肥厚を示しているが，比較的肺の構造は保たれている。炎症細胞浸潤に乏しく，fibrosing NSIPの像を示す。

26) Johkoh T, et al : Nonspecific Interstitial Pneumonia : Correlation between Thin-Section CT Findings and Pathologic Subgroups in 55 Patients. Radiology, 225 : 199-204, 2002.
27) Screaton NJ, et al : Serial high resolution CT in non-specific interstitial pneumonia : prognostic value of the initial pattern. Clin Radiol, 60 : 96-104, 2005.

病理組織学的にNSIPパターンは膠原病関連肺疾患，過敏性肺臓炎，薬剤性障害，リンパ増殖性疾患などでも見られ，UIPの一部がそのように見える場合もある[17]。

■HRCTにおけるNSIPパターン

HRCTでは両側下肺野優位にGGAやconsolidationが胸膜下/気管支血管束に沿った分布を示す。容積減少を伴うことが多い[26]。病変は時間的，空間的にほぼ均一で，両肺底部の病変を見比べると病変分布，病勢が類似していることが多い。蜂巣肺は通常見られない（見られてもわずかな範囲に限定される）[27]。cellular typeとfibrosing typeで画像所見は異なるが，両者の移行型であるcellular and fibrosing typeが多い（図14～17）。

・cellular type（図14，15）：GGA（ときにconsolidation）が主体で，内部にair bronchogramを認めることが多い。気管支血管束周囲に沿った分布が主体で胸膜直下

図14 idiopathic cellular NSIP

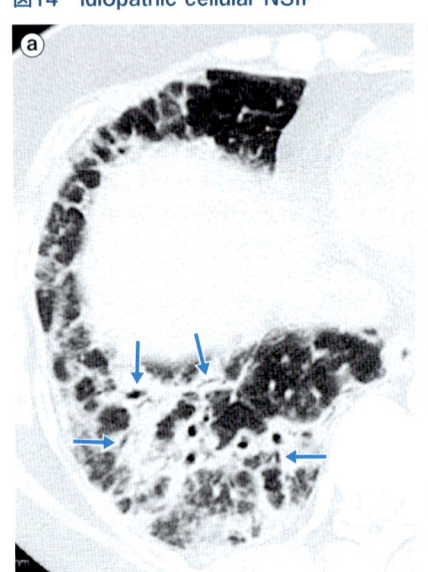

a：発症時HRCT（右肺底部） 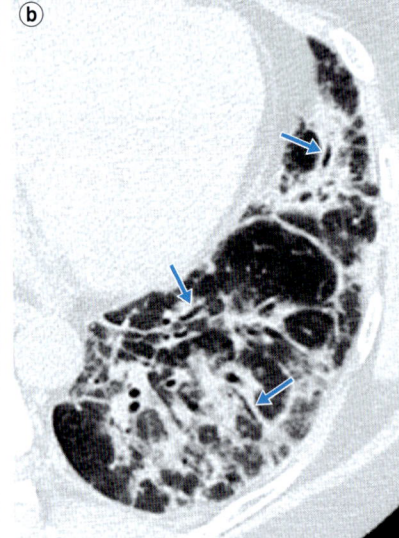　　b：同（左肺底部）

70歳台，女性。
肺底部の胸膜下，気道周囲を主体にair bronchogram（→）を伴う不整なconsolidationとGGA，小葉間隔壁の肥厚を認める。背景肺野の吸収値は淡く上昇している。軽度の収縮性変化があって構造偏位を伴っているが，牽引性気管支拡張や蜂巣肺は認めない。

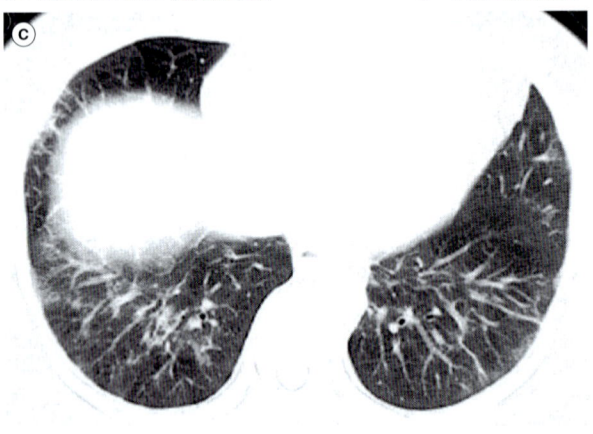

c：ステロイド治療3カ月後の肺底部の薄層CT
わずかに気道周囲にGGA，線状構造と気道の軽度拡張は残存しているが，前回（a,b）見られた濃厚なconsolidationはほぼ消失し，治療効果は良好である。このようにcellular typeでは治療効果を期待でき，早急に的確な診断が望まれる。

図15 idiopathic cellular & fibrosing NSIP
50歳台，女性。

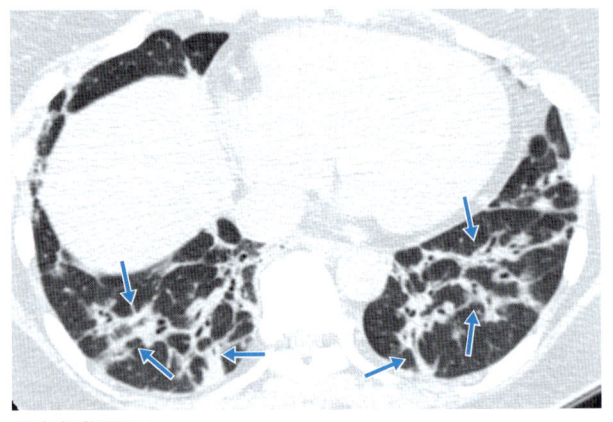

肺底部薄層CT
肺底部では気道を中心に置くような不整なconsolidation（→）が両側に広がっている。consolidationの辺縁には淡いGGAも認められる。胸膜下は病変がスペアされている。周辺の高度線維化を示唆する気管支壁の鋸歯状変化は軽度であるが，収縮性変化や肺構築の歪みは目立つ。cellular NSIP主体であるが，fibrotic changeも混在するNSIPの所見と考えられる（cellular and fibrosing type）。

が取り残されることが多いが、胸膜直下に及ぶこともある。牽引性気管支拡張像が見られることもあるが、その程度は弱く、末梢側優位である。周辺部の収縮性変化、肺の歪みを伴う程度は低い。蜂巣肺は見られない。

・fibrosing type（図16, 17）：不整な線状・網状構造が重積したnetwork pattern様のGGAが主体で、consolidationが優位になることはまれである[1]。線維化の進行度によってさまざまな程度の牽引性気管支拡張像（牽引性拡張を示す気道の分岐次数が中枢側優位のものほど線維化が進行している傾向にある）[26]、周辺部の収縮性変化、肺の歪みを伴う。気管支血管周囲性分布は約半数に見られ、胸膜下が取り残される（subpleural spared area）[28]。蜂巣肺を呈することがあるが、ごくわずかな範囲に限定される[11, 27]。

■HRCTによるIPF/UIP patternとNSIP patternの鑑別

治療、経過、予後といった観点からIPFとNSIPの鑑別は重要である。

28）Silva CI, et al : Nonspecific interstitial pneumonia and idiopathic pulmonary fibrosis : changes in pattern and distribution of disease over time. Radiology, 247 : 251-259, 2008.

図16　idiopathic fibrosing NSIP
50歳台、女性。

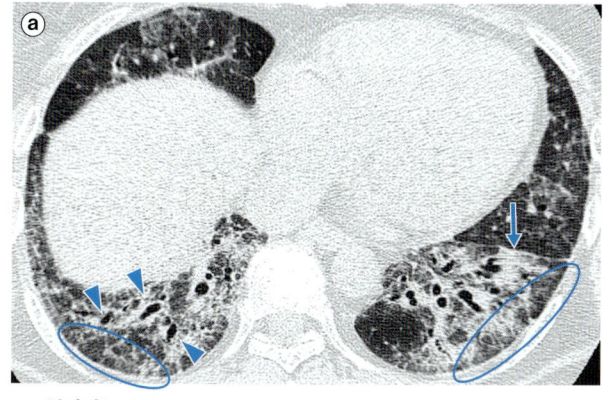

a：肺底部HRCT
肺底部では牽引性気管支拡張（▶）が見られ、気管支血管束周囲を主体に不整な線状・網状構造が重積したGGAが分布し、一部consolidation（→）も見られる。典型的な蜂巣肺はなく、胸膜直下領域は病変から取り残されている（○）。

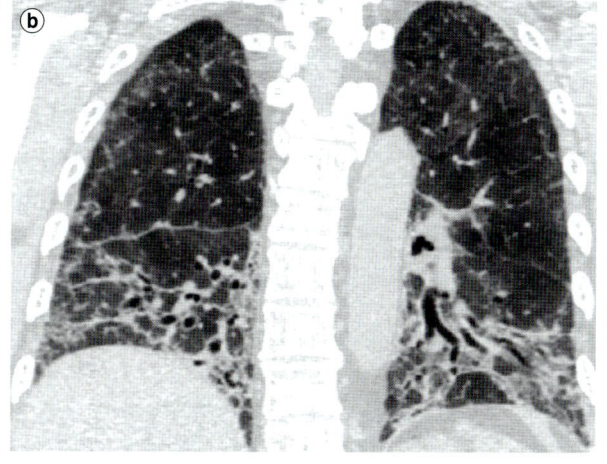

b：HRCT冠状断像
下肺野優位で気管支血管束周囲を主体に不規則な線状・網状影、GGAが見られる。上中肺野には末梢優位にGGAと軽度の線状・網状影が見られる。

図17　idiopathic fibrosing NSIP
背景肺野の吸収値は全体的に淡く上昇しており、肺容積は減少している。胸膜直下や気管支周囲に不整な線状・網状構造が重積したGGAが広がり、牽引性気管支拡張像（→）を伴っている。肺構造は歪み、短縮している。画像上典型的な蜂窩肺は認めず、病勢、病期の時相はほぼ均等である。

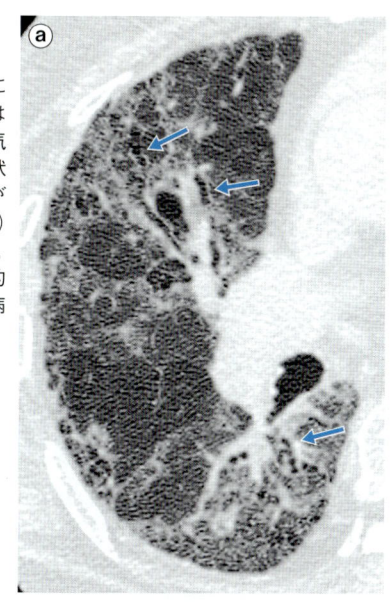

a：右中肺野HRCT　　b：左肺底部HRCT

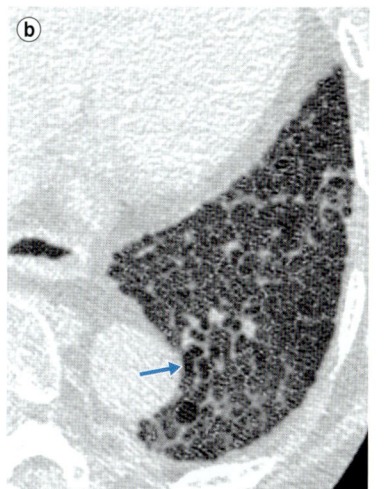

蜂巣肺の範囲が広い，網状影が多くGGAが少ない[17]，上肺野に斑状分布の索状構造が見られる[29]などの所見があればIPF/UIPを疑い，胸膜直下の病変がスペアされる[28]，気管支血管周囲性分布を示す，GGAの占める範囲が広い[26,27]などの所見があれば，NSIPをより疑う根拠となる。気腫性変化にGGAが加わると，その部分が蜂巣肺様に見えることがあり，両者の鑑別が難しくなる。その際の鑑別点として，IPFでは，網状影とGGAの占める割合（R/G ratio）が1：1を超え（網状影の範囲が広い），牽引性細気管支拡張が見られることが多い[30]と報告されている。

他方，同一症例において生検病理像が一部はNSIPで他方はUIPというように両者が混在していた（discordant UIP）という報告[31]や，HRCT上NSIP patternを呈した症例の約30％は，経過を追うとUIP pattern類似の所見に変化するという報告[28]があり，一部の症例で両者の異同に問題提起がなされている。

また，これに加え，最近の研究[32]では，病理学的UIPは取りうる画像パターンが種々あり（IPF/UIP，possible IPF/UIPを示すのは約半数で残りは非典型的画像），病理学的NSIPはほとんどがNSIPとしての典型的画像を示しやすい。一方，HRCTでIPF/UIP，possible IPF/UIPと診断した症例はほぼ病理学的UIPであったが，HRCTでNSIPと診断した症例の約40％は病理学的UIPであったと報告されている。

画像診断と病理組織診断をそれぞれ単独で行った場合，症例によっては整合性が問題となるが，画像診断NSIPはIPFに比して明らかに予後良好という結果が得られており，集学的検討の重要性が示唆される。

【その他の鑑別のポイント】

HRCT所見で，多くはほかの間質性肺炎と鑑別しうることが多い[33]。cellular typeはDIP，RB-ILD，COPや慢性好酸球性肺炎，fibrosing typeはIPF/UIPとの鑑別が問題となる。胸膜直下の非区域性consolidationの存在はCOPがより疑われ，典型的な牽引性気管支拡張像や肺の歪みがあればCOPは考えにくい。

NSIP patternの画像は膠原病肺（間質性肺炎先行型もある），過敏性肺臓炎，薬剤性肺障害でも見られるので，このようなパターンの画像に遭遇した場合は背景因子の検索が重要となる[1]。また，NSIPパターンは器質化肺炎（OP pattern）やDIPとオーバーラップすることがあり注意を要する（後述）。

ここが勘ドコロ

病理組織学的NSIPパターン

- 病変（肺胞壁の炎症と線維化）の時相が均一。
- 典型的な蜂巣肺がない。
- cellular NSIP＝炎症細胞浸潤型：間質へのリンパ球を主体とした炎症細胞のびまん性浸潤で背景の肺構造は比較的保たれる。
- fibrosing NSIP＝線維化型：間質にびまん性に線維化が進行した状態で肺胞構造の破壊・改築が見られる。病変部に正常肺胞が介在することはほとんどない。
- cellular, fibrosingの両者を明確に分けるのが難しい場合が多い。

> ### ここが勘ドコロ
> **HRCTにおけるNSIP pattern**
> - 両側下肺野優位に高吸収病変が胸膜下/気管支血管束に沿うように分布する。
> - 病変の時相は均一で，蜂巣肺は通常見られない。
> - cellular typeは血管気管支周囲性分布のGGA/consolidationが主体。
> - fibrosing typeは不整な網状構造の重積するnetwork pattern様のGGA（ときにconsolidation）が主体。
> - fibrosingのほうが牽引性気道拡張像，肺構造の収縮，歪みが見られる頻度は高い。

喫煙関連特発性間質性肺炎（smoking-related IP）

　RB-ILDとDIPが含まれ，両者は，組織学的に肺胞腔内にマクロファージが集積する病変のスペクトラムにあるが，臨床的な表現型，画像所見，治療反応性が異なるため，今回のATS/ERS statement[11]でも両者は別に記載されている。「喫煙関連」といいながら特発性疾患群に含まれるのは奇異であるが，喫煙者全員に発症するわけではないこと，DIPでは非喫煙者発症があること，ほかの特発性間質性肺炎や肺気腫と線維化性間質性肺炎の併発など，特殊な病態との鑑別が重要なことなどから分類として残されている。

呼吸細気管支炎を伴う間質性肺疾患/呼吸細気管支炎（RB-ILD/RB）

　RB-ILDは，病理組織学的には呼吸細気管支炎で，間質性肺疾患の臨床像を呈するものをいう。RB-ILDはDIPと同じく喫煙に関連の深い疾患である[34]が，DIPとは異なり気道（呼吸細気管支）中心性病変の特徴を有する。喫煙者では組織学的呼吸細気管支炎は常に存在しており[35]，呼吸細気管支周囲にsmoker's macrophage（pigmented macrophage）[*3]の集簇，気道上皮の脱落・炎症細胞を伴う末梢気道病変が見られる（**図18**）。通常は無症状で呼吸機能障害は伴わないが，個人差があって，まれに間質性肺疾患の臨床像を示すことがあり，そのときにRB-ILDと診断される。鑑別として過敏性肺臓炎が挙げられるため，粉じんばく露歴や有害物質の吸入歴などを聴取しておくことが重要である。

[34] Heyneman LE, et al：Respiratory bronchiolitis, respiratory bronchiolitis-associated interstitial lung disease, and desquamative interstitial pneumonia：different entities or part of the spectrum of the same disease process? AJR Am J Roentgenol, 173：1617-1622, 1999.

[35] Fraig M, et al：Respiratory bronchiolitis：a clinicopathologic study in current smokers, ex-smokers, and never-smokers. Am J Surg Pathol, 26：647-653, 2002.

用語アラカルト

＊3 smoker's（pigmented） macrophage

気道を介して肺内に吸入沈着した種々の物資は肺胞マクロファージによって貪食されるが，喫煙によって炭粉を貪食したマクロファージは，胞体内に褐色色素顆粒を含むように見えるため，"pigmented"とか"smoker's"macrophageとよばれる。

図18　RB-ILD

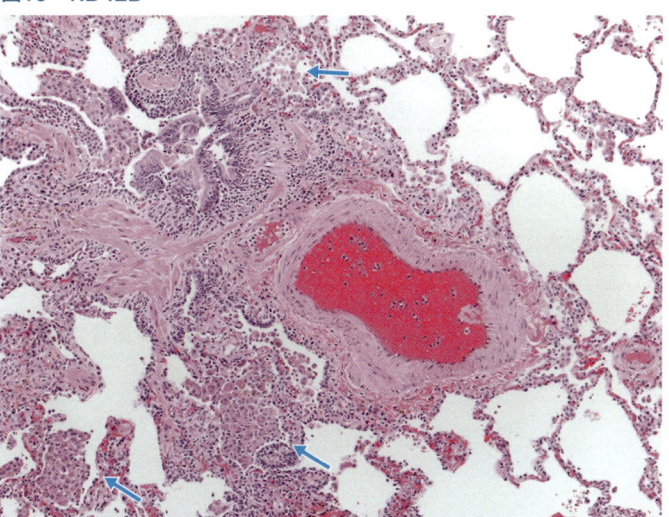

40歳台，男性。
病理組織像：中拡大
気道周囲に褐色調のマクロファージの集簇像が見られ（→），軽度のリンパ球浸潤を伴っており，線維化は見られない。respiratory bronchiolitisの像を示している。

36) Park JS, et al：Respiratory bronchiolitis-associated interstitial lung disease：radiologic features with clinical and pathologic correlation. J Comput Assist Tomogr, 26：13-20, 2002.

37) Portnoy J, et al：Respiratory bronchiolitis interstitial lung disease：long-term outcome. Chest, 131：664-671, 2007.

RB-ILDのHRCT所見(図19)[9]は小葉中心性の淡い小結節(粒状)影，末梢気道中心性で斑状のGGAが特徴的で，ときに亜区域近傍～末梢の気道壁肥厚を伴う[36]。胸膜下に細気管支拡張像が小嚢胞状構造として見られることも多い。背景肺には上肺野優位の小葉(細葉)中心性気腫，下肺野優位の軽度過膨張を示す。強制呼気相では，種々の程度にair trappingが介在し，mosaic attenuation像を呈する。CTでのDIPとの鑑別点は，RB-ILDのほうが，小葉中心性粒状影がより多い，GGAは範囲がより少なく，斑状の分布を示し，辺縁がより不鮮明などが挙げられる。

RB-ILDは，2002年の分類[9]では，非特異的で軽微な画像所見を示す場合が多く注意が必要で，確定には病理診断が必須とされていたが，最近では，臨床的見地から，特徴的なHRCT所見(GGAと小葉中心性結節)と，気管支肺胞洗浄(bronchoalveolar lavage；BAL)所見(smoker's macrophageの存在とHPに見られるような白血球増多がないこと)で診断されることが多くなっている[11]。

臨床経過はさまざまで，軽いものでは禁煙で改善を示すが，非常にまれに禁煙にもかかわらず線維化が進行することがある[37]が，予後は良好である。

図19 RB-ILD

50歳台，男性。喫煙歴：40本/日，25年。

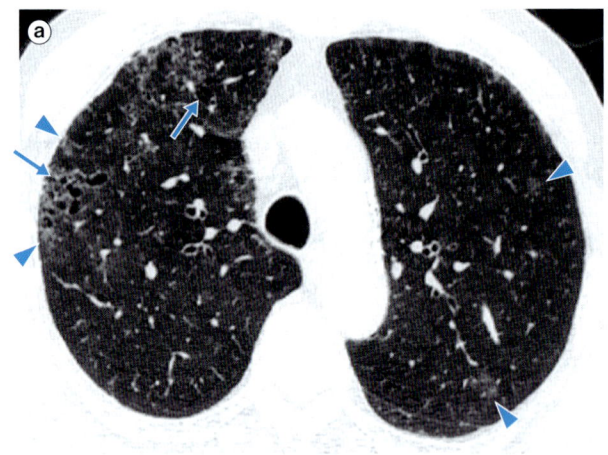

a：両上肺野薄層CT
両上肺野末梢側優位に斑状に線状・網状高吸収があり，同部はGGAを呈している。小葉中心性の淡い高吸収(▶)も散見される。細気管支拡張像，小嚢胞状構造(→)を伴うが，典型的な蜂巣肺は見られない。

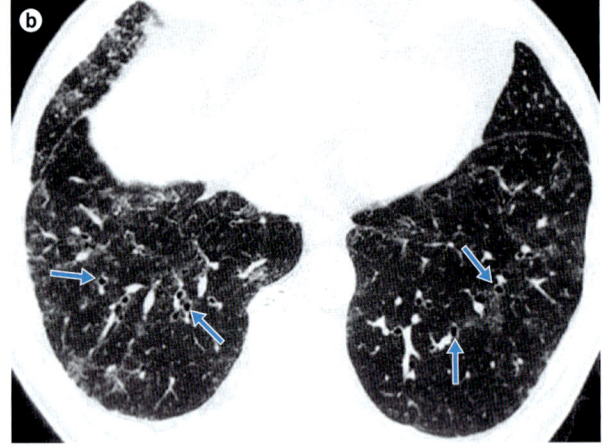

b：両肺底部薄層CT
亜区域～亜々区域レベルの気道壁は軽度肥厚し，気道拡張も見られる(→)。末梢気道中心性のGGA，小葉中心性～汎小葉性のGGAが多発している。

ここが勘ドコロ

RB-ILD

[病理組織像]
- 病変は小葉中心部に散在性に分布。
- 呼吸細気管支近傍主体に気腔内に褐色色素を細胞質に含む肺胞マクロファージの滲出。
- 背景に気腫変化を伴うことが多い。

[HRCT所見]
- 両側上肺野優位の小葉中心性結節(粒状)影。
- 不均一な斑状のGGA。
- 線状・網状影は軽微。
- しばしば小葉(細葉)中心性肺気腫が併発。
- ときに軽度の気管支壁肥厚像(特に亜区域近傍～末梢の気道壁)。
- CT上正常例もある。

剥離性間質性肺炎(DIP)

DIPは40〜50歳台の主に喫煙者に生じるまれな病態である[38]。男女比は2：1で男性に多く、呼吸困難と乾性咳嗽で発症する。ばち状指は40％の患者に見られる。ほとんどの患者は禁煙とステロイド投与にて改善し、予後は良好である(図20)。非喫煙者にも発症の報告があり、ほかの間質性肺炎の組織像の一部にDIP reactionとして見られることがある。

病理組織学的には末梢気腔内にⅡ型肺胞上皮類似の肺胞マクロファージが広範、高度に滲出するのが特徴で、背景には軽度の構造改築を伴って肺胞壁などに比較的均一な線維化病変が認められる[39](図20a)。"剥離性"という名称は当初、肺胞腔内に滲出したマクロファージが、剥離した肺胞上皮と考えられていたことに由来する。

38) Ryu JH, et al : Smoking-related interstitial lung diseases : a concise review. Eur Respir J, 17 : 122-132, 2001.

39) Katzenstein AL, Myers JL : Idiopathic pulmonary fibrosis : clinical relevance of pathologic classification. Am J Respir Crit Care Med, 157 : 1301-1315, 1988.

図20　DIP
50歳台、男性。喫煙歴：40本/日、30年。

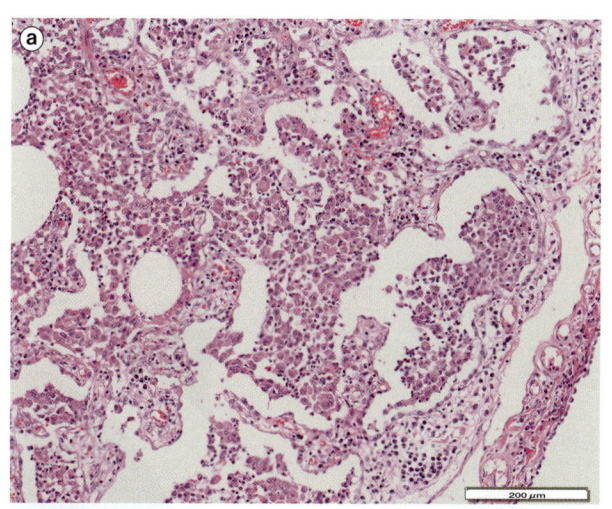

a：右肺S⁸の胸腔鏡下肺生検病理組織像：強拡大
肺胞腔内にマクロファージの集簇像が見られる。軽度の線維性変化を伴っている。

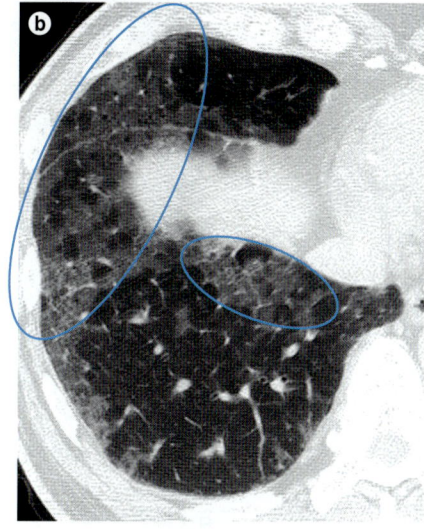

b：ステロイド投与前右肺底部HRCT
右肺中下葉にGGAが非区域性に広がっており(○)、肺の構造偏位や蜂巣肺は見られない。病変の時相は均一でDIPに合致する所見である。

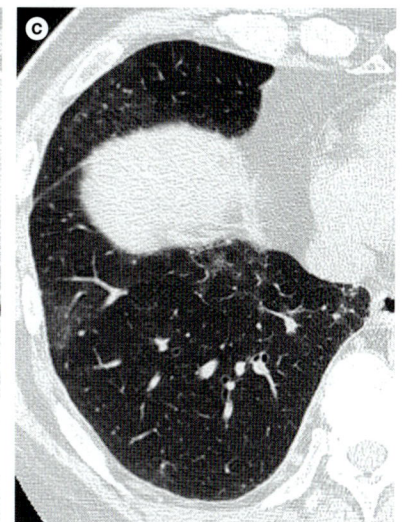

c：ステロイド投与後右肺底部HRCT
GGAの範囲が明らかに縮小しており、治療に対する反応は良好である。

40) Hartman TE, et al : Desquamative interstitial pneumonia : Thin-section CT findings in 22 patients. Radiology, 187 : 787-790, 1993.

41) Ryu JH, et al : Desquamative interstitial pneumonia and respiratory bronchiolitis-associated interstitial disease. Chest, 127 : 178-184, 2005.

DIPのHRCT所見は，非区域性で時相が均一なGGAが両下肺野主体に見られるのが特徴（図20b）で，GGA内部に小囊胞構造や気腫化が見られることがある。また，肺底に不規則な線状・網状影が見られることがあるが範囲は限定的で[40]，蜂巣肺は見られない（図21）。

【鑑別のポイント】

喫煙関連性間質性肺炎の概念もあるように，RB-ILD，DIP，Langerhans組織球症などこれらは互いにオーバーラップして認められる可能性がある[41]。

RB-ILDのHRCT上の鑑別としては，GGAを示すものとしてDIP，NSIPが挙がるが，RB-ILDは小葉中心性であることが鑑別点となる。過敏性肺臓炎，肺胞出血，吸入性細気管支炎，溶接工肺（siderosis）との鑑別が重要である。

DIPの鑑別は，病理組織ではDIP-like reactionをきたす膠原病，薬剤性反応，サルコイドーシスなどとの鑑別が重要である。DIPのHRCT上の鑑別は，RB-ILD，NSIP，好酸球性肺炎，薬剤性肺障害，過敏性肺臓炎などである。

RB-ILD，DIPの画像上の鑑別は，下肺野優位ないし広範囲のGGAはよりDIPに見られ，上肺野優位ないし小葉中心性のGGAや淡い小結節影はよりRB-ILDに見られる[34]。

両者とも典型的な蜂巣肺形成はないが，緩徐に進行し，胸膜直下を主体に牽引性気道拡張や小囊胞構造を見ることはある。

ここが勘ドコロ

DIP

［病理組織像］
- 病変は比較的均一，びまん性。
- 気腔内に肺胞マクロファージが広範，高度に滲出し，背景に軽度の構造改築を伴った線維化を見る。
- 症例によっては膠原線維が増生し，肺構造の改変を示すものがある。

［HRCT所見］
- 両側下肺野優位，胸膜側優位。
- 非区域性GGA。
- GGA内部に小囊胞構造，気腫化。
- 不規則な線状・網状影。
- わずかに牽引性気管支拡張。

図21 DIP
60歳台，男性。喫煙歴：30本/日，40年。

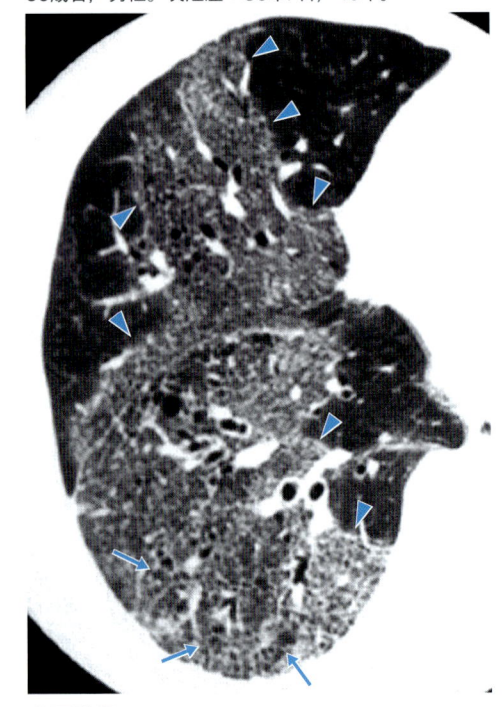

右下肺野HRCT
広範囲にほぼ均等なGGAと，その内部に網状構造が見られるが，構造偏位は顕著ではない。一部に細気管支拡張（→）を認めるが，蜂巣肺は認めない。病変の時相は均一で正常肺野との境界（▶）は明瞭である。

> **ここが勘ドコロ**
>
> **DIP/RB-ILDのHRCT所見**
>
> [DIP＞RB-ILD]
> - 主体は均一なGGA。
> - 肺底区の不規則な線状構造。
> - 進行例では胸膜下の細気管支拡張像・小嚢胞状構造。
>
> [RB-ILD＞DIP]
> - 中枢（亜区域近傍）〜末梢の気道壁肥厚。
> - 小葉中心性の淡く柔らかな印象の小結節〜粒状影。
> - 背景肺には上肺野優位の小葉中心性気腫, 下肺野優位の軽度過膨張。

■喫煙関連IIPsと鑑別が必要な組織像, 病態

　喫煙は肺気腫の主要な原因であるとともにIPF発症（線維化）のリスクも増加させ, 両者が混在して見られることはまれではない。このような肺気腫と線維化の併存症例は1990年代から広く認識されるようになり, 日本においても特発性間質性肺炎の慢性型の非定型群（B群）として気腫併発型の記載はあった。近年, 喫煙肺に見られる部分的な病変として（airspace enlargement with fibrosis；AEF）[42], smoking-related interstitial lung diseases（SR-ILD）[43] や, 間質性肺炎と肺気腫の併発症候である（combined pulmonary fibrosis and enphysema；CPFE）[44] などがトピックスとなっている。

■線維化を伴う気腔拡張（airspace enlargement with fibrosis；AEF）

　古典的に肺気腫は,「終末細気管支より末梢の気腔の破壊を伴う異常な拡張で, 明らかな線維化を伴わない」と定義付けられた[45]。したがって, 線維化に伴う二次的な気腔の拡張は, 気腔の拡大はあるが肺胞壁は破壊されず, 瘢痕性肺気腫として肺気腫の定義から除外されることになる。この際の定義付けにおいて, 結核, サルコイドーシス, Langerhans組織球症など肉芽腫性疾患の線維化を伴う二次的な気腔の拡張はAEFの範疇に含まれた[45]。

　2008年, Kawabataらは, 肺癌で切除された肺標本の非癌部に認められる肉眼的には薄壁多発性嚢胞または網状病変, 組織学的には線維化を伴う気腫性変化をまとめて報告し, AEFと再定義した[42]。AEFは非喫煙者には約0.4％とほとんど見られず, 喫煙者全体では約17％に, 下肺野優位に見られ, 喫煙指数が高いほど頻度が高い。CT上は下肺野優位で胸膜下ないし胸膜からやや離れた肺野に薄壁多発性嚢胞ないし微小嚢胞様構造を伴う網状影として認識される（図22）。喫煙者に見られるAEFのHRCT所見や組織像は確立した間質性肺炎の一型とはいえないが, 古典的な肺気腫の定義の際に示されたAEFの瘢痕性線維化の記載[45] よりも明らかな線維化を示していることから, 喫煙関連IIPsとの鑑別が必要であると考えられる[11]。

■気腫併発肺線維症（combined pulmonary fibrosis and emphysema；CPFE）

　2005年にCottinらが, 上肺野優位に肺気腫, 下肺野優位に線維化性間質性病変を認めるもの（図23）をCPFEとしてまとめて報告し[44], 注目されるようになった。確立した疾患というより症候群という概念[46]で, 併発する気腫や線維化性間質性肺炎の範囲の程度に関する定義は示されていない。

---

42) Kawabata Y, et al：Smoking-related changes in the background lung of specimens resected for lung cancer：a semiquantitative study with correlation to postoperative course. Histopathology, 53：707-714, 2008.

43) Katzenstein AL, et al：Clinically occult interstitial fibrosis in smokers：classification and significance of a surprisingly common finding in lobectomy specimens. Hum Pathol, 41：316-325, 2010.

44) Cottin V, et al：Combined pulmonary fibrosis and emphysema：a distinct underrecognised entity. Eur Respir J, 26：586-593, 2005.

45) Snider GL, et al：The definition of emphysema：report of a National Heart, Lung, and Blood Institute, Division of Lung Diseases workshop. Am Rev Respir Dis, 132：182-185, 1985.

46) Cottin V, Cordier JF：The syndrome of combined pulmonary fibrosis and emphysema. Chest, 136：1-2, 2009.

図22 AEF

80歳台，女性。喫煙歴：20本/日，50年。右下葉扁平上皮癌で手術。

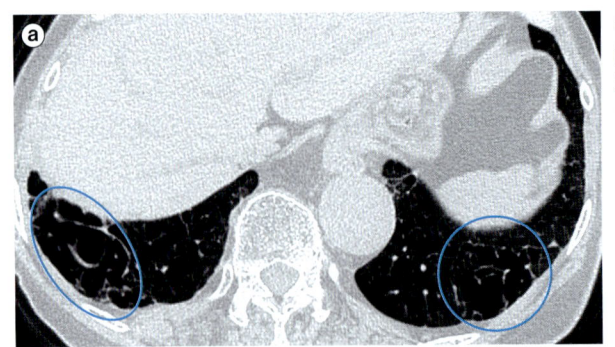

a：非癌部である肺底部HRCT
両肺底部の胸膜下から不規則な線状影を伴う不整な囊胞構造を認める（〇）。

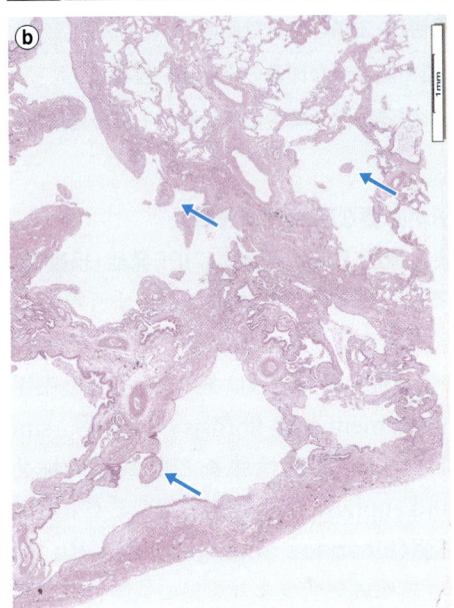

b：病理組織像：弱拡大（右肺底部）
不整な形態を示す囊胞性変化が見られる。囊胞壁は線維性に肥厚を示し，構造改変を伴っている。囊胞内には血管が島状に孤立して見られる（→）。炎症細胞浸潤はほとんど見られない。

図23 IPF＋肺気腫（CPFE）

70歳台，男性。喫煙歴：20本/日，50年。

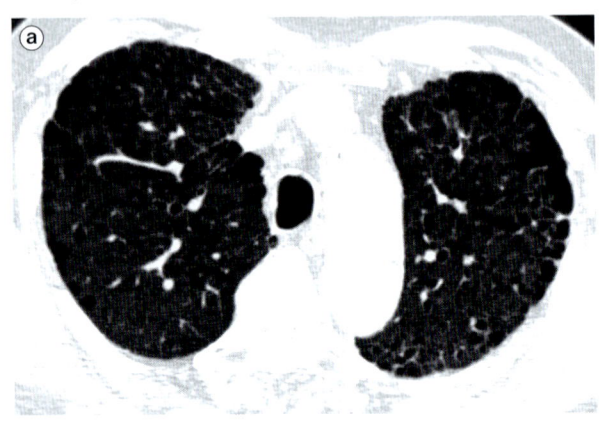

a，b：薄層CT
上肺野優位に肺気腫（a），下肺野優位に網状影，牽引性気管支拡張，蜂巣肺を伴う慢性線維性間質性病変（b）を認める。

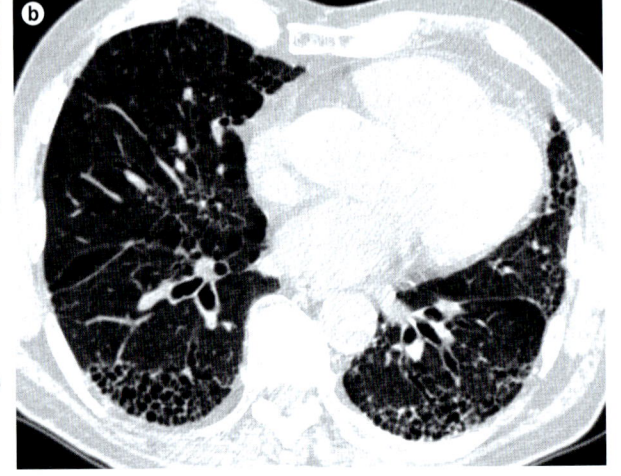

47) Cottin V, et al : Pulmonary hypertension in patients with combined pulmonary fibrosis and emphysema syndrome. Eur Respir J, 35 : 105-111, 2010.
48) Ichikado K, et al : Acute interstitial pneumonia : comparison of high-resolution computed tomography findings between survivors and non-survivors. Am J Respir Crit Care Med, 165 : 1551-1556, 2002.
49) Ichikado K, et al : Fibroproliferative changes on high-resolution CT in the acute respiratory distress syndrome predict mortality and ventilator dependency : a prospective observational cohort study. BMJ Open, 2 : e000545, 2012.
50) Bernard GR, et al : The American-European Consensus Conference on ARDS. definitions, mechanisms, relevant outcomes, and clinical trial coordination. Am J Respir Crit Care Med, 149 : 818-824, 1994.
51) The ARDS Definition Task Force : Acute respiratory distress syndrome : the Berlin Definition. JAMA, 307 : 2526-2533, 2012.
52) 日本呼吸器学会ARDSガイドライン作成委員会編 : ALI/ARDS診療のためのガイドライン. 秀潤社, 2005.

CPFEは60歳台の男性，重度喫煙者に多く，気腫や線維化の程度はさまざまで，IPFやNSIPを示す間質性肺炎と気腫の合併が見られるもので，肺活量や一秒率の低下は軽度ながら肺拡散能の高度低下，労作時の低酸素血症が見られることがあり，肺高血圧の合併が多く，それが予後不良因子と報告されている[47]。わが国では肺癌（特に扁平上皮癌）の合併が多いとされる。

急性・亜急性特発性間質性肺炎（acute/subacute IIPs）

特発性急性間質性肺炎/びまん性肺胞傷害（AIP/DAD）

AIPは，基礎疾患がなく背景肺野に慢性間質性肺炎を伴わない比較的健康人に発症する原因不明の急性進行性間質性肺炎で，低酸素血症が急激に進行し，呼吸不全に至る予後不良の疾患で，死亡率は50％を超える[11]。生存例は比較的長期生存可能であるが，再発や慢性進行性間質性肺炎へ移行することが知られている[11,48]。急性呼吸促迫症候群（acute respiratory distress syndrome；ARDS[49〜51]）と同様の病態を呈し，idiopathic ARDSとも呼称される。Hamman-Rich症候群とAIPはほぼ同一疾患と考えられている。

病理組織学的には，びまん性肺胞傷害（diffuse alveolar damage；DAD）に相当し，病変の時相は均一である[2,11]。DADは病期により急性滲出期（early exudative phase）と器質化（ないし増殖）期（organizing or proliferative phase）に分類されている[2,11]が（図24，25），病態と治療反応性の観点から，滲出期以降をさらに器質化期と線維化期に分類し，①滲出期，②器質化（増殖）期，③線維化期の3期とする分類もある[52]。

図24 DAD滲出期
50歳台，男性。

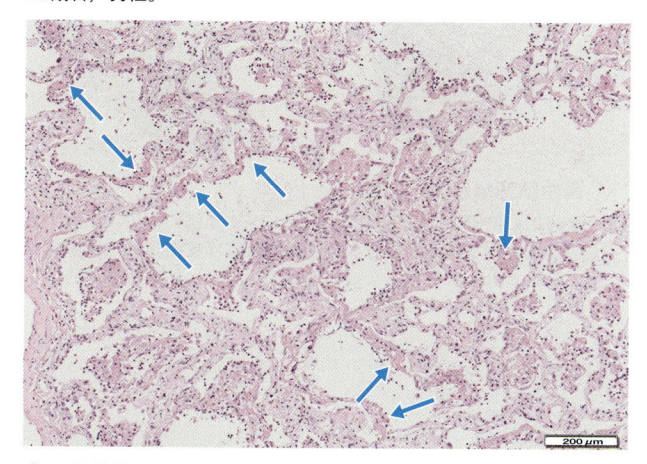

病理組織像：強拡大
好酸性の膜状物が見られ，硝子膜の所見である（→）。周囲では滲出性変化や，浮腫状変化，上皮の剥離を認める。器質化は目立たない。

図25 DAD器質化期
60歳台後半，男性。

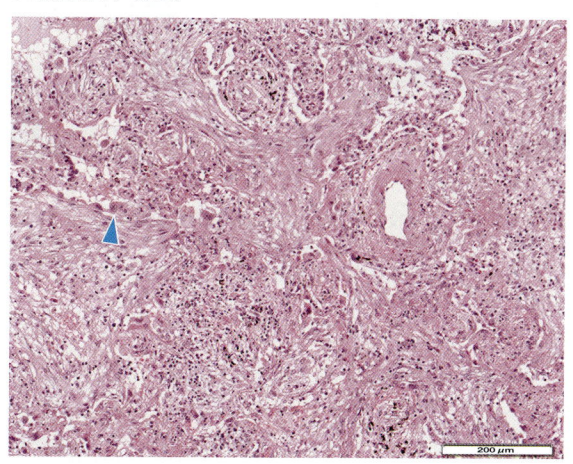

病理組織像：強拡大
びまん性の病変で，肺胞壁は高度の器質化を示す。肺胞腔内も器質化で充填されている。Ⅱ型肺胞上皮（▶）に高度の異型が見られる。

図26　AIP

60歳台，男性。

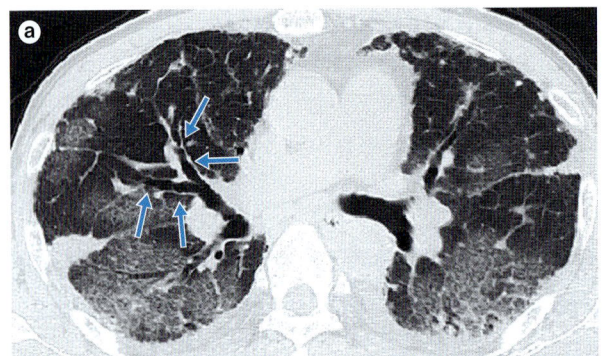

a：中肺野HRCT

両側下葉主体にびまん性にGGAが認められる。左下葉の胸膜下で細気管支の拡張が見られるが，区域枝レベルの気管支にも鋸歯状の変化が認められ（→），すでに線維化が始まっていることが示唆される。滲出期から早期増殖期のDADに相当するものと思われる。

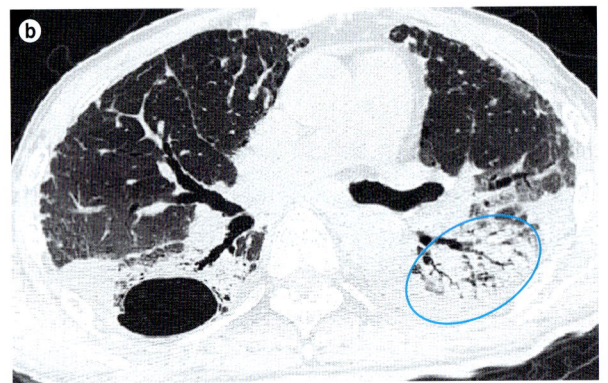

b：約2週間後のほぼ同じスライスのHRCT

前回認めていたGGAはconsolidationに変化しており，牽引性気管支拡張（◯）と両側下葉のvolume lossが顕著に見られる。右下葉には囊胞が出現している。増殖期（器質化期）～線維化期のDADに相当するものと思われる。

図27　ARDSの臨床診断基準合致例

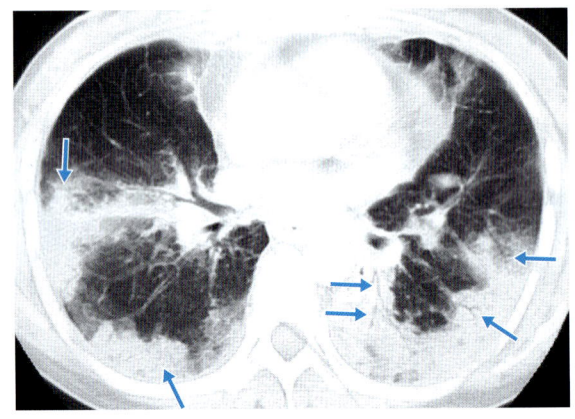

両下肺野薄層CT

両側肺野の末梢優位に斑状および融合傾向のconsolidationを認める。急性期であり，内部に透見される気道（→）の牽引性拡張は見られず，周辺肺野構造の構築改変を示す構造偏位や蜂巣肺は認めない。病理組織学的には滲出期のDADに相当した。

図28　AIP

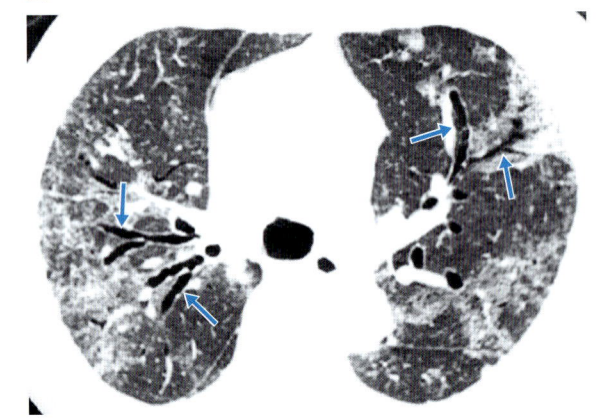

両中肺野薄層CT

全体的に肺野の吸収値は淡く上昇し，末梢側には斑状に濃い高吸収域と網状構造が見られる。牽引性気管支拡張（→）が中枢側より見られる。典型的な蜂巣肺は認めない。病理組織学的には器質化期のDADに相当した。

図29　AIP
60歳台，男性。

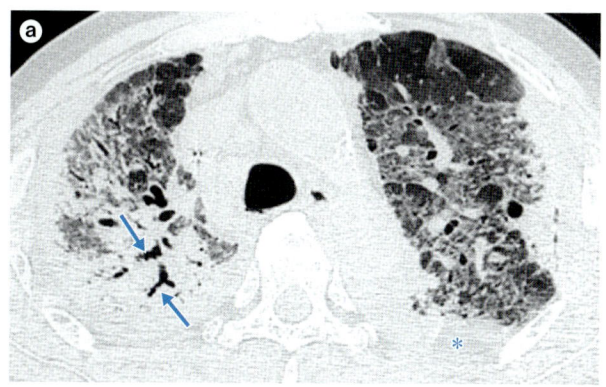

a：両上肺野薄層CT，b：両肺底部薄層CT

全体的に含気は著明に減少し，肺野に網状構造，GGAなど高吸収域がびまん性に見られ，胸水（＊）が貯留している。末梢側優位に見られる濃厚なconsolidation内には牽引性気管支拡張（aの→）があり，高度な線維化が示唆される。右肺底部では蜂巣肺様構造が新に出現した（▶：この変化は発症時には存在しなかった）。病理組織学的には線維化期のDADに相当した。

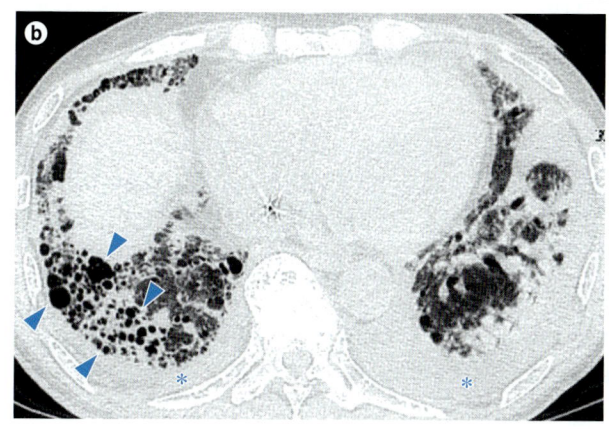

53) Johkoh T, et al : Acute interstitial pneumonia : thin-section CT findings in 36 patients. Radiology, 211 : 859-863, 1999.

■ HRCTにおけるDADパターン[48,53]

　全経過に共通する特徴は，両側肺野にびまん性に広がるGGAやconsolidationで，時相は均一である。

　病理学的な経過に対応したCTを呈し（図26），牽引性気管支拡張像を伴う高吸収病変（GGA/consolidation）が広範囲になればなるほど治療抵抗性で生存率は低下する。生存例のごく一部はHRCT上正常所見に復帰しうるが，半数以上は線維化を示す所見が残存するか持続悪化する。

・急性滲出期（図27）：両側肺野にびまん性に広がるGGAやconsolidationが主体で，小葉単位で病変がスペアされて地図状陰影（geographic appearance）を示すことが多い[23]。小葉間隔壁の肥厚像（septal thickening）も見られる。牽引性気管支拡張はほとんど見られない。

・亜急性器質化期（増殖期）（図28）：GGA内に濃い線状影，網状影が顕在化。均等影内部に末梢細気管支レベルの牽引性拡張像が出現し，増殖後期になると，線維化の進行に伴い，亜区域〜区域支レベルの中枢側気管支の牽引性拡張像も出現してくる。器質化期では，全体的に牽引性気管支拡張所見が目立ち，肺の線維化が進行していることが示唆される。

・慢性線維化期（図29）：牽引性気管支拡張像に加え，consolidation周辺の容積減少を示唆する気管支血管影，葉間胸膜の陰影側への牽引性偏位も目立ってくる。consolidation内の小囊胞構造が出現してくるが，UIP patternに見られる壁厚小囊胞が，胸膜直下から数層集簇するような典型的蜂巣肺ではない。

> **MEMO 4**
> ARDSの新臨床診断基準
> 1994年の臨床診断基準から4つのRCTと3つの前向き研究（合計4,188症例）のメタ解析から，新たな診断基準が設定された（Berlin Definition）[51]。

【鑑別のポイント】

ARDS（表6）（MEMO 4参照）を呈する疾患はすべて鑑別が必要である．基礎疾患を伴う場合として特に感染症（カリニ肺炎，サイトメガロウイルス肺炎など），特発性肺線維症の急性増悪，膠原病，薬剤性，敗血症，ショックなどに伴うDADが除外診断として重要である．AIPは，①明らかな基礎疾患のない比較的健康成人に発症する，②発症誘因が同定できない，という点から原因不明のARDSの一群と考えられ，基礎疾患，原因疾患の有無を把握することが大切である．なお，CT上典型的な蜂巣肺形成を認める場合や以前から蜂巣肺の存在が確認されている場合には，IPFの急性増悪（後述）や膠原病肺に伴うDADなどを考える．

一方，HRCT上びまん性肺野高吸収病変を示す疾患としては，肺水腫に伴うDADや急性好酸球性肺炎，びまん性肺胞出血などとの鑑別が必要となる．

表6　ARDSの診断基準

CPAP（continuous positive airway pressure）：経鼻的持続陽圧呼吸療法，FIO₂（fraction of inspired oxygen）：吸入酸素濃度，PaO₂（partial pressure of arterial oxygen）：動脈血中酸素分圧，PEEP（positive end-expiratory pressure）：呼気終末陽圧換気

timing	原因病態や新たな呼吸症状出現から1週間以内
chest imaging*	両側性陰影（胸水，無気肺，結節影は否定）
origin of edema	心不全や輸液過多では説明できない呼吸不全
oxygenation	
mild	200mmHg＜PaO_2/FIO_2≦300mmHg with PEEP or CPAP≧5cmH₂O
moderate	100mmHg＜PaO_2/FIO_2≦200mmHg with PEEP≧5cmH₂O
severe	PaO_2/FIO_2≦100mmHg with PEEP≧5cmH₂O

＊：胸部X線写真またはCT．

（文献51より引用改変）

ここが勘ドコロ

病理組織学的DAD pattern
- 発症からの時間経過から滲出期，器質化期（増殖期），線維化期に分けられる．
- 遷延例では蜂巣肺形成も見られるが，症例ごとに病変の時相は一様．
- 病変はびまん性，均一に分布．
- 滲出期：基本肺構造は保たれる．間質の浮腫，肺胞上皮変性・剥離，肺胞道主体の硝子膜形成．加重（圧迫）部に肺胞虚脱が見られる．
- 器質化期：周囲肺胞の虚脱，肺胞道の拡張，肺胞壁内線維芽細胞の増生，血管内皮腫大，II型肺胞上皮の増生，硝子膜形成，器質化病変．硝子膜形成が目立たないことがある．
- 線維化期：多数の線維芽細胞や膠原線維・結合織の増生による広範な線維化と嚢胞形成．

DADのHRCT所見
- 病理学的な進行度によって表現される画像所見は異なる．
- 病変の時相は一様で，両側に広がるびまん性GGA，consolidation．
- 牽引性気管支拡張．
- 肺容積減少．
- 典型的な蜂巣肺は通常は見られない．

■IPFの急性増悪（acute exacerbation of IPF）

IPFの慢性経過中に，両肺野に新たに肺の浸潤影（不透過影）が出現するとともに急速な呼吸不全の進行が見られる病態で，原因が特定できない場合を「IPFの急性増悪」といい[54]，診断基準が提唱されている（**表7**）[55]。急性増悪はほかの線維化性間質性肺炎（NSIPなど）でも報告されている[56]。

IPFの急性増悪の発生頻度は1年で5～15％程度，3年で約20％とされている[57]が，Pirfenidoneの開発第Ⅲ相の前向き試験では，年間約5％の症例で発症していた[13]。

病理組織学的には，IPFとしての既存のUIP所見に，DADや一部の症例ではOPが認められる[4]。予後は不良で，死亡率はAIPと同様50％を超える[54〜59]。

画像所見としてはHRCT上，背景の蜂巣肺や網状影といったIPF/UIP patternに合致する慢性の線維化性間質性肺炎像に加えて，新たにGGAやconsolidationといったX線高吸収病変が出現することである[54〜59]（**図30, 31**）。肺野高吸収病変は広範にびまん性に広がり，牽引性気管支拡張も目立ち，DAD patternに類似する。急性増悪発症時の病変分布のパターンをperipheral, multifocal, diffuseの3タイプに分類すると，diffuseパターンの場合は予後不良の可能性が高い[54,58]（**図32**）。また，ARDS，AIPにおけるIchikado HRCT score[48,49]を応用すると総HRCT score高値群は低値群と比較

参考文献

54) 藤本公則：IPF急性増悪の高分解能CT所見. 日胸, 72：122-130, 2013.
55) Collard HR, et al：Acute exacerbations of idiopathic pulmonary fibrosis. Am J Respir Crit Care Med, 176：636-643, 2007.
56) Silva CIS, et al：Acute exacerbation of chronic interstitial pneumonia：high-resolution computed tomography and pathologic findings. J Thorac Imaging, 22：221-229, 2007.
57) Song JW, et al：Acute exacerbation of idiopathic pulmonary fibrosis：incidence, risk factors, and outcome. Eur Respir J, 37：356-363, 2011.
58) Akira M, et al：Computed tomography findings in acute exacerbation of idiopathic pulmonary fibrosis. Am J Respir Crit Care Med, 178：372-378, 2008.

表7 IPFの急性増悪：診断基準

（1）過去にIPFと診断されているか，もしくは現時点の診断基準でIPFに合致する
（2）1カ月以内の経過で原因不明の呼吸困難の増強
（3）HRCTで，UIPパターンに合致する蜂巣肺や網状影を背景として，これらに加え新たに両側性のすりガラス陰影や均等影が生じる
（4）気管内吸引もしくは気管支肺胞洗浄液検索にて明らかな肺感染症を認めない
（5）ほかの原因（左心不全，肺塞栓，急性肺傷害を引き起こす原因）が除外される

以上の5つのすべてを満たすものをIPFの急性増悪とし，1つでも欠ける場合は，「急性増悪疑い」とする。

（文献55より引用改変）

図30　IPFの急性憎悪
60歳台，男性。

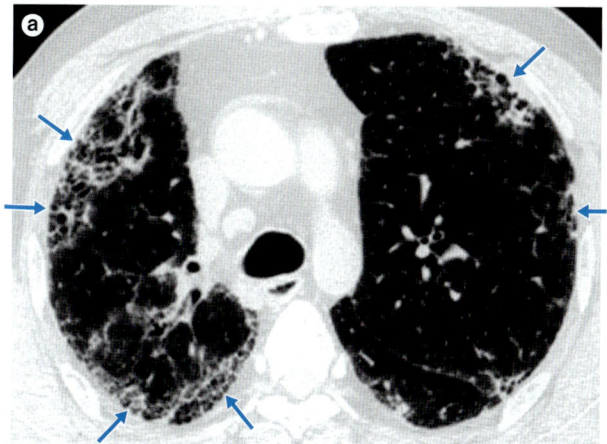

a：発症前両上肺野HRCT
胸膜下を主体に網状構造とGGAが認められる（→）。一部には末梢気道（細気管支）の拡張様所見，嚢胞様構造も見られる。

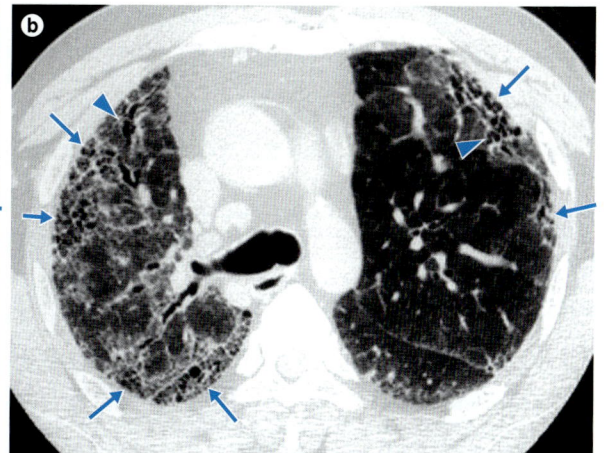

b：重度の呼吸困難で発症後4日目の両上肺野HRCT
胸膜下に特に強いが，全体的にGGAが広がり，以前よりも気道拡張（牽引性気管支拡張：▶）と嚢胞様構造が目立つ。びまん性に出現したGGAは病理学的にはDADに対応している。

図31　IPFの急性増悪（発症後30日で死亡）

70歳台，男性。

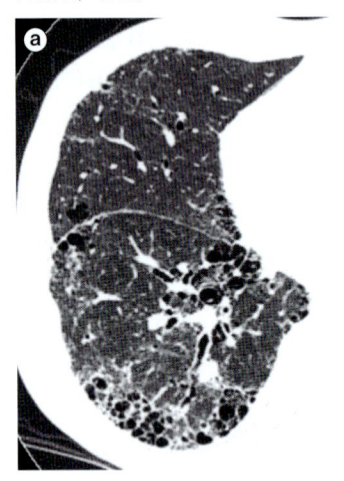

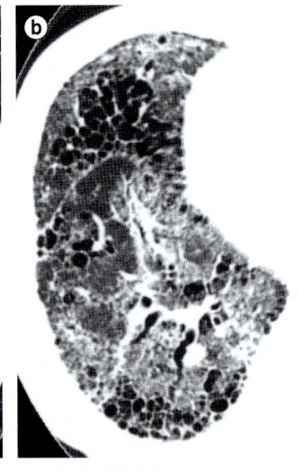

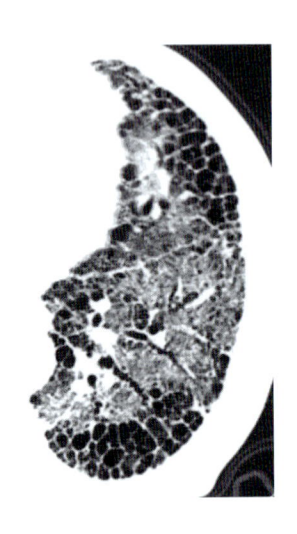

a：慢性経過中の下肺野HRCT
肺底・胸膜下優位に分布する網状影，牽引性気管支拡張，蜂巣肺が正常肺構造や一部のすりガラス陰影とともに認められる。

b：急性増悪時のHRCT
発症前に比して，より中枢側の牽引性気道拡張を伴うGGAが両肺に広範に出現している。発症時パターンはdiffuseで，HRCTスコアも高値を示し，予後不良と推測された。

図32　IPFの急性増悪発症時のHRCTパターン模式図

発症時のパターンがdiffuseの場合，ほかのパターンより明らかに予後不良である。
○：網状影および蜂巣肺
×：GGA

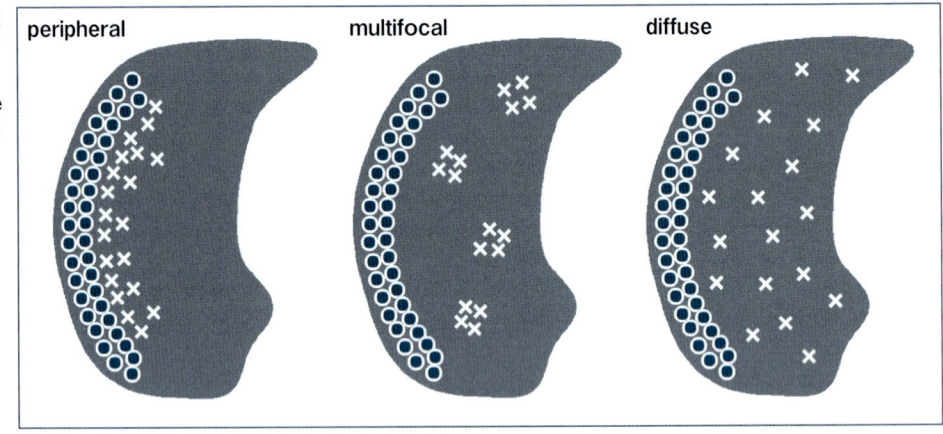

（文献58より引用改変）

59) Fujimoto K, et al : Acute exacerbation of idiopathic pulmonary fibrosis : high-resolution CT scores predict mortality. Eur Radiol, 22 : 83-92, 2012.

60) Davison AG, et al : Cryptogenic organizing pneumonitis. Q J Med, 52 : 382-394, 1983.

61) Epler GR, et al : Bronchiolitis obliterans organizing pneumonia. N Engl J Med, 312 : 152-158, 1985.

して明らかに予後不良で，牽引性細気管支拡張を伴うGGAと蜂巣肺の範囲が有意な予後関連因子であったと報告されている[59]。

特発性器質化肺炎/器質化肺炎（COP/OP）

1983年にCOP[60]として報告されたのが最初であるが，1985年にBOOP[61]として報告され，広く認知されるようになった疾患である。実際には臨床病理学的および画像的特徴が閉塞性細気管支炎とさほど関連していないことから，現在はCOPとして定着している。

器質化肺炎（OP）パターンの組織学的特徴[4,10,12]（図33）は，肺胞，肺胞道から遠位細気管支のいわゆる末梢気腔内への器質化した線維化であり，細気管支内腔へのポリープ状器質化の存在の有無は問わない。間質への細胞浸潤を伴っても間質性肺炎といえ

図33　OP pattern：COP

60歳台，男性。

病理組織像：中拡大

肺胞腔内に幼弱な線維芽細胞よりなる器質化病変が見られ，周囲ではリンパ球主体の炎症細胞浸潤を認める。

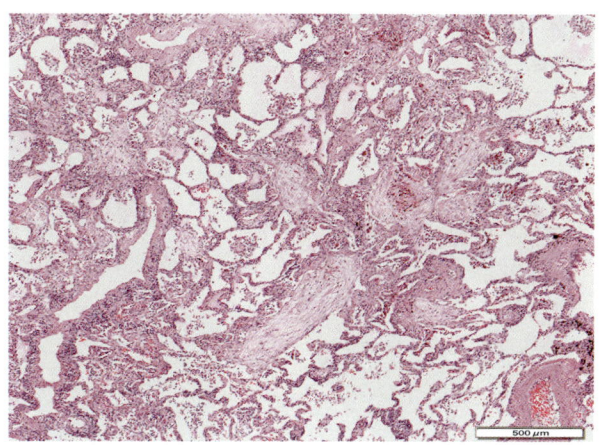

62) Müller NL, et al：Bronchiolitis obliterans organizing pneumonia：CT features in 14 patients. AJR Am J Roentgenol, 154：983-987, 1990.

63) Lee KS, et al：Cryptogenic organizing pneumonia：CT findings in 43 patients. AJR Am J Roentgenol, 162：543-546, 1994.

用語アラカルト

*4 wandering pneumonia（遊走肺炎：移動する浸潤影）

器質化肺炎パターンの病変は，自然寛解・再発が高頻度に見られ，ある領域の陰影が自然にまたは治療後に消失した後に他部位に再発すると，その間の経過を追跡していなかった場合，あたかも陰影が移動したかのようにとらえられることをいう[1]。

64) Kim SJ, et al：Reversed halo sign on high-resolution CT of cryptogenic organizing pneumonia. Diagnostic implications. AJR Am J Roentgenol, 180：1251-1257, 2003.

用語アラカルト

*5 reversed halo sign

限局性GGAの辺縁部にリング状に濃厚均等影が見られるとき，CT halo signとは見え方が逆という意味で，reversed halo signと呼称し，COPの特異的所見として報告された[64]。その後，画像所見上は他疾患でも多くの報告があり，COPに特異的ではないと考えられる。他疾患でも二次性OP patternを有するものではこの所見を呈することが知られており，すべてではないにしてもOP patternの存在を推測する意味では有益なサインと考えられる。

るほどの線維化はない。病変の分布は斑状で時相は均一であり，肺構築の偏位・改変，蜂巣肺など高度線維化所見は伴わない。病理所見としてのOP patternは，誤嚥性肺炎，過敏性肺臓炎，好酸球性肺炎，薬剤性障害，膠原病（特にRAや多発性筋炎），炎症性腸疾患関連肺疾患などのさまざまな病態で見られる。原因不明なものを特発性器質化肺炎（COP）と称する。

　主体は肺胞腔内病変であるが，原因不明で生じる病態であること，ほかの間質性肺炎の所見とオーバーラップが見られることからIIPsの範疇に組み入れられている。

　COPはあらゆる年齢層に見られるが，40～60歳台（平均55歳）に好発し性差はない。発熱，乾性咳嗽，軽度の呼吸困難など亜急性（3カ月未満）の経過で発症し，拘束性肺障害，拡散能低下を認める。自然軽快もときにあり，ほとんどがステロイド療法に反応性で予後は良好であるが，再発もときに見られる。

　CT[62,63]ではCOP患者の90％にair space consolidationが見られ，半数は胸膜下もしくは気管支血管周囲分布を示す（図34）。分布は下肺野優位でair bronchogramや軽度の気管支拡張を伴う。GGAは60％以上の頻度で，通常はconsolidationの周辺部に見られる。病変部と正常領域の境界は明瞭であることが多いが，小葉間隔壁で境界され，汎小葉の融合，多小葉性病変のこともある。その他，不整な辺縁，spicula，pleural tagなどを伴う多発性結節病変を呈することもある。網状影はまれで通常は見られない。胸水も認められるが比較的まれである。陰影が短期間で移動する病態が特徴的で遊走肺炎（wandering pneumonia）[*4]とよばれる。また，GGAが濃い帯状高吸収で囲まれるreversed halo sign[64][*5]が見られることがある（図35）が，他疾患でも同様の所見を呈することがある（図36）。

　治癒過程も加わって，収縮性変化が主体となった病変（胸膜直下に連続する索状，帯状高吸収や胸膜に平行な線状，帯状高吸収）や小葉の辺縁を主体とした病変分布が小葉間隔壁の肥厚様に見えることがある[1]。

図34 COP
70歳台，女性。

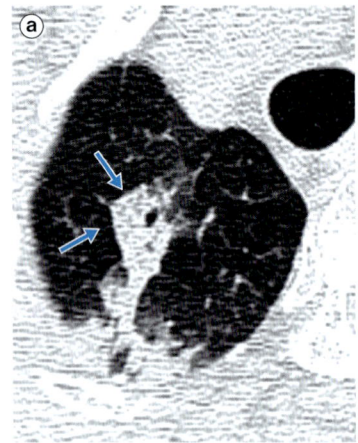

a：右肺尖部HRCT

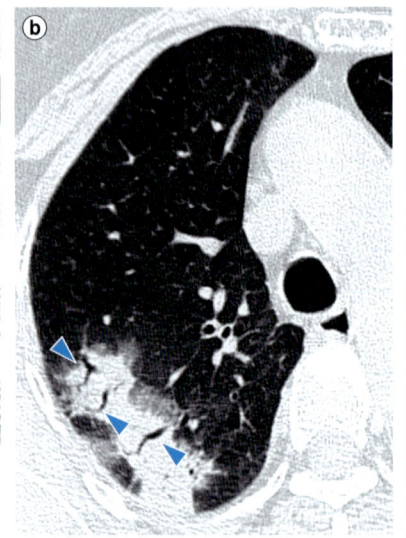

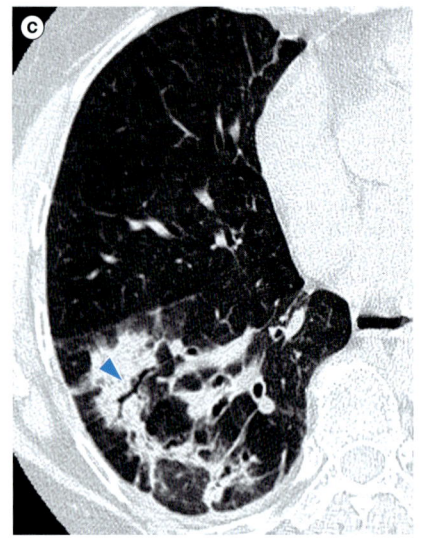

b：右上肺野HRCT

c：右中下肺野HRCT

右肺に非区域性分布を示すair bronchogramを伴う多角形状（多小葉融合性）のconsolidationが認められる。consolidationの周囲にはGGAも認められる。右肺尖部ではconsolidationが小葉間隔壁で境されているような形状を示している（aの→）。consolidation内ではわずかに気管支の拡張が見られるが（b,cの▶），高度線維化に伴う典型的牽引性気管支拡張に見られるような鋸歯状壁構造は示していない。

図35 COP
50歳台，男性。

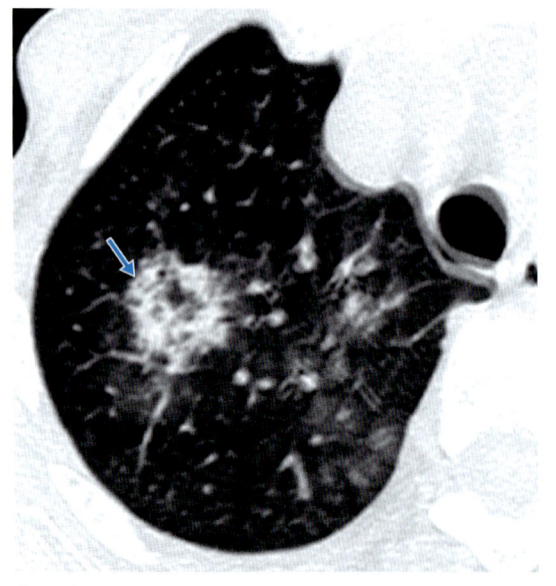

右上肺野HRCT

右上葉に小葉中心性ないし汎小葉性GGAが斑状に見られる。reversed halo sign（→）（GGAの周囲を帯状の濃厚な高吸収が取り囲む病変）を認める。

図36 薬剤有害反応としてのOP pattern
40歳台，男性。

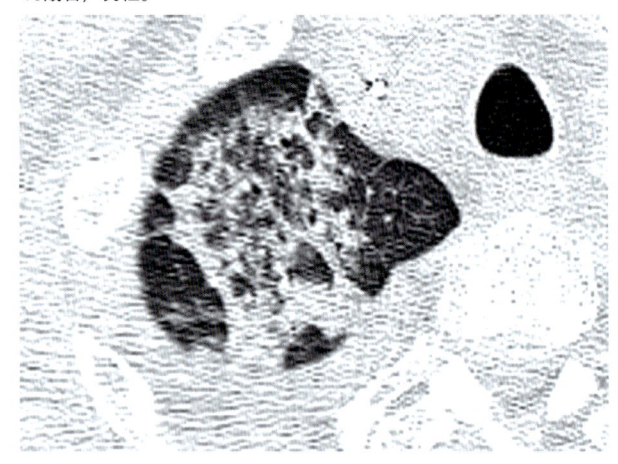

HRCT

臨床的にdrug induced OPが疑われた症例でCOPの範疇には入らないが，右上葉に辺縁が濃い帯状高吸収域で囲まれたGGAが広がっており，reversed halo signの所見である。

【鑑別のポイント】

通常の肺炎では説明のつかない経過をたどる※，多発性のairspace consolidationやGGAを見た場合は本疾患を疑う必要がある。

病理組織学的にOP patternを呈する疾患は感染症，薬剤性，膠原病，免疫異常など数多くあり，これらを除外した原因不明のものをCOPという。まれに肺野病変先行型膠原病があり，再発もあるので経過観察が大切である[1]。また，OPパターンは特発性の慢性好酸球性肺炎，過敏性肺臓炎，NSIPの一部にも見られることもある(focal OP pattern)(図37)ので，OP patternが見られたからCOPと診断するのは適切ではなく，全体に占める割合が重要である。臨床的・画像的に慢性好酸球性肺炎との鑑別は困難[65]である。

画像上のOPパターンを呈する疾患は多数あるが，症状に乏しいときは悪性リンパ腫(特にMALT lymphoma)，肺腺癌や粘液産生性消化器系癌(大腸癌など)の転移に注意が必要である[1]。

肺野高吸収病変内に牽引性気管支拡張像を呈する場合や，周辺肺構造の歪みを伴う場合は，線維化が強いことを示すのでNSIPを鑑別に挙げる必要がある。また，IPFの急性増悪時に急性肺障害の一所見として，二次性にOPが見られることがある。

最近のトピックスとして，治療にもかかわらず病変が残存し，遷延して線維化へ進行するOP variantが報告されており，今回の分類では，まれな組織パターンとして，**acute fibrinous organizing pneumonia(AFOP)**[66] (**MEMO 5参照**)などが記載されている。このような線維化を起こすOPは多発性筋炎や抗ARS抗体症候群(次項，「膠原病関連肺疾患」参照)に関連した(線維化とOPが併発する)間質性肺疾患に見られることがある[67]。画像上の特徴は，網状影を背景として広範な濃厚均等影(consolidation)が見られることである。

※：典型的な臨床像は，咳嗽と比較的軽度の呼吸困難で発症し，胸部単純X線写真で浸潤影が見られるため，最初は肺炎と診断されることが多いが，抗生剤治療に反応しないことで疑われる。

65) Arakawa H, et al : Bronchiolitis obliterans with organizing pneumonia versus chronic eosinophilic pneumonia : high-resolution CT findings in 81 patients. AJR Am J Roentgenol, 176 : 1053-1058, 2001.
66) Beasley MB, et al : Acute fibrinous and organizing pneumonia : a histological pattern of lung injury and possible variant of diffuse alveolar damage. Arch Pathol Lab Med, 126 : 1064-1070, 2002.
67) Fischer A, et al : Anti-synthetase syndrome in ANA and anti-Jo-1 negative patients presenting with idiopathic interstitial pneumonia. Respir Med, 103 : 1719-1724, 2009.

図37 cellular NSIP with OP

50歳台，女性。

左肺底部に比較的濃厚なconsolidation(→)が気道中心性に分布している。軽度の気管支拡張を認めるが，牽引性変化や肺の歪みは見られない。consolidationのほかに，左肺底部には淡いGGAが汎小葉性に広がっている。cNSIP patternにOPが合併した病態と考えられる。

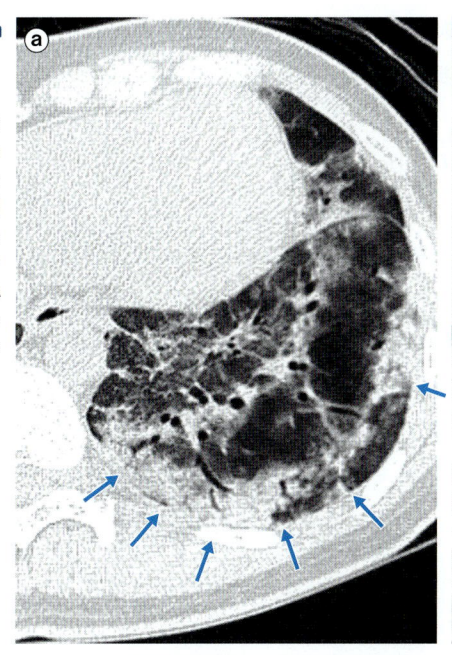

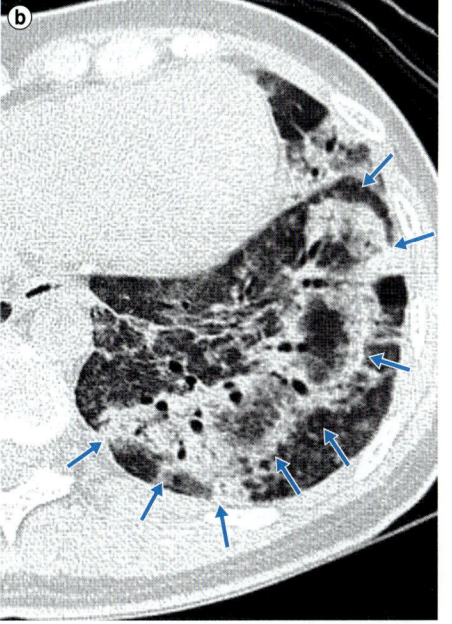

a，b：左肺底部HRCT

MEMO 5

まれな組織学的パターン（rare histologic pattern, acute fibrinous organizing pneumonia；AFOP）

AFOPは，DADやOP類似の急性・亜急性肺損傷の臨床所見を示し，病理組織所見としては肺胞腔内のfibrin析出とOP patternを特徴とするが，DADやOPの基準を満たさないとして報告された[66]。約半数がDAD同様，急性期に死亡し，生存例はOPに似た回復を示した。HRCTでは，急性進行性のものはDADパターン類似のびまん性ないし比較的肺底優位のconsolidation，亜急性の経過を示すものはOP pattern類似の斑状ないしびまん性肺野高吸収病変を示す（図38）。AFOPは，DADとOPの両方の特徴を有しており，それらのスペクトラムの一部かもしれない。特発性の報告以外に感染症，膠原病，CHP，薬剤性の報告もある。また，好酸球性肺炎でこのパターンが見られることがあり，除外が必要である。

図38　急性進行性間質性肺炎

60歳台後半，女性。発症経過は急性進行性，治療に抵抗性で，病理組織上，AFOP類似ないし急性肺障害を伴うOPと考えられた症例。自己抗体は陰性。

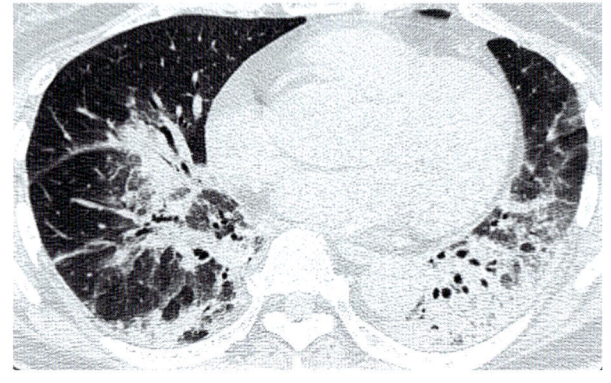

HRCT
両肺にびまん性に濃厚な高吸収病変が広がり，内部に牽引性気管支拡張が見られる。線維化病変は持続進行の経過をとるが，2年間生存中。

ここが勘ドコロ

病理組織学的OP pattern

- 病変は斑状で，正常肺との境界は比較的明瞭。
- 背景肺胞構造は基本的には保たれ，病変の時相は一様（均一）。
- 細気管支から肺胞・肺胞道など末梢気腔内の器質化結合織物質（腔内線維化）の存在。
- 肺胞隔壁に一様な線維化，器質化を認めることもあるが，破壊・改変は認めない。

HRCTにおけるOP pattern

- 主体は斑状のairspace consolidationで周囲にGGAを伴う。
- 気道に沿った分布，末梢，胸膜直下の非区域性分布。
- 結節病変（focal consolidationが多い）は30％で，線状，帯状高吸収も見られる。
- "移動する浸潤影"。
- reversed halo sign
- 蜂巣肺は伴わない。

68) Nicholson AG: Lymphocytic interstitial pneumonia and other lymphoproliferative disorders in the lung. Semin Respir Crit Care Med, 22 : 409-422, 2001.
69) Ichikawa Y, et al : Lung cyst formation in lymphocytic interstitial pneumonia : CT features. J Comput Assist Tomogr, 18 : 745-748, 1994.
70) Johkoh T, et al : Lymphocytic interstitial pneumonia : thin-section CT findings in 22 patients. Radiology, 212 : 567-572, 1999.
71) Johkoh T, et al : Lymphocytic interstitial pneumonia : follow-up CT findings in 14 patients. J Thorac Imaging, 15 : 162-167, 2000.
72) Cha SI, et al : Lymphoid interstitial pneumonia : clinical features, associations and prognosis. Eur Respir J, 28 : 364-369, 2006.

まれな特発性間質性肺炎（rare IIPs）

特発性リンパ球性間質性肺炎（idiopathic LIP）

　LIPは，肺の間質にびまん性に成熟T細胞性リンパ球と形質細胞，組織球などを主体とした細胞浸潤を示し，しばしば胚中心を伴う点を特徴とする臨床病理診断名である[68]（図39）。2002年のIIPsの国際分類[9]から，LIPは主として肺胞隔壁に著明なリンパ球系細胞の浸潤が見られるものと定義されたため，広く間質全体に広がる病態は形態病理診断名としてびまん性リンパ過形成（diffuse lymphoid hyperplasia：DLH）とするほかなくなった（図40）。2002年以前のLIPとしてまとめられた報告[69〜71]は，現在，DLHも含めるものと解釈される 。臨床的にはリンパ増殖性疾患（悪性リンパ腫，multicentric Castleman病）や膠原病肺（特にSjögren症候群，関節リウマチ，皮膚筋炎）（次項，「膠原病関連肺疾患」参照）の可能性につき精査すべきものと認識したほうがよい[1]。背景に疾患を有さない特発性はきわめてまれであり[72]，今回の分類からrare formとして扱われる[11]。

図39　LIP

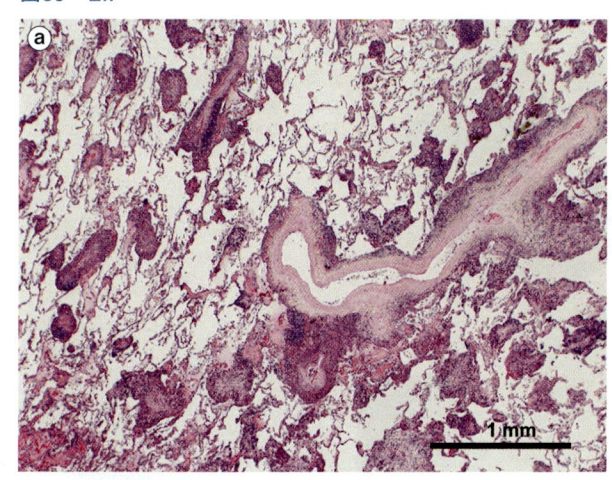

a：病理組織像：弱拡大（HE染色20×）
小葉間の血管周囲や一部は肥厚した肺胞隔壁に高度のリンパ球浸潤による類円形の小結節が多発している。一方，いわゆる間質線維化の目立つ組織像ではない。

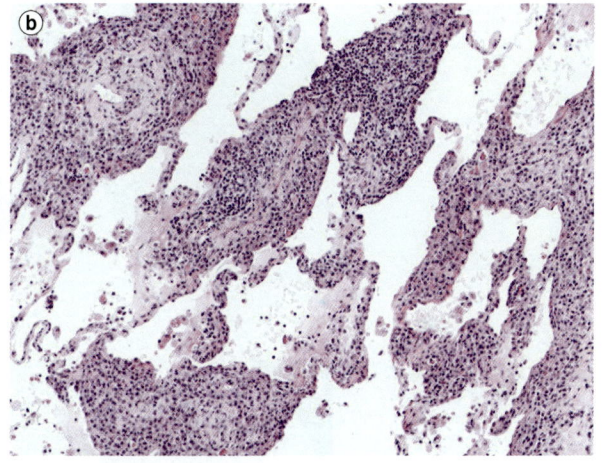

b：病理組織像：弱拡大（HE染色100×）
増生したリンパ球は小リンパ球が主体で，形質細胞も伴っている。異型の強い大型リンパ球は認めないが，low-grade lymphoma（MALTリンパ腫）との鑑別には免疫組織染色，flow cytometryやDNA解析が望ましい。肺胞上皮の剥脱と肺胞マクロファージの増加を伴っている。

図40　diffuse lymphoid hyperplasia

60歳台，男性。

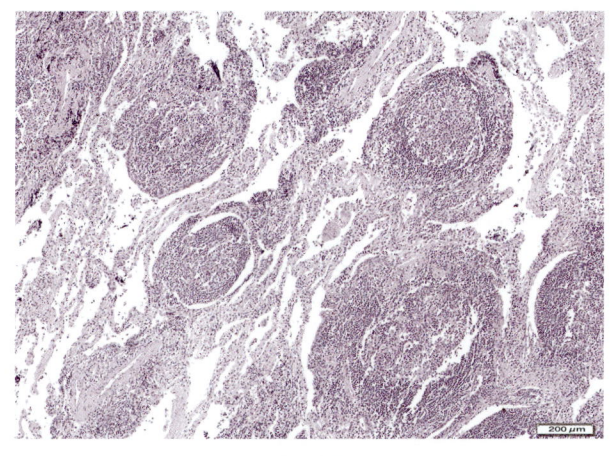

病理組織像：強拡大
胚中心を有するリンパ濾胞の集合が見られ，全体的にびまん性の広がりを認めた。

LIPないしDLHのHRCT所見は，下肺野末梢優位のGGA，小葉内と小葉辺縁のリンパ流路に沿って分布する粒状影や小葉間隔壁の肥厚像が特徴である[69,70]。散在性に数mm～3cm大の薄壁囊胞が高頻度に認められる（**図41**）。この囊胞は細気管支傍間質へのリンパ球，形質細胞の浸潤によって細気管支の狭窄が起こり，二次性の細気管支拡張やair trappingによる末梢肺過膨張が成因と考えられる[69]。その他，結節影，air bronchogramを伴う均等影（consolidation），胸膜肥厚なども見られる。縦隔リンパ節腫大は2/3の症例で見られる（AIDS合併例で多い）。進行した症例では，牽引性気管支拡張を伴うconsolidation，肺構造の改変，honeycombingなどが認められることもある[1]（**図42**）。

　DLHをきたす病態はステロイド治療反応性で病変の改善を見ることが多く，自然経過での改善もあるが，もともと存在した囊胞や肺構造の改変は改善することは少なく，小葉中心性の結節があった部分に囊胞を，また，consolidationがあった部分にhoneycombingを形成することもある[71]。

図41　LIP（またはDLH）

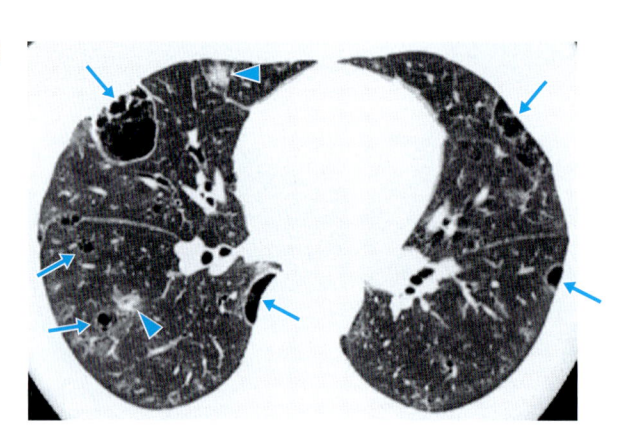

両下肺野薄層CT
末梢側の細気管支血管周囲間質の肥厚や周辺のGGA，小葉間隔壁の肥厚，小葉中心性分岐線状影，小葉性のconsolidationないし結節（▶）などが見られる。気道の拡張が一部で見られ，胸膜直下や末梢気道近傍に大小の囊胞形成（→）を認める。

図42　LIP：経過によるHRCTの変化

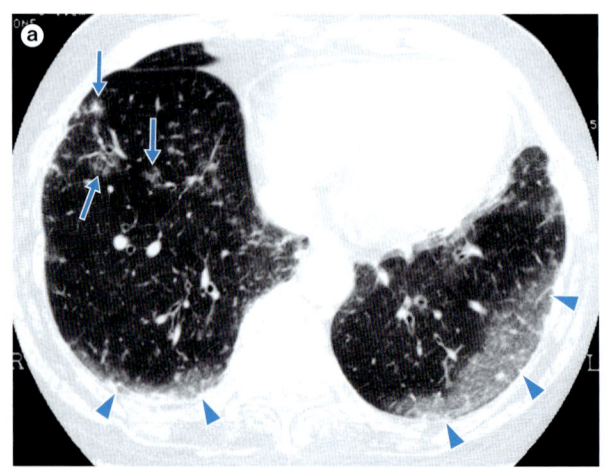

a：発症時両肺底部薄層CT
小葉中心性の分岐線状構造，周辺のGGAが多発性に認められる（→）。胸膜下から外層主体にGGAが非区域性に広がっている（▶）。病理学的には，GGAは間質へのリンパ球，形質細胞を主体とした密な細胞浸潤，リンパ濾胞形成などに対応する。

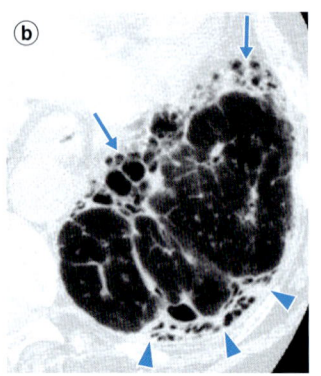

b：発症から4年後の左肺底部HRCT
GGAに対応した部分（▶）は線維化が顕著で著明に収縮し，構築偏位，囊胞構造（→）を認める。4年前の画像ではIPFと間違えることはないが，DIP，COPのような病態と鑑別が必要で，慢性の線維性変化を起こした4年後のCTではIPFとの鑑別が問題となる。

【鑑別のポイント】

LIPないしDLHの画像上の鑑別では，GGAに囊胞を併発するものとしてDIP，網状影を併発するものとしてNSIPが重要で，その他，リンパ流路が侵される疾患として，リンパ増殖性疾患，自己免疫性疾患（Sjögren症候群，関節リウマチ），multicentric Castleman病，免疫不全症，薬剤性肺障害などが挙げられ，厳密には疾患ごとの鑑別は困難である。

ここが勘ドコロ

LIP

［病理組織像］
- 病変は比較的一様。
- リンパ球系細胞が肺間質，特に肺胞壁に著明に浸潤。
- 浸潤細胞は異型のない分化したリンパ球が主体で，形質細胞，マクロファージなど多彩。
- 細胞浸潤は高度で密，ときに肺構造の改変，線維化を伴う。

［HRCT所見］
- 肺間質への種々の程度の細胞浸潤を反映。
- 下肺野末梢優位のGGA，consolidation。
- 小葉間隔壁肥厚像。
- 小葉内，小葉辺縁のリンパ流路に沿って分布する粒状影。
- 囊胞形成。

---

idiopathic pleuroparenchymal fibroelastsis (iPPFE)

PPFEは，上葉優位の胸膜と胸膜下隣接肺実質の線維化をきたすまれな病態である[73,74]。

HRCTでは，両肺尖から上葉を主体として，不整な胸膜肥厚像および胸膜下に牽引性気管支拡張を伴う密なconsolidationと構築改変，両上葉の容積減少が見られる（図43）。進行すると下肺野にも病変が及び，UIP patternなどの間質性肺炎の併存が見られるが，IPFとは異なる病態である。病理組織では，いわゆるapical cap類似の上葉優位で胸膜直下の帯状肺虚脱，弾性線維増生を伴う気腔内器質化が見られる（図44）。

中年以降の発症が多く性差はない。症例の半数以上は再発性感染症の既往を有し，非特異的な自己抗体陽性，間質性肺疾患の家族歴なども記載されている。60％程度が緩徐に進行し，40％が最終的に死亡するとされる。

画像上の鑑別は，例えば肺結核・非結核性抗酸菌症の慢性経過・陳旧性変化，CHP，サルコイドーシス，強直性脊椎炎の肺病変など，いわゆるapical capを呈するような疾患や，上中肺野優位に線維化をきたす疾患が挙がる。

---

73) Reddy TL, et al : Pleuroparenchymal fibroelastosis : a spectrum of histopathological and imaging phenotypes. Eur Respir J, 40 : 377-385, 2012.
74) Watanabe K, et al : Rapid decrease in forced vital capacity in patients with idiopathic pulmonary upper lobe fibrosis. Respir Investig, 20 : 88-97, 2012.

図43 idiopathic PPFE
70歳台，女性。

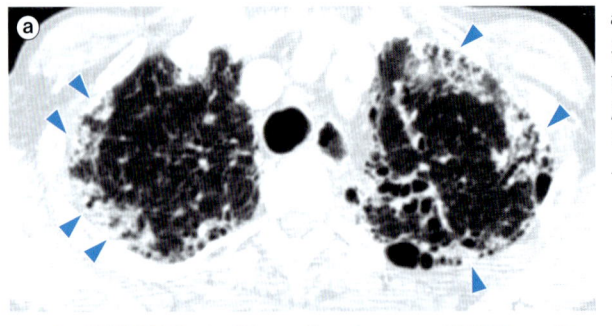

a：HRCT上葉横断像，b：冠状断再構成像

両側上葉に不整な胸膜肥厚像および胸膜下の牽引性気管支拡張を伴う密なconsolidation（▶）と構築改変，両上葉の容積減少が見られる。

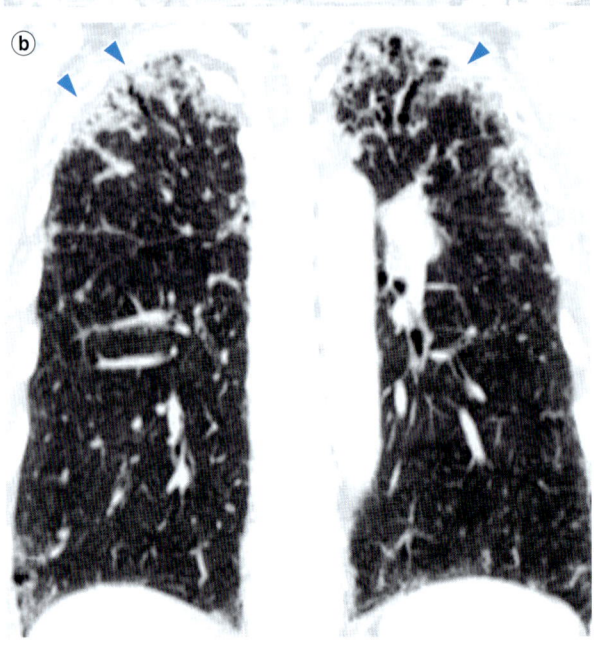

図44 idiopathic PPFE
60歳台，女性。

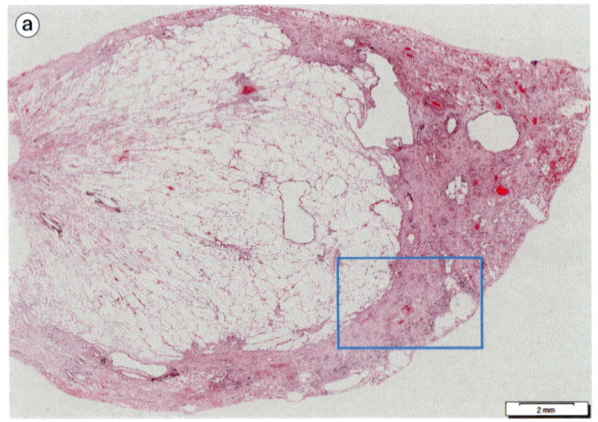

a：病理組織像：ルーペ像

胸膜直下から層状に線維性病変が広がっている。病変部と正常部の境界は明瞭である。一部には細気管支の拡張よりなる嚢胞性病変が見られる。

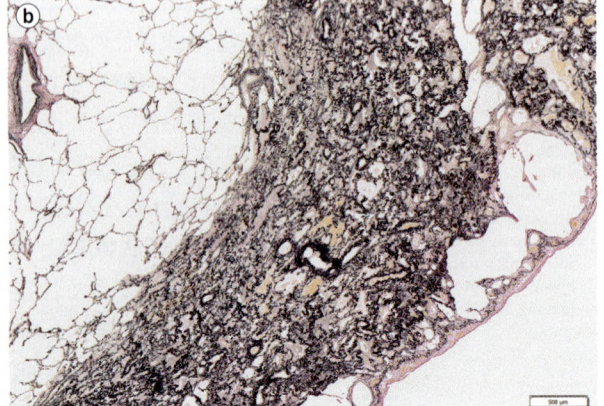

b：弾性線維染色（aの☐部分の中拡大像）

弾性線維が胸膜側から層状に折りたたまれて凝集を示している。

07 第3章 各種病態の画像診断

藤本公則・岡元昌樹

膠原病肺のABC

はじめに

膠原病は臓器・組織を取り囲んでいる膠原線維や血管などからなる結合組織を主体に，自己免疫機序により引き起こされる炎症性疾患であり，症状としては関節や筋肉症状が前景に立つが，同時に複数の臓器にも病変が出現することがある多数の疾患を包括するいわゆる疾患群であり，結合組織疾患(connective tissue disease：CTD)といわれることも多い[1]。

近年，特徴的な自己抗体が多数発見され，その存在は各病型の診断に寄与している(表1)。

特発性間質性肺炎[2,3](前項参照)は，原因不明のものを一時的にひとまとめにする除外診断であって，それらを臨床，画像，病理組織学的に疾患単位に分類し，その妥当性を検証しているのが現状である。したがって，膠原病のような既知の疾患に発症した間質性肺炎や間質性肺疾患(interstitial lung disease：ILD)は「膠原病に伴う間質性肺炎(CTD-ILD)」という枠組みとなる。

間質性肺炎を併発する頻度が高い膠原病としては，関節リウマチ(rheumatoid arthritis：RA)，全身性硬化症(systemic sclerosis：SSc)，多発筋炎・皮膚筋炎(polymyositis-dermatomyositis：PM-DM)，Sjögren症候群(Sjögren syndrome：SjS)，全身性エリテマトーデス(systemic lupus erythematosus：SLE)，混合性結合組織病(mixed connective tissue disease：MCTD)などが挙げられる。

各膠原病によって起こる間質性肺炎はさまざまな所見を呈するが，病理組織学的には，特発性間質性肺炎で見られるのと同様に通常型間質性肺炎(usual interstitial pneumonia：UIP)，非特異性間質性肺炎(nonspecific interstitial pneumonia：NSIP)，器質化肺炎(organizing pneumonia：OP)，びまん性肺胞傷害(diffuse alveolar damage：DAD)，リンパ球性間質性肺炎(lymphoid interstitial pneumonia：LIP)が含まれ，それらが単独あるいは複合して存在している状態[1]ともいえる。

また，いずれの組織パターンにも分類しがたいunclassifiable interstitial pneumoniaとせざるをえない場合もよく経験される。LIPとの異同が問題となるが，びまん性リンパ過形成(diffuse lymphoid hyperplasia：DLH)のように非特異的ではあるが，間質の炎症性変化内にリンパ濾胞性過形成や，著明な形質細胞浸潤が見られる場合には，膠原病による間質性肺炎が強く示唆される[2]。さらに，膠原病関連間質性肺疾患の特徴的な組織所見は，組織所見が多彩なことで，discordant UIP(一方でUIP，他方でNSIP)はしばしば経験される。

1) 藤本公則，ほか：あなたが知りたい間質性肺疾患のUpdate：臨床・画像・病理－膠原病に伴う間質性肺炎. 臨床画像, 20：84-97, 2004.
2) Travis WD, et al：American Thoracic Society/European Respiratory Society international multidisciplinary consensus classification of the idiopathic interstitial pneumonias. Am J Respir Crit Care Med, 165：277-304, 2002.
3) Travis WD, et al：An official American Thoracic Society/European Respiratory Society Statement：update of the international multidisciplinary classification of the idiopathic interstitial pneumonias. Am J Respir Crit Care Med, 188：733-748, 2013.

表1 代表的膠原病の罹患数と好発肺病変・組織型

	RA	SSc	PM-DM	SjS	SLE	MCTD
罹患者数(万人)	70	2	1.7〜2	10	4	0.9
好発年齢(歳)	20〜50	30〜50	10〜30〜60	40〜60	20〜40	30〜50
女:男比	3	12	3	9〜14	10	13〜16
関連が深い抗体	抗CCP抗体	抗セントロメア抗体(限局型) 抗SLC-70抗体(びまん型) 抗RNPポリメラーゼ抗体(びまん型) 抗RNP抗体(抗U1-RNP抗体)	抗ARS抗体(抗Jo-1, ほか7種類) 抗SRP抗体 抗CADM-140抗体	抗SS-A(Ro)抗体 抗SS-B(La)抗体	抗dsDNA抗体 抗Sm抗体 抗リン脂質抗体 ANA(低特異性) 抗SS-A抗体	抗RNP抗体(抗U1-RNP抗体) 抗dsDNA抗体 抗Sm抗体
UIP	++	+	+	+	+	+
NSIP	++	+++	+++	++	++	++
OP	++	+	+++	++	+	+
DAD	+	+	++		+	
DLH (LIP)	+			++	+	
DPH					+++	
PAH	+	++		+	+	+
Bronchiectasis	++			++		
BO	++				+	
FB	+			+		+

各膠原病における相対的頻度(多い+++〜見られる+:空欄はきわめてまれ〜なし)

(文献1, 5, 6より引用改変)

略語一覧(ABC順)

ACA:anti-centromere antibody(抗Centromere抗体):抗セントロメア抗体
ACPA:anti-cyclic citrullinated peptide antibody(抗CCP抗体):抗環状シトルリン化ペプチド抗体
ACR:American College of Rheumatology:米国リウマチ学会
ADM:amyopathic dermatomyositis:筋症状を伴わない皮膚筋炎
AIF-ILD:autoimmune-featured interstitial lung disease:自己免疫性疾患の特徴をもつ間質性肺疾患
ANA:anti-nuclear factor:抗核抗体
anti-SS-A/Ro antibody:抗SS-A/Ro抗体
anti-SS-B/La antibody:抗SS-B/La抗体
APA:anti-phospholipid antibody:抗リン脂質抗体
APS:anti-phospholipid antibody syndrome:抗リン脂質抗体症候群
BALF:bronchoalveolar lavage fluid:気管支肺胞洗浄液
BO:bronchiolitis obliterans:閉塞性細気管支炎
CADM:clinically amyopathic dermatomyositis:臨床的ADM
CTD:connective tissue disease:結合組織疾患
DAD:diffuse alveolar damage:びまん性肺胞傷害
DLH:diffuse lymphoid hyperplasia:びまん性リンパ球性過形成
DPH:diffuse pulmonary hemorrhage:びまん性肺出血
FB:follicular bronchiolitis:濾胞性細気管支炎
FF:fibroblastic foci:線維芽細胞巣
GERD:gastroesophageal reflux disease:胃食道逆流症
GGA:ground-glass attenuation:すりガラス様高吸収域
HRCT:high-resolution CT:高分解能CT
IIP:idiopathic interstitial pneumonia:特発性間質性肺炎
ILD:interstitial lung disease:間質性肺疾患
IPF:idiopathic pulmonary fibrosis:特発性肺線維症

LD-CTD:lung dominant CTD:肺野病変優位型CTD
LIP:lymphoid interstitial pneumonia:リンパ球性間質性肺炎
MCTD:mixed connective tissue disease:混合性結合組織病
NSIP:nonspecific interstitial pneumonia:非特異性間質性肺炎
OP:organizing pneumonia:器質化肺炎
PAH:pulmonary arterial hypertension:肺高血圧
PM-DM:polymyositis/dermatomyositis:多発筋炎・皮膚筋炎
RA:rheumatoid arthritis:関節リウマチ
RF:rheumatoid factor:リウマトイド因子
SjS:Sjögren syndrome:Sjögren症候群
SLE:systemic lupus erythematosus:全身性エリテマトーデス
SSc:systemic sclerosis:全身性硬化症
UCTD-ILD:未分化型結合組織疾患に伴う間質性肺疾患
UCTD:undifferentiated CTD:未分化型結合組織疾患
UIP:usual interstitial pneumonia:通常型間質性肺炎
抗ARS抗体:anti-aminoacyl-transfer tRNA synthetase antibody:抗アミノアシルtRNA合成酵素抗体
抗CADM-140抗体:anti-clinical amyopathic dermatomyositis-140 antibody
抗DsDNA抗体:anti-double-stranded DNA antibody:抗二本鎖DNA抗体
抗Jo-1抗体:anti-Jo-1 antibody:抗ARS抗体の1種
抗RNP抗体:anti-ribonuclear protein antibody:抗リボ核蛋白質抗体
抗Scl-70抗体:anti scleroderma antibody, anti-topoisomerase I antibody:抗トポイソメラーゼI抗体
抗Sm抗体 anti-Smith antibody
抗SRP抗体:anti-signal recognition particle antibody:抗シグナル認識粒子抗体

4) Song JW, et al : Pathologic and radiologic differences between idiopathic and collagen vascular disease-related usual interstitial pneumonia. Chest, 136 : 23-30, 2009.

5) Kim EA, et al : Interstitial lung diseases associated with collagen vascular disease : radiologic and histopathologic findings. RadioGraphics, 22 : S151-S165, 2002.

6) Lynch DA, et al : Lung disease related to collagen vascular disease. J Thorac Imaging, 24 : 299-309, 2009.

■これは必読！
7) Capobianco J, et al : Thoracic manifestations of collagen vascular diseases. RadioGraphics, 32 : 33-50, 2012.

8) 難病情報センターホームページ http://www.nanbyou.or.jp/（アクセス2013年9月）

MEMO

膠原病関連間質性肺疾患とIIPsとの鑑別

画像，病理像から膠原病関連間質性肺疾患と特発性間質性肺炎（idiopathic interstitial pneumonia：IIP）などとの鑑別は困難である。特発性肺線維症（idiopathic pulmonary fibrosis：IPF）で自己抗体（＋）群，IPFで自己抗体（－）群，膠原病でUIP群を比較した研究では，膠原病の特徴として，病理像ではリンパ濾胞，胞隔の炎症が目立ち，線維芽細胞巣（fibroblastic foci：FF）が乏しく，CTではすりガラス様吸収域（ground-ground attenuation：GGA）が比較的広範囲で蜂巣肺は乏しい傾向にあると報告されている[4]。

このようにさまざまな病理像を呈する間質性肺疾患の特徴を知るうえで高分解能CT（HRCT）は重要な役割を担っており，間質性変化の広がりや病勢診断に優れ，線維化と炎症の割合を評価するのにも有用で，さらに肺機能検査との相関もあるため積極的に施行すべきである[5～7]。

膠原病に見られる肺病変は，間質性肺炎のみならず，血管炎や肺高血圧症のような血管病変，リウマチ結節のような結節性病変，その他，気道病変，胸膜病変，リンパ系疾患なども含め，さまざまな病態が起こり，またそれらが混在する。これらをひとまとめにいわゆる「**膠原病肺**」と総称されることもある。加えて，治療薬剤に関連する日和見感染症や薬剤誘起性肺病変，さらには悪性腫瘍の発生などおよそ考えられるす**べての画像所見を取りうる。**

本稿では，膠原病ごとに発症しやすい肺病変の病理組織像を念頭に置きつつ，主にHRCTを提示し解説するとともに，急速進行性間質性肺炎や膠原病と診断される前に肺病変が先行発症する，いわゆる間質性肺炎先行膠原病に関しても触れる。

臨床所見から見た肺病変の頻度[1,5～8]

臨床所見から判断される肺病変の頻度は報告によって大きく異なるが，一般的にはSScで最も多く60～70％に見られる。次いでPM-DMに40～50％，RAが30～40％，SLE，SjSがほぼ同程度で20～30％，MCTDはSScとSLEのほぼ中間の頻度といわれる[7]。対象症例によっては80～90％という高頻度の報告もあるが，概してSSc，PM-DM，RA，MCTDで高く，SjS，SLEがこれらに次ぐ。急性呼吸不全は間質性肺炎の急性増悪によることが多く，PM-DMで約30％と特に多く，次いでRAが多い。**母数の多さではRAが，予後の悪さでは特にDMに注意が必要である。**

ここが動ドコロ

膠原病に見られる肺病変の特徴

- わが国での膠原病罹患人数は，RAが約70万人と圧倒的に多く，次いでSjSが10万人，以下，SLEが4万人，PM-DMおよびSScが2万人，MCTDが9千人程度である。
- 各病型とも発症は圧倒的に女性に多い。
- 膠原病に見られる肺病変は種々多様で，間質性肺炎，気道病変，血管病変，結節病変，胸膜病変など，およそ考えられるすべての画像所見を取りうる。
- 肺病変の頻度はSSc，PM-DM，RA，MCTDで高く，次いでSjS，SLE。
- 間質性肺炎の組織型では，NSIPが多く，次いでOP，UIP，DLH（LIP）など。
- RAやDMに合併する間質性肺炎は，ときに急速進行性の経過をとり予後不良。

膠原病の各代表的疾患における肺病変の特徴

関節リウマチ(rheumatoid arthritis：RA)

RAは，膠原病のなかで最も多く，人口の約0.5～1％と推定されており，わが国の罹患人数は約70～80万人[1]で，20～50歳台の女性に起こりやすい(男女比1：3)病因不明の自己免疫疾患である。持続性の関節滑膜炎により起こる慢性の対称性多発関節炎，朝のこわばり，リウマトイド結節を臨床所見として，血清リウマトイド因子の存在，特徴的なX線所見によって特徴づけられてきたが，早期診断・早期治療の観点から，2010年に米国・欧州リウマチ学会合同分類基準[9]*1が示された。

RAに伴う肺病変は，間質性肺炎，気道病変，胸膜病変，肺感染症，薬剤性肺障害，リウマチ結節など多彩で，種々の病態が同一患者に混在して見られることもあり，包括的にリウマチ肺(rheumatoid lung)ということもある。RA関連肺病変は罹患歴が長く，リウマチ因子高値の患者に多く，通常は50～60歳の男性に多い。

RA関連肺病変における病理像(開胸肺生検)の近年の報告では，NSIPとUIPがほぼ同程度，次いで気道病変，OPである[4,7～10]。UIPパターン(図1)の頻度はほかの膠原病に比して高く，RA-UIPはRA-NSIPより予後不良である[10]が，IPF/UIPより予後はよい[4]とされる。一方，RAの間質性肺炎は病理学的には慢性の線維化性間質性肺炎が主体でIIPsの単一パターンのみでは表現が難しいことも多々ある。

間質性肺炎を呈するRAの初期段階のX線所見の特徴は，下肺野を主体にした線状・網状影で，病変が進行するにつれ網状のパターンはより粗雑でびまん性になり，蜂巣肺も見られるようになってくる[11]。

図1　UIPパターンを呈したRA
60歳台，男性。

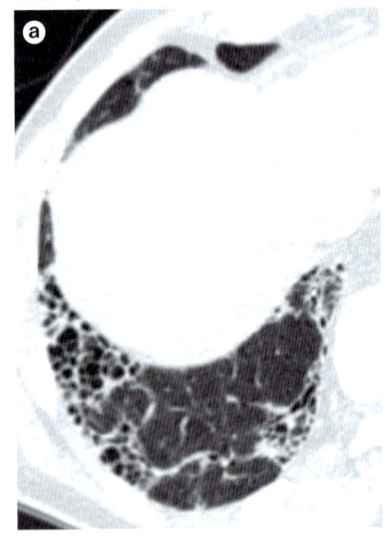

a：HRCT右肺底像
線維増殖性病変が斑状に分布している。一見蜂巣肺様であるが，網状影とすりガラス陰影，気腔の拡張，牽引性細気管支拡張が主体である。

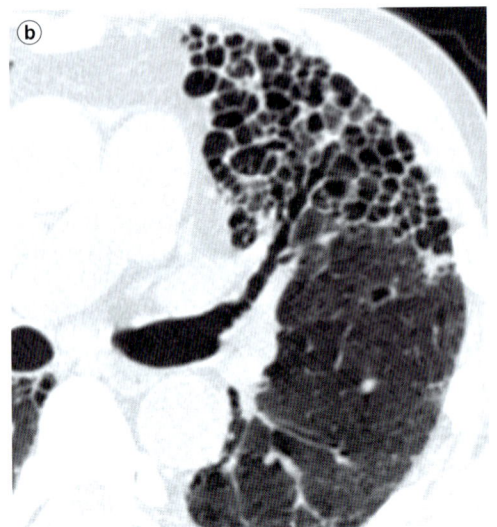

b：HRCT左中肺野像
背側胸膜下にすりガラス陰影と微細粒状影が見られる。前方では，お互いの壁を共有し，胸膜面まで層をなす数mm～1cm程度の小嚢胞の集簇があり，特に末梢領域は蜂巣肺といえる。中枢側から牽引性気管支拡張像が見られるが，内層寄りの小嚢胞の一部はこの拡張の正接像も見ていると思われる。

用語アラカルト

*1 米国・欧州リウマチ学会合同分類基準

少なくとも1つ以上の関節で腫れを伴う炎症(滑膜炎)が見られ，その原因としてRA以外の病気が認められない場合に，
①罹患関節(症状がある関節の数)
②血清学的検査：リウマトイド因子(rheumatoid factor：RF)または抗CCP抗体(anti-cyclic citrul-linated peptide antibody：ACPA)
③急性期反応物質：CRPまたは赤沈
④症状持続期間(6週間)
の4項目についてのそれぞれの点数を合計し，6点以上であればRAと診断し，抗リウマチ薬による治療を開始する。

9) Aletaha D, et al：2010 Rheumatid Athritis Classification Criteria. An American College of Rheumatology/European League Against Rheumatism Collaborative Initiative. Arth Rheum,62：2569-2581, 2010.
10) Kim EJ, et al：Usual interstitial pneumonia in rheumatoid arthritis-associated interstitial lung disease. Eur Respir J,35：1322-1328, 2010.
11) Gamus G：Radiographic manifestations of thoracic involvement by collagen vascular diseases. J Thorac Imag, 7：1-7, 1992.

HRCTでは肺底を主体として，小葉内の線状・網状影や小葉間隔壁の肥厚が組み合わさって不規則な線状・網状影を呈する[12]（図2）。RAでは，しばしばNSIPとUIPパターンのオーバーラップがあり，CT所見は比較的広範囲のGGAと網状影が特徴的である[13]。OPパターンはconsolidation[14]やreversed halo sign[15]（前項「特発性間質性肺炎」参照）を呈する（図3）。肺構築改変や肺容積の減少は進行例に見られ，網状影，牽引性気管支拡張，蜂巣肺が混在した像を呈する。CT上，微小囊胞構造の集簇は蜂巣肺と認識されることが多いが，ときに線維増殖性病変に見られる牽引性気管支拡張や網状影内の気腔拡張，もともとあった喫煙関連病変（気腫）と周辺の線維化がそのように見えることもあり，注意が必要である[16]。

気道病変として気管支拡張症や閉塞性細気管支炎が認められる。特に呼吸器有症状患者では，30〜50％程度に気管支拡張のような気道病変が見られる[17]が，呼吸機能低下（閉塞性障害）例では90％近くに気道病変を伴うと報告されている[18]。これら気道病変は二次性の感染の原因となることがある。

閉塞性細気管支炎は炎症細胞浸潤による気道の線維性狭窄により生じ，小葉中心性分岐線状影が見られ，さらに不均等な空気とらえ込み（air trapping）によって肺野の吸収値がモザイク状に見え，呼気CTによって低吸収域がより視現化（強調）される[1,5〜7]（図4）。気管支，細気管支傍領域のリンパ濾胞過形成を特徴とする濾胞性細気管支炎（follicular bronchiolitis：FB）はHRCTでは，小葉中心性の微細粒状影とGGAが見られる（図5）。

参考文献

12) Yousem SA, et al : Lung biopsy in rheumatoid arthritis. Am Rev Respir Dis, 131 : 770-777, 1985.
13) Tanaka N, et al : Rheumatoid arthritis-related lung diseases. CT findings. Radiology, 232 : 81-91, 2004.
14) Akira M, et al : Thin-section CT findings in rheumatoid arthriris-associated lung disease : CT pattern and their courses. J Comput Assist Tomogr, 23 : 941-948, 1999.
15) Kim SJ, et al : Reversed halo sign on high-resolution CT of cryptogenic organizing pneumonia : diagnostic implications. AJR Am J Roentgenol, 180 : 1251-1254, 2003.
16) Watadani T, et al : Interobserver variability in the CT assessment of honeycombing in the lungs. Radiology, 266 : 936-944, 2013.
17) Remy-Jardin M, et al : Lung changes in rheumatoid arthritis : CT findings. Radiology, 193 : 375-382, 1994.
18) Terasaki H, et al : Respiratory symptoms in rheumatoid arthritis : Relation between high resolution CT findings and functional impairment. Radiation Medicine, 22 : 179-185, 2004.

図2　NSIPパターンにOPが見られたRA

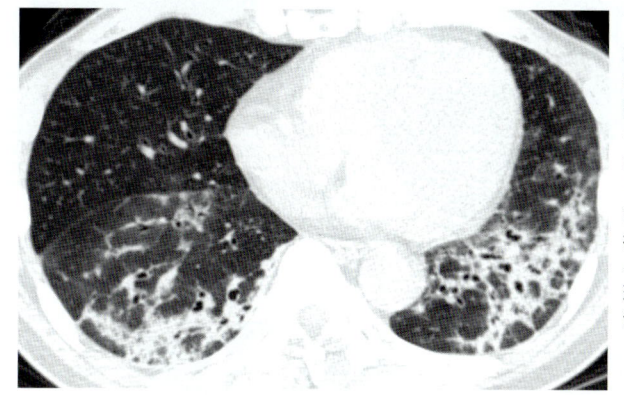

下肺野の薄層CT

50歳台，女性。両肺底区を主体に肺容積の減少と構造偏位を認める。肺野末梢主体にすりガラス陰影と濃厚な不整形陰影が非区域性に帯状に広がり，内部に牽引性気管支拡張が見られる。胸膜下の一部がスペアされ，気道中心性分布も示す。
病理学的にはcellular & fibrosing NSIPパターンを主体とし，びまん性リンパ球性過形成やFB，OPなど多彩な像が混在していた。

図3　OP病変，胸膜炎が先行発症したRA

a，b：HRCT

50歳台，男性。右肺S³（a），肺底区（b）の末梢側，胸膜下に，内部にair bronchogramを伴う斑状のconsolidationを認める（→）。胸膜の肥厚，胸膜直下の肺のつぶれがあり，少量の胸水貯留も見られる（＊）。

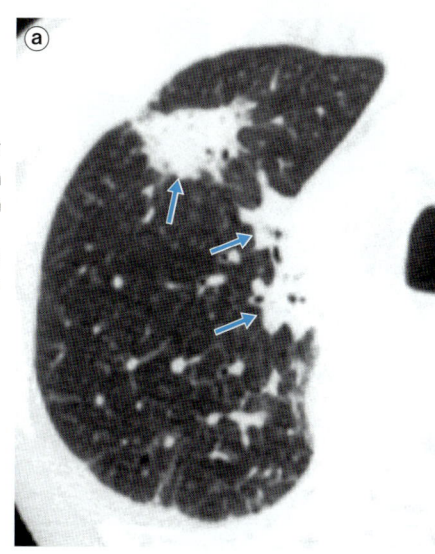

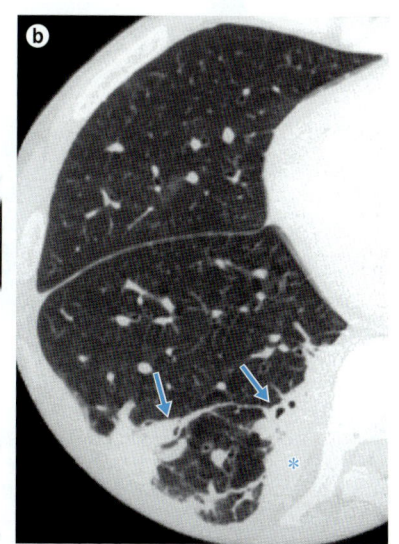

肺野のリウマチ結節は，男性，皮下結節陽性例，リウマチ因子高値例に多く見られる。病理組織学的には結節中心部の類線維素壊死が特徴で，周囲は毛細血管結合織，組織球の柵状配列，線維芽細胞，形質細胞，リンパ球，少数の多核巨細胞を含む肉芽組織の外層で囲まれている[1]。CTでは，通常は多発性で胸膜直下ないし胸膜を基底部とする小結節として見られることが多い（図5b）。大きさは数mm～数cmまで及び，内部壊死により約半数に空洞が見られるが，石灰化はまれである。

その他，胸膜炎に伴う胸膜肥厚や胸水といった胸膜関連病変も比較的多く見られる（図3b）が，肺病変と関連がないこともしばしばあり，胸水は少量で自然消失しやすい。

RAは，臨床経過が長いため，治療薬による薬剤性肺障害（図6）や免疫抑制に伴う感染症，悪性腫瘍などにも注意が必要である。

図4 RAに見られた狭窄性細気管支炎（臨床的閉塞性細気管支炎）

a，b：右下肺野のHRCT

40歳台，女性。肺野内層および末梢の一部は低吸収域，高吸収域が地図状に混在し，モザイクパターンを呈している。比較的中枢側から気管支の拡張があり，気管支壁もやや目立っている。末梢側では小葉内に分岐線状構造が目立ち，周辺肺野は低吸収となっている。

病理像では，全体に気道病変と気道周囲の線維化病変が目立ち，気道には中等度から一部高度な狭窄型細気管支炎像が確認され，臨床的閉塞性細気管支炎（BO）と考えられた。

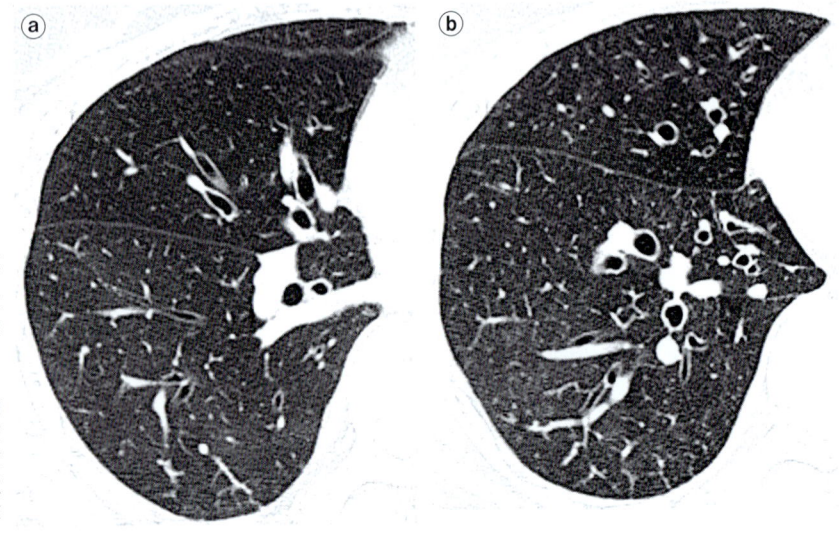

図5 RAの気道病変

60歳台，女性。

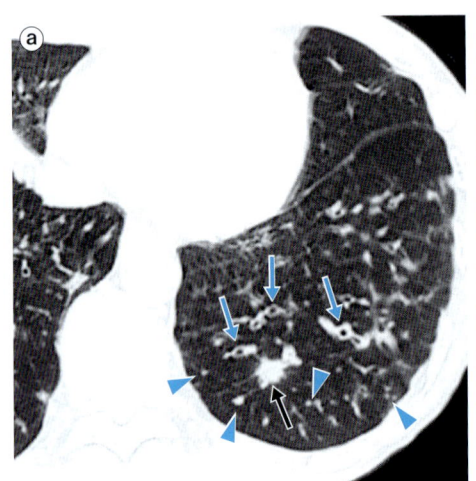

a：HRCT（左肺底区）

肺野は全体的に低吸収で，過膨張が疑われる。気道は拡張し，気道壁肥厚も見られる（→）。肺野末梢側では小粒状影が小葉中心性に散見され，細気管支の炎症性変化を示していると思われる（▶）。その他，小葉性の結節状病変があり，炎症性結節と考えられる（→）。

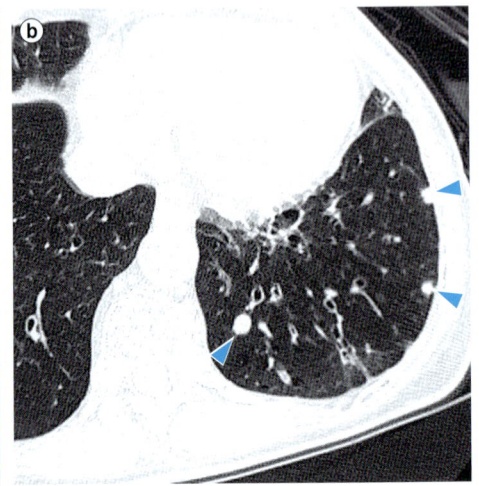

b：aよりやや尾側

肺野末梢，胸膜下に多発小結節影が見られ，リウマチ結節と考えられる（▶）。

図6 RA：メトトレキサートによる薬剤性肺障害

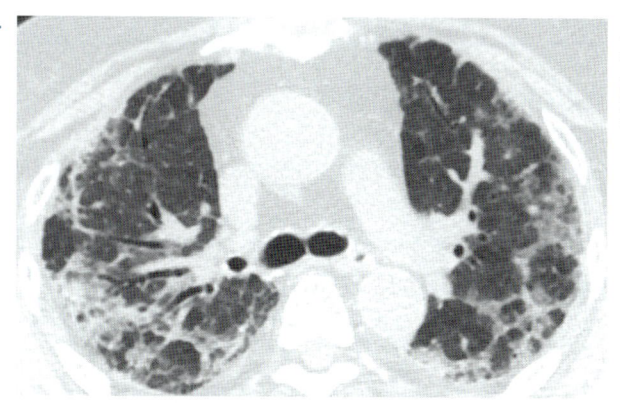

上肺野の薄層CT
70歳台，女性。地図状のすりガラス陰影と濃厚均等影が混在し，牽引性気道拡張が見られる。

ここが勘ドコロ

RAのHRCT所見

- リウマチ肺：間質性肺炎，気道病変，胸膜炎，リウマチ結節など多彩
- 間質性肺炎ではNSIP，UIPが多く，OPが次ぐ
- 気道病変
    気管支拡張
    閉塞性細気管支炎（モザイク状吸収域，air-trapping）
    濾胞性細気管支炎（小葉中心性微細粒状影，分岐線状影，GGA）
- 肺野末梢，胸膜下の結節影（リウマチ結節）
- 胸膜炎（胸膜の不整な肥厚，胸水など）
- 治療薬による薬剤性肺障害や免疫抑制に伴う感染症，悪性腫瘍など

これは必読！

19) Vij R, et al : Diagnosis and treatment of connective tissue disease-associated interstitial lung disease. Chest, 143 : 814-824, 2013.

20) Johnson SR, et al : Validation of potential classification criteria for systemic sclerosis. Arthritis Care Res (Hoboken), 64 : 358-367, 2012.

全身性硬化症（systemic sclerosis：SSc）・強皮症（scleroderma）

主に皮膚，肺，消化管，骨・関節，心，腎などの体の種々の部位の線維化による硬化と，末梢血管障害を特徴とし，諸臓器のさまざまな自己免疫病態を合併する原因不明，慢性進行性の疾患で，わが国での推定患者数は約2万人，男女比は1：12と女性が大半を占め，30〜50歳台の発症が多い。

1980年に設定された診断基準は現在改訂に向けて検討中である[19,20]。

初期症状としては，指の腫脹とRaynaud現象の出現が多い。主病変である皮膚硬化の進行状況から，硬化が一気に全身に及ぶびまん皮膚硬化型（diffuse type：びまん型）と，硬化が手足に限られる限局皮膚硬化型（limited type：限局型）に大別される。自己抗体では，抗Scl-70抗体，抗RNAポリメラーゼ抗体はびまん型，抗セントロメア抗体は限局型で高率に陽性になる。

> **Point advice**　SScにおける自己抗体
>
> 抗Centromere抗体(anti-centromere antibody：ACA)：SScの約30％に陽性，限局型SScの目安となる。肺線維症は少ない。
> 抗Topoisomerase Ⅰ抗体(anti Scleroderma antibody：抗Scl-70抗体)：SScの約40％に陽性。びまん型で高率に陽性になる。抗体陽性例の80％に肺線維症が見られる。
> 抗RNA polymerase抗体：SScの約5％に陽性。びまん型で陽性になるが，肺線維症は少ない。腎クリーゼとの関連が報告されている。
> 抗U1RNP抗体：MCTDで陽性になるが，SScでも陽性を示すことがある。肺高血圧合併例では陽性を示すことが多い。

21) Nicholson AG, et al：Histopathological approach to patterns of interstitial pneumonia in patients with connective tissue disorders. Sarcoidosis Vasc Diffuse Lung Dis, 19：10-17, 2002.
22) Clements PJ, et al：Scleroderma Lung Study Group. Scleroderma Lung Study (SLS). Differences in the presentation and course of patients with limited versus diffuse systemic sclerosis. Ann Rheum Dis, 66：1641-1647, 2007.
23) Goh NSL, et al：Interstitial lung disease in systemic sclerosis. a simple staging system. Am J Respir Crit Care Med, 177：1248-1254, 2008.
24) Bouros D, et al：Histopathologic subsets of fibrosing alveolitis in patients with systemic sclerosis and their relationship to outcome. Am J Respir Crit Care Med, 165：1581-1586, 2002.
25) Kim EA, et al：Interstitial pneumonia in progressive systemic sclerosis：serial high-resolution CT findings with functional correlation. J Comput Assist Tomogr, 25：757-763, 2002.
26) Akira M, et al：Idiopathic pulmonary fibrosis：progression of honeycombing at thin-section CT. Radiology, 189：687-691, 1993.

SScの肺病変はほかの膠原病に比してより頻度が高く，剖検では約70〜90％[21]になんらかの間質性肺炎・線維症が証明され，肺高血圧症は10〜33％に見られ，特に限局型SScに多く見られる(CREST症候群[*2]では50％)[7]。間質性肺病変の頻度はびまん型で多いといわれてきたが，最近の研究では両群に差はなく，線維化のCTスコアではむしろ限局型のほうが悪い傾向にあったと報告されている[22]。

肺病変の有無が本症の予後を大きく左右するが，概して肺の病変が強く見えるわりには生命予後はよいことが多い。

最近，HRCTによる間質性肺炎所見の肺野に占める割合(5横断面に占める病変の平均が20％を超えるか否か)と，HRCT所見が不確実な場合は予測努力肺活量比(％FVCが70％未満か否か)によって，limitedとextensiveの2群に分類する方法が提唱され，生命予後に著しい差があることが示されている[23]。

病理組織学的には慢性間質性肺炎のパターンをとることが多く，NSIP(図7)とUIP(図8)が一般的であるが，その大半がfibrotic NSIPであるというのが最近の共通認識となりつつある。SScに合併した間質性肺炎80例の病理組織学的検討によるとNSIPが62例であったのに対して，UIPは6例，終末肺疾患6例，その他6例と明らかにNSIPが高頻度であった[24]。ときにFBやOPも見られるが，DADはまれである[1]。

HRCTでは，高頻度のfNSIPを反映して，GGAや網状影が下肺野で背側胸膜下主体に広がり，牽引性気管支拡張を伴う(図7)。網状影内に気腔の拡張があると蜂巣肺様に見えることがある。概して蜂巣肺は軽度である(図8)が，数年の経過で間質性病変が進行し，GGAや蜂巣肺の範囲は経過とともに拡大し[25]，肺容積は進行性に減少していく。蜂巣肺の進行の平均比率は，IPF/UIPは月0.4％の増加と報告されている[26]が，SScではそれより低く月0.07％の増加とされている[25]。

胸部CT上，特発性間質性肺炎とSScの間質性肺炎の病変の範囲を一致させた症例の比較では，特発性間質性肺炎に比してSScの間質性肺炎は呼吸機能障害が軽度で，死亡

> 用語アラカルト
>
> **＊2 CREST(クレスト)症候群**
> Calcinosis(皮膚または皮下に見られるカルシウム沈着)，Raynaud's phenomenon，Esophageal dysfunction(食道機能低下：食道下部の拡張や食道蠕動低下など)，Sclerodactyly(強皮症指)，Teleangiectasis(毛細血管拡張症)，の5つの臨床所見の頭文字から"CREST症候群"とよばれるが，限局型強皮症の一部であると考えられている。

第 3 章・07 膠原病肺のABC

27) Wells AU, et al : Fibrosing alveolitis associated with systemic sclerosis has a better prognosis than lone cryptogenic fibrosing alveolitis. Am J Respir Crit Care Med, 149 : 1583-1590, 1994.

率が低い[27]。前述のSScに合併した間質性肺炎の病理組織学的検討によると，NSIPの頻度がUIPや終末肺疾患に比して明らかに高頻度であり，組織学的な相違が特発性間質性肺炎の予後の差になるという。一方でこれら組織学的な差に統計学的有意差はなく，最も予後に影響するのは初診時の病変の重症度と肺拡散能力（DLco）の悪化所見であったとする報告もある[24]。

いずれにしろSScの間質性肺炎は特発性間質性肺炎に比して重症度が低く，進行が遅い。

食道拡張（図7，9）は，胸部CTではしばしば観察され，症状を欠いても62〜80％に

図7　SScに見られたNSIP

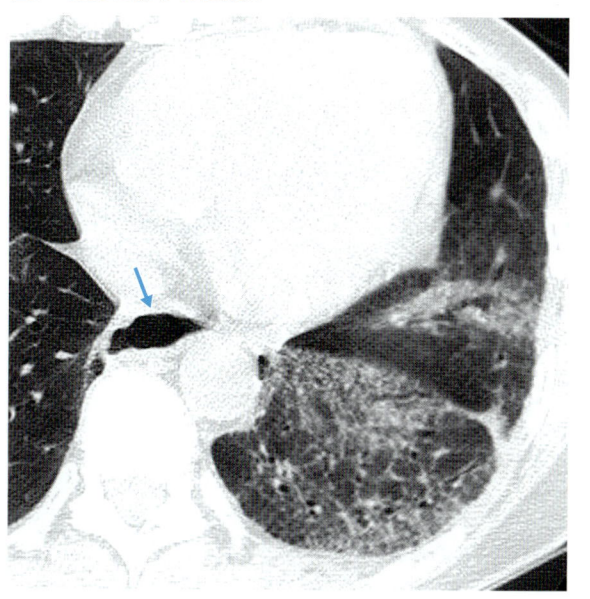

HRCT
60歳台，女性。左肺底や舌区の胸膜下および肺野内層（気道周辺）にGGAと網状影があり，内部に牽引性細気管支拡張像が見られる。病理像は，fibrosing NSIPで，Katzenstein group 2であった。なお，食道拡張も見られる（→）。

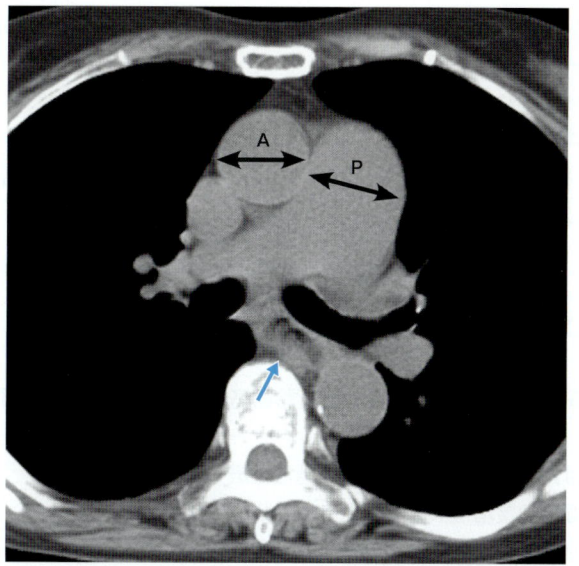

図8　SScに見られたUIP

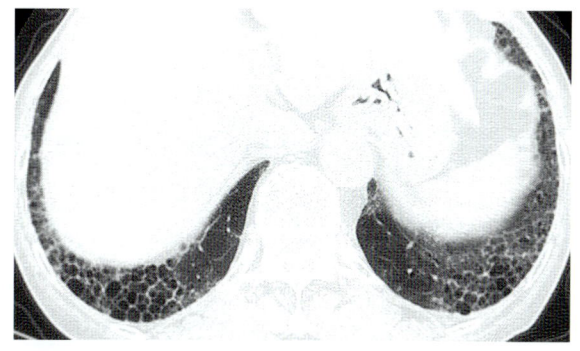

薄層CT像
60歳台，女性。両肺底の容積減少があり，胸膜直下に網状影と淡い吸収値上昇を認める。さらに胸膜下には壁を共有する小嚢胞の集簇があり，蜂巣肺が示唆される。病理組織像はUIPを呈した。

図9　SScに伴う肺高血圧症（平均肺動脈圧 60 mmHg）による右心不全合併例

単純CT
70歳台，女性。同レベルの上行大動脈径（A）と比較して，肺動脈主幹径（P）のほうが長い。
なお，食道拡張も認める（→）。

28) Volk MC, et al : Oesophageal dilatation on high-resolution computed omography scan of the lungs as a sign of sclerderma. Ann Rheum Dis, 67 : 1317-1321, 2008.
29) Bhalla M, et al : Chest CT in patients with scleroderma : prevalence of asymptomatic esophageal dilatation and mediastinal lymphadenopathy. Am J Roentgenol, 161 : 269-272, 1993.
30) Savarino E, et al : Gastroesophageal reflux and pulmonary fibrosis in scleroderma. A study using pH-impedance monitoring. Am J Respir Crit Care Med, 179 : 403-413, 2009.
31) Fischer A, et al : Pericardial abnormalities predict the presence of echocardiographically defined pulmonary arterial hypertension in systemic sclerosisrelated interstitial lung disease. Chest, 131 : 988-992, 2007.
32) Pearson JE, et al : Risk of cancer in patients with scleroderma. Ann Rheum Dis, 62 : 697-699, 2003.

見られる[28,29]。

胃食道逆流症(gastroesophageal reflux disease：GERD)をもつ患者は，もたない患者に比して間質性肺疾患の発症頻度が高く，線維化の範囲も広い傾向にあり，GERDは間質性肺疾患の危険因子という報告もある[30]。

肺高血圧症では，CT上肺動脈幹〜主肺動脈径の拡張を伴うことが多い(図9)が，正常径でも否定はできない。SScにおいては心膜肥厚，心囊液貯留が肺高血圧の予測因子として知られる[31]。

SScでは悪性腫瘍の発生相対危険度は1.6〜6.5倍と中等度で，特に肺癌を発症することが多く[32]，線維化病変近傍から発生するため，線維化病変の経過観察の際に特に注意が必要である。

ここが勘ドコロ

SScのHRCT所見

- 間質性肺炎
    - fNSIPがほとんどで，UIPは10〜20%
    - 両側下肺野背側胸膜下優位
    - すりガラス陰影
    - 微細網状影・不規則線状影
    - 牽引性気管支拡張
    - 気腔の拡張または大きさのそろった小囊胞集簇（蜂巣肺様）
- 肺高血圧症
    - 肺動脈幹径の拡大，上行大動脈径/肺動脈幹径比<1.0
    - モザイク状吸収域
- 食道拡張
- 合併肺癌

多発筋炎および皮膚筋炎(polymyositis-dermatomyositis：PM-DM)

33) Tanimoto K, et al : Classification criteria for polymyositis and dermatomyositis. J Rheumatol, 22 : 668-674, 1995.

骨格筋と皮膚に非特異的な炎症と変性をきたす原因不明の疾患で，PMは四肢近位筋群の対称性筋力低下を臨床的特徴とする慢性炎症性疾患で，これに特徴的な皮膚症状・皮膚病変を伴う場合にDMと診断される。PMとDMの異同が論じられているが，ほぼ同一ないし類似疾患と考えられている。

Point advice　DMに特徴的な皮膚症状

1992年の厚生省班会議による多発筋炎・皮膚筋炎の改訂診断基準[33]では，以下の皮膚症状が挙げられている。

a. ヘリオトロープ疹：両側または片側の眼瞼部の紫紅色浮腫性紅斑
b. Gottronの徴候：手指関節背面の角質増殖や皮膚萎縮を伴う紫紅色斑または丘疹
c. 四肢伸側の紅斑：肘，膝関節などの背面の軽度隆起性の紫紅色紅斑

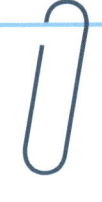

34) Wiedemann HP, et al : Pulmonary manifestations of the collagen vascular diseases. Clinics in Chest Medicine, 10 : 677-721, 1989.
35) Bernstein RM, et al : Anti-Jo-1 antibody : a marker for myositis with interstitial lung disease. BMJ 289 : 151-152, 1984.
36) Yoshida S, et al : The precipitating antibody to an acidic nuclear protein antigen, the Jo-1, in connective tissue diseases. A marker for a subset of polymyositis with interstitial pulmonary fibrosis. Arthritis Rheum, 26 : 604-611, 1983.
37) Takato H, et al : Pulmonary manifestations of anti-ARS antibody positive interstitial pneumonia - With or without PM/DM. Respir Med, 107 : 128-133, 2013.
38) Schwatz MI : The lung in polymyositis. Clin Chest Med, 19 : 701-702, 1998.

用語アラカルト

＊3 抗ARS抗体症候群
抗Jo-1抗体を含めた各種アミノアシルtRNA合成酵素（ARS）を認識する自己抗体はPL-7、PL-12、EJ、OJなど8種におよび、抗ARS抗体は筋炎、慢性ILD、関節炎、機械工の手などと関連する。PM、DM、臨床的に筋症状のないDM（CADM）、特発性ILDなど臨床診断はさまざまなことから、最近は抗ARS抗体症候群と分類されることが多い。
最近の抗ARS抗体陽性患者の検討では、間質性肺炎はPM-DMの有無を問わずよく見られ、胸部CTで両側下葉の容積減少、すりガラス陰影、網状影、牽引性気管支拡張が見られ、気管支肺胞洗浄液（bronchoalveolar lavage fluid：BALF）で高いリンパ球比（40～50％）であったとされ、NSIPパターンが示唆されている。慢性間質性肺炎で特にCT画像上NSIPパターンを見た場合、抗ARS抗体を測定すべき[37]と結論づけられている。

わが国では近年増加傾向にあり、約1万7千～2万人程度が罹患しており、年100万対約10～15人の発症、男女比は1：3である。10歳前後の小児例を除くと30～40歳台に多い。特に中年以降に発症した皮膚筋炎例では、胃癌、肺癌、乳癌、大腸癌など悪性腫瘍を合併しやすい。約1/3の症例で筋症状や皮膚症状が出現する前に肺病変が先行するといわれる[34]（図10）。

この疾患に特異的な抗Jo-1抗体は筋炎特異自己抗体としてPM-DM改訂診断基準[33]の1項目となっており、約20～30％の症例で陽性となる。抗Jo-1抗体陽性例の50～70％が間質性肺疾患を併発し、抗体陰性例の10％未満に比して明らかに高頻度である。抗体陽性例は筋炎発症より間質性肺炎が先行して発症することも知られており[35]、また、間質性肺炎発症に先行して抗体が陽性になることがある[36]。

最近では、抗Jo-1抗体以外に7種類の抗ARS（アミノアシルtRNA合成酵素）抗体が同定されており、これらの陽性例も高率に筋炎、間質性肺炎、関節炎などを併発し、まとめて抗ARS抗体症候群＊3（anti-synthetase syndrome：ASS）といわれる。

PM-DMの肺病変の発症様式として、
①呼吸筋が侵されることで起こる低換気と呼吸不全
②間質性肺炎
③咽頭筋群の筋力低下によって起こる誤嚥性肺炎
の3つが考えられている[38]。

PM-DM全体では間質性肺疾患は約30～45％に見られ、
①慢性進行性の線維化性間質性肺炎のNSIPパターン（図10）
②亜急性の経過を示すOPパターン
③急性の経過を示し予後不良なDADパターン（図11, 12）
の3型が主なものである[38]。組織型はNSIPとOPがほとんどを占め、両者はしばしば併発する。

HRCT所見としては、小葉間隔壁肥厚、GGA、斑状のconsolidation、parenchymal band、不規則な気管支血管束の肥厚などで、NSIPパターンに類似している。典型的なCT所見は、末梢性のconsolidationを伴うか伴わない両側下肺野優位で、血管気管支束に沿う不規則な線状網状影、ないしGGAと牽引性気管支拡張、構築の偏位および同領域の含気減少（容積減少）で、蜂巣肺は通常伴わない[1,5～7]。

図10 肺病変が先行発症したPM-DM例（UCTD-ILD、LD-CTD、AIF-ILDのいずれにも合致しない）

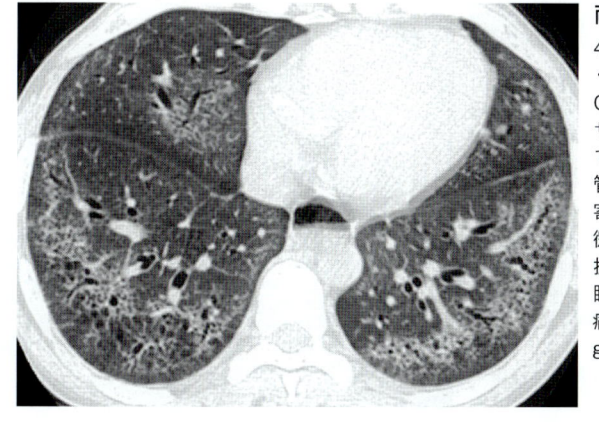

両下肺野の薄層CT
40歳台、男性。肺野内層から胸膜下を除く外層に微細で不整な網状影が広がり、GGAを呈している。内部の気道はギザギザとした不整な辺縁構造をもって拡張しており、高度線維化病変に伴う牽引性気管支拡張と考えられる。胸膜直下は内層寄りの変化に比較すると保たれている。微小嚢胞様構造も散見されるが、気管支拡張の輪切り像と思われ、典型的な（肉眼的）蜂巣肺所見は認めない。
病理組織像は、fibrosing NSIP（Katzenstein group 2）であった。

39) Akira M, et al : Interstitial lung disease in association with polymyositis-dermatomyositis : long-term follow-up CT evaluation in seven patients. Radiology, 210 : 333-338, 1999.
40) Mino M, et al : Pulmonary involvement in polymyositis and dermatomyositis. Sequential evaluation with CT. AJR Am J Roentgenol, 169 : 83-87, 1997.
41) Arakawa H, et al : Nonspecific interstitial pneumonia associated with polymyositis and dermatomyositis : serial high-resolution CT findings and functional correlation. Chest, 123 : 1096-1103, 2003.
42) Sontheimer RD : Would a new name hasten the acceptance of amyopathic dermatomyositis (dermatomyositis siné myositis) as a distinctive subset within the idiopathic inflammatory dermatomyopathies spectrum of clinical illness? J Am Acad Dermatol, 46 : 626-636, 2002.

斑状のconsolidation，parenchymal band，不規則な気管支血管束の肥厚などは経過観察のCTで改善することがあり可逆性でもあるが，後に胸膜の異常影ないし肥厚像，小葉間隔壁の肥厚へと変化する[39〜41]こともある。

なお，SSc，PM-DMに合併した間質性肺炎の病理組織像は，両者ともNSIPと分類される症例が高頻度であるが，5年生存率はそれぞれ98％と58％で，予後はSScのほうがよいとする報告もある[1]。

■筋症状を伴わない皮膚筋炎（amyopathic dermatomyositis：ADM）

臨床的に皮膚症状はあるが筋炎症状を伴わず，皮膚生検にてDMと診断されたADM（amyopathic DM）では，肺病変が急速に進行する予後不良の一群があり注意を要する[42]（図11）。最近では，少し広義にとって，典型的な皮膚症状が出現しても半年以上典型的な筋症状を認めないもの（あるいは検査異常のみ）をCADM（clinically ADM）という概念でまとめている[43]。

CADMは抗ARS抗体のような筋炎特異自己抗体が陽性にならず，急速進行性の間質性肺炎を併発し予後不良である[44]が，最近，抗CADM-140抗体が同定され，この抗体陽性例は高率に急速進行性の間質性肺炎を併発し，抗体価高値例は治療抵抗性で予後不良である[45]ことがわかってきている。

抗ARS抗体陽性例，CADM（図12）などでは，両側性のGGAやconsolidationが出現し急速に広がることがあり，病理組織学的には急速進行性間質性肺炎（OPやDAD）の併発が疑われる。このような症例の肺病変は初発が軽微な所見であっても急速に進

図11　急性呼吸促迫症候群（ARDS）で発症したADM例
50歳台，男性。

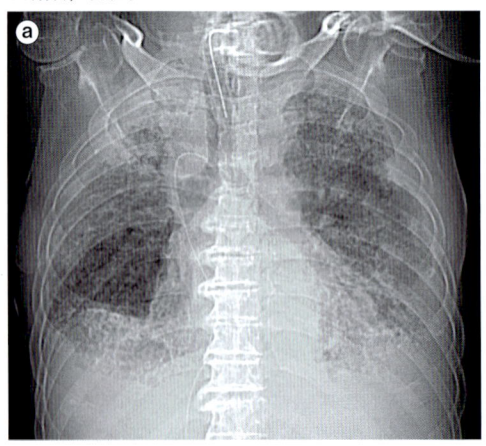

a：胸部CR像
両肺びまん性の網状影，末梢側優位の斑状影，胸水貯留があって，含気が著明に減少している。臨床的にARDSと診断された。

b，c：薄層CT
肺野は全体的に淡い高吸収を呈し，正常肺野はほとんど見られない。牽引性気管支拡張を伴うconsolidationや末梢側の不整な濃い高吸収域，小葉間隔壁の肥厚などが見られ，胸水が貯留している。
病理組織像はDADの器質化期で，約2カ月後に治療が奏効せず死亡した。

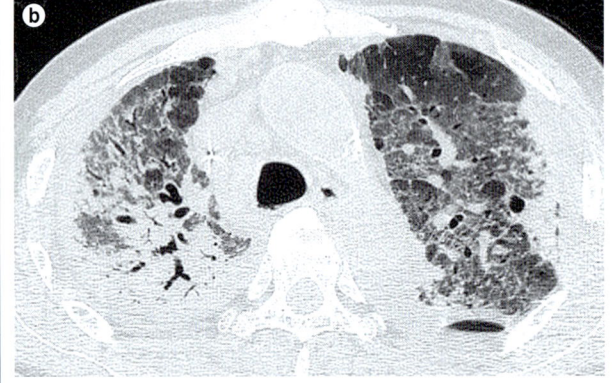

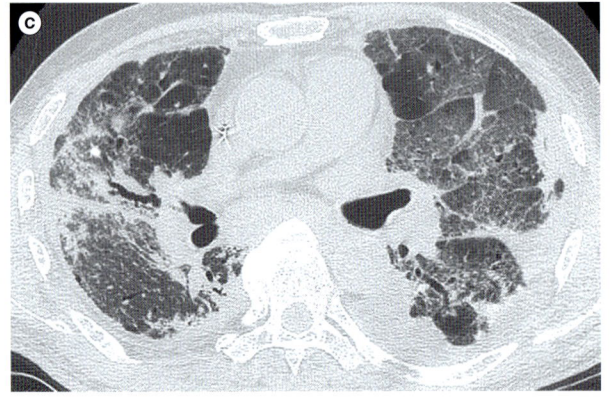

図12　CADMにおける急速進行性間質性肺炎
40歳台，男性。

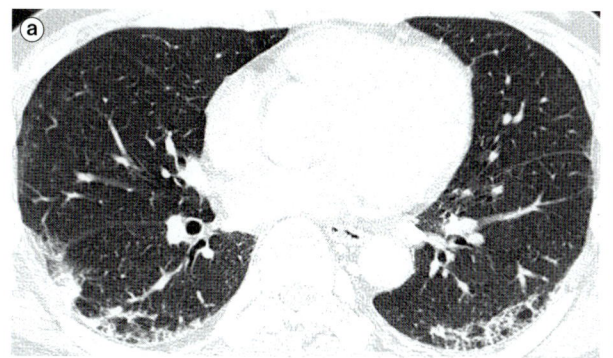

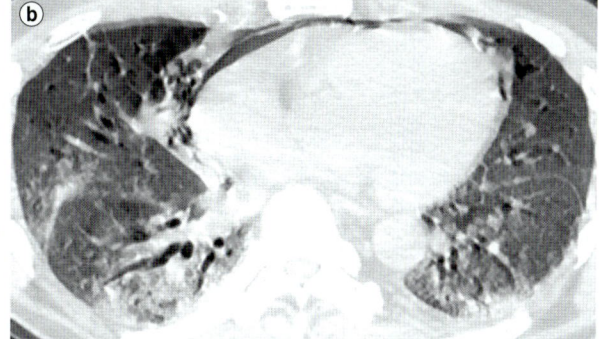

a：咳嗽で受診した際の薄層CT
肺底背側胸膜下に軽微な網状影とすりガラス陰影がわずかに見られる程度であったが，急激に呼吸困難が出現し低酸素状態となり，気管挿管下に呼吸管理状態に陥った。

b：3週間後の薄層CT
両肺びまん性にすりガラス陰影が見られ，中枢気道から牽引性拡張が見られる。心膜・縦隔気腫も併発し，治療が奏効せず死亡した。

行・悪化し死に至るため，早期から治療を開始すべきといわれている。しかし，ステロイドパルス療法や免疫抑制薬のような通常の治療では，病勢をおさえることは困難なことも多い。

ここが勘ドコロ

PM-DMのCT所見

- NSIP，OPがほとんどで，急速進行性間質性肺炎に注意
- 両側下肺野優位で血管気管支束に沿う不規則な線状・網状影，GGA，consolidation
- 両側下肺野優位で胸膜下の線状・網状影
- 胸膜下のconsolidation
- 蜂巣肺は乏しい
- 両肺びまん性に急速進行性に広がるGGA，consolidation
- 抗ARS抗体症候群，CADMに伴う急速進行性間質性肺炎

Sjögren症候群（Sjögren syndrome：SjS）

　SjSはドライアイ（乾性角結膜炎），ドライマウス（口腔乾燥症状），および関節炎の三徴候を特徴とする比較的よく見られる疾患で，一般住民の0.1％，および高齢者の3％に及ぶ[5]といわれる。わが国では潜在的発症も含めると患者数は約10万人と推定される。40〜60歳台に多く，男女比は1：9〜14と圧倒的に女性に多い[1,7]。
　抗SS-A（Ro），抗SS-B（La）抗体の陽性率が高く，診断に有用である。
　ほかの膠原病に合併する二次性SjSと，ほかの膠原病を有さない原発性に分類され，頻度はほぼ1：1である。二次性はRAが最も高頻度で，SLE，SSc，PM-DMでも伴うことがある。原発性SjSは，ドライアイ，口腔乾燥症状のみが約45％，諸臓器へのリンパ球浸潤，増殖による病変や自己抗体，高γグロブリン血症などによる病変を伴うも

43) Gerami P, et al：A systematic review of adult-onset clinically amyopathic dermatomyositis (dermatomyositis siné myositis)：a missing link within the spectrum of the idiopathic inflammatory myopathies. J Am Acad Dermatol, 54：597-613, 2006.

44) Mukae H, et al：Clinical differences between interstitial lung disease associated with clinically amyopathic dermatomyositis and classic dermatomyositis. Chest, 136：1341-1347, 2009.

45) Sato S, et al：Anti-CADM-140/MDA5 autoantibody titer correlates with disease activity and predicts disease outcome in patients with dermatomyositis and rapidly progressive interstitial lung disease. Mod Rheumatol, 23：496-502, 2013.

46) Franquet T, et al：Primary Sjögren's syndrome and associated lung disease：CT findings in 50 patients. AJR Am J Roentgenol, 169：655-658, 1997.

のが約50％，悪性リンパ腫や原発性マクログロブリン血症を発症した状態が約5％と推計される。

呼吸器異常としては，濃縮された分泌物が気道を閉塞することで起こる肺虚脱（無気肺）や肺炎がよく見られる[1]。その他，気管支拡張症および細気管支炎のような気道異常が見られる[46]。末梢気道病変はair-trappingを起こし，肺野の吸収域がモザイク状を呈するが，呼気CTでより見やすくなる[1]。

SjSはリンパ増殖性疾患も合併するが，良性リンパ増殖性疾患として濾胞性気管支炎やLIPないしDLH[*4]が重要である（**図13，14**）。

このような胚中心を伴うリンパ過形成は基礎疾患としてSjS，RA，multicentric Castleman病などに見られることがある[47]。

LIPないしDLHは，CT上GGAを呈し，散在性に5～30mm大の薄壁嚢胞を伴うのが特徴である（**図13，14b**）が，この嚢胞は細気管支傍間質へのリンパ球，形質細胞の浸潤によって細気管支の狭窄が起こり，二次性の細気管支拡張やair trappingによる末梢肺過膨張が成因と考えられる[48]。不整な小葉中心性結節や血管気管支束の肥厚も見られるが，これらはリンパ球，形質細胞の浸潤で間質が肥厚したことによる。

SjSの約5％に悪性リンパ腫が合併するが，頸部リンパ節や唾液腺発生が多い。

胸部CTでは結節ないし腫瘤，consolidationの出現，縦隔・肺門リンパ節腫大，胸水が見られた場合，悪性リンパ腫の合併が示唆される（**図14**）。

原発性SjSは，間質性肺炎および線維症は比較的少ないが，組織型ではNSIPが最も多く，UIP，OPなども見られる。SjS間質性肺疾患の5年生存率は84％で，CT所見はGGA（45～92％），線維化による蜂巣肺（13～43％），多発性の肺嚢胞（7～17％）で，薄壁肺嚢胞の存在はDLHの併発を疑わせる。

その他，アミロイドーシス，肺高血圧症，胸水や胸膜の線維化などがまれに見られる。

用語アラカルト

＊4 LIPとDLH

LIPは，成熟リンパ球，形質細胞，その他の単核球が間質へびまん性に浸潤するのが特徴とされるが，リンパ増殖性疾患との異同が問題となっていた。2002年の特発性間質性肺炎の国際合意分類[2]では，LIPは主として肺胞隔壁にリンパ球系細胞の浸潤が見られるものと厳密に定義されたため，広く間質全体に広がる病態は形態病理診断名としてDLHと診断するほかなくなった。2002年以前のLIPとしてまとめられた報告は，現在，DLHも含めるものと解釈される。

47) 藤本公則，ほか：悪性リンパ腫の画像診断：肺．臨床画像, 18：746-760, 2002.
48) Ichikawa Y, et al：Lung cysts formation in lymphocytic interstitial pneumonia：CT features. J Comput Assist Tomogr, 18：745-748, 1994.

図13 SjSに見られたDLH

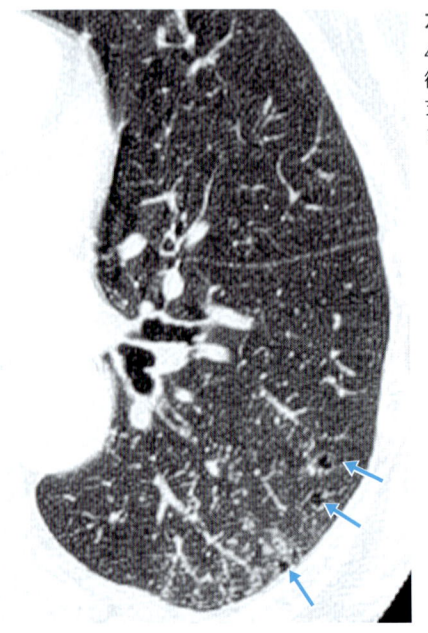

左下肺野のHRCT像

40歳台，女性。末梢側に微細粒状，GGAが散見され，微小嚢胞構造（→）を認める。病理組織像では細気管支周囲間質へのリンパ球，形質細胞浸潤が著明でびまん性リンパ球性過形成（DLH）の状態であった。

図14 SjSに併発したDLH，MALTリンパ腫

a，b：HRCT
60歳台，女性。両肺びまん性にGGA域を認める。中葉S⁵にair bronchogramを伴う斑状濃厚影を認める(→)が，病理組織ではMALTリンパ腫であった。肺底ではGGAと囊胞(→)，胸膜下に小結節影(▶)が見られる。

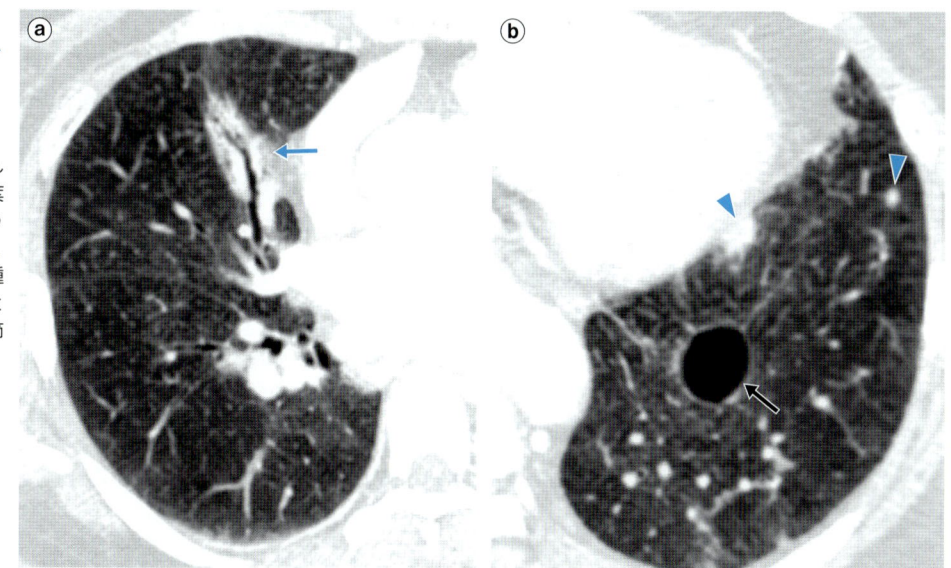

ここが勘ドコロ

SjÖgren症候群のCT所見

- 気道病変
  - 気道拡張，気道壁肥厚
  - 濾胞性細気管支炎(小葉中心性の淡い微細粒状影，分岐線状影)
  - 末梢気道の粘液貯留所見
  - 末梢気道病変によるair-trapping，肺野モザイク吸収域(呼気CT)
- 間質へのリンパ系細胞浸潤によるGGA，consolidation，囊胞形成
- 結節影，腫瘤影
  - 悪性リンパ腫，アミロイド結節
- 慢性線維化性間質性肺炎
  - NSIPパターン(肺底胸膜下，気管支血管束周辺の不規則な線状・網状影，GGA)

全身性エリテマトーデス(systemic lupus erythematosus：SLE)

　SLEは多彩な全身症状と多臓器病変を有し，種々の自己抗体産生を特徴とする全身性自己免疫性疾患である。20～30歳に好発し，わが国の患者数は約4万人で，男女比は約1：10と女性に圧倒的に多い[1]。妊娠可能年齢層に多く，それ以外の層では男女差が少なくなる[8]。

　胸部病変では，胸膜病変(胸膜炎)が最も多く(図15)，40～60％の患者に起こるといわれるが，肺実質病変は膠原病のなかでは少なく約10％程度である。SLE 1,000人のコホート研究によると，発症時に肺病変は3％と少なかったが，経過中ではさらに7％に肺病変が発症したという[49]。急性肺病変として肺炎，肺内出血(図16，17)，急性ループス肺炎，肺水腫が挙がる。日和見感染による肺炎の頻度は増加している。肺出血は

---

49) Cervera R, et al：Systemic lupus erythematosus：clical and immunologic patterns of disease expression in a cohort of 1,000 patients. Medicine, 72：113-124, 1993.

50) Haupt HM, et al：The lung in systemic lupus erythematosus：analysis of the pathologic changes in 120 patients. Am J Med, 71：791-798, 1981.
51) Bankier AA, et al：Discrete lung involvement in systemic lupus erythematosus：CT assessment. Radiology, 196：835-840, 1995.
52) Fenlon HM, et al：high-resolution chest CT in systemic lupus erythematosus. AJR Am J Roentgenol, 166：301-307, 1996.
53) Swigris JJ, et al：Pulmonary and thrombotic manifestations of systemic lupus erythematosus. Chest, 133：271-280, 2008.

比較的少ないが急速に広範な高吸収病変を呈する鑑別疾患として重要である。急性ループス肺炎は1〜4％に発症し，臨床的には発熱，呼吸困難，低酸素血症が見られ，肺胞壁の損傷と壊死によって炎症細胞浸潤，出血，浮腫や硝子膜形成が起こる[5]とされており，ほぼDADの器質化期に相当する。画像では感染症や出血と類似しており，両側性のconsolidation，びまん性の濃厚陰影を呈し，ときに片側性の斑状影を呈する。

慢性肺病変として間質性肺炎・線維症が挙がる。SLEの間質性肺炎の頻度に関しては，120人の病理像の検討では，わずかに5人（4％）程度と報告[50]されているが，HRCTの検討[51,52]では約30％に見られたと報告されている。間質性肺炎の病理像はNSIP，UIPなどである。HRCTでは小葉間隔壁の肥厚，不整な線状・網状影，構造偏位などの非特異的な所見が見られる[5,51,52]が，全体的に病勢は比較的軽度のものが多い。

その他，横隔膜機能低下による横隔膜挙上，肺高血圧症[6]や二次性抗リン脂質抗体症候群*5に関連する肺血栓塞栓症[53]などが報告されている。

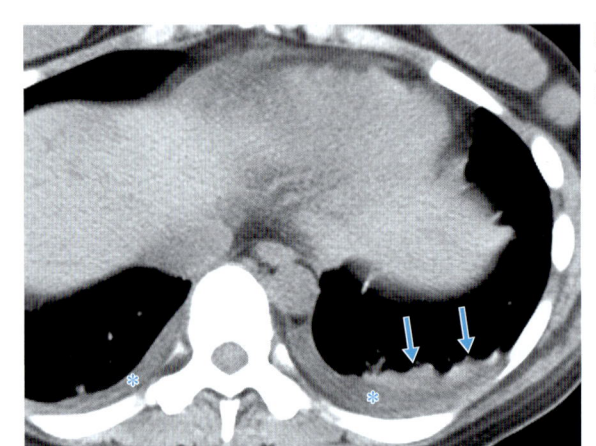

図15 SLE：胸膜炎

胸部単純CT
40歳台，女性。胸膜直下肺野の帯状の高吸収域（→）が見られ炎症の波及が示唆される。両側胸水貯留を認める（＊）。

図16 SLE：肺高血圧，びまん性肺出血

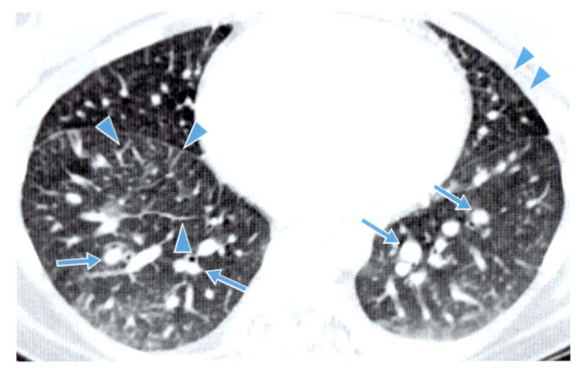

薄層CT
50歳台，女性。両肺底区に小葉間隔壁の肥厚（▶）を伴う汎小葉性ないし小葉性に高吸収を認める。肺高血圧症を有し，肺動脈は伴走する気管支より明らかに拡張している。

図17 SLE：びまん性肺出血

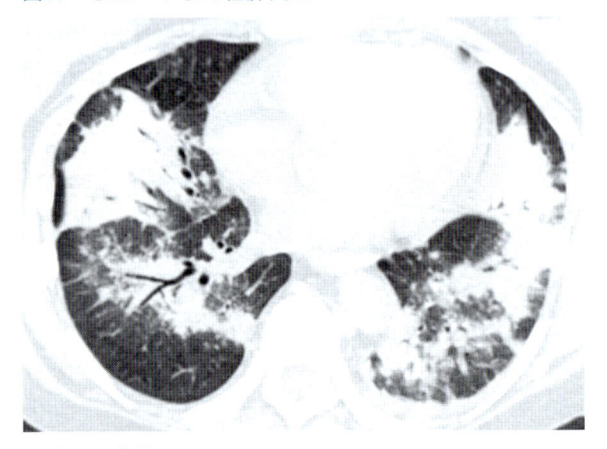

下肺野の薄層CT
30歳台，女性。急性の呼吸困難，発熱で発症し，血痰も出現。両肺にびまん性に空気気管支像を伴う濃厚な高吸収域（airspace consolidation），すりガラス陰影が広がっている。少量の左胸水も見られる。広範な病変であるが正常肺容積は保たれ，病変部の収縮性変化も軽度である。
急性ループス肺炎（DAD）が疑われたが，びまん性肺出血で改善した。

ここが 勘 ドコロ

SLEのCT所見

- 胸膜病変
- ループス肺炎（DADパターン）
- 肺出血
- 慢性線維化性間質性肺炎（NSIP＞UIP）
- 横隔膜機能低下による横隔膜挙上（部分的肺虚脱）
- 肺高血圧症
- 肺血栓塞栓症（二次性APS）

54) Miyakis S, et al : International consensus statement on an update of the classification criteria for definite antiphospholipid syndrome (APS). J Thromb Haemost, 42 : 295-306, 2006.

用語アラカルト

＊5 抗リン脂質抗体症候群（anti-phospholipid antibody syndrome : APS）[54]

抗リン脂質抗体症候群は，1983年，HarrisらによってSLEに合併する症候群として報告された比較的新しい疾患概念であるが，その後，SLEがなくても発症することがわかり，これを原発性と称し，SLEなどの膠原病に合併するものは二次性抗リン脂質抗体症候群と呼称する。現在，特徴的臨床所見（血栓塞栓症状または習慣流産）のうち1つと，特徴的検査所見（自己抗体）のうち1つを12週間以上の間隔を空けて2回確認されるものと定義されている。

混合性結合組織病（mixed connective tissue disease : MCTD）

MCTDはSLE，SScおよびPM-DMの臨床症状が同一患者に同時に，あるいは経過とともに認められ（多くは不完全型の重複），高力価の血清抗リボ核蛋白質抗体（抗U1-RNP抗体＝抗RNP抗体）が検出されることによって特徴付けられる症候群である。

わが国の患者数は約9,000人で，男女比は1：13〜16と圧倒的に女性に多い。30〜40歳台の発症が多いが，全年齢層に見られる[8]。

最も注意すべき病態は約4〜10％に合併する肺高血圧症で，死因の大半を占める。

呼吸器病変の頻度は20〜80％と報告によって幅がある。SLE，SSc，PM-DMの肺病変と類似し，約35％が胸膜炎を併発し，そのうち50％が胸水を呈する。その他，胸膜肥厚，心囊液貯留も見られる。間質性肺炎は約50％に合併し，病理組織学的にはNSIPが多く（図18），次いでUIP（図19）で，OP，DLHを認めることもある[1,5〜7]。

CT上の異常影は肺底部末梢領域に優位な線維化所見として不整線状影と網状影，GGAなどを特徴としたNSIPパターンが一般的で，胸膜に平行に走行するような線状影の頻度が高い。蜂巣肺はまれであるが進行例では見られる（図19）。ほかにはOPを示唆する均等影consolidationも見られるが，この所見は誤嚥性肺炎[55]や，びまん性肺出血でも見られるので注意が必要である。

55) Prakash UBS : Lungs in mixed connective tissue disease. J Thorac Imag, 7 : 55-61, 1992.

図18 MCTD
a, b：HRCT

30歳台後半，女性。肺底の気道に沿うようにその周囲に広がる網状影，GGAを認める（→）。

胸膜に平行に走行する線状・索状影が見られる（▶）。病変は比較的胸膜直下が保たれている。

病理組織像はNSIPパターン（Katzenstein group 2）を示した。

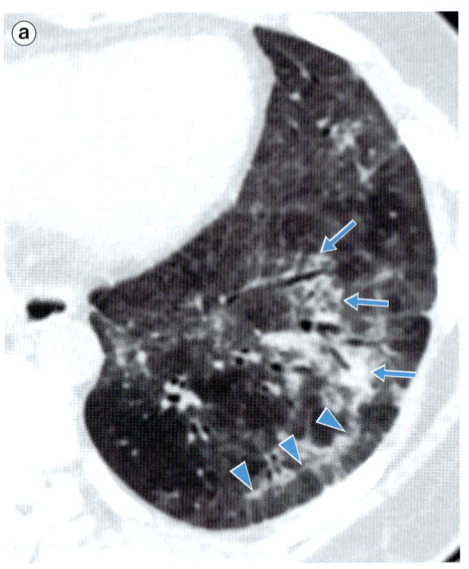

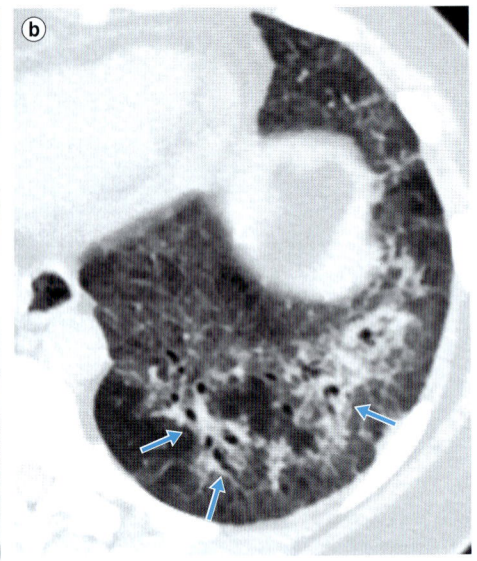

図19 MCTD

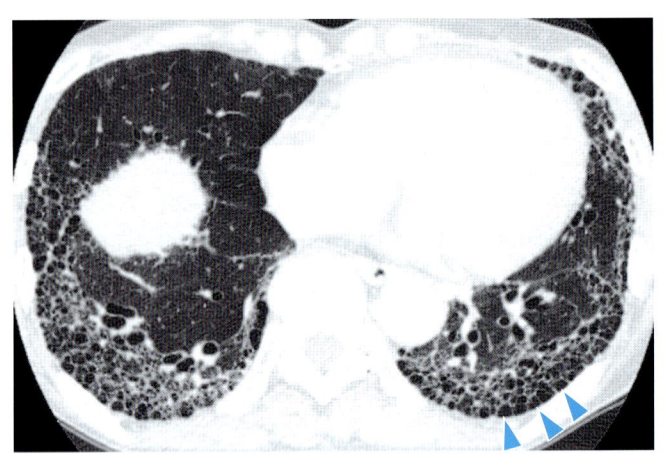

下肺野の薄層CT

60歳台，女性。両下肺野の容積は減少し，胸膜直下から肺野外層主体に気腔の拡張や牽引性気管支拡張を伴う網状影が見られる。構築改変で構造偏位が見られ，左肺底胸膜下では壁を共有する小囊胞が集簇する典型的な蜂巣肺を認める（▶）。

ここが 勘 ドコロ

MCTDのCT所見

- 胸膜炎を反映して，胸水，胸膜肥厚
- 間質性肺炎はNSIPパターンが多い
    - 病変分布は下肺野末梢・胸膜下優位，ときに血管気管支周囲
    - すりガラス陰影が主体
    - 胸膜に平行する線状影
- 肺高血圧症
    - 肺動脈幹径の拡大，上行大動脈径/肺動脈幹径比 <1.0
    - モザイク状吸収域
    - 小葉中心性のすりガラス陰影

薬剤誘起性肺病変

膠原病に対して使用する抗リウマチ薬などの薬剤によって，間質性肺炎が起こる場合がある(図6)。金製剤や免疫抑制薬での発症が主なものであるが，非ステロイド系鎮痛薬や合併感染症に対して使われる抗菌薬によることもある。非特異的な間質性肺炎，OP，好酸球性肺炎などが多く報告されている。

免疫抑制薬の副作用として，日和見感染症，リンパ増殖性疾患(悪性リンパ腫)，肺癌の合併なども徐々に多くなってきている。

CT上経過観察する際には，広範囲のGGA，consolidationの出現，腫瘍影やリンパ節の急激な増大などに注意が必要である。

いわゆる肺病変先行型結合識疾患について

CTDは全身性疾患であり，身体のさまざまな領域に病変が出現する可能性がある。肺病変，特にILDの所見が目立ち，その他のCTDとしての表現形が目立たない症例は当初はILDとして扱われることになるが，経過中にCTDとしての診断基準を満たし確定診断されると，肺病変が他部位の病変より先行した症例であったと考えられ，いわゆる"肺病変先行型CTD"[56,57]とよばれることがある(図10)。

一方，**間質性肺炎患者は，全身性自己免疫性疾患の特徴の一部を示すことがあり，常にCTDの存在を考慮する必要があるが**，各CTDの米国リウマチ学会(American College of Rheumatology：ACR)の基準を完全には満たさないことも多く経験される。近年，このような症例は，未分化なCTD(undifferentiated CTD：UCTD)[58,59]に発症したILD(UCTD-ILD)[60]，肺野病変優位型CTD(lung dominant CTD：LD-CTD)[61]，自己免疫性疾患の特徴をもつ間質性肺疾患(autoimmune-featured ILD：AIF-ILD)[62]などの表現で報告されている(図20)。これらに対しては各々診断基準が提唱されている[60〜62]が，十分に議論され国際的なコンセンサスを得て作成されたもの

図20 間質性肺炎が先行発症したPM
50歳台，女性。

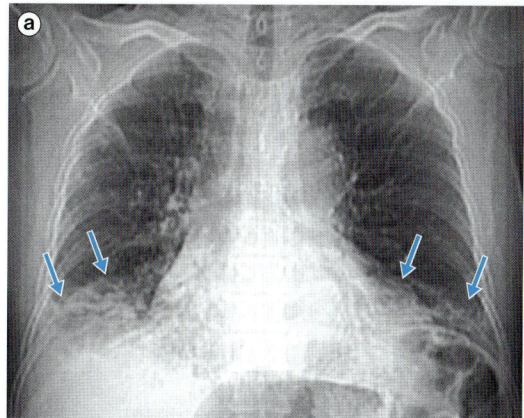

a：胸部CR像
両下肺野の含気減少と横隔膜上に密に帯状の不透亮影(→)を認める。

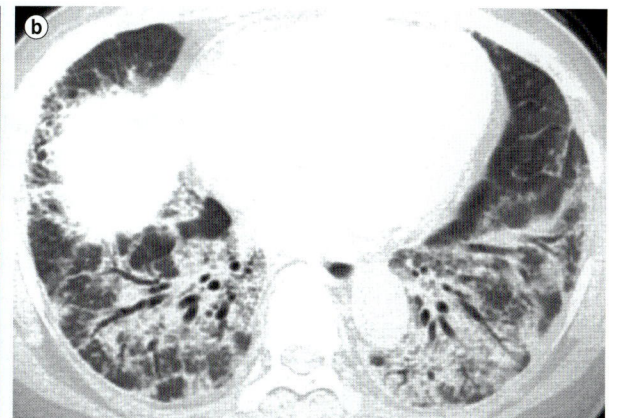

b：薄層CT
両下肺野の容積減少，気道に沿った濃い高吸収と末梢側にGGAが扇状に広がっている。病理組織像はNSIP(Katzenstein group 2)であった。

ではなく，これらの臨床，画像，病理学的特徴は論文で示された限られた症例によるものであり，いまだ研究段階であるという認識が必要である[57]。

未分化型結合組織疾患に伴う間質性肺疾患（UCTD-ILD）

CTD関連の研究によれば，全身性自己免疫性疾患を有する患者の約25％程度がACRによる各CTDの診断基準を満たさないとされる[57]。このような患者は未分化な（診断基準に達していない）CTD（UCTD）とされることがあるが，そのうちの大半（65～94％）は，数年の経過観察でも分化したCTD（すなわち，RA，SLE，SSc，MCTDの各診断基準を満たすもの）に移行しない。したがって，別の臨床病態を示すものとして，CTDと関連した症状があり，かつ全身性炎症の所見が陽性で，1年以上の罹病期間があるという基準を満たすものをUCTDとしてその診断基準が提唱された[58～60]（表2）。Kinderらの検討[60]では，特発性間質性肺炎の病理パターン分類のNSIPを示した症例の88％（15/17）がUCTDとして設定した臨床基準を満たしており，特発性NSIPは実はUCTDの肺病変ではないかと推論している。この報告は，特に間質性肺疾患に重点を置いた研究者に脚光を浴び，UCTDの名称が広く用いられるようになった。

UCTD 28例のHRCTでは，胸膜下網状影（86％），広範なGGA（75％），牽引性気管支拡張（64％）が多く，airspace consolidation（均等影）（21％），モザイク吸収域（14％），蜂巣肺（11％）はやや少なかった。これら画像の特徴は病理学的にNSIPが大半を占めたためと思われる。転帰が改善したのは，画像上ではHRCT上蜂巣肺なし，HRCTでGGAの存在の2項目であった。

一方，Sudaら[63]は，病理学的にNSIPを呈した47症例の検討で，UCTD-NSIPは22例と半数に達せず，non-UCTD-NSIPが25例あり，UCTD-NSIPとnon-UCTD-NSIPの比較では，画像所見では有意差はなかったものの，前者は均等影，気管支血管束の肥厚の頻度が後者のおよそ1.7倍と多く，5年生存率は前者が100％，後者が58％と有意差を認めたと報告している。他方，Corteら[64]の病理診断が得られたNSIP 45例，IPF 56例の検討では，NSIPの14例（31％），IPFの7例（13％）がUCTDの基準を満たし，

63) Suda T, et al : Distinct prognosis of idiopathic nonspecific interstitial pneumonia (NSIP) fulfilling criteria for undifferentiated connective tissue disease (UCTD). Respir Med, 104 : 1527-1534, 2010.

64) Corte TJ, et al : Significance of connective tissue disease features in idiopathic interstitial pneumonia. Eur Respir J, 39 : 661-668, 2012.

表2　UCTD診断基準

結合織疾患関連症状のうち少なくとも1つ，かつ，全身性炎症所見（感染症を除外）の少なくとも1つが陽性のものをいう。

結合織疾患関連症状	全身性炎症所見
1. レイノー現象	1. 抗核抗体
2. 関節痛・多発性関節腫脹	2. RA因子
3. 日光過敏症	3. 抗Scl-70抗体
4. 体重減少	4. 抗SS-Aまたは抗SS-B抗体
5. 朝のこわばり	5. 抗Jo-1抗体
6. 乾燥症状	6. 血沈（＞正常値の2倍），CRP
7. 嚥下困難	
8. 繰り返す発熱	
9. 逆流性食道炎	
10. 皮疹	
11. 口腔内潰瘍	
12. 脱毛	
13. 筋力低下（近位筋）	

（文献60より引用改変）

UCTDの有無で予後を見ても有意差はなかったことから，特発性間質性肺炎におけるUCTD診断の意義に疑問を示している。

　UCTDの疾患概念が膠原病専門医のなかで確立していないこと，その診断基準の妥当性が検証されていないこと，報告によって症例の内訳が異なることなどから，「特発性NSIPはUCTDの肺病変である」とするのは早計である。**現時点では，予後が良好なCTD様病態をもつNSIPの一群があるとしておくのが妥当であろう**。また，Romagnoliら[65]は，最近，病理学的に裏付けられた特発性NSIP27症例の検討で，約2年間の経過観察で半数以上に自己免疫性疾患の発症が見られたとしており，**NSIPと自己免疫性疾患の関連性には注意が必要**といえよう。

■肺野病変優位型CTD(LD-CTD)

　UCTDの概念，再定義は，すべてのNSIPを包括するには無理があり，ILDを起こす病態としてその名称を用いることは膠原病専門医に受け入れがたいなど種々の問題があることから，Fisherら[61]によって提唱された考え方である。間質性肺疾患が目立ち，特にリウマチ様症候としての表現形は認めるがCTDとしての診断基準を満たさない症例は，もともと間質性肺疾患が優勢なCTDであり，lung-dominant CTDという名称として特発性間質性肺炎とは分けるべきであるとして，その診断基準が提唱された（**表3**）。

　LD-CTDの病理パターンは筆者の経験上UIPがやや多く，NSIP，分類未定（末梢気道周囲優位型）がこれに次ぐ。

65) Romagnoli M, et al : Idiopathic nonspecific interstitial pneumonia : an interstitial lung disease associated with autoimmune disorders? Eur Respir J, 38 : 384-391, 2011.

表3　LD-CTDの診断基準

1. NSIP，UIP，OP，DAD，喫煙歴のないDIPが外科的肺生検標本またはHRCTで確認されている
2. 確実なCTDと診断しうる肺外病変に乏しい
3. ほかの原因による間質性肺炎が考えにくい
4. 以下の1つ以上の自己抗体陽性，または2つ以上の組織病理学的特徴をもつ

自己抗体	組織病理学的特徴
a. 高力価の抗核抗体(1：320)またはRF(60 IU/mL) b. 抗核小体抗体 c. 抗CCP抗体 d. 抗Scl-70抗体 e. 抗SS-A/Ro抗体 f. 抗SS-B/La抗体 g. 抗dsDNA抗体 h. 抗Sm抗体 i. 抗RNP抗体 j. 抗アミノアシルtRNA合成酵素抗体 k. 抗PM-Scl抗体 l. 抗セントロメア抗体	(a) 胚中心を有するリンパ濾胞 (b) 広範な胸膜炎 (c) 著明な形質細胞浸潤 (d) 密な血管周囲のコラーゲン

（文献61より引用改変）

表4　AIF-ILDの診断基準

結合組織疾患関連症状・徴候のうち少なくとも1つ，かつ，自己免疫異常を示唆する血清学的所見の少なくとも1つが陽性のもの。

結合織疾患関連症状	血清学的所見
1. 乾燥症状（眼，口腔） 2. 逆流性食道炎 3. 体重減少 4. 下肢/足腫脹 5. 関節痛/腫脹 6. 皮疹 7. 日光過敏症 8. 嚥下困難 9. 手潰瘍 10. 口潰瘍 11. レイノー現象 12. 朝のこわばり 13. 近位筋筋力低下	1. 高力価の抗核抗体(1：160) 2. RA因子 3. アルドラーゼ 4. 抗Ro抗体 5. 抗La抗体 6. 細胞質型抗好中球細胞質抗体 7. クレアチンキナーゼ 8. 抗二本鎖DNA抗体 9. 抗Scl-70抗体 10. 抗RNA抗体 11. 抗Smith抗体 12. 抗環状シトルリン化ペプチド抗体 13. 抗Jo-1抗体

（文献62より引用改変）

■自己免疫性疾患の特徴をもつ間質性肺疾患(AIF-ILD)

　概念はUCTD-ILDとほぼ同じで，CTDのACR各基準を満たさないが，CTDを示唆する症状や徴候があり，血清学的診断が自己免疫性疾患を示唆するもので，診断基準に用いられる症状はUCTDとほぼ同じ。血清学的診断では特異抗体を一部追加し，非特異的炎症所見として血沈とCRPを除外した(表4)。

　AIF-ILDに関する報告[62]を簡単にまとめると，原因不明のILD 158例は，AIF-ILD 63例，IPF 58例，CTD-ILD 37例に合致し，組織学的にはAIF-ILDの優勢なパターンはUIPであった。HRCTにおけるtypical UIP patternの頻度はAIF-ILD 62％：IPF 90％：CTD-ILD 38％であった。HRCT上，蜂巣肺所見を欠くか，GGA主体の像を示すatypical UIP patternはAIF-ILDでは1/3程度で，CTD-ILDでは2/3がatypicalを示し，その特徴は異なっていた。予後は，CTD-ILDが優位に良好で，AIF-ILDはIPFと同等であった。しかし，AIF-ILDのなかでANA力価の閾値を1280で2群に分けると，1280以上の群は1280未満の群より明らかに良好な予後を示した。多変量解析は施行していないが，ANA力価は予後改善因子と思われる。

　以上から，AIF-ILDという概念は単一の疾患単位とはいえないが，IPFやCTD-ILDとは異なる一群であると考えられる。UCTD-ILD，LD-CLDといった概念との異同も問題となるであろう。

■特発性肺線維症のコンセンサス・ガイドラインから見た場合

　2011年に発表されたATS/ERS/JRS/ALAT公式IPFガイドラインによるHRCT所見のうち，UIP patternとできない7つの項目がinconsistent with UIPとして挙げられている[66]（『特発性間質性肺炎のABC』の項参照）。

　このうち，網状影の範囲を超える広範囲のGGA，気道周囲優位の病変分布，モザイク吸収値などはCTD-ILDに見られやすい所見として重要である[67]（図7,10,18）。

66) Raghu G, et al : An official ATS/ERS/JRS/ALAT Statement : Idiopathic pulmonary fibrosis : Evidence-based guidelines for diagnosis and management. Am J Respir Crit Care Med, 183 : 788-824, 2011.
67) 岩本良二, 藤本公則：びまん性肺疾患のHRCT－間質性肺炎の基本. 臨床画像, 27 : 445-457, 2011.

ここが勘ドコロ

いわゆる肺病変先行型CTDについて
- 間質性肺炎患者は全身性自己免疫性疾患の特徴の一部を示すことがある。
- CTD各病型の診断基準を完全には満たさない症例に間質性肺炎が起こった際にUCTD-ILD，LD-CTD，AIF-ILDなどの名称で検討されている。
- 病理学的にはNSIPを呈することが多いとされるが，UIPも比較的高頻度で，その他，OPやDADも起こりうる。
- HRCTでは，肺底胸膜下優位ないし肺野内層血管気管支周囲の牽引性気道拡張を伴う網状影，比較的広範囲のGGAなどNSIPを示す所見のことが多いが，典型的蜂巣肺を有するUIP所見を呈することも多いとされる。
- 特発性間質性肺炎とは異なる自己免疫性疾患の関連性をもつ比較的予後良好な群が存在すると考えられる。

おわりに

　間質性肺病変は膠原病患者に高頻度に見られ，病理組織学的には特発性間質性肺炎の多様な所見と類似し，NSIP，UIP，OP，DAD，LIP（DLH）を示す。間質性肺炎の頻度はさまざまであるが，非特異的所見も加味すると，SSc，PM-DM，MCTD，RAで頻度が高い。

　多くの報告が述べてきたようにCTDに発症しやすい間質性肺炎の病理パターンはNSIPであり，画像診断上，NSIPが疑わしい場合にはCTDの可能性を考えることになろう。蜂巣肺が明らかなUIP patternの場合でもCTDにおいては，広範囲のGGAを伴っていることや，部分的に気道周囲優位性をもった病変分布が見られることはしばしば経験する。

　膠原病に発症する間質性肺炎の予後が，特発性間質性肺炎の予後より良好なのは，UIPの頻度よりNSIPの頻度が高いこと，線維化の進行が遅いこと，肺機能障害の程度が軽いこと，治療反応性の症例が多いことなどが要因と思われる。画像所見としては，間質性肺病変として，下肺野背側，末梢側優位に，またはびまん性に広がる小粒状影，輪状影，GGA，consolidation，parenchymal band，気管支血管束の不整な肥厚や，その周囲の微細な網状影の存在に注意が必要である。

　画像診断の役割としては，全体像の把握，病変分布の特徴，優勢な病変の把握，推測される画像パターンから病理パターンを推測する，治療効果の判定など多岐にわたるが，間質性肺炎のパターンからCTDの可能性を記載することが重要であろう。

08 第3章 各種病態の画像診断

新田哲久

気管・気管支病変のABC

これは必読！

- Emily MW, et al：Using CT to diagnose nonneoplastic tracheal abnormalities appearance of the tracheal wall. AJR Am J Roentgenol, 174：1315-1321, 2000.
- 工藤翔二，ほか編：非腫瘍性気道病変のすべて．日本胸部臨床，71巻（増刊）．克誠堂出版，2012.

はじめに

　気道とは，鼻から鼻腔，鼻咽腔，咽頭，喉頭，気管，気管支，細気管支，肺胞までの空気の流通路であり，喉頭より鼻腔側を上気道，気管より末梢を下気道と称される．気道は，外界からの病原菌や有毒物質などによる障害を受けやすい臓器である．そのため気道上皮は，炎症や免疫反応の防御の水際にあるといえる．気道は連続する通路であるが組織学的な構造は部位により多少異なっている．気道に病変をきたす疾患は，先天性疾患，腫瘍性病変，アレルギー性疾患，感染症，さまざまな全身疾患に伴う気道病変など多彩である．そのため，幅広い鑑別診断が要求される．本稿では，主に気管から気管支に存在する代表的疾患について，画像上どのように描出されるかを解説する．

刀鞘型気管（saber-sheath trachea）

　慢性閉塞性肺疾患（chronic obstructive pulmonary disease；COPD）や，慢性気管支炎（chronic bronchitis；CB）などに伴う胸腔内圧の上昇により，気管軟骨に障害が生じるためと考えられており，**胸腔内気管のみが侵される**[1,2]．胸腔外気管，気管支は正常である（**図1**）．気管の石灰化と気管外側壁の肥厚が見られ，気管の左右径と前後径の比が平均0.4とされる．また，胸部単純X線写真で肺野病変がCOPDと認識できない症例でも刀鞘型気管は見られ，刀鞘型気管が**COPDの胸部単純X線所見の1つ**と考えられる．

1) Webb EW, et al：Using CT to diagnose nonneoplastic tracheal abnormalities：appearance of the tracheal wall. AJR Am J Roentgenol, 174：1315-1321, 2000.
2) Kwong JS, et al：Diseases of the trachea and mainstem bronchi：correlation of CT with pathologic findings. RadioGraphics, 12：645-657, 1992.

図1　刀鞘型気管

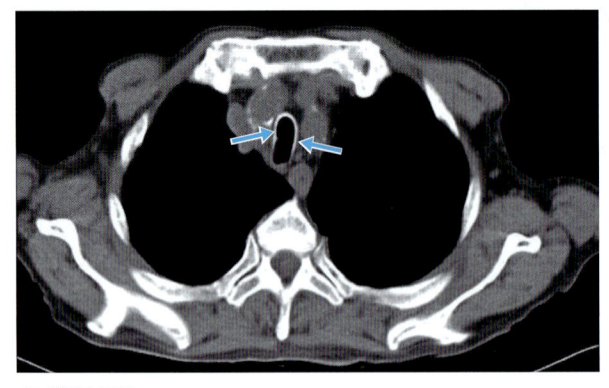

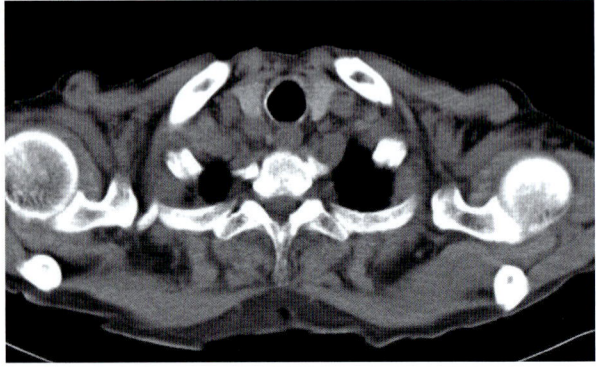

CT縦隔条件
60歳台，男性．胸腔内気管に横方向の扁平化と石灰化を認める（→）．胸腔外気管には，異常所見を認めない．

気管軟化症(tracheomalacia)

気管，主気管支レベルの軟骨の脆弱性に伴う，**吸気時の気管拡張と呼気時の気管虚脱を特徴とする**(**図2**)。呼気性狭窄の症状が一般には生じる。先天性(気管・気管支軟骨の欠損や血管輪，十二指腸・食道閉鎖，喉頭軟化症，口蓋裂などに随伴)のものと，後天性(気道損傷，気管切開後，感染，気管外からの腫瘍や血管による圧排，再発性多発性軟骨炎，放射線障害，刀鞘型気管，三日月型気管，など)のものがある[3]。窒息や失神発作が生じる。**慢性閉塞性肺疾患を合併していることが多い。**

3) Aquino SL, et al : Aquired tracheomalacia : detection by expiratory CT scan. JCAT, 25 : 394-399, 2001.

図2 気管軟化症
CT肺野条件
70歳台，男性。気管軟骨の逆U字型が消失し，内腔が狭小化している(→)。

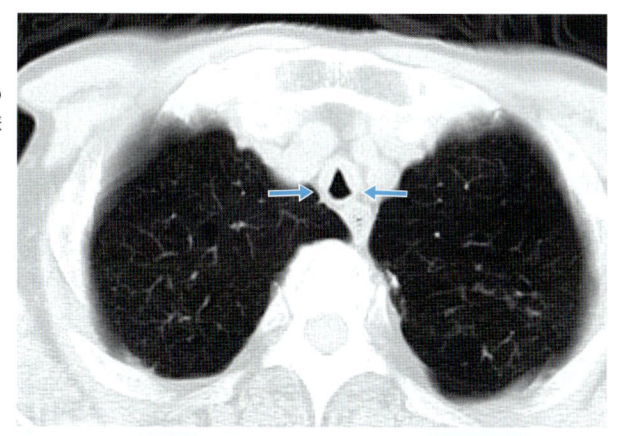

気管・気管支拡張(tracheobronchomegaly)

Mounier-Kuhn症候群といわれ，気管・気管支全体の拡張を特徴とする原因不明の疾患である(**図3**)[1,2]。30〜40歳台の男性に好発する。遺伝的要素が含まれており**弾性組織の欠損が原因の1つ**と推測されている。気管・気管支は軟骨部，膜様部も含めて病変が認められる。胸部単純X線写真やCTで**気管憩室**とよばれる所見が認められる。通

図3 気管・気管支拡張
60歳台，女性。気管の著明な拡張を認める(→)。

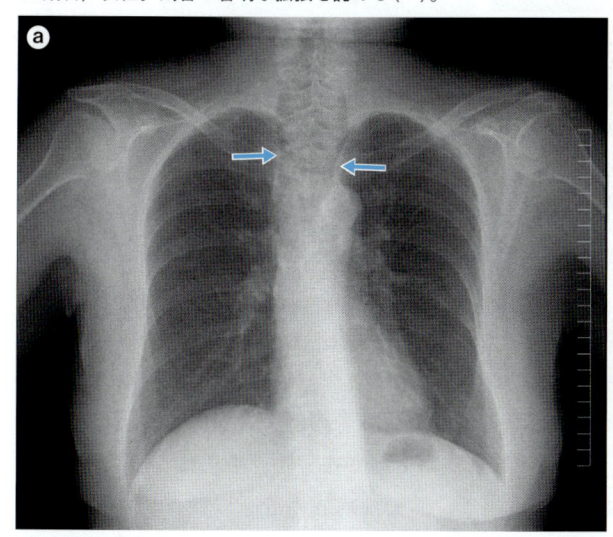

a：単純X線写真

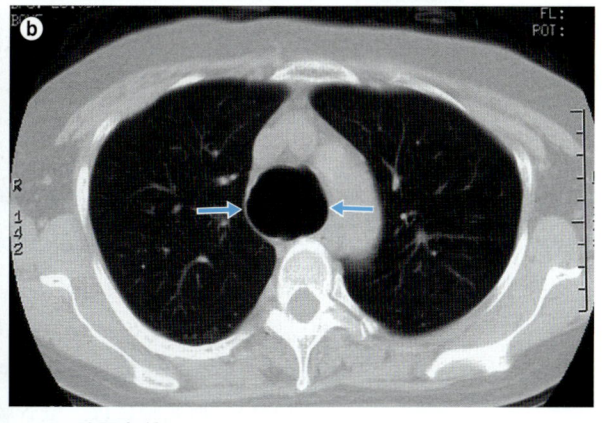

b：CT肺野条件

(bは，村田喜代史：XI. 先天性異常 1. 気管支肺異常 bronchopulmonary anomaly. 胸部のCT第3版, メディカル・サイエンス・インターナショナル, 2011, p717. より許可を得て転載)

常，気管支壁は薄く気管支拡張症とは区別される。病理学的には，気管壁の平滑筋，弾性線維の減少や筋層間神経叢の欠損が認められる。

気管・気管支結核（tracheobronchial tuberculosis）

区域性気管支より中枢の気管・気管支に生じた結核性病変で，肺結核症例の33％，女性に多い（男の2.6～3.6倍）。一次結核と二次結核のいずれにも起こりうる。成因として，
① 肺病巣からの誘導気管支を介した進展
② 傍気管支のリンパ節の結核性病変が気管・気管支に波及・穿破
③ 気管支壁内へのリンパ行性進展

などが考えられている（図4）[4]。

症状は，咳嗽，喀痰，発熱，喘鳴で頑固であり特に長引く咳が特徴で，臨床の現場ではしばしば咳喘息と間違われることがある。排菌陽性率が高い。胸部単純X線写真では気管支の病変が縦隔肺門陰影に隠れ，診断が遅れることがある。CTが有用であるが，確定診断は気管支鏡によりなされることが多い。通常の肺結核と同じ治療がなされるが，化学療法後の瘢痕収縮による気道狭窄が問題となる。

4) Moon WK, et al : Tuberculosis of the central airways : CT findings of active and fibrotic disease. AJR Am J Roentgenol, 169 : 649-653, 1997.

図4　気管・気管支結核
40歳台，男性。

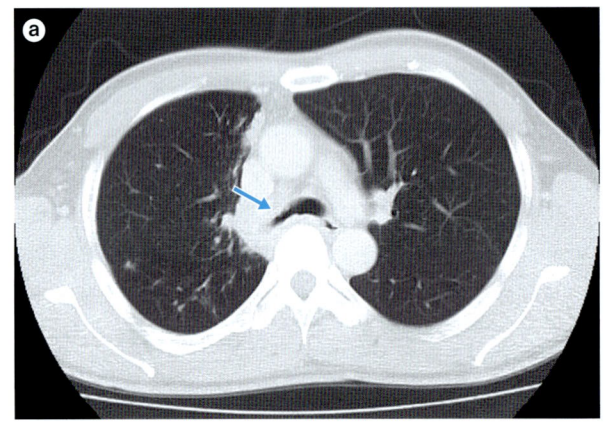

a：CT肺野条件
右主気管支の狭窄を認める（→）。

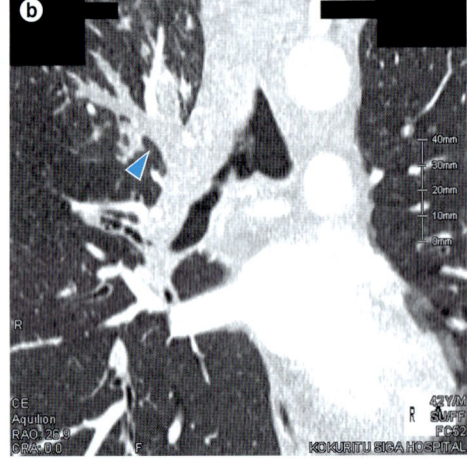

b：CT冠状断像
気管の壁肥厚と右上葉気管支の閉塞を認める（▶）。

(bは，永谷幸裕：成人の肺結核症－最近のトピックスを交えて－．画像診断，2月号，学研メディカル秀潤社，2012, p165. より許可を得て転載)

再発性多発性軟骨炎（relapsing polychondritis）

原因不明の全身の軟骨（耳介，鼻，気道，関節など）の変性，破壊を繰り返す病態で，自己免疫結合織病の1つと考えられている[1,2]。しばしば自然寛解と増悪を繰り返す。**気管軟骨・軟骨膜を侵し，粘膜や粘膜下に病変はない**。したがって膜様部に病変は形成されない。増悪時には，気管軟骨の肥厚・腫脹や肋軟骨の腫大が見られる。**CTでは，横断像で膜様部は正常であるが，気管・気管支の変形や狭窄**が認められる（図5）。まれに，気道病変のみのタイプが報告されている。活動性病変の診断にはガリウムシンチグラフィが有効とされている。

図5 再発性多発性軟骨炎
CT縦隔条件
30歳台，男性。気管軟骨部の壁肥厚を認める（→）。膜様部に肥厚を認めない。

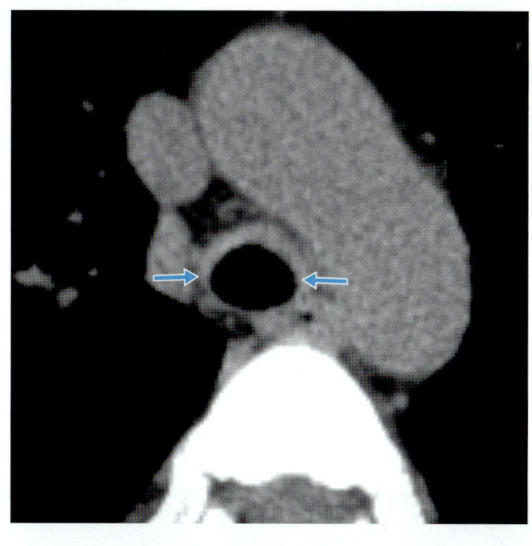

(聖マリアンナ医科大学放射線科 栗原泰之先生のご厚意による)

多発血管炎性肉芽腫症［granulomatosis with polyangiitis(GPA)：Wegener's granulomatosis］

気管・気管支粘膜，あるいは粘膜下の不整な肥厚を生じ，ときに潰瘍性病変を伴う。**声門下，下部気管，気管支の狭窄や気管・気管支内結節や腫瘤が見られる。気管・気管支軟化症，気管食道瘻も見られることがある。約30％に気管・気管支病変が合併するとされる。そのうち声門下狭窄は8～50％を占める**[1,2,5]。肺病変を有する患者の少なくとも15％に気管支内の炎症と狭窄が見られる。本症に対する治療法の進歩により，気管の瘢痕性狭窄病変が増加してきたといわれている。CTは，声門下狭窄や気管支狭窄の評価や経過観察に有用である（図6）。

5) Screaton NJ, et al : Tracheal involvement in Wegener's granulomatosis : evaluation using spiral CT. Clin Radiol, 53 : 809-815,1998.

図6 granulomatosis with polyangitis
60歳台，男性。

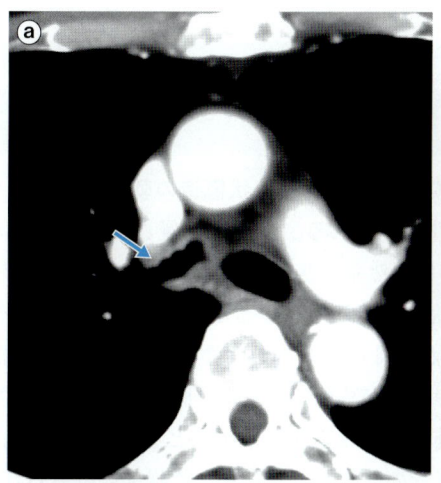

a：CT縦隔条件
右主気管支の不整な壁肥厚を認める（→）。

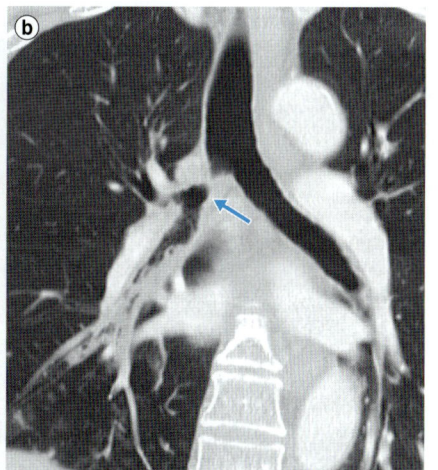

b：CT肺野条件冠状断像
狭窄は比較的短く，末梢気管支には粘液栓を認める。

(聖マリアンナ医科大学放射線科 栗原泰之先生のご厚意による)

気管・気管支アミロイドーシス(tracheobronchial amyloidosis)

本疾患におけるアミロイドは，免疫グロブリン軽鎖に由来するAL型アミロイドとされる。アミロイドが粘膜下に沈着することにより生じる。膜様部に沿って連続性に進展する傾向があり，そのため病変もびまん性になり，切除することが困難な場合が多い[1,2,6]。また，**膜様部の病変の存在は，他疾患との鑑別の一助となる**。びまん性のものは易出血性である。**石灰化を伴うこともしばしばである**(図7)。限局性に腫瘤を形成する場合もあるが，びまん性が多いとされている。CTでは，びまん性の壁肥厚が見られ石灰化が認められる場合もある。横断像で，膜様部にも病変を認めた場合，再発性多発性軟骨炎との鑑別は容易である。MRIのT2強調像で病変は低信号を示す。

6)O'Regan A, et al：Tracheobronchial amyloidosis：the Boston University experience from 1984 to 1999. Medicine, 79：69-79, 2000.

図7　気管・気管支アミロイドーシス
40歳台，男性。

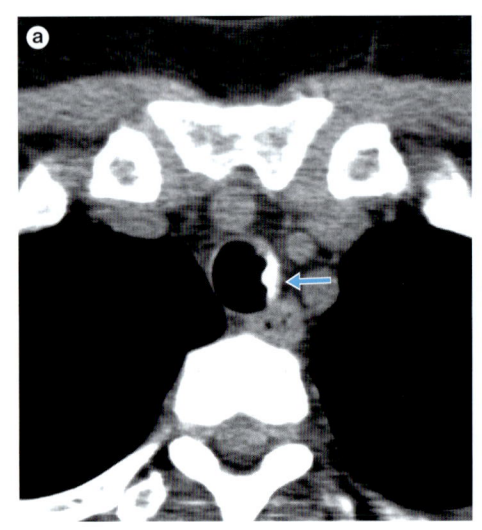

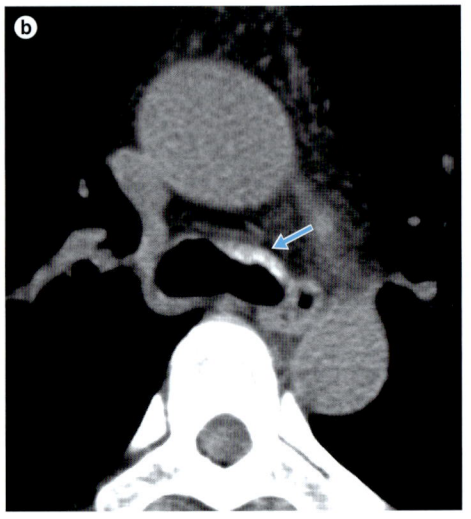

CT縦隔条件
40歳台，男性。気管に石灰化を伴う壁肥厚を認める(→)。本症例では，膜様部病変は明らかでない。

(聖マリアンナ医科大学放射線科　栗原泰之先生のご厚意による)

気管・気管支骨軟骨異形成症(tracheobronchopathia osteochondroplastica)

気管と気管支の粘膜下に結節状や針状構造の軟骨性の石灰化や骨化が見られる[1,2]。多くは50歳以上の男性に見られる。**膜様部は侵されない**。原因不明の病態であり，多くは剖検や気管支鏡時に偶然発見される。成因として2つの説が提唱されている。1つは，結節は気管・気管支軟骨輪周辺から生じる軟骨の結節形成やその骨化であるという説で，もう1つは，結節が軟骨化生あるいは骨化生であるという説である。気管，気管支壁の結節状や鋸歯状の肥厚が特徴であるが，胸部単純X線写真では石灰化を検出するのは困難で，無気肺や肺炎を繰り返すのが所見となる。CTでは，結節状の肥厚や石灰化が見られる。病変は気管の前側壁に見られ，膜様部には見られない(図8)。

図8 気管・気管支骨軟骨異形成症
70歳台,男性。

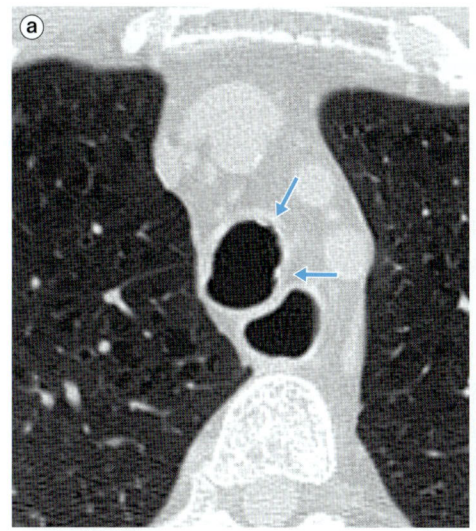

a：CT肺野条件
気管壁に小結節状構造を認める(→)。

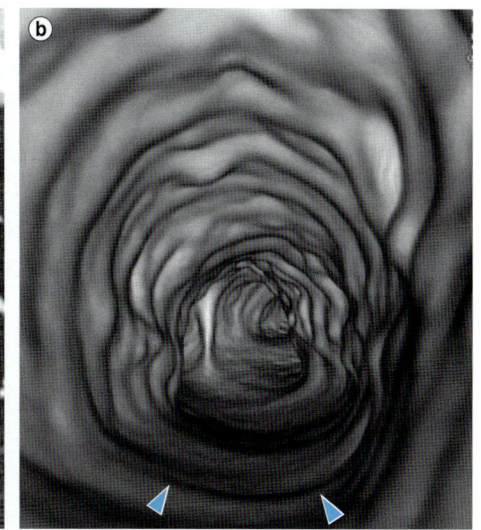

b：仮想気管支鏡
膜様部を除いて鋸歯状の気管内壁を認める(▶)。

(聖マリアンナ医科大学放射線科 栗原泰之先生のご厚意による)

炎症性腸疾患に伴う気管・気管支病変

　クローン病や潰瘍性大腸炎に代表される炎症性腸疾患は，気道病変を伴うことは珍しい。肺野病変としては，潰瘍性気管・気管支炎，特発性器質化肺炎(cryptogenic organizing pneumonia；COP)，閉塞性細気管支炎(bronchiolitis obliterans；BO)，びまん性細気管支炎(diffuse panbronchiolitis；DPB)が見られる。また喉頭下狭窄や気管・気管支狭窄も見られる[7]。CTでは，気管支拡張，小葉中心性結節や遠位気管・中枢気管支の狭小化が見られる(図9)。気管支周囲線維化を伴う粘膜，粘膜下層の慢性炎症が見られる。通常，気道病変の病勢は腸管病変の病勢と相関する。

7) Black H, et al：Thoracic manifestations of inflammatory bowel disease. Chest, 131：524-532, 2007.

図9 炎症性腸疾患に伴う気管・気管支病変
40歳台,女性。

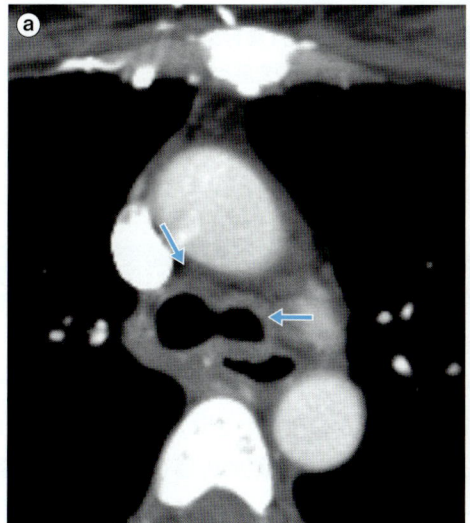

a：CT縦隔条件
気管の全周性壁肥厚を認める(→)。

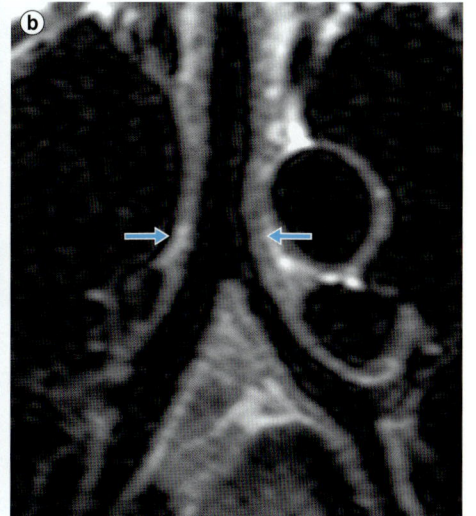

b：T1強調冠状断像
気管から気管支の壁肥厚を認める(→)。

(聖マリアンナ医科大学放射線科 栗原泰之先生のご厚意による)

肉芽腫性狭窄(tracheal granulomatous stenosis)

　気管挿管，気管切開後に見られることが多い。病変はストマの部位かチューブのカフのレベルに生じる[1,2]。初期は，粘膜，粘膜下の軟部組織の肥厚で軟骨は正常に保たれるが，進行すると軟骨の変形も伴う。過去に気管切開や気管挿管された患者の約1.8%程度は狭窄のため再挿管や再気管切開が必要であると報告されている。カフのレベルで肉芽腫が生じる機序は，カフの膨張によりカフと軟骨にはさまれ気管粘膜の毛細血管の循環が悪くなり，粘膜障害が生じるという説や，**挿管時の気管軟骨の損傷により軟骨周囲炎を惹起し二次感染，あるいは肉芽組織形成を惹起するとする説**がある。気管挿管あるいは気管切開後の気管狭窄は，抜管後2年以内，特に2カ月以内に出現することが多い。胸部単純X線写真やCTでは3タイプが報告されている(**図10**)。①2cm以上の全周性狭窄，②全周性の膜状狭窄，③偏在性狭窄である。気管切開時に軟骨を切除しすぎたり，軟骨の損傷をきたすことにより，肉芽腫性狭窄ではなく，気管軟化症を生じることで，気管の菲薄化をきたすこともある。また，頸部気管では，特発性の限局性狭窄も報告されている。

図10　肉芽腫性狭窄
70歳台，女性。数年前に気管切開術の既往がある。

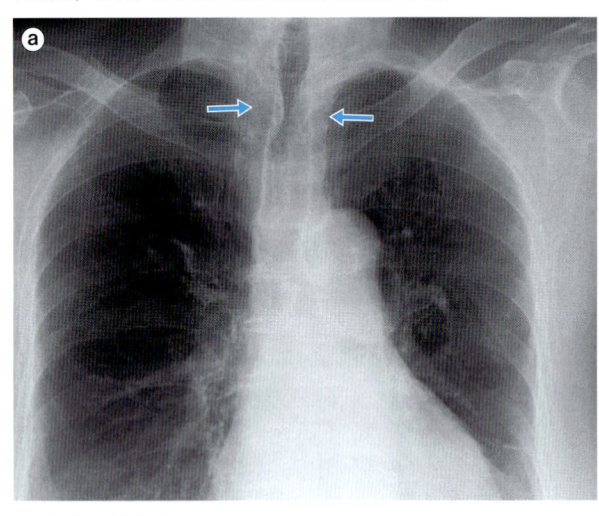

a：胸部X線写真
気管の限局性狭窄を認める(→)。

b：CT肺野条件
気管の変形と壁肥厚と石灰化を認める(▶)。

気管外傷(tracheobronchial injury)

　胸部外傷における，気管，気管支損傷の頻度は，欧米の報告では0.03%前後であるとされる。そのうち医療機関に搬送される前に75%は死亡する。さらに，搬送されてもそのうち30%を超える患者は死亡に至るとされる[8]。発生は比較的まれであるが，致死率の高い外傷と考えられる。**欧米では，鋭的外傷(特に頸部気管損傷)が多く報告され**。わが国では，**鈍的外傷が多く報告されている。鈍的気管・気管支損傷における損傷部位は，気管分岐部から2.0〜2.5cm以内に多発している**。鈍的外傷による気管分岐部付近の粗損傷においては，気管では膜様部の縦方向の損傷，主気管支では横方向の断裂がそれぞれ単独損傷として多く報告されている。気管・気管支損傷の急性期の症状は，チアノー

8) Bertelsen S, et al：Injuries of the trachea and bronchi. Thorax, 27：188-194, 1972.

ゼ，呼吸困難，気胸，血胸，皮下気腫，縦隔気腫，血痰，気道内出血，持続する胸腔ドレーンからの空気の漏出などである．臨床症状から気管・気管支損傷が疑われれば，CTや気管支鏡で気道の異常の有無を積極的に確認することが重要である（図11）．

図11　気管外傷
a：胸部X線写真
挿管チューブのバルーンが気管径より拡張している（→）のが確認できる．

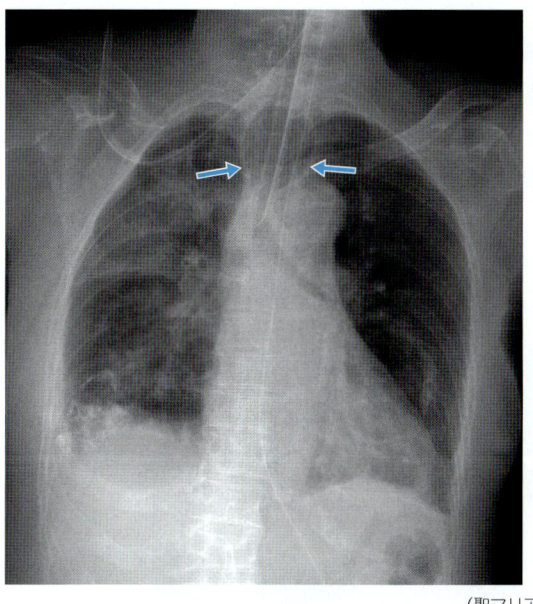

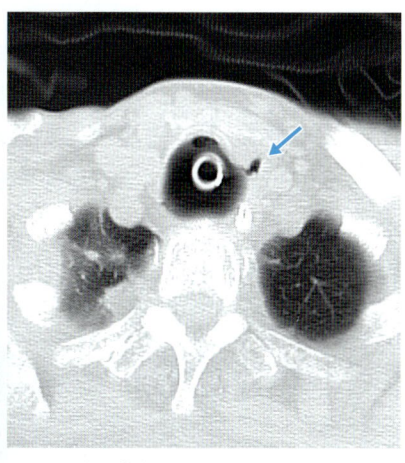

b：CT肺野条件
気管左前方に空気像を認め，気管損傷が疑われる（→）．

（聖マリアンナ医科大学放射線科 栗原泰之先生のご厚意による）

気道異物（foreign body in the airway）

乳幼児に見られる食道や気道の通過障害の原因として重要である．気道の異物は，たいてい比較的太い気管支レベルに見られる．子供の誤嚥の原因物質としてはピーナッツ，コイン，玩具，スクリューなどが見られる．一方，大人では，肉や魚の骨が一般的である．誤嚥による気道閉鎖はしばしば，咽頭機能不全の患者で見られる（図12）．

図12　気道異物
CT肺野条件冠状断像
80歳台，男性．右主気管支に異物を認める．咽頭癌術後で発声のために用いていたプロボックスを誤嚥した（→）．

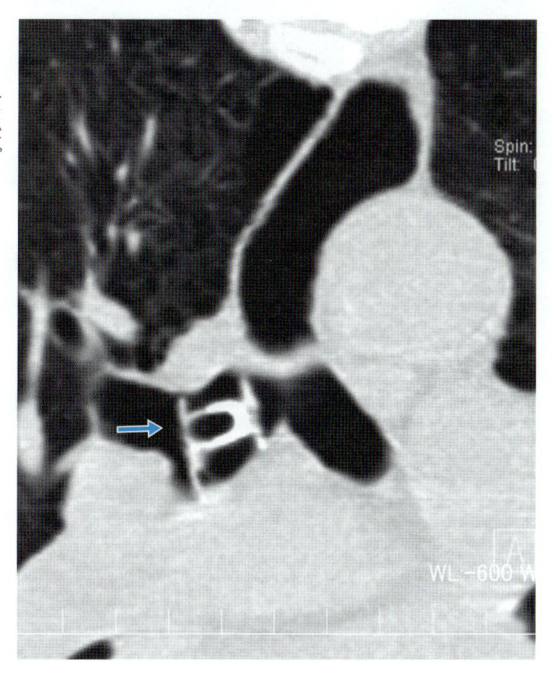

若年者がキャンディーを誤嚥したときは，高浸透圧のため強い浮腫が生じる場合がある。アカラシアの患者では胸腔内気管の閉塞の報告もある。食道に大きな異物があるときに，気管が圧排され気道閉塞の原因となることもある。

気管腫瘍(tracheal tumor)

喉頭癌や肺癌に比べて気管癌の発生頻度はきわめて低い[2]。上皮性の悪性腫瘍では，**扁平上皮癌**が最も多く，男性が女性の4倍程度とされる(**図13**)。唾液腺由来の腫瘍である**腺様嚢胞癌**(adenoid cystic carcinoma)は，性差はなく，中年に多い。側壁ある

図13 気管腫瘍
CT肺野条件冠状断像
50歳台，男性。気管分岐部から右主気管支に内腔に突出する腫瘤を認める。気管支鏡で扁平上皮癌と診断された(→)。

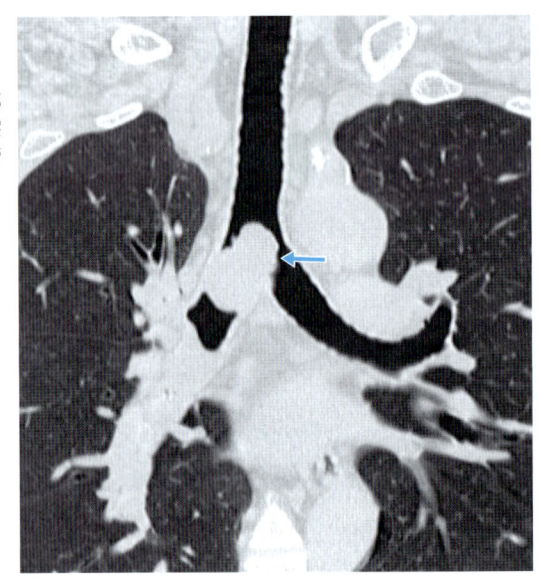

(聖マリアンナ医科大学放射線科 栗原泰之先生のご厚意による)

図14 気管腫瘍
60歳台，男性。

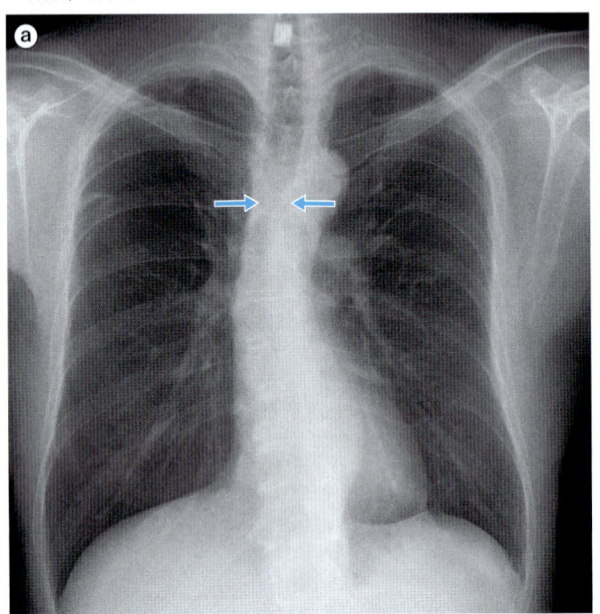

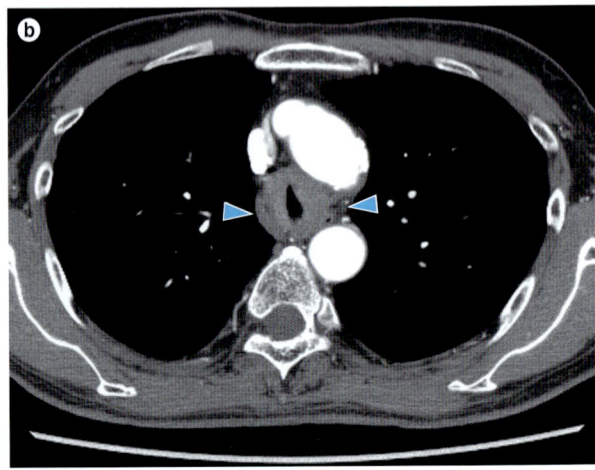

a：胸部X線写真
気管に著明な狭窄を認める(→)。

b：造影CT
気管の狭小化を認める。内腔への突出ではなく，気管を締め付けるような形態で狭窄を認める。気管支鏡で腺様嚢胞癌と診断された(▶)。

図15　気管支腫瘍

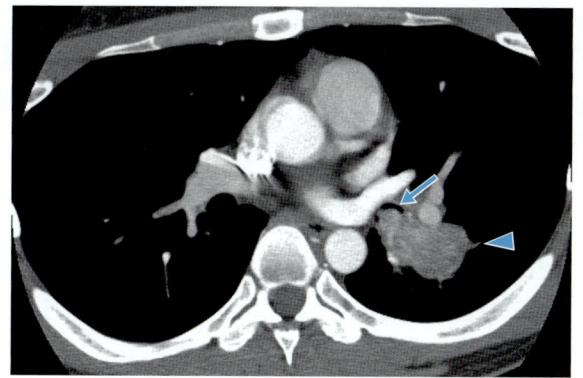

造影CT
20歳台，男性。左下葉気管支内腔に突出する腫瘤（→）と，気管支周囲に大きな腫瘤を認める。造影CTで腫瘤は不均一な造影効果を認める。気管支鏡で類表皮癌と診断された（▶）。

いは膜様部と側壁の間に好発する（図14）。前者は内腔に突出する不整な辺縁を有する腫瘤のことが多いが，後者は気管外にも腫瘤を形成し，縦隔の結合織に浸潤性に広がる傾向がある。次に多い唾液腺由来の腫瘍は，**類表皮癌（epidermoid carcinoma）**である。好発年齢は小児から高齢者まで幅広く，悪性度の高いものは高齢者に多い。腫瘍は，気管支内に発育する（図15）。その他，悪性リンパ腫，白血病の浸潤，形質細胞腫，乳頭腫，神経鞘腫，神経線維腫，平滑筋腫などがあるがその頻度はかなり低い。二次性気管腫瘍としては，甲状腺癌が圧倒的に多く，そのなかでも生物学的悪性度の高い癌に多い。その他，喉頭癌，食道癌，肺癌でも見られ，CTで気管外の腫瘍の存在を確認することが重要である。まれに，血行性に気管内転移をきたす場合（悪性黒色腫，腎癌，乳癌など）もある。

気管支喘息（asthma）

　最も一般的な画像所見は気管支壁の肥厚と肺野の透過性更新である。これらの所見は，年齢，喘息の重症度やほかの合併症に影響を受ける。**罹患期間が長いほど気管支壁肥厚の所見が見られ，気管支のリモデリングの結果と考えられる**[9]。胸部単純X線写真では，区域あるいは亜区域支の壁肥厚として見られ，壁肥厚のために3〜5mmの径の気管支も認識できる。CTはさらに小さな気管支壁や内腔の評価が可能で有用である（図16）。気管支壁肥厚と内腔の狭小化だけでなく一部の気管支の拡張所見も認められる。また，呼気時CTでのair trap領域の描出も診断に有用である。

9) Parks CS, et al : Airway obstruction in asthmatic and healthy individuals : inspiration and expiration thin-section CT findings. Radiology, 203 : 361-367, 1997.

図16　気管支喘息

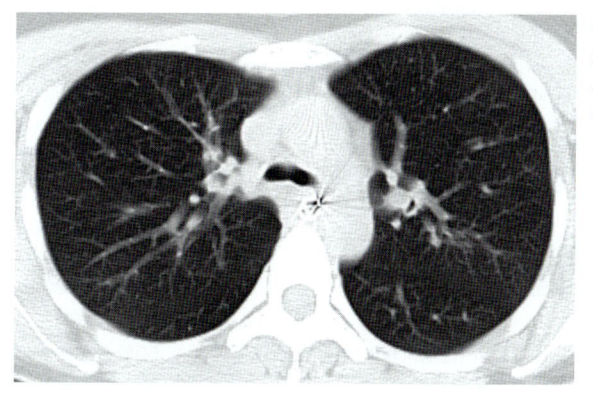

CT肺野条件
30歳台，女性　気管・気管支の著明な狭小化を認める。肺野の気管支を認識するのが困難である。

10) Webb WR : Airway disease : bronchiectasis, chronic bronchitis, and bronchiolitis. Thoracic imaging, Webb WR, Higgins CB ed. Lippincott Williams & Wilkins, Philadelphia, 2005, p527-552.
11) Cartier Y. et al : Bronchiectasis : accuracy of high-resolution CT in the differenciation of specific diseases. AJR Am J Roentgenol, 173 : 47-52, 1999.

用語アラカルト

＊1 signet ring sign
壁の肥厚と径の拡張によって，普段は見えない，または見えにくい気管支（の壁）が可視化してきて，よく見えるようになってくる病態が，気管支拡張症の画像所見である。
正常では，気管支の外径は伴走する肺動脈とほぼ同径であるが，気管支拡張症では気管支の外径が伴走する肺動脈より大きくなる。気管支拡張症のCTにおいて，気管支の走行に対してほぼ垂直な断面像を考えた場合に，血管と伴走する気管支があたかも指輪（ここでいう指輪とは，実際には，単なる環状のものではなく，宝石を1つ付したようなものをいう）のように見えるということから"signet ring sign"とよばれている。

気管支拡張症（bronchiectasis）

気管支粘膜の反復かつ継続的な炎症が誘因となり，気管支軟骨をもつ中等度以上の大きさの気管支（2～3mm）に，壁の線維性肥厚を伴った不可逆的な拡張が生じた状態である。気管支拡張の形態には，円柱状，静脈瘤様，囊胞状の3種類がある[10, 11]。しばしば，これらは同一患者に混在して見られる。後者になるほど重症とされる。胸部単純X線写真では，円柱状気管支拡張で気管支壁の肥厚を示すtram lineが見られる。

静脈瘤様および囊胞状気管支拡張では，壁の薄い囊胞性陰影，ときに液体貯溜を伴う場合がある。CTでは，通常，気管支の径／肺動脈の径は，正常では0.65～0.7であり，これが1を超えた場合には，気管支拡張の可能性が高くなる。この比が高値になったとき，いわゆるsignet ring sign[＊1]が見られる。

また，気道のtaperingの消失も気管支拡張の診断に有用な所見である。ある気道が少なくとも2cmにわたって径が不変な場合に適応される所見である。

気管支拡張は，CTでしばしばほかの囊胞性疾患と鑑別が必要となる。最も有用な鑑別点は気管支と拡張症に伴う囊胞との連続性である。拡張した気管支が冠状断像で描出されれば容易に囊胞と区別しえる。横断像で診断する場合も気管支との連続が判断できるように広い範囲を連続画像で見れば容易に認識できる。気管支壁は，円柱状では線路様（図17），静脈瘤様では真珠の首飾り様，囊胞性ではブドウの房状（図18）と称される形態を示す。その他，気管支壁の肥厚，液体貯溜，末梢細気管支の顕在化，モザイクパターン，air trap，気管支動脈拡張などを伴う。

最後に，気管支拡張症を伴いうる各種代表的疾患の特徴的画像所見を**表1，2**に挙げる（**図19～21**）。

図17　気管支拡張症

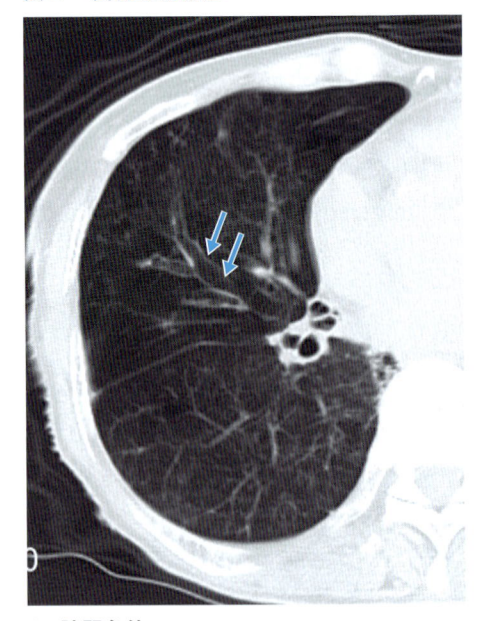

CT肺野条件
90歳台，女性。中葉に円柱状気管支拡張を認める。taperingの消失（→）を認める。

図18　気管支拡張症

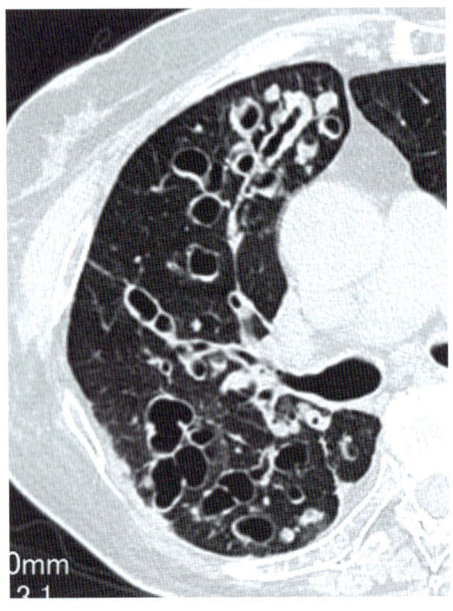

CT肺野条件
60歳台，女性。右上葉と下葉にブドウの房状の形態を示す囊胞状気管支拡張を認める。signet ring signは明らかでない。

表1 気管支拡張を生じうる疾患

1. 感染症	ウイルス，細菌，MAC，マイコプラズマなど
2. 遺伝的疾患	Kartagener症候群，囊胞性線維症，Williams-Campbell症候群，Young症候群，黄色爪症候群
3. 気管支閉塞機転	気管支閉鎖，癌，結核，気管支腺腫
4. 免疫異常	先天性無γ-グロブリン血症，AIDS，HTLV-1関連疾患
5. その他	アレルギー性気管支肺アスペルギルス症，びまん性細気管支炎，COPD，サルコイドーシス，膠原病，炎症性腸疾患など

表2 気管支拡張症を伴いうる各種代表的疾患の特徴的画像所見

ABPA：allergic bronchopulmonary aspergillosis（アレルギー性気管支肺アスペルギルス症）	上葉中枢側の気管支拡張，CT値の高い粘液栓（図19），浸潤影の併存（好酸球性肺炎），末梢細気管支陰影，好酸球増多や喘息様症状。
MAC：Mycobacterium avium complex	中葉，舌区の気管支が円柱状に拡張，小葉中心性結節性病変が見られる（図20）。中高年の女性に好発し，症状は軽い。
RA：rheumatoid arthritis（関節リウマチ）	肺病変としては，間質性肺炎に次いで頻度が高く，気道病変のなかでは細気管支病変よりも出現頻度が高い。下気道感染症の増悪やNTMとの鑑別が問題となりRAの治療薬の選択に影響を及ぼす。
DPB：diffuse panbronchiolitis；びまん性汎細気管支炎	小葉中心性の高コントラストの粒状陰影，二次性の気管支拡張，中葉，舌区の含気減少を伴った気管支拡張の合併，副鼻腔炎の併存。
Williams-Campbell症候群	4〜6次の気管支の軟骨欠損によって中間層の気管支が嚢胞状に拡張（図21）。
cystic fibrosis	びまん性の肺疾患であるが上肺優位に病変をきたす。症状は，無症状が多いが，血痰，喀血，咳嗽，喀痰，発熱，呼吸困難，体重減少などを認める。肺炎球菌，緑膿菌，インフルエンザ桿菌が分離されることが多い。

図19 ABPA
70歳台，女性。喘息様症状で来院。

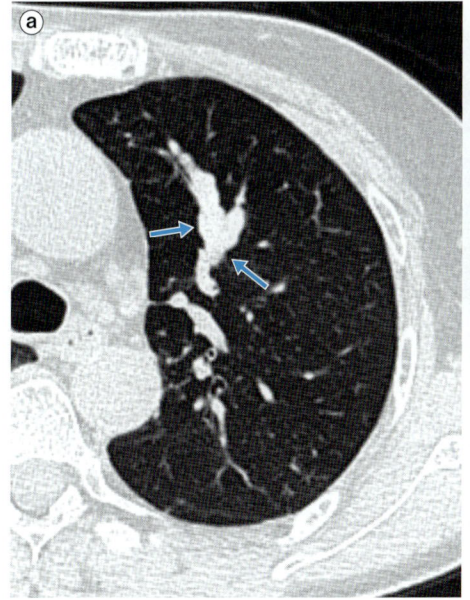

a：CT肺野条件
左B3気管支の棍棒状拡張（→）を認める。

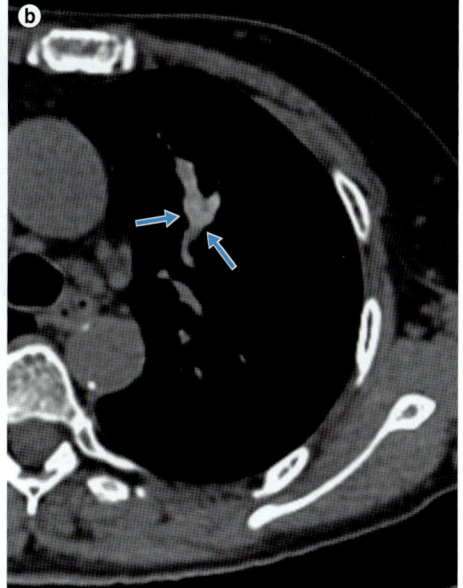

b：CT縦隔条件
同部は高吸収（→）でABPAによる粘液栓が疑われた。

図20 MAC
CT肺野条件

70歳台，男性。中葉に円柱状気管支拡張（→）と末梢肺に小葉中心性粒状影（▶）と分岐状影を認める。喀痰培養でMACが証明された。

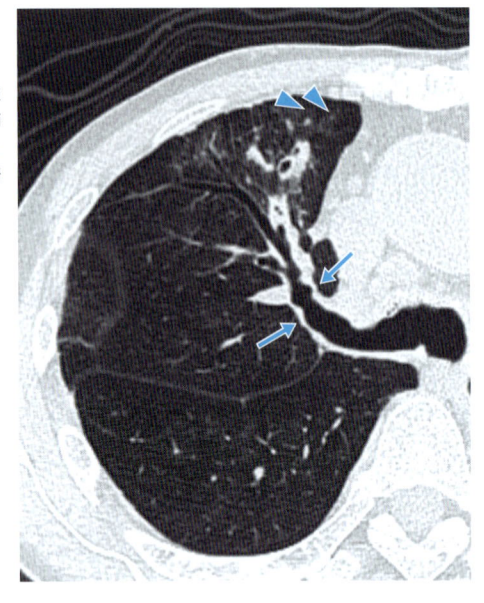

図21 Williams-Campbell症候群（気管支内腔の狭小化）

30歳台，男性。

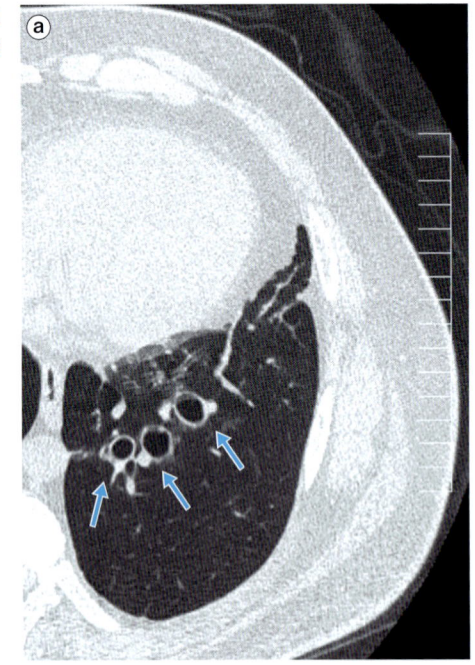

これは必読！
- Richard S, et al : Volume Ⅲ Chapter X. Fraser and Pare's diagnosis of diseases of the chest, 4th ed. WB Saunders, Filadelphia, 1999.

a：吸気CT
左下葉気管支の拡張を認める（→）。末梢の気管支拡張は認めず，中間層での気管支拡張が疑われる。

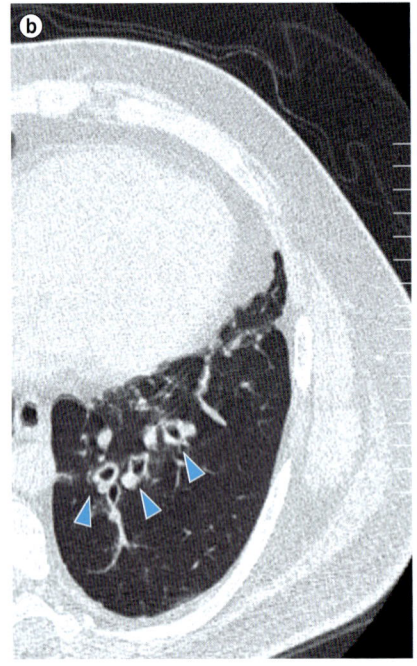

b：呼気CT
気管支内腔の狭小化を認める（▶）。

09 第3章 各種病態の画像診断

新田哲久

慢性閉塞性肺疾患(COPD)のABC

はじめに

厚生労働省は第二次健康日本21において，主要四疾患の1つに慢性閉塞性肺疾患 (chronic obstructive pulmonary disease：COPD)を加えた(ほかは，癌，循環器疾患，糖尿病)。またWHOは，非感染性疾患で予防および管理対策を講じるべき疾患の1つにCOPDを加えている。

COPDは，たばこ煙を主とする有害物質を長期に吸入暴露することで生じた肺の炎症性疾患である。北米では一般の人にも疾患概念が普及している。慢性咳嗽，喀痰，労作時呼吸困難などを主症状とし，徐々に進行する。このため，社会的負担，経済的負担が大きく，問題となっている。また，世界各国のCOPDの有病率は10％前後で，2004年のWHOの調査では，死因の第4位である。2001年に"Global Initiative for Chronic Obstructive Lung Disease(GOLD)"から『国際診療ガイドライン』が発表された。その後，2011年に"GOLD"が改訂(『GOLD 2011』)[1]され，日本呼吸器学会からは『COPD診断と治療のためのガイドライン』(第4版)が出版された[2]。本稿では，まずCOPDの最近の考え方を述べる。

COPD(chronic obstructive pulmonary disease)の最近の考え方

COPDの歴史，背景について

第二次世界大戦後(1950年代)から1992年まで，世界の各呼吸器学会では，半世紀近く，COPDの疾患概念，病態の解明においてさまざまな議論がなされてきた。それぞれの学会の主義主張があり，統一した共通認識をもつことを困難にしていたが，1992年に各学会合同でガイドラインが発表された。しかしながら当時完成したガイドラインでは，気道系病変に関する記載は不十分なものであった。このようにCOPDは，その診断および治療指針が曖昧なまま罹患率，死亡率が増加していった。このような状況から，"US National Heart, Lung, Blood Institute(NHLBI)"とWHOが共同で，『国際的ガイドラインGOLD』が作成され，2001年に公表された。

一方，わが国のCOPDの死亡数は2010年には16,000人を超え，死因の9位となっている。厚生労働省の発表では，COPDの有病率は0.2〜0.4％とされているが，住民調査による大規模なCOPD疫学調査(Nippon COPD Epidemiology Study；NICE study)[3]の結果では，スピロメトリーで40歳以上の10.9％(男性16.4％，女性5.0％)に気流閉塞が認められた。喘息による影響を除いた場合でも日本人のCOPD有病率は8.6％と推測された。医師の診断に基づいた患者調査を大幅に上回るNICE studyの有

---

1) National Institute of Health, National Heart, Lung, and Blood Institute : Global Strategy for the Diagnosis, Management, and Prevention of Chronic Obstructive Pulmonary Disease. NHLBI/WHO Workshop Report 2011. http://www.goldcopd.org/uploads/users/files/COLDWkshp2011.pdf

■ これは必読！
2) 日本呼吸器学会COPDガイドライン第4版編集委員会 編：COPD(慢性閉塞性肺疾患)診断と治療のためのガイドライン，第4版. 日本呼吸器学会, 2013.

3) Fukuchi Y, et al : COPD in Japan : the Nippon COPD Epidemiology study. Respirology, 9 : 458-465, 2004.

図1　COPDの病型

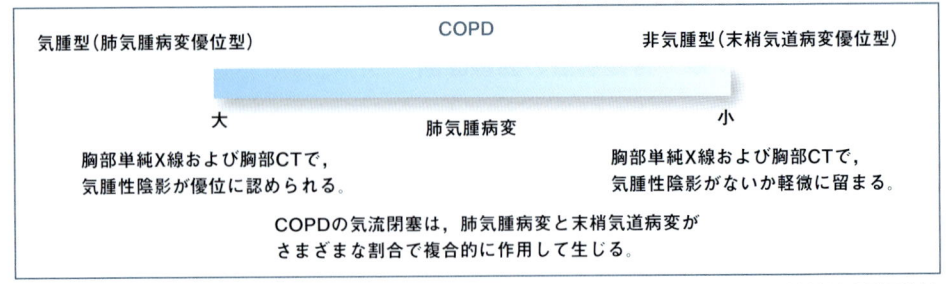

```
                              COPD
気腫型(肺気腫病変優位型)                    非気腫型(末梢気道病変優位型)

         大            肺気腫病変            小
胸部単純X線および胸部CTで，            胸部単純X線および胸部CTで，
気腫性陰影が優位に認められる。           気腫性陰影がないか軽微に留まる。

     COPDの気流閉塞は，肺気腫病変と末梢気道病変が
          さまざまな割合で複合的に作用して生じる。
```

(文献2より引用改変)

病率の高さは，COPDがありふれた呼吸器疾患でありながら，適切に診断されていない診療の現状を反映していると考えられた。

日本呼吸器学会の『COPD診断と治療のためのガイドライン』(第3版)では，COPDと喫煙との因果関係を明確にした。また，COPDの病型の1つとして，気腫型COPDと非気腫型COPDの病型の存在を提唱し，『GOLD 2011』でも明確にされた(**図1**)。

■気流閉塞と気流制限について[2]

気流閉塞と気流制限は，閉塞性換気障害を表現する場合に使用される。厳密には前者は，比較的広義に，後者は呼吸生理学的観点から狭義に使われている傾向がある。気流閉塞と表現する場合の閉塞の意味は，いわゆる病理的気道閉塞と同義ではなく，閉塞性換気障害と総称する場合にFEV1/FVC(1秒率)，FEV1(1秒量)の低下で示される機能的な呼気性障害の総称である。本稿では，原則として気流閉塞という表現を用いる。

COPDの定義，概念

たばこ煙を主とする有害物質を長期に吸入暴露することで生じた肺の炎症性疾患であり，呼吸機能検査で正常に復すことのない気流閉塞を示す。気流閉塞は末梢気道病変と気腫性病変がさまざまな割合で複合的に作用することにより起こり，通常は進行性である。臨床的には，徐々に生じる労作時の呼吸困難や慢性の咳，痰を特徴とするが，これらの症状に乏しいこともある[2]。

ここで，慢性気管支炎や肺気腫はCOPDと同義ではないが，ただし，COPDの概念には含まれる。改めて以下に定義を示す。

①慢性気管支炎は，喀痰症状が年に3カ月以上あり，それが2年以上連続して認められることが基本条件である。この病状が，ほかの肺疾患や心疾患に起因する場合は，本症として取り扱わない。

②肺気腫は，終末細気管支より末梢の気腔が肺胞壁の破壊を伴いながら異常に拡大しており，明らかな線維化は認められない病変を指す。

気腫型COPDの画像所見

■細葉中心性肺気腫(centrilobular emphysema；CLE)

細葉の中心部である呼吸細気管支を主体として肺胞壁の破壊が始まり(**図2a**)，気腔拡大を呈するもので上肺野優位に全肺に広がる(**図3**)。わが国の肺気腫の大部分を占める。CTでは明瞭な壁構造を有しないlow attenuation area(LAA)を呈し，細葉辺縁

構造(太い血管に接する肺野)が保たれているのが特徴で,初期には類円形を呈するが,進行すると癒合・増大し,拡張した気腔が胸膜直下にまで達する(図4)。さらに進行すると,肺野は囊胞性変化で占められ,肺実質が胸膜下にわずかに残存したり,囊胞性病変の間に血管が残るのみとなる。

■**傍隔壁性肺気腫(paraseptal emphysema;PSE)(図5)**
　細葉の末梢部である肺胞管,肺胞嚢を侵し,胸膜直下分布を特徴とする(図2b)。CTでは,典型的には細葉に限局しており,主として胸膜に接して見られる単胞性のLAAを呈し,

図2　肺気腫の分類

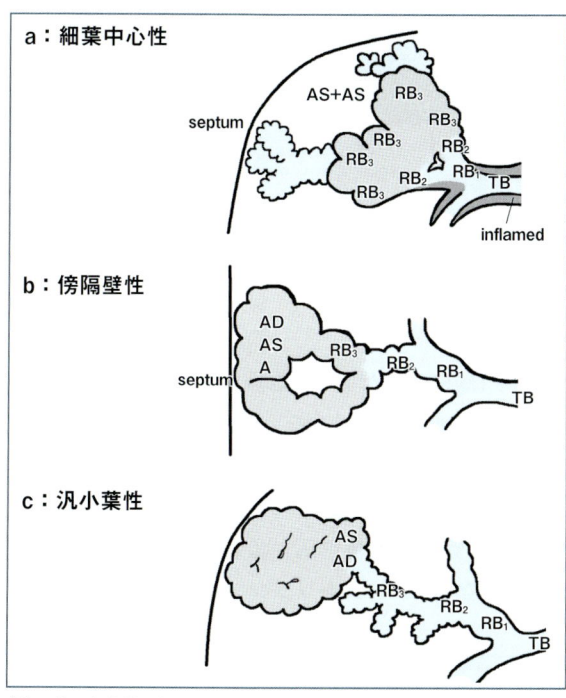

a:細葉中心性
b:傍隔壁性
c:汎小葉性

TB:終末細気管支,RB:呼吸細気管支,AD:肺胞管,AS:肺胞嚢,A:肺胞(図中下付の数字1:1次,2:2次,3:3次)

(Thurlbeck WM: Chronic obstructive lung disease. In: Sommers SC (ed): Pathology Annual. New York: Appleton Century Crofts, 1968, p367-398. より一部改変)

図3　細葉中心性肺気腫(CLE)(中等度)

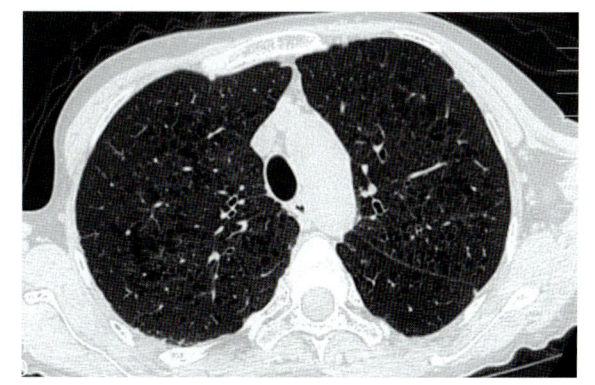

CT肺野条件
60歳台,男性。気腔拡大が壁構造を有しないLAAとして認められる。円形なものや癒合傾向を示すものも存在する。

図4　細葉中心性肺気腫(CLE)(高度)

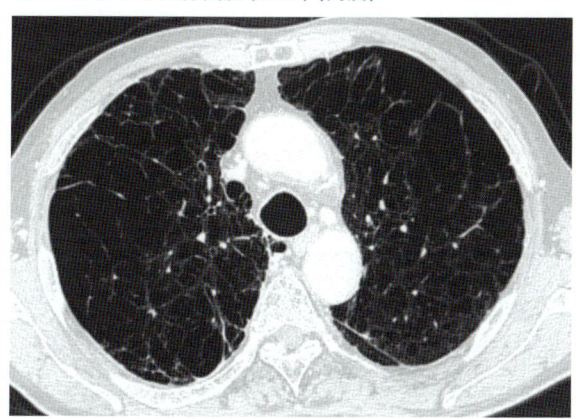

CT肺野条件
70歳台,男性。肺野は囊胞性変化が主体で見られるようになる。囊胞性病変の間には血管が残存するのみである。

図5　傍隔壁性肺気腫(PSE)

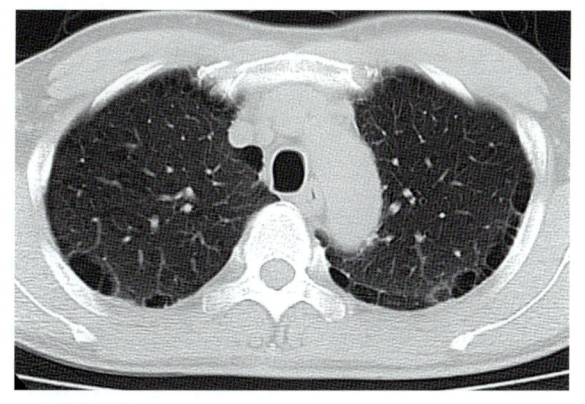

CT肺野条件
50歳台,男性。胸膜に接して見られる単胞性のLAAを呈し,上肺野に多い。胸膜直下に拡大した気腔が1層に並んだような形態を示す。

(宇治徳洲会病院放射線科 三品淳資先生のご厚意による)

図6 汎小葉性気腫（PLE）

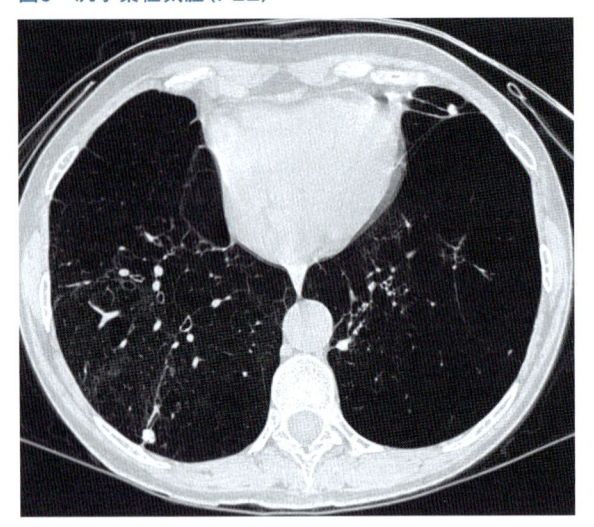

CT肺野条件
50歳台，男性。α₁-アンチトリプシン欠損症患者。細葉全体が，一様に低吸収を呈し，下肺野優位に病変が広がる。

（メリーランド大学放射線科 Charles White先生のご厚意による）

図7 非気腫型（末梢気道病変優位型）COPD

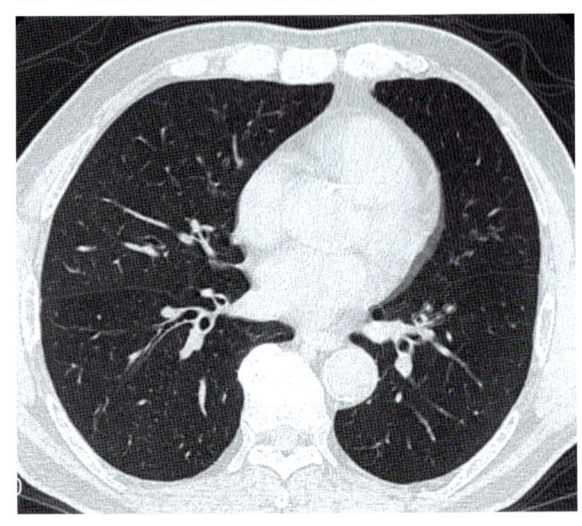

CT肺野条件
70歳台，男性。肺気腫の所見に乏しく，気管支壁肥厚や肺野濃度の低下を認める。

上肺野に多い。胸膜直下に拡大した気腔が1層に並んだような形態を示すが，CLEと混在することが多く，単独では閉塞性換気障害をきたすことは少ないとされている。

■汎小葉性気腫（panlobular emphysema；PLE）（図6）

細葉全体が一様に低吸収を呈し，下肺野優位に全体に広がることが特徴で（図2c），典型的な汎小葉性気腫は，わが国ではまれなα₁-アンチトリプシン欠損症で見られる。

非気腫型COPD（気道病変優位型）の画像所見

病理学的には末梢気道の内腔の粘液貯留，気道の変形狭窄，炎症細胞浸潤，線維化，平滑筋肥厚，気管支粘膜の肥厚，杯細胞増生，中枢気道には気管支粘膜下腺の肥厚や杯細胞増生を認める。CT所見は，気管支壁肥厚，内腔の狭小化，通常描出されない末梢領域の気道描出などがある（図7）。中枢気道と末梢気道を含めた定量的評価にCTは有用である。CT技術の進歩により末梢の内径2mm程度の気道についても評価可能となった[4]。気道病変を定量的に評価することで，薬剤の効果などを判断することができる。また，気腫型優位か気道病変優位か判断できる。

4) Hasegawa M, et al : Airflow limitation and airway dimensions in chronic obstructive pulmonary disease. Am J Respir Crit Care Med, 173：1309-1315, 2006.

COPDにおける全身併存症と肺合併症

COPDは長期の喫煙歴がある中〜高年者に発症するため，喫煙や加齢に伴う併存症が多く見られる。また，COPD自体が全身性の影響をもたらして，肺以外の併存症を引き起こしている可能性もあることから，COPDは，全身性疾患としてとらえられるようになった。

COPDにより引き起こされる全身性の影響として，全身性炎症，栄養障害，骨格筋機能障害，心・血管疾患（心筋梗塞，狭心症，脳血管障害），骨粗鬆症，抑うつ，糖尿病，睡眠障害，緑内障，貧血などがある。これらは，COPDの重症度や患者のQOLに影響

するため，併存症を含めた包括的な重症度の評価と管理を行う必要がある。

COPDの肺合併症としては，増悪や肺感染症は別として，喘息，間質性肺炎，気胸，肺癌などがあり，いずれもCOPDのない喫煙者と比べてその発生頻度は高い。

2013年『COPD（慢性閉塞性肺疾患）診断と治療のためのガイドライン』[2]では，喘息とのオーバーラップ症候群や肺気腫合併肺線維症について記載された。

■喘息とのオーバーラップ症候群

喘息とCOPD，どちらとも診断できない合併例が存在する。喘息のないCOPDに比べて重症で予後不良である[5]。

■肺気腫合併肺線維症（CPFE）（図8）

肺気腫合併肺線維症（combined pulmonary fibrosis and emphysema：CPFE）は，CTにて上肺野優位の気腫と下肺野の線維化を認めることを特徴とする臨床症候群である[6]。線維化の合併により気流閉塞がマスクされ，初期の診断が遅れることがある。進行するとガス交換障害と肺高血圧症が発現する。COPDもしくは間質性肺炎単独に比べ，肺癌合併が高頻度で見られる。スパイロメトリーの異常が比較的軽度に留まるわりに，肺拡散能力の低下が大きいことが特徴である。

5) Gibson PG, et al：The overlap syndrome of asthma and COPD：what are its features and how important is it? Thorax, 64：728-735, 2009.

6) Cottin V, et al：Combined pulmonary fibrosis and emphysema：a distinct underrecognised entity. Eur Respir J, 26：586-593, 2005.

図8　肺気腫合併肺線維症

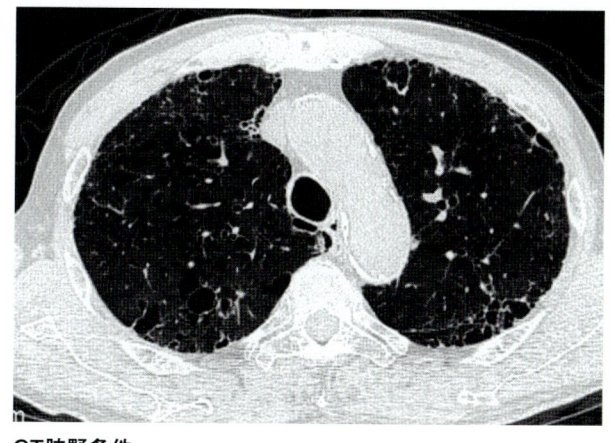

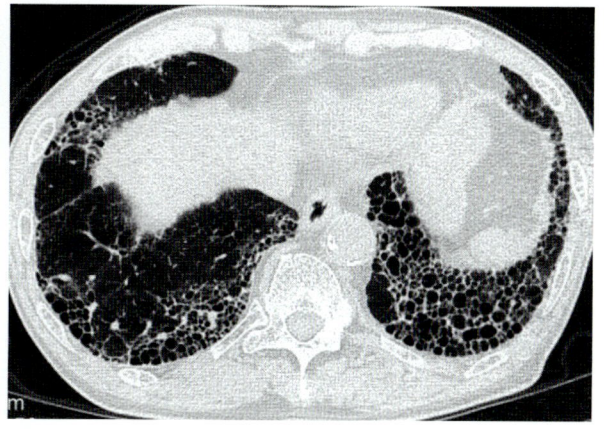

CT肺野条件
60歳台，男性。上葉には細葉中心性気腫を認める。下葉には，蜂窩肺を認めUIPタイプの間質性肺炎が疑われる。

CTによる気腫性病変の定性的，定量的評価法

2次元的な半定量的評価法としてlow attenuation area（LAA）の占める面積を視覚的に5段階に分けて評価するGoddard法が代表である（**表1**）[7]。

この方法は，異なる観察者間の評価のばらつきや，同一観察者による複数評価のばらつきが問題となる。このような問題を解決するために，ソフトウエアを用いた自動計測による定量化が用いられる。多くのソフトウエアではLAAのCT値が正常肺野よりも低いことを利用してLAAを検出している。表2に示すような定量化法が一般に用いられている。ただし，これらの定量化法おけるLAAの閾値の設定は，使用する機種，撮影管電圧，再構成関数，ヘリカルピッチなどに依存することを知っておく必要がある。

7) Goddard PR, et al：Computed tomography in pulmonary emphysema. Clin Radiol, 33：379-387, 1982.

Point advice COPDでは喫煙や加齢に伴う併存症が多く見られる。COPDによる全身性の影響が併存症(全身性炎症，栄養障害，骨格筋機能障害，心・血管疾患，骨粗鬆症，抑うつ，糖尿病など)を誘発すると考えられる。併存症を含めた包括的な重症度の評価と管理を行う必要がある(図9)。

図9 COPDの全身性炎症と全身への影響

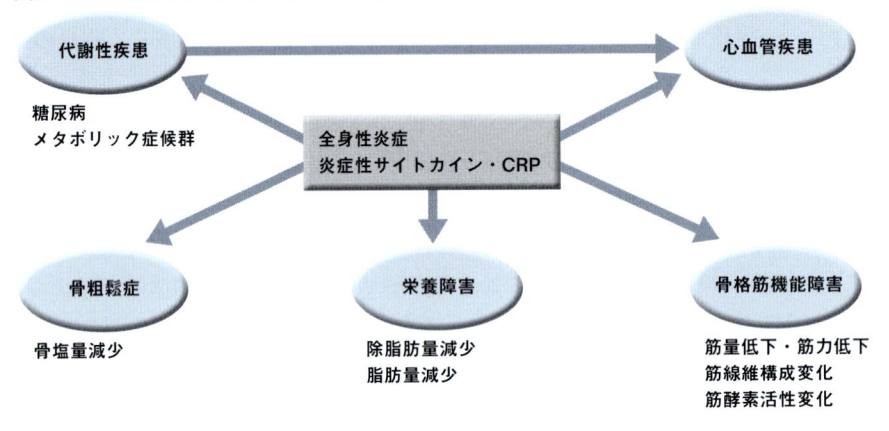

代謝性疾患
糖尿病
メタボリック症候群

心血管疾患

全身性炎症
炎症性サイトカイン・CRP

骨粗鬆症
骨塩量減少

栄養障害
除脂肪量減少
脂肪量減少

骨格筋機能障害
筋量低下・筋力低下
筋線維構成変化
筋酵素活性変化

(文献2より引用改変)

表1 肺気腫の視覚的評価法(Goddard法)

左右，上，中，下の3レベルの合計6部位について，視覚的に肺気腫の程度を5段階評価し，6部位で合計したものを肺気腫のスコアとする。

0	肺気腫なし
1	肺気腫が肺野面積の25%以下
2	肺気腫が肺野面積の25〜50%
3	肺気腫が肺野面積の50〜75%
4	肺気腫が肺野面積の75%以上

表2 CT値計測における代表的な定量化法

平均CT値	肺野CT値とLAAのCT値の比較
ヒストグラムピーク法	肺野CT値のヒストグラムのピーク値
5%裾野値	肺野CT値のヒストグラムで低いほうの裾野から，ヒストグラムの面積の5%に相当する値
LAA%	CT値が閾値(−970〜−940)以下の面積/肺野全体の面積

CTによる気道病変の評価

8) Berger P, et al: Airway wall thickening in cigarette smokers: quantitative thin-section CT assessment. Radiology, 235: 1055-1064, 2005.

これは必読！
● 永井厚志，ほか編著：COPD最新の話題. 呼吸と循環, 60(10), 2012.

気道のパラメータとしては，気道壁の厚み，気道壁面積や気道壁面積を全気道面積で補正した面積百分率などが用いられる。気道の走行に合わせた再構成が可能となり，6次分枝までの気道については再現性のよい計測が可能で，気道壁面積と呼吸機能の相関については，末梢気道ほど良好な相関があると報告されている[6,8]。ただし，気道壁の評価についても，使用する機種，撮影管電圧，再構成関数，ヘリカルピッチなどに依存することを知っておく必要がある。

10 第3章 各種病態の画像診断

岩澤多恵

アレルギー性肺疾患のABC

■ これは必読！

- 髙橋雅士, ほか編：胸部画像診断スタンダード. メディカルサイエンスインターナショナル, p86-87, p146-152, p160-168, p192-193, 2013.
- Müller NL and CIS Silva, ed：Asthma. Imaging of the Chest. Saunders & Elsevier, 2008, p1056-1070.
- MD Consult：Hansell：Eosinophilic lung disease. Imaging of disease of the chest, 5th ed. Mosby, Inc. Philadelphia, 2010, p659-677.

1) Busacker A, et al：A multivariate analysis of risk factors for the air-trapping asthmatic phenotype as measured by quantitative CT analysis. Chest, 135：48-56, 2009.
2) Lederlin M, et al：CT attenuation of the bronchial wall in patients with asthma：comparison with geometric parameters and correlation with function and histologic characteristics. AJR Am J Roentgenol, 199：1226-1233, 2012.
3) Jeong YJ, et al：Eosinophilic lung diseases：a clinical, radiologic, and pathologic overview. RadioGraphics, 27：617-637, discussion 637-639, 2007.

はじめに

生体のアレルギー反応により，肺でもさまざまな疾患が引き起こされる．原因不明のものから，抗原が明らかなもの，急性で重篤な疾患から，慢性に経過するものまで疾患は多彩である．アレルギー性肺疾患では，典型的な症例は特徴的な画像所見を呈するので，画像診断の果たす役割は大きい．本稿では，各疾患の典型的な症例を示しながら，その画像所見を解説する．

気管支喘息(bronchial asthma)

気管支喘息は，繰り返す咳，喘鳴，および呼吸困難を特徴とする疾患である．気道の炎症により，気道狭窄と気道過敏性の亢進が起こる．**可逆性があることが特徴**で，自然に，あるいは治療により寛解する．喘息患者の気道では好酸球を始めとする各種の炎症細胞浸潤，浮腫，杯細胞増生，平滑筋の肥大などが認められる．画像所見ではこれを反映して，**肺の過膨張と気管支壁肥厚**が見られる[1,2]（**図1**）．部分無気肺や粘液栓が見られることも多い．**病状の回復と並行して，これらの所見も改善するが**，難治例では気管支壁肥厚などの所見は残る．喘息様症状をきたす疾患は多数あり（後述のCEPやABPA，AGA），それらの疾患の所見も念頭に置いて，除外診断を進める．

好酸球性肺炎(eosinophilic pneumonia)

好酸球性肺炎(**表1**)は，肺に異常陰影があって，末梢血あるいは局所に好酸球増多を認める疾患の総称である．急性好酸球性肺炎(acute eosinophilic pneumonia；AEP)(**図2**)，単純性肺好酸球増多症(simple pulmonary eosinophilia；SPE，Löffler症候群)(**図3**)，慢性好酸球性肺炎(chronic eosinophilic pneumonia；CEP)(**図4, 5**)，が挙げられる[3]．SPEは症状が比較的軽度で，無治療で消退するものを指す．所見としてはCEPに似る．

AEPは，重篤な疾患であり，ときに人工呼吸器管理を要するが，ステロイドが奏効し，予後は良好な疾患である．急性期に末梢血での好酸球増加を認めることは少なく，気管支鏡肺胞洗浄液(BALF)では好酸球増加が見られる．30歳台の報告が多く，喫煙を始めて1〜2週間で発症する例が多く報告されている．

画像所見は，**心拡大はないが，肺水腫に似る**．胸水，下葉の浸潤影，septal line，CTでは小葉間隔壁肥厚などが見られる(**図2**)．

CEPは，日常最もよく遭遇する好酸球性肺炎である．喘息などのアレルギー性疾患がもともとあることが多く，末梢血の好酸球増多が見られる．画像所見は**photographic**

negative of pulmonary edema patternが有名で，末梢優位のconsolidationやすりガラス陰影を示す。上葉優位である(**図4**)。無治療で遷延した症例や吸収過程では胸壁に平行(気管支血管束に直行)するような索状構造を示す(**図5**)。

図1 喘息
50歳台，男性。

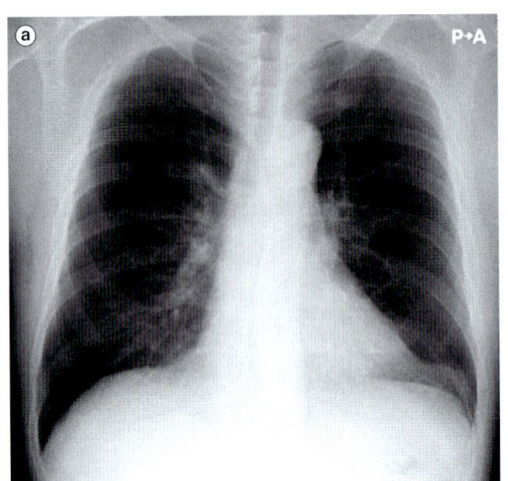

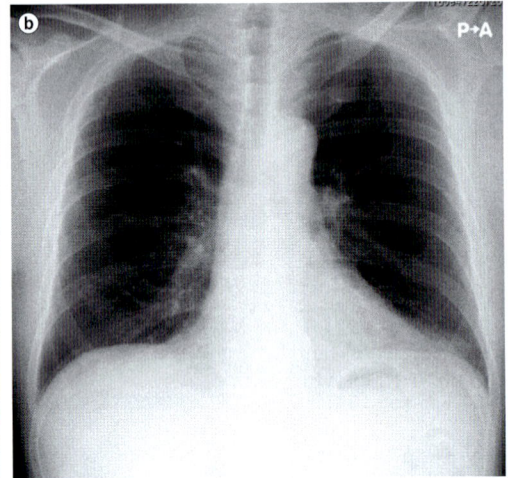

a：発作時単純X線写真　　　　　　　　　　　b：寛解時単純X線写真

寛解時と比較すると発作時は，横隔膜の位置が下がり，肺野の末梢の血管影が乏しく，肺が過膨張である。また気管支壁が目立つことがわかる。肺門部の血管影が目立つ。

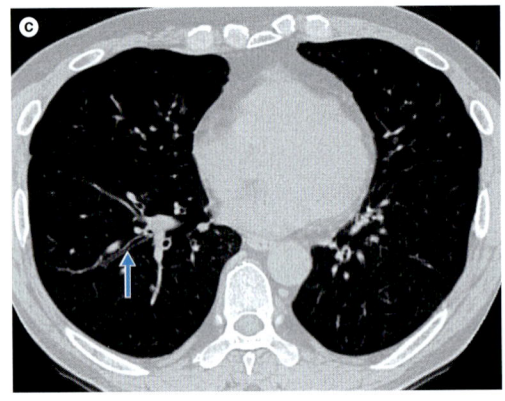

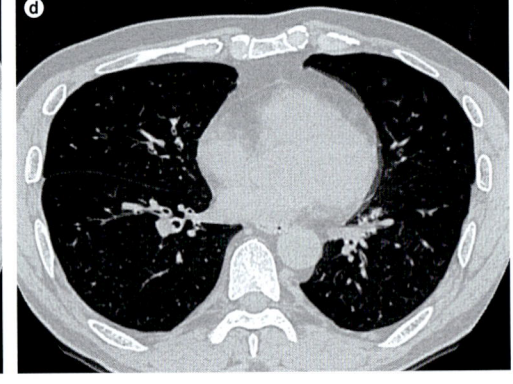

c：CT吸気時　　　　　　　　　　　　　　　d：CT呼気時

CTでは気管支壁肥厚がびまん性にあり(→)，呼気CTでも肺実質のCT値の変化に乏しい。
CTで，気管支壁肥厚や，壁のCT値が喘息の呼吸機能と相関する，あるいは肺実質のCT値と喘息の重症度が相関することが知られている[1,2]。

表1 好酸球性肺炎

	急性好酸球性肺炎(AEP)	単純性肺好酸球増多症(SPE)	慢性好酸球性肺炎(CEP)
喘息の既往	なし	なし	あり(50%)
末梢血の好酸球増多	なし	あり	あり
BALFの好酸球増多	>20%	>20%	>25%
画像所見	小葉間隔壁肥厚や気管支血管束の肥厚像，すりガラス陰影，consolidation(下葉に優位)，胸水	CEPに似る	consolidation(末梢優位，上葉優位)，photographic negative of pulmonary edema，胸水はまれ

BALF：気管支鏡肺胞洗浄液

第3章・10アレルギー性肺疾患のABC

図2　急性好酸球性肺炎（AEP）

20歳台，男性。喫煙を開始して，9日後に発熱と黄色痰，低酸素血症で救急搬送された。

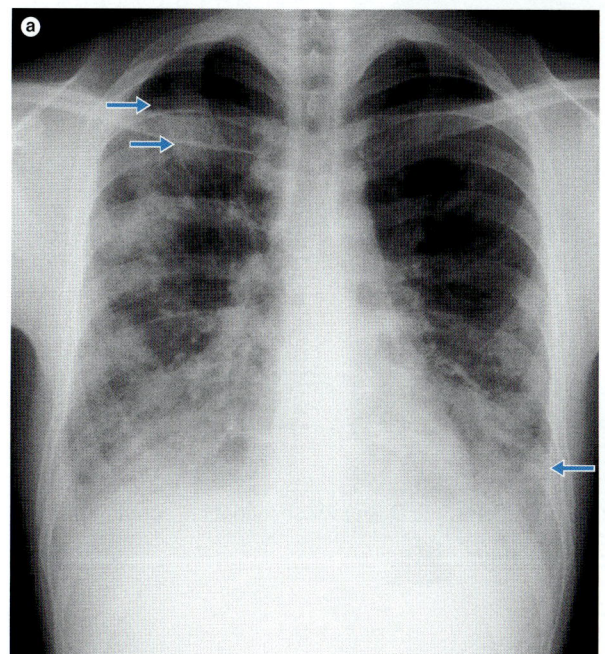

a：単純X線写真
両側の下肺野に浸潤影あり，上葉では浸潤影は末梢に優位である。septal lineあり（→）。

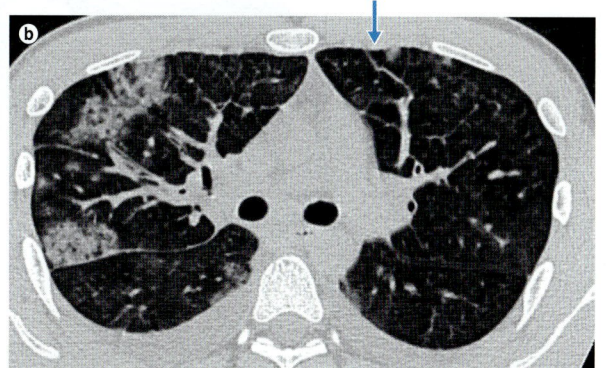

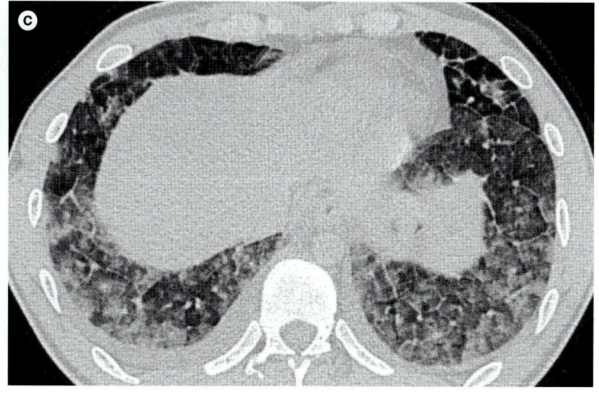

b，c：CT
小葉間隔壁肥厚が目立つ。肺底部ではすりガラス陰影が広範囲に広がる。両側に胸水がある。

図3　単純性肺好酸球増多症（SPE）

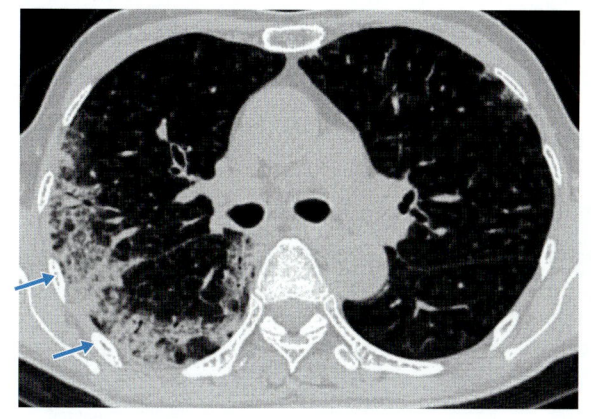

初診時のCT
70歳台，女性。右肺末梢にconsolidationあり，無治療で改善した。

図4　慢性好酸球性肺炎（CEP）

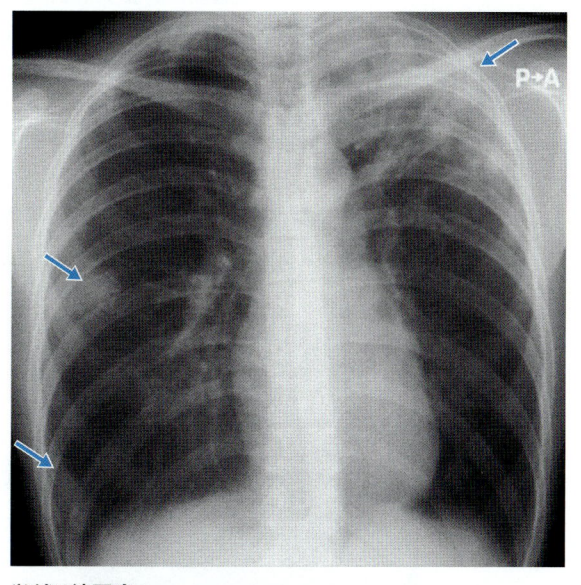

単純X線写真
30歳台，女性。左肺尖部，右肺中・下肺野末梢に浸潤影が見られる（→）。photographic negative of pulmonary edema patternである。

図5 慢性好酸球性肺炎（CEP）

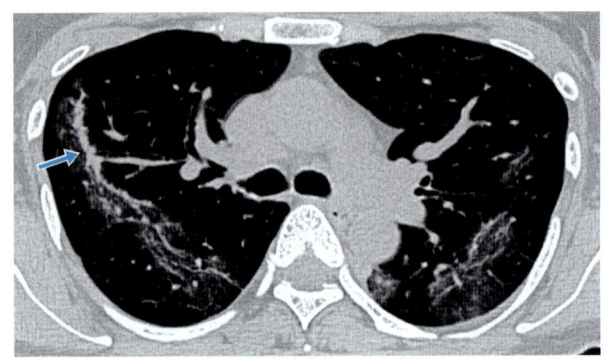

CT
40歳台，女性。両側の上葉に気管支血管束に直行するような索状構造が見られる。

ここが勘ドコロ

- 急性好酸球性肺炎（AEP）はseptal line（心拡大のない肺水腫）と，下肺野優位のconsolidation。
- 慢性好酸球性肺炎（CEP）は，末梢優位，上葉優位のconsolidation，photographic negative of pulmonary edema pattern。

過敏性肺臓炎（hypersensitivity pneumonitis；HP）

用語アラカルト

*1 夏型過敏性肺臓炎
日本における代表的なHP。風呂場のカビなどの真菌である*Trichosporon. asahii*が原因。夏に多く，寒くなると自然軽快する。

4）吉澤靖之，ほか：慢性過敏性肺炎（鳥飼病）の臨床と画像．画像診断，25：36-49, 2005．

過敏性肺臓炎（hypersensitivity pneumonitis；HP）とは，吸入抗原に対するアレルギー反応により引き起こされる疾患である。抗原としては，風呂場のカビ（夏型過敏性肺臓炎[*1]），加湿器内の水に繁殖した真菌（加湿器肺），鳥の排泄物（鳥飼病），羽毛布団，化学物質（塗装工肺におけるイソシアネート）などが挙げられる。**急性型と慢性型**に大きく分けられる[4]。

急性過敏性肺臓炎（acute HP）の画像所見は，気道周囲の炎症を反映して，**小葉中心性の粒状病変やすりガラス状病変**が中心となる（図6）。またair trappingが見られる（図6）。

一方，慢性過敏性肺臓炎（chronic HP）では小葉中心性の粒状影やすりガラス陰影

図6 急性過敏性肺臓炎（夏型過敏性肺臓炎）（acute HP）
60歳台，女性。

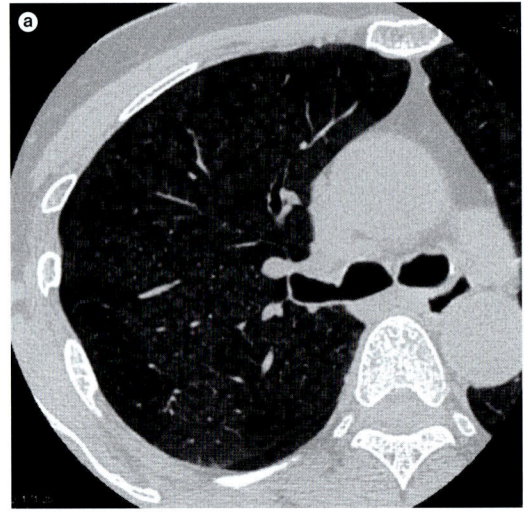

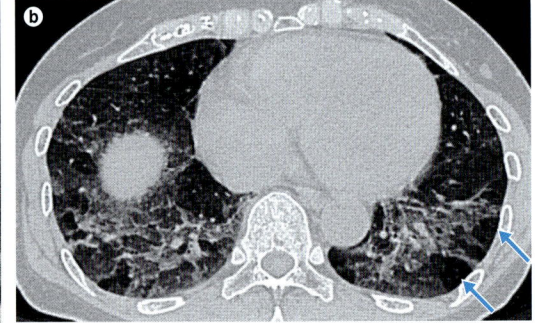

b：呼気CT
モザイクパターンが見られる（→）。

a：吸気CT
小葉中心性の微細な淡い粒状病変が見られる。

5) Silva CI, et al : Chronic hypersensitivity pneumonitis: differentiation from idiopathic pulmonary fibrosis and nonspecific interstitial pneumonia by using thin-section CT. Radiology, 246 : 288-297, 2008.

も見られるが，線維化を反映して，小葉間隔壁の肥厚，牽引性気管支拡張，蜂巣肺が認められる（図7～9）。慢性型では，特発性肺線維症(idiopathic pulmonary fibrosis/usual interstitial pneumonia；IPF/UIP)と画像所見が似ている症例がある。本人に抗原暴露の認識がない症例がしばしばあり，徐々に呼吸苦や画像所見が進行する臨床像もIPF/UIPと酷似しているため，その鑑別が問題となる[5]。chronic HPでは，上葉に優位の分布，気道に沿って病変が強い，air trappingといった点がIPF/UIPとの鑑別のポイントである。

図7 慢性過敏性肺炎(CHP)

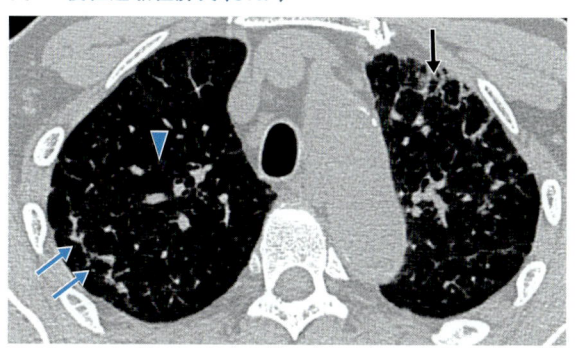

CT
60歳台，男性。左上葉では胸膜下の網状病変（→）があるが，右上葉では胸膜から1層離れた線状構造があり，小葉中心性の線維化に対応すると思われる（→）。粒状病変も見られる（▶）。

図8 慢性過敏性肺炎(鳥飼病)(CHP)

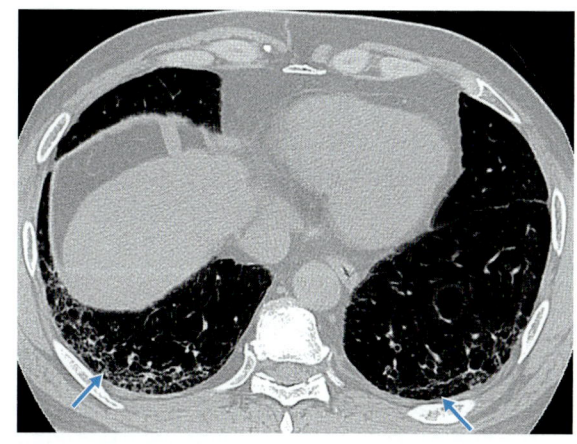

CT
70歳台，男性。ハトを200羽以上15年間飼育。右肺底部では胸膜下を中心とする網状病変が中心（→）で，下葉に所見が優位だったので，IPF/UIPとCTのみで区別することは難しい。左肺では胸膜から1層離れた線状構造があり，小葉中心性の線維化を示唆する所見と考えられる（→）。

図9 慢性過敏性肺炎(鳥飼病)(CHP)

60歳台，女性。インコを飼育して3年目から咳，10年目に当センターに受診した。

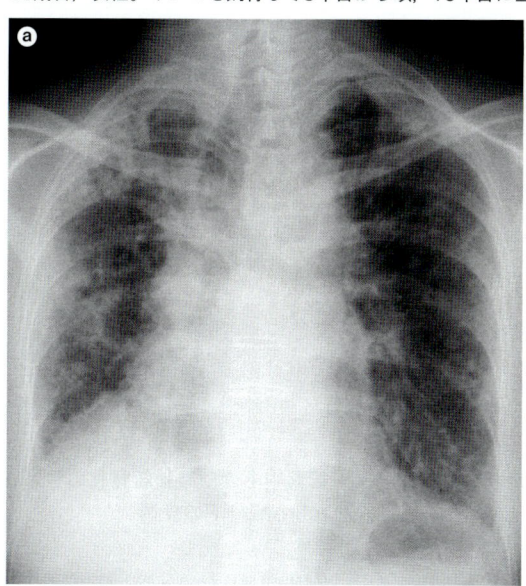

a：単純X線写真
網状影が右肺優位，末梢優位に広範囲に分布するが，上葉の容積低下が目立つ。

b：CT
牽引性気管支拡張が目立ち，右下葉には網状影も見られる（→）。気管支血管束に沿って病変が広がっている。

6) Takemura T, et al : Pathological differentiation of chronic hypersensitivity pneumonitis from idiopathic pulmonary fibrosis/usual interstitial pneumonia. Histopathology, 61 : 1026-1035, 2012.

ここが勘ドコロ

- 急性過敏性肺臓炎(acute HP)は小葉中心性のすりガラス陰影や粒状影。
- 慢性過敏性肺臓炎(chronic HP)は，典型例では上葉優位で，小葉中心性の粒状病変，胸膜から1層離れた部位に線維化が目立つ。

Point advice　　chronic HPとIPF/UIPは画像所見がよく似る

chronic HPは，IPF/UIPとCT上ときわめてまぎらわしい。それは病理のルーペ像が chronic HPとIPF/UIPとでよく似ていることを反映している[6)]（図10）。
chronic HPの病理学的な特徴としては，
　①細葉中心性線維化（呼吸細気管支〜肺胞管など末梢気道に沿った線維化）
　②小葉辺縁性線維化（小葉間隔壁，細葉間，胸膜下の線維化）
　③架橋線維化（小葉中心と小葉・細葉辺縁，隣接する呼吸細気管支同士をつなぐような線維化，その部分を走行する細静脈に沿った線維化による）
　④細葉中心性のリンパ球性胞隔炎，リンパ濾胞の散在（細葉中心でなくてもよい）
　⑤疎な肉芽腫，コレステロールを含む巨細胞
などが挙げられる。このうち，小葉辺縁性線維化はIPF/UIPの特徴であるが，chronic HPでは，同時に細葉中心性線維化や架橋線維化が目立つ傾向があり，CTではこれを反映して，気管支血管束に沿った粒状影，胸膜から1層離れた線状影などを認める点が鑑別のポイントにはなる。しかし，IPF/UIPとCTのみで鑑別することが難しい。chronic HPでは抗原隔離により進行をおさえられる症例もあるので，IPF/UIPと安易に診断せず，chronic HPの可能性を十分精査すべきと思われる。

図10　特発性肺線維症および慢性過敏性肺臓炎のルーペ像

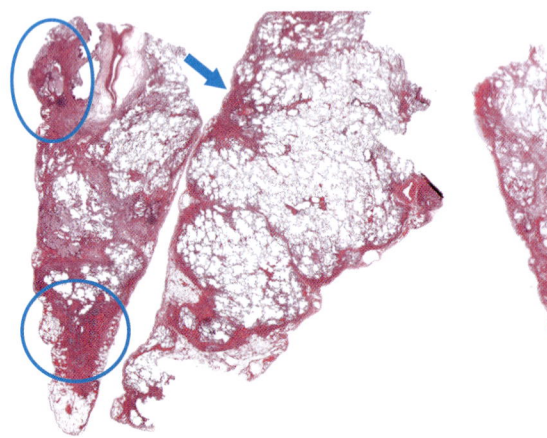

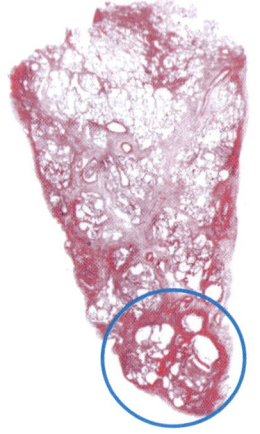

a：IPF/UIP（典型的なUIPパターンの症例）　　b：UIPパターンを示すchronic HPの症例　　c：細葉中心性や架橋線維化の目立つchronic HPの症例

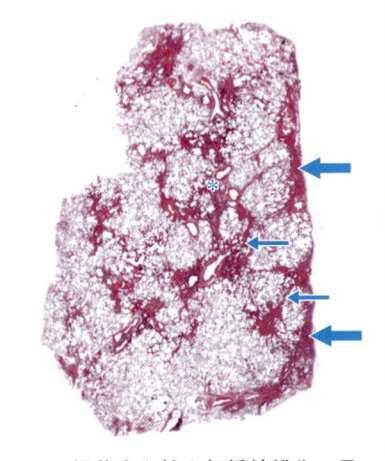

○：蜂巣肺，　＊：細葉中心性の線維化，　➡：胸膜下の線維化　→：架橋線維化

（日赤医療センター病理部 武村民子先生のご厚意による）

アレルギー性気管支肺アスペルギルス症（allergic bronchopulmonary aspergillosis；ABPA）

アレルギー性気管支肺アスペルギルス症（allergic bronchopulmonary aspergillosis；ABPA）は，アスペルギルス（*Aspergillus fumigatus*）に対して，アレルギー反応で起きる疾患である。喘息様症状，好酸球増多，血清IgE高値，アスペルギルス沈降抗体陽性などが見られる。カンジダなどアスペルギルス以外の真菌でも起こり，その場合は
アレルギー性気管支肺真菌症（allergic bronchopulmonary mycosis；ABPM）とよばれる。中枢側の気管支は静脈瘤様に拡張し，内部に嵌頓した粘液栓が見られる（図11）。単純X線写真では典型例では粘液栓が手袋を広げたように見えるfinger-in-glove signを示す（図12）[7]。粘液栓はCTではしばしば高吸収域となる。末梢の病変がtree-in-bud appearanceとして描出されることも多い（図11）[8]。

7) Martinez S, et al : Mucoid impactions : finger-in-glove sign and other CT and radiographic features. RadioGraphics, 28 : 1369-1382, 2008.
8) Okada F, et al : Clinical/pathologic correlations in 553 patients with primary centrilobular findings on high-resolution CT scan of the thorax. Chest, 132 : 1939-1948, 2007.

図11　アレルギー性気管支肺アスペルギルス症（ABPA）
60歳台，男性。

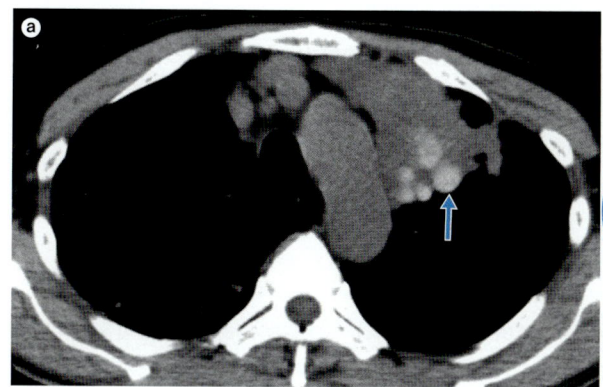

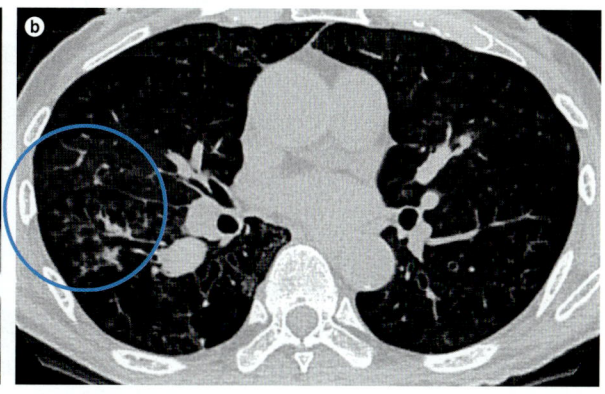

a：単純CT縦隔条件
高吸収域を示す粘液栓が拡張した気管支内に見られる（→）。粘液栓の末梢がconsolidationとなっている。

b：CT肺野条件
末梢の病変がtree-in-bud appearanceを示す（◯）。

図12　アレルギー性気管支肺真菌症（ABPM）
60歳台，女性。

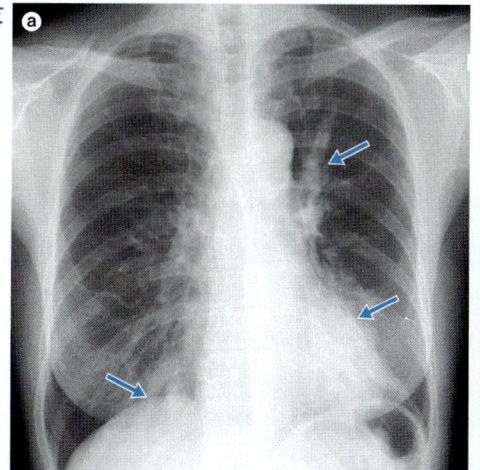

a：単純X線写真
finger-in-glove signが見られる（→）。

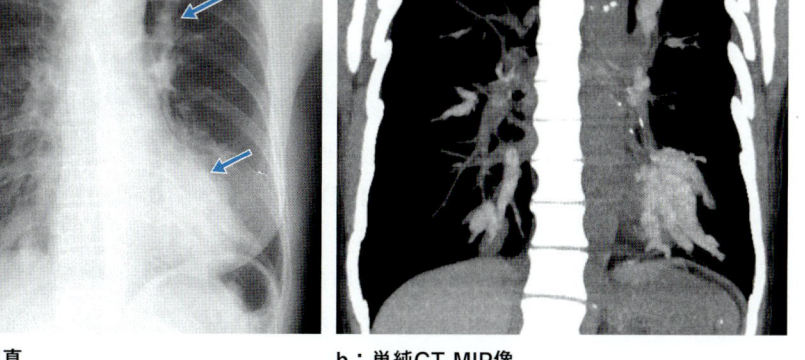

b：単純CT MIP像
中枢側の気管支が拡張して，内部にCT値の高い粘液栓がある。finger-in-glove signの成り立ちがよくわかる。

9) Castaner E, et al : When to suspect pulmonary vasculitis : radiologic and clinical clues. RadioGraphics, 30 : 33-53, 2010.
10) 田中伸幸ほか：血管炎：その臨床所見と画像診断－肺．臨床画像, 21 : 850-862, 2005.
11) Chung MP, et al : Imaging of pulmonary vasculitis. Radiology, 255 : 322-341, 2010.

用語アラカルト

*2 抗好中球細胞質抗体（ANCA）

ヒト細胞質に特異的な自己抗体で，proteinase-3（PR-3）に対するPR3-ANCA（C-ANCAともいう）と，myeloperoxidase（MPO）に対するMPO-ANCA（P-ANCAともいう）がある．ANCAは，全身性疾患のうち，細小血管炎と関連が強く，これらをANCA関連血管炎と称する．

ここが勘ドコロ

● ABPAは，拡張した気管支内の粘液栓（CTで高吸収域）．

肺における血管炎

肺は血管の塊のような臓器なので，さまざまな血管炎の標的臓器となる．肺の血管炎のうち（表2），細動脈や毛細血管など小さな血管を侵す代表的な疾患が，顕微鏡的多発血管炎（microscopic polyangitis；MPA），多発血管炎性肉芽腫症（granulomatosis with polyangiitis；GPA，Wegener肉芽腫症），アレルギー性肉芽腫性血管炎（allergic granulomatosis angiitis；AGA）である[9〜11]．これらの疾患では，抗好中球細胞質抗体（anti-neutrophil cytoplasmic antibody；ANCA）[*2]が陽性となることが多い．

ここが勘ドコロ

● 肺の血管炎は出血の程度を反映して所見は多彩（気管支血管束に沿った粒状影〜びまん性肺胞出血）．
● GPAの，すりガラス陰影を伴う多発結節は，特徴的な所見である．

表2 肺の小さな血管を侵す血管炎

	顕微鏡的多発血管炎（MPA）	多発血管炎性肉芽腫症（GPA）	アレルギー性肉芽腫性血管炎（AGA）
	MPO-ANCA	PR3-ANCA（80〜90％）	MPO-ANCA（30〜80％）
喘息	なし	なし	あり
末梢血好酸球増多	なし	なし	あり
標的臓器，症状，画像所見	肺と腎，腎の半月体形成性腎炎（90％以上），肺はびまん性肺胞出血や間質性肺炎	肺と鼻（上気道）と腎，肺はすりガラス陰影を伴う多発結節（halo sign），しばしば空洞形成あり	好酸球増多，喘息，血管炎を3徴とする，多発性単神経炎，皮膚所見が多い．CSSでは画像所見はCEPに似る
病理	capillaritis	壊死性肉芽腫性血管炎	好酸球浸潤，肉芽腫，壊死性血管炎

顕微鏡的多発血管炎（microscopic polyangiitis；MPA）

微小血管の壊死性血管炎を基本とする．肉芽腫性炎症の所見がない点がGPA，AGAとは異なる．MPO-ANCA陽性率が高い．

50歳台に多く，発熱，全身倦怠とともに，半月体形成性急速進行性腎炎と肺出血，あるいは間質性肺炎の病変を呈する．代表的な肺病変は，血管炎（capillaritis）に伴う肺胞出血と考えられる（図13）．間質性肺炎の経過中にANCAが陽性となり，その後，全身の血管炎の所見を呈する症例も見られる（図14）．

図13 顕微鏡的多発血管炎 [MPA（びまん性肺胞出血；DAH）]

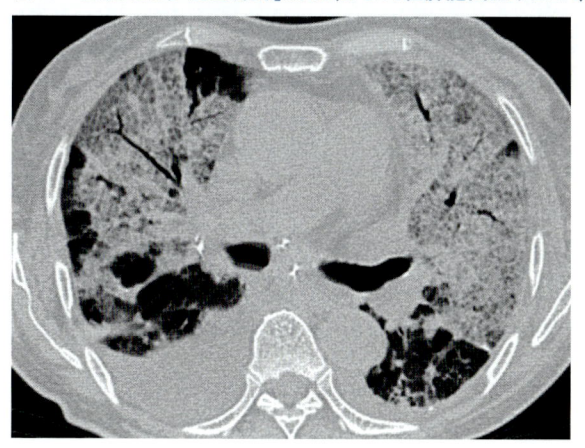

CT
70歳台，女性。びまん性肺胞出血の症例。両側の肺に広範にすりガラス陰影〜consolidationが広がる。

図14 顕微鏡的多発血管炎（MPA）

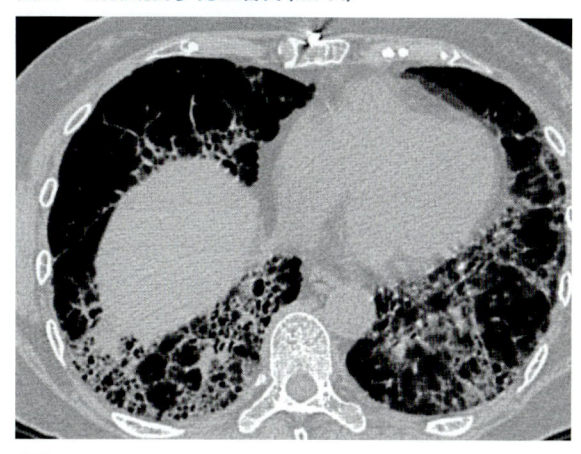

CT
70歳台，女性。ANCA陽性で，血尿あり，臨床的にMPAと診断されている。CTでは肺底部に優位の網状影，すりガラス陰影で，fNSIPに似るが，特発性のfNSIPに比較するとconsolidationや，すりガラス陰影の領域がやや目立ち，画像のみでは鑑別は難しい。

Wegener肉芽腫症 [多発血管炎性肉芽腫症（granulomatosis with polyangiitis；GPA）]

12) Martinez F, et al：Common and uncommon manifestations of Wegener granulomatosis at chest CT：radiologic-pathologic correlation. RadioGraphics, 32：51-69, 2012.

ANCA関連の壊死性肉芽腫性血管炎。上気道（鼻，口），肺，腎に病変がある全身型と，上気道・肺の両方もしくはどちらか一方に所見がある限局型に分類される。画像所見としては，結節や腫瘤がよく見られる[12]。多発性，両側性で，気管支血管束に沿って分布する。比較的壁の厚い空洞もよく見られる（**図15**）。気管，気管支壁肥厚など，太い気道の病変も見られる。Wegener肉芽腫症ではなく，今後は"GPA"の名称が用いられる予定。

図15 多発血管炎性肉芽腫症

70歳台，女性。外科的肺生検でGPAと診断されている。

a：単純X線写真
両側の肺に多発する結節，腫瘤が見られる。

b：CT
結節の一部には空洞も見られる。feeding vessel signあり（→）。

c：CT
結節の周囲には出血を反映して，しばしばすりガラス陰影を伴う（halo sign）。

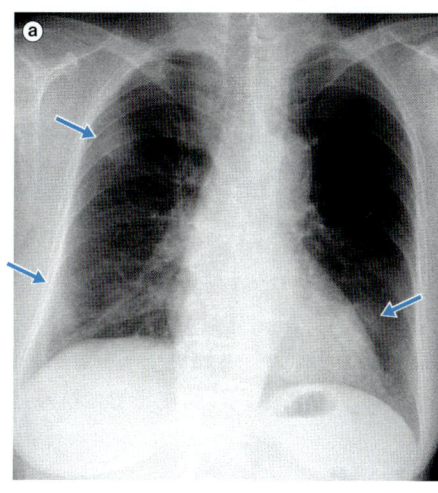

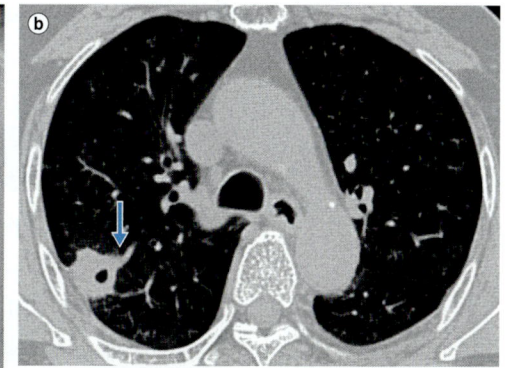

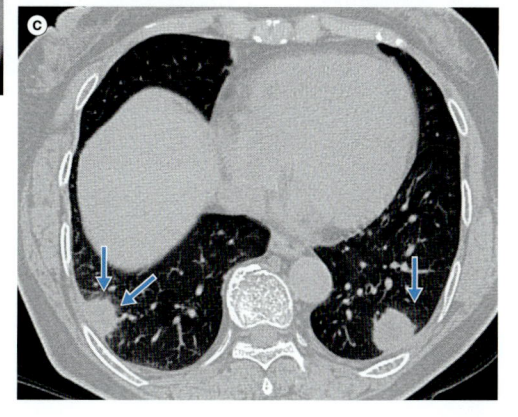

アレルギー性肉芽腫性血管炎[allergic granulomatous angiitis(AGA), eosinophilic granulomatosis with polyangiitis(EGPA)]

アレルギー性肉芽腫性血管炎は，比較的まれな疾患で30〜60歳に多いとされる。①気管支喘息，②好酸球増加，③血管炎による症状[38°以上，体重減少(6カ月以内に6kg以上)，多発性単神経炎，消化管出血，紫斑，多関節痛(炎)筋肉痛，筋肉痛，筋力低下]を示すものをChurg-Strauss症候群，さらに組織学的に血管炎が証明されるとAGAと診断される。p-ANCAが30〜50％の症例で陽性となる。

画像所見は，末梢優位の非区域性のconsolidationで，少量の胸水を伴うこともある(図16)。もう1つ別のパターンとして，気管支壁肥厚や小葉中心性の粒状影を示す症例もある(図17)[12]。

図16　Churg-Strauss症候群(CSS)

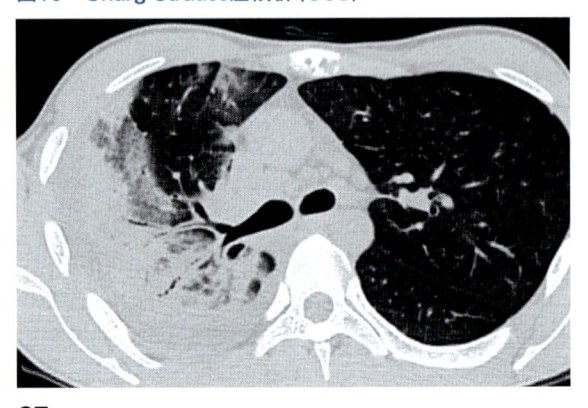

CT
20歳台，男性。末梢優位のconsolidationやすりガラス陰影，胸水が見られる。

図17　アレルギー性肉芽腫性血管炎(AGA)

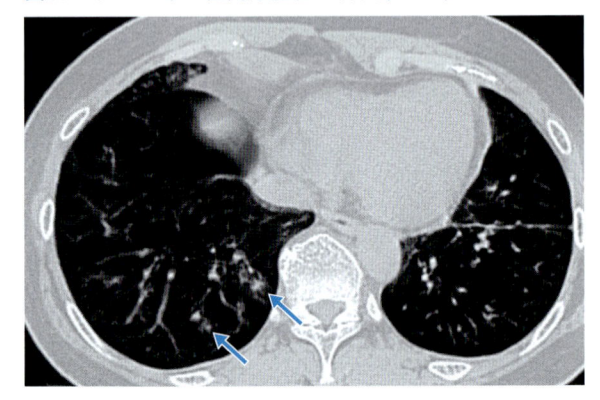

CT
60歳台，女性。喘息あり，皮膚より血管炎が証明されている。CTでは気管支血管束に沿った淡い粒状病変が見られる(→)。

おわりに

アレルギー性の肺疾患のうち，好酸球性肺炎(EP)，過敏性肺臓炎(HP)，アレルギー性気管支肺アスペルギルス症(ABPA)，血管炎の所見を述べた。慢性過敏性肺臓炎(chronic HP)や，顕微鏡的多発血管炎(MPA)では，画像所見は非特異的であり，画像のみでの診断は困難な症例も多いが，ABPAや慢性好酸球性肺炎(CEP)では比較的特徴的な画像所見を呈する。アレルギー性肺疾患では抗原回避で症状が改善したり，ステロイドが著効する疾患も多い。画像で，アレルギー性疾患を疑った場合には，その可能性もあるということをレポートに記載して，臨床的な精査につなげることが重要と思われる。

11 第3章 各種病態の画像診断

加藤勝也

職業性肺疾患のABC

MEMO 1
じん肺とは
- 粉じんの長期吸入により，肺に生じる線維性・増殖性の変化。
- 粉じん吸入を中止・離職した後も，病状は進行し呼吸不全をきたす。
- 破壊された肺を元にもどす有効な治療方法はない。
- じん肺の診断には一定期間の粉じん作業職歴と標準写真1型以上に相当する所見が必要。
- CT所見は参考までで，あくまでもじん肺の診断は単純X線写真所見で行う。

1) Talini D, et al：Chest radiography and high resolution computed tomography in the evaluation of workers exposed to silica dust：relation with functional findings. Occup Environ Med, 52：262-267, 1995.

用語アラカルト

＊1 大陰影
塊状線維化巣(progressive massive fibrosis；PMF)ともいう。1つの陰影の長径が1cmを超えるものを大陰影とする。これに対しPR分類1～3型に区分される粒状影，および不整形影が小陰影である。陰影の最大径の和が5cm以内が4A，5cmを超えて面積の和が1側肺の1/3未満が4B，それ以上を3Cと分類し，3Cは胸部単純X線写真所見のみで労災給付の対象となる。

2) 労働省安全衛生部労働衛生課編：じん肺診査ハンドブック. 中央労働災害防止協会, 東京, 1987.

はじめに

職業性肺疾患の大部分は**職業性の粉じんばく露による疾病**である。以前はじん肺，そのなかでも珪肺症が最も有名であったが，防じん対策が整備された近年の職場環境の変化に伴い，じん肺新規発生数自体は減少傾向にある。ただし実際の呼吸器診療において遭遇する機会が激減しているというわけではない。なぜなら，**じん肺は粉じんばく露作業から離れた後も進行する**ことに加えて労働者には重喫煙者が多いことから，じん肺患者の高齢化とともに喫煙による慢性閉塞性肺疾患(chronic obstructive pulmonary disease；COPD)の病態も加わった**重度の呼吸機能障害や肺癌など悪性病変の合併**により医療機関を受診することも多いからである。また，石綿工場周囲に環境ばく露による中皮腫が集団発生して以来，石綿関連疾患が注目されている。実際，日常診療において，後述する石綿ばく露の指標である胸膜プラークの所見を胸部CTで目にする機会はまれではない。

これら職業性肺疾患患者を診療する際に，疾病の診断・治療に加え，**保障も含めて適正な診療を行う**ために，放射線科医はじん肺画像所見についての正しい知識を有しておく必要がある。

本稿ではじん肺の代表である**珪肺症**，近年新規認定患者数が最も多く特徴的な画像を呈する**溶接工肺**，さらに**石綿ばく露により生じる多彩な肺胸膜病変**について述べる。

珪肺症（silicosis）

珪肺症は従来，わが国で最も頻度が多いじん肺であったが，近年その頻度は減ってきている。しかし，依然として主要じん肺であることには変わりなく，その画像所見を知っておくことは重要である。胸部単純X線写真では，**上肺優位に比較的境界明瞭な粒状影を多数認める**(図1)[1]。じん肺の進行とともに1型，2型，3型と粒状影の密度が増していき，病変の範囲が中下肺にも広がる。さらに進行すると粒状影が癒合していき，**大陰影**＊1を形成し4型となる(図2)[2]。大陰影は上肺優位に存在し，強い線維化を伴う場合は周囲の正常肺は虚脱し大陰影に巻き込まれ，周囲の肺は過膨張や気腫化の所見を呈する。縦隔リンパ節は腫大し石灰化を伴うことが多い。進行した典型例では"**卵殻状**"とよばれる特徴的な石灰化を呈する[3](図3)。

CT/HRCTでは，珪肺症に伴う粒状影は上肺やや背側優位に分布し，吸入粉じんが沈着しやすい細気管支領域に線維化病巣を形成するため，**小葉中心性分布**を示す(図4)。さらに吸入粉じんは小葉中心部からリンパ流によるクリアランスに伴い胸膜直下に移動し，そこでも線維化巣を形成し，いわゆる"**pseudo-plaque(偽プラーク)**"という病変を形成することもある(図5)[4]。個々の粒状影は比較的境界明瞭で，内部に石灰化を伴

3) Gross BH, et al : Eggshell calcification of lymph nodes : an update. AJR Am J Roentgenol, 135 : 1265-1268, 1980.
4) Grenier P, et al : Chronic diffuse infiltrative lung disease : determination of the diagnostic value of clinical data, chest radiography, and CT and Bayesian analysis. Radiology, 191 : 383-390, 1994.

う場合もある。粒状影が癒合し大陰影を形成するが，ときに肺癌との鑑別が問題となる。典型的な大陰影は，上葉中間層やや背側に位置し，左右対称で高吸収を呈し，一部石灰化を伴う（**図2**）。

CTでは単純X線写真よりも縦隔リンパ節の評価がしやすく，石灰化まではいかない程度の軽度高吸収を呈するリンパ節腫大を両側肺門から縦隔に認める。通常は左右対称性の腫大である。このリンパ節にはFDGが集積し，PETにて転移を疑われる場合もあるので注意が必要である（**図6**）。リンパ節病変は進行すれば単純X線写真と同様に卵殻状石灰化を呈し，胸部領域のみでなく，胃周囲など上腹部領域にも胸部と同様のリンパ節腫大を認める場合もある。

図1　珪肺症

胸部単純X線写真
上肺優位，左右対称に比較的境界明瞭な粒状影を多数認める。PR2型の珪肺の所見である。

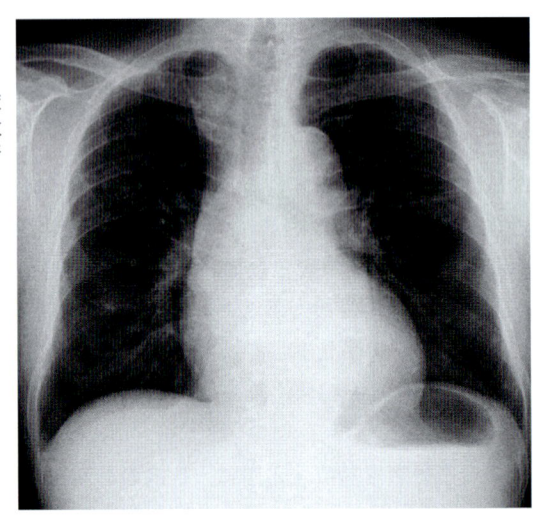

図2　珪肺症の大陰影

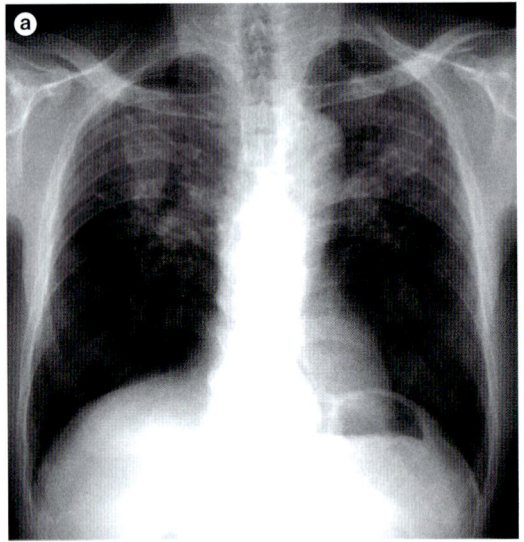

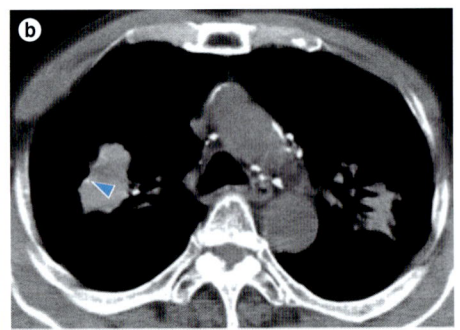

b：胸部CT縦隔条件
両側対称性に筋肉よりもやや高吸収を呈する腫瘤影を認める。右側の腫瘤の辺縁部にはわずかに石灰化を認める（▶）。

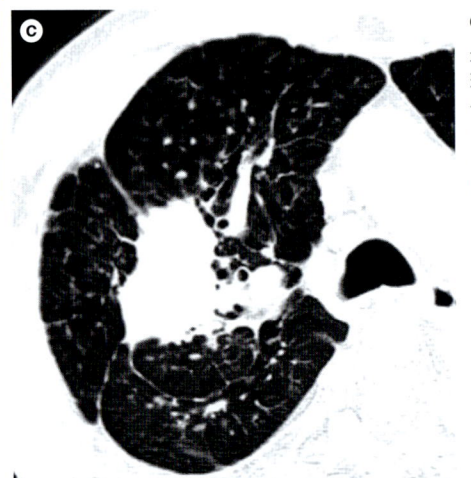

c：胸部CT肺野条件
辺縁は比較的整である。珪肺結節が集まって塊状化して生じるため，周囲の結節影が目立たなくなることが多く，周囲に気腫化を伴う。

a：胸部単純X線写真
両側上肺に腫瘤影を認め，周囲には上肺優位の粒状影を伴っている。PR4B型の珪肺の所見である。

図3 珪肺症に伴う卵殻状石灰化

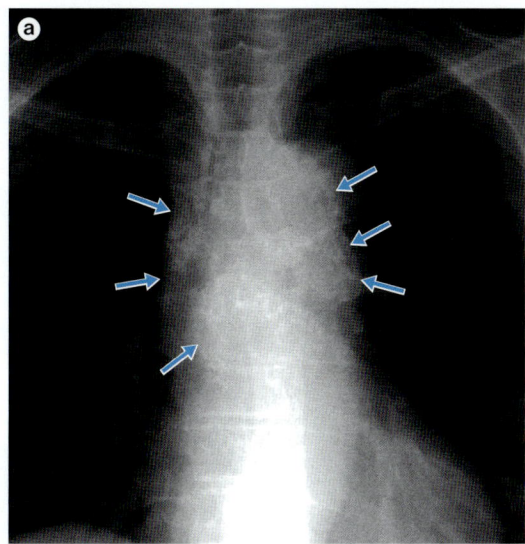

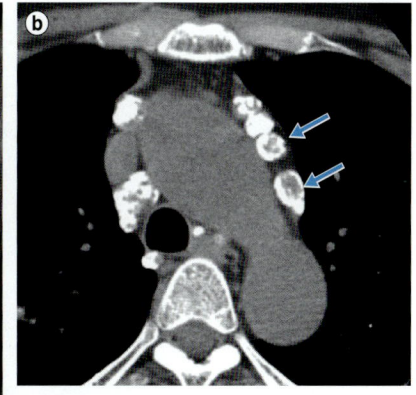

a：胸部単純X線写真
b：胸部CT縦隔条件
縦隔リンパ節は石灰化を呈し，辺縁部を縁取るような石灰化は"卵殻状"とされる（→）。

図4 珪肺症のCT/HRCT像

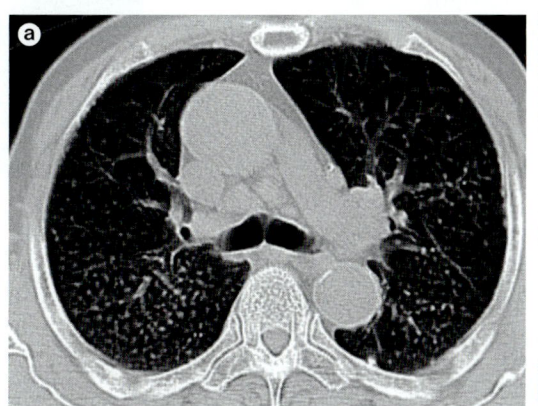

a：胸部単純CT肺野条件（7mm厚）
上肺野背側優位に密に分布する粒状影を認める。

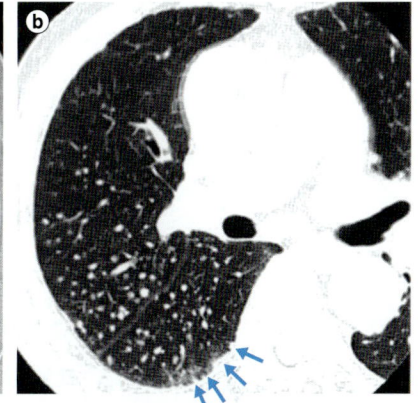

b：HRCT（2mm厚）
粒状影が小葉中心構造と連続して胸膜と少し距離をおいて存在しており，小葉中心性分布の所見である。背側では胸膜と接する粒状影も認められ，いわゆる"pseudo-plaque（偽プラーク；→）"の所見である。

図5 珪肺結節

HE染色組織像
比較的境界明瞭な円形結節で，同心円の層状構造を呈する。一部癒合している結節もあり（→），これが進行して大陰影を形成する。胸膜直下の病変がいわゆる"pseudo-plaque（偽プラーク；→）"に相当する病変である。

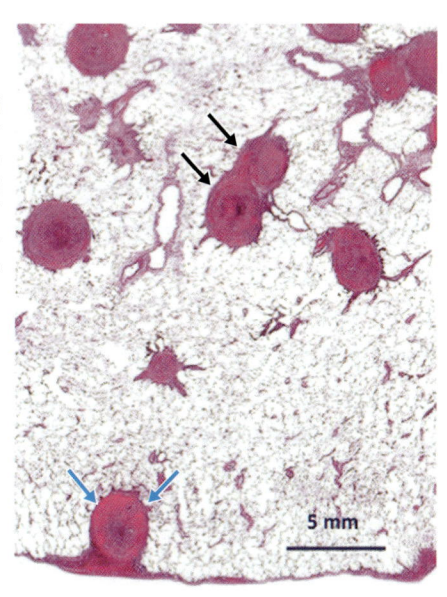

図6 珪肺症に伴うリンパ節腫大

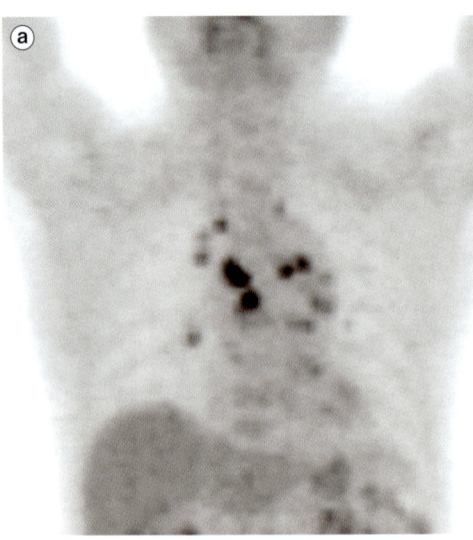

a：FDG PET MIP像
a, b：肺門縦隔に左右対称性に集積を認める。縦隔鏡下生検にて珪肺関連のリンパ節腫大と診断された。
c：石灰化まではいかないが軽度高吸収を呈するリンパ節腫大を認める(→)。

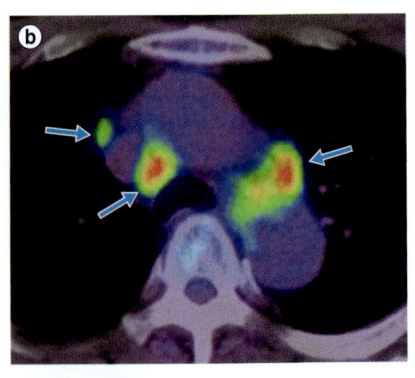

b：fusion像

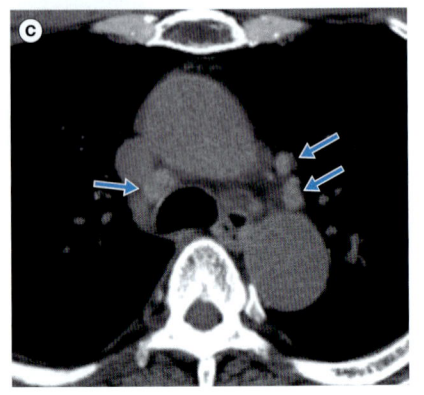

c：単純CT

ここが勘ドコロ

珪肺症のCT所見

- 上肺優位，内層から中間層優位の分布。
- 小葉中心性の粒状影-結節影で，一部胸膜直下にも分布(pseudo-plaque)。
- 両側対称性の，周囲気腫性変化を伴う塊状線維化巣(progressive massive fibrosis；PMF)形成。
- 肺門・縦隔リンパ節腫大を認め，特徴的な卵殻状石灰化を伴う症例もある。

5) Han D, et al：Thin-section CT findings of arc-welders' pneumoconiosis. Korean J Radiol, 1：79-83, 2000.

溶接工肺(arc welder's pneumoconiosis)[5]

　溶接工肺は，溶接作業者の肺に鉄が沈着することにより生じるじん肺である。作業環境の改善に伴い珪肺症，石綿肺などについては新たなじん肺発生数が減少してきているにもかかわらず，唯一発生頻度が減少していないじん肺である。

　溶接工肺は，溶接の際に発生する一見ただの煙のようにも見える酸化鉄ヒュームを吸入することによって起こる。明瞭な結節を形成せず，マクロファージに貪食された鉄の沈着とその周囲に弱い線維化をきたす。粉じんばく露から離れることにより，唯一画像所見の改善を認めるじん肺とされているが，肺胞壁の線維性肥厚，膠原線維の増殖・結節形成，肺気腫などの不可逆的変化をきたすこともある。

第3章・11 職業性肺疾患のABC

　溶接工肺の胸部単純X線写真所見は，中下肺野やや優位に左右均等に分布する比較的大きさがそろった軟らかい小粒状影である（図7）。個々の粒状影は珪肺例などに比べると淡く，辺縁は不鮮明なものが多い。縦隔リンパ節腫大は伴わず，通常大陰影は形成しない。ただし，溶接に関連して研磨など他の粉じんを吸入する作業に従事している場合も多く，その場合には珪肺と同様の陰影を呈することがあることを念頭に置いておく必要がある。

図7　溶接工肺

a：胸部単純X線写真
両側中下肺に粒状影からすりガラス陰影を認める。

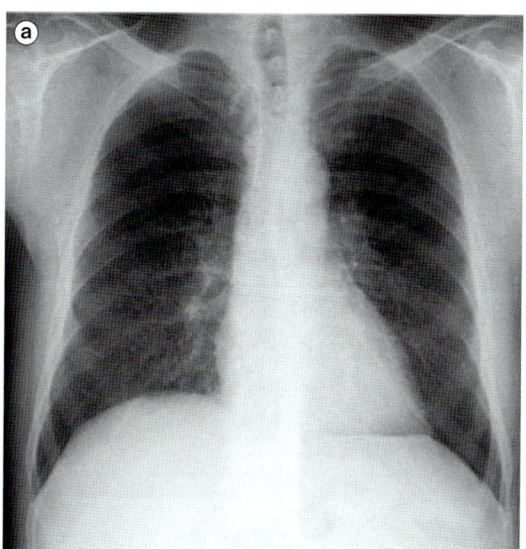

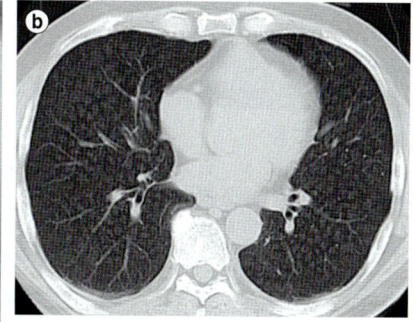

b：thin-section CT（TSCT）肺野条件
小葉中心性の結節状すりガラス陰影をびまん性に認める。かなり高度の溶接工肺の所見である。

図8　溶接工肺

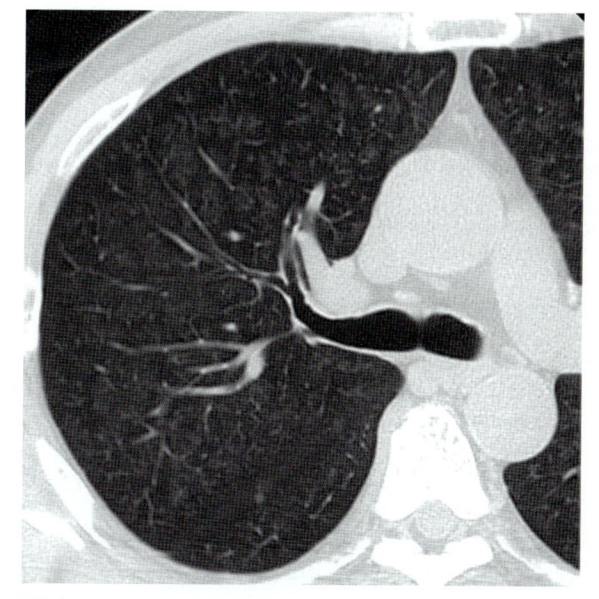

HRCT
小葉中心性の境界やや不明瞭な結節状すりガラス陰影を認める。夏型過敏性肺臓炎類似の画像所見である。

図9　過敏性肺臓炎（参考）

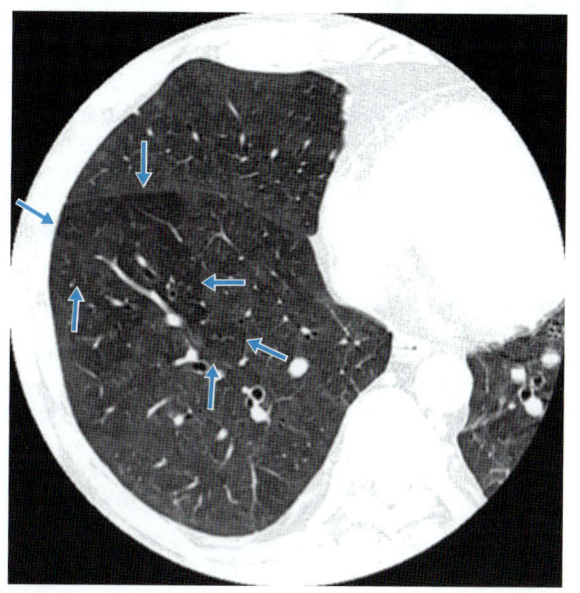

HRCT
小葉中心性の結節状すりガラス陰影を認め，さらに小葉全体にすりガラス陰影が及んでいる。
air trapping によるモザイクパターンの所見（→）を認めるが，通常溶接工肺ではこの所見は認められない。

溶接工肺のCT/HRCT所見についてはまとまった報告が少ないが，軽症例では，細気管支周囲に鉄を貪食したマクロファージが沈着することによる分岐状影のみを認める。病変が進行すると分岐状影周囲にすりガラス陰影を伴うようになり，さらに**小葉中心性の微細粒状影や結節状のすりガラス陰影**を認める。結節状のすりガラス陰影を伴うような症例では夏型過敏性肺臓炎と類似した所見を呈する(**図8**)。臨床的には**溶接従事歴があること，症状に乏しいことが**過敏性肺臓炎(hypersensitivity pneumonitis；HP)との重要な鑑別点となる。CT/HRCT所見上は，過敏性肺臓炎において高頻度に認める"air trapping"によるモザイクパターンの所見が，溶接工肺では認められないことが大きな鑑別点である(**図9**)。

石綿関連疾患

中皮腫，肺癌を始めとして，アスベスト*2ばく露に起因する疾患が近年社会問題化している。これらアスベスト関連病変には**労災または救済法による保障の対象となる疾病**が含まれており，その認定に際し画像所見は大きな役割を果たしている。よって，その病態，画像所見について精通しておく必要がある。以下，アスベスト関連肺胸膜病変(**表1**)について，その画像所見を中心に概説する。

用語アラカルト

＊2 アスベスト

アスベスト(石綿)は，天然の鉱物繊維で「せきめん」「いしわた」ともよばれる。石綿には種類があり，代表的な石綿は，白石綿(クリソタイル)，茶石綿(アモサイト)，青石綿(クロシドライト)である。このうち発癌性が最も高いのが青石綿で，次いで茶石綿とされる。石綿は熱，摩擦，酸やアルカリにも強く，丈夫で変化しにくいという特性をもち，ほかの代替物質に比し安価である。このため，法的に禁止されるまでに相当量の石綿が，建材(吹き付け材，保温・断熱材，スレート材など)，摩擦材(自動車のブレーキライニングやブレーキパッドなど)，シール断熱材(石綿紡織品，ガスケットなど)といったさまざまな工業製品に使用された。

日本では，発癌性が高い青石綿，茶石綿が1995年に使用禁止となったが，その後も白石綿は2004年まで濃度規制を強化しながらも使用し続けられた。欧州では，アイスランドの1983年を始め，ドイツが1993年，英国が1998年など日本よりも早期に全面使用禁止となっており，この使用禁止の遅れが社会問題化している一因である。

表1 石綿関連肺胸膜病変

肺病変	胸膜病変
・石綿肺 ・円形無気肺 ・肺癌	・胸膜プラーク ・悪性中皮腫 ・良性石綿胸水 ・びまん性胸膜肥厚

MEMO 2

● **石綿による健康被害救済法**

平成18年3月に施行された。当初の肺癌，中皮腫に加えて，著しい呼吸機能障害を伴う石綿肺およびびまん性胸膜肥厚が追加されている。肺癌，中皮腫に関しては職業歴を問わないが，石綿肺，びまん性胸膜肥厚は職業歴を有するが，労災とならない例を対象としている。詳細は環境再生保全機構のホームページ(http://www.erca.go.jp/asbestos/relief/seido/seido.html)を参照していただきたい。

● **石綿小体(石綿繊維)**

石綿繊維は，肺内ではマクロファージの作用で亜鈴(あれい)のような形をした石綿小体(asbestos body)を形成する。

肺組織乾燥重量1g当たりの石綿小体数を測定することで，石綿ばく露の程度を推定することができる。石綿ばく露の指標とされる胸膜プラークや環境ばく露でも発生する中皮腫は1,000本以下でも生じる。5,000本以上ある肺癌は石綿肺癌とされ，石綿肺では通常数十万本以上の石綿小体が認められる。

肺組織中の石綿小体濃度 石綿小体数/g(乾燥肺)	石綿ばく露レベル
<1,000本	一般住民レベル(職業ばく露の可能性は低い)
1,000〜5,000本	職業ばく露の可能性が強く疑われるレベル
>5,000本	職業ばく露があったと推定できるレベル

表1のうち非常に高濃度のばく露で発生するのが，石綿肺である(図10)。石綿肺は職業性じん肺の1つであり，職業性ばく露のなかでも石綿紡績，石綿吹き付けなど，かなりの高濃度ばく露後，比較的早期に発症する。石綿肺癌とは，肺癌発生の危険性が2倍になるアスベストばく露歴を有する者に発生した肺癌のことをいう。具体的にはヘルシンキクライテリアで，25ファイバー/mL×年を超えるアスベストばく露で肺癌発生の危険率が倍加するとされている。すなわち，近隣ばく露とされる0.2ファイバー/mL程度のばく露では，石綿による肺癌を生じるリスクは低い。

これに対し胸膜プラーク，胸膜中皮腫は職業性ばく露以外の低濃度ばく露でも生じ，間接ばく露，近隣ばく露，家庭内ばく露などでも生じうる。胸膜中皮腫はばく露から30～40年程度とかなり時間が経過して発症するが，胸膜プラークはばく露から10年程度と早期から生じ，低濃度ばく露でも生じるため，じん肺法や石綿救済法など各種保障の際に，アスベストばく露の医学的指標として用いられる。

びまん性胸膜肥厚と良性石綿胸水に関しては，疫学的調査が十分ではないが，高濃度ばく露で生じる石綿肺や石綿肺癌と低濃度ばく露でも生じる胸膜プラークや胸膜中皮腫の中間程度のばく露量で，少なくとも職業性でのばく露が必要とされている。円形無気肺は良性石綿胸水に続いて起こることが多いので，良性石綿胸水と同等のばく露量であることが予想される。

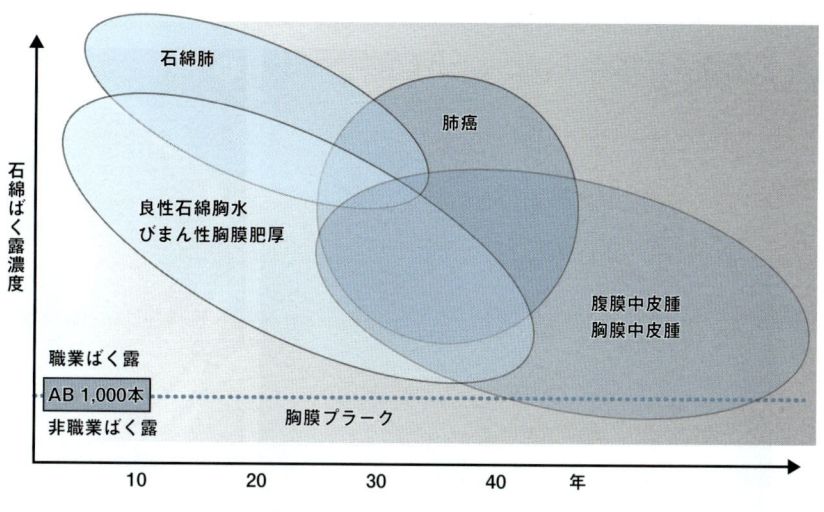

図10　石綿関連病変の石綿ばく露量と発症までの期間

(Bohlig-Sakatani-Miura, 2006.より引用改変)

> **ここが勘ドコロ**
>
> **石綿ばく露量と疾病の関係**
> - 高濃度ばく露(職業性ばく露)：石綿肺
> - 中等度ばく露(職業性ばく露)：肺癌，円形無気肺，びまん性胸膜肥厚，良性石綿胸水
> - 低濃度ばく露(非職業性ばく露)：胸膜プラーク，胸膜中皮腫

石綿肺(asbestosis)(図11)[6]

アスベストばく露から10年程度以上を経て発症する。職業性ばく露のなかでも**石綿紡績や石綿吹き付けなど，石綿そのものを扱うようなきわめて高濃度のばく露によって発症**する。したがって，以前は珪肺症と並ぶじん肺であったが，石綿使用禁止となり，職場環境が整備された現在は**新たな石綿肺の発生はほぼないと考えられる**。

気道から吸入されたアスベスト繊維は，細気管支周囲にまず沈着し，その周辺部に線維性変化を生じる[3]。両側下肺外側部から上方に進展する下葉優位，背側優位の分布を呈し，胸部単純X線写真では**不整形陰影**といわれる下肺優位の線状・網状影を呈する。

石綿肺は進行すると蜂巣肺を形成し，特発性肺線維症(idiopathic pulmonary fibrosis/usual interstitial pneumonia；IPF/UIP)に類似した画像を呈することもある。進行は**IPFに比し緩徐で急性増悪は起こさない**とされているが，珪肺症などほかのじん肺との比較では予後不良である。慢性呼吸不全や肺癌合併により比較的若いうちに死亡することも多い。

特発性間質性肺炎(idiopathic interstitial pneumonia；IIP)との鑑別が問題となるが，まず職業性高濃度ばく露が存在することが重要である。さらにCT/HRCT所見で，蜂巣肺がそれほど目立たず，病変の軽微な部分に石綿肺に特徴的とされる**胸膜下粒状影，胸膜下線状影**の所見を認めれば，石綿肺を疑う所見となる(**図12**)。

図11 石綿肺 断熱作業40年

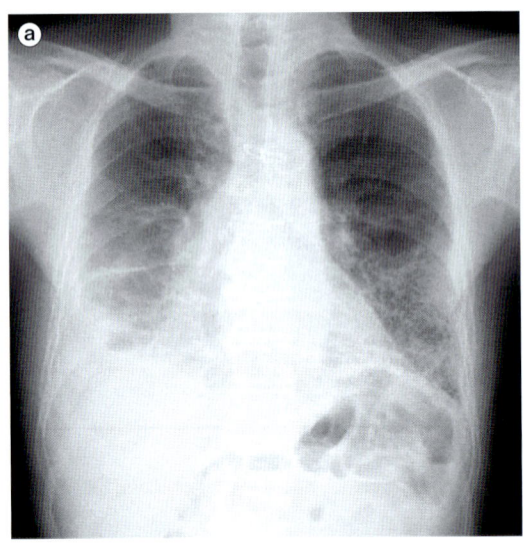

a：胸部単純X線写真
右胸水を認める。左中下肺に線状・網状影を認め，容量低下を伴っている。PR 2型の石綿肺の所見である。

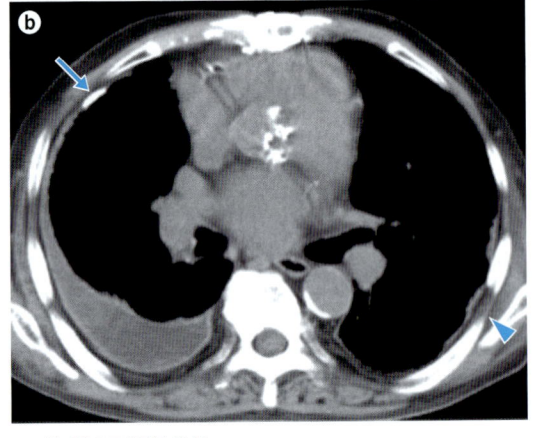

b：胸部CT縦隔条件
右胸水とともに右前胸部側に石灰化胸膜プラークを認める(→)。左背側にも限局性胸膜肥厚を認め(▶)，非石灰化胸膜プラークの所見である。

第3章・11 職業性肺疾患のABC

図12 石綿肺（断熱作業40年）

a，b：HRCT
左肺底部に蜂巣肺の所見を認めるが，IPF/UIPに比べ蜂巣肺のサイズは小さめでそろっている。
病変が軽微な左上葉背側では，胸膜からわずかに離れて胸膜に沿って粒状影～線状影を認め（▶），石綿肺に特徴的とされる胸膜下線状影・粒状影の所見である。また腹側にはモザイク状陰影の所見も認める（→）。

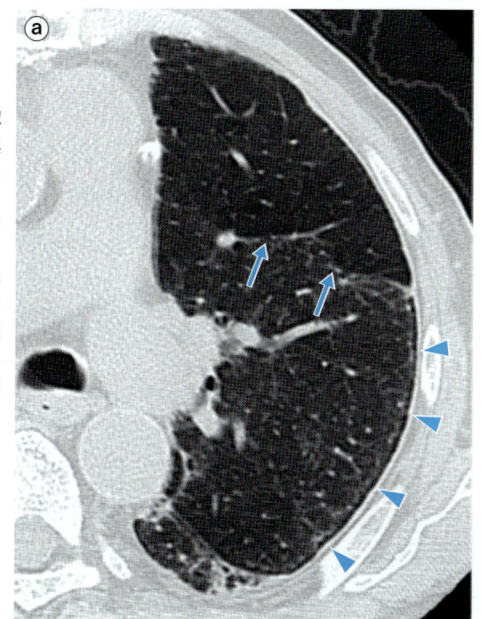

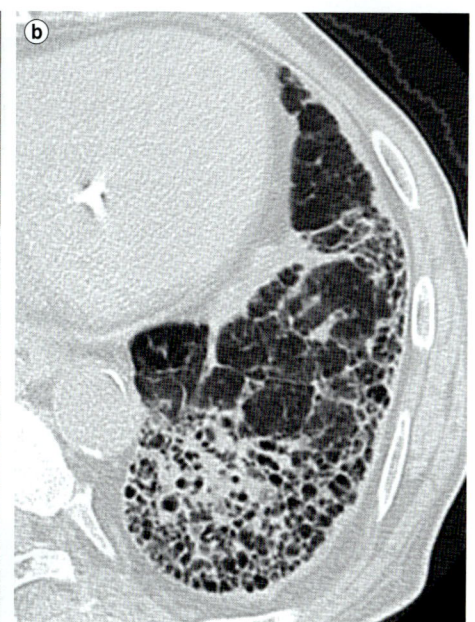

ここが勘ドコロ

石綿肺のHRCT所見

- 胸膜下粒状影（subpleural dot-like opacity）
- 胸膜下線状影（subpleural curvilinear shadow；SCLS）
- 胸膜下分枝状影（subpleural branching opacity）
- 肺実質内帯状像（parenchymal band）
- すりガラス陰影（ground-glass opacity）
- 胸膜下楔状影（fibrotic consolidation）
- 小葉内網状影（interlobular septal thickening）
- モザイク状陰影（mosaic attenuation）
- 蜂巣肺（honycombing）

　これらのHRCT所見のうち特に石綿肺の診断に有用とされるのが，胸膜下粒状影と胸膜下線状影で，アスベスト吸入による細気管支周囲の線維化所見を反映している。病変が進行すれば蜂巣肺も呈するが，特発性肺線維症（IPF/UIP）に比し，その頻度は低く，蜂巣肺の嚢胞径ははそれほど大きくならない。診断には高濃度石綿ばく露職歴が必須で，環境ばく露ほかの低濃度ばく露ではまず生じない。胸膜プラークの有無も参考になるが，あくまでも低濃度を含めた石綿ばく露の指標であり，胸膜プラークを有する間質性肺炎は石綿肺ということではない。

円形無気肺(round atelectasis)(図13)

円形無気肺は，画像上円形または類円形の腫瘤様陰影を示す末梢性無気肺である。**良性石綿胸水に続いて起こることが多い**。発生部位としては，背側病変が多く下葉，特にS^{10}に生じる場合が多いが，中葉・舌区など腹側の病変の頻度も低くはない。いずれの肺葉にも生じ，多発病変もときに認める[7]。

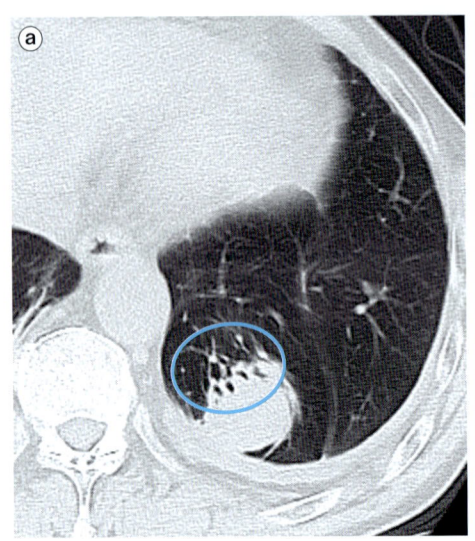

図13 円形無気肺

a：CT肺野条件
左胸水を認め，臓側胸膜と接する腫瘤を認める。周辺の肺血管の集束による"comet tail sign"と中枢側の気管支透亮像を認める(いずれも◯内)。

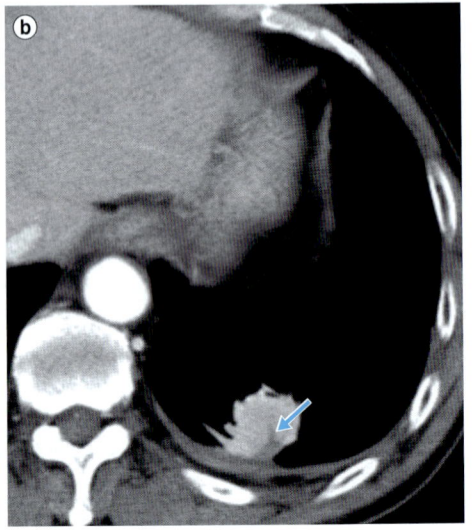

b：造影CT縦隔条件
折れ込んだ胸膜と思われる造影不良域が臓側胸膜と連続して認められる(→)。

ここが勘ドコロ

円形無気肺の画像所見

- 単純X線所見
  - 容量低下を伴う，境界不明瞭な腫瘤影。
  - 胸水や胸膜肥厚・癒着像を認めることも多い。

- CT所見(図13)
  - 胸膜肥厚など胸膜異常病変に関連する円形または類円形陰影。
  - 腫瘤と胸膜は鋭角をなす。
  - 周囲の肺の容量低下を伴い，周囲の血管が腫瘤に収束する"comet tail sign"。
  - 腫瘤基部の気管支透亮像の存在。
  - 造影CTにて折れ込んだ胸膜の描出。

- MRI所見
  - T1強調像で肝臓と等信号。
  - T2強調像にて折れ込まれた胸膜が低信号で描出。

[7] 山口哲治，ほか：円形無気肺のMRI-CT所見との比較. 臨床放射線, 42：135-141, 1997.

8) Hillerdal G : Pleural plaques and risk for cancer in the County of Uppsala. Eur J Respir Dis, 107 : 111-117, 1980.

石綿肺癌(lung cancer associated with asbestos)(図14)[8]

　石綿肺癌は前述したように職業性に相当する高濃度ばく露者に生じ，ばく露から20年以上を経て発症するとされている。画像診断としては石綿ばく露のない肺癌と差異はない。従来石綿肺癌は労災補償の対象となってきたが，労災時効例を含めた労災対象とならない肺癌症例においても，一定の基準を満たせば，環境省の石綿救済法にて救済給付を受けられるようになった。石綿肺癌と認定するにあたっては，肺癌発生の危険性がアスベストばく露により2倍になる程度のばく露があることが基準となっている。

　画像的には胸部単純X線写真やCTにて胸膜プラークを認め，同時に，肺線維化所見を認める場合(図14)，石綿肺癌として救済の対象となる。よって肺癌の画像診断をする際に，放射線科医の社会的な役割として，各種保障制度を知ったうえで，胸膜プラークと肺線維化に注意して読影する必要がある。

図14　石綿肺癌

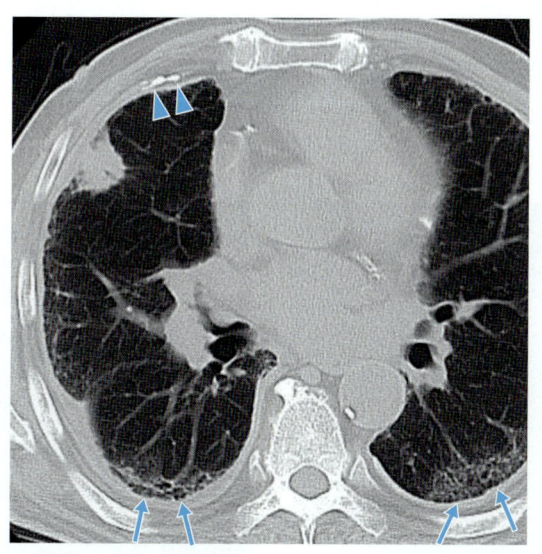

胸部CT
右前胸部に肺癌陰影を認める。両肺背側には網状影主体の肺線維化所見を認め(→)，右前胸部縦隔よりには板状の石灰化胸膜プラークも確認できる(▶)。右少量胸水も伴っている。胸膜プラークを有しており，10年の石綿ばく露職歴があれば，労災で石綿肺癌となる。職歴がなくても，プラークと肺線維化所見がそろっており救済法で石綿肺癌と認定される症例である。

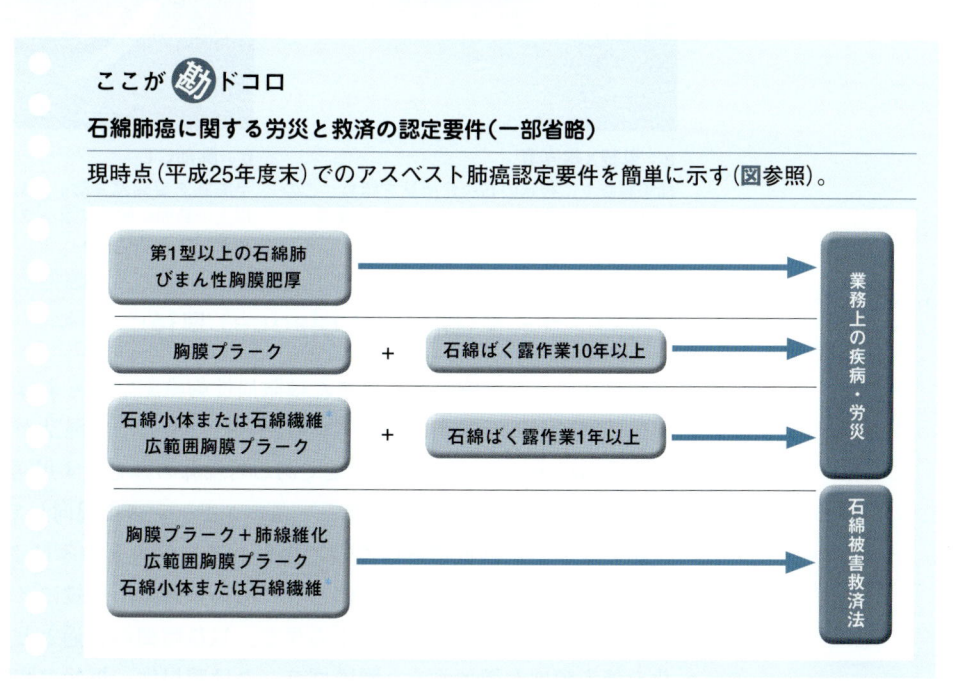

ここが勘ドコロ

石綿肺癌に関する労災と救済の認定要件(一部省略)

現時点(平成25年度末)でのアスベスト肺癌認定要件を簡単に示す(図参照)。

条件	区分
第1型以上の石綿肺 びまん性胸膜肥厚	業務上の疾病・労災
胸膜プラーク ＋ 石綿ばく露作業10年以上	業務上の疾病・労災
石綿小体または石綿繊維 広範囲胸膜プラーク ＋ 石綿ばく露作業1年以上	業務上の疾病・労災
胸膜プラーク＋肺線維化 広範囲胸膜プラーク 石綿小体または石綿繊維	石綿被害救済法

> **用語アラカルト**
>
> ***3 広範囲胸膜プラーク(図15)**
>
> 広範囲プラークとは単純X線写真のみで胸膜プラークと診断可能なもの，またはCTにて半胸郭を縦隔部を除いて1/4分割し，この1/4以上の範囲に胸膜プラークが及ぶものを指す。

- 第1型以上の石綿肺またはびまん性胸膜肥厚と認定されている場合，全例石綿肺癌として労災認定される。
- CTを含む画像所見または術中など肉眼所見で胸膜プラークを認め，10年以上の石綿ばく露作業歴があれば労災と認定される。これに加えて，さらにプラークに関しては胸部単純X線写真にて明らかに確認できるか半胸郭の1/4以上に及ぶものを広範囲プラーク[*3]とし，これを認めた場合は石綿ばく露作業期間の認定要件が1年以上となる。石綿小体は乾燥重量1g当たり5,000本以上，石綿繊維は5μm超が200万本以上または1μm超が500万本が確認できれば，広範囲プラークと同様に石綿ばく露作業1年以上で石綿肺癌と認定される。
- 石綿被害救済法では，職歴は問わず，画像所見で胸膜プラークと肺線維化を認めるか，労災と同基準の石綿小体または石綿繊維を認めれば，石綿肺癌と認定される。最近の改訂により労災と同様の画像所見の条件を満たす広範囲プラークのみでも石綿肺癌の要件を満たす。石綿小体また石綿繊維に関しても労災の認定要件を満たせば石綿肺癌とされる。

図15 広範囲胸膜プラーク

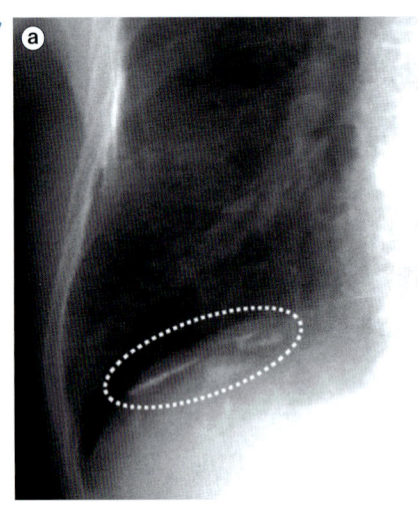

a：単純X線写真
横隔膜直上に板状の石灰化所見を認め，この所見のみで胸膜プラークと診断可能である。

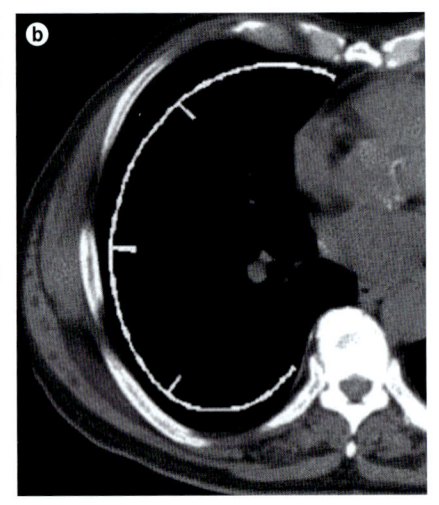

b：胸部CT
半胸郭を縦隔部を除いて1/4分割し，この1/4以上の範囲に胸膜プラークが及ぶものを広範囲胸膜プラークとする。

9) 加藤勝也：アスベストCT検診と胸膜プラーク．画像診断, 26：1566-1574, 2006.

胸膜プラーク(pleural plaque)(図16)[9)]

　胸膜プラークは胸膜肥厚斑または限局性胸膜肥厚ともよばれる。胸膜プラークを胸膜アスベストーシスとよんだ時期もあったため若干の混乱があるが，アスベストーシス(asbestosis)はあくまで肺病変である石綿肺のみを表す用語である。胸膜病変に用いるべきではなく，胸膜プラークとアスベストーシスを混同してはならない。

　胸膜プラークは低濃度ばく露で生じ，アスベストのみにより特異的に生じるため，アスベストばく露の医学的指標として用いられる。一般にアスベストばく露から早ければ10年程度経過したあたりから生じ，以後時間の経過とともに徐々に増大し，石灰化を伴う頻度が増加する。胸膜プラークは限局性，板状の胸膜肥厚であり，その大部

分は壁側胸膜に生じるが，まれに葉間胸膜など臓側胸膜にも生じる。通常左右同程度に認められるが，左右非対称例も時にあり，片側性の胸膜プラーク症例もまれにある。

画像所見としては，胸部単純X線写真では，非石灰化プラークは描出されにくく，その検出率は14〜54％程度とされている。よって現在では胸膜プラークの有無を正確に診断するためには胸部CTが必要不可欠である。

図16　胸膜プラーク

a：胸部単純X線写真
両側中下肺に板状や斑状の陰影を多数認める。両側側胸部や心膜沿い，横隔膜上の板状石灰化所見は特徴的で石灰化を伴う胸膜プラークの所見である。

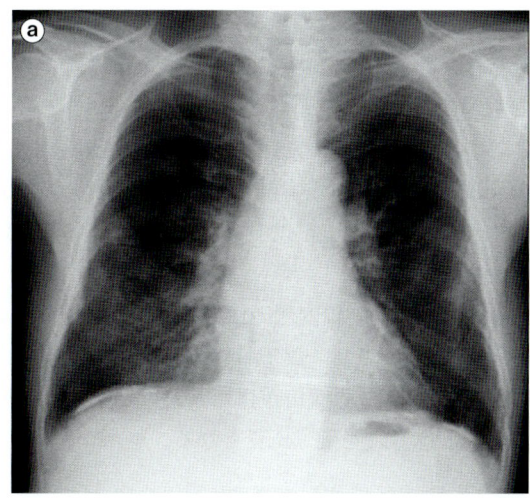

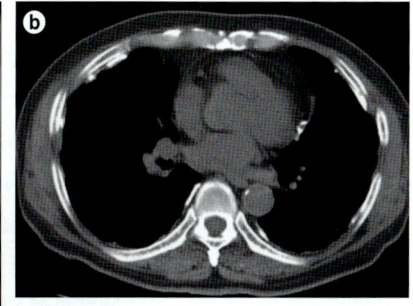

b：胸部CT
板状の限局性胸膜肥厚を両側に多数認め，典型的な石灰化胸膜プラークの所見である。右前胸部の胸膜プラークの石灰化は壁側寄りに存在しており，陳旧性結核関連の石灰化との鑑別点となる所見である。

ここが勘ドコロ

胸膜プラークの画像所見

- 壁側胸膜に生じる。
- 背側，傍椎体部，横隔膜面などに好発し，特に横隔膜面の病変は石綿ばく露に特異的。
- 限局的な板状胸膜肥厚。
- CTでは筋肉と同程度の吸収地を呈し，石灰化をしばしば伴う。
- 部分的に石灰化をきたす場合は壁側に偏在。
- 偽病変として胸膜下脂肪層，肋間静脈，胸膜直下の肺病変などに要注意。

---

10) Hillerdal G, et al：Benign asbestos pleural effusion：73 exudates in 60 patients. Eur J Respir Dis, 71：113-121, 1987.

良性石綿胸水（benign asbestos related pleural effusion）[10]

良性石綿胸水とは，
①**石綿ばく露歴があること**
②胸部X線写真あるいは胸水穿刺で胸水の存在が確認されること
③石綿ばく露以外に胸水の原因がないこと
④胸水確認後3年以内に悪性腫瘍を認めないこと

という4項目を満たす疾患をいう。**本疾患の診断は通常除外診断**により，確定診断には3年間の経過観察が必要ということになる。したがって，画像診断の果たす役割は，胸水自体の存在の有無とその消長の経過観察，胸水を生じるその他の原因疾患（特に悪性病変）の除外である。

具体的には，石綿ばく露歴があることが診断項目となっているので，胸膜プラークの有無の診断，中皮腫，肺癌（癌性胸膜炎）合併の除外が必要となる。

11) McLoud TC, et al : Diffuse pleural thickening in an asbestos-exposed population : prevalence and causes. Am J Roentgenol, 144 : 9-18, 1985.

びまん性胸膜肥厚(diffuse pleural thickening)(図17)[11]

びまん性胸膜肥厚とは，肺の一葉以上を巻き込むような広範囲の胸膜線維化であり，臓側胸膜主体の病変で壁側胸膜との癒着により拘束性の呼吸機能障害をきたす病態である。円形無気肺同様に良性石綿胸水に引き続いて起こることが多い。びまん性胸膜肥厚の労災認定の要件は以下のごとくで，

①石綿ばく露作業3年以上
②著しい呼吸機能障害がある（％VCが60％未満など）
③一定以上の胸膜肥厚の広がりがある

とされている。このうち③の肥厚の広がりは胸部単純X線写真とCTにより判定される。具体的には胸膜肥厚の範囲が一側の場合は片側胸郭全体の1/2以上，両側の場合は左右それぞれ1/4を超えるものを指す。以前は肥厚の厚さが5mm以上とされたが，現在は厚さの程度を問わなくなった。

胸部単純X線写真では，側胸壁内側の比較的滑らかな厚みのある濃度上昇としてとらえられ，胸膜癒着を伴うので大多数において，肋骨横隔膜角の鈍化が見られる。胸膜プラークのみの症例ではこの肋横角が保たれることが多く，肋骨横隔膜角の鈍化の存在は，びまん性胸膜肥厚合併を疑う所見となる。

図17 びまん性胸膜肥厚

a：単純X線写真
両側肋骨横隔膜角の鈍化を認め，広範な胸膜肥厚を伴っている。

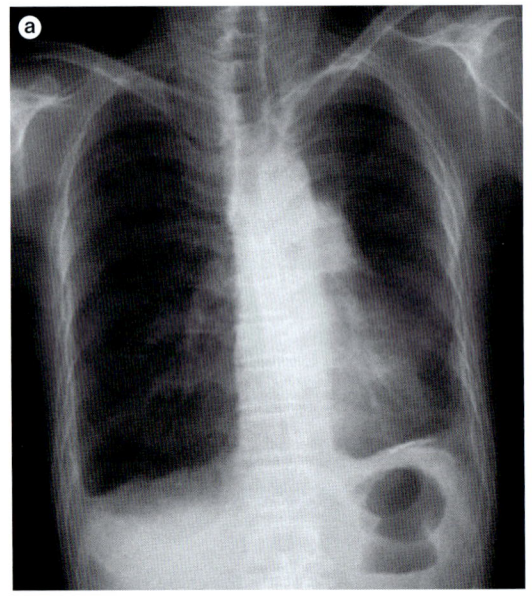

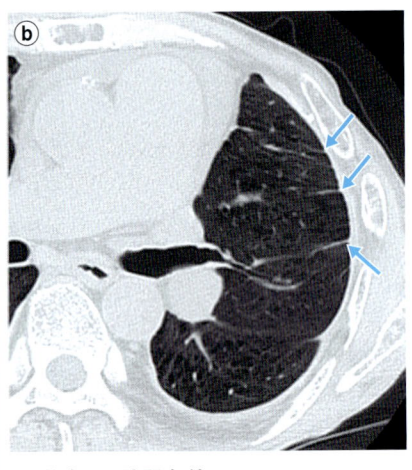

b：胸部CT肺野条件
胸膜と直行する索状影を複数認め（→），臓側胸膜と壁側胸膜の癒着により呼吸運動が妨げられていることを示している。
本症例で肺野自体には軽度気腫性変化を認めるのみであったが，％VC 36％と著明な拘束性障害を認めた。

胸膜中皮腫(malignant pleural mesothelioma)

中皮腫は胸膜，心膜，腹膜，精巣鞘膜などに生じ，胸膜発生の頻度が最も多い。80～90％以上がアスベストばく露によるものとされている。低濃度ばく露でも生じ，ばく露後40年程度経て発症することが多いが，10年程度で発症する例もある。予後は非常に悪く，平均生存期間は上皮型中皮腫で12カ月，肉腫型は6カ月程度で，2年生存率が30％程度である。中皮腫も肺癌同様，従来の労災対象者以外も環境省の石綿救済法

MEMO 3
胸膜中皮腫における保障制度

中皮腫も肺癌同様，従来の労災対象者以外も環境省の石綿救済法にて救済給付を受けられる。肺癌では，プラークや肺線維化，肺内石綿小体数など石綿ばく露を担保する医学的所見を必要とするが，中皮腫の場合は，中皮腫の診断が正確であると担保されれば，救済対象となる。そのため，画像診断のみではなく，胸水細胞診や胸膜組織生検による病理組織診断が必須となる。

による保障対象（MEMO 3参照）となっている。

画像診断には，胸部X線写真，CTが主に用いられ，MRIや^{18}F-FDG-PETもときに用いられる。

胸部単純X線での典型像は，片側性の胸水，胸膜の結節，腫瘤，凹凸不整像を示す片側性のびまん性胸膜肥厚像である（図18）。75％以上の症例で胸水を伴うが，胸水を認めない症例も存在する[12]。

中皮腫の典型的MRI所見はCTと同様のびまん性の不整結節状胸膜肥厚や腫瘤形成であり，内部信号はT1強調像では胸壁筋肉よりもやや高信号を呈し，T2強調像では筋肉に比べて中等度の高信号を呈することが多い。MRIではCTよりも軟部組織の分解能が高いことから，胸壁への局所浸潤と経横隔膜進展の評価に優れている。また，矢状断像は上下方向の腫瘍進展の評価に有用であり，横隔膜を越えての腹膜進展の診断にはMRIによる検査が不可欠である[13]とされてきたが，近年はMDCTの再構成像も有用である。

FDG-PETはリンパ節転移を含む胸腔外への遠隔転移の早期診断に有用であるのみならず，良性胸膜病変との鑑別に有用であり，sensitivityは88.2～91％で，specificityは92.9～100％とするような報告もある[14]。しかし，FDG-PETの中皮腫への応用はまだ歴史が浅く，じん肺症や陳旧性結核症例でのリンパ節への集積のように

12) Leung AN, et al : CT in differential diagnosis of diffuse pleural disease. AJR Am J Roentgenol, 154 : 487-492, 1990.
13) Heelan RT, et al : Staging of malignant pleural mesothelioma：comparison of CT and MR imaging, AJR Am J Roentgenol, 172：1039-1047, 1999.
14) Zahid I, et al : What is the best way to diagnose and stage malignant pleural mesothelioma? Interact Cardiovasc Thorac Surg, 12：254-259, 2011.

図18 胸膜中皮腫

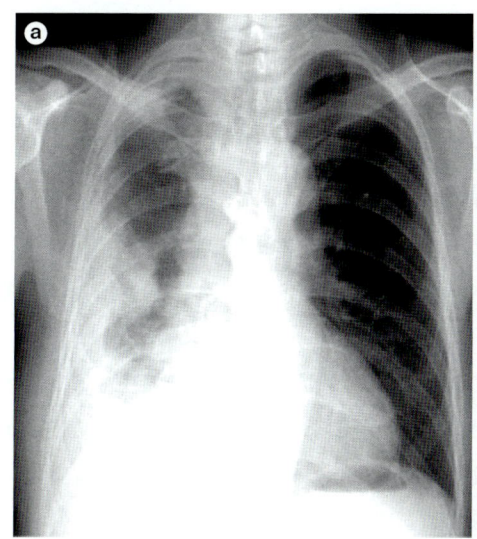

a：胸部単純X線写真
右側びまん性不整胸膜肥厚の所見を認め，胸水を伴っている。

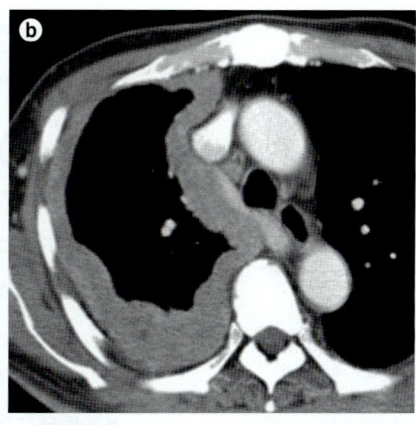

b：造影CT

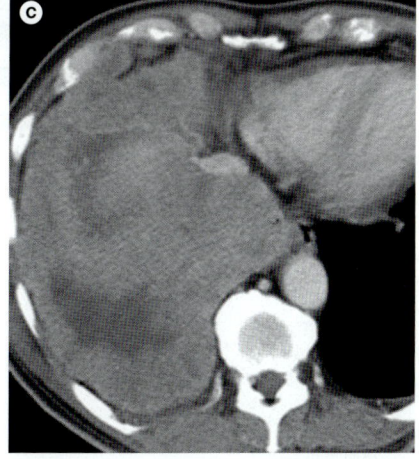

c：造影CT
厚い全周性環状胸膜肥厚を認め，胸水を伴っている。典型的な進行した悪性胸膜中皮腫の所見である。

偽陽性を示す場合も少なくないとされる。また，ごく初期の胸膜肥厚が画像上とらえられないような症例への有効性には疑問があり，今後症例を重ねて検討していく必要があると考える。

> **Point advice**　　胸膜中皮腫早期診断
>
> 　胸膜中皮腫初期の画像診断において，異常所見の頻度が高く，比較的初期から病変をとらえやすく注意すべきなのが縦隔側胸膜の不整である。中皮腫の多くは壁側胸膜由来であるが，縦隔側では壁側胸膜は直接縦隔脂肪に接しているため，早期からその不整像をとらえやすい。
>
> 　胸膜中皮腫初期には胸水のみの症例も存在する。画像上まったく胸膜不整を認めない症例は，画像診断の限界だが，中皮腫の予後向上には，このような超早期の段階で診断し，治療することが必要となる。胸水細胞診の診断能はそれほど高くないため，細胞診陰性であっても，画像上不整所見がないことを根拠に延々と経過観察をするのではなく，積極的に胸腔鏡下生検も検討する必要がある。かといって胸水症例全例に胸腔鏡を行うとすれば，中皮腫以外の症例に対し，必要のない侵襲を加える頻度が多くなる。そのなかで，中皮腫の可能性が高い症例を選ぶために，胸膜の状態をより正確に評価できる造影CT・MRIを試行し，縦隔側胸膜を始め軽度の胸膜不整に注意して読影し，胸膜プラークの有無にも注意する必要がある。
>
> 　さらに胸水の性状，ADA値，ヒアルロン酸値なども含め，総合的に胸腔鏡下生検の必要性を判断し，施行することで，できるだけ無駄な侵襲を減らして，早期診断精度の向上を目指す必要がある。

これは必読！

- 労働省安全衛生部労働衛生課編：じん肺診査ハンドブック．中央労働災害防止協会，東京，1987．

- 森永顕二編：職業性石綿ばく露と石綿関連疾患－基礎知識と労災補償．三信図書，東京，2005．
  ［これらは塵肺，石綿関連疾患の参考書としていつでも参照できるように常備しておきたい］

- 労災疾病など13分野研究普及サイト 職業性呼吸器疾患（http://www.research12.jp/jinpai/index.html）

- 環境再生保全機構 石綿健康被害の救済（http://www.erca.go.jp/asbestos/index.html）
  ［労災と石綿救済法の概要と最新の認定基準には最近も変更・見直しが行われており，これらホームページを参照して，最新情報を知っておく必要がある］

ここが勘ドコロ

胸膜中皮腫のCT診断

- 典型的には片側性のびまん性不整胸膜肥厚（図18）。
- 腫瘤形成が主体でびまん性肥厚を呈さず（図19），ときに単発腫瘤を形成する場合もある。
- 75％以上で胸水を伴うが，胸水を認めない症例もある。
- 診断時に明らかな胸膜肥厚や胸膜不整など悪性所見を伴わない例もある。
  - ・環状胸膜肥厚（図18）
  - ・縦隔側胸膜肥厚（図20）
  - ・葉間胸膜肥厚
  - ・厚い胸膜プラークとの鑑別には造影検査が有用

図19 胸膜中皮腫

胸部造影CT

右胸壁に深く浸潤する腫瘤を認め（→），その前側にも小結節状の播種性腫瘤を認めるが（▶），びまん性肥厚は目立たない。腫瘤形成が主体の中皮腫の所見である。

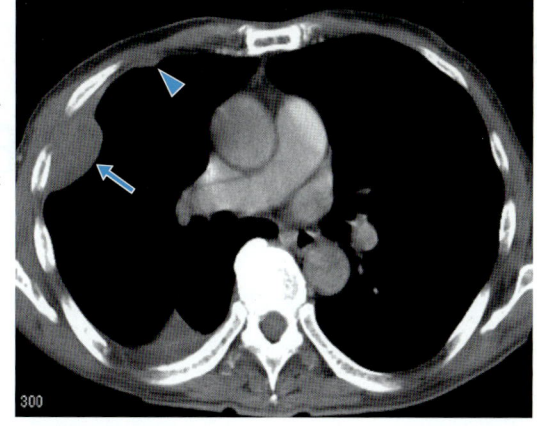

図20 胸膜中皮腫

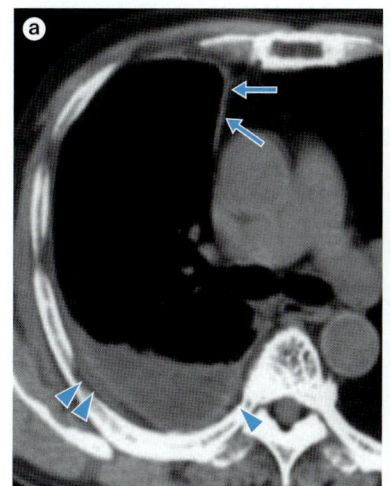

a：受診時の胸部CT

右原因不明の胸水で受診。前縦隔付近の右胸膜にわずかに不整肥厚を認める（→）。胸水を伴っており背側の胸膜にも軽度不整所見を認める（▶）。

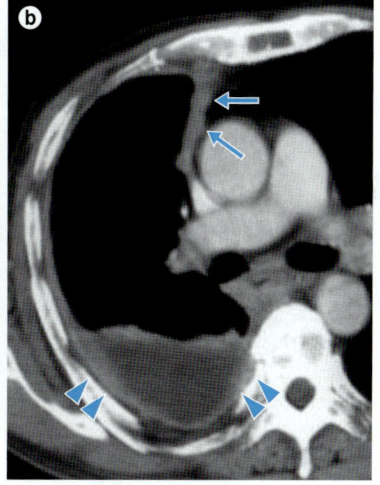

b：受診7カ月後の造影CT

縦隔側，背側ともに胸膜不整が増強している。

12 第3章 各種病態の画像診断

遠藤正浩

薬剤性肺障害，放射線肺障害のABC

薬剤性肺障害（drug-induced lung disease）

定義と疾患概念

薬剤性肺障害とは，「薬剤[*1]を投与中に起きた呼吸器系の障害のなかで，薬剤との関連があるもの」と定義される[1]。薬剤投与中に起きた有害事象のなかで薬剤に関連したものが副作用であり，薬剤性間質性肺炎だけでなく機能的障害も含まれる。臨床の場においては，表1[1]のごとく診断基準を設け，薬剤と肺障害の因果関係をできる限り正確に把握していく必要があるが，実際には疑いに留まることが多い。

表1　薬剤と有害事象間の因果関係を判断する評価点

1. 再投与によって有害事象の再発がある（リチャレンジ）
2. 被疑薬中止により有害事象が軽快する（ディチャレンジ）
3. 発現時間が副作用として妥当である
4. 事象を引き起こすほかの要因がない

（文献1より）

用語アラカルト

＊1 薬剤
ここでいう薬剤とは，医師が処方したものだけでなく，一般薬，生薬，サプリメントまた麻薬などすべてを含む。

これは必読！

1) 日本呼吸器病学会薬剤性肺障害の診断・治療の手引き作成委員会編：薬剤性肺障害の診断・治療の手引き．メディカルレビュー社，東京，2012．

ここが勘ドコロ

- 薬剤性肺障害は，特発性間質性肺炎の病理組織学的分類に基づく画像パターンに類似性を求めて分類される。
- 画像パターンは多彩であり，かつ病理学的所見を担保するものではない。
- 画像所見のみで確定診断することは困難で，臨床所見・検査所見と併せて総合的に判断する。

MEMO

AIP（acute interstitial pneumonia）：急性間質性肺炎
DAD（diffuse alveolar damage）：びまん性肺胞傷害
HP（hypersensitivity pneumonia）：過敏性肺炎
COP（cryptogenic organizing pneumonia）：特発性器質化肺炎
EP（eosinophilic pneumonia）：好酸球性肺炎
NSIP（nonspecific interstitial pneumonia）：非特異性間質性肺炎

臨床病型と特徴

薬剤性肺障害はいくつかの臨床病型に分類され，臨床所見と画像・病理パターンとによって特徴付けられ，基本的には薬剤以外の原因による呼吸器疾患との類似性に基づいて分類される（表2）[1]。肺胞・間質領域の病変が最も多く，一般に薬剤性間質性肺炎とよばれ，画像，特にCT所見で分類され，AIP（DAD）類似型，HP類似型，COP類似型，EP類似型，NSIP類似型などがある。

肺障害の発症時期は，薬剤投与開始から数週～数カ月で見られるものが多い。急性発症は，非心原性肺水腫，HP，DADの臨床像，慢性発症は，NSIP，COPの臨床像

表2 これまでに報告された主な臨床病型

主な病変部位	臨床病型(薬剤誘発性の病態であるが,非薬剤性類似病態を示す)	組織診断(必ずしも臨床病型と1対1対応ではない)
1. 肺胞・間質領域病変	急性呼吸窮(促)迫症候群/急性肺損傷(acute respiratory distress syndrome/acute lung injury；ARDS/ALI) 特発性間質性肺炎(ideopathic interstitial pneumonias；IIPs)(総称名) 　急性間質性肺炎(acute interstitial pneumonia；AIP) 　特発性肺線維症(idiopathic pulmonary fibrosis；IPF) 　非特異性間質性肺炎(nonspecific interstitial pneumonia；NSIP) 　剝離性間質性肺炎(desquamative interstitial pneumonia；DIP) 　特発性器化肺炎(cryptogenic organizing pneumonia；COP) 　リンパ球性間質性肺炎(lymphoid interstitial pneumonia；LIP) 好酸球性肺炎(eosinophilic pneumonia；EP) 過敏性肺炎(hypersensitivity pneumonia；HP) 肉芽腫性間質性肺疾患(granulomatosis interstitial lung disease) 肺水腫(plumonary edema) capillary leak syndrome 肺胞蛋白症(plumonary alveolar proteinosis) 肺胞出血(plumonary alveolar hemorrhage)	びまん性肺胞傷害(diffuse alveolar damage；DAD)(臨床的に重篤) 通常型間質性肺炎(usual interstitial pneumonia；UIP)(臨床的に重篤) 非特異性間質性肺炎(non-specific interstitial pneumonia；NSIP) 剝離性間質性肺炎(desquamative interstitial pneumonia；DIP) 器質化肺炎(organizing pneumonia；OP) リンパ球性間質性肺炎(lymphoid interstitial pneumonia；LIP) 好酸球性肺炎(eosinophilic pneumonia；EP) 過敏性肺炎(hypersensitivity pneumonia；HP) 肉芽腫性間質性肺炎(granulomatosis interstitial pneumonia) 肺水腫(plumonary edema) 肺胞蛋白症(alveolar proteinosis) 肺胞出血(alveolar hemorrhage)
2. 気道病変	気管支喘息(bronchial asthma) 閉塞性細気管支炎症候群(bronchiolitis obliterans syndrome；BOS)	気管支喘息(bronchial asthma) 閉塞性細気管支炎(bronchiolitis obliterans；BO) 狭窄性細気管支炎(constrictive bronchiolitis obliterans；cBO)(臨床的に重篤)
3. 血管病変	血管炎(vasculitis) 肺高血圧症(pulmonary hypertension) 肺静脈閉塞症(pulmonary veno-occlusive disease)	血管炎(vasculitis) 肺高血圧症(pulmonary hypertension) 肺静脈閉塞症(pulmonary veno-occlusive disease)
4. 胸膜病変	胸膜炎(pleuritis)	胸膜炎(pleuritis)

この表では薬剤性肺障害の臨床病型を,非薬剤性疾患名もしくは病態名で示した。この分類はおおむね「薬剤性肺障害の組織パターン」(文献1のⅡ-5表未提示)に対応しているが,1対1の対応といえるだけのエビデンスはない。

(文献1より引用改変)

を示すことが多い。DAD類似型は治療反応性に乏しく予後不良であるが,その他は一般に臨床経過が良好で,薬剤の中止やステロイド投与で改善することが多い。

　患者側のリスク因子として,60歳以上,既存の肺病変(特に慢性線維化性間質性肺炎),肺手術後,呼吸機能低下,肺への放射線照射,抗悪性腫瘍剤の多剤療法などが知られている。発症機序はほとんど解明されていないが,細胞障害性薬剤による上皮細胞毒性と免疫系細胞の賦活化であり,遺伝的素因,加齢,既存肺病変,併合薬剤との相互作用などの修飾因子の関与が推測されている。発症頻度に関しても,正確な数は明らかではないが,日本人は致死的な肺障害の発生頻度が高いといわれている(表3)[1]。

表3 日本と海外*の薬剤性肺障害頻度の比較

	国内	海外*
gefitinib	3.98% (n=1,482)[a]	0.3% (米国n=23,000)[a] FDA approval letter
leflunomide	1.81% (n=3,867)[a]	0.017% (海外n=861,860)[a]
bleomycin	0.66% (n=3,772)[a]	0.01% (世界n=295,800)[a]
bortezomib	2.33% (n=3,556)[b]	0.16% (世界n=106,832)[b]
erlotinib	4.52% (n=3,488)[c]	0.7% (世界n=4,900)[d]

日本人は薬剤性肺障害を起こしやすいことがわかる。
*：一部日本を含む。

a) アストラゼネカ株式会社. ゲフィチニブ(イレッサ®錠250)の急性肺障害・間質性肺炎に関する専門家会議最終報告. 2003.
b) 向井陽美ほか. 第72回日本血液学会, 2010.
c) 中外製薬株式会社. タルセバ®添付文書.
d) U.S.Food and Drug Administration. Prescribing Information for Tarceva, 2009.

(文献1より引用改変)

2) Camus P : Drug induced infiltrative lung disease. Interstitial lung disease, Schwarz MI, King Jr TE, eds. BC Decker, Hamilton, 2003, p485-534.
3) 遠藤正浩, ほか：薬剤性肺障害の評価, 治療についてのガイドライン. 画像診断, 32：794-805, 2012.
4) 齋藤好信, ほか：がん化学療法・分子標的治療薬と間質性肺炎 −診断と治療−. Jpn J Cancer Chemother, 38：2531-2537, 2011.

用語アラカルト

＊2 リンパ球刺激試験
リンパ球刺激試験は, 末梢血単核球に被疑薬を混合し, ^{3}H-チミジンの取り込み量からTリンパ球のDNA合成を測定して, 薬剤に感作された程度を判定するものである。Ⅳ型アレルギーが関与する場合には有用性が高いとされ, わが国では広く行われているが, 欧米では診断に用いられない。偽陽性や偽陰性も多く, MTXやTS-1などの代謝拮抗薬は偽陽性になりやすく, 細胞毒性のある抗癌剤は偽陰性になりやすい。

薬剤性肺障害の診断と鑑別診断

　薬剤性肺障害の診断は, 臨床でも画像診断においても, すべての薬剤は肺障害を起こす可能性があり, 投与中のみならず投与終了後にも発症する可能性があることを念頭に置き,「疑う」ことから始まる。

　薬剤性肺障害を「疑う」きっかけは, 定期画像検査で肺野のびまん性陰影が指摘される場合や, 労作時呼吸困難や乾性咳嗽, 発熱などの自覚症状を機に発見される場合があるが, 肺障害に特異的な臨床症状はない。m-TOR阻害薬では自覚症状がなく画像所見のみの場合もある。被疑薬による薬剤性肺障害に関しては, 製薬企業による安全性情報, 医学文献データーベース, web上の検索サイト(www.pneumotox.com)でも検索可能で, 頻度の高い薬剤性肺障害の画像パターンを知ることができる。最終的な確定診断のためには**表1**やCamusの診断基準が参考となる[1,2)]。「被疑薬剤の再投与による再燃を確認すること」は診断根拠としてきわめて有用であるが, リスクの点から再投与が困難なことが多い。臨床上は, 服薬歴の詳細な検討と他疾患の除外, 被疑薬中止後の病状経過などの臨床像と, 画像診断を統合して最終診断する。

　血液生化学・免疫学的検査では, 好酸球増加, 肝機能障害, 血清KL-6/ SP-D/SP-A/LDH/CRPの上昇, 呼吸機能検査では, PaO_2の低下とDL_{co}の低下が認められる。高度の骨髄抑制を伴う化学療法中の患者や, ステロイド剤の長期使用者, 病状進行に伴う低栄養患者などの易感染宿主においては, ニューモシスティス肺炎(*Pneumocystis jirovecii* pneumonia；PCP), サイトメガロウイルス肺炎(cytomegalovirus pneumonia；CMV), 真菌感染症が重要な鑑別となるため, 血清β-DグルカンやCMV抗原検査が有用である。また心原性肺水腫も鑑別となることが多く, 理学所見とともに心臓超音波検査, 脳性ナトリウム利尿ペプチド(brain natriuretic peptide；BNP)なども役立つ[1,3,4)]。薬剤に対するリンパ球刺激試験[*2]は, 肺障害の機序が細胞性免疫反応によるものでしか陽性化しないし, 感度や特異度も高くない。

薬剤性肺障害の画像所見（図1〜9）

　CTは薬剤性肺障害による異常所見を指摘することに関しては，胸部単純X線写真（chest X-ray；CXR）より優れ，高分解能CT（high-resolution computed tomography；HRCT）が最も肺の病理組織パターンを反映し有用である[3,5]。薬剤性肺障害を疑ったときには，CXRで異常が指摘できなくても，CT検査を行うようにする。CXRはHRCTで異常のある症例の74％しか病変を指摘できないとの報告もある[5]。HRCTは特定の薬剤の画像パターンを強く示唆する場合もあるが，同一薬剤で複数の画像パターンを呈することもある。HRCTの画像パターンから病理組織パターンを予測できるのは45％程度で，診断医によって画像パターンの所見が一致しないこともある。しかしCTでの画像所見は，鑑別診断や治療法・予後推定などに有用であり，その限界を理解して診断していくことが重要である。

　薬剤性肺障害の画像診断の役割は，
　①既存肺病変の評価
　②早期診断とその鑑別診断
　③画像パターンと重症度・予後の推定
　④経過観察による治療の効果判定と診断の是非の判断
である[3,6]。

5）Padley SPG, et al：High resolution computed tomography of drug-induced lung diseases. Clin Radiol, 46：232-236, 1992.

6）酒井文和，ほか：薬剤性肺障害の画像診断. 治療, 89：3149-55, 2007.

図1　HP類似の薬剤性肺障害

50歳台，女性。肺腺癌。ゲフィチニブ内服開始後2週間経過中に，呼吸困難を訴えた。

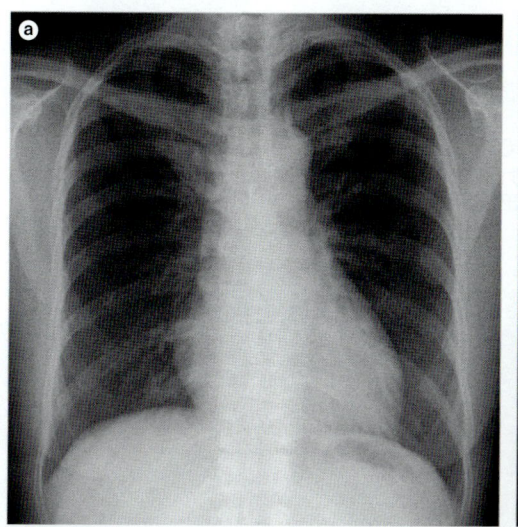

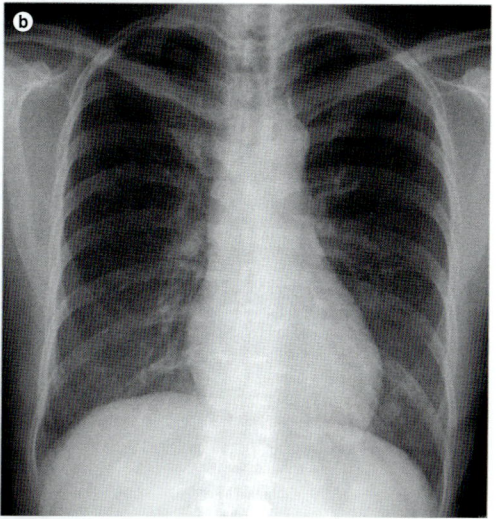

a，b：胸部単純X線写真（左投与前，右発症時）
発症時（b）はびまん性のすりガラス陰影が認められるが，投与前（a）と比較しないと診断が困難である

c：通常の5mm厚CT
両肺にびまん性すりガラス陰影が認めらる。HP類似の薬剤性肺障害を疑うが，DAD類似の初期像も考慮しておく必要がある。服用の中止で改善した。

図2 DAD類似の薬剤性肺障害
60歳台,男性。肺癌。

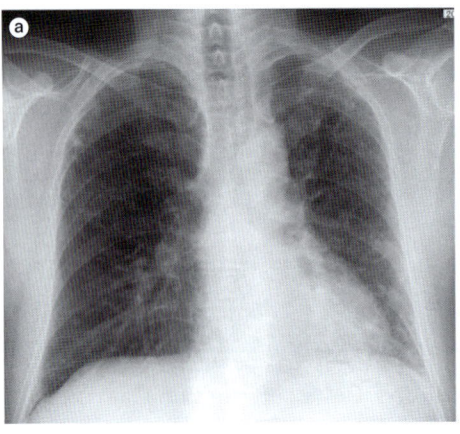

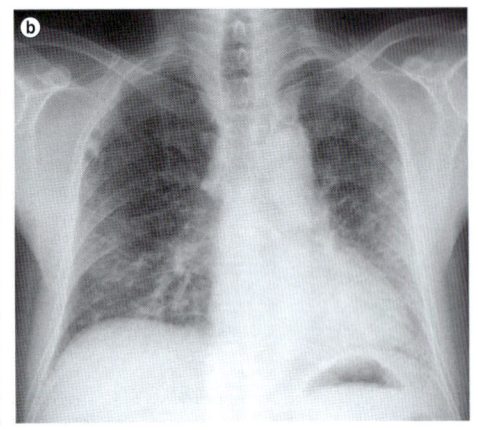

a,b:胸部単純X線写真(左投与前,右発症時)
ドセタキセル(docetaxel;DTX)治療中に突然の呼吸困難が出現,発症時の胸部単純X線写真では,両肺にびまん性のすりガラス陰影が認められる。肺癌患者では既存肺に間質性肺炎などの所見を有していることが多く,常に比較読影して診断することが重要である。

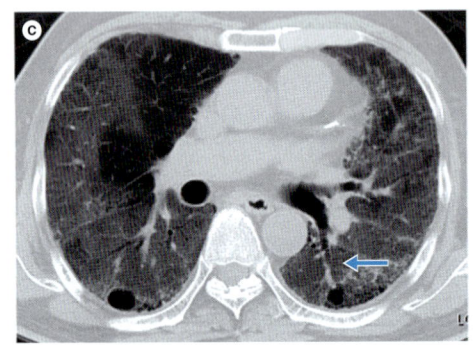

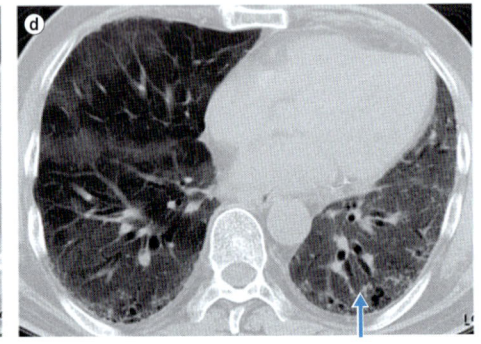

c,d:通常の5mm厚のCT
びまん性のすりガラス陰影と陰影内の牽引性気管支拡張症(→)が明瞭で,DAD類似の薬剤性肺障害と考えられる。この後急速に呼吸困難が悪化し,数日で死亡された。

図3 ゲムシタビン(gemcitabine;GEM)による薬剤性肺障害
60歳台,女性。進行膵癌に対してGEM治療4サイクル目で,咳嗽と呼吸苦が出現した。

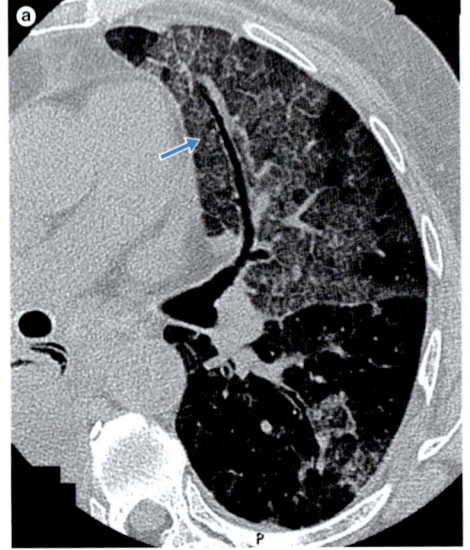

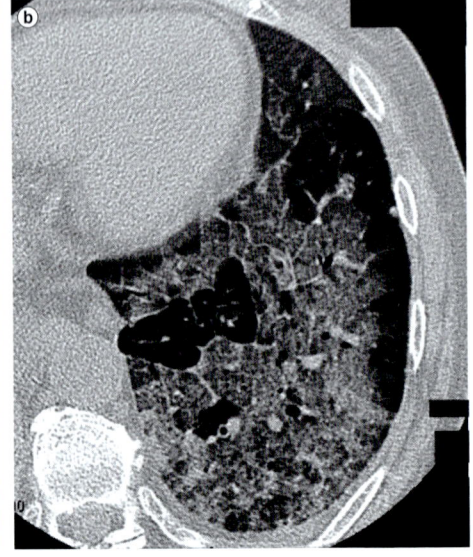

a,b:HRCT
左肺に地図状のすりガラス陰影,陰影内網状影も目立ち,軽度の牽引性気管支拡張(→)が認められる。PCPが鑑別として考えられるが,β-D-グルカンは正常で,GEMによる薬剤性肺障害と診断した。ステロイドパルスでいったん改善したが再増悪し死亡された。

第3章・12 薬剤性肺障害，放射線肺障害のABC

図4 DAD類似の薬剤性肺障害
右肺癌再発で癌性胸膜炎を起こしている患者で，TS-1内服2日目に軽度の呼吸苦を訴えた。

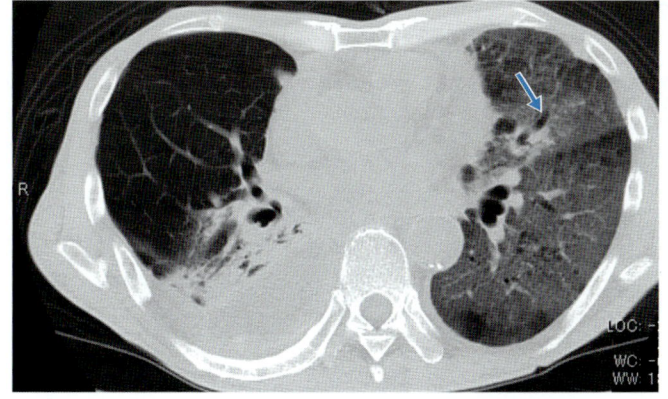

通常の5mm厚CT
左肺舌区と下葉にびまん性に若干濃厚なすりガラス陰影が認められ，わずかながら牽引性気管支拡張（→）が認められ，DAD類似の薬剤性肺障害が考えられる。薬剤性肺障害は，血流の影響を受けるため，健側に有意な所見を呈することが多い。病側の肺野は正常である。

図5 薬剤性肺障害
大腸癌再発の症例に対し，分子標的薬であるパニツムマブ投与中に見られた薬剤性肺障害。

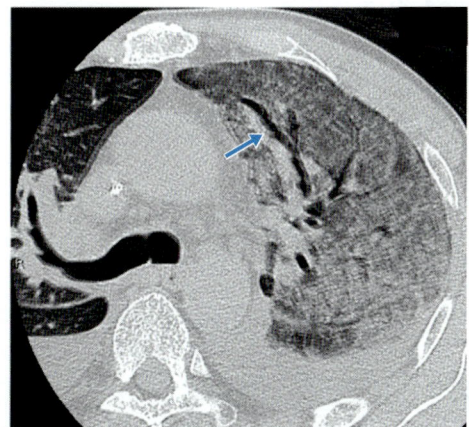

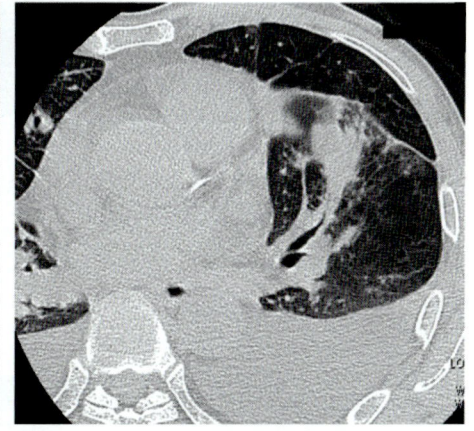

HRCT
胸水は発症前から認められている。びまん性のすりガラス陰影と牽引性気管支拡張（→），さらに下葉には浸潤影も認められ，多彩な所見を呈している。

図6 EP類似の薬剤性肺障害
70歳台，男性。ゲフィチニブ投与後2週目で咳嗽出現。

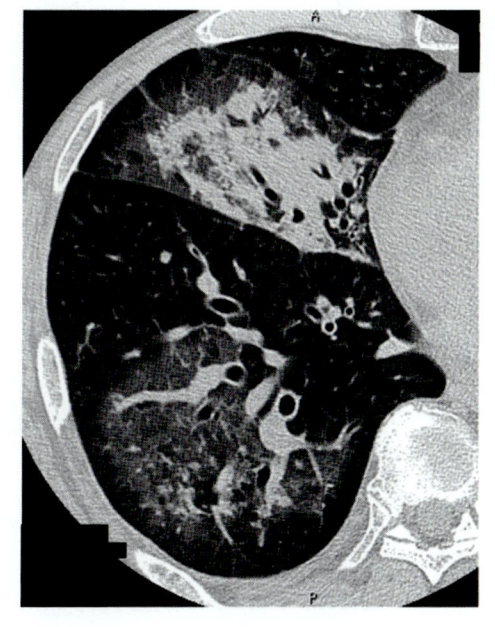

HRCT
浸潤影と周囲のすりガラス変化を認め，広義間質の肥厚あり，EP類似のパターンの薬剤性肺障害と考えられる。

図7 COP類似の薬剤性肺障害
60歳台,男性。腎癌術後再発。

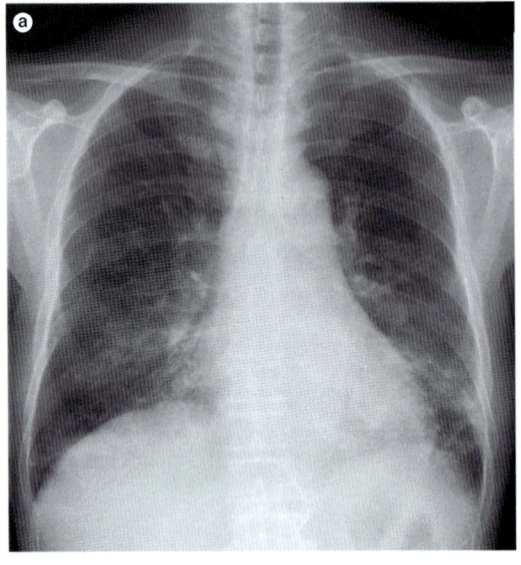

a:胸部単純X線写真
エベロリムス投与中に急な咳嗽,呼吸困難出現し外来受診,両側下肺野に浸潤影を認める。

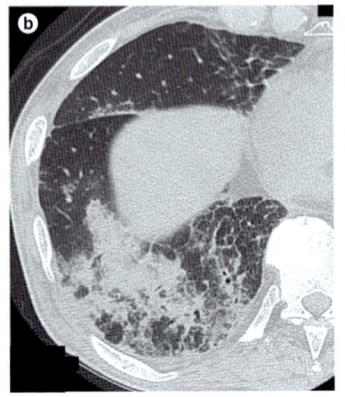

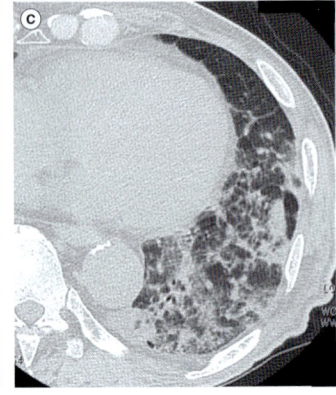

b,c:HRCT
非区域性の浸潤影,すりガラス陰影が認められる。当症例は気管支鏡検査まで行われ,起炎菌など認められず,COP類似パターンの薬剤性肺障害と診断され,ステロイド治療で軽快した。

図8 COP類似の薬剤性肺障害
70歳台,男性。アミオダロン内服中の患者。

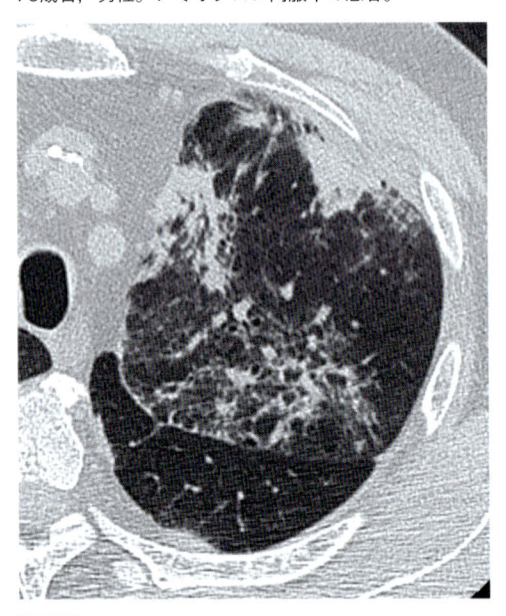

HRCT
左肺上区に非常に収束性変化の強い均等影を認める。器質化肺炎類似の薬剤性肺障害と考えられる。

図9 m-TOR阻害薬による薬剤性肺障害
70歳台,男性。腎癌術後再発で,エベロリムス投与中の患者。

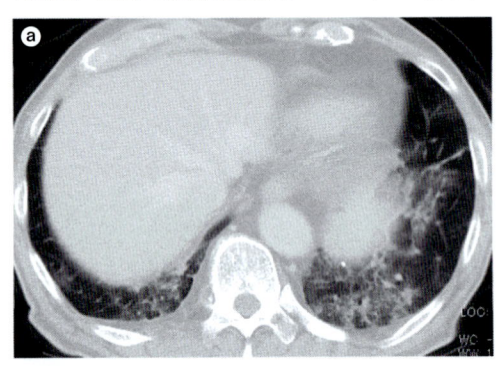

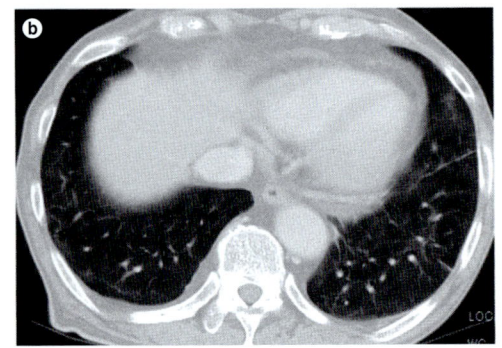

a,b:治療評価CT
両側下葉にすりガラス陰影が認められる(a)。症状もないことから投与が継続,約1カ月半後のCTでは陰影が改善しているのがわかる(b)。m-TOR阻害薬に特徴的な経過であり,むやみに投与を中止してはならない。

■既存肺病変の評価

　ゲフィチニブを始め，抗癌剤による薬剤性肺障害のリスクに関する前向きの検討[7,8]から，既存の慢性線維化性間質性肺炎などの破壊性肺病変が，リスク因子であり，さらに発症時の予後不良因子である。少なくともリスクの高い患者に対しては，投与前にHRCTで肺病変の有無や程度を評価しておく必要がある。

■早期診断とその鑑別診断

　薬剤性肺障害の病理像は多彩であるため，それを反映する画像所見もおのずと多彩となる[1,3,6]。したがって，特徴的な画像所見はなく，基本的には両側性のびまん性の広範なすりガラス陰影と浸潤影で，小葉内網状影や小葉間隔壁の肥厚，牽引性気管支拡張などの構造改変を示唆する所見を伴うことがある。大多数の例では両肺に見られ，非区域性分布を主とするが，区域性の広がりを呈する場合もある。また，肺が障害を受けている場合には，肺血流の影響を受け，健常側に見られることが多い。さらに，陰影の広がりは臨床的重症度と相関し，広範囲であるほど低酸素血症などの症状が強く，そのような患者では息止め不良や不完全吸気状態でのCT検査の場合もあり，その点を考慮して診断する。

　薬剤性肺障害の最終的な診断は，他疾患を除外し，臨床経過や検査データを含めた総合的な判断に基づいて行われる。したがって，鑑別すべき疾患の画像所見も十分に理解しておく必要がある。感染症，肺水腫，放射線肺障害（radiation-induced lung disease；RILD），特発性肺線維症（idiopathic pulmonary fibrosis/usual interstitial pneumonia；IPF/UIP）などの既存の間質性肺炎の増悪，さらに癌性リンパ管症などであるが，それぞれが相互に鑑別診断の対象になるため，結果的に鑑別困難となる場合も多い。

■画像パターンと重症度・予後の推定

　薬剤性肺障害はいくつかの臨床病型に分類されている（**表3**）が，画像パターン分類は，あくまで類似性に基づいているだけであり，その病理的・臨床的背景まで担保するものではない。臨床上は治療方針や予後の観点からDAD（AIP類似型）なのか，非DADなのかの鑑別が最も重要である[3,6,9～12]。

　①**AIP（DAD）類似型**：最も重篤な薬剤性肺障害のパターンであり，病理学的に器質化期のDADが想定され，生命予後が悪い傾向にある。画像所見は，両側性のびまん性または斑状のすりガラス陰影や浸潤影で，すりガラス陰影内の網状影や線維化による牽引性気管支拡張など構造改変所見が認められる。ゲフィチニブで引き起こしやすい傾向がある[13]が，最近の分子標的薬*3でも本パターンの肺障害が起こることがある[14]。鑑別診断上重要な疾患は，その他の原因によるDADや，PCPなどの広範なすりガラス陰影をきたす感染症が重要である。また発症早期の滲出期DADでは，牽引性気管支拡張が見られない場合もあり，ほかのパターンの薬剤性肺障害も鑑別の対象となる。

　②**HP類似型**：広範な構造改変のないほぼ均一なすりガラス陰影を呈するパターンで，ときに小粒状陰影が混在して認められる。小粒状影は広義間質あるいはランダムな分布を示す傾向にある。関節リウマチ（rheumatoid arthritis；RA）に対する低用量メトトレキサート（Methotrexate；MTX）によるMTX肺炎が代表例であり，病理学的にも肺胞隔壁へのリンパ球を中心とする単核球浸潤，小肉芽腫の形成などHP類似の所見を呈している。ゲムシタビン（GEM）やドセタキセル（DTX）などの抗癌剤でも認められる。鑑別診断は，肺胞出血，PCPやCMVなどの日和見感染症である。

---

7) Ando M, et al：Predictive factors for interstitial lung disease, antitumor response, and survival in non-small cell lung cancer patients treated with gefitinib. J Clin Oncol, 24：2549-2556, 2006.

8) Kenmotsu H, et al：The risk of cytotoxic chemotherapy-related exacerbation of interstitial lung disease with lung cancer. J thorac Oncol, 6：1242-1246, 2011.

9) Gotway MB, et al：High-resolution CT of the lung：patterns of disease and differential diagnoses. Radiol Clin N Am, 43：513-542, 2005.

10) Tamiya A, et al：Features of gemcitabine-related severe pulmonary toxicity：patients with pancreatic or biliary tract cancer. Pancreas, 38：838-840, 2009.

11) White DA, et al：Noninfectious pneumonitis after everolimus therapy for advanced renal cell carcinoma. Am J Respir Crit Care Med, 182：396-403, 2010.

12) Tamiya A, et al：Interstitial lung disease associated with docetaxel in patients with advanced non-small cell lung cancer. Anticancer Res, 32：1103-1106, 2012.

13) Endo M, et al：Imaging of gefitinib-related interstitial lung disease：multi-institutional analysis by the West Japan Thoracic Oncology Group. Lung Cancer, 52：226-230, 2006.

14) Sakai F, et al：Drug-induced interstitial lung disease in molecular targeted therapies：high-resolution CT findings. Int J Clin Oncol, 17：542-550, 2012.

用語アラカルト

＊3　分子標的薬

癌の増殖や転移といった特性を規定する分子機構を明らかにして，それにかかわる分子を標的としてとらえ，特異的にその機能をおさえることを目的として，始めから分子レベルの標的を定めて開発された薬剤である。例えば，ゲフィチニブやエルロチニブ，ソラフェニブ，ベバシズマブ，エベロリムスなど。

③COP類似型：両側肺野末梢の非区域性の斑状多発浸潤影や気管支血管束沿いの多発浸潤影を呈する。病理学的背景には，特発性器質化肺炎や慢性好酸球性肺炎が想定され，変化が軽微な場合には，すりガラス陰影を呈すこともある。その他の原因のCOP，細菌性肺炎などの感染症が，鑑別診断として考えられる。

④EP類似型：斑状の浸潤影やすりガラス陰影で，小葉間隔壁の肥厚や気管支血管束の肥厚などの広義間質陰影が見られる点が画像的特徴である。心不全・肺うっ血，癌性リンパ管症が鑑別として挙げられる。

⑤NSIP類似型：気管支血管束沿いの浸潤影やすりガラス陰影を主体とする。

などが重要である。

■経過観察による治療の効果判定と診断の是非の判断

適切な診断と治療により，病状が回復し陰影が改善することが望ましいが，場合によっては回復しない症例も認められる。陰影の改善のない場合に診断が誤っていると断定することはできない。原疾患の増悪や，DAD類似型肺障害では，しばしば予後不良の転帰をとることがあるからである。そのような場合もあるが，画像での経過観察は，発症後の治療効果判定や予後を推定するうえで重要な役割を担っていることに変わりはない。

放射線肺障害（radiation-induced lung disease；RILD）(図10～13)

放射線治療は悪性腫瘍の治療に際し重要な役割を担っているが，肺の放射線感受性は高く，肺障害をきたしやすい。放射線照射の有害事象として起こる肺の炎症がRILD（radiation-induced lung disease；放射線肺炎）とよばれている。一般的には，照射線量が20Gy以下ではまれで，40Gy以上では必発であり，治療を要する割合は30％程度，関連死は2％程度とされる。危険因子は，PS不良，高齢，喫煙，低肺機能，放射線増感作用の強い薬剤との併用，平均肺線量（＞20Gy），全肺体積のうち20Gy（V20）・30Gy（V30）以上照射される肺体積の比率などが挙げられる[15]。診断は，胸部放射線照射との時間的な関連性，照射範囲と陰影の出現部位との関連性が最も重要で，気道感染症や薬剤性肺障害などを鑑別する必要がある[16]。

放射線肺炎は，便宜的に発症の時期（急性期と晩期）によって2つに分類されるが，連続的に移行していく陰影であり，両者の鑑別は厳密には困難である。

これは必読！

15) Larici AR, et al：Lung abnormalities at multimodality imaging after radiation therapy for non-small cell lung cancer. GadioGraphics, 31：771-789, 2011.

16) Ikezoe J, et al：CT appearance of acute radiation-induced injury in the lung. AJR Am J Roentgenol, 150：765-770, 1988.

図10　急性期の放射線肺障害

食道癌への放射線治療後。
a：急性期の放射線肺障害で，照射野と一致した浸潤影が認められ，本例のようにびまん性すりガラス陰影を伴うこともある。
b：経過とともに浸潤影は収束した索状影となり，すりガラス陰影も改善した。右肺中葉末梢にも収束した陰影を認める（→）。

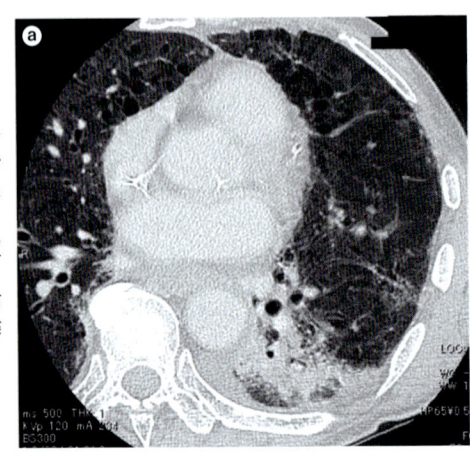

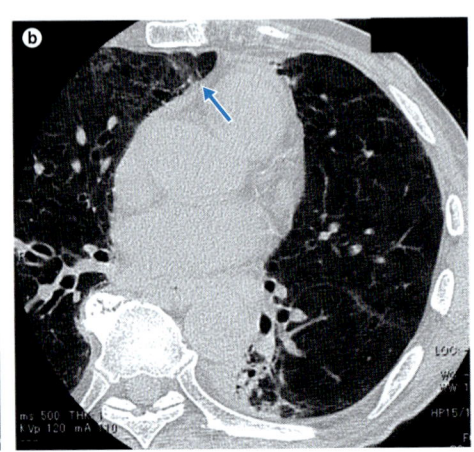

図11 右肺上葉肺腺癌（T1aN2M0 ⅢA）

weekly CBDCA（カルボプラチン）＋PTX（パクリタキセル）＋放射線照射60Gy/30frを行った。

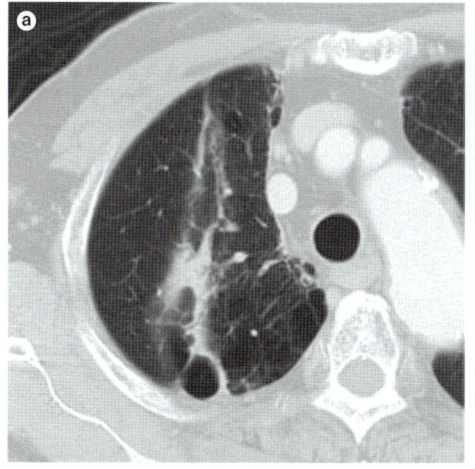

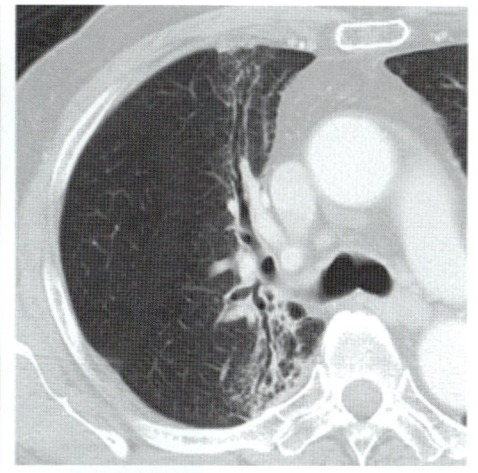

a：照射8カ月後，右上葉に照射野と一致した前後方向に気管支拡張を伴った直線的な索状陰影を認める。

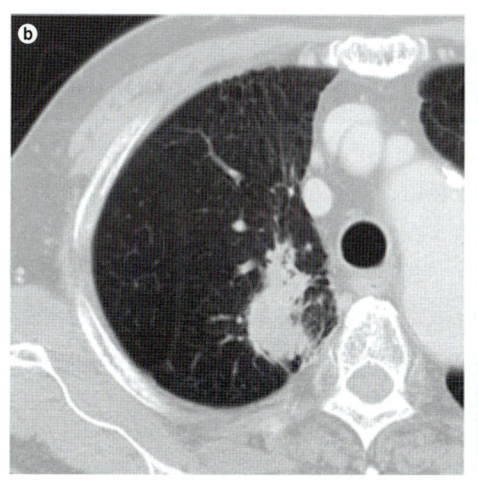

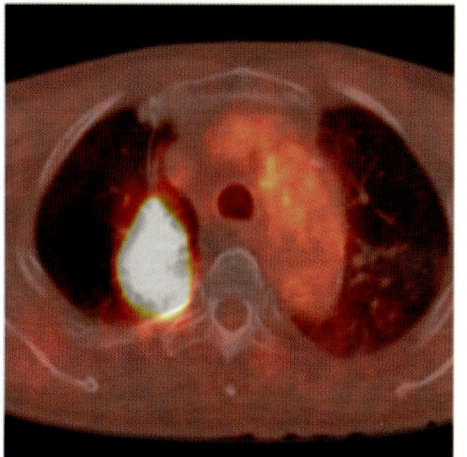

b：照射終了1年半後のCTで放射線肺線維症内に腫瘤影が出現した。局所再発を疑いFDG-PET検査を行ったところ同部に一致してFDGの高集積が認められた。

図12 右肺上葉原発扁平上皮癌（T1bN0M0 ⅠA）

SBRT（60Gy/8fr）で治療を行った。

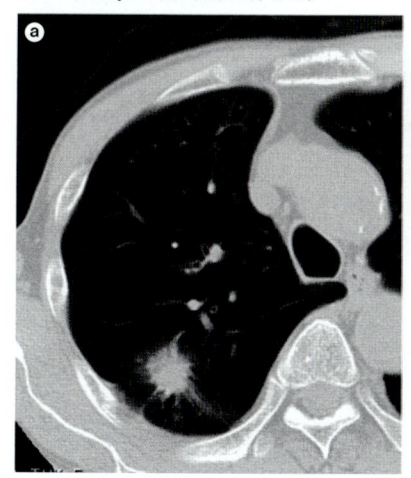

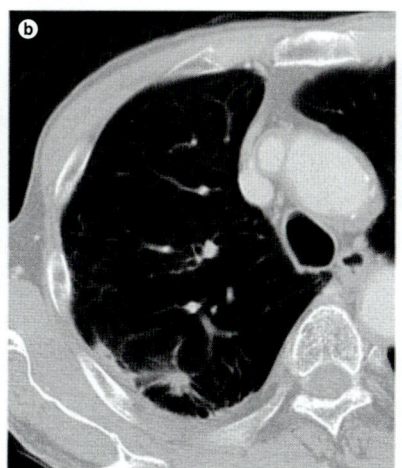

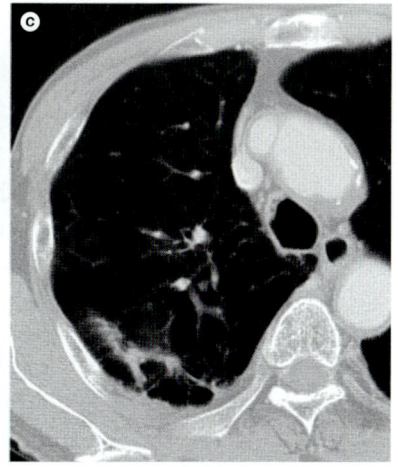

a：治療前CT　　　b：照射終了6カ月後CT　　　c：同9カ月後CT

腫瘍は経時的に縮小しているが，胸膜面と平行に索状陰影が認められるようになり，肺の縮みが見られ，瘢痕型の放射線肺障害と考えられる。SBRT照射野外に陰影が出現することはまれである。

図13　器質化肺炎

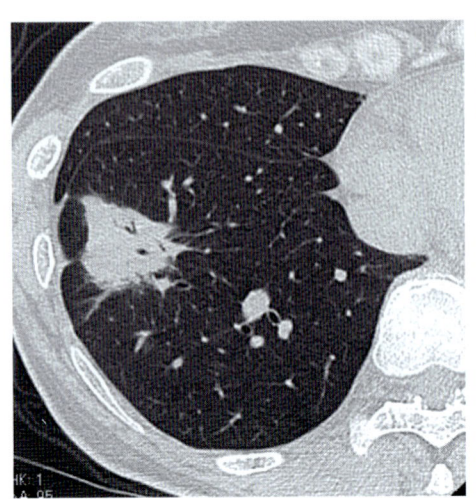

HRCT
左乳癌温存術後，放射線照射1年後に気管支透亮像を伴う均等影を右肺下葉に認める。原因が特定できず，温存術後の放射線照射による器質化肺炎（OP）と判断した。

放射線肺臓炎（acute radiation pneumonitis）

　放射線照射終了後3カ月以内に発症するものと定義され，4カ月程度が病勢のピークとなる。照射方向と範囲に一致して，すりガラス陰影や境界明瞭な均等影を認める。若干の容量減少を伴うこともあり，胸水はあっても少量である。照射中や照射直後に見られることはまれであるが，重症例が多くなる。ときに照射野外に認められることもあるが，陰影は軽微で，過敏性肺炎と類似した所見と報告されている。陰影が両肺にびまん性に広がり，急性呼吸促迫症候群（acute respiratory distress syndrome；ARDS）をきたすこともまれに認められる。

放射線肺線維症（radiation fibrosis）

　放射線照射終了後3〜6カ月以降に発症する陰影で，1年程度で安定する。索状影や容量減少を伴う濃厚な均等影で，牽引性気管支拡張が見られる。塊状影を呈する場合もある。病変は照射野とほぼ一致し，正常肺実質との境界は明瞭，近接する肺野は過膨張している。

　今日の胸部領域の放射線照射では，CTシミュレーションを用いて照射野を設定する3D-CRTが主流で，縦隔などを照射野に含む場合は，前後対向2門照射が行われることが多いが，末梢の小型肺癌や肺転移（5cm以内が対象）に対しては，局所制御の向上と周囲臓器への有害事象の低減を目的に，多方向から従来の放射線治療よりも大線量を短期間に精度よく照射することを目的にした治療法，体幹部定位放射線治療（stereotactic body radiation therapy；SBRT）が行われることが多い。腫瘍の大きさや対象は施設によって異なるが，通常は10Gy×5〜6回，12Gy×4〜5回の照射が行われる。SBRTによる放射線肺臓炎は，通常治療終了後6ヶ月以内に発症し，放射線肺線維症は，6〜12カ月に見られるとされる[15,17]。照射直後からの経時的な経過観察[17]によれば，照射後6週では50％に陰影の出現はなく，斑状あるいはびまん性のすりガラス陰影が約40％に，均等影を伴ったものが約10％程度に認められるとされる。さらに2〜6カ月では，斑状あるいはびまん性のすりガラス陰影が約30％に，均等影を伴った

17) Trovo M, et al : Early and late lung radiographic injury following stereotactic body radiation therapy (SBRT) Lung Cancer, 69 : 77-85, 2010..

ものが60％程度に認められ，20％で陰影の出現が認められない。放射線線維症は，従来の牽引性気管支拡張を伴う索状影や容量減少を伴う濃厚な均等影(従来類似)，腫瘤状，瘢痕状の3つのタイプに大きく分類することができ，それぞれ50％，25％，20％程度とされる。鑑別診断としては，感染症，癌性リンパ管症，腫瘍の再発などが考えられるが，特に腫瘤状陰影においては，腫瘍残存と局所再発の診断が困難となり，FDG PETがその診断に有用である[18]。したがって，SBRTなどの高線量多門照射が行われた際には，治療期間・照射野とビーム方向・線量分布などの知識を踏まえて，診断を行っていくことが需要である。

乳癌温存療法後の放射線照射を行った後に，照射野外に器質化肺炎を発症することが知られている[19]。発症機序は明らかでないが，2％程度に認めるとされ，放射線治療やエストロゲン受容体拮抗薬のタモキシフェンが原因ではないかとの説がある。一般的には，照射後12カ月以内で5カ月をピークに発症し，2週間以上の症状持続，照射野外に浸潤影が認められ，ほかに原因がないこととされている。ステロイド治療に奏効するが，約30％程度で再燃することがある。CT所見は，末梢優位のすりガラス陰影，気管支透亮像を伴う均等影で，同側に出現することが一般的だが，25％程度は対側にも陰影が出現する。

18) Dunlap NE, et al：Computed tomography-based anatomic assessment overestimates local tumor recurrence in patients with mass-like consolidation after stereotactic body radiotherapy for early-stage non-small cell lung cancer. Int J Radiation Oncol Biol Phys, 84：1071-1077, 2012.

19) Crestani B, et al：Bronchiolitis obliterans organizing pneumonia syndrome primed by radiation therapy to the breast. The Groupe d'Etudes et de Recherche sur les Maladies Orphelines Pulmonaires (GERM"O"P). Am J Respir Crit Care Med, 158：1929-1935, 1998.

ここが勘ドコロ

放射線肺障害

- 急性期と晩期に便宜的に区別されるが，連続的に移行していくものである。
- 急性期の陰影は，照射野に一致したすりガラス陰影や境界明瞭な均等影である。
- 慢性期の陰影は，索状影や容量減少を伴う濃厚な均等影で，牽引性気管支拡張が見られる。
- SBRTによる放射線肺臓炎は，斑状～びまん性のすりガラス陰影や均等影である。
- 慢性期の陰影は，従来の牽引性気管支拡張を伴う索状影や容量減少を伴う濃厚な均等影(従来類似)，腫瘤状，瘢痕状の3つのタイプに大きく分類される。
- 腫瘤状陰影においては，腫瘍の再発の診断が困難な場合があるが，FDG PETが有用である。
- 乳癌温存療法後の放射線治療後に，同側を中心に照射野外に器質化肺炎様陰影が見られることがある。CT所見は，末梢優位のすりガラス陰影，気管支透亮像を伴う均等影である。

13 知っておきたい比較的まれなびまん性肺疾患のABC

第3章 各種病態の画像診断

杉浦弘明

リンパ脈管筋腫症（lymphangiomyomatosis；LAM）

リンパ脈管筋腫症（lymphangiomyomatosis：LAM）は，肺の囊胞，リンパ系の異常，腹部腫瘤を特徴とするまれな疾患である．病理学的に肥大した平滑筋細胞（LAM細胞）が肺，リンパ節，腎などで増殖する．主に生殖可能年齢女性に好発するとされてきたが，近年は中年以降の女性にも見られる．孤発性（sporadic LAM），あるいは結節性硬化症に合併する遺伝性（*TSC*-LAM）が知られている．常染色体優性遺伝をきたす腫瘍抑制遺伝子*TSC-1*あるいは*TSC-2*の異常によって過剰な増殖能をもつLAM細胞が出現するのが原因とされている[1,2]．

症状は労作時呼吸困難，全身倦怠感が多い．ほかに咳嗽，血痰，胸痛．40〜50％は気胸を契機に発症する．胸水貯留はたいてい乳び胸水である．乳び腹水をきたすこともある．進行するとチアノーゼ，呼吸不全，肺性心をきたす．

孤発性のLAMの肺外病変は76％と報告されている．腎血管筋脂肪腫（43％），リンパ節腫大（39％），リンパ脈管筋腫（16％），腹水（10％），胸管拡張（9％），肝血管筋脂肪腫（4％）などが見られる．

予後の予測は困難である．一般的には孤発性のLAMと比較して結節性硬化症に合併したLAMのほうが症状は軽く，進行も緩徐であるとされる．一般的に慢性に進行し呼吸不全に至る．診断10年後の生存率は40〜75％である[3]．

■画像所見（図1,2）

- 胸部X線写真では正常，網状影，粒状影，囊胞陰影，過膨張．
- 気胸．
- 胸部CTでは径数mm〜20mm程度の円形の薄壁囊胞がびまん性に認められる．
- 囊胞は肋骨横隔膜角や肺底部にも見られる．
- 進行した症例では，肺気腫に類似した所見を呈する．
- 胸水貯留（乳び胸水）．

これは必読！

1) 林田美江ほか：リンパ脈管筋腫症lymphangiomyomatosis（LAM）診断基準．日本呼吸器学会雑誌，46：425-428, 2008.

2) Pallisa E, et al：Lymphangioleiomyomatosis：pulmonary and abdominal findings with pathologic correlation. RadioGraphics, 22：S185-198, 2002.

3) Kalassian KG, et al：Lymphangioleiomyomatosis：new insights. Am J Respir Crit Care Med, 155：1183-1186, 1997.

MEMO
LAMと結節性硬化症
LAMの18.3％が結節性硬化症．結節性硬化症の0.1〜2.3％にLAMが合併すると報告されているが，最近では無症候性の結節性硬化症の25〜35％にLAM所見に合致する囊胞があると報告されている．

Point advice　LAM細胞増殖により生じる病態，症状

- 細気管支の狭窄，閉塞 → 末梢気腔が破綻し，拡張，囊胞形成．さらに胸膜直下に生じた囊胞の破裂による気胸．
- 肺細静脈の閉塞，うっ滞，破綻 → 血痰，ヘモジデローシス．
- リンパ管の閉塞，うっ滞，破綻 → 乳び胸水，乳び腹水．

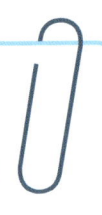

図1 LAM
HRCT
径数mm〜1cm程度の円形の囊胞が多発し，ランダムに分布している。典型的なLAMの所見である。

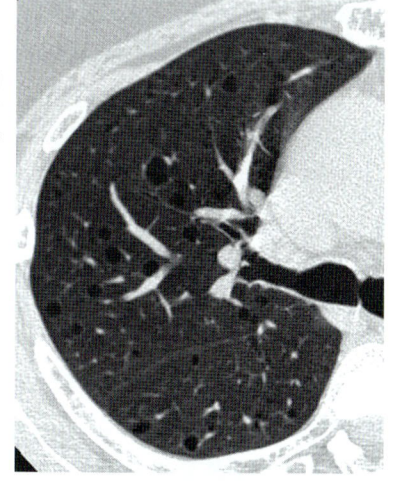

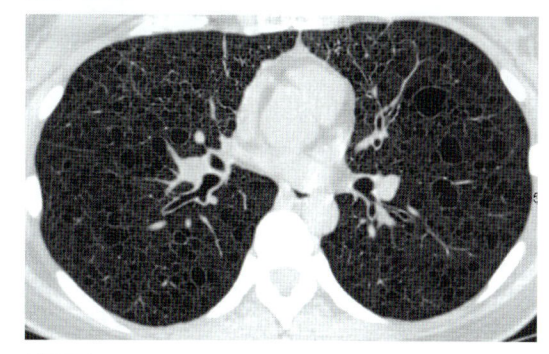

図2 LAM
HRCT
形状不整な囊胞が無数に認められる。進行したLAMの所見である。

> ここが勘ドコロ
> - 生殖可能年齢女性の多発円形囊胞
> - 気胸，乳び胸水
> - 弧発性あるいは結節性硬化症に合併

4) Ristagno RL, et al : Multifocal micronodular pneumocyte hyperplasia in tuberous sclerosis. Am J Roentgenol, 184 : S37-39, 2005.
5) Maruyama H, et al : Pathogenesis of multifocal micronodular pneumocyte hyperplasia and lymphangio-leiomyomatosis in tuberous sclerosis and association with tuberous sclerosis genes TSC1 and TSC2. Pathol Int, 51 : 585-594, 2001.

MMPH(multifocal micronodular pneumocyte hyperplasia)

MMPH(multifocal micronodular pneumocyte hyperplasia，図3)は，限局性のⅡ型肺胞上皮細胞の過誤腫性増殖である[4]。大部分は結節性硬化症に合併する所見であり孤発例ではきわめてまれである。MMPHは臨床的には重要でなく，malignant potentialもないとされているが，すりガラス陰影を呈する腺癌と類似した画像所見を呈し，鑑別に苦慮することがある。画像所見は1〜10mm大の結節が多発し，二次小葉構造とは無関係なランダム分布を示す。病理像は腺腫様過形成と類似している[5]。

図3 MMPH
HRCT
両肺に結節状のすりガラス陰影が散在している。個々の陰影は腺腫様過形成や高分化型腺癌に類似した形状を示す。

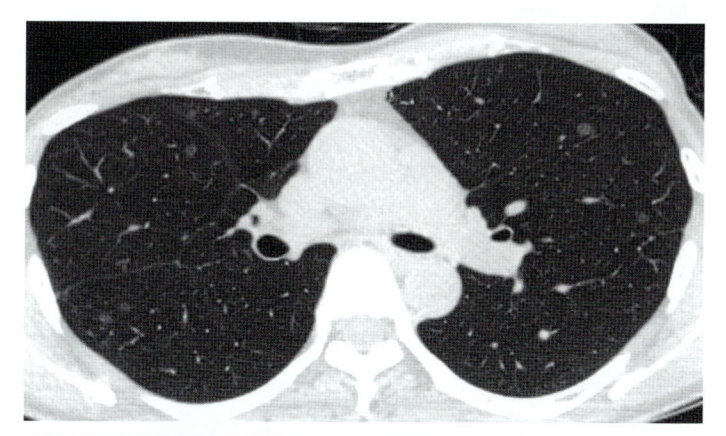

> ここが勘ドコロ
> - 結節性硬化症に合併
> - 腺腫様過形成や高分化型肺癌に類似した多発結節

肺胞蛋白症（pulmonary alveolar proteinosis；PAP）

肺胞蛋白症（pulmonary alveolar proteinosis；PAP）とは，高蛋白，高脂肪成分のサーファクタント蛋白，リン脂質の肺胞腔内集積を特徴とするまれな疾患である。原因はサーファクタントの異常産生，代謝異常，マクロファージによるサーファクタント除去不十分と考えられている。自己免疫疾患を合併することもある[6]。90％以上は特発性で抗GM-CSF（granulocyte macrophage colony stimulating facter）抗体陽性である。

好発年齢は20～50歳台（中央値40歳）であるが，若年者を含めどの年代でも発症しうる。男性：女性＝2～2.5：1とされている。一般的に無症状のことが多く（2/3），症状としては緩徐に進行する呼吸困難や乾性咳嗽を認める。発熱を伴っている場合は感染症の合併を疑う必要がある。バチ指が見られることもある（1/3）。70％で喫煙歴がある。確定診断は肺胞洗浄液で米のとぎ汁様所見を呈することである。治療は肺胞洗浄で大幅に予後が改善された。多くは寛解するが再発する症例もあり，ときに治療抵抗性あるいは肺線維症に移行する。一般的には予後は良好である[7]。

表1にPAPの分類，および表2にPAPの鑑別疾患を提示する。

6）Trapnell BC, et al：Pulmonary alveolar proteinosis. N Engl J Med, 349：2527-2539, 2003.

表1　PAPの分類

特発性（IPAP）	● PAPの90％以上 ● 抗GM-CSF（granulocyte macrophage colony stimulating factor）抗体陽性
続発性（SPAP）	● 肺胞マクロファージの減少，もしくは機能異常が原因 ・粉塵吸入（急性珪肺症） ・免疫不全症（AIDS，免疫グロブリン欠損症） ・血液疾患（急性骨髄性白血病など）
先天性	● まれ

表2　PAPの鑑別疾患

・肺水腫
・肺炎
・肺胞出血
・特発性器質化肺炎（cryptogenic organizing pneumonia；COP）
・肺癌（肺炎様の進展をする肺癌，mucinous invasive adenocarcinoma，など）
・リポイド肺炎

用語アラカルト

＊1 crazy-paving appearance（CPA）

"crazy paving"とは，不ぞろいな敷石の石畳道路である。CPAは，当初肺胞蛋白症に特異的といわれていたが，後にさまざまな疾患（表3）で見られることが報告され，必ずしも特異的ではないことが明らかになった。CPAにおける小葉内線状影，小葉間隔壁の肥厚は，間質の浮腫やリポプロテイン様物質が小葉間隔壁や細葉辺縁に隣接した肺胞に沈着することによって生じると考えられている。

■画像所見（図4，5）

胸部X線写真ですりガラス陰影，濃厚浸潤影。典型例では境界不明瞭な結節あるいは融合性気腔陰影が両側性，斑状に多発する。ときに非対称性，片側性。胸部CTではすりガラス陰影が多発し，斑状あるいは地図状の分布を示し，正常肺と明瞭に境界される。すりガラス陰影はどの肺葉にも認められるが，下葉優位に分布する傾向がある。すりガラス陰影，網状影が主体であるが，背側優位に濃厚浸潤影を見ることもある。典型例ではすりガラス陰影に小葉内網状影，小葉間隔壁の肥厚が重畳し，メロンの皮様，いわゆる"crazy-paving appearance（CPA）＊1"を呈する[8]。

通常胸水は認めず，胸水が認められる場合は感染症の合併を考慮する必要がある。軽度の縦隔リンパ節腫大が見られることもあるが，リンパ節腫大が目立ちすぎるようであれば感染合併，血液疾患合併を考慮する必要がある。二次性の肺胞蛋白症の画像所見は特発性と類似する。

第3章・13 知っておきたい比較的まれなびまん性肺疾患のABC

図4　PAP HRCT
すりガラス陰影，網状影が認められ，右下葉では典型的な"crazy-paving appearance (CPA)"を呈している。

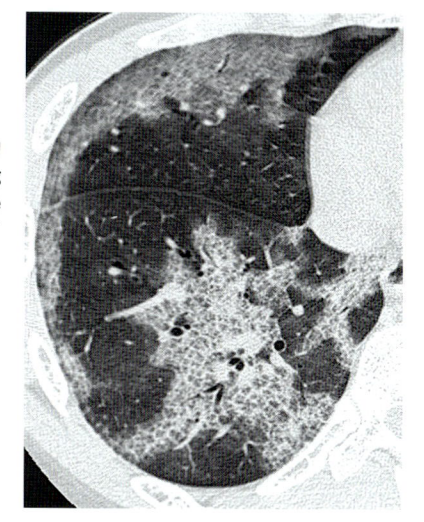

図5　PAP HRCT
すりガラス陰影，網状影，小葉間隔壁の肥厚，小葉内の微細線状影が不均一に混在して広がっている。

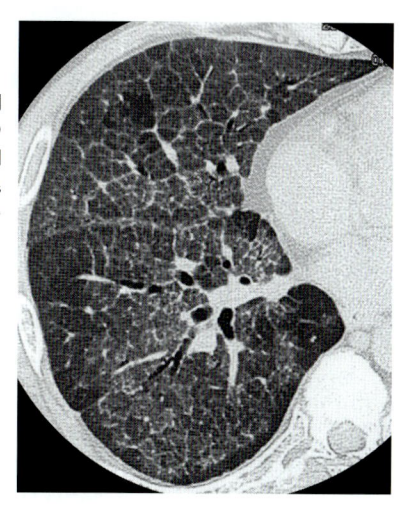

7) Holbert JM, et al : CT features of pulmonary alveolar proteinosis. AJR Am J Roentgenol, 176 : 1287-1294, 2001.

これは必読！
8) Rossi SE, et al : "Crazy paving" pattern at thin-section CT of the lungs : radiologic-pathologic overview. RadioGraphics, 23 : 1509-1519, 2003.

表3　CPA所見を呈しうる疾患

- 肺胞蛋白症（PAP）
- 肺炎様の進展をする肺癌（浸潤性粘液性腺癌）
- リポイド肺炎（lipoid pneumonia）
- びまん性肺胞傷害（diffuse alveolar damage；DAD）
- 細菌性肺炎（bacterial pneumonia）
- ニューモシスチス肺炎（pneumocystis pneumonia；PCP）
- 放射性肺臓炎（radiation pneumonitis）
- 薬剤性肺炎（drug-induced pneumonia）
- 好酸球性肺炎（eosinophilic pneumonia；EP）
- 肺胞出血（pulmonary hemorrhage）
- 肺水腫（pulmonary edema）

（文献8より引用）

Point advice　肺胞蛋白症では感染症合併を見逃さない！

肺胞蛋白症では感染症合併を見逃さないことが重要である。通常の市中肺炎の原因菌のほかに，市中肺炎の起因菌としては一般的でない Nocardia, Aspergillus, PCPなどが原因となることがある。マクロファージの機能低下，肺胞内のリポ蛋白質が微生物の成長，増殖に適した環境である。日和見感染を惹起するのでステロイドは禁忌である。しばしば間質性肺炎と誤診され，確定診断を得ずにステロイドや免疫抑制薬が投与されてしまい，感染症の合併を促してしまうことがある。典型的な画像所見を呈した場合には臨床家に肺胞蛋白症の可能性があることを伝えることが重要である。

ここが勘ドコロ
- 無症状もしくは症状に乏しい浸潤影
- 胸部CTでcrazy-paving appearanceの所見
- 肺胞洗浄液で米のとぎ汁様所見
- 抗GM-CSF抗体陽性
- 感染症の合併に注意

転移性肺石灰化(metastatic calcification)

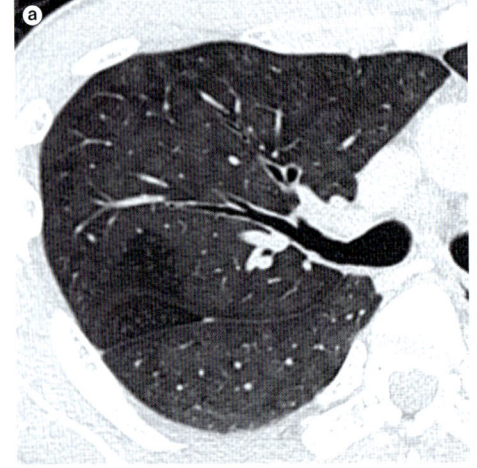

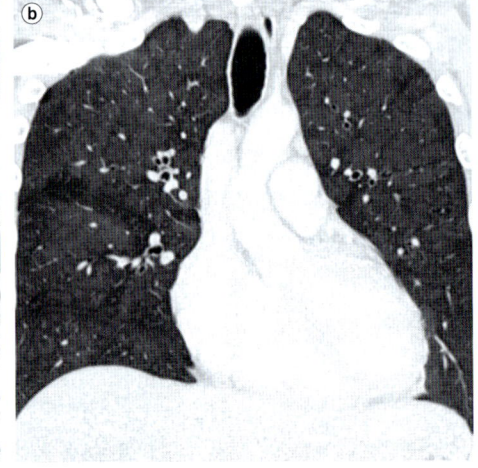

転移性肺石灰化は，正常肺組織へのカルシウム沈着である。上肺野は下肺野と比較して換気血流比(V/Q ratio)が高く，アルカリ性の環境に傾きやすい。アルカリ性の環境では相対的にカルシウムは溶けにくく，析出すると考えられている。肺以外では胃壁，腎，心臓，関節に転移性石灰化をきたす[9]。

原因としては高カルシウム血症が関与している。原因疾患として慢性腎不全，骨転移，副甲状腺機能亢進症，ビタミンD過剰症，milk alkali syndrome，サルコイドーシスが知られている。症状は緩徐に進行する呼吸困難で，ときに急速に進行することもある。予後は年余にわたって進行しない症例から，劇症型で急速に進行する症例までさまざまである。心臓の石灰化沈着によって伝導障害をきたし，致死的になりうる。

表4に合併しうる病態，表5に鑑別疾患を提示する。

これは必読！

9) Chan ED, et al : Calcium deposition with or without bone formation in the lung. Am J Respir Crit Care Med, 165 : 1654-1669, 2002.

表4 合併しうる病態

- 副甲状腺腫。
- 多発性内分泌腫瘍症(MEN)1型：80％に副甲状腺機能亢進症を合併。ほかに膵島腫瘍，胸腺や気管支カルチノイド。
- 多発性内分泌腫瘍症(MEN)2型：20％で副甲状腺機能亢進症を合併。ほかに甲状腺髄様癌，副腎褐色細胞腫。

表5 鑑別疾患

過敏性肺炎	小葉中心性の淡いすりガラス陰影を示す点で画像所見は類似する。細気管支病変によるair trappingによって小葉単位でのモザイクパターンが見られる。通常は発熱や呼吸困難などの症状を有する。
塵肺症	上葉優位の多発結節でときに石灰化を呈する。

10) Marchiori E, et al : Unusual manifestations of metastatic pulmonary calcification : high-resolution CT and pathological findings. J Thorac Imaging, 20 : 66-70, 2005.

11) Hartman TE, et al : Metastatic pulmonary calcification in patients with hypercalcemia : findings on chest radiographs and CT scans. AJR Am J Roentgenol, 162 : 799-802, 1994.

12) Johkoh T, et al : Metastatic pulmonary calcification : early detection by high-resolution CT. J Comput Assist Tomogr, 17 : 471-473, 1993.

■画像所見(図6)

胸部X線写真では異常所見を検出できないことが多い。両側上肺野優位に淡いすりガラス陰影，結節影が見られることもある。胸部CTでは両側上葉優位に小葉中心性の境界不明瞭なすりガラス陰影が見られる。ときに肺内，心，胸壁の小血管壁の石灰化を認める。骨シンチグラムで肺内への集積が見られるのは特徴的な所見で診断に有用である[10〜12]。

図6 metastatic calcification

a：HRCT
b：同冠状断像

両肺にびまん性にすりガラス陰影が認められる。血管周囲や胸膜直下はspareされる傾向がある。

ここが勘ドコロ

- 高カルシウム血症
- 両側上肺野優位の淡いすりガラス陰影
- 骨シンチグラムでの肺内集積

Langerhans細胞組織球症(Langerhans cell histiocytosis；LCH)

　Langerhans細胞組織球症(Langerhans cell histiocytosis：LCH)は，Langerhans細胞の増殖を特徴とするまれな疾患である．以前は男性に好発すると報告されていたが，最近では性差が縮まり，男女差が少なくなっている．好発年齢は20〜30歳台(平均33歳)である．喫煙歴は90％以上と高率である[13]．

　20〜40％は無症状で検診の胸部X線写真で発見されている．症状としては乾性咳嗽，労作時呼吸困難，喀痰，胸痛が認められる．肺機能検査では拡散能の低下が見られる．気管支肺胞洗浄液で免疫組織染色にて**CD-1a陽性のLangerhans細胞**が5％以上含まれる場合にはLCHの可能性が高いとされている．

　臨床像と画像所見が典型的な症例では生検が省略されることもあるので，画像診断が重要である．非典型的な症例や鑑別に苦慮する場合には開胸肺生検が必要となる．

　治療の第一は禁煙であり，大部分の症例は禁煙のみで症状や画像所見の改善が得られる．禁煙でも症状や画像所見の改善が得られない場合はステロイドが使用され，症状改善に有用である．

　表6に鑑別疾患を提示する．

表6　鑑別疾患

肺リンパ脈管筋腫症(lymphangiomyomatosis；LAM)	LAMでは比較的円形，楕円形の形状の整った囊胞を呈する点，囊胞が肋骨横隔膜角や肺底部にも広がる点がLCHとの鑑別となりうる．
肺気腫	LCHの終末期では囊胞が著明に拡大し，著明に進行した肺気腫との鑑別に苦慮することがある．

■画像所見[14〜16] (図7, 8)

●胸部X線写真
・上〜中肺野優位の結節状陰影，線状網状影．
・肋骨横隔膜角がspareされる傾向．

●胸部CT
・小葉中心性の結節状陰影と形状不整な囊胞．
・肋骨横隔膜角や肺底部はspareされる傾向．
・肺の中枢側から末梢まで分布するが，胸膜直下は比較的病変が少ない．
・早期には結節を中心とした所見．
・結節は通常10mm以下で小葉中心性の分布を示し，境界明瞭であることも不明瞭であることもある．

---

13) Vassallo R, et al : Pulmonary Langerhans'-cell histiocytosis. N Engl J Med, 342 : 1969-1978, 2000.

14) Lacronique J, et al : Chest radiological features of pulmonary histiocytosis X : a report based on 50 adult cases. Thorax, 37 : 104-109, 1982.

15) Mendez JL, et al : Pneumothorax in pulmonary Langerhans cell histiocytosis. Chest, 125 : 1028-1032, 2004.

16) Abbott GF, et al : Pulmonary Langerhans' cell histiocytosis. RadioGraphics, 24 : 821-841, 2004.

- 病変の進行とともに結節内に空洞が形成され，囊胞化し，囊胞が癒合する。
- 癒合した囊胞は著しく形状が不整である。
- 終末期では囊胞が著明に拡大し，著明に進行した肺気腫と鑑別が困難である。
- 25％で気胸を合併する。

図7　LCH

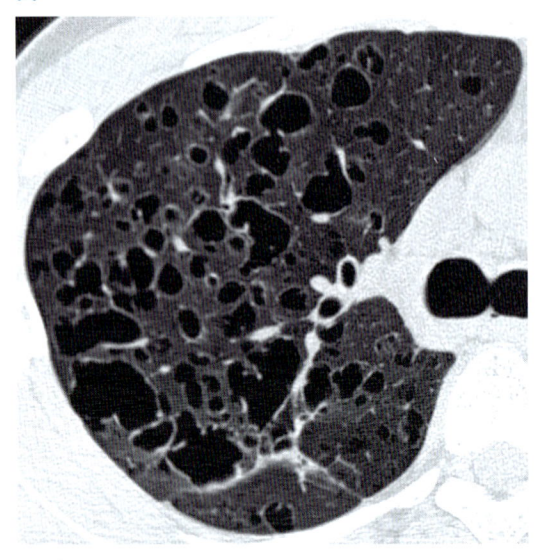

HRCT
歪な形状をした囊胞が多発している。LCHに典型的な所見である。

図8　LCH

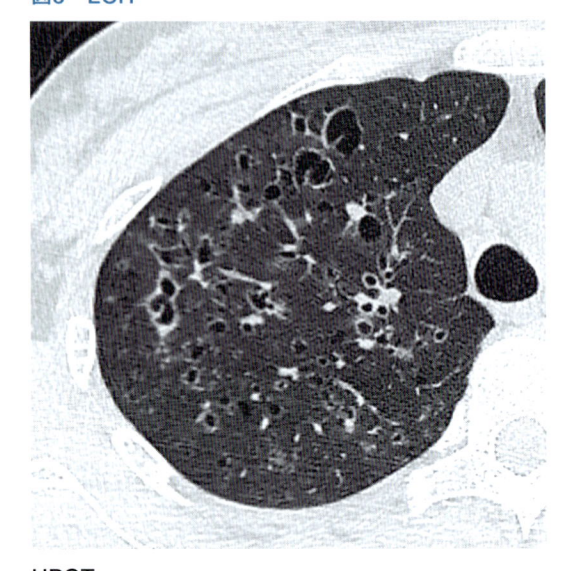

HRCT
小葉中心性のすりガラス陰影，微小結節と形状不整な囊胞が混在している。

ここが勘ドコロ
- 20〜30歳台，喫煙者に好発
- 小葉中心性の結節と形状不整な囊胞の多発
- 免疫組織染色にてCD-1a陽性Langerhans細胞

17) Chung MJ, et al : Metabolic lung disease : imaging and histopathologic findings. Eur J Radiol, 54 : 233-245, 2005.
18) Aylwin AC, et al : Imaging appearance of thoracic amyloidosis. J Thorac Imaging, 20 : 41-46, 2005.
19) Pickford HA, et al : Throacic cross-sectional imaging of amyloidosis. AJR Am J Roentgenol, 168 : 351-355, 1997.

肺アミロイドーシス（pulmonary amyloidosis）

　アミロイドーシスとは，アミロイドとよばれる難溶性の線維蛋白が，種々の臓器の細胞外腔に沈着することによって症状を呈する疾患群の総称である（表7）。胸部アミロイドーシスは全身疾患に合併する型と肺限局型に分類され（表8），病変分布様式から気管・気管支型，結節型，びまん型に分類される（表9）。

●気管・気管支型
- 限局性のAL型が多い。
- 咳嗽，血痰，喘鳴，呼吸困難などの呼吸器症状を呈することが多い。
- 限局性のあるいはびまん性の気管・**気管支壁肥厚**。
- 全周性あるいはプラーク状壁肥厚を認め，内腔狭窄をきたす。
- 遠位気管〜近位気管支に好発。
- 粘膜下の石灰化30％。
- 末梢肺に閉塞性変化（過膨張，無気肺，気管支拡張）を合併することがある。

表7　アミロイド蛋白による分類

AL，AA型，先天性など20種類程度
- 原発性（AL型）：形質細胞から産生される免疫グロブリンL鎖の沈着。多発性骨髄腫やマクログロブリン血症などの形質細胞性の疾患に合併。
- 反応性（AA型）：なんらかの基礎疾患，慢性炎症に続発。基礎疾患としては関節リウマチ，結核，家族性地中海熱，気管支拡張症などが挙げられる。
- 長期透析（Aβ_2M型）

表8　アミロイド沈着の分布による分類

全身性 (80〜90%)	特発性 二次性：ほとんどは二次性。 　　　　腫瘍性（多発性骨髄腫，悪性リンパ腫），慢性炎症（気管支拡張症，家族性地中海熱，結核）
限局性 (10〜20%)	肺，気管・気管支は比較的頻度が高い（限局性＞全身性）。

表9　胸部のアミロイドーシス

- 気管・気管支型
- 結節型
- びまん性
- その他（リンパ節，胸膜）

● **結節型**
- AL型が多い。
- 通常無症状で予後良好。
- **単発，多発肺結節**。
- 肺の末梢，胸膜下に好発。
- 大きさは0.5〜5cm。
- 境界明瞭，円形〜やや分葉状。
- **石灰化20〜50%**。
- 緩徐に増大。
- 空洞形成はきわめてまれ。
- 悪性腫瘍との鑑別に苦慮することもある。
- FDG-PET集積が見られることもある。

● **びまん型**
- ほとんどが全身型のAL型に併発。アミロイド蛋白の小血管壁や間質へのびまん性沈着。
- 進行性の呼吸困難で発症し，致死性になることも。
- びまん性線状影，網状粒状影，すりガラス陰影。
- 小葉間隔壁や気管支血管束の肥厚。
- 多数の微細粒状影を合併→特発性間質性肺炎との鑑別の一助。
- まれな所見：すりガラス陰影，牽引性気管支拡張，蜂窩肺。
- その他の所見：リンパ節腫大，心拡大。

■ **画像所見（図9〜11）**

　胸部X線写真では網状影，結節影，浸潤影，気管支壁肥厚など非特異的な所見である。異常所見を指摘できないことも多い。胸水を認めることもあるが二次性の心不全に起因することが多い。アミロイドーシスの1/3で心不全を合併。心臓間質へのアミロイド沈着により心不全，不整脈，心筋梗塞をきたす。多発性骨髄腫の10%がアミロイドーシスを合併する。

図9 tracheobronchial amyloidosis

a, b：CT縦隔条件, c：HRCT

びまん性の全周性の気管, 気管支壁肥厚を認める。肥厚した気管・気管支壁は全体的に淡い高吸収を示し, 粘膜下の石灰化を見ていると考えられる所見である。右上葉では内腔の狭小化をきたしている。

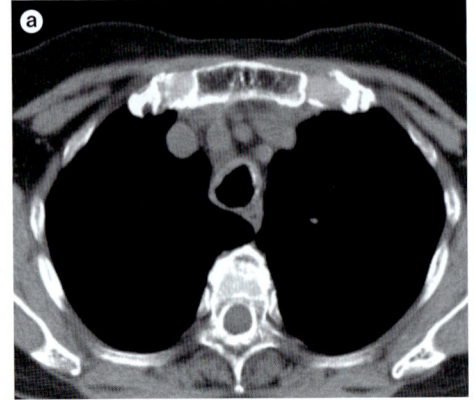

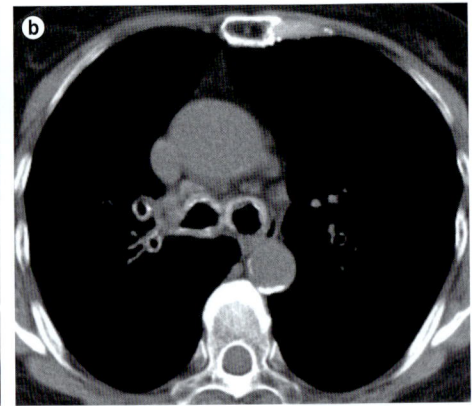

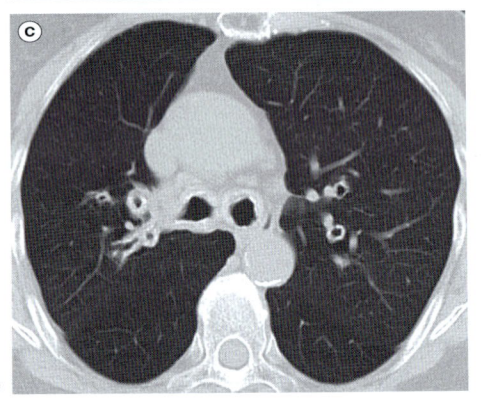

(川口市立医療センター 原 裕子先生のご厚意による)

図10 nodular amyloidosis

a：HRCT, b：CT縦隔条件

右肺尖部に境界不明瞭な結節が認められ, 辺縁が毛羽立っている。中心部には微細石灰化を認める。悪性腫瘍との鑑別が困難である。

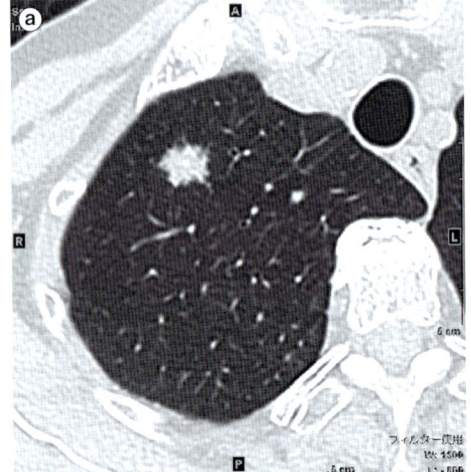

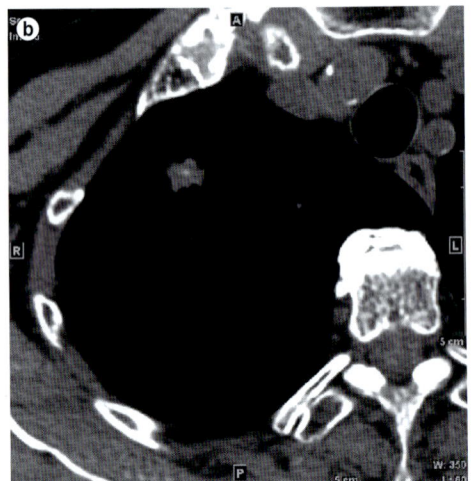

図11 nodular amyloidosis（リウマチに合併したアミロイドーシス）

a：HRCT, b：CT縦隔条件

両肺に境界明瞭な結節が多発し, 一部石灰化をきたしている。

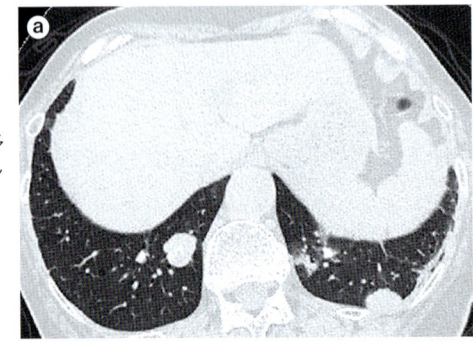

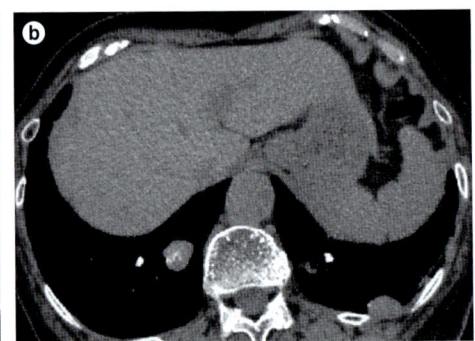

ここが勧ドコロ

- 気管気管支型：気管，気管支壁肥厚。ときに石灰化。気道内腔狭窄
- 結節型，びまん性：単発，多発肺結節。肺末梢に好発。ときに石灰化

肺子宮内膜症（pulmonary endometriosis）

　胸腔内子宮内膜症は子宮内膜症の2％とまれである。気管支，肺実質，胸膜，横隔膜などに発生し，胸膜・横隔膜に生じることが多く（80％），肺実質は比較的少ない（20％）。肺子宮内膜症は肺内に結節性の病変を形成する。月経随伴性の血痰として発症することがあり，月経開始の72時間以内に血痰，胸痛を発症する[20]。

　発生機序としては，子宮内膜組織が静脈系あるいはリンパ行性に侵入し，肺動脈を介して胸腔内に生着する血行性，リンパ行性転移説が知られている。骨盤腔内の子宮内膜症病変を有することは少ない。人工妊娠中絶，帝王切開などの子宮手術操作や正常分娩での操作が誘因と考えられている。胸膜内膜症とは異なり好発部位に左右差は認められない。

■画像所見（図12）

　画像所見としては最大4cm大までの結節が見られ，囊胞変性，空洞形成をきたすこともある。月経時に結節周囲に出血と考えられる浸潤影を認めることがある。月経周期に従って増大と縮小を繰り返すこともある[21,22]。

20) Fraser RS, et al：Neoplasms of uncertain histiogenesis and nonneoplastic tumors. Fraser and Pare's diagnosis of diseases of the chest, 4th ed. WB Saunders, Philadelphia, Pennsylvania, 1999, p1375-1376.
21) Woodward PJ, et al：Endometriosis：radiologic-pathologic correlation. RadioGraphics, 21：193-216, 2001.
22) Joseph J, et al：Thoracic endometriosis syndrome：new observations from an analysis of 110 cases. Am J Med, 100：164-170, 1996.

図12　肺子宮内膜症
a，b：HRCT
繰り返される喀血で発症。右下葉，左上葉に境界不明瞭なすりガラス陰影を認める。生検にて子宮内膜症と確定された。

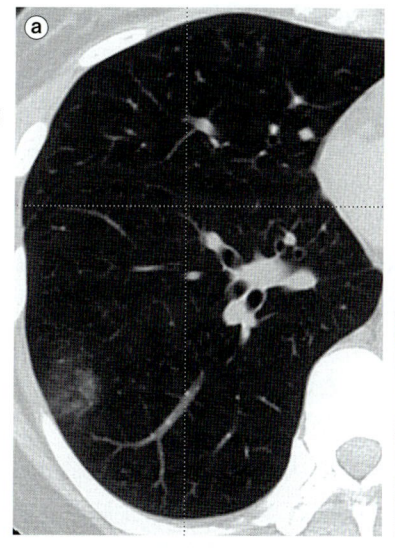

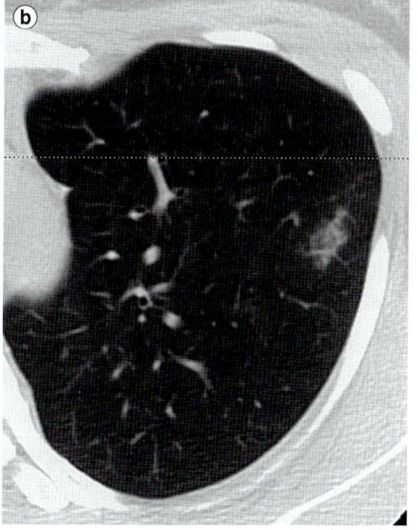

（滋賀医科大学放射線部　髙橋雅士先生のご厚意による）

Point advice　胸膜子宮内膜症

胸膜子宮内膜症は，月経に伴って気胸を繰り返して発症し，月経随伴性気胸として知られている。胸痛や血胸にて発症することもある。

圧倒的に右側に好発する。高頻度に骨盤腔内の子宮内膜症性病変を伴う。子宮内膜組織が卵管から腹腔内に逆流し，腹膜に播種し，右側の先天的な横隔膜欠損部を介して胸腔内に播種すると考えられている。

一方，左は横隔結腸間膜が存在するため，生理的な腹腔内と胸腔内の連続性がない。

近年，月経随伴性気胸は増加傾向で少子化，初潮年齢の低下，帝王切開や人工妊娠中絶の増加などが関与しているといわれている。

ここが動ドコロ

- 月経随伴性の血痰
- 結節状陰影，浸潤影。嚢胞変性，空洞変性を伴うこともある
- 月経周期に従って増大と縮小を繰り返す

肺動脈腫瘍塞栓，pulmonary tumor thrombotic microangiopathy；PTTM

肺転移様式の1つとして腫瘍塞栓症があり，比較的太い肺動脈に腫瘍塞栓が見られる肺動脈腫瘍塞栓症と，中〜小型の筋性肺動脈や細動脈を冒すpulmonary tumor thrombotic microangiopathy（PTTM）という2つの病態が知られている[23]。

23) Winterbauer RH, et al : Incidence and clinical significance of tumor embolization to the lungs. Am J Med, 45：271-290, 1968.

肺動脈腫瘍塞栓

固形癌の剖検例では肺動脈腫瘍塞栓症はしばしば見られる所見であり，最大26％で腫瘍塞栓が見られたと報告されている[23]。原発巣として頻度が高いのは肝癌，乳癌，腎癌，胃癌，前立腺癌，絨毛癌である。症状として肺血栓塞栓症に類似する急性の症状や，肺高血圧症による進行する呼吸困難，肺性心が認められる。既知の悪性腫瘍に続発する場合が多いが，肺の腫瘍塞栓症が初発症状となることもある。臨床的に診断に苦慮する場合が少なくない[23]。

■画像所見

胸部X線写真では数珠状の血管拡張，中枢肺動脈の拡張が認められる（図13）。肺野末梢に楔状の浸潤影が見られることもあり，肺梗塞を見ていると考えられている。造影CTで比較的中枢側の肺動脈内に腫瘍塞栓が描出されることがある。肺やや末梢側では肺動脈の局所的な拡張や数珠状の拡張，tree-in-bud類似所見を呈することもある。

図13 肺動脈腫瘍塞栓
HRCT
中枢部では肺動脈が拡張している。肺野末梢では分岐線状影が認められ，肺内の細動脈の拡張を見ていると考えられる。本症例は胃癌による腫瘍塞栓の所見である。

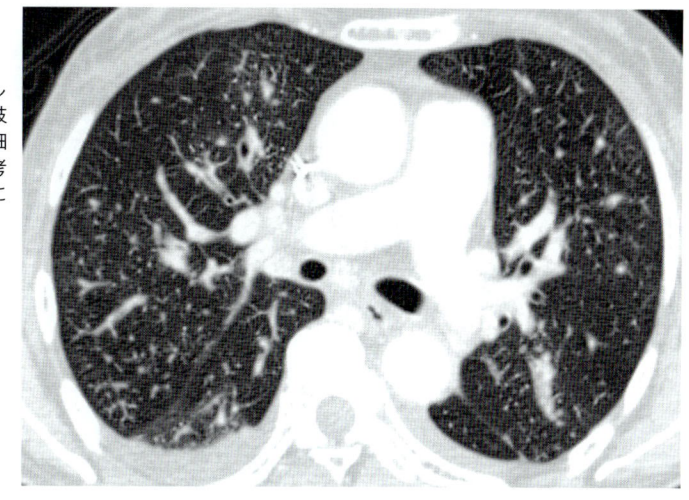

pulmonary tumor thrombotic microangiopathy ; PTTM

一方，PTTM（図14）はまれで固形腫瘍の剖検例の0.9〜3.3％と報告されている[24]。特に胃印環細胞癌などの低分化型腺癌での頻度が高い[24]。PTTMでは肺の小動脈内に微小な腫瘍塞栓を生じ，二次的に血栓形成や線維細胞性の内膜肥厚が惹起される。これによって内腔の狭小化，閉塞をきたし，肺高血圧症を発症する[24]。原因は解明されていないが，腫瘍細胞による間接的な肺動脈内膜増殖刺激による内膜肥厚と考えられている。したがって腫瘍細胞は完成した病変の内部のごく一部に存在するにすぎない[25]。腫瘍細胞が肺動脈内に充満する肺動脈腫瘍塞栓症とは病態が異なるが，実際は厳密に区別することは困難である。

症状は進行する呼吸困難，咳嗽，低酸素血症，肺高血圧症である。数日から数週間以内に急速に進行する肺高血圧症，肺性心を発症し，ときにDICを合併する。通常は発症後短期間で死に至り，予後不良である。

■画像所見

一般的に自覚症状のわりに画像所見が乏しく，胸部CTで末梢肺動脈の数珠状拡張，tree-in-bud appearance[26] などが報告されている一方，まったく異常所見が見られないこともある。小葉間隔壁の肥厚が認められる場合には癌性リンパ管症の合併が疑われる。肺換気血流シンチグラムで左右対称の肺野末梢の血流欠損像が認められ，診断に有用である。肺血管造影は感度，特異度ともに低く，本症の診断には有用ではない。確定診断のためには病理組織学的な検索が必要となることが多い。

---

24) Von Herbay A, et al : Pulmonary tumor thrombotic microangiopathy with pulmonary hypertension. Cancer, 66 : 587-592, 1990.

これは必読！
25) Sakashita N, et al : Pulmonary tumor thrombotic microangiopathy resulting from metastatic signet ring cell carcinoma of the stomach. Pathol Int, 57 : 383-387, 2007.

26) Franquet T, et al : Thrombotic microangiopathy of pulmonary tumors : a vascular cause of tree-in-bud pattern on CT. Am J Roentgenol, 179 : 897-899, 2002.

図14 PTTM

a：発症時HRCT，b：抗癌剤治療後HRCT

下葉末梢胸膜直下では小葉中心構造の顕在化が認められ，細動脈の拡張が疑われる所見である。病理学的に胃癌によるPTTMが証明された。
抗癌剤治療後は小葉中心構造の顕在化が改善している。

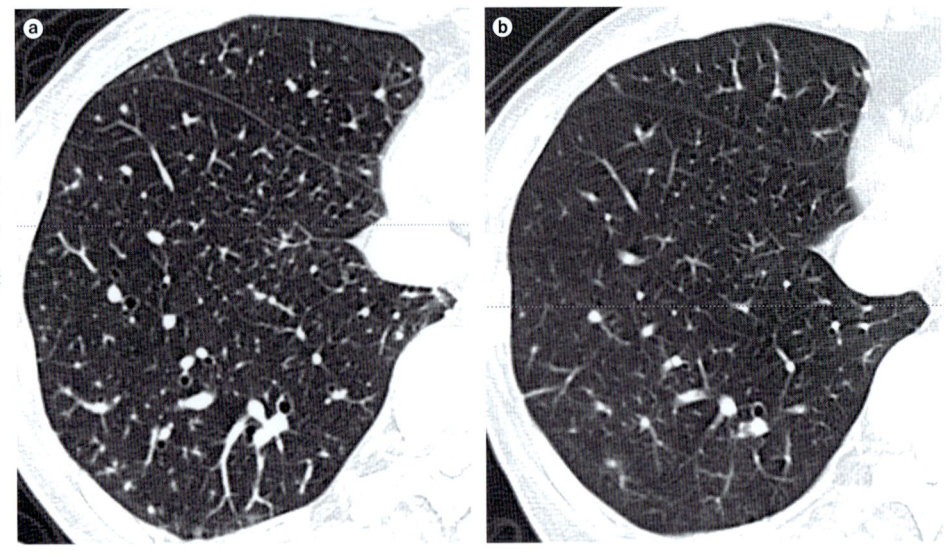

ここが 勘 ドコロ

肺動脈腫瘍塞栓症，PTTM

- 肺動脈腫瘍塞栓症：肺動脈の拡張，数珠状の拡張，tree-in-bud類似所見
- PTTM：悪性腫瘍の既往があり，進行性の呼吸困難のわりに肺野の所見が乏しい場合に鑑別として考える。

14 肺結節性病変のABC

第3章 各種病態の画像診断

負門克典

はじめに

　肺結節性病変を画像で認めた場合，肺癌の可能性について検討する必要がある。肺癌の組織型は扁平上皮癌，腺癌，小細胞癌，大細胞癌のいわゆる四大組織型が知られており，発生部位の観点からは中枢型（あるいは肺門型）肺癌と末梢型（あるいは肺野型）肺癌とに分けられる。

　中枢型肺癌とは区域枝より中枢側に生じるもので，末梢型は亜区域支より末梢に生じるものであるが，これは気管支鏡からの分類の要素が大きい。末梢発生の肺腺癌が肺内層に発生して区域枝に浸潤する場合があるように，CT診断には必ずしもそぐわないこともある。

　ここでは肺に結節性病変を形成する疾患の鑑別と特徴について記載する。治療の観点からは小細胞癌と非小細胞癌とに大きく分けられてきたが，最近は分子標的薬が癌化学療法の主役となってきていることから，薬剤選択のための組織分類や遺伝子変異の把握がより重要となっている。肺結節性病変の画像診断を行う場合には，これらの肺癌の組織型の違いを十分に考慮しながら行う必要がある。

CTによる結節性病変の鑑別

良・悪鑑別の基本

　まず背景肺に気腫性変化があるかどうかを把握する。気腫性変化の存在はほぼ喫煙歴を示し，気腫性変化が認められる肺には低分化肺癌の発生する可能性が高い。また中枢型肺癌の頻度が高くなることから，肺結節に加えて気管支内異常にも注意する必要がある。気腫性変化の見られない肺では，低分化肺癌の頻度は比較的低く，すりガラス陰影を含む高分化肺腺癌を見ることが多くなる。このような高分化肺腺癌はEGFR mutation[*1]などを背景としてしばしば多発するので，1つすりガラス陰影からなる結節を見つけたらほかにも同様の結節がないかどうか，CT画像全体をより慎重にチェックしなくてはならない（**図1**）。

　CTの肺結節の検出能はきわめて高く，末梢肺で条件がよければ1～2mmの微小結節でも認識は容易に可能である。しかし肺血管周囲，縦隔に接触する部位，気管支内といった結節の認識が難しい部位があることを知っておく必要がある。これらの領域ではしばしばかなり大きな結節までが見過ごされうる（**図2**）。なお3cmを超える結節性病変には腫瘤性病変という言葉が使用されることも多いが，ここではサイズにかかわらず結節性病変として統一する。

　肺に非石灰化結節を見た場合に良・悪の鑑別が必要となるが，鑑別の方法はすりガ

用語アラカルト

＊1 EGFR mutation
上皮成長因子受容体（epidermal growth factor receptor）は，多くの上皮細胞や上皮細胞由来癌細胞で発現している受容体型チロシンキナーゼであり，このmutationによって細胞癌化が起こる。EGFR mutationは腺癌，ことに肺胞上皮置換型増殖成分を有するものに頻度が高い。EGFR mutationを有する肺癌はEGFRキナーゼ阻害薬が奏効する。

用語アラカルト

*2 GGN

GGNは"ground-glass nodule"の略で，「すりガラス陰影からなる結節」を意味する。長い間GGO（ground-glass opacity）が用語として広く用いられていたが，最近の用語規定により，結節であることが明確なGGNの使用が推奨される。すりガラス陰影の評価はHRCTや薄層CTで行われるべきで，厚いスライスの画像では評価できない。

ラス陰影からなる結節（pure GGN，part-solid GGN*2）と，全体が軟部組織濃度の結節（solid nodule）とに分けて，鑑別診断や対応を考えるほうがよい（図3）。

次に結節の境界と辺縁を評価する。画像の異常部分と正常肺との移行帯が「境界」であり，鮮明と不鮮明に分けられる。辺縁は境界をつないで得られる結節の輪郭で，平滑と不整に分けられる。

結節の形態や境界・辺縁評価についてはMPR像を用いて多方向から観察することで精度が高くなる。肺癌はどの方向から見ても肺癌に合致する形態であることが多く，良性病変は角度を変えて見ることで良性を示す形態（ある方向に平べったい病変，内に凸の輪郭など）が見られることがある。

結節のサイズも重要であり，微小結節は肺癌の可能性は低く，3cmを超えるような腫瘤性病変では肺癌の可能性がかなり高くなる。

図1 肺腺癌（置換性増殖優位型）

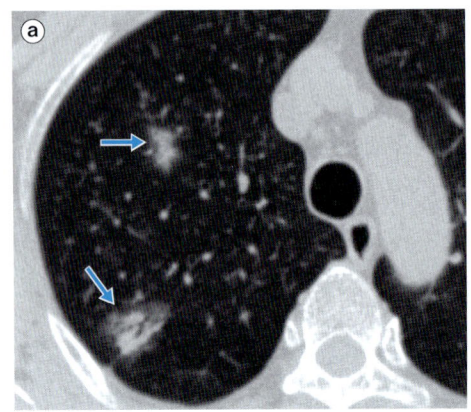

a：胸部CT
右肺上葉に2個のpart-solid GGNsを認める（→）。

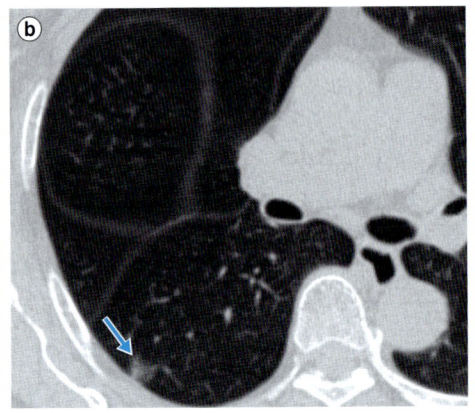

b：胸部CT
さらに右肺下葉S⁶にも小さなpart-solid GGNを認める（→）。いずれも肺腺癌（lepidic predominant adenocarcinoma）であり，EGFR mutationを背景とする同時多発肺腺癌であった。

図2 腎細胞癌肺転移

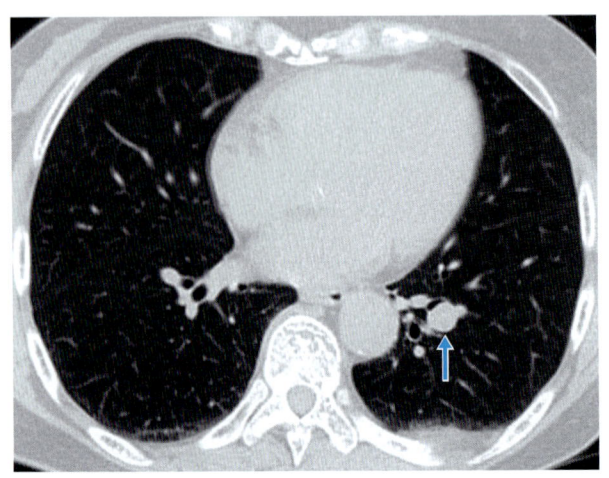

胸部CT
左肺下葉に血管に接して17mm大の境界明瞭・辺縁平滑な結節（→）を認めるが，血管と類似して認識が難しい。既往の腎細胞癌の肺転移であった。

図3 肺結節の分類

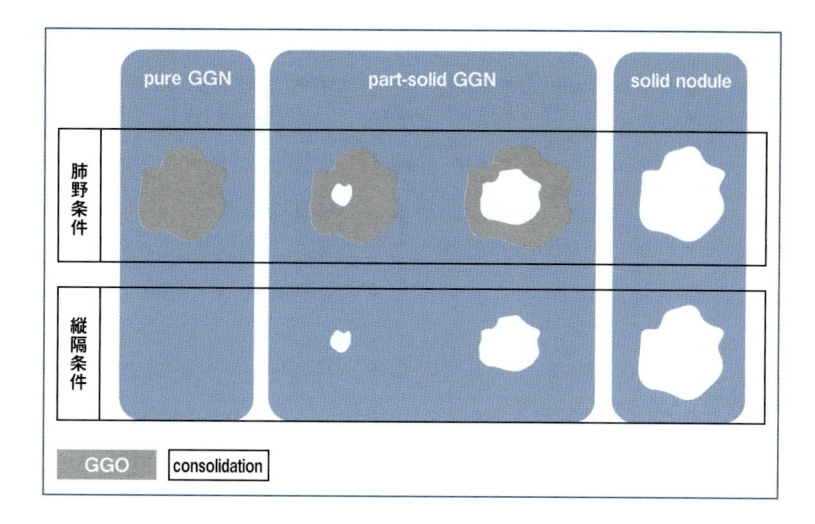

すりガラス陰影からなる結節(pure GGN, part-solid GGN)の鑑別

　GGNは，すりガラス陰影のみからなる"pure GGN"と，すりガラス陰影と一部の軟部組織濃度(縦隔条件でも描出される結節成分)からなる"part-solid GGN"とに分けられる。すりガラス陰影を含む結節は肺腺癌の可能性が高いが，常に小肺炎や器質化肺炎が鑑別となる(図4)。

　比較画像が入手可能でその増大経過から肺癌をより強く疑うものを除いては，GGNは経過観察による陰影の変化によって炎症性変化を除外する必要がある。消失あるいは明確な縮小があれば，良性結節と考えてよい。**増大する場合は肺癌の可能性を考えるのは当然として，変化のないGGNも肺癌の可能性が初回検査時より高くなっていることを忘れてはならない**。軽度の縮小はときに肺癌で見られるので，明確に縮小・消失するまでは追跡を要する。

　辺縁の評価も重要であり，基本的に肺胞上皮置換型肺腺癌によるすりガラス陰影は，かなり濃度が低い場合でも境界鮮明であることが多く，境界不鮮明に正常肺に移行する場合には，炎症性変化などの可能性も考えられる。

　増大するものがすべて肺癌ではなく，炎症性結節や良性腫瘍でも増大することがある。肺癌の腫瘍倍加時間は，solid nodule, part-solid GGN, pure GGNの順におおむね

図4　小肺炎

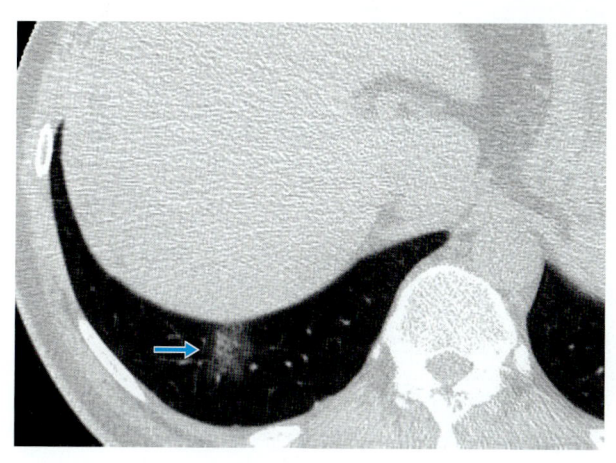

胸部CT
肺癌CT検診で右肺下葉にGGNを指摘された(→)。3カ月後に消失し，小肺炎と考えられた。

長くなると考えてよい。pure GGNと軟部組織濃度の少ないpart-solid GGNでは急速増大することはないので，3カ月よりも短い間隔でのフォローは，むしろサイズ変化の判定が難しく，避けたほうがよい。肺癌の腫瘍倍加時間として古典的に30日〜2年という数字が目安としてあり，30日以内で急速に増大する病変は炎症性変化などの可能性が高く，2年間サイズに変化がなければ良性結節の可能性が高いと基本的には考えてよい。

　しかしすりガラス陰影主体の病変はきわめて長い腫瘍倍加時間をもつものがあり，数年以上の期間でサイズ変化のない状態から，やがて浸潤癌に移行してくるものもあり，さらにそこからの進行速度は速くなることがある。

　また小さな粘液産生性肺腺癌は長期間ほとんど変化のないsolid noduleとして見られることがある。変化のない小結節，特にpure GGNをどこまで画像で追跡するかどうかについては明確な結論が出ていない。長期間変化がなくても完全に良性として経過観察終了とはできないことを示す症例があることは事実であり，現状では画像診断から確実に画像フォローを打ち切れる基準はない。

軟部組織濃度の結節（solid nodule）の鑑別

　solid noduleの場合は，基本的に境界は鮮明であることが多い。明確な軟部組織濃度の結節で，辺縁部にすりガラス陰影をわずかに伴うものはGGNとせず，solid noduleとして扱うほうがよい。まず辺縁の評価が重要であり，**境界明瞭・辺縁平滑な結節は，過誤腫などの良性腫瘍の可能性が高い**。しかし一部の圧排増殖性腫瘍でも同様の所見が認められ，そのような結節は喫煙者に多く，しばしば増大速度は速い。3カ月よりも短い間隔でのフォローもsolid noduleでは必要となることがある。

　結節に向かう気管支が腫瘍によって途絶するような強く肺癌を示唆するものは気管支鏡の施行が急がれる（図5）が，良・悪の鑑別にはやはりフォローCTによるサイズ変化の評価が必要となることが多い。結節内のしっかりとした石灰化（中心部，層状，全体，ポップコーン状）は，陳旧性炎症性変化や過誤腫などの良性病変を示す信頼性のきわめ

図5　肺腺癌

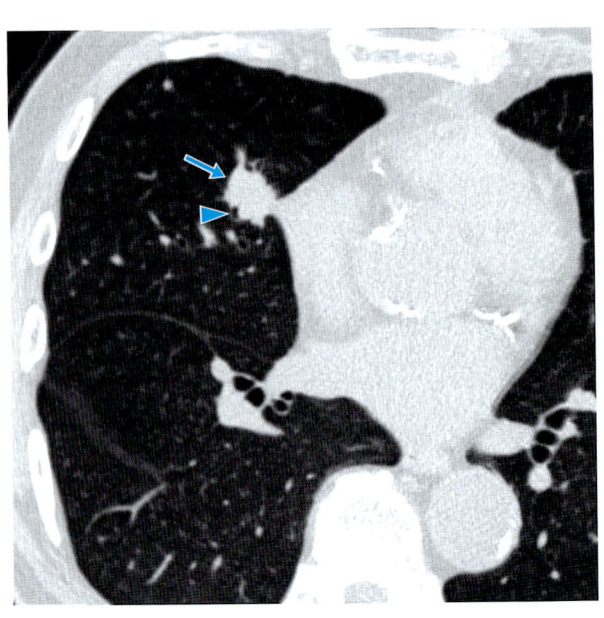

胸部CT
右肺中葉にスピキュラを伴う18mm大の結節を認める（→）。中枢気管支が結節で突き当たって閉塞し（▶），炎症性結節よりも肺癌を強く疑う所見である。肺腺癌である。

て高い所見である（**図6**）。ただし悪性腫瘍が既存の肺石灰化を取り込むことがあり，消化器由来の転移性腫瘍やまれに肺癌でも石灰化を形成する場合がある。

結節内に明確に脂肪成分が確認できれば，過誤腫と診断可能である。

よほど良性を考える所見および臨床状況（非喫煙者で若年者など）である場合を除いては，1cmを超えるようなsolid noduleに対しては，3カ月を超える長い間隔でのフォローは危険が高い。胸膜直下領域の小さなsolid noduleとしては肺内リンパ装置の頻度が高く，気管支・肺動脈先端の結節は炎症性結節の頻度が高い。

すりガラス陰影の乏しい器質化肺炎は常に肺癌との鑑別になり，気管支に沿った扇形の病変となることが多いが（**図7**），炎症で修飾された肺癌の可能性には注意を要する。

軟部濃度主体の結節では，造影CTによる良・悪の鑑別も有用である。造影前後で15HU以上の上昇がある場合は，悪性の可能性が高くなる[1]。逆に造影効果がきわめて乏しい場合には結核腫などの良性病変の可能性が高くなる（**図8, 9**）。しかし結核腫でも時期によっては造影効果をもつこともある。広範な壊死や粘液などにより悪性腫瘍でも造影効果がきわめて乏しいこともある（**図10**）。

1) Swensen SJ, et al : Lung nodule enhancement at CT : multicenter study. Radiology, 214 : 73-80, 2000.

図6　過誤腫

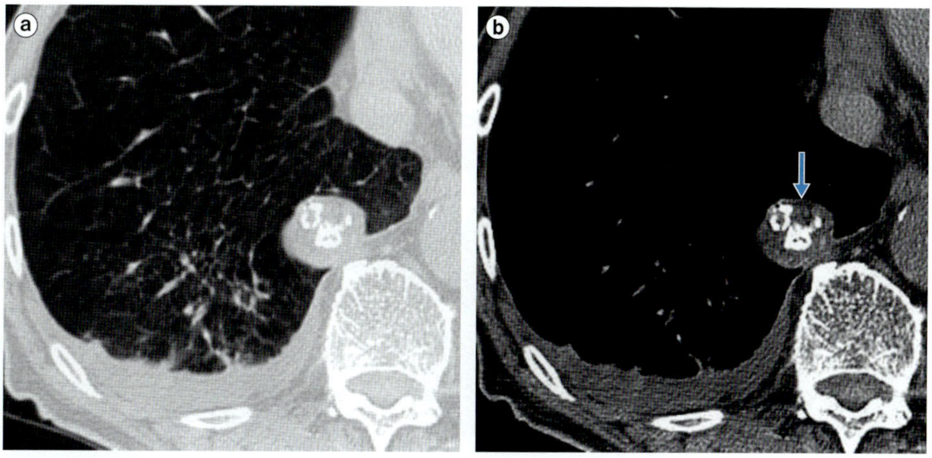

a：HRCT肺野条件
b：同縦隔条件

右肺下葉に境界鮮明・辺縁平滑な結節が認められ，内部にポップコーン状の石灰化と，わずかな脂肪濃度（→）がある。過誤腫である。

図7　器質化肺炎

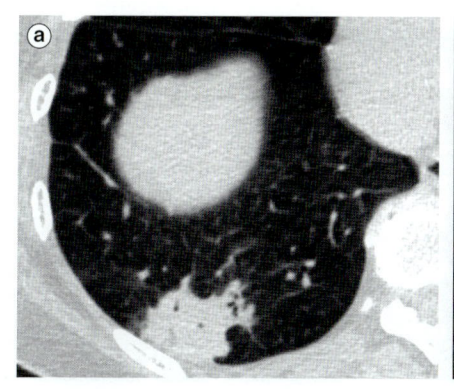

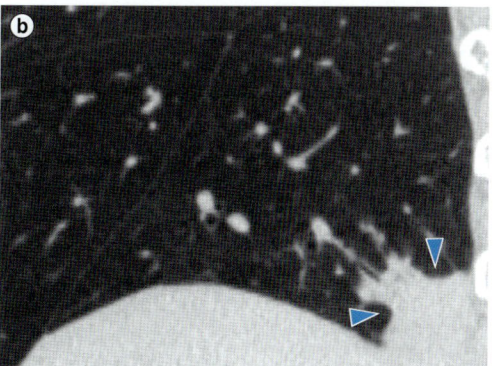

a：胸部CT軸位断像
b：胸部CT矢状断像

胸部異常影にて受診し，症状に乏しいことから1カ月後の無治療での経過観察で消失し，限局性器質化肺炎と考えられた。

末梢方向に扇形の形態や内側に凸の輪郭（▶）を認めたことから器質化肺炎をより考えたものの，肺癌を除外はできない。

図8 結核腫

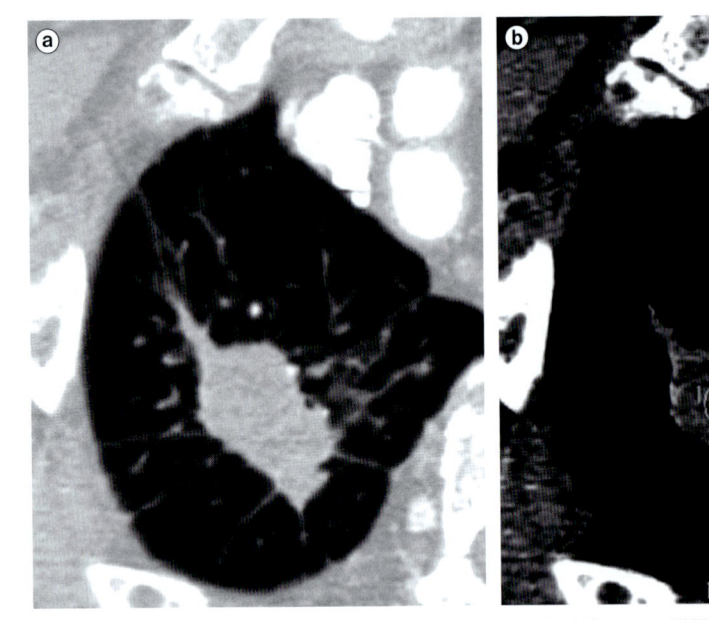

a：HRCT肺野条件
b：造影後HRCT縦隔条件

大動脈弓部置換術後フォロー中に異常影を指摘された。右肺上葉の結節は造影後のCT値が10HUと全体に造影効果が乏しい。結核腫と診断された。

図9 非結核性抗酸菌症（MAC）

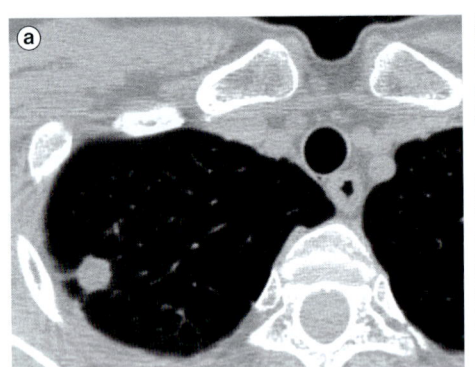

a：胸部CT肺野条件
b：胸部造影CT縦隔条件

右肺上葉に胸膜陥入像を伴う境界鮮明・表面やや不整な結節を認める。造影効果は乏しい。VATS切除され、非結核性抗酸菌による炎症性結節と診断された。

図10 S状結腸癌肺転移

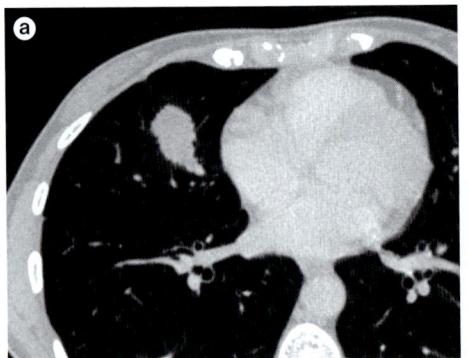

a：胸部造影CT肺野条件
b：同縦隔条件

職場検診で右下肺野に異常影を指摘された。肺気腫の背景のない肺で、右肺中葉に微細分葉状の輪郭をもつ結節を認め、造影効果は全体に乏しい。PET/CTでS状結腸に集積が認められ、内視鏡でS状結腸癌が確認された。肺結節の組織診断も結腸癌肺転移であった。

ここが勘ドコロ

- 喫煙歴を画像的に反映する肺気腫の有無を念頭に置いて読影する。
- 肺癌の形態はさまざまであり，形態による鑑別には限界があることを理解する。
- 最も信用できる経過観察による変化の確認を大事にする
  → 変化のないものは肺癌の可能性があり，大きくなるものは肺癌候補。わずかな縮小は良性とはいえない。
- 良性結節を確実に診断できるものは，良性石灰化と脂肪の存在である。
- 多方向からの観察は重要。

結節性病変のさまざまな所見

　結節の辺縁から内側に凸の輪郭や複数の直線的な輪郭は軽い収縮を反映し，感染後器質化肺炎などの良性結節でしばしば見られる（図7）。ただし，肺腺癌でも収縮傾向によって，ときに良性を考えさせる輪郭をもつことがある。辺縁の評価による良・悪の鑑別については限界があると理解して，経過観察によるサイズ変化を用いることが重要である。特にある程度大きな病変，あるいは小さな病変の辺縁の評価は信頼性に乏しい。

　炎症性結節は細気管支先端に形成される傾向があり，CTでは肺動脈と関与することが多い。一方，肺静脈が関与する結節は炎症性結節の可能性が低くなり，肺癌が多くなると考えられる。肺動脈が関与する炎症性結節は多いが，しかし肺動脈の関与する肺癌もしばしば見られる。周囲血管の進入は肺癌でしばしば見られ，特に腺癌で肺静脈の進入や収束像をしばしば認める。強い周囲収束像を伴う結節性病変として円形無気肺があり，胸水や結節性病変に接触する胸膜肥厚を伴う。血管収束像は肺腺癌と比べてより強く回転するような所見を呈し，comet tail signとよばれる（図11a）。円形無気肺は造影後に全体に均一に造影されることが多く，造影CTは鑑別の助けとなる（図11b）。

　小葉辺縁構造である肺静脈や小葉間隔壁を越える所見は肺腫瘍を示す場合があるが，炎症性変化が越えることもある。葉間隔壁で炎症性変化が直線的に境界されることが

図11　円形無気肺

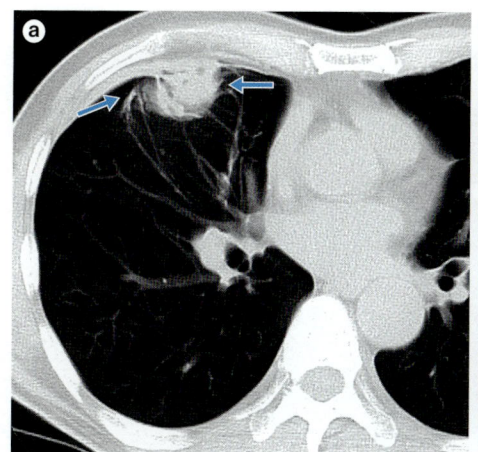

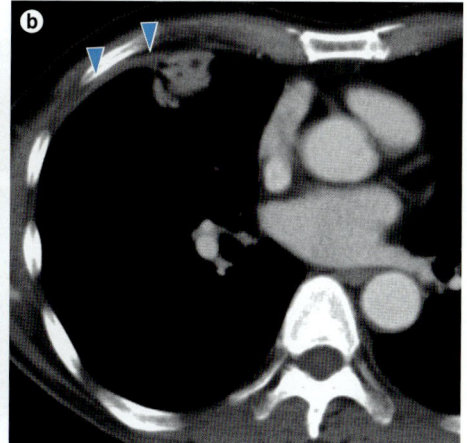

a：胸部造影CT肺野条件　　　　　　　　　　　b：同縦隔条件

右肺中葉に血管収束像（→）が見られ，comet tail signと考えられる。造影CTでは結節は比較的均一に造影され，円形無気肺である。病変近くに胸膜肥厚（▶）が認められる。

比較的多いが(**図12**),肺癌もごくまれに小葉間隔壁で境界されることがある。

肺内リンパ装置は肺静脈の片面や胸膜に連続することが多い(**図13**)。肺内リンパ装置は遭遇する頻度が高いため,典型例を診断することで不要な経過観察の検査を減少させることができる。

スピキュラ(あるいは棘形成)は結節辺縁から伸びる線状陰影で,肺癌でしばしば見られ(**図14**),スピキュラが結節全周を取り囲む所見はcorona radiataとよばれる。しかし,炎症性結節やじん肺などのさまざまな良性結節でも見られ(**図15**),単純に良・悪の鑑別には使用できない。

ノッチ(あるいは分葉)は肺結節辺縁のくびれで,典型的には肺血管・気管支に突き当たって形成されるものである(**図16**)。圧排増殖性肺癌で見られるものの,良性病変でもしばしば見られ,単純に良・悪の鑑別には使用できない。

胸膜陥入像(pleural indentation)は単純にその有無だけでは良・悪の鑑別はできないが,経過観察で消失しないすりガラス陰影主体の結節に胸膜陥入像を認める場合に

図12 器質化肺炎

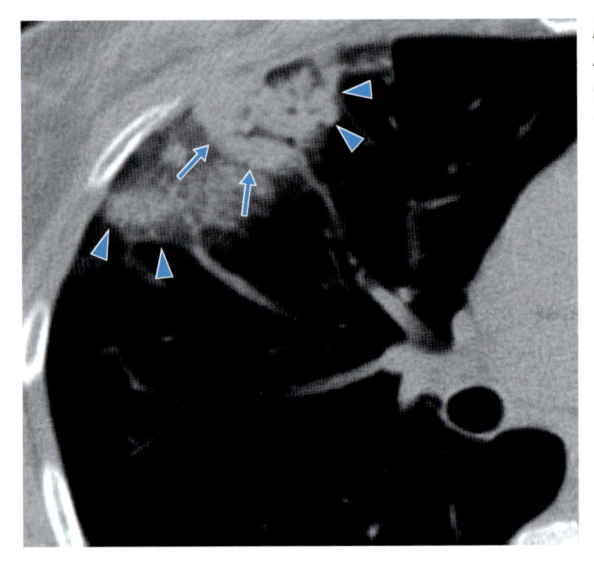

胸部CT
小葉間隔壁による病変の境界(▶),病勢の強弱(→)が見られる。器質化肺炎である。

図13 肺内リンパ装置

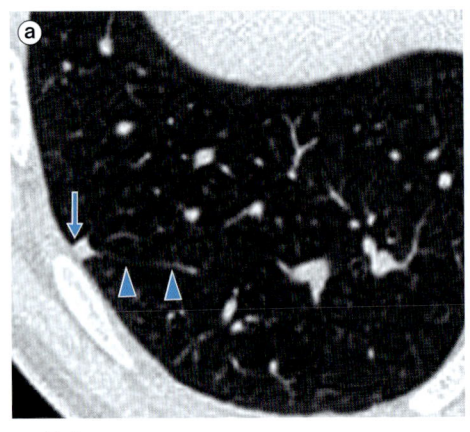

a:胸部CT
四角形結節(→)が胸膜直下にあり,小葉間隔壁〜肺静脈(▶)に片側で接する。

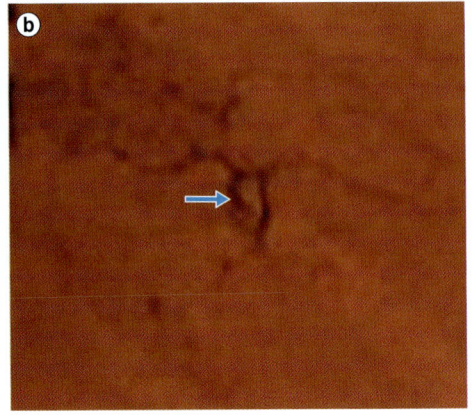

b:3D-CT胸膜像
小葉間隔壁にはまり込むように結節(→)が認められる。切除で確認された肺内リンパ装置である。

図14　肺腺癌

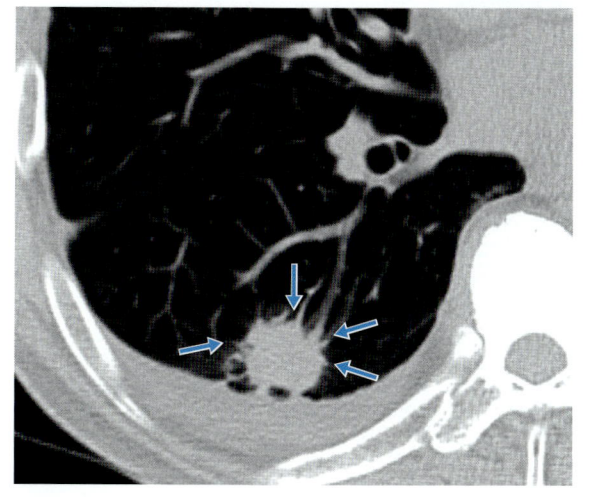

胸部CT
右肺下葉にスピキュラ（→）を周囲に伴う結節を認め，肺静脈が結節に進入している。肺腺癌である。右胸水貯留があり，癌性胸膜炎である。

図15　細菌性肺炎

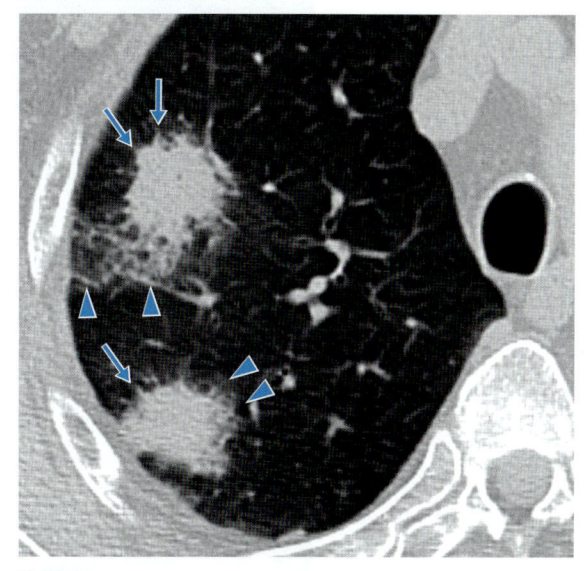

胸部CT
発熱と胸部痛で受診。右肺上葉にスピキュラ（→）と周囲のすりガラス陰影（▶）を伴う結節性病変を2カ所に認める。細菌性肺炎と診断された。

図16　末梢型扁平上皮癌

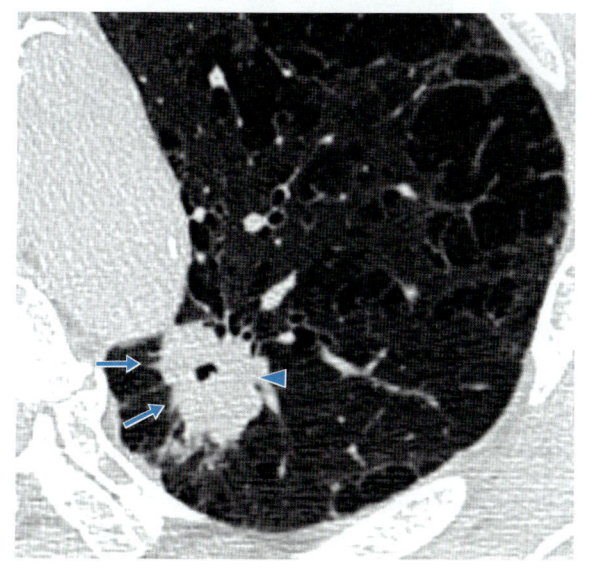

胸部CT
背景肺に肺気腫があり，重喫煙者である。左肺上区にスピキュラ（→）と空洞を伴う結節が認められる。肺動脈と接触する部位の腫瘍輪郭に陥凹があり，ノッチである（▶）。末梢型扁平上皮癌である。

図17　肺腺癌（乳頭状増殖優位型）

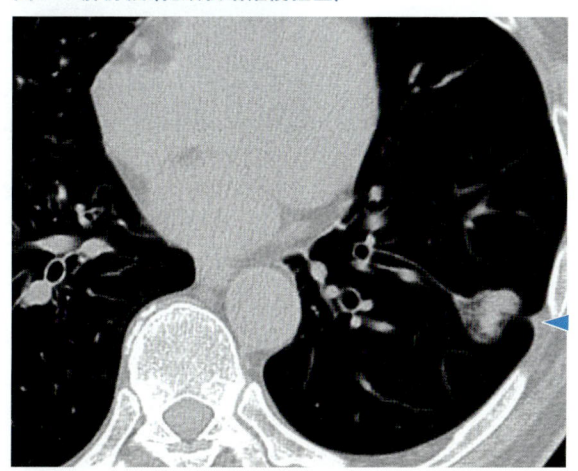

胸部CT
左肺下葉の肺腺癌が胸膜陥入像（▶）を形成している。肺腺癌である。

は浸潤を伴う肺腺癌であることが多い。胸膜陥入像は結節から胸膜に連続する線状・索状影と定義され（図17），結節が胸膜と接して形成される胸膜のなだらかなへこみは胸膜陥凹像（pleural concave）とよばれる（図18）。

　これらの所見は画像診断における結節の表現として重要であり，レポートにその有無を記載することが重要である。自らの経験する肺癌の画像所見と肉眼所見や組織所

図18 肺上皮内癌(AIS)

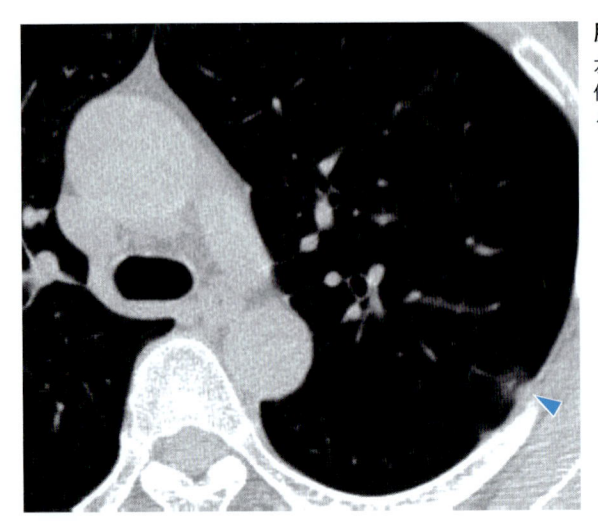

胸部CT
左肺下葉の胸膜直下の肺腺癌が胸膜陥凹像(▶)を形成している。肺上皮内癌である。

図19 肺腺癌(微小乳頭状増殖優位型)

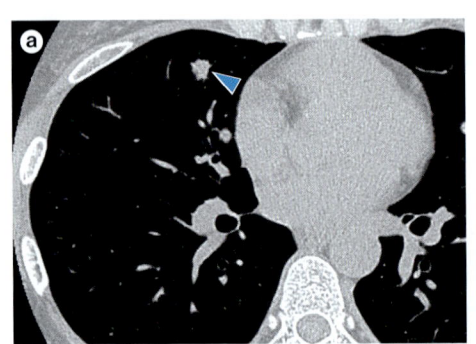

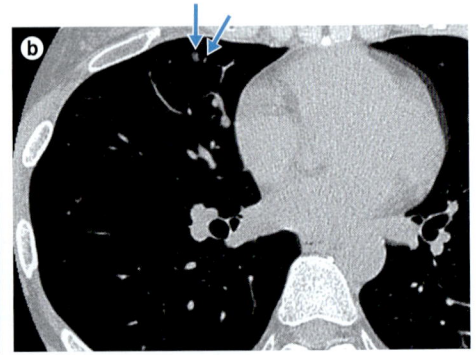

a, b:胸部CT
右肺中葉に境界鮮明・表面不整な結節(▶)を認め,微小乳頭状増殖優位型肺腺癌である。結節近傍尾側に小結節(→)を2個認め,肺内転移である。

見との対比を繰り返すことでのみ,肺結節を見る力や良・悪診断の鑑別力が向上する。

　周囲の小結節は娘結節として良性結節の指標とされる。炎症性変化が多中心性であることを根拠としており,抗酸菌症などではこの原則は有効に働くこともある。しかし本体の結節自体の性状が肺癌を疑う所見がある場合には,娘結節があることを理由に良性と決定しないほうがよい。また微小乳頭状成分(micropapillary component)を有する肺腺癌では周囲に経気道性の転移を有することがあり,娘結節と類似する(**図19**)。

　気管支の追跡は,肺結節の存在する区域の決定のため,重要である。気管支鏡による生検では亜区域枝以下の選択に制限があり,そもそも結節に向かう区域気管支が正しくなければ到達は不可能である。肺全体あるいは肺門部を含んだ薄いスライス厚の連続画像を用いて,結節に向かう気管支を同定する。肺結節の区域は1枚の画像では不可能であり,連続画像で肺門から気管支を追跡する必要がある。複数の気管支が関与することも多く,すべて記載するべきである。実際の肺癌を疑った状態で臨床医が画像診断に求めているものは,限界が存在する良・悪診断や組織の推測よりも結節の存在する正確な区域の決定であり,安易な区域決定は禁忌である。

　結節内の空洞はしばしば末梢型扁平上皮癌で見られるが,腺癌でも見られる。多形癌も空洞を伴う頻度が高い(**図20**)。良性病変との鑑別では,壁が厚く不整なものは悪

図20 肺多形癌

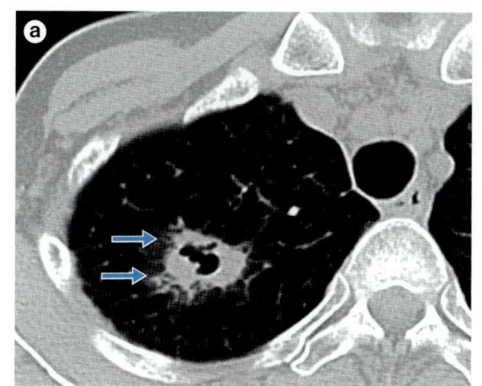

a：初診時の胸部CT
右肺上葉に不整な空洞と周囲の境界不鮮明なすりガラス陰影(→)を伴う境界鮮明・辺縁不整な結節を認める。気管支鏡では，肺腺癌(class V)との細胞診である。

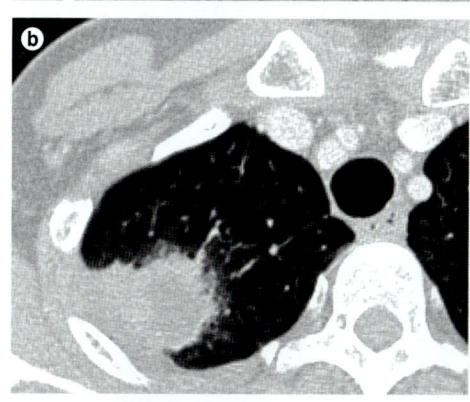

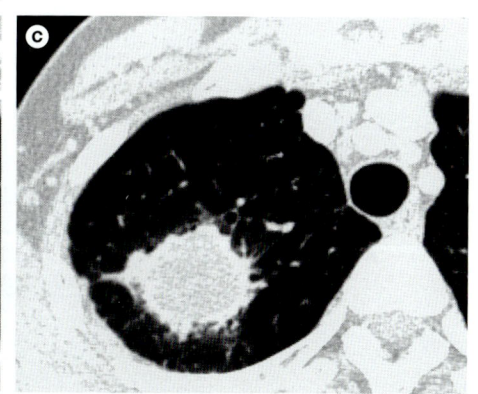

b，c：手術直前の胸部CT
1カ月後の手術直前のCTで，短期間での腫瘤の急速増大があり，胸膜浸潤が疑われた。最終病理は多形癌で，胸膜浸潤および播種を伴っていた。

性の可能性が高いとされる。空洞内の液面形成は肺膿瘍などの感染を示すことが多いが，粘液産生性腫瘍などの空洞内に少量の液体貯留を認めることもある。

　結節の所属リンパ節の腫大は結節が悪性であることを強く示す。肺結節のサイズがほぼ変わりないにもかかわらず，所属リンパ節の増大を認めることもあり，経過観察の際には肺結節とともにリンパ節の変化にも注意を要する。

ここが勘ドコロ

- 肺動脈や肺静脈との関係を丁寧に把握する。肺静脈の進入する結節は炎症性結節の可能性が低いことから肺癌の可能性が高い。
- スピキュラ，ノッチ，胸膜陥入像などは，その所見の存在単独では単純に良・悪の鑑別には役立たないが，画像所見として記載し，肉眼像や組織像と対比して診断能向上を図る。
- 区域の決定は実際の臨床の最重要点である。気管支を丁寧に肺門から連続的に追跡する。安易な区域決定は禁忌である。

結節性病変を呈さない末梢型悪性腫瘍

　結節を呈さない肺炎様の所見をとる肺癌があり，浸潤性粘液産生性腺癌などの肺腺癌がある。肺炎に類似したconsolidationとすりガラス陰影の組み合わせを呈し，しばしばair bronchogram，CT angiogram sign，囊胞形成を伴う（図21）。異型細胞の少なさや細胞自体の異型の弱さにより，病理診断でも肺癌の診断が困難な場合がある。症状のない肺炎像，治療で改善しない肺炎像では肺癌の可能性を常に考える必要がある。鑑別はリンパ腫が挙がる。

　肺癌が随伴する閉塞性肺炎や器質化肺炎によって覆い隠されて，診断が難しくなる場合もある（図22）。重喫煙者や腫瘍マーカーが高い場合には，一見炎症と考えられる画像でも慎重な画像フォローや造影CTの追加，場合によっては気管支鏡適応を検討する必要がある。

図21　浸潤性粘液産生性腺癌

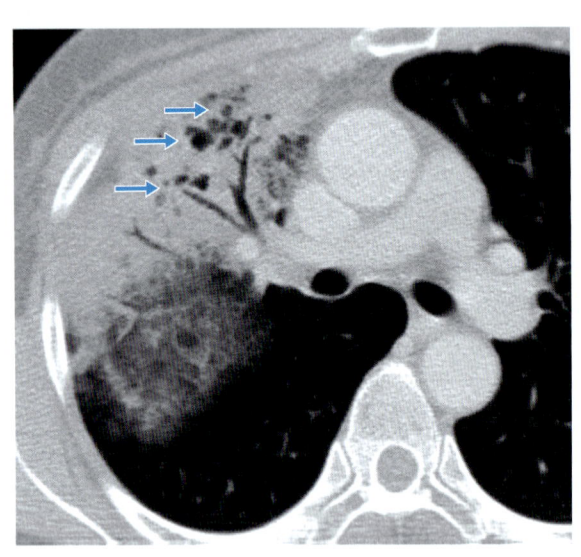

胸部CT
右肺上葉にair bronchogramを伴うconsolidation，およびすりガラス陰影が広がり，肺炎様の所見であるが，自覚症状はない。囊胞形成（→）を伴う。浸潤性粘液産生性腺癌である。

図22　肺小細胞癌および閉塞性肺炎

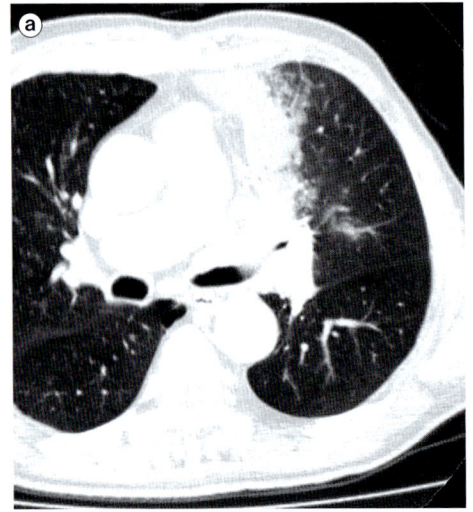

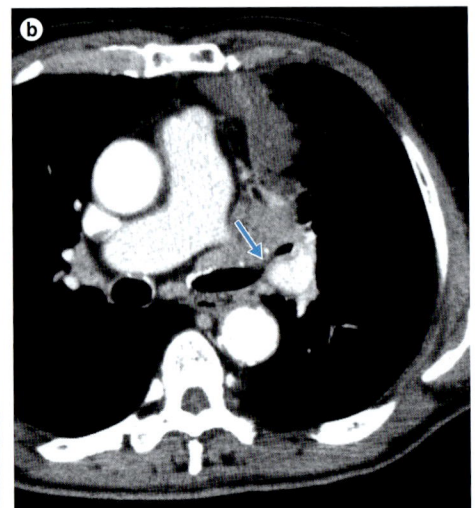

a：胸部造影CT肺野条件　　b：同縦隔条件
発熱で受診。左肺上葉の肺炎像を認めるが，縦隔条件で肺門部腫瘤と左上幹狭窄（→）がある。肺小細胞癌および閉塞性肺炎であった。

悪性リンパ腫も多発肺結節や肺炎像を呈し，注意を要する．MALTリンパ腫はconsolidationと周囲粒状病変の組み合わせからなり，しばしば多発し，増大速度は遅い(図23)．縦隔Hodgkinリンパ腫は肺結節をしばしば伴い，広範なリンパ節転移を伴う肺癌と類似する場合がある(図24)．

> **ここが 勘ドコロ**
> - 肺炎に類似する悪性腫瘍の存在を忘れてはならない．
> - 肺癌に随伴する所見による修飾には注意を要する．

図23　MALTリンパ腫

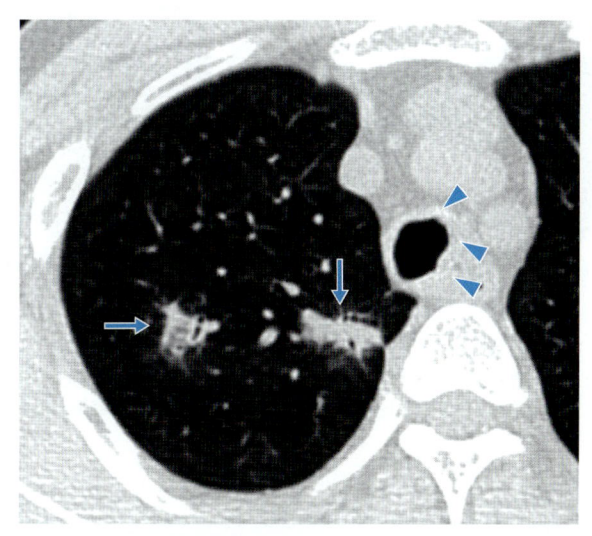

胸部CT

胸部異常影にて受診．不整型結節の周囲にすりガラス陰影を伴う病変が右肺上葉に2個見られる(→)．気管壁の左優位の肥厚(▶)がある．いずれもMALTリンパ腫の病変である．

図24　Hodgkinリンパ腫

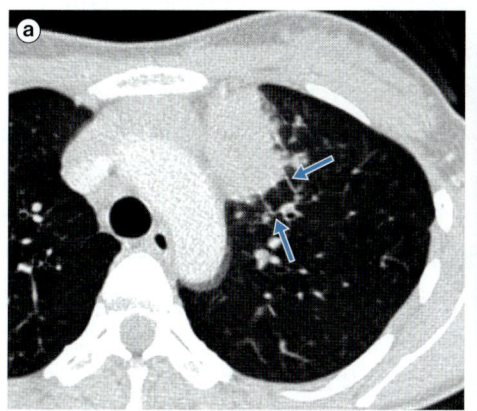

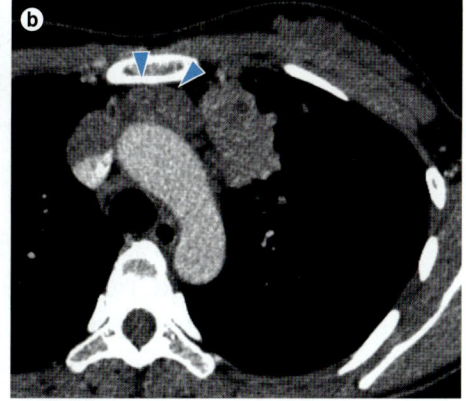

a：胸部造影CT肺野条件　　b：同縦隔条件

左肺上葉の不整型結節の周囲に小葉間隔壁肥厚(→)が見られる．血管前リンパ節腫大(▶)を伴っている．Hodgkinリンパ腫である．

PETによる鑑別診断

肺結節のPETによる良悪の鑑別診断は困難な場合も多いということを理解し（図25），CTの画像所見から疑われる肺癌の取り込みとして合致するかどうかの総合判定が重要である。すりガラス陰影を呈する肺胞上皮置換型では集積が弱いことがほとんどであり[2]，CTによる形態診断や画像経過を優先すべきである。すりガラス陰影にもかかわらずPETの集積が強い場合には，炎症性変化や含気を残した浸潤癌である可能性も考慮する必要があることは所見としては重要であるが，PET所見のみを根拠とした肺癌の過剰診断や気管支鏡・手術の適応遅れはあってはならない。

2) Tsunezuka Y, et al : Positron emission tomography in relation to Noguchi's classification for diagnosis of peripheral non-small-cell lung cancer 2 cm or less in size. World J Surg, 2007 31：314-317, 2007.

図25　非結核性抗酸菌症による炎症性結節

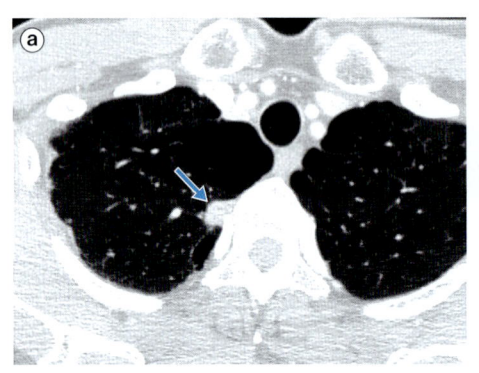

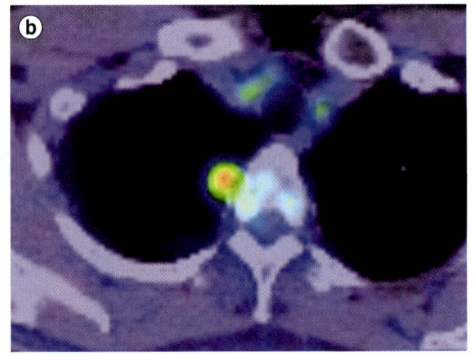

a：胸部CT軸位断像　　　　　　　　　　b：FDG PET/CT

ブラに接触して境界鮮明・辺縁平滑な結節（→）を認め，FDG PETでSUV max 4.18の取り込みを結節に認める。肺癌を疑ってVATSを施行し，非結核性抗酸菌による炎症性結節と診断された。

肺癌の病理と画像

　HRCTは肺癌の画像診断においても有用である。HRCTは結節全体をカバーし，気管支・血管の追跡が可能なように肺門までしっかりと含む形がよい。MDCTが普及した現状では，肺全体を薄いスライスで再構成するのもよい。肺野条件と縦隔条件の両者のHRCTがあるほうがよいが，画像枚数が多くなる。単純検査と造影検査の両方の画像がある場合，肺野条件はアーチファクトの少ない単純検査で再構成，縦隔条件を単純と造影の両方で再構成することで情報を十分に引き出せる。肺結節に関係する肺動脈・気管支・肺静脈との関係を把握するため，肺門までの再構成が必要となる。HRCTでは肺動脈・気管支・肺静脈の決定は肺門まで追跡することが基本である。1断面で肺動脈・気管支・肺静脈を決定しようとすると，間違う可能性がある。

　①肺動脈と気管支はときに伴走しないことがある
　②肺静脈と気管支が接することがある
　③肺動脈と肺静脈は形態の差があることが多いが，ときに類似して区別できない
などが間違いの原因となる。

　HRCTの最大の特徴は，肺病理における肺胞上皮置換型病変をすりガラス陰影として描出可能なことである。ただし乳頭状腺癌も病変内に含気を残すためにすりガラス陰影を呈することがある。pure GGNないしpart-solid GGNでありながら，その病変

図26 肺腺癌(乳頭状増殖優位型)

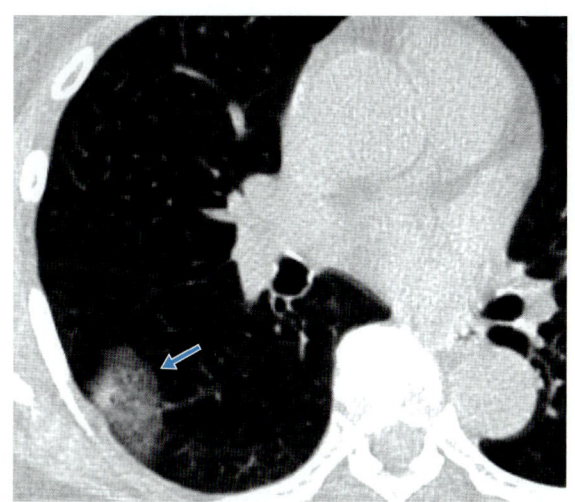

胸部CT
胸部異常影にて受診。右肺下葉に大半がすりガラス陰影からなるpart-solid GGN(→)を認める。LPAを考えたが，病理ではほぼ全体が乳頭状増殖で，一部に肺胞上皮置換型と微細乳頭状増殖を認める。乳頭状増殖の隙間のairによって肺胞上皮置換型のようにすりガラス陰影を呈したものと考えられる。

の大半が浸潤癌である乳頭状腺癌となることもまれにあるが(図26)，肺胞上皮置換型によるGGNとの鑑別は容易でない。

肺腺癌(adenocarcinoma)

肺腺癌の分類は1995年の野口分類の出現を契機に，急速に画像と病理の対比が進んだ分野であり，2004年のWHO分類(第3版)はそれを十分に消化できていなかったが，WHO分類(第4版)に向けて2011年のIASLC/ATS/ERSによる新しい肺腺癌の分類が発表された。

古くは肺腺癌を線維化周囲に発生する瘢痕癌とする考え方が有力であったが，日本の病理学者から肺癌自体が瘢痕を形成するという考え方が提示された。一方で末梢型肺腺癌では上皮基底膜の認識が困難であることから深達度診断ができず，病理学的に早期肺癌を定義できないという問題点が続いていた。

野口分類は2cm以下の小型肺腺癌を腫瘍の増殖形態と腫瘍間質の性状を用いて，肺胞上皮置換型増殖を示すA～C型と，肺胞上皮非置換性に増殖するD～F型の6型に分類し，A・B型は5年生存率が100%という早期肺癌の存在を示した(表1[3])。特に肺胞上皮置換型増殖を示す細気管支肺胞上皮癌(bronchioloalveolar carcinoma；BAC)はすりガラス陰影を呈し，肺胞虚脱や浸潤部が軟部組織濃度を示すことから，画像による対比が可能であり，同時期に普及の始まったMDCTや肺癌CT検診などにより，肺腺癌の画像診断が格段に進歩した。2004年のWHO分類(第3版)では，このような野口分類の多くの肺腺癌が混合型腺癌(adenocarcinoma with mixed subtypes)に入ってしまうという問題点があり，また野口分類で早期肺癌であることが示されたBACであるA・B型が進行癌とされるように位置付けが整理されておらず，野口分類とWHO分類が併記されるような状況であった。

2011年のIASLC/ATS/ERSによる新しい肺腺癌の分類では，まずBACという言葉が廃止され，肺胞上皮置換型増殖に対してlepidic patternという名称があてられた。野口分類で早期癌であることが示された肺胞上皮置換型のみからなる肺腺癌の3cm以下のものを粘液産生の有無を問わず上皮内腺癌(adenocarcinoma in situ：AIS)[*3]と定

これは必読！
3) Noghchi M, et al：Small adenocarcinoma of the lung, Histological characteristics and prognosis. Cancer, 75：2844-2852, 1995.

用語アラカルト
*3 上皮内腺癌(AIS)
3cm以下の置換性増殖優位型のみからなるもので，野口分類A・B型に相当する。完全切除で治癒が見込める。画像は3cm以下の境界鮮明なpure GGNが主であるが(図18)，かなり軟部組織濃度に近い濃度が高いものや，ときにpart-solid GGNも見られる。粘液産生性の場合は，solid noduleになりうるが，その場合は画像診断が難しい。経時的に浸潤癌に移行すると考えられている。ほとんどは非粘液産生性で，粘液産生性はまれである。

表1 野口らによる小型肺腺癌の組織分類（1995年）

- 肺胞上皮置換型
    - A型：限局性細気管支肺胞上皮癌
    - B型：肺胞虚脱による線維化巣を伴う限局性細気管支肺胞上皮癌
    - C型：活動性線維芽細胞巣を伴う限局性細気管支肺胞上皮癌

- 肺胞上皮非置換型
    - D型：低分化肺腺癌
    - E型：腺房型腺癌
    - F型：圧排・破壊性増殖を示す乳頭状腺癌

（文献1より）

義した（図18）。異型腺腫様過形成（atypical adenomatous hyperplasia；AAH，図27）[*4]と同様に前浸潤性病変に分類され，野口分類A・B型に対応する。また3cm以下の肺胞上皮置換型肺腺癌で浸潤巣が5mm以下のものを微少浸潤性腺癌（minimally invasive adenocarcinoma；MIA，図28）[*5]とした。野口分類C型の浸潤巣が5mm以下のものが対応する。3cmを超える肺胞上皮置換型肺腺癌は粘液非産生のものは置換

用語アラカルト

＊4 異型腺腫様過形成（AAH）

前浸潤性病変としてWHO分類（第3版）から定義されており，細胞異型が乏しいものの，野口分類A型に代表されるAISとの鑑別は画像・病理ともに容易でなく，また画像で同じ前浸潤性病変であるAAHとAISを区別する必要も乏しい。画像は円形〜楕円形のpure GGNを呈し，小さなものが多い（図27）。

＊5 微少浸潤性腺癌（MIA）

3cm以下の置換性増殖優位型腺癌内に5mm以下の浸潤巣を伴うもので，野口分類C型に相当する。完全切除された場合の予後は良好（AISに近い）と見込まれる。ほとんどは非粘液産生性であるが，粘液産生性の場合は浸潤巣の評価は困難となる。画像はpart-solid GGNが主体で（図28），現状のCT診断では軟部組織濃度成分を浸潤巣と推測するしかなく，5mmを超える軟部組織濃度成分をもつものはLPAの可能性もあると考えるしかない。5mmという数字の妥当性とともに，今後の課題である。

図27 異型腺腫様過形成

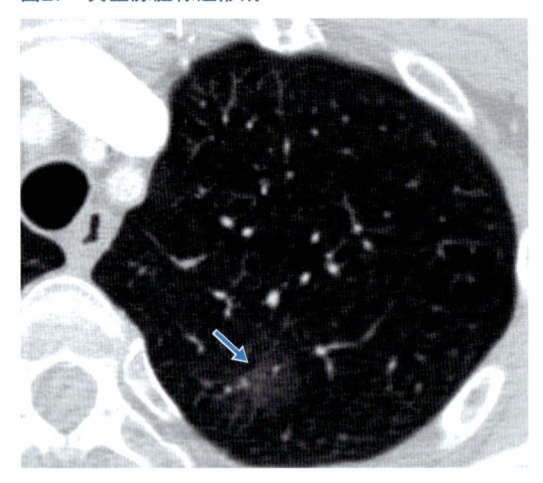

胸部HRCT
左肺上区に非常に淡いpure GGN（→）を認める。異型腺腫様過形成である。

図28 微少浸潤性腺癌（MIA）

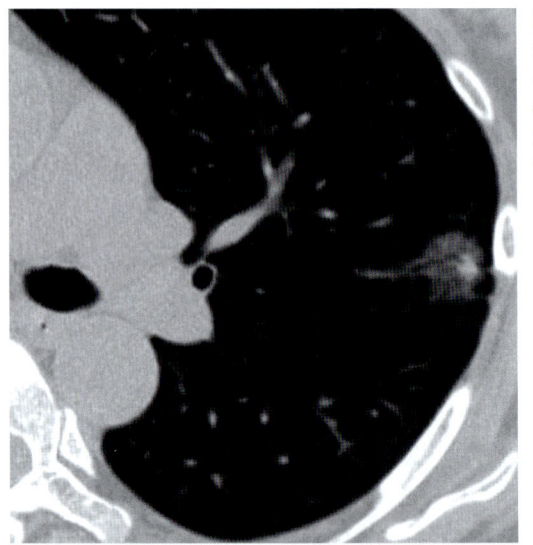

胸部HRCT
左肺舌区に18mm長径のpart-solid GGNを認め，軟部濃度成分は5mmと計測された。置換性増殖優位型主体の粘液非産生腺癌で，微少浸潤性腺癌である。実際の浸潤巣も最大径4mmとほぼ画像と一致している。

性増殖優位型肺腺癌（lepidic predominant adenocarcinoma：LPA）となり，これは浸潤巣が5mm以上の野口分類C型に相当する（図29）。

さらに軟部組織濃度成分が多いものは最も優位な組織亜型によって腺房性増殖優位型，乳頭状増殖優位型，微小乳頭状増殖優位型，充実性増殖優位型に分類される（表2[4]）。画像ではこれらは軟部濃度成分が優勢なpart-solid GGNやsolid noduleを呈し（図30），個々の組織型の鑑別は難しい。EGFR mutationを背景とする肺腺癌の多発はしばしば見られ，肺癌を疑った場合には，同様の結節がほかの部位にないか，確認を慎重に行う必要がある（図1）。また術後も同様の結節の増大には注意を要する。

> **これは必読！**
> 4) Travis WD, et al : International association for the study of lung cancer/american thoracic society/european respiratory society international multidisciplinary classification of lung adenocarcinoma. J Thorac Oncol, 6：244-285, 2011.

図29　置換性増殖優位型肺腺癌（LPA）

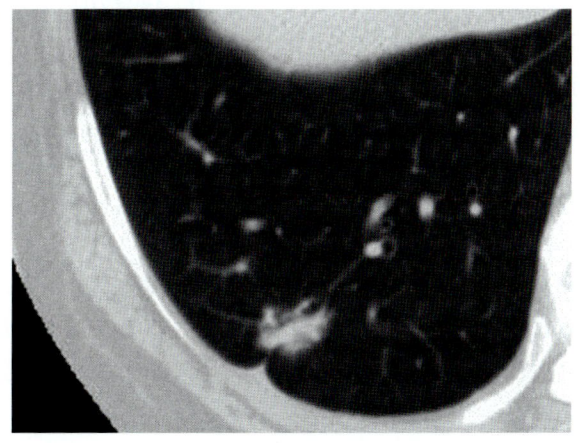

胸部HRCT
左肺下葉に胸膜陥入像を伴う長径14mmのpart-solid GGNを認め，軟部濃度成分は9mm長径である。置換性増殖主体で，腺房性増殖成分を伴うLPAである。

表2　IASLC/ATS/ERSによる新しい肺腺癌の分類（2011年）

前癌病変 　異型腺腫様過形成（AAH） 　上皮内腺癌（adenocarcinoma *in situ*；AIS）3cm以下 　　非粘液産生性 　　粘液産生性 　　粘液産生性/非粘液産生性混合型
微少浸潤性腺癌（MIA）3cm以下の置換性増殖優位型腺癌で，浸潤部は5mm以下 　粘液産生性 　粘液産生性 　粘液産生性/非粘液産生性混合型
浸潤性腺癌 　置換性増殖優位型腺癌（LPA） 　腺房性増殖優位型 　乳頭状増殖優位型 　微小乳頭状増殖優位型 　充実性増殖優位型
その他の浸潤癌 　浸潤性粘液産生性腺癌 　コロイド腺癌 　胎児型（低および高悪性度） 　腸型

（文献2より）

図30　肺腺癌（乳頭状増殖優位型）

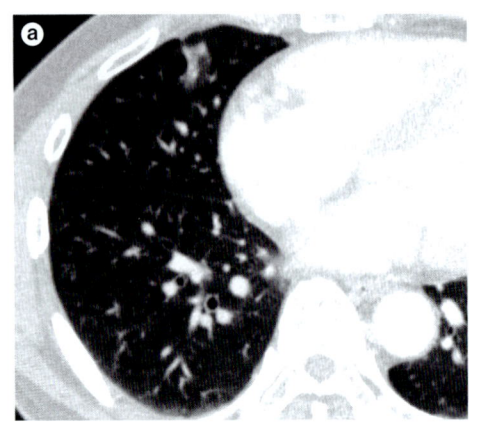

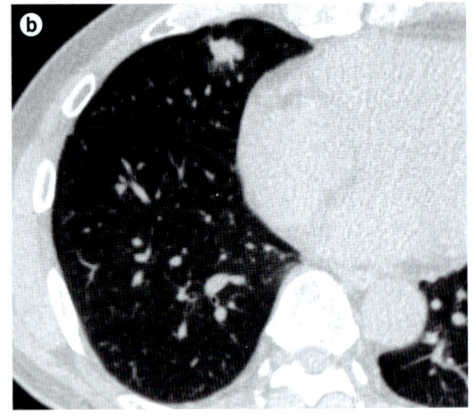

a：HRCT
b：3年後のHRCT

右肺中葉に長径20mmの胸膜陥入像を伴うpart-solid GGNを認め，肺腺癌（LPA）が疑われた。患者の希望で経過観察とされたが，3年後にはサイズは18mmとわずかに小さいが，ほぼ全体が軟部濃度成分からなる辺縁不整な結節に変化し，周囲にわずかにすりガラス陰影を伴っている。中葉切除で，ほぼ全体が乳頭状増殖優位型腺癌で周囲にわずかに置換性増殖成分が認められた。

　粘液産生性肺胞上皮置換型肺腺癌で3cmを超えるものには，新たに浸潤性粘液産生性腺癌という名称が与えられている（図21）。
　肺胞上皮置換型の領域は主にすりガラス陰影を示すが，かなり濃度が高くなって軟部組織濃度に近くなることもある。すりガラス陰影のCT値は肺胞上皮置換型の癌細胞のサイズと間質の厚みをほぼ反映するが，含気腔のつぶれ，炎症，粘液産生などによっても修飾される。
　現状では，3cm以下のGGNはAAH，AIS，MIAの状態のどれかを想定し，軟部濃度の有無とサイズ，経過観察中のサイズ変化の状況などを考慮して，
　・AAH〜AISのような放置あるいはしばらくは経過観察してよいもの
　・AIS〜MIAのような慎重なフォローを要するもの
　・MIA〜LPAで治療が検討されるもの
とに大きく分けて記載するのが現状では妥当であろう。1cm以下のpure GGNで，丸いものはAAH〜AISとして治療対象となることはほとんどない。軟部組織濃度成分が5mm以上のpart-solid GGNは現状ではLPAと考えるのが妥当であろうが，今後の研究で画像上の浸潤巣のカットオフ値が異なってくる可能性はある。3cmを超えるようなGGN，3cm以下でも明確な増大傾向をもつGGNはやはりMIA〜LPAとして治療を検討する必要がある。一方でAISが前癌病変として定義されたことから，3cm以下の増大傾向の乏しいpure GGNについては急いで治療に向かう必要がないということである。胸膜陥入像や周囲収束像を伴うGGNでAAH〜AISであることは少ないので，画像診断はMIA〜LPAから考えたほうがよい。
　肺胞上皮置換型以外の肺腺癌は小さくても浸潤癌である。基本的にsolid noduleとなり，すりガラス陰影はあっても一部で，不整な辺縁，ノッチ，スピキュラを伴うことが多い。胸膜陥入像はしばしば認められるが，腺癌以外の肺癌や良性病変でも形成されることを忘れてはならない。また肺癌以外の臓器の腺癌からの単発転移は原発性肺腺癌に類似し（図10），胸膜陥入像もときに形成される（図31）。癌の既往歴がある場合のみならず，肺結節から発見される大腸癌などからの単発転移についても常に注意を払う必要があり，術前検査のPETの有用性が高いところである。

図31　乳癌肺転移

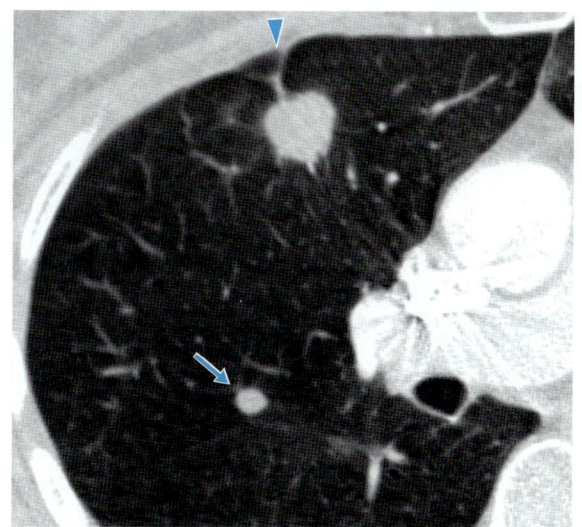

胸部CT
右肺上葉に胸膜陥入像（▶）を伴う結節があり，その他にも肺結節（→）が認められた。乳癌の既往があり，肺癌の肺転移か乳癌の肺転移かの診断のため，気管支鏡が施行され，乳癌の肺転移であった。

肺扁平上皮癌（squamous cell carcinoma）

扁平上皮癌は中枢型と末梢型で画像所見が異なる。

中枢型扁平上皮癌は喫煙・大気汚染物質の吸入と関連が深い古典的肺癌であり，無気肺や閉塞性肺炎といった中枢気道の狭窄〜閉塞に随伴する変化で発見されることが多い。末梢型扁平上皮癌の画像所見は辺縁比較的平滑（圧排増殖性）で，ノッチによる分葉状形態を呈することも多い。気管支血管束収束像，スピキュラ形成などにより，腺癌と鑑別し難い例も多い（**図32**）。**内部に壊死形成を起こしやすく，抜けると空洞形成が見られる**（**図33**）。胸膜陥入像もまれに伴う。**肺気腫，線維化，蜂巣肺，囊胞などの既存の異常の近傍に発生しやすい点が最大の特徴である。**

正常肺組織が乏しい領域に発生するため，形態は実にさまざまであり，炎症性変化に類似することもしばしばである。またこのような領域には炎症性変化も発生しやすいので，鑑別には注意を要する。

図32　末梢型扁平上皮癌

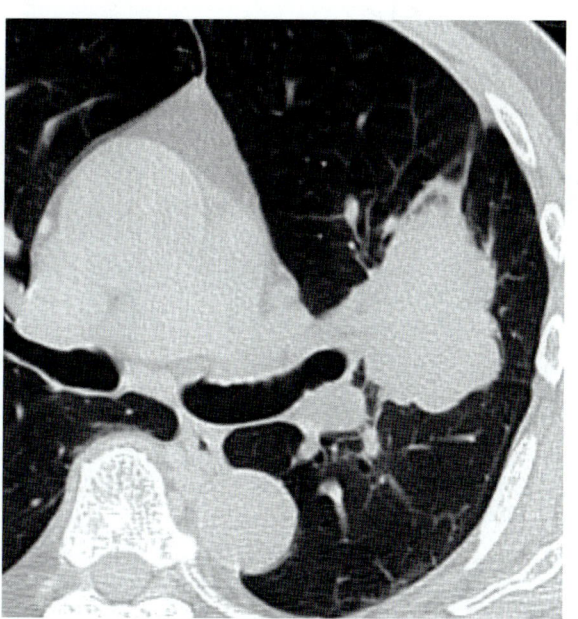

HRCT
喫煙者であるが，背景肺の肺気腫性変化ははっきりしない。左肺舌区に境界鮮明・表面やや不整な長径6cmの分葉状腫瘤があり，胸膜陥入像を伴う。末梢型扁平上皮癌である。

図33 末梢型扁平上皮癌

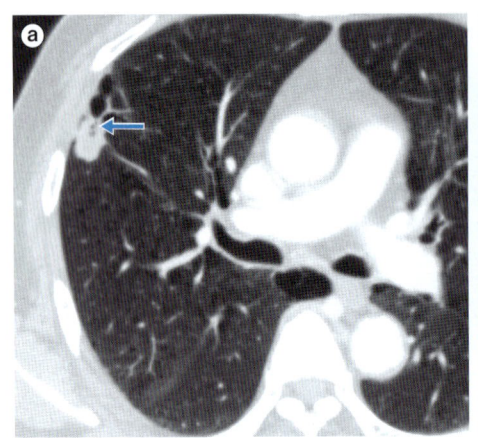

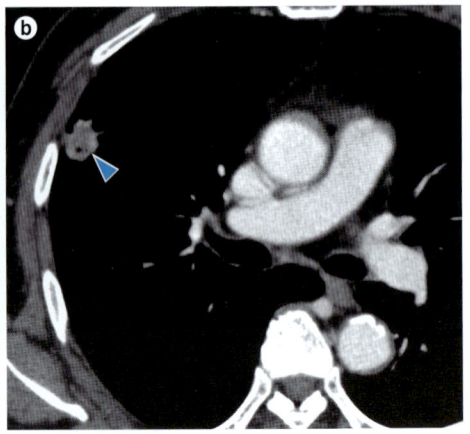

a：胸部造影CT肺野条件

b：同縦隔条件

肺に気腫性変化がある。右肺上葉の嚢胞に接触して境界鮮明・辺縁やや不整な結節を認め，空洞形成（→）と内部壊死が造影不良域（▶）として認められる。末梢型扁平上皮癌である。

肺神経内分泌腫瘍（neuroendocrine tumor）

　肺神経内分泌腫瘍は主に4つの疾患（小細胞癌，大細胞神経内分泌癌，定型および異型カルチノイド腫瘍）が相当する。小細胞癌と大細胞神経内分泌癌が高悪性度，カルチノイドは低悪性度ないし中間悪性度となる。

　小細胞癌は中枢型肺癌として，リンパ節転移が主体の画像所見を呈して，肺原発巣がはっきりしないことが多い。しかし肺原発巣がリンパ節転移の少ない段階で発見されることもときにあり，**気管支内腫瘤の性格（分岐状，雪だるま状など）をもつ境界明瞭な結節性病変として見られる**（図34）。喫煙者で境界明瞭な結節性病変であっても気管支内腫瘤の性格を有する場合には，より短い間隔での画像フォローが必要である。

図34 肺小細胞癌

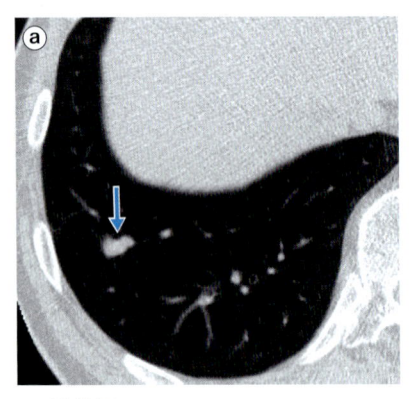

a：肺薄層CT
重喫煙者で，右肺下葉S9に雪だるま状結節を認める（→）。

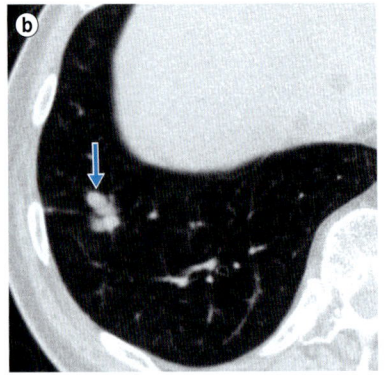

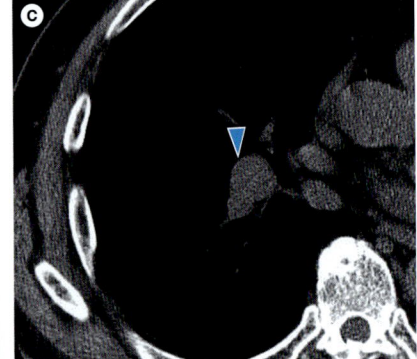

b：3カ月後の肺薄層CT肺野条件
3カ月後CTでは結節は急速に増大し（→），肺門部リンパ節の急速増大を認める（▶）。肺小細胞癌と診断された。

c：3カ月後の肺薄層CT縦隔条件

5) Oshiro Y, et al : CT findings of surgically resected large cell neuroendocrine carcinoma of the lung in 38 patients. AJR 2004 182 : 87-91.

カルチノイドは定型，非定型ともに中枢・末梢ともに気管支内腫瘍の形態をとり，強い造影効果をもつことが多い（図35）。石灰化をしばしば伴う。小細胞癌との鑑別が困難な症例も見られる。

大細胞神経内分泌癌（large cell neuroendocrine carcinoma；LCNEC）は大細胞癌の一亜型でもあり，大細胞癌同様に比較的境界明瞭な肺腫瘤病変となることが多い（図36）[5]。

図35　定型カルチノイド

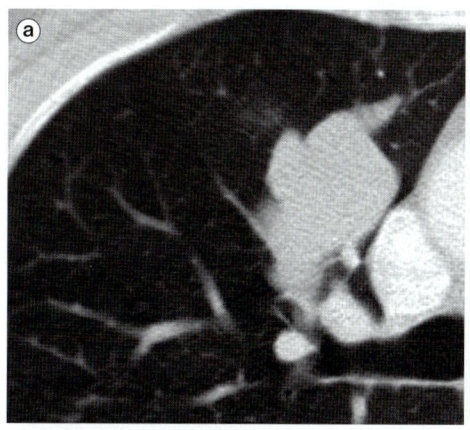

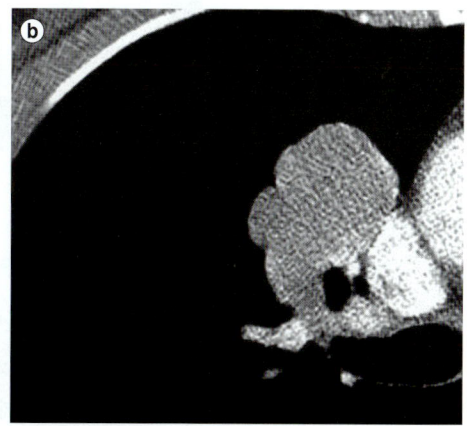

a：胸部造影CT肺野条件　　b：同縦隔条件
気管支内進展によって，境界明瞭な分岐状形態をもつ腫瘤があり，造影効果は弱いが均一である。石灰化は見られない。定型カルチノイドである。

図36　大細胞神経内分泌癌

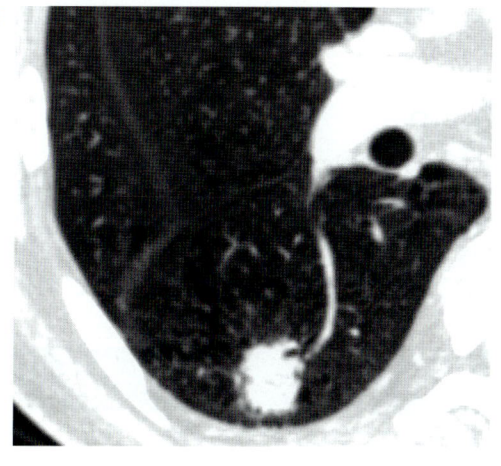

HRCT
背景肺に気腫がある。右肺下葉に境界鮮明・表面不整な結節を認め，気管支が腫瘤に突き当たっている。大細胞神経内分泌癌である。

肺大細胞癌（large celll carcinoma）

境界明瞭な圧排増殖性の肺腫瘤病変となることが多く，特徴の乏しい非特異的な低分化肺癌の画像で，円形で辺縁が比較的整なものが多いが，多彩である（図37）。すりガラス陰影やair bronchogramは通常は伴わない。

図37 大細胞癌

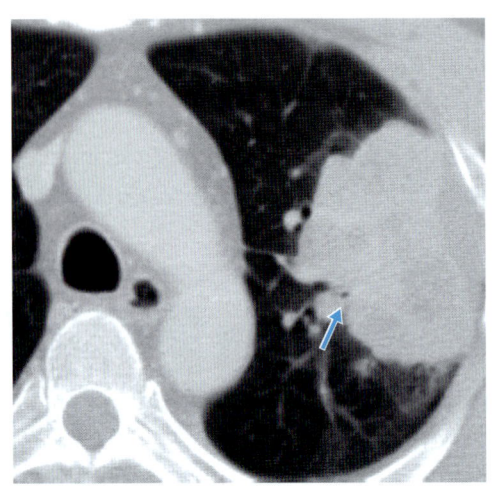

胸部CT
左肺上葉に境界明瞭・表面平滑な分葉状腫瘤があり，ノッチ(→)を伴う。大細胞癌である。

肺多形癌(pleomorphic carcinoma)

　四大組織型以外の肺癌で注意すべき組織型として重要である。最大の特徴はきわめて増大速度が速いため，手術までの短い時間でもステージアップの可能性を有することである(図20)。胸膜を容易に越えて，気胸や胸腔内穿破，胸壁浸潤を起こしうる。多形癌は，非小細胞癌に加えて紡錘細胞と巨細胞の一方あるいは両者を10％以上含む腫瘍，または紡錘細胞と巨細胞の両方からなる腫瘍と定義されることから，非小細胞性癌成分のほうが生検で診断されることで，術前病理診断と最終病理診断が異なることがある。

　空洞形成がしばしば見られ，ときに薄壁囊胞性病変となる。胸膜浸潤，胸壁浸潤を起こしやすく，壊死内容の胸腔内穿破を起こすこともある[6]。

6) Kim TS et al. CT findings of surgically resected pleomorphic carcinoma of the lung in 30 patients. AJR Am J Roentgenol, 185：120-125, 2005.

ここが勘ドコロ
- 画像からの肺癌の組織型の確実な診断はできないが，それぞれに特徴や注意すべき点を有している。
- 組織型を想定しながら結節の診断を行う。

非癌病変の画像

結核腫(tuberculoma)

　石灰化を伴うものでは診断は容易であるが，非石灰化結節を呈するものは肺癌との鑑別が問題となる。内部造影効果がなく，被膜が薄く染まる場合も診断が可能であるが(図8)[7]，低分化癌との鑑別には注意を要する。しかし結核の時期によっては結節が造影効果をもつことがあり，肺癌との鑑別が困難な場合がある(図38)。PET集積があるため，肺癌と間違える原因となる。

7) Sakai F, et al：Thin-rim enhancement in Gd-DTPA-enhanced magnetic resonance images of tuberculoma：a new finding of potential differential diagnostic importance. J Thorac Imaging, 7：64-69, 1992.

図38　結核腫

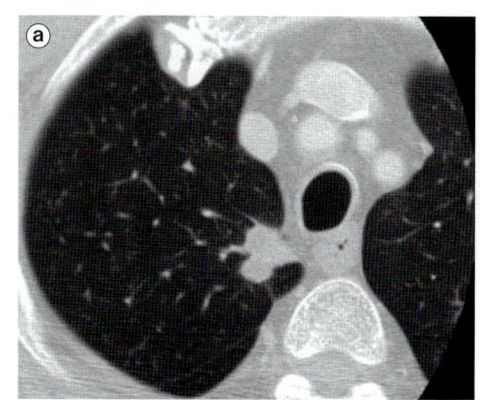

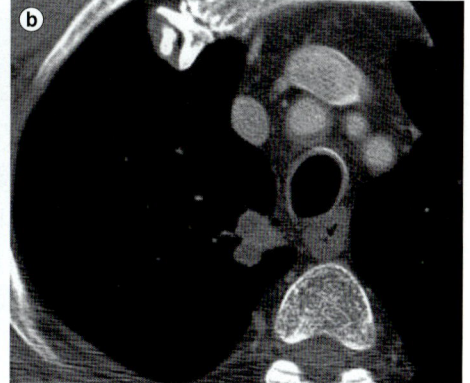

a：胸部造影CT肺野条件　　　　　　　　　b：同縦隔条件
右肺上葉胸膜直下に境界鮮明・表面やや不整な結節が認められ，内部造影不良域が見られるが，周囲には造影効果がある。VATSが施行され結核腫であった。

非結核性抗酸菌症(non-tuberculous mycobacterium；NTM)

　結核腫とほぼ同様に単発結節性病変の形で指摘される場合があり，肺癌と類似する。造影効果は乏しい(図9)。PET集積があるため，肺癌と間違える原因となる(図25)。

限局性器質化肺炎(focal organizing pneumonia)

　solid nodule，part-solid GGNの形で，肺腺癌との鑑別を要する(図5，7，12)。形態的には内に凸の輪郭や小葉間隔壁による直線的形態，気管支に沿った末梢広がりの形態が見られることが多い(図7)が，これらは肺癌でも見られるものである。
　限局性器質化肺炎の鑑別は肺浸潤癌であり，肺癌の可能性が高いものには適切な気管支鏡の施行が検討されるべきで，画像フォローする場合には必ず3カ月以内の間隔で経過観察する必要がある。造影CTの追加も腫瘤や壊死の描出が見られることがあり，器質化肺炎類似の肺癌の診断に有効である。画像診断医が器質化肺炎の可能性を必要以上に読影レポートで示すことで，経過観察期間が長くなる，あるいは放置されることで肺癌のステージアップを招くようなことは決してあってはならない。例えば結節内にair bronchogram途絶などの悪性を示す所見がないかどうかは慎重に確認する必要がある。

過誤腫(hamartoma)

　境界明瞭・表面平滑な結節で，脂肪成分，典型的な石灰化を有する場合には診断が容易である(図6)。過誤腫との名称ながら真の腫瘍とされ，緩やかに増大することが多く，高齢者ではかなり大きなサイズのものも認められる。結節は気管支と関係を認めることが多い。気管支内腫瘤の形態をとる場合もある。脂肪成分を明確に確認できる結節は過誤腫と診断してほぼ問題ないが，結節内の壊死や粘液が視覚的にかなり低濃度を示す場合があり，CT値を計測して脂肪であることを確認することは重要である[8]。

8) Siegelman SS, et al : Pulmonary hamartoma : CT findings. Radiology, 160 : 313-317, 1986.

硬化性血管腫[sclerosing hemangioma(pneumocytoma)]

硬化性血管腫との名称が普及しているが，実際にはII型肺胞上皮由来の腫瘍であり，"pneumocytoma"が正式名称である。ほぼ球形，境界鮮明で，被膜形成はない。単発がほとんどであるが，まれに多発する。下葉に多い。30％に内部石灰化を伴う[9]。周囲に出血によるとされるすりガラス陰影，気腫性変化ないしair trappingを伴うことがあり，特に後者の所見の頻度は低いが，硬化性血管腫に特異的である（ときにmeniscus sign）[10]。造影CTで著明な造影効果を示すとされ，早期濃染を示す点は特徴的である（図39）。

9) Im JG, et al : Sclerosing hemangiomas of the lung and interlobar fissures : CT findings. JCAT, 18 : 34-38, 1994.
10) Nam JE, et al : Air-trapping zone surrounding sclerosing hemangioma of the lung. JCAT, 26 : 358-361, 2002.

図39 硬化性血管腫

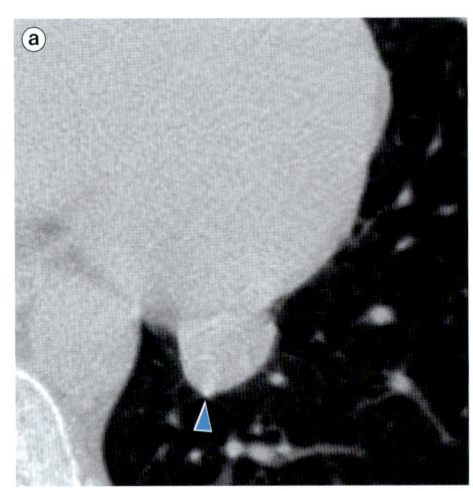

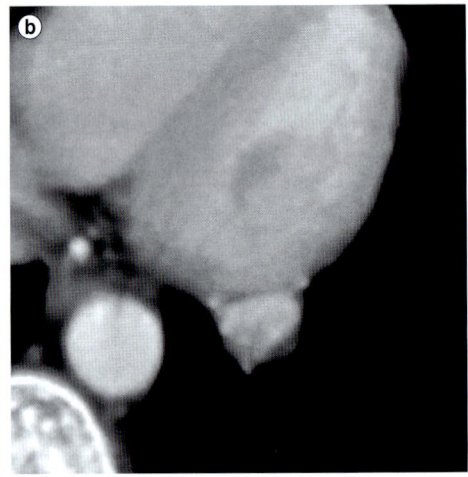

a：胸部単純CT肺野条件　　　b：胸部造影CT縦隔条件
CTで偶発的に発見された左肺下葉の結節で，境界鮮明・表面平滑で，点状石灰化(▶)を認め，造影後に強い造影剤増強効果を認める。

肺内リンパ装置(intrapulmonary lymphnode)

境界明瞭な肺結節としてしばしば遭遇する。胸膜直下や肺静脈周囲の小葉辺縁構造に接触し，多くの形態は平坦な三角形～多角形構造を呈する（図13）。CTの軸位断で結節として描出される場合には上下方向に平べったくなることが多いが，丸い結節になることもある。結節の輪郭が一部直線的になることや，辺縁が薄くなることがしばしば見られる[11]。経過観察期間に増大が認められることがあり，その場合は肺癌との鑑別は困難である。

11) Hyodo T, et al : Intrapulmonary lymph nodes : thin-section CT findings, pathological findings, and CT differential diagnosis from pulmonary metastatic nodules. Acta Med Okayama, 58 : 235-240, 2004.

ここが勘ドコロ
- 良性病変にはそれぞれ特徴のあるものが多く，典型例は診断可能である。
- 典型的ではないものについては，常に肺癌の可能性を考慮する。肺癌は実にさまざまな形態をとることを忘れてはならない。

15 肺門部肺癌のABC

第3章　各種病態の画像診断

東野貴徳

はじめに

　肺門部肺癌(肺門型，中心型ないし中枢型と同義)(lung cancer, central type)とは，一般的に**亜区域気管支または区域気管支より中枢側に発生**する肺癌とされている。

　肺癌の画像診断は，病変があるかないかの存在診断，肺癌かどうかの質的診断，肺癌であればその病期診断に集約される。肺野型(末梢型)肺癌(lung cancer, peripheral type)は非癌病変との鑑別を含めた質的診断が問題になるが，肺門部肺癌では気管支鏡や喀痰細胞診により組織学的診断がすでになされていることも多く，**画像診断に求められるのは腫瘍の進展範囲を見きわめる病期診断**である。

　肺門部に腫瘤を形成した症例では，実際には気管支から発生したのか，近傍の肺胞領域から発生したのか，画像所見からも病理所見からも区別できないことが多いが，それらをまとめて扱う。

> **これは必読！**
> ●村田喜代史，ほか編：胸部のCT，第3版．メディカル・サイエンス・インターナショナル，2011．

肺門部肺癌の臨床的特徴

　男性に多く，**喫煙**との関係が深い。肺野型肺癌と異なり，**早期から咳嗽，喀痰，血痰**などの呼吸器症状を自覚していることがあり，気道狭窄による呼吸困難や喘鳴を生じることもある。肺野型肺癌が検診の胸部単純X線写真やCTで結節性病変として発見されることが多いのに対して，肺門部肺癌は腫瘍そのものの指摘に加えて**閉塞性肺炎や無気肺**などの二次変化で発見されることも多い。喀痰細胞診から診断されることもある。

　扁平上皮癌が最も多く，小細胞癌，腺癌，カルチノイド，腺様嚢胞癌，粘表皮癌などが続く。**扁平上皮癌は気道上皮の障害が強く，二次変化を伴いやすい**。一方，小細胞癌は粘膜下を長軸方向に進展する傾向が強く，腫瘤を形成しても二次変化を形成しにくい。

> **MEMO**
> ・扁平上皮癌：squamous cell carcinoma
> ・小細胞癌：small cell carcinoma
> ・腺癌：adenocarcinoma
> ・カルチノイド：carcinoid
> ・腺様嚢胞癌：adenoid cystic carcinoma(ACC)
> ・粘表皮癌：mucoepidermoid carcinoma

肺門部肺癌の画像診断

一般的事項

　肺門部肺癌は気管支粘膜から気管支内外に発育し，やがて周囲肺組織，リンパ節，縦隔などに浸潤していく。したがって，画像では腫瘍と気管支・周囲臓器との関係，浸潤の有無を診断することが重要で，それにより病期や手術適応，術式が決定される。二次変化との区別やリンパ節転移の有無も重要である。腫瘍の進展範囲や心血管系と分離するために造影CTが欠かせない。さらには，薄いスライス厚で，また進展方向によっては横断像に加えて冠状断や矢状断像も併せて評価したい。

早期肺癌

肺門部早期肺癌に関して画像で診断できることは限られている。肺門部早期肺癌の定義は癌の浸潤が組織学的に**気管支壁を越えないで，リンパ節転移，遠隔転移がないもの**とされている[1]。このことからもわかるように，診断は気管支鏡検査が中心になる。「肺癌取扱い規約」でも内視鏡的診断基準として記載されており，画像所見に関する内容は胸部X線写真が正常で，通常の画像検査でリンパ節転移および遠隔転移がないと記載されているにすぎない。形態的に**平坦型，結節型（高さが2mm以上），ポリープ型（有茎性）**に分類される[1]。

実際の臨床では，喀痰細胞診で異型細胞が検出されると気管支鏡による精査が実施されるが，ときに画像からも臨床に有用な情報が提供できる場合がある。例えばCTでは肺野の腫瘤性病変の有無に加えて，**気管・気管支を詳細に観察して気管支の限局性壁肥厚や狭窄，内腔の隆起性病変の有無を評価する**（図1〜3）。気管支にそれらの異常所見が認められたら，その部位と所見を指摘しておく。しかし，CTでは炎症や喀痰貯留と区別が難しいこともあり，そもそも壁肥厚や結節をきたさない平坦型病変はCTで指摘すらできない。したがって，最終的には肺門部早期肺癌の進展範囲診断は気管支鏡に委ねることになる。

1) 日本肺癌学会編：臨床・病理 肺癌取扱い規約, 第7版. 金原出版, 2010.

図1　平坦型に近い早期肺癌
70歳台，男性。

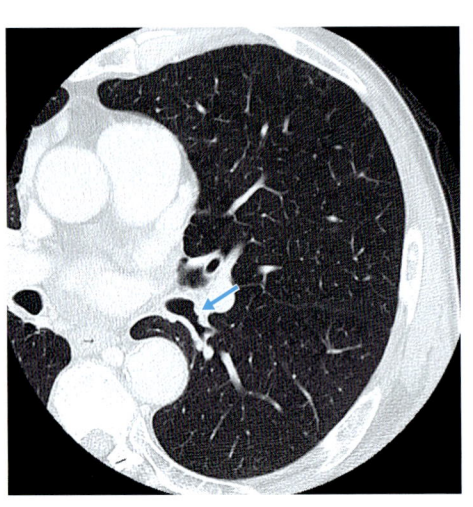

造影CT肺野条件
右下葉の肺癌（非表示）精査目的の気管支鏡検査で，左B⁶入口部に粘膜不正を認め（→），生検で扁平上皮癌と診断された。CTで軽度の壁肥厚が疑われるが，気管支鏡検査の情報がないと病変の指摘は困難である。

図2　結節型早期肺癌
70歳台，男性。
喀痰細胞診で異常を指摘された。左B³a/b分岐部に隆起性病変を認め（→），気管支鏡検査で扁平上皮癌と診断された。

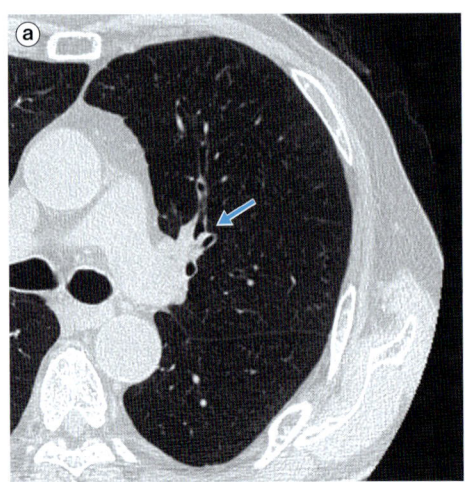

a：単純CT肺野条件　　b：同冠状断像

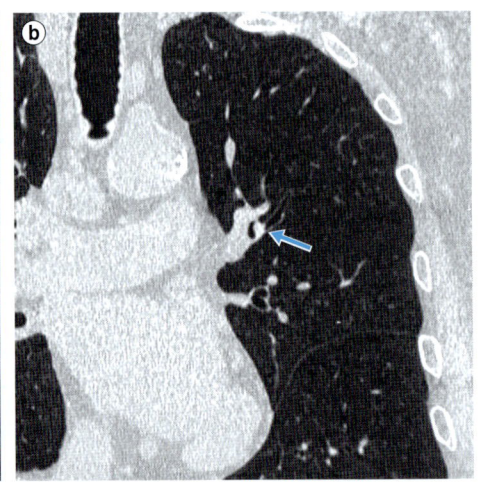

図3　ポリープ型早期肺癌
60歳台，男性。
右B$^{1/3}$分岐部に気管支内腔にポリープ状に発育する隆起性病変を認め（→），扁平上皮癌と診断された。

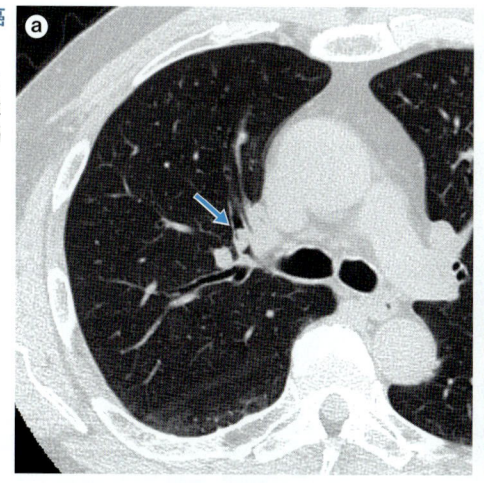

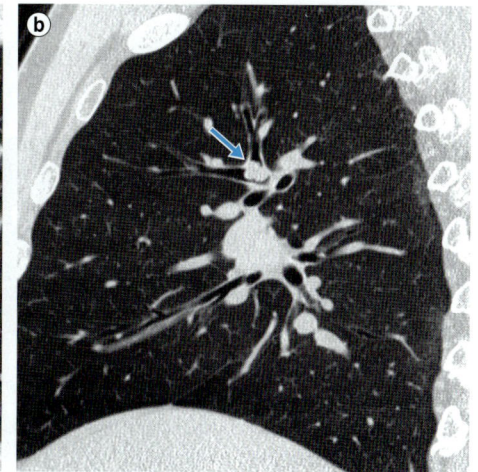

a：単純CT肺野条件　　b：同矢状断像

非早期肺癌

肺門部非早期肺癌では画像診断が重要になってくる。腫瘍の増殖形態から，
①粘膜型（上皮層および上皮下層を破壊して増殖する。扁平上皮癌に多い）
②粘膜下型（粘膜下に浸潤増殖する。小細胞癌や腺癌などに多い）
③壁外型
に分類されている[1]。粘膜型でよく見られる気道内腔進展とそれに伴う二次所見，粘膜下型で見られる気道粘膜下進展の特徴，さらに腫瘍の深達進展による肺門・縦隔浸潤とに分けて解説する。

■気道内腔進展

粘膜型増殖では気道に壁肥厚や結節を形成し，気管支の狭窄や閉塞を生じて，閉塞性肺炎や無気肺，粘液栓，過膨張などのさまざまな二次変化を生じうる。すなわち，日常臨床でこれらの所見を認めた場合には，肺門部肺癌が原因になっている可能性も考え，必ず気管支内腔の観察を行う習慣をつける。また肺炎治療や喀痰の排出により，一時的に炎症や気道狭窄が改善することがあることも知っておかなければならない。実際に，肺炎を繰り返すことで初めて肺癌が発見されることもある。

無気肺と腫瘍との鑑別は腫瘍進展の評価に必要で，通常は造影CTで行う。腫瘍のほうが低吸収のため無気肺との境界が追えることが多いが，肺癌の増強効果は症例によって異なり，内部性状も均一から不均一までさまざまなため区別が難しいこともある。しかし，無気肺内では本来の肺構造が残存しているので，閉塞により分泌物が充満して棍棒状に拡張した気管支粘液栓（通常は低吸収）や，造影される肺動静脈（CT angiogram sign）が確認でき（図4），その周囲の正常肺実質は内部に腫瘍や感染がなければ均一に増強される。つまり末梢側から正常気管支・血管をたどっていけば，腫瘍の範囲がわかることが多い。また，ダイナミック撮影を行えば，肺血管や無気肺は腫瘍が造影されるより早期の肺動静相や肺実質相で造影されるのに対して，腫瘍は気管支動脈から血流を得るため大動脈相以降に造影される。両者の境界が明瞭になることがあり試みてよい（図5）。無気肺と腫瘍の鑑別にはMRIやPET（図6）も有用である。もちろん無気肺も時間が経過すれば肺動脈血流は低下して早期相での濃染が低下し，二

次性の肺炎や膿瘍形成，肺内転移などがあれば，造影CTやMRIで内部濃度が不均一になり，PETでも高集積を生じるので，総合的に判断しなければならない。

図4 扁平上皮癌による右下葉無気肺

50歳台，男性。
腫瘍と無気肺は等濃度であるが，粘液栓や肺動静脈の範囲から腫瘍の広がりが推測できる（→）。

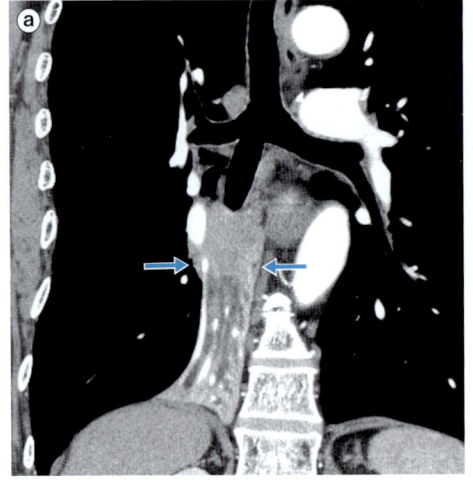

a：造影CT冠状断像

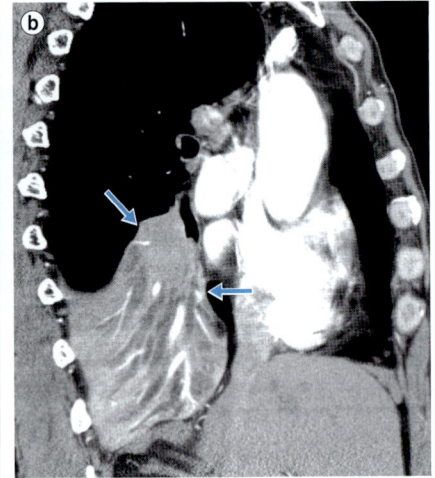

b：同矢状断像

図5 低分化腺癌による左主気管支閉塞に伴う左無気肺

70歳台，男性。
aでは濃染する無気肺とまだ造影されていない腫瘍とのコントラストがbより明瞭である（→）。

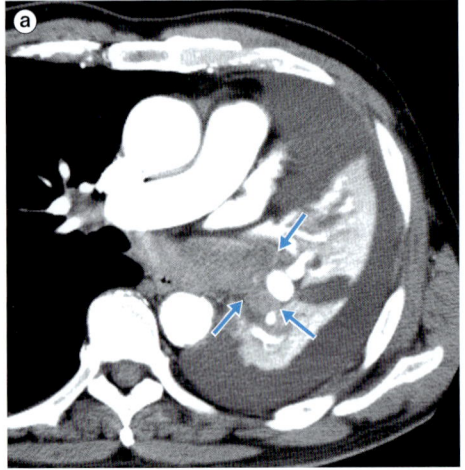

a：造影CT横断像早期相

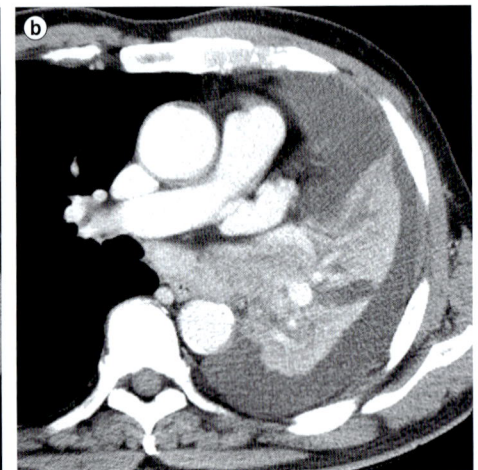

b：同後期相

図6 扁平上皮癌による左上葉無気肺

70歳台，男性。
aでは肺門部の腫瘍と粘液栓を伴った無気肺の境界が追えるが，bでも腫瘍に一致した高集積を認める（→）。

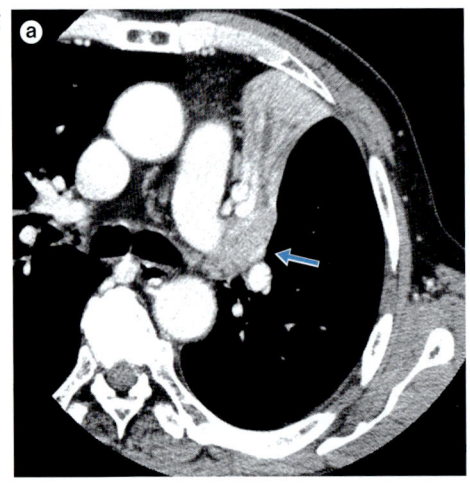

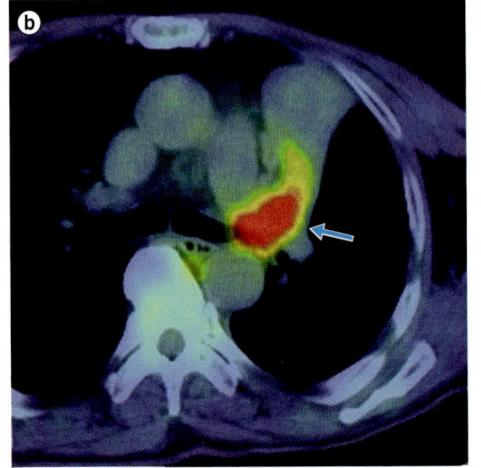

a：造影CT横断像

b：FDG-PET/CT

無気肺に陥らなくとも，気道に狭窄や閉塞があれば末梢に閉塞性肺炎などの二次変化を合併しうる．画像では通常の肺胞性肺炎と異なり**気管支透亮（air bronchogram）のない浸潤影や気管支粘液栓**が見られ，容積は減少する傾向にある（**図7**）．ときに気管支内腔にポリープ状に隆起した腫瘍がチェックバルブ機序をきたして，過膨張を生じることもある．

■**気道粘膜下進展**

粘膜下型増殖では腫瘍形成の程度は症例によって異なるが，**粘膜下を長軸方向に進展する傾向が強く**，ときに広範な広がりを示す（**図8**）．薄いスライス厚のCTや多断面再構成像（MPR像）で気管支壁肥厚の範囲を評価する必要があるが，実際には画像で異常所見が指摘できる範囲より腫瘍が広がっていることも多い．粘膜型と比べて閉塞性肺炎や無気肺の頻度は低いが，リンパ行性に進展しやすい．

肺門・縦隔の多発リンパ節転移を高頻度に合併し，肺野では癌性リンパ管症と二次変化との鑑別が問題になることもある．それには，気管支血管束や小葉間隔壁肥厚といった広義間質肥厚が主体か，粘液栓や細気管支拡張などの気道病変が主体かを参考にする．

図7 右肺門部の扁平上皮癌が右上葉枝を閉塞し，閉塞性肺炎を生じた症例
60歳台，男性．
S^3領域に気管支透亮像のない浸潤影（→）を認め，S^2領域に気管支壁肥厚や粘液栓（▶）を認める．

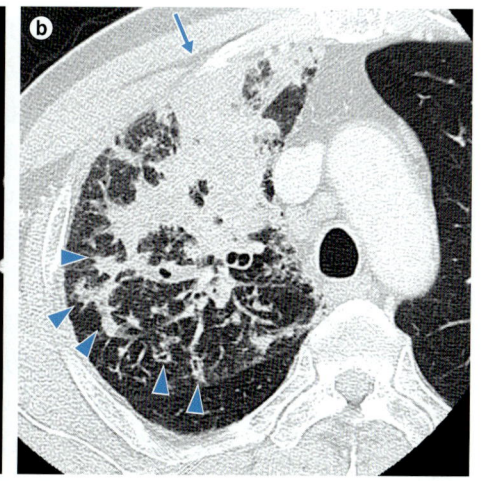

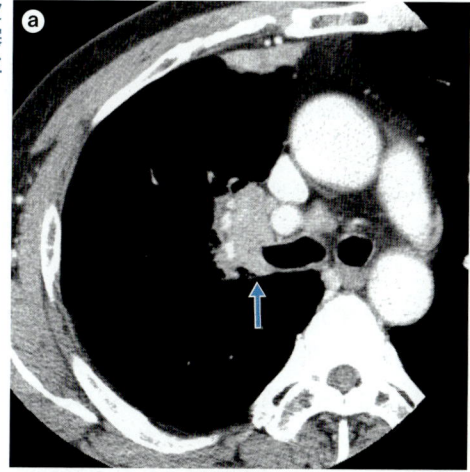

a：造影CT横断像縦隔条件　　b：同肺野条件

図8 左下葉の腺癌
70歳台，男性．
気管支粘膜下を長軸方向に進展している．気管支の狭窄を生じているが，気管支鏡でも可視範囲の粘膜面に腫瘍の露頭は指摘できなかった．末梢の無気肺は軽度のみである．

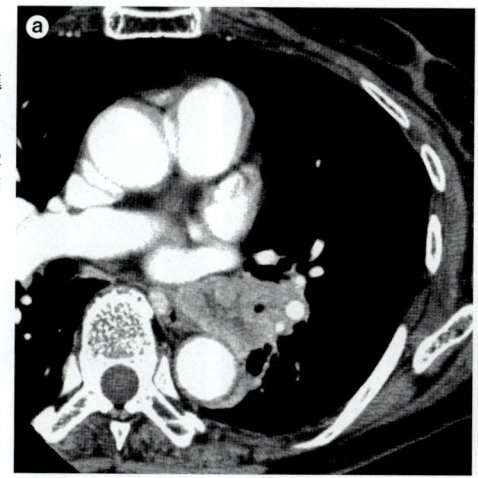

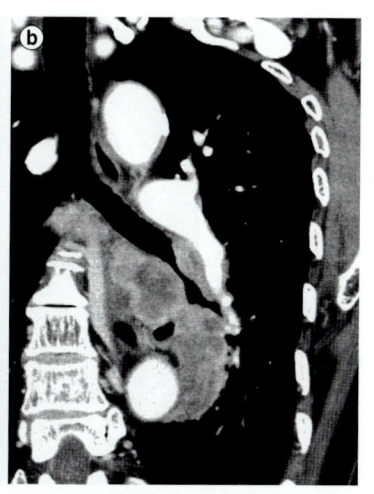

a：造影CT横断像　　b：同冠状断像

> **ここが 勘ドコロ**
> - 肺門部早期肺癌は画像での指摘が難しいが，気管支の限局性壁肥厚やわずかな隆起性病変を探す。
> - 腫瘍が気道内で増大することで呼吸器症状や閉塞性肺炎，無気肺を生じ，それらの二次所見から肺癌が発見されることが多い。
> - 気管支透亮像のない浸潤影，粘液栓が二次変化の典型像である。

■肺門，縦隔浸潤

肺癌が肺門方向に増大すれば，中枢側気管支や大血管，縦隔臓器との関係，浸潤の有無を診断する。

縦隔胸膜に接している場合，胸膜へ浸潤すればT3，胸膜を越えて縦隔脂肪へ浸潤すればT4となる。画像では胸膜の層構造は描出できないので胸膜浸潤の有無は診断が難しいが，縦隔脂肪組織までの浸潤と診断できれば，T4といえども手術適応がある。

肺門・縦隔臓器への浸潤の有無は，腫瘍と気管支，血管を含む正常構造との接触の程度や変形の程度などにより総合的に判断する。浸潤を疑う項目としては，従来から，

①腫瘍との間に介在する脂肪層の消失

②腫瘍との広範な接触，壁構造の消失

③腫瘍による圧排や変形，内腔突出

④胸膜・心膜肥厚

などが挙げられているが，その診断能は60〜70％程度にすぎない[2〜4]。機器が進歩した現在もそれほど変化していないが，日常臨床ではそれらを参考にしているのが現状である。

実際の読影手順を示す。まず介在する脂肪組織が保たれていれば浸潤はないと診断できる（図9）。一方，脂肪層が消失している場合は，浸潤があるのか単に接しているのみか区別はできない。次に血管や気道などの内腔への突出があれば浸潤の可能性が高い（図10）。なければ次は変形の有無を見て，大動脈や気管など壁が硬い構造が著しく変形していれば浸潤を疑う。一方，上大静脈や肺動静脈は圧排のみでも容易に変形す

2) Herman S, et al : Mediastinal invasion by bronchogenic carcinoma : CT sign. Radiology, 190 : 841-846, 1994.
3) Murata K, et al : Chest wall and mediastinal invasion by lung cancer : Evaluation with multisection expiratory dynamic CT. Radiology, 191 : 251-255, 1994.
4) Takahashi M, et al : Hilar and mediastinal invasion of bronchogenic carcinoma : evaluation by thin-section electron-beam computed tomography. J Thorac Imaging, 12 : 195-199, 1997.

図9　大細胞神経内分泌癌（large cell neuroendocrine carcinoma）

70歳台，女性。

右上葉枝を閉塞する4cm大の腫瘍を認めるが，上大静脈との間にはわずかに脂肪層が介在し（→），浸潤は否定的である。組織学的に胸膜浸潤はなく，上大静脈や肺動脈本幹および下葉枝への浸潤がないことが確認された（pT2）。

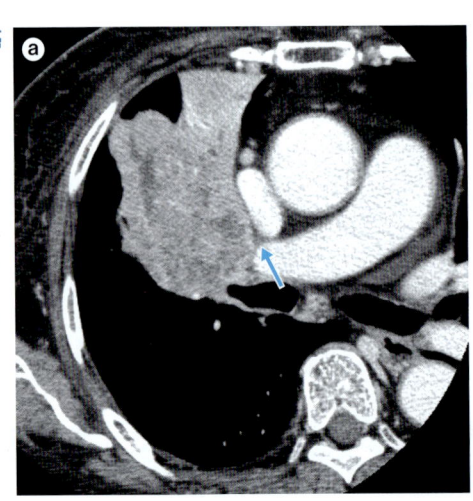

a：造影CT横断像　　b：同冠状断像

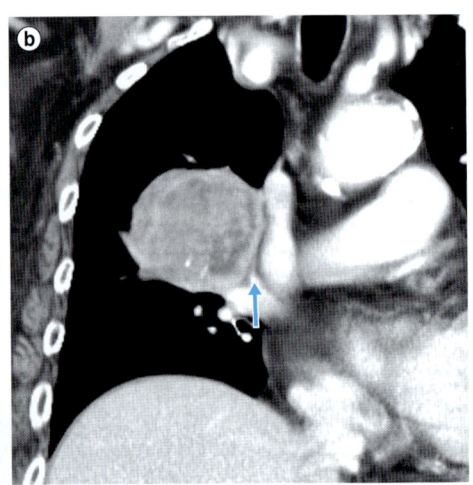

るため過大評価してはいけない（図11）。しかしながら，実際の臨床では腫瘍が正常構造に接しているものの，上記のような診断能の高い所見がないことが多く，腫瘍と臓器の接触の程度で推測することになる。3/4周以上取り囲んでいれば浸潤している可能性が高いとされているが，そこまで接していることは少なく，1/2周以上で浸潤疑いとするものが多い[2]。ただし，あくまでも目安であり，腫瘍が浸潤性発育なのか圧排性発育なのか，腫瘍が接しているのか二次変化が接触しているのか（図12），なども踏まえて総合的に判断することが重要である。

図10　扁平上皮癌
60歳台，男性。

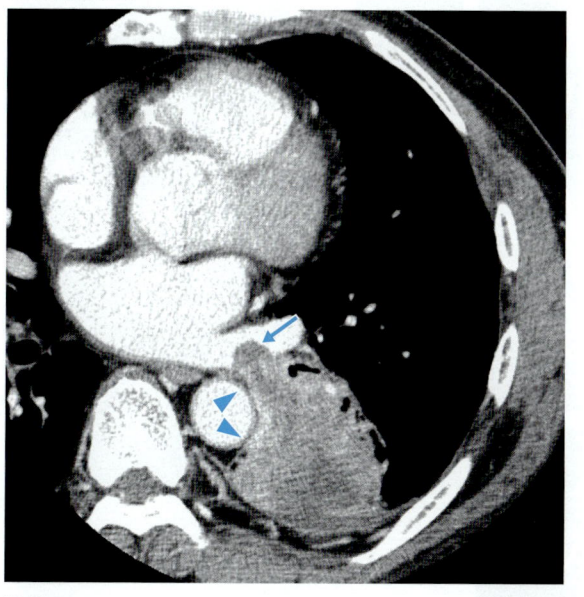

造影CT
右下葉肺門部の腫瘍は下肺静脈内腔へ突出している（→）。大動脈とは1/4周程度接するものの境界明瞭である（▶）。手術（左肺全摘術，左房合併切除）を行い，心嚢内肺静脈浸潤を認め，大動脈浸潤のないことが確認された（pT4）。

図11　多形癌（pleomorphic carcinoma）
70歳台，男性。

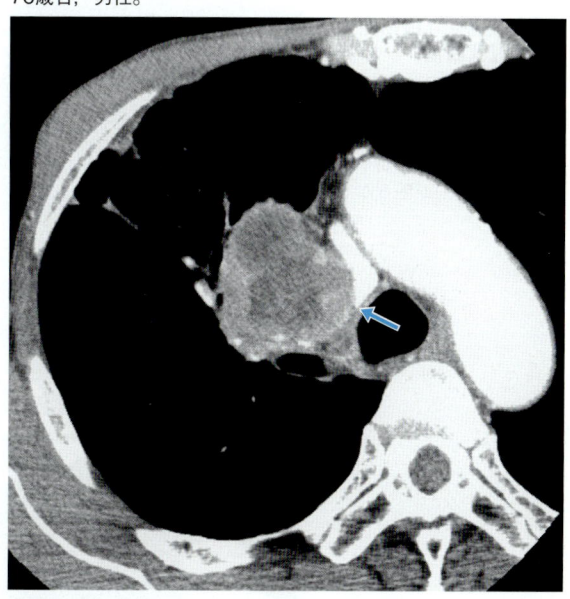

造影CT
縦隔脂肪織内への腫瘍浸潤が疑われ，上大静脈とも広く接し，変形を伴う（→）。手術（右上葉切除術，奇静脈合併切除）で縦隔脂肪織への浸潤が確認されたが，上大静脈浸潤はなかった（pT4）。

図12　扁平上皮癌
60歳台，男性。

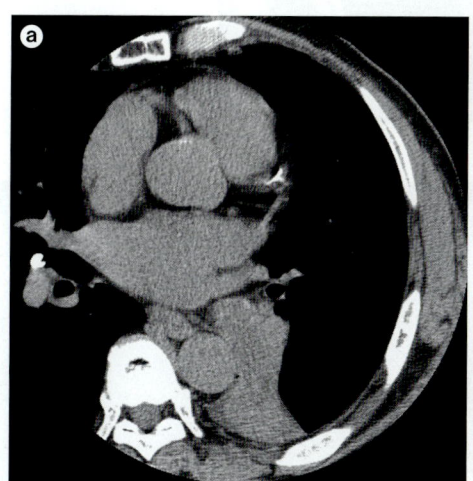

a：単純CT
軟部濃度腫瘤が大動脈に1/2周近く接している。

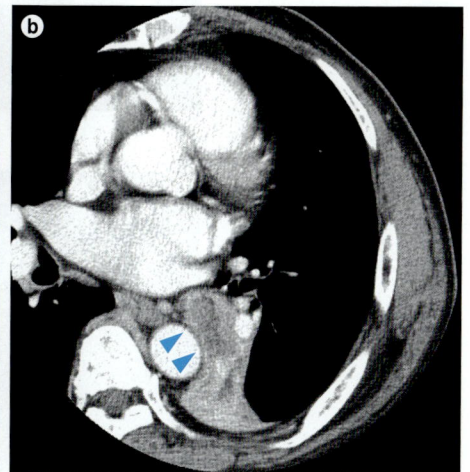

b：造影CT
無気肺より軽度低吸収を呈する腫瘍は1/4周以下の接触（▶）であり，病理学的にも浸潤は認めなかった（pT2）。

6) Higashino T, et al : Thin-section multiplanar reformats from multidetector-row CT data: utility for assessment of regional tumor extent in non-small cell lung cancer. Eur J Radiol, 56 : 48-55, 2005.

また横断像だけでなく，MPR像を加えた多方向からの観察も有用である(**図13**)[6]。上下方向への進展は横断像ではスライス面と平行なため評価がしにくく，縦断像のほうが正確に評価しやすい。さらに吸気呼気撮影，シネ撮影で動きの有無を見ることも有用である。**呼吸運動で位置関係が変化すれば浸潤がないといえる**(**図14**)ので，治療方針に影響するなら試みてよい。ただし動きがない場合は，浸潤があるのか，癒着のみで浸潤がないのかは区別できない。

図13 扁平上皮癌
70歳台，男性。
a，b：造影CT横断像，c：同冠状断像
a，bで縦隔脂肪織や肺動脈への浸潤が疑われるが，cでは腫瘍の進展範囲が明瞭で，大動脈下での縦隔浸潤や左肺動脈の狭窄(→)が明らかである。

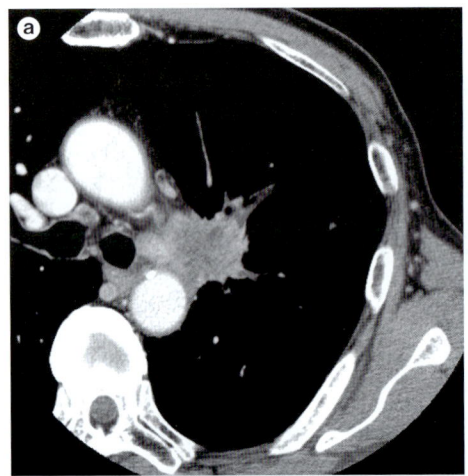

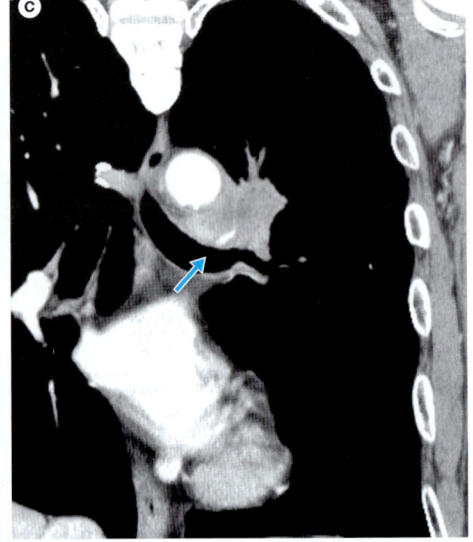

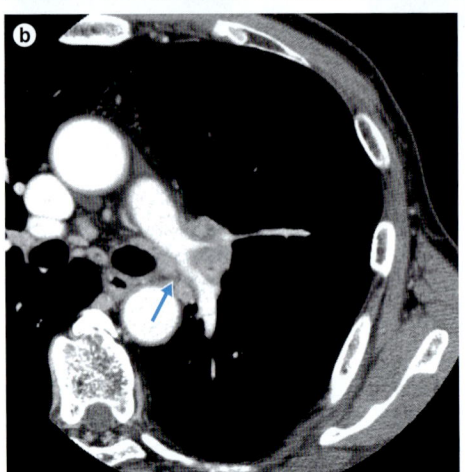

図14 腺癌
70歳台，男性。
腫瘍は大動脈に接していたが，aとbで大動脈との位置関係が変化していることがわかり，浸潤はないと診断し，手術で確認された。

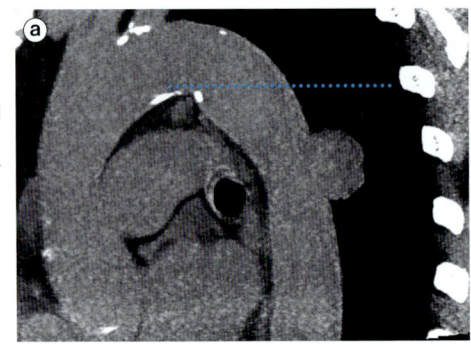

a：単純CT吸気相　　　　b：同呼気相

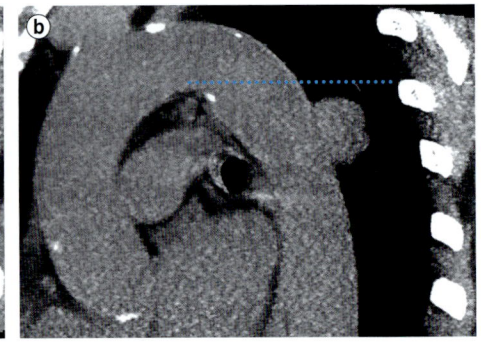

(天理よろづ相談所病院のご厚意による)

ここが勘ドコロ

- 縦隔臓器への浸潤の有無は，診断能の高い所見を探して総合的に推測する。
- 介在する脂肪組織が保たれていれば浸潤はない。
- 血管や気道の内腔への突出があれば浸潤が強く疑われる。
- 著しい変形や壁構造の不明瞭化，広範な接触(1/2周以上)も浸潤を疑う。

おわりに

　腫瘍の病期診断は治療法，予後に影響するので非常に重要である。最近のMDCTでは正常構造と腫瘍の接触形態を任意の方向から詳細に観察できるようになったものの，現在のCTの分解能でも組織の壁構造までは描出できず，微小浸潤の有無はやはり不可能である。これは画像と病理組織では見ているもののスケールが異なるからで，ミクロレベルの浸潤は診断できないことも理解しておく必要がある。診断に迷ったときは病期の小さいほうの診断を選ぶという原則に基づいて，手術の機会を逸しないなど治療選択の制限をしないことも必要である。客観的に確診度の高い所見を丁寧に拾い上げたい。

16 第3章 各種病態の画像診断

楠本昌彦

肺癌ステージングのABC

はじめに

　肺癌と診断されると治療方針決定のために病期診断が重要である。病期診断には治療計画の設定のみならず，予後の推定，治療効果の評価などに加え，施設間の情報共有などの目的がある。肺癌の病期診断に対する画像診断の役割は大きく，特にCTが中心的な役割を果たす。肺門部の比較的太い気管支に発生する肺癌では，気管支鏡による評価が重要であるが，それ以外の末梢側に発生する肺癌や，肺門部肺癌でも末梢側への進展の程度の評価には画像診断による評価が必須である。

　本稿では，新しいUICC[*1]（第7版）によるTNM分類と，それに基づいて改訂された日本肺癌学会の『肺癌取扱い規約（第7版）』の新しい病期分類に従って，画像による臨床病期診断の実際と注意点や"勘ドコロ"について解説する。

用語アラカルト

*1 UICC

"Cancrum"の頭字語で"国際対がん連合"のことである。英語では"Union for International Cancer Control"と訳される。世界的広がりをもつ民間対癌運動組織で，1933年の結成以来すでに80年近い歴史がある。非政府非営利組織でジュネーブに本部があり，少数のスタッフ以外はボランティアとして活動している。日本にも委員会がある。

これは必読！

1) UICC：TNM classification of malignant tumors. Seventh edition. Wiley-Blackwell, New York, 2009.

2) 日本肺癌学会編：肺癌取扱い規約，改訂第7版．金原出版，東京，2010.

3) Frank C, et al：The New Lung Cancer Staging System. CHEST, 136：260-271, 2009.

肺癌の新しいTNM分類のT因子の主な改訂点について

　肺癌と診断されると治療方針決定のために病期診断が重要である。病期診断には治療計画の設定のみならず，予後の推定，治療効果の評価などに加え，施設間の情報共有などの目的がある。TNM分類には，治療前に得られた臨床情報から病変の広がりを評価するTNM臨床分類（TNMまたはcTNM）と，治療前に得られた証拠に病理学的検査を追加して得られたTNM病理学的分類（pTNM）の2種類がある。したがって画像による病期診断とは，このうちのTNM臨床分類を評価する情報として用いる。

　UICCによる肺癌TNM分類は，2009年に第7版が出版され，2010年より運用が開始された[1]。今回のUICCの改訂に準じて，日本肺癌学会でも2010年11月に新たな『肺癌取扱い規約（第7版）』が発刊された[2]（**表1，図1**）。

ここが 勘ドコロ

● 第6版から第7版の主な変更点は，

①T因子が細分化され，T1→T1a, T1b, T2→T2a, T2bとなり，7cmを超える腫瘍はT2→T3となる。

②肺内結節は同一肺葉内がT4→T3へ，同側他肺葉はM1→T4へ，対側肺はM1→M1aとなる。

③胸膜播種，悪性胸水，心嚢水はT4→M1a，遠隔転移はM1→M1bとなる。

● またこれに伴って病期分類も変更された。

第3章・16 肺癌ステージングのABC

表1　TNM分類（2009年）

a：TNM臨床分類（cTNM）

T－原発腫瘍

- TX　原発腫瘍の存在が判定できない。あるいは，喀痰または気管支洗浄液細胞診でのみ陽性で画像診断や気管支鏡では観察できない
- T0　原発腫瘍を認めない
- Tis　上皮内癌（carcinoma in situ）
- T1　腫瘍最大径≦3cm，肺が臓側胸膜に覆われている。葉気管支より中枢への浸潤が気管支鏡上なし（すなわち主気管支に及んでいない）
    - T1a　腫瘍最大径≦2cm
    - T1b　腫瘍最大径＞2cmでかつ≦3cm
- T2　腫瘍最大径＞3cmでかつ≦7cm，または腫瘍最大径≦3cmでも以下のいずれかであるもの（T2a）
    - ・主気管支に及ぶが気管支分岐部より≦2cm離れている
    - ・臓側胸膜に浸潤
    - ・肺門まで連続する無気肺か閉塞性肺炎があるが一側肺全体には及んでいない
    - T2a　腫瘍最大径＞3cmでかつ≦5cm，あるいは≦3cmで胸膜浸潤あり（PL1，PL2，葉間の場合はPL3）
    - T2b　腫瘍最大径＞5cmでかつ≦7cm
- T3　最大径＞7cmの腫瘍；胸壁（superior sulcus tumorを含む），横隔膜，横隔神経，縦隔胸膜，心嚢のいずれかに浸潤
  分岐部より2cm未満の主気管支に及ぶが分岐部には及ばない
  一側肺に及ぶ無気肺や閉塞性肺炎
  同一葉内の不連続な副腫瘍結節
- T4　大きさを問わず縦隔，心臓，大血管，気管，反回神経，食道，椎体，気管分岐部への浸潤，あるいは同側の異なった肺葉内の副腫瘍結節

N－所属リンパ節

- NX　所属リンパ節評価不能
- N0　所属リンパ節転移なし
- N1　同側の気管支周囲かつ/または同側肺門，肺内リンパ節への転移で原発腫瘍の直接浸潤を含める
- N2　同側縦隔かつ/または気管分岐部リンパ節への転移
- N3　対側縦隔，対側肺門，同側あるいは対側の前斜角筋，鎖骨上窩リンパ節への転移

M－遠隔転移

- MX　遠隔転移評価不能
- M0　遠隔転移なし
- M1　遠隔転移がある
    - M1a　対側肺内の副腫瘍結節，胸膜結節，悪性胸水（同側，対側），悪性心嚢水
    - M1b　他臓器への遠隔転移がある

  M1は転移臓器によって以下のように記載する。

肺	PUL	骨盤	MAR
骨	OSS	胸膜	PLE
肝	HEP	腹膜	PER
脳	BRA	副腎	ADR
リンパ節	LYM	皮膚	SKI
その他	OTH		

b：病期分類

潜伏癌	TX	N0	M0
0期	Tis	N0	M0
ⅠA期	T1aまたはT1b	N0	M0
ⅠB期	T2a	N0	M0
ⅡA期	T1aまたはT1b	N1	M0
	T2a	N1	M0
	T2b	N0	M0
ⅡB期	T2b	N1	M0
	T3	N0	M0
ⅢA期	T1aまたはT1b	N2	M0
	T2aまたはT2b	N2	M0
	T3	N2	M0
	T3	N1	M0
	T4	N0	M0
	T4	N1	M0
ⅢB期	Any T	N3	M0
	T4	N2	M0
Ⅳ期	Any T	Any N	M1aまたはM1b

（文献2より許可を得て転載）

図1 肺癌病期分類

T3 >7：7cmを超える腫瘍最大径
T3 Inv：胸壁，横隔膜，横隔神経，縦隔胸膜，壁側胸膜・心膜への直接浸潤
T3 Centr：腫瘍が分岐部より2cm未満にあるが分岐部には及ばない
T3 Satell：同一肺葉内の副腫瘍結節
T4 Inv：大きさにかかわらず心臓，大血管，気管，反回神経，食道，椎体，気管分岐部への直接浸潤
T4 Ipsi Nod：同側の異なった肺葉の副腫瘍結節
M1a Contr Nod：対側肺の副腫瘍結節
M1a Pl Dissem：胸膜結節あるいは悪性胸膜播種

（文献3より許可を得て転載一部改変）

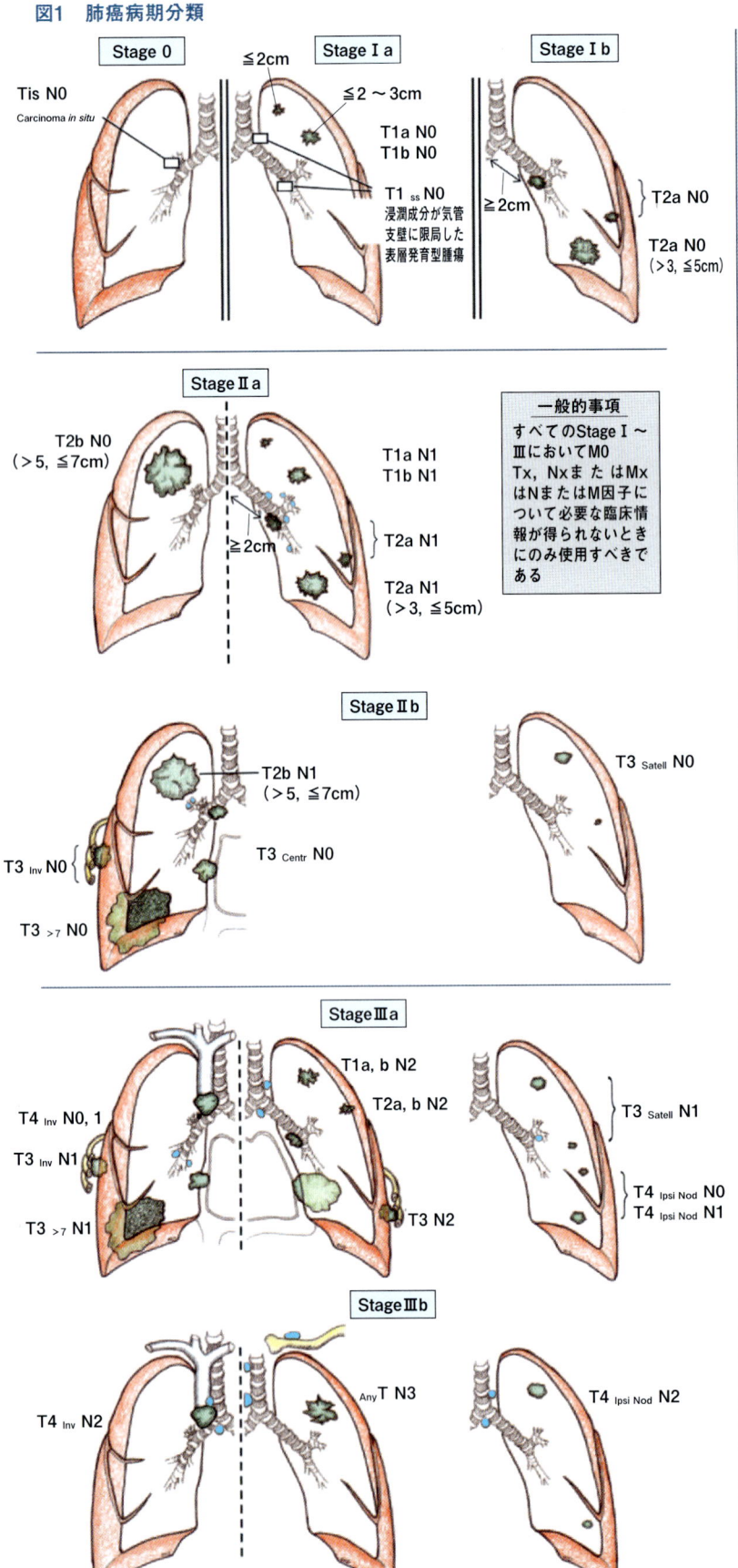

これまでT因子の大きさは，最大径3cmを境に区切られていたが，今回の改訂で最大径が2，3，5，7cmの4つの大きさで区切られるように細分化された。

T1は腫瘍最大径3cm以下で，肺か臓側胸膜に覆われていて葉気管支より中枢への浸潤が気管支鏡上ないもの，すなわち主気管支に及んでいないものというのは従来と同じであるが，T1を細分化し腫瘍最大径2cm以下のものをT1a，最大径が2cmを超えかつ3cm以下のものをT1bとするように定められた。

T2は腫瘍最大径3cmを超えて7cm以下のもので，また，
①主気管支に及ぶが気管分岐部より2cm以上離れている
②臓側胸膜に浸潤
③肺門まで連続する無気肺か閉塞性肺炎があるが一側肺全体には及んでいない
の3つのうちのいずれかを満たすものであると決められた。さらにT2を細分化し腫瘍最大径3cmを超えて5cm以下のもの，あるいは3cm以下のものでも胸膜浸潤が見られるものをT2a，最大径が5cmを超え，かつ7cm以下のものをT2bとするように定められた。

T3は腫瘍最大径7cmを超えるものか，従来どおり大きさとは無関係に隣接臓器，胸壁（superior sulcus tumorを含む），横隔膜，横隔神経，縦隔胸膜，心囊のいずれかに直接浸潤する腫瘍を指す。さらに分岐部より2cm未満の主気管支に及ぶが，分岐部には及ばないもの，一側肺に及ぶ無気肺や閉塞性肺炎を合併するもの，同一葉内の不連続な腫瘍結節（同一葉内の肺内転移）も含む。

T4は，大きさと無関係に縦隔，心臓，大血管，気管，反回神経，食道，椎体，気管分岐部に浸潤する腫瘍という点は従来と同様であるが，今回から同側の異なった肺葉への腫瘍結節（肺内転移）を有するものもT4とされることになった。またここでいう大血管とは，大動脈，上大静脈，下大静脈，主肺動脈（肺動脈幹），心膜内部における左右の肺動脈と上下肺静脈，鎖骨下動静脈，腕頭動静脈，左総頸動脈とすることが『肺癌取扱い規約』の補足で規定されている[2]。

Point advice　腫瘍の大きさについて

腫瘍の大きさはT因子を考えるうえで重要な要素であるが，一見簡単に見えて難しい問題を含んでいる。腫瘍の真の大きさはどのようにして測られるべきものかは，回答に窮する。画像上は，高分解能CTで測定するのが最も正確であろうということで，3cm以下の結節については，2mm厚以下の薄層の高分解能CTの肺野条件で腫瘍最大径を測定することを推奨するように『肺癌取扱い規約』（第7版）で定めたが，それ以外の原発巣については測定方法を定めることに一致した意見が見出せなかった。それは外科系の医師が主に肺野条件を用いて大きさを計測しているのに対して，内科系の医師が主に縦隔条件を用いて大きさを計測していることが最大の理由である。

T因子－原発巣の大きさの測定について

　T因子を決めるうえで，腫瘍最大径の測定は重要であるが，臨床病期の決定は，気管支内腔などに留まる肺癌などを除いて，基本的に画像で腫瘍の大きさを測定することになるが，どの画像のどのような撮影条件のものを用いてどのように測定するか，ということに触れられていない。

　そこで日本肺癌学会では『肺癌取扱い規約』(第7版)で，わが国の内規として，原発巣の辺縁が全周性に追える結節型(腫瘍最大径が3cm以下)のものについては，2mm厚以下の薄層の高分解能CTの肺野条件で，腫瘍最大径を測定することを推奨している[2]。この際には，無気肺や閉塞性肺炎の部分，腫瘍末梢の肺虚脱の部分，スピクラの線状影の部分を省いて腫瘍自体の最大径を測定し(図2)，肺胞上皮置換型(lepidic growth)を示す肺腺癌では，腫瘍の進展と推定される辺縁部のすりガラス陰影の部分を含めて測定するのが一般的であろう(図3)。腫瘍の最大径については，通常は腫瘍が最も大きく描出されているCT断面での最大径を求めることが通常であるが，ときに体軸方向(頭尾方向)に細長い腫瘍があるので，この際はMPR像などを作成して測定することが望まれる(図4)。

　また原発巣と肺門リンパ節が一塊となり，原発巣と転移リンパ節との区別ができない場合などは，これらを含めて一括して原発巣として測定する(図5)。原発巣が結節状の場合は，CTの肺野条件で測定するのが推奨されるが，無気肺や閉塞性肺炎，胸水貯留などが合併している場合は，造影CTの縦隔条件で，できる限り正確な原発巣の大きさを測定するのが実際的であると思われる。

図2　腫瘍の最大径の測定

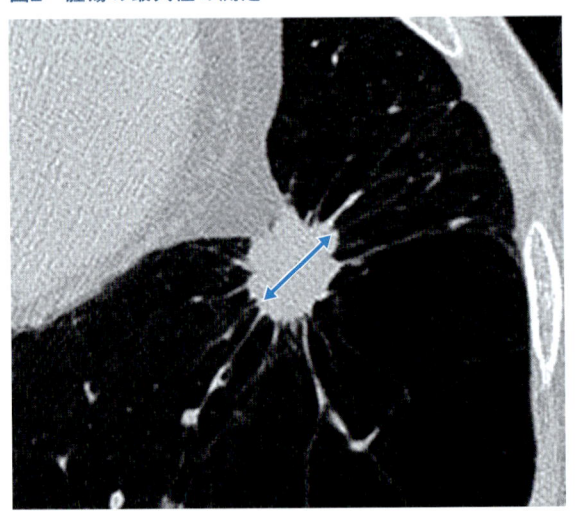

HRCT
結節から連続するやや長い線状影やスピクラは省いて測定する。

図3　腫瘍の最大径の測定

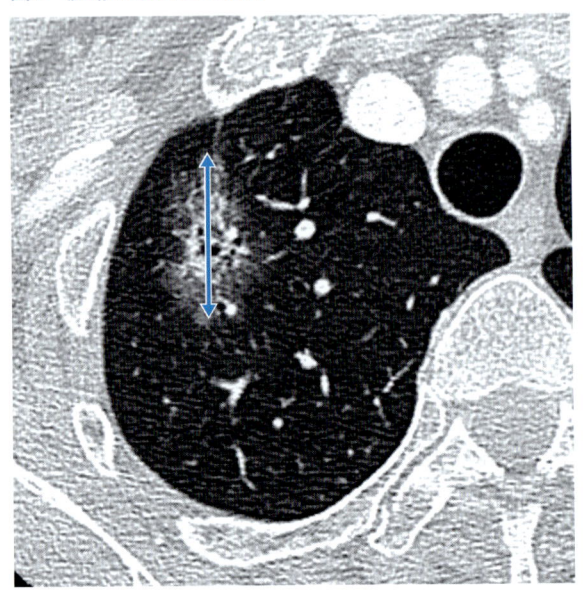

HRCT
高分化腺癌で，腫瘍の進展と思われるすりガラス陰影を含んで測定する。

図4 細長い腫瘍の最大径の測定

頭尾方向などに細長い形状の腫瘍は，横断像(a)だけでなく矢状断像(b)などを用いて，頭尾方向の長さを測定する。横断像では2.3cmであったが，矢状断像では3.8cmとなり，T1bでなくT2aと診断する。

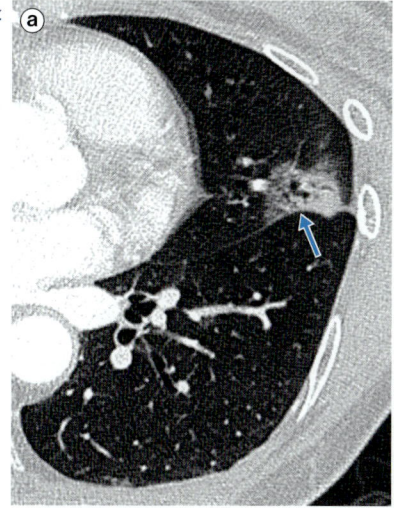

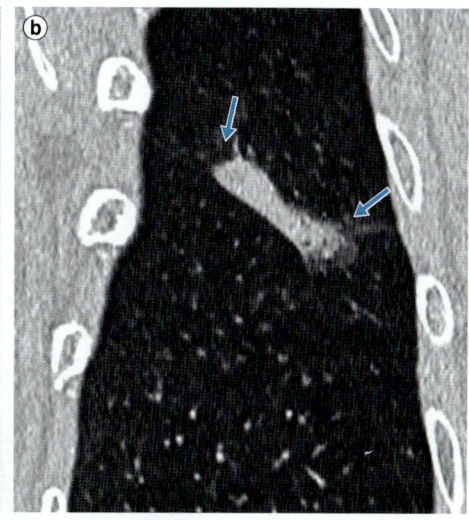

a：HRCT　　b：矢状断MPR像

図5 リンパ節と一塊になった腫瘍の最大径の測定

造影CT

右肺上葉肺門側の腫瘍が#10や#12の門リンパ節と一塊になっており，原発巣とこれら肺門リンパ節を一塊として最大径を測定する。ちなみにこの場合は，N1となる。

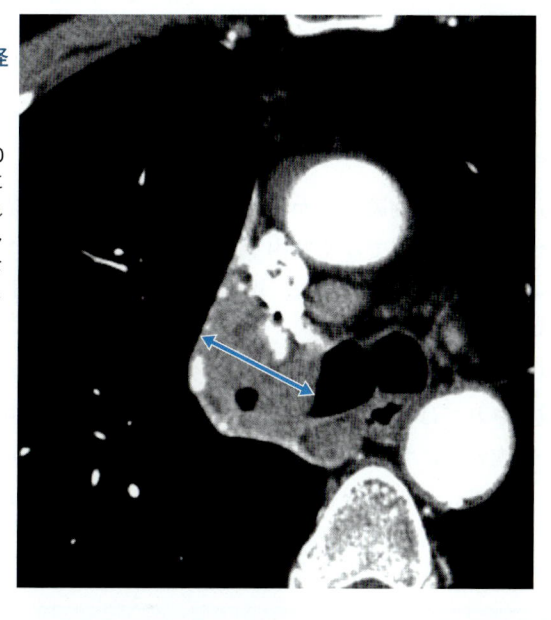

T因子－肺内転移の診断

今回の改訂により，肺内転移の存在部位によってT3，T4，M1aと3つのカテゴリーに分類されることになった（図1参照）。同一葉内の不連続な腫瘍結節（同一葉内の肺内転移）をT3，同側の異なった肺葉への腫瘍結節（同側のほかの肺葉への肺内転移）を有するものをT4，対側肺内の副腫瘍結節（肺内転移）は，胸膜播種や悪性胸水と同様のM1aに分類されることになった。

肺内転移の画像診断については，多発肺転移の場合を除いて診断に難渋する場合が多い。同一肺葉内やほかの肺葉内に小結節が見られても，それが悪性腫瘍結節かどうか，さらには主腫瘍と同じ組織型であるか，二重癌を除外できるか，といった問題が常にある。同一肺葉内転移に関しては，主腫瘍が悪性の診断が明らかで，その同一肺葉内にも悪性を疑う主腫瘍より小さい結節が見られた場合にT3と診断できる（図6）。ただ

図6 同一肺葉内転移のある肺癌

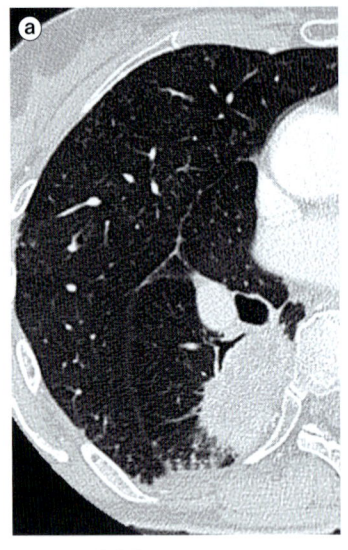

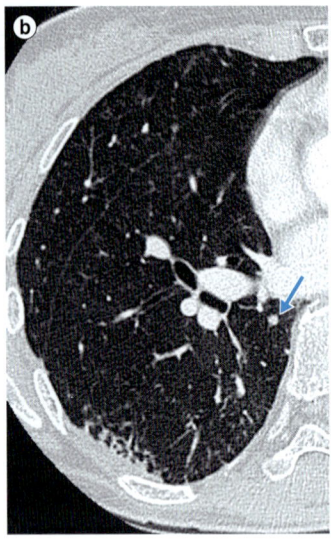

a, b：HRCT
右肺下葉に境界明瞭な結節影を認める(a)。その尾側に大きさ約4mm大の小結節があり(→)，同一肺葉内転移(T3)と診断した。病理標本でも確認された。

図7 同一肺葉内に癌性リンパ管症を伴った肺腺癌

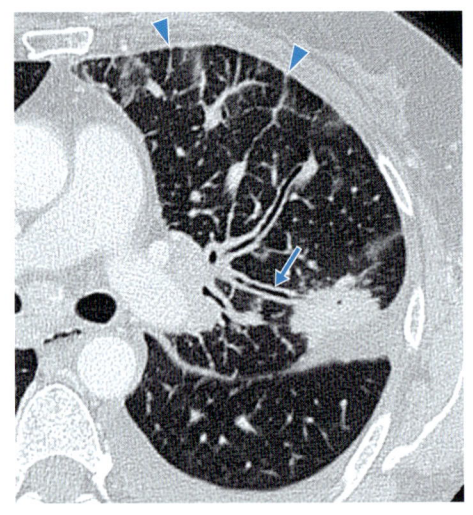

HRCT
左肺上葉に原発巣が見られ，腫瘍とは非連続に上葉内側部の小葉間隔壁の肥厚像が見られ(▶)，気管支壁の肥厚も見られる(→)。同一肺葉内の癌性リンパ管症(T3)と診断した。

4) Oshiro Y, et al : Intrapulmonary lymph nodes : thin-section CT features of 19 nodules. J Comput Assist Tomogr, 26 : 553-557, 2002.

し，中葉あるいは下葉の胸膜直下から1cm以内に見られる境界明瞭で辺縁平滑な小結節などの場合は，肺内転移でなく肺内リンパ節であることも多く，小結節の存在のみでむやみにT4の診断をくだすことは，患者の治療選択を制限することにもなりかねず，慎重な診断が必要である[4]。

癌性リンパ管症については，これまで病期分類上には規定されず，また今回のUICCの改訂でも規定されてはいない。そこで，『肺癌取扱い規約』(第7版)ではわが国の国内規定として，肺内転移に準じて，原発巣と非連続で同一葉内のみに見られるものをT3，同側の異なった肺葉に見られるものをT4，対側肺内に見られるものはM1aに分類されることになった(図7)。

T因子―胸壁浸潤，胸膜浸潤，横隔膜浸潤

肺癌の胸壁浸潤を示唆するCT所見としては，
①肋骨の破壊または胸壁内の腫瘤形成
②壁側胸膜外脂肪層の消失
③腫瘍に接した胸膜の肥厚
④腫瘍が胸膜に接する角度が鈍角
⑤腫瘍と胸壁の接触が3cm以上

5) Pennes DR, et al : Chest wall invasion by lung cancer : limitation of CT evaluation. AJR Am J Roentgenol, 144 : 507-511, 1985.
6) Glazer HS, et al : Pleural and chest wall invasion in brochogenic carcinoma : CT evaluation. Radiology, 157 : 191-194, 1985.
7) Pearlberg JL, et al : Limitation of CT in evaluation of neoplasms involving chest wall. J Comput Assisst Tomgr, 11 : 290-293, 1987.

などがある[5〜7]。これらの所見のうち，①は特異性が高いが，②〜⑤までの所見については，報告者によってかなりのばらつきが見られ，これらの所見のみでは診断の信頼性には問題が残る。

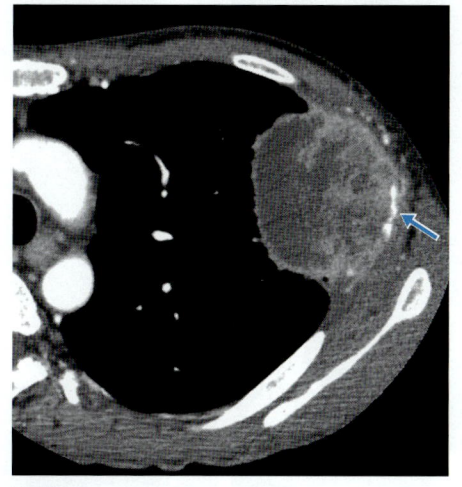

図8　胸壁浸潤のある肺癌　　　　　　　図9　胸壁浸潤のある肺癌

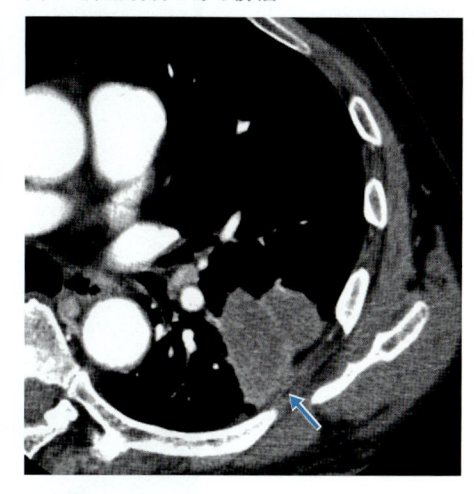

造影CT
左上葉に見られる腫瘍が胸壁内に進展し，肋骨の破壊像が見られる（→）。胸壁浸潤(T3)と診断できる。

造影CT
左下葉に見られる腫瘍が，胸壁内の脂肪織へ連続して進展している（→）。肋骨の破壊像は見られないが，手術で胸壁浸潤が確認された(T3)。

ここが勘ドコロ

- 確実に胸壁への浸潤を示す所見は，肋骨の破壊像である(図8)。
- 肋骨の破壊像が見られなくても，胸壁側の脂肪層あるいは肋間筋内にまで連続して腫瘤が見られる場合も，浸潤があると診断できる(図9)。
- また肋骨胸壁浸潤の疑われる部分に痛みを自覚している場合は，胸壁内への進展が見られる非常に特異度の高い所見である。

　TNM分類では，臓側胸膜浸潤があると大きさにかかわらずT2となる。すなわち癌組織が肉眼的に臓側胸膜表面に達している(PL1)，臓側胸膜表面に明らかに露出している(PL2)場合，また組織学的に臓側胸膜弾力板を越えているが，臓側胸膜表面に達していない(pl1)，臓側胸膜表面に達している(pl2)がこれに相当する。腫瘍径が3cm以下でPL1またはPL2の場合はT2aとなる。一方，癌組織が肉眼的に壁側胸膜を越えて，連続的に隣接臓器に及んでいる場合はPL3となって，T3となる[2,8](図1)。

　このような細かい胸膜浸潤の診断については，CTなど画像での診断は困難である。実際に胸膜自体が明瞭に観察できるのは，高分解能CTでの葉間胸膜のみである。葉間胸膜が腫瘍により陥入している所見が見られても，実際は胸膜を越えた浸潤は見られないことが多い。葉間胸膜を越えてほかの肺葉に進展していても，病期分類上はT2に留まり，T3ではない(図10)。また胸壁側への胸膜陥入像が見られる場合も，臓側胸膜が腫瘍に引き込まれているだけで，臓側胸膜を越えた浸潤は見られないことが通常である(図11)。

　肺癌で横隔膜浸潤が問題になる症例は，胸壁浸潤に比べて実際はかなり少ない。特に横隔膜はCT断面に対して斜めに走行する構造のため，画像での評価が難しい。しかし冠状断や矢状断のMPR像で再構成すると，腫瘍と横隔膜との関連がわかりやすくなり，診断に寄与することがある(図12)。横隔膜を越えて肝臓に直接浸潤がある場合はT4とする，と規定されている[2]。

8) Travis WD, et al : Visceral pleural invasion : pathologic criteria and use of elastic stains : proposal for the 7th edition of the TNM classification for lung cancer. J Thorac Oncol, 3 : 1384-1390, 2008.

図10 葉間を越えて進展する肺癌

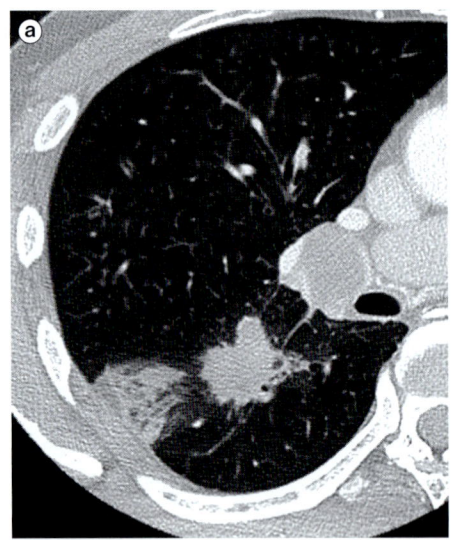

a：HRCT
右下葉に腫瘤が見られる。

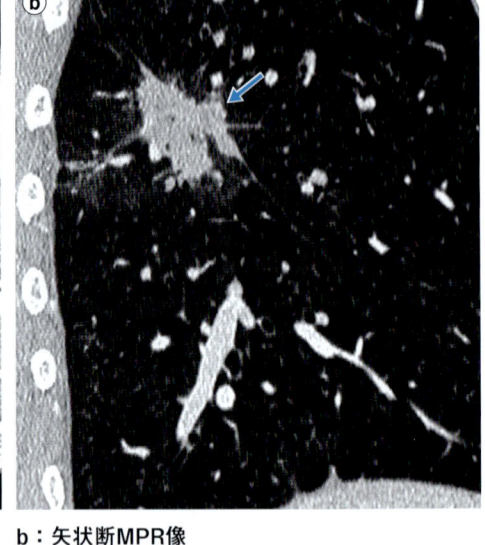

b：矢状断MPR像
腫瘍が上下葉間胸膜を越えて上葉に進展していることが明瞭に描出されている（→）。腫瘍が葉間の臓側胸膜を越えても大きさが7cm以下でほかの臓器に浸潤がないのでT2bに留まる。

図11 胸膜陥入像が見られる肺腺癌

HRCT
左上葉に腫瘍が見られ，胸壁の胸膜陥入像が見られる（→）。臓側胸膜が腫瘍に引き込まれているが，臓側胸膜を越えた浸潤は見られなかった。

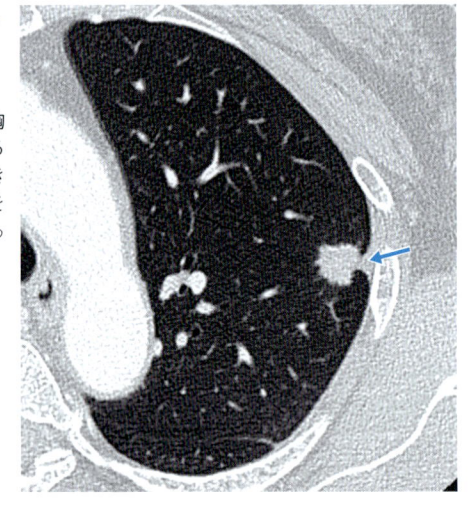

図12 横隔膜浸潤のある肺癌

a：造影CT
右下葉の腫瘍が広範に横隔膜に連続している。腫瘍が横隔膜を越えて，肝臓にきわめて近接している（→）。

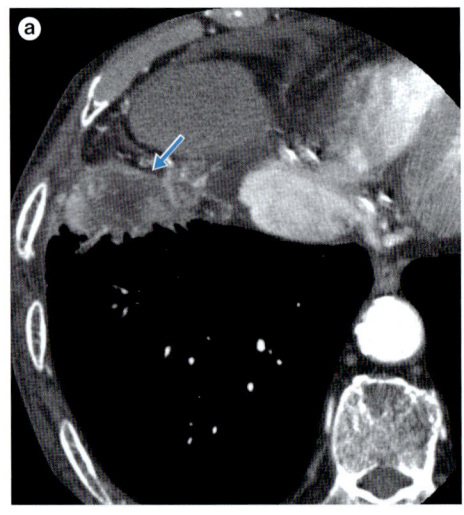

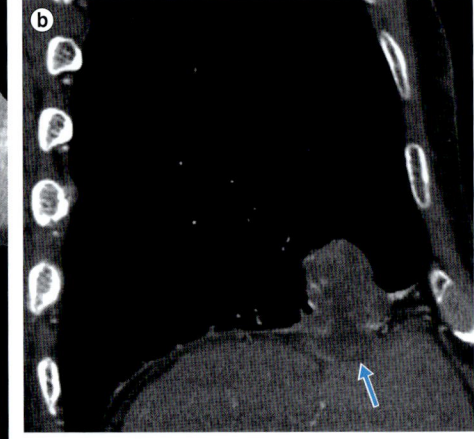

b：造影CT矢状断MRP像
腫瘍が横隔膜を越えて腹腔内へ進展していることが容易に診断できる。

T因子-縦隔浸潤

　縦隔浸潤の診断基準は(UICC分類では明確な記載がないが)，わが国では縦隔浸潤の診断は，一般に縦隔脂肪組織内への腫瘍の連続的な進展があり，縦隔脂肪組織が腫瘍に置換された所見で行われる。さらに大動脈や上大静脈などの大血管や気管支の高度な狭窄，および閉塞像も縦隔浸潤の所見となる。一方で腫瘍が単に縦隔に接しているだけでは縦隔浸潤と直ちに診断できず，縦隔浸潤が縦隔胸膜に留まる場合は，T3に分類され切除可能である。また縦隔脂肪組織に浸潤が見られても，大血管あるいは気管，気管支などの縦隔臓器まで進展せず，これらの輪郭の周囲に脂肪層を追跡できる場合は，T4に分類されるが切除可能であることが多い(図13)。

　UICC分類では，T4には「大血管への浸潤」とのみ規定されているが，『肺癌取扱い規約』では，大血管が定義されており，大動脈，上大静脈，下大静脈，主肺動脈(肺動脈幹)，心膜内部における左右の肺動脈，心膜内部における左右の上下肺静脈，鎖骨下動静脈を指すことが定められている[2]。

　縦隔浸潤など腫瘍の進展範囲診断にはCTの横断像のみならず，MPR像なども多用させて診断することで一般に診断精度が向上する[9,10](図14)。しかし大血管浸潤などの画像診断に際しては，浸潤の有無に苦慮することが多い。

　大動脈浸潤診断に関しては，
①腫瘍と縦隔胸膜や大血管の接触範囲が広範なこと
②縦隔胸膜および心膜の肥厚像
③血管壁の不鮮明化や圧排変形
④腫瘍と縦隔臓器との間の脂肪層の消失

などが，縦隔浸潤を示す所見として評価対象になっているが，これらは必ずしも信頼性が高いものではない[11]。偽陽性となる要因の1つに，腫瘍が大動脈に接していても粘液産生性腺癌などの高分化腺癌のように浸潤性の少ない腫瘍の場合があり，この場合は縦隔浸潤が見られないことが多い(図15, 16)。

9) Higashino T, et al : Thin-section multiplanar reformats from multidetctor-row CT data : utility for assessment of regional tumor extent in non-small cell lung cancer. Eur J Radiol, 56 : 48-55, 2005.
10) Chooi WK, et al : Multislice computed tomography in staging lung cancer : the role of multiplanar image reconstruction. J Comput Assist Tomogr, 29 : 357-360, 2005.
11) Herman SJ, et al : Mediastinal invasion by bronchogenic carcinoma : CT sings. Radiology, 190 : 841-846, 1994.

図13 縦隔脂肪浸潤例

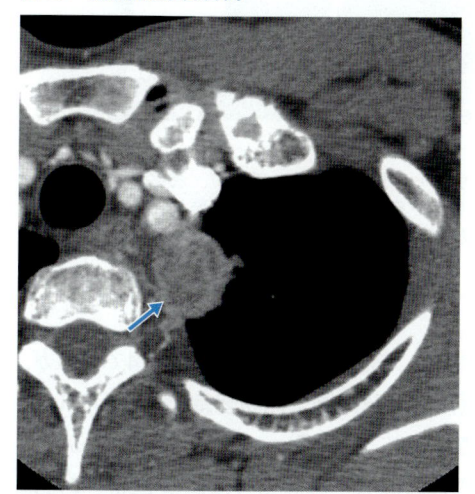

造影CT
左上葉の腫瘍が縦隔内に入り込むように進展している(→)。縦隔脂肪浸潤が見られたが(T4)，切除可能であった。

図14 大動脈浸潤例

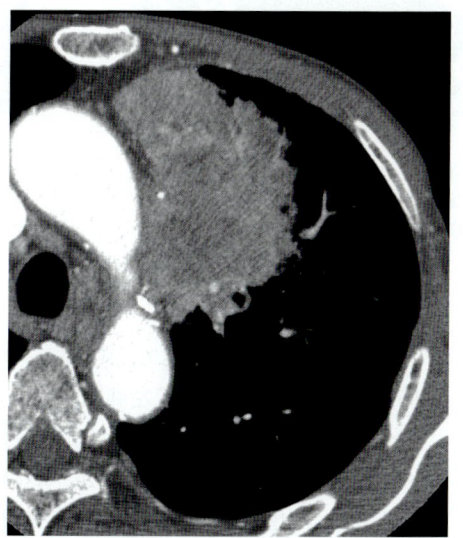

造影CT
左上葉の腫瘍が大動脈弓部に広範に連続しており，肺動脈本幹にも達している。開胸で大動脈浸潤が確認された。

図15 大動脈浸潤陰性例

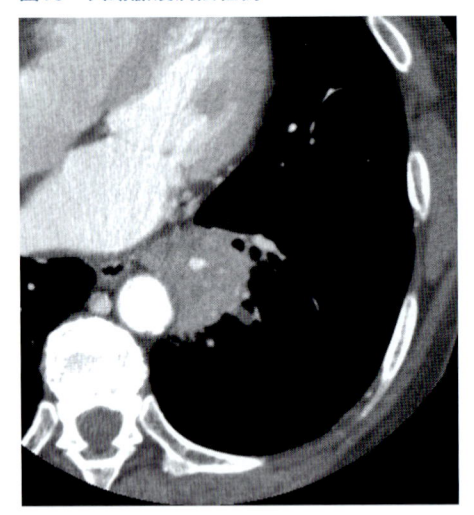

造影CT
下行大動脈に連続して腫瘍が見られるが，腫瘍と大動脈の接触部分は広範ではない。腫瘍と大動脈の癒着はまったくなく切除可能であった（T2a）。

図16 大動脈浸潤陰性例

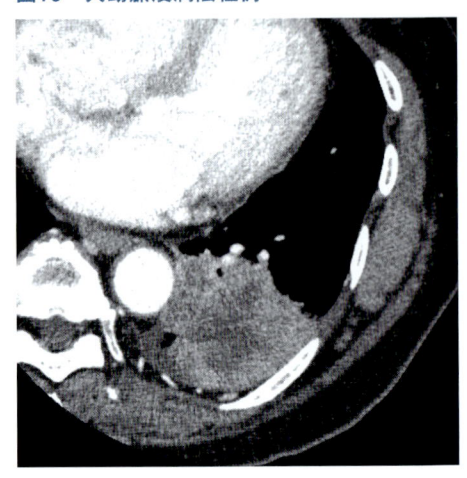

造影CT
下行大動脈に連続して腫瘍が見られるが，腫瘍と大動脈の接触部分は広範ではない。腫瘍と大動脈の癒着はまったくなく，胸壁浸潤もなく切除可能であった（T2a）。

図17 左肺動脈浸潤

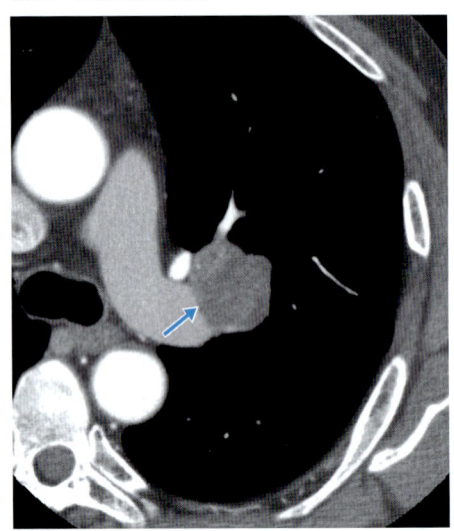

造影CT
左上葉原発の腫瘍は左肺動脈に連続しているが（→），肺動脈本幹には達していない。左肺上葉切除可能で，心膜への浸潤も見られなかった（T2a）。

図18 右肺静脈浸潤陰性例

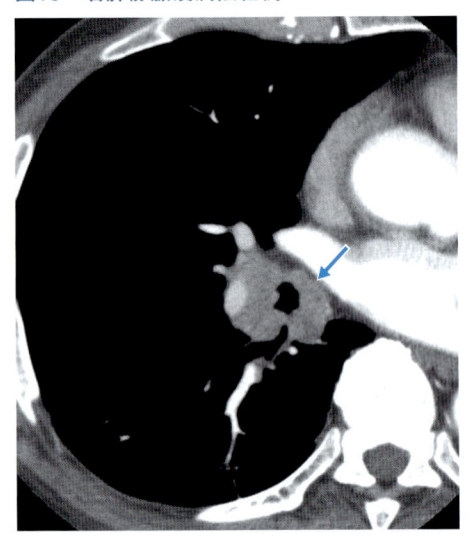

造影CT
右下肺静脈から左房に流入する部位で，腫瘍と静脈が近接している（→）。心膜内処理で腫瘍は切除可能で，右肺全摘が施行された（T2a）。

　肺動脈浸潤診断の所見も，大動脈のそれに準じる。**肺動脈本幹への浸潤はT4であるが，肺動脈本幹に浸潤がなく左肺動脈や右肺動脈周囲の肺動脈に脂肪組織に限局している場合は，T2aまたはT2bとなり切除の適応になりうる**[2]（**図17**）。心膜内部における左右の上下肺静脈浸潤はT4であるが，心膜の外側の肺静脈への腫瘍の浸潤はT2a，またはT2bとなり切除の適応になりうる[2]（**図18**）。

12) Rusch VW, et al : The IASLC lung cancer staging project : a proposal for a new international lymph node map in the forthcoming seventh edition of the TNM classification for lung cancer. J Thorac Oncol, 4 : 568-577, 2009.

リンパ節マップの改訂

　N因子に関しては，新分類でも従来のN0，N1，N2およびN3という分類に関しては変更がない。しかしIASLC(International Association for the Study of Lung Cancer)[*2]がリンパ節マップを改訂し[12]，日本肺癌学会でもこのマップを採用することとなった[2]（図19，20）。

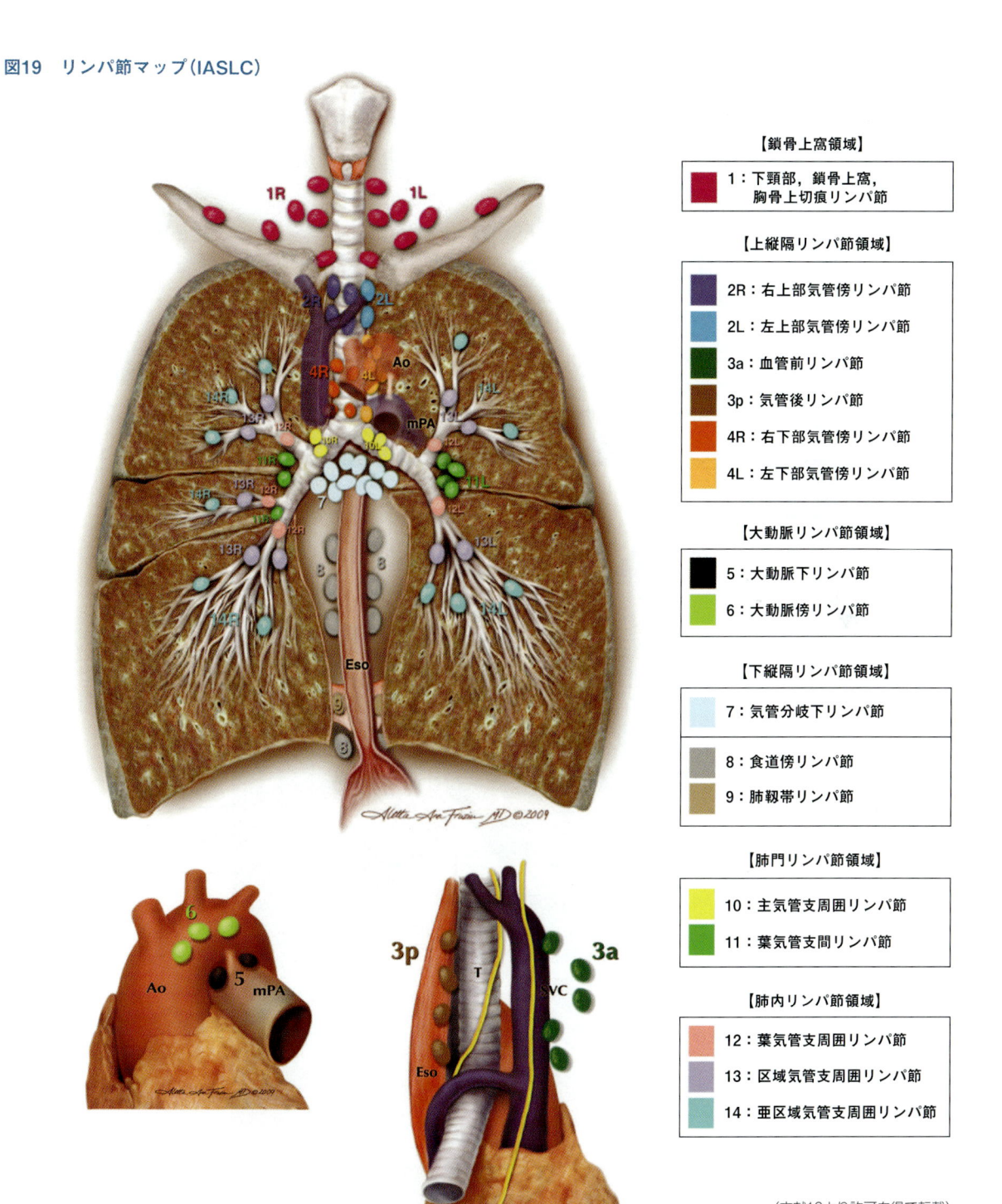

図19　リンパ節マップ（IASLC）

【鎖骨上窩領域】
- 1：下頸部，鎖骨上窩，胸骨上切痕リンパ節

【上縦隔リンパ節領域】
- 2R：右上部気管傍リンパ節
- 2L：左上部気管傍リンパ節
- 3a：血管前リンパ節
- 3p：気管後リンパ節
- 4R：右下部気管傍リンパ節
- 4L：左下部気管傍リンパ節

【大動脈リンパ節領域】
- 5：大動脈下リンパ節
- 6：大動脈傍リンパ節

【下縦隔リンパ節領域】
- 7：気管分岐下リンパ節
- 8：食道傍リンパ節
- 9：肺靱帯リンパ節

【肺門リンパ節領域】
- 10：主気管支周囲リンパ節
- 11：葉気管支間リンパ節

【肺内リンパ節領域】
- 12：葉気管支周囲リンパ節
- 13：区域気管支周囲リンパ節
- 14：亜区域気管支周囲リンパ節

（文献12より許可を得て転載）

図20 リンパ節マップのCTアトラス（IASLC）

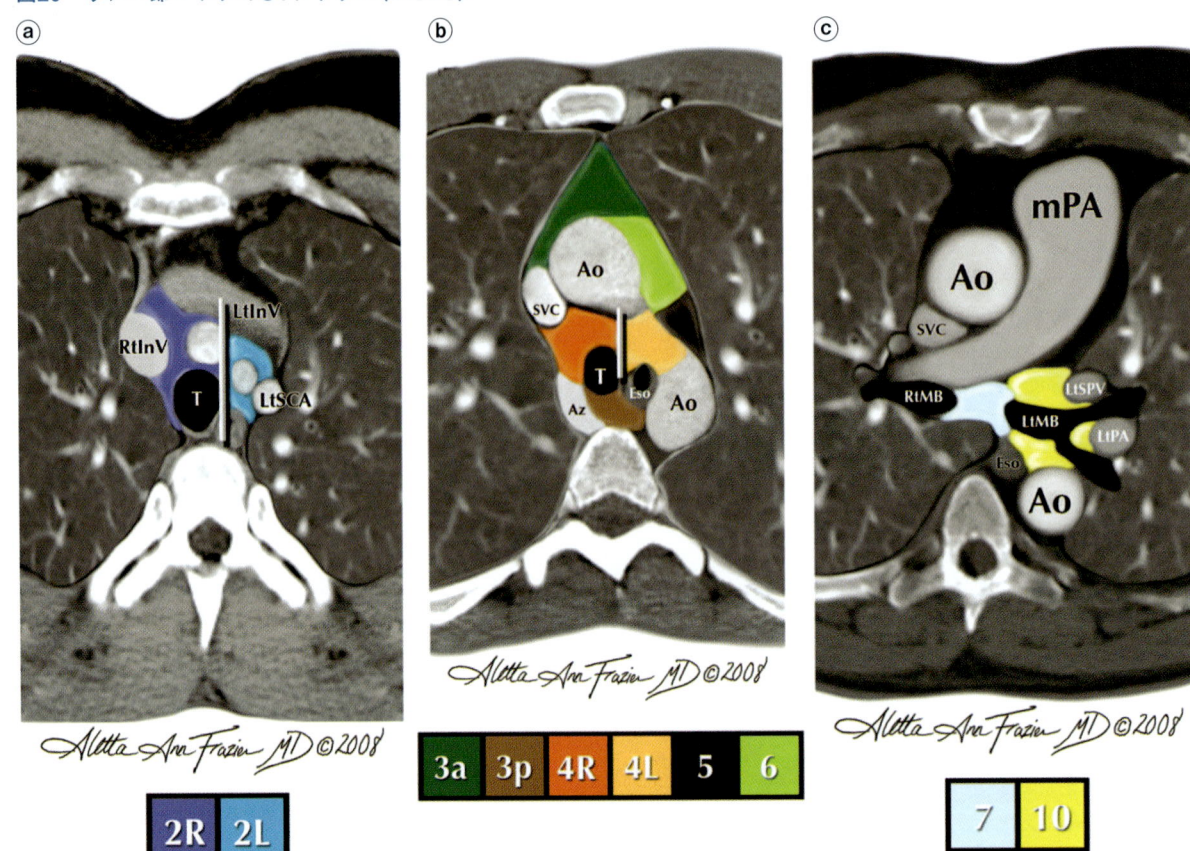

用語アラカルト

＊2 IASLC

IASLC(International Association for the Study of Lung Cancer；世界肺癌学会)は，1974年設立の学会で，80カ国3,500人以上の肺癌の専門家の会員で構成される。今回のTNM改訂にあたっては，IASLCが10万人近いデータを世界中から収集し解析した。このIASLCの結果をUICCが採用し，ほかの癌種とともに悪性腫瘍の『TNM分類』(第7版)として出版した。IASLCの公認雑誌は『Journal of Thoracic Oncology』で，今回のTNM改訂などに関する論文はすべてこの雑誌に掲載されている。

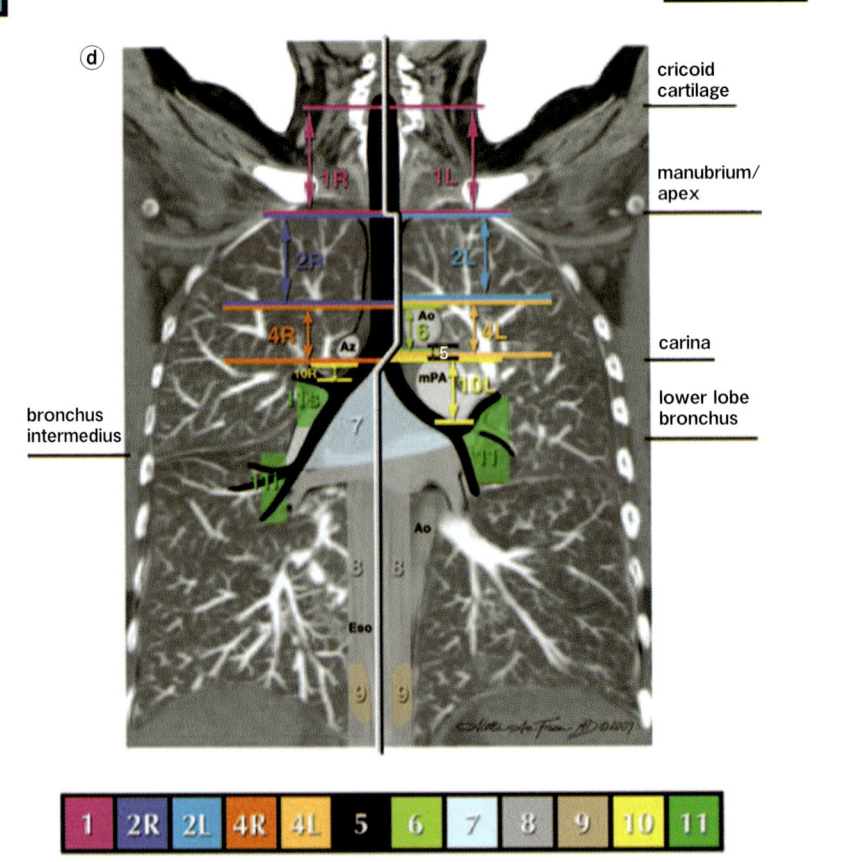

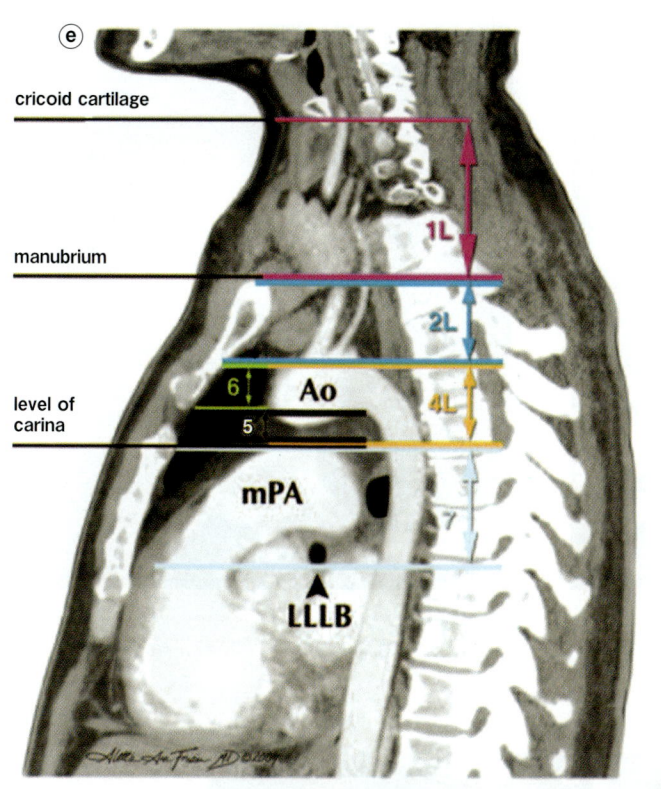

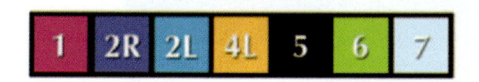

a〜c：横断像，d：冠状断像，e，f：矢状断像

aとbに左右の傍気管領域との境界を白線にて示す。
Ao：大動脈，Av：奇静脈，Br：気管支，IA：腕頭動脈，IV：腕頭静脈，LA：動脈管索，LIV：左腕頭静脈，LSA：左鎖骨下動脈，PA：肺動脈，PV：肺静脈，RIV：右腕頭静脈，SVC：上大静脈

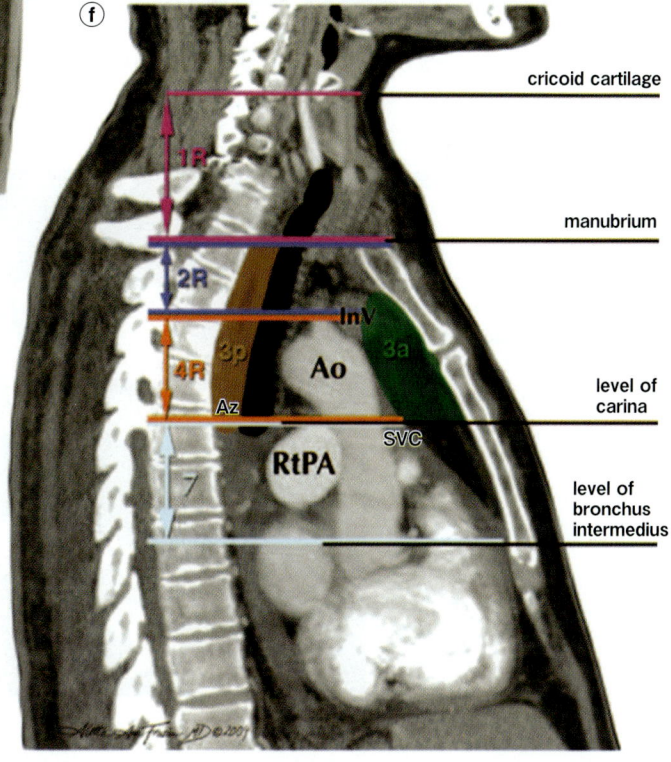

（文献12より許可を得て転載）

13) Naruke T, et al：Lymph node mapping and curability at various levels of metastasis in resected lung cancer. J Thorac Cardiovasc Surg, 76：832-839, 1978.

14) Mountain CF, Dresler CM：Regional lymph node classification for lung cancer staging. Chest, 111：1718-1723, 1997.

わが国では，気管支樹に基づく成毛マップが長らく用いられてきたのに対し[13]，欧米など世界の多くでは，縦隔胸膜と胸腔鏡による識別に基づくMountain Dresler map from the American Thoracic Society（MD-ATS）マップが広く用いられてきた[14]。

このように異なったリンパ節マップが存在することにより，場合によってN0，N1などの定義に齟齬が生じることがあった。

図21 縦隔および右肺門リンパ節転移例

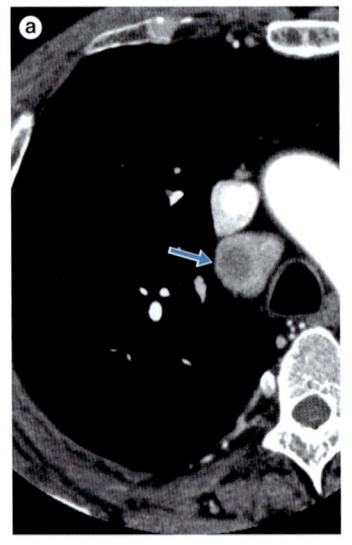

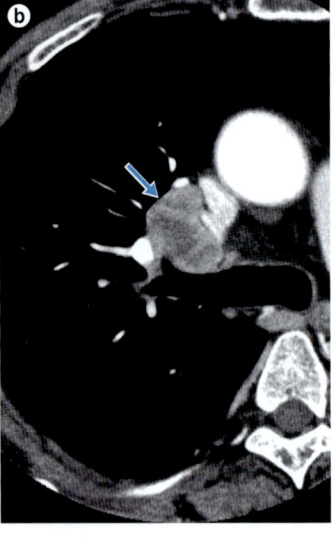

a, b：造影CT
下部気管の前右側の縦隔リンパ節#4Rと（aの→），右肺門リンパ節#10が腫大している（bの→）。

図22 気管分岐下の縦隔リンパ節転移例

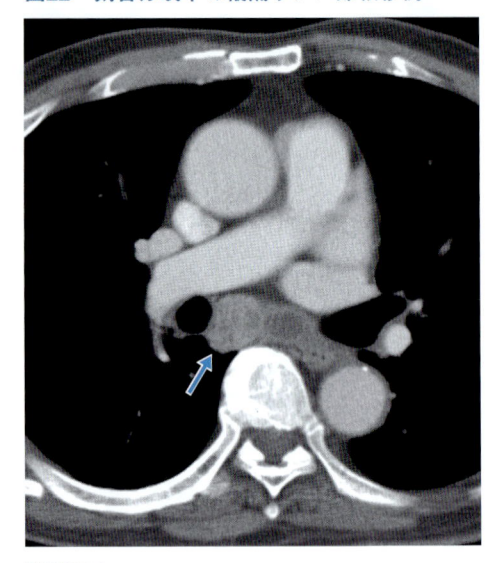

造影CT
気管分岐下の縦隔の縦隔リンパ節#7が腫大している（→）。

図23 右肺門リンパ節転移例

a, b：造影CT
右肺門リンパ節#11sと（aの→），右肺門リンパ節#11iが腫大している（bの→）。

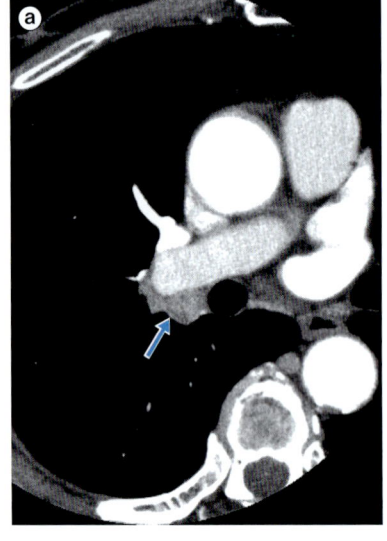

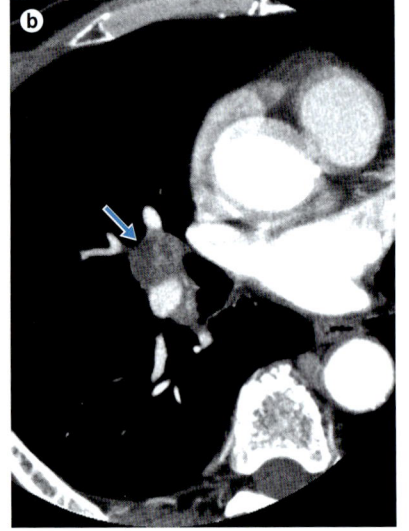

　今回の目的は，両マップの問題点の解消を目的として，統一マップを提案した。その特徴は，各ステーションの境界線を定義したこと，#1リンパ節が鎖骨上リンパ節となったこと，気管前のリンパ節の左右の境界線を気管左縁としたことで，#4Rや#4Lと記載するようになったこと，気管分岐下リンパ節は，中間気管支幹内側（従来の#10）も含めて#7となったことなどである（図21～23）。

M因子の細分化

　M因子は，他臓器への遠隔転移診断については，従来からM1と規定されていたが，今回，肺内転移が部位により細分化され，**胸膜播種，悪性胸水および悪性心嚢水が**

図24　肺癌の胸膜播種

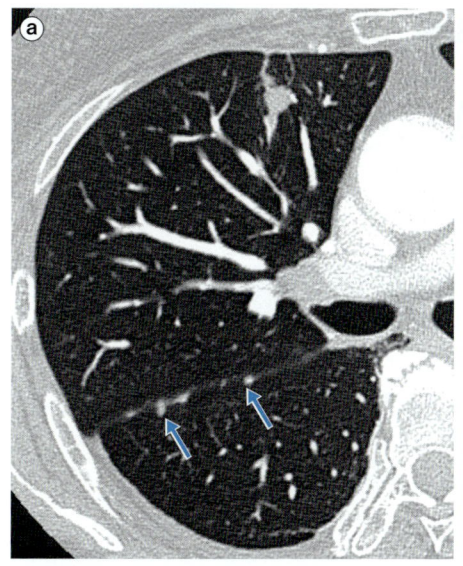

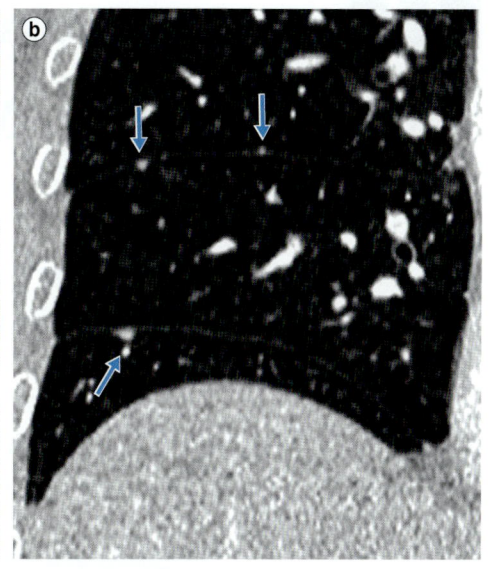

a：HRCT
右肺上葉S³に原発巣を認め，右上下葉間の葉間胸膜上に小結節が多発している（→）。

b：MPR冠状断像
上下葉間と上中葉間の葉間胸膜上に小結節が多発しているのが明瞭に描出されている（M1a）（→）。

M1aに分類されることになった。そのために他臓器への遠隔転移診断についてはM1bとして新たに分類，記載されることになった。

　胸膜播種（胸膜結節）は，今回の改訂でM1aに分類されることになった。胸膜播種は肺癌のなかでは腺癌に多く，胸膜陥入部から胸膜腔へ癌が進展し，胸膜面に癌が着床して小結節を形成するとされている。胸膜播種のCT所見は胸壁に接する小結節，葉間胸膜面の小結節とされる。多数の小結節がCTで確認できる場合は診断が容易であるが，1つの小結節のみが見られる場合を胸膜播種と診断すると偽陽性が増えることになり，実際は診断に苦慮することがある。MDCTを用いた冠状断像や矢状断像では，葉間胸膜面の観察がこれまでの横断像よりも観察しやすく，胸膜播種の診断には有効である（**図24**）。

　悪性胸水および悪性心嚢水も，今回の改訂からM1aに分類されることになった。肺癌の主病巣と同側に偏側性の胸水貯留を見た場合は悪性胸水の可能性が高いが，さらにその貯留した胸膜面によく造影される結節を見た場合は，まず胸膜播種であり，診断に有用である。

おわりに

　肺癌の新しい病期分類の画像診断に際して，画像診断上のポイントや"勘ドコロ"について例解した。肺癌の隣接臓器への浸潤診断に関しては，連続がない場合は浸潤陰性であると診断可能であるが，連続が見られても直ちに浸潤ありと診断できない点にある。TNM臨床病期分類では，迷った際にはT，N，Mのいずれの場合も小さいほうを選択するべきであろう。これはいたずらに臨床病期を上げることで，患者の治療選択の機会を少なくすることを避けるべき，という考え方に基づくものである。

17 第3章 各種病態の画像診断

佐藤行永・本多 修・富山憲幸

縦隔腫瘍診断のABC

はじめに

縦隔腫瘍の発生頻度は比較的まれであるが多彩な疾患が発生する。画像診断において鑑別診断は占拠部位（表1），内部性状を分析し，患者の年齢（表2）や性別を考慮して行われる。また合併疾患から診断が推定されるものもある（表3）。縦隔腫瘍のうち，頻度の高い疾患を中心に概説する。

縦隔の区分

縦隔は，左右の肺にはさまれた領域で，縦隔胸膜によって覆われており，上方を胸郭入口部，下方を横隔膜，前方を胸骨，後方を脊椎傍溝と肋骨で囲まれた領域とされ，心臓，大血管，気管，食道などの重要臓器を含んでいる。

縦隔区分法は，胸部単純X線写真では側面像を用いて，仮想線により**前縦隔・中縦隔・後縦隔**に区分するFelsonの区分が広く用いられている。

わが国において，2009年に『縦隔腫瘍取扱い規約』が出版され，CTの横断像を用いた縦隔区分法が提案された[1]。この区分では，左腕頭静脈が気管正中線と交差する高さまでを**縦隔上部**とし，この領域より尾側については，上大静脈，大動脈，主肺動脈，上・下肺静脈などの主要大血管や心臓より前方を**前縦隔**あるいは**血管前領域**，椎体の前縁から1cm後方を**後縦隔**あるいは**椎体傍領域**とし，前縦隔と後縦隔の間を**中縦隔**あるいは**気管食道傍領域**としている。

各区分での好発疾患は異なるため，鑑別を行ううえで病変の占拠部位の把握は重要である。

これは必読！
1) 日本胸腺研究会，ほか：臨床・病理 縦隔腫瘍取り扱い規約，第1版．金原出版．2009, p1-26.

表1 縦隔腫瘍性疾患の解剖学的特徴

縦隔上部	甲状腺腫，副甲状腺腫，リンパ管腫，神経原性腫瘍
前縦隔	胸腺腫，胸腺癌，悪性リンパ腫，奇形腫，悪性胚細胞腫瘍，縦隔内甲状腺腫，胸腺嚢胞，心膜嚢胞，リンパ管腫
中縦隔	悪性リンパ腫，縦隔内甲状腺腫，気管支原性嚢胞，食道重複嚢胞，心膜嚢胞
後縦隔	神経原性腫瘍

表2 年齢による縦隔腫瘍の鑑別

30歳以上	胸腺腫，胸腺癌
40歳以下	胚細胞腫瘍
すべての年齢	悪性リンパ腫

表3 合併疾患による縦隔腫瘍の鑑別

重症筋無力症，赤芽球癆	胸腺腫（胸腺癌では重症筋無力症は見られない）
Sjögren症候群	MALTリンパ腫，胸腺嚢胞
MEN type I，Cushing症候群	胸腺カルチノイド
腫瘍マーカー（AFP，hCG）上昇	胚細胞腫瘍
HIV感染	胸腺嚢胞

CT, MRIの撮像および読影法

縦隔腫瘍性病変を画像で鑑別するうえで, 内部の被膜, 隔壁, 石灰化, 脂肪, 充実成分, 嚢胞, 壊死, 出血の有無が重要である。

CTでは, 最初に, 単純CTの撮影を行い, 腫瘍内部の石灰化(CT値＞＋100HU), 脂肪(CT値＜－30HU), 出血(CT値30～80HU)を確認する。造影CTでは2相を撮影し, 早期相で腫瘍の栄養血管量を, 後期相で間質量をそれぞれ評価することが理想的である。造影効果を認めなければ嚢胞性疾患あるいは腫瘍の嚢胞変性, 壊死と考える。

MRIでは, T1強調像, T2強調像, 脂肪抑制像の撮影を行い, 被膜・隔壁構造や脂肪, 出血の有無を評価する(表4)。最後に造影後T1強調像を撮像し, 充実成分の評価を行う。また, 嚢胞性か充実性かの判断に迷う場合には吸気および呼気での撮影を行い, 呼吸による腫瘍の変形を確認することにより鑑別できることがある。

胸腺上皮性腫瘍(thymic epithelial tumor)(図1～3)

■一般的事項

・中年(55～65歳)に好発し, 小児ではまれで, 性差はない。前縦隔で見られる最も頻度の高い腫瘍である。

・病理組織分類ではWHO分類にて, 胸腺腫(thymoma), 胸腺癌(thymic carcinoma)に大別し, 胸腺腫を腫瘍上皮細胞の形態やリンパ球の占める程度によりType A, AB, B1, B2, B3に細分類している(表5)。

・胸腺癌には最多の扁平上皮癌のほか, まれではあるが特徴的な合併症を伴う神経内分泌腫瘍や混合性腫瘍が含まれる[1]。このWHO分類は臨床的悪性度や予後を反映しており, Type A, AB, B1では5年生存率が90%以上であり, 低リスク群とされるのに対し,

表4 CTの濃度とMRIの信号強度の特徴

	CT	T1強調像	T2強調像
被膜, 隔壁	低濃度	低信号	低信号
石灰化	高濃度	低信号	低信号
脂肪	やや低濃度	高信号	高信号
嚢胞	低濃度	低信号	高信号
壊死	低濃度	低信号	強い高信号
高タンパク液	高濃度	高信号	高信号
亜急性期出血*	高濃度	高信号	低信号

＊出血のCT濃度, MRI信号強度は時期によりさまざまであるが, 特徴的な亜急性期を記す。

表5 WHO分類

WHO Type	上皮細胞	リンパ球	異型性	悪性度
Type A	紡錘形	少ない(成熟T)	小	低悪性度
Type AB	紡錘形＋多角形	比較的多い	小	↓
Type B1	多角形	多い	小	↓
Type B2	多角形	比較的多い	軽度	↓
Type B3	多角形	少ない	中等度	↓
胸腺癌	さまざま	少ない	大	高悪性度

図1 胸腺腫(Type B2, Stage Ⅳa)

a：単純CT，b：造影CT
前縦隔左側寄りに，内部に石灰化を伴う腫瘍影を認める。心膜や肺動脈と広範囲に接し，肺との境界は辺縁不整であり，心膜・肺動脈・肺浸潤を疑う。下行大動脈近傍の胸膜下に軟部陰影を認め，胸膜播種を疑う(→)。

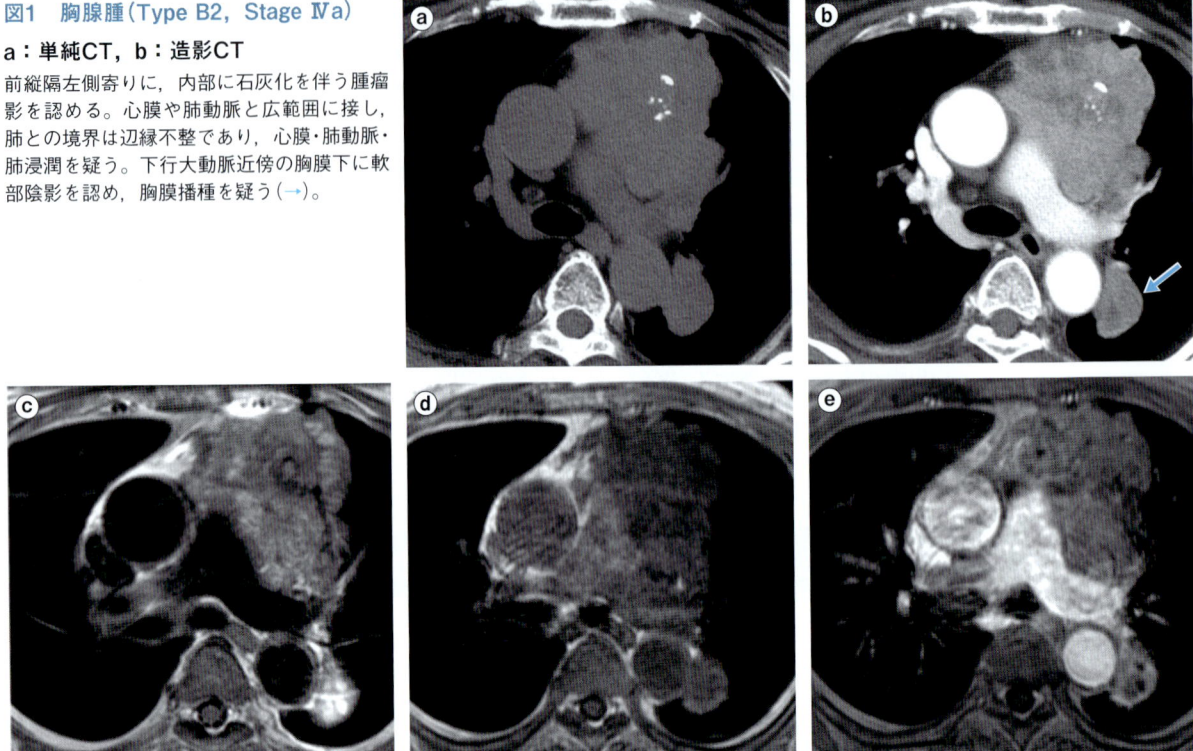

c：T1強調像，d：T2強調像，e：造影T1強調像
T2強調像で不均一な高信号，T1強調像で等〜低信号を示し，造影T1強調像で不均一な造影効果を認める。

図2 胸腺腫(Type AB, Stage Ⅰ)

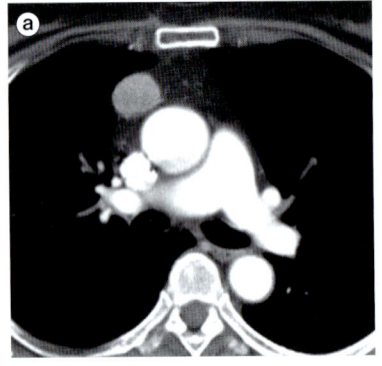

a：造影CT
CTにて前縦隔に境界明瞭な類円形の腫瘤を認め，内部にほぼ均一な造影効果を認める。

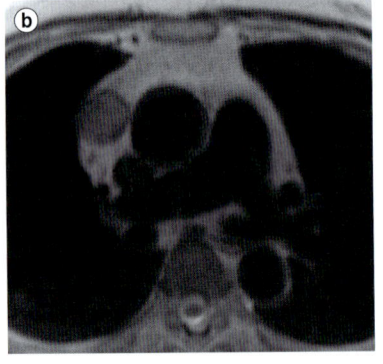

b：T2強調像
CTでの位置とは呼吸により異なるが，形状の変化はない。T2強調像で内部均一な信号強度を示し，辺縁に低信号を示す被膜が見られる。

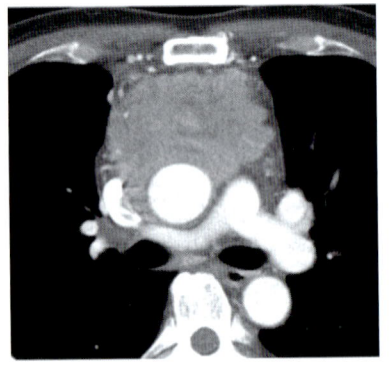

図3 胸腺癌(Stage Ⅲ)

造影CT
前縦隔に巨大な腫瘍を認める。上行大動脈の前壁から右側壁および一部後壁へと進展している。

B2, B3では70〜75%であり高リスク群とよばれる。また，胸腺癌では約50%であり，組織型がわかれば予後の推測が可能になる[2]。

・臨床進行度分類では，手術所見による正岡分類が汎用される。腫瘍の被膜や隣接臓器への浸潤，胸膜または心膜への播種，血行性またはリンパ行性の転移の有無により，病期が決定され，予後の推定や治療法の決定に役立つ。被膜への浸潤がなければ非浸潤性胸腺腫，浸潤があれば浸潤性胸腺腫とよぶ。『縦隔腫瘍取扱い規約』では，正岡分類

2) Travis WD, et al : World health organization classification of tumors : pathology and genetics of tumours of the lung, pleura, thymus and heart. IARC Press, Lyon, 2004.

のほか，WHOから示されたTNM分類との併記が推奨されている。

　画像診断では病理分類，臨床進行度分類を推測することが求められる。

　症状は，何もない場合や，腫瘍による圧迫症状が見られることがある。胸腺腫では，重症筋無力症，赤芽球癆，低ガンマグロブリン血症，Good症候群などの自己免疫疾患を合併することがあり，特に重症筋無力症は高頻度に見られ，胸腺腫の30～50％に合併し，重症筋無力症では10～15％に胸腺腫が合併する（**表3**）。

■画像診断

・低リスク群あるいは非浸潤性胸腺腫では，辺縁平滑，境界明瞭，円形腫瘤を呈することが多く，造影効果は均一である。高リスク群あるいは浸潤性胸腺腫や胸腺癌は辺縁不整，分葉状腫瘤を呈することが多く，不均一に造影される。

・MRIのT1，T2強調像で腫瘍辺縁に低信号を示す被膜や，内部に低信号を呈する隔壁が見られた場合，低リスク群を疑う。

・CTで腫瘍内部の粗大な石灰化は，Type B1，B2，B3，胸腺癌などの悪性度が高い腫瘍に頻度が高い[3]。

・腫瘍内部に囊胞変性，壊死，出血などが見られ，造影CT，MRIにて内部不均一，T2強調像で不均一な信号強度を示す場合は高リスク胸腺腫，胸腺癌が多い。

・胸腺腫では，リンパ節転移，肺転移などの遠隔転移や胸水貯留，大血管浸潤はまれで，それらがあれば胸腺癌を疑う。胸膜播種は胸腺腫でも見られる。

・胸腺腫Type Aではサイズが小さいものが多く，胸腺癌はサイズが大きいものが多い。

・化学療法やステロイド療法などの全身性ストレスに伴う反応性胸腺過形成が見られることがある。胸腺腫とは腫瘤の形状や既往歴から鑑別する。

3) Tomiyama N, et al : Using the World Health Organization classification of thymic epithelial neoplasms to describe CT findings. AJR Am J Roentgenol, 179 : 881-886, 2002.

> **ここが勘ドコロ**
> ● 腫瘍と周囲臓器の間に見られる脂肪層が完全に保たれている場合，浸潤はない。
> ● 腫瘍のサイズのわりに，心膜に広範囲に接している場合，心膜浸潤が疑われる。肺や腕頭静脈などの大血管と腫瘍の境界が不明瞭な場合，それぞれ肺浸潤，血管浸潤を疑う。
> ● 重力の影響により背側肺底部の肋骨横隔膜洞に胸膜播種をきたすことがあり，撮影範囲が十分であるかを確認し，見落とさないように留意する。
> ● 囊胞性変化が強い場合は，成熟奇形腫，壊死傾向の強い悪性リンパ腫が鑑別に挙げられるが，診断に苦慮することもしばしば見られる。

その他のまれな胸腺腫瘍（胸腺神経内分泌腫瘍，胸腺脂肪腫）

・**胸腺神経内分泌腫瘍**（thymic neuroendocrine tumor）：神経内分泌細胞成分で構成される上皮性腫瘍で，WHO分類では胸腺癌のカテゴリーに含まれる。高分化型神経内分泌癌（well-differentiated neuroendocrine carcinoma；well-differentiated NEC）である**定型的カルチノイド**（typical carcinoid），および**非定型的カルチノイド**（atypical carcinoid）と，低分化型高分化型神経内分泌癌（poorly-differentiated NEC）である**大細胞神経内分泌癌**（large cell NEC），**小細胞癌**（small cell carcinoma）に大別される。これらはしばしばACTHを産生し，Cushing症候群を呈することがある。

図4 胸腺カルチノイド
a：単純CT，b：造影CT
前縦隔に辺縁不整な腫瘤を認め，内部が不均一に造影されている。

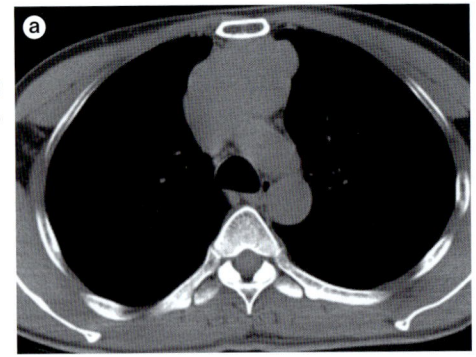

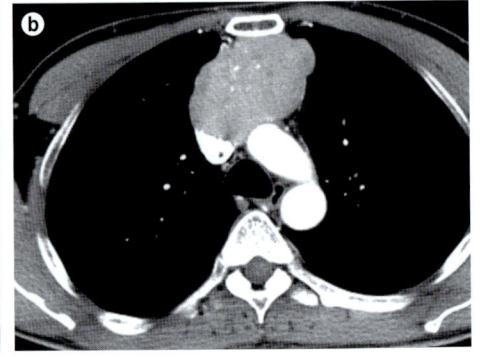

胸腺カルチノイドは，MEN type Ⅰなどを合併することが知られ，CTで内部不均一，T2強調像で不均一な信号強度を示し，強く造影される（図4）。

・**胸腺脂肪腫**（thymolipoma）：若年成人の巨大な腫瘤として認められることが多い。境界明瞭な前縦隔の腫瘍で，脂肪組織と胸腺組織がさまざまな割合で混在し，CT，MRIの所見に反映される。

胚細胞腫瘍（germ cell tumor）

■一般的事項

・奇形腫，悪性胚細胞腫瘍に大きく分類（表6）され，奇形腫は**成熟奇形腫**（mature teratoma）と，**未熟奇形腫**（immature teratoma）に分けられる。悪性胚細胞腫瘍は，**精上皮腫**（seminoma）と，**非精上皮腫性悪性胚細胞腫瘍**（non-seminomatous germ cell tumors；NSGCT）に分けられ，さらに，非精上皮腫性悪性胚細胞腫瘍は，胎児性癌（embryonal carcinoma），卵黄嚢腫瘍（yolk sac tumor），絨毛癌（choriocarcinoma），混合型胚細胞腫瘍（mixed germ cell tumor）に細分類される[4]。

・成人の縦隔腫瘍の16％，小児の縦隔腫瘍の19〜25％を占める。

・前縦隔に発生するものがほとんどであるが，まれに中縦隔や後縦隔にも発生する。

・幅広い年代で見られるが10歳台後半〜40歳台前半に多い。

・成熟奇形腫が，縦隔胚細胞腫瘍のなかで最も高頻度に見られ，悪性胚細胞腫瘍に限ると精上皮腫が最も高頻度に見られる。

・性別は，成熟奇形腫では性差がないかやや女性優位だが，悪性胚細胞腫瘍では90％以上が男性で，とりわけ精上皮腫は97％が男性である。

・悪性胚細胞腫瘍はhCG，AFPなどの腫瘍マーカーの上昇が見られる。

■画像診断

・**成熟奇形腫**（mature teratoma）（図5〜7）

・奇形腫は組織学的に内・中・外胚葉の3胚葉組織のうち少なくとも2つ以上からなる。未熟組織を含んだ場合，未熟奇形腫（immature teratoma）とするが，縦隔においてはまれであり，奇形腫の多くが成熟奇形腫である。両者の画像所見による鑑別は困難である

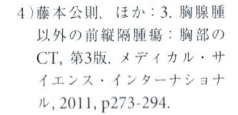

4）藤本公則，ほか：3．胸腺腫以外の前縦隔腫瘍：胸部のCT，第3版．メディカル・サイエンス・インターナショナル，2011, p273-294.

■これは必読！
●村田喜代史：胸部のCT，第3版．メディカル・サイエンス・インターナショナル，2011．

表6 胚細胞腫瘍の分類

奇形腫		悪性胚細胞腫瘍	
成熟奇形腫	未熟奇形腫	精上皮腫	非精上皮腫性胚細胞腫瘍 （胎児性癌，卵黄嚢腫瘍，絨毛癌，混合型）

第3章・17 縦隔腫瘍診断のABC

図5　成熟奇形腫

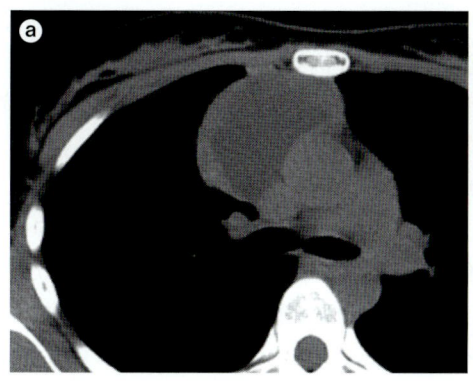

a：単純CT
前縦隔右側寄りに腫瘤影を認め，内部は水濃度を呈する。辺縁は不均一な厚みを呈する充実部を認める。

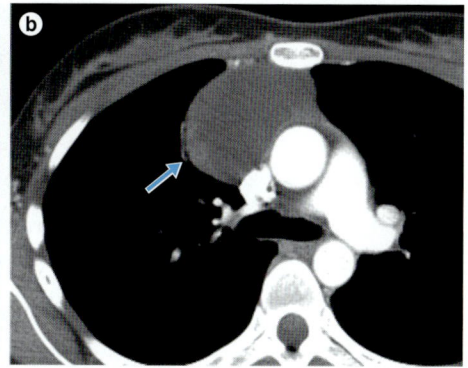

b：造影CT
辺縁の充実部に軽度の増強効果を認める。中心部は造影されない（→）。

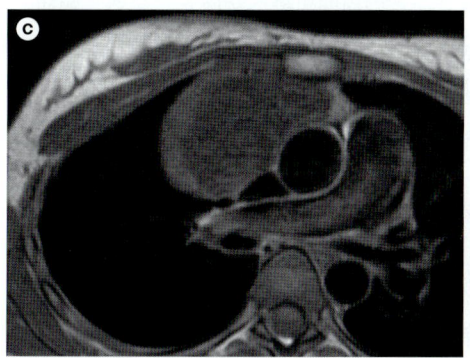

c：T1強調像，d：T2強調像
T2強調像では，内部は高信号を示す嚢胞成分で主に占められている。辺縁の充実部はT1強調像で軽度高信号，T2強調像では低信号〜高信号が混在する不均一な信号を示す。

図6　成熟奇形腫

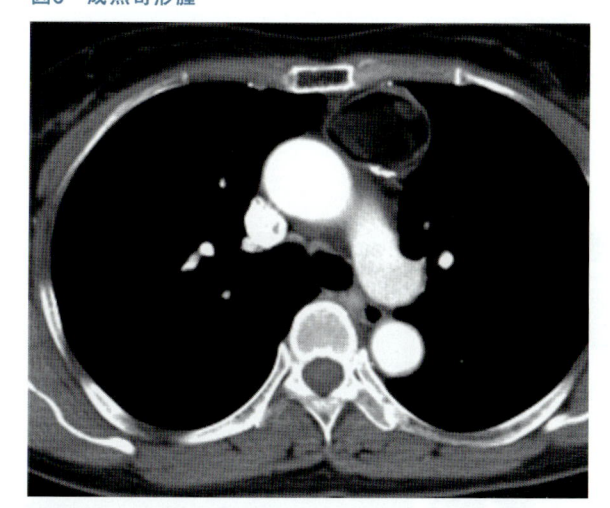

造影CT
前縦隔左側に軟部組織濃度で縁どられ，内部は低〜等濃度が混在する腫瘤影を認める。辺縁部に石灰化を伴っている。

図7　未熟奇形腫

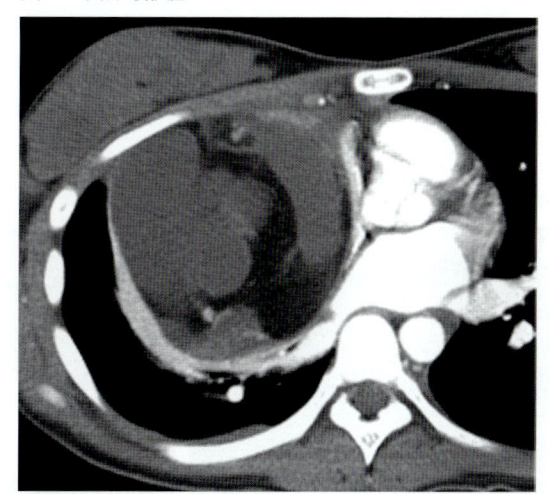

造影CT
前縦隔右側に巨大な腫瘤を認め，内部に軟部組織成分，石灰化，脂肪成分が混在する。腫瘍により右房や右肺が圧排されている。

が，未熟奇形腫の場合，腫瘍の境界は不明瞭で，腫瘍内の軟部組織の比率が高いとされる。
・良性腫瘍であるが，30％の症例で悪性成分を認める。
・小児期の純未熟型の予後は良好で，再発や転移はほとんどないが，成人の未熟型の予後は不良である。
・さまざまな壁の厚さを有する多房性腫瘍として認められることが多く，囊胞性奇形腫と表現される。
・内部に皮脂や角化物，石灰化・歯牙などを有し，画像に反映される。CTでは**囊胞成分，脂肪，石灰化，軟部組織濃度**が見られ，これら4種類の所見をすべて同定できるのは39％である。石灰化や脂肪が見られないこともしばしばあり[5]，囊胞変性した胸腺腫に類似した所見を呈するので鑑別が難しい。
・脂肪と水成分の境界を示すfat-water levelを呈することが特徴だが，まれである。
・気管支や心囊，胸腔などの周囲組織へ穿破し，発熱，胸痛，喀血，喀毛症，胸水貯留，心タンポナーデを認めることもある。この原因は，病変内の膵や消化管原基から分泌される消化酵素によるものと考えられている。
・MRIでは囊胞成分はT2強調像で高信号を，脂肪成分はT1強調像で高信号を示し，脂肪抑制T1強調像で信号低下を認める。
・腫瘍が巨大化すると，周囲への圧排傾向を示すことがあるが，浸潤傾向は少ない。

・精上皮腫（セミノーマ）(seminoma)（図8）

・30〜40歳台に好発し，ほぼ男性発症である。
・境界が比較的明瞭で内部が均一な分葉状の大きい腫瘤影で見られることが多い。造影CTでは**内部が均一に増強される**のが特徴であるが，約10％で囊胞が見られ，囊胞変性した胸腺腫などとの鑑別が難しい。また，壊死や出血が見られることもある。
・腫瘍内部の石灰化はあまり見られず，胸壁への浸潤は比較的少ないが，骨・肺転移やリンパ節転移をきたすこともある。
・MRIではT2強調像で比較的均一な高信号を示す。
・化学療法，放射線療法に対する治療反応性が非常に高く，縮小を認めることも多い。
・β-hCG（β-human chorionic gonadotropin）が軽度高値を示すことがある。

5）Moeller KH, et al：Mediastinal mature teratoma：imaging features. AJR Am J Roentgenol, 169：985-990, 1997.

図8 精上皮腫

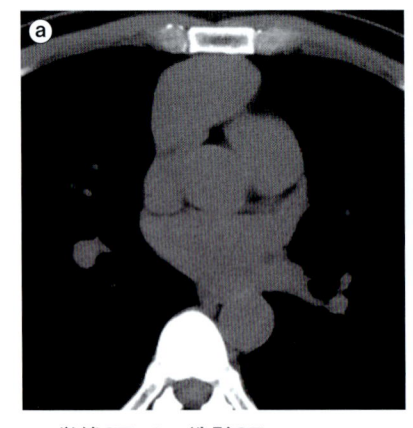

a：単純CT，b：造影CT
前縦隔に内部が均一な等濃度を呈し，比較的均一な淡い造影効果を示す腫瘤影を認める。

c：T2強調像
内部は比較的均一な高信号を呈している。

図9 非精上皮腫性胚細胞腫瘍（胎児性癌）

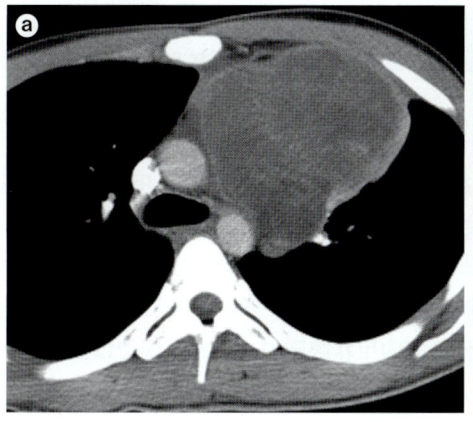

a：造影CT
前縦隔左側寄りに内部不均一な大きな腫瘤影を認める。辺縁および内部の一部が淡く造影されている。

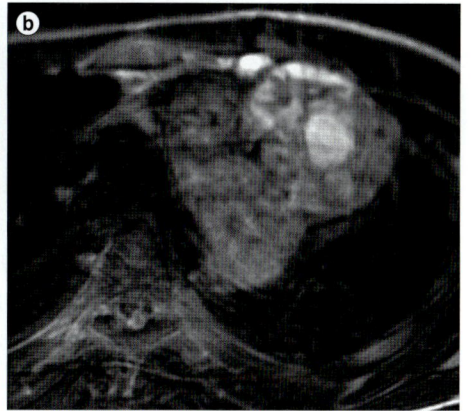

b：T2強調像
低信号〜高信号が混在する不均一な信号強度を呈している。

・非精上皮腫性胚細胞腫瘍（NSGCT）

- 精上皮腫以外の原始胚細胞由来の多分化能細胞からなる腫瘍で，卵黄嚢腫瘍，絨毛癌，胎児性癌およびこれら2つ以上の成分からなる混合型胚細胞腫瘍がある。
- 卵黄嚢腫瘍では血清AFPが異常高値，絨毛癌ではβ-hCGが高値を示すことが多い。あるいは，これらを含んだ混合型胚細胞腫瘍の可能性も考えられる。
- 若年男性に好発する。
- CTでは，前縦隔に大きな腫瘍として認められ，辺縁平滑または分葉状で内部は壊死や出血が多いため，低吸収域や高吸収域が混在し**不均一**な濃度を呈する。造影すると辺縁部が特に増強される（図9）。
- MRIではT2強調像にて不均一な信号を呈し，壊死を示唆する高信号域を認める。
- 肺・胸膜，心膜などの周囲組織や血管への浸潤傾向が強い。
- 胸水，心囊液貯留を伴うことが多い。
- 悪性度が非常に高く，進行が速い。遠隔転移も多く見られ，予後は悪い[6]。精上皮腫とは異なり，化学療法に対して治療抵抗性のことが多い。

6) Drevelegas A, et al：Mediastinal germ cell tumors：a radiologic-pathologic review. Eur Radiol, 11：1925-1932, 2001.

ここが勘ドコロ

- 縦隔原発の胚細胞腫瘍と診断するには，性腺の腫瘍からの転移を否定する必要がある。
- 脂肪，石灰化をともに含む，浸潤傾向がない腫瘤を見たら，成熟奇形腫と診断できる。
- 脂肪，石灰化を含まない囊胞性腫瘤を見た場合でも，充実成分があれば，成熟奇形腫が鑑別に挙がる。
- 穿破した縦隔腫瘤を見たときは，成熟奇形腫を鑑別に挙げる必要がある。
- 若年男性で，内部均一な前縦隔腫瘤を見たら，精上皮腫を鑑別に挙げる。若年男性に内部不均一な浸潤傾向が強い腫瘍を認めたら，非精上皮腫性胚細胞腫瘍を考え，腫瘍マーカー上昇の有無を調べる必要性がある。

7) Kawakami M, et al : A case of mediastinal goiter. Auris Nasus Larynx, 31 : 183-187, 2004.
8) 菰田研二, ほか：気管後部に発生した完全型縦隔内甲状腺腫の1例 — 本邦報告例(1986年〜1997年)の集計 —. 胸部外科, 51 : 432-435, 1998.

縦隔内甲状腺腫（mediastinal goiter）

■一般的事項
- 甲状腺腫瘍の0.16〜3.3％，縦隔腫瘍の2〜4％を占める。
- 頸部甲状腺と連続して下方に発育した胸骨下甲状腺腫と，連続性のない迷入性縦隔内甲状腺腫に分類され，胸骨下甲状腺腫が大部分を占める[7]。
- 縦隔上部に見られる場合が多いが，気管壁に沿って前〜中縦隔に進展することが多い。
- 組織学的には腺腫様甲状腺腫が多いが，腺腫，癌の場合もある。悪性の頻度は，3〜17％であり，迷入性縦隔内甲状腺腫では，わが国では32％と報告されている[8]。

■画像診断
- 単純CTでは腺組織に内在するヨードのために甲状腺と同様やや高濃度を示し，造影にて強く遷延する造影効果を認める。石灰化を認めることが多い。
- MRIではT1，T2強調像ともに，甲状腺と同じ信号強度を示す。出血や嚢胞が認められることも多く，その場合，嚢胞部分はT2強調像にて高信号を示す。

> ここが勘ドコロ
> - **甲状腺との連続性**を確認できれば，診断は容易であるため，CTではMPR再構成画像を作成し，MRIでは冠状断，矢状断を追加することは重要である（図10）。
> - 解剖学的に連続性が明らかでない場合は，^{123}Iシンチグラムが診断に有用な場合がある。

その他の頸部領域腫瘍の縦隔内進展

- 縦隔内副甲状腺腫（mediastinal parathyroid adenoma）は縦隔に生じた副甲状腺腫で5％に認める。境界明瞭な円形腫瘤でたいてい3cm以下と小さく同定が困難なことがある。嚢胞変性や強い造影効果がある。^{99m}Tc-MIBIシンチグラムが診断に役立つ。

図10　縦隔内甲状腺腫
a：単純CT（MPR再構成像）
b：単純CT
甲状腺左葉から気管に沿って尾側に連続する腫瘤影を認める。造影にて甲状腺と同等の増強効果を示す（→）。

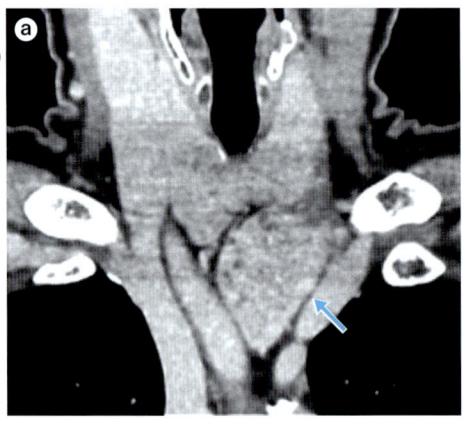

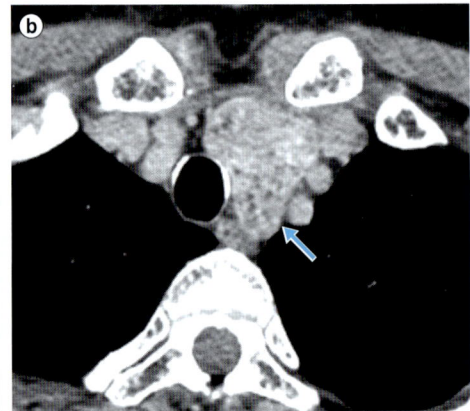

悪性リンパ腫（malignant lymphoma）

■一般的事項

- 小児の前縦隔腫瘍で最も頻度が多く，成人では2番目である。
- 病理学的に多種に分類されるが，縦隔において代表的なものとして，**縦隔原発大細胞型B細胞性リンパ腫**（primary mediastinal large B-cell lymphoma；PMBL），**前駆型T細胞性リンパ芽球型リンパ腫／白血病**（precursor T-cell lymphoblastic lymphoma/leukemia；TLL），**Hodgkinリンパ腫**（Hodgkin lymphoma）の3主要組織型が挙げられる[9〜12]。
- 欧米でHodgkinリンパ腫は全リンパ腫のなかで40〜50％と最も多い組織型であるが，わが国では4.4％であり相違が見られる。しかし，節外性悪性リンパ腫としては，ほかの臓器に比して縦隔ではHodgkinリンパ腫の占める割合が高い。
- 縦隔原発大細胞型B細胞性リンパ腫は，30〜40歳台に見られ，やや女性に多い。縦隔にbulky massを形成し周囲に浸潤傾向を認めることがあり，上大静脈症候群が見られる（図11）。
- 前駆型T細胞リンパ芽球型リンパ腫／白血病は10歳台の男性に多い。多量の胸水や心嚢液貯留，急性呼吸不全を伴うことがある（図12）。

9) Tateishi U, et al：Primary mediastinal lymphoma：characteristic features of the various histological subtypes on CT. J Comput Assist Tomogr, 28：782-789, 2004.
10) Shaffer K, et al：Primary mediastinal large-B-cell lymphoma：radiologic findings at presentation. AJR Am J Roentgenol, 167：425-430, 1996.
11) 藤本公則, ほか：縦隔原発悪性リンパ腫. 画像診断, 21：379-388, 2001.
12) 本多 修, ほか：胸部悪性リンパ腫のCT, MRI診断. 画像診断, 25：1363-1372, 2005.

図11 悪性リンパ腫（縦隔原発大細胞型B細胞性リンパ腫）

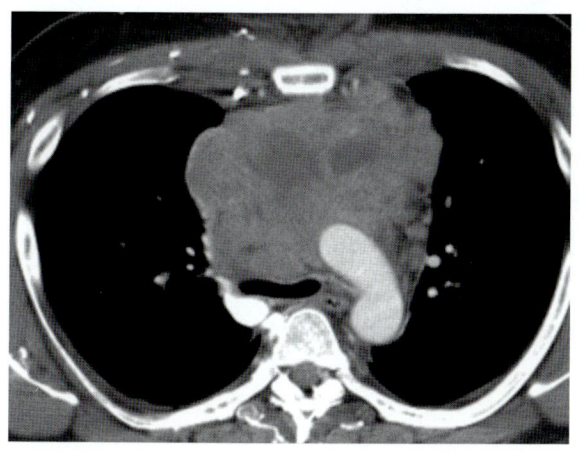

造影CT
前〜中縦隔に，肺との境界が不整で肺浸潤を疑う腫瘤影を認める。内部不均一で，低濃度を示す壊死部分を認める。腫瘤は気管を圧排し，内部に大動脈弓部が貫通している。両側胸水も認められる。

図12 悪性リンパ腫（リンパ芽球型リンパ腫）

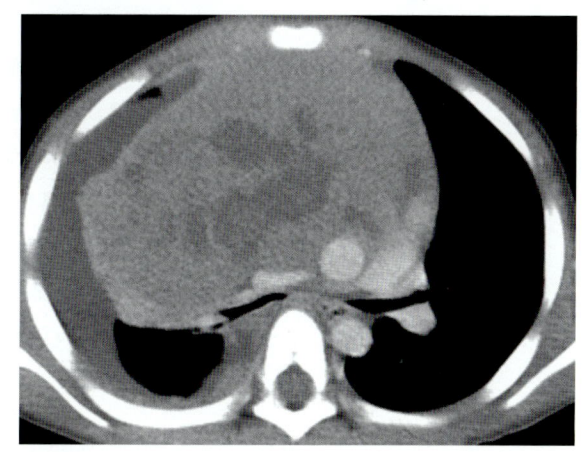

造影CT
前〜中縦隔に，内部不均一で，低濃度を示す壊死部分を伴う巨大な腫瘤影を認める。腫瘤により心臓や両側主気管支が圧排されている。右胸水が認められる。

図13 悪性リンパ腫（Hodgkinリンパ腫）

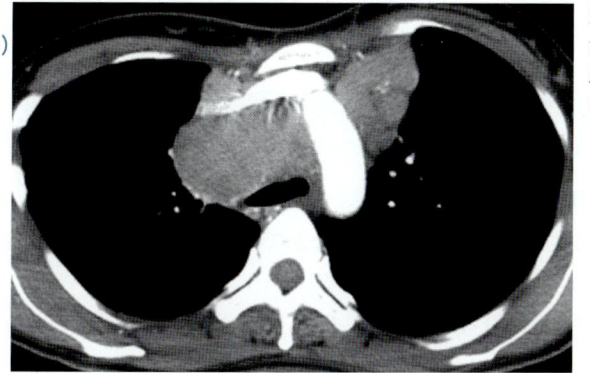

造影CT
前〜中縦隔に，多結節が癒合した形態を呈する腫瘤影を認め，淡い造影効果を認める。

・Hodgkinリンパ腫は，性差がないかやや女性に多く，30歳台をピークとした若年層に見られるが，中高年にも認められる（図13）。

■画像診断

・縦隔原発大細胞型B細胞性リンパ腫では約半数でCTでは低濃度，MRIのT2強調像では高信号の内部に壊死を反映した所見が得られる。造影CT，T2強調像でともに内部が不均一である。周囲血管への浸潤を認めることも多い。胸水を認めることがある。頸部や腹部のリンパ節腫大を認めることは少ない。

・前駆型T細胞性リンパ芽球型リンパ腫は急速に増大するため，心タンポナーデや上大静脈症候群を伴うことが多い。胸水，心囊液貯留を半数以上に認め，頸部，腹部リンパ節腫大，脾腫も高頻度で見られる。CTで壊死を示唆する低吸収域を認める。

・Hodgkinリンパ腫は分葉傾向が強く，血管の浸潤傾向が比較的少ないが，肺や胸壁に浸潤することもある。内部性状は均一なものや，不均一で結節状の構造をもつもの，内部に1〜3cm大の囊胞構造をもつものなどさまざまである。また，淡く不均一な造影効果を示す。

> **ここが 診ドコロ**
>
> - 各組織型の確定診断は病理組織検査であり，画像検査は組織型を推定するのには役立つが，鑑別は必ずしも容易ではない。
> - 分葉状の構造を示し，腫瘍の内部を大血管が貫通するような浸潤傾向を認めない腫瘍を認めた場合は，Hodgkinリンパ腫を疑う。
> - 若年で縦隔に巨大な腫瘤を認め，救急搬送された場合，前駆型T細胞性リンパ芽球型リンパ腫／白血病が鑑別に挙がる。
> - 造影CTで，内部に低濃度域，T2強調像で高信号を示す壊死が疑われる部分を認め，内部不均一な腫瘍を見た場合は，どの組織型の悪性リンパ腫も鑑別に挙がる。30歳以上の成人の場合は胸腺上皮性腫瘍との鑑別が難しい。
> - 治療後に石灰化を認めることはあるが，未治療の悪性リンパ腫では石灰化はまれである。
> - 現在，悪性リンパ腫の治療効果判定はFDG-PETを用いて行われることが多い。

その他のまれな悪性リンパ腫

・節外性粘膜関連濾胞辺縁帯リンパ腫（MALTリンパ腫：mucosa associated lymphoid tissue lymphoma）は，Sjögren症候群や関節リウマチなどの自己免疫性疾患に合併することが知られ，多くは胸腺から発生する。境界は明瞭で内部にT2強調像で高信号を示す単房性〜微小多房性の囊胞成分と充実部が混在することが多い。

神経原性腫瘍（neurogenic tumor）

■一般的事項

・神経原性腫瘍は，縦隔腫瘍のなかで成人では20％，小児では35％を占める。後縦隔腫瘍のなかでは最も多く見られる。

・神経の走行に沿って発生し，90％は傍脊椎領域に見られるが，横隔神経，迷走神経，

反回神経，交感神経などの分枝に由来するものでは，縦隔上部や前縦隔，中縦隔にも認めることがある。

- 末梢神経腫瘍，交感神経腫瘍，傍神経節腫に大きく分類され，末梢神経腫瘍では神経鞘腫，神経線維腫，悪性末梢神経鞘腫瘍に，交感神経腫瘍では，神経芽腫，神経節神経芽腫，神経節神経腫にそれぞれ細分類される。
- 後縦隔の末梢神経腫瘍は主に近位肋間神経から発生し，交感神経腫瘍は脊髄神経節と交感神経節から発生する。
- 神経鞘腫が縦隔に生じる神経原性腫瘍の40〜65％に見られ，最多である。
- 傍脊椎領域に発生した場合，椎間孔から脊柱管内へ進展しダンベル型の形状を示すことがある。

■画像診断

・**神経鞘腫（schwannoma）**

- 肋間，椎間孔付近に境界明瞭な球形〜卵円形腫瘤として認められる[13]。
- 内部はCTで均一な軟部組織濃度を呈し，造影効果を認めるが，囊胞変性や壊死，出血を伴いやすく，この場合，不均一な内部構造を呈する。T2強調像では高信号を示し，T1強調像では囊胞壊死で低信号，出血ではさまざまな信号を示す[14]。これらの部位では造影による増強効果は認めない（**図14**）。
- 組織学的には充実部は腫瘍細胞が密に増殖したAntoni A型，腫瘍細胞が疎に配列したAntoni B型に区別され，造影CT，MRIでは，Antoni A型の部分が早期濃染するのに対して，Antoni B型の部分は緩徐に造影される。Antoni A型の部分が中心に，Antoni B型の部分が辺縁に位置した場合，T2強調像では中心の低信号部の周囲を高信

13) Lee JY, et al : Spectrum of neurogenic tumors in the thorax : CT and pathologic findings. J Comput Assist Tomogr, 23 : 399-406, 1999.
14) Erasmus JJ, et al : MR imaging of mediastinal masses. Magn Reson Imaging Clin N Am, 8 : 59-89, 2000.

図14　神経鞘腫
a：単純CT，b：造影CT
左傍脊椎領域に不均一な造影効果を呈する境界明瞭な腫瘤影を認める。左椎間孔が拡大し，腫瘤は脊柱管へと進展している。

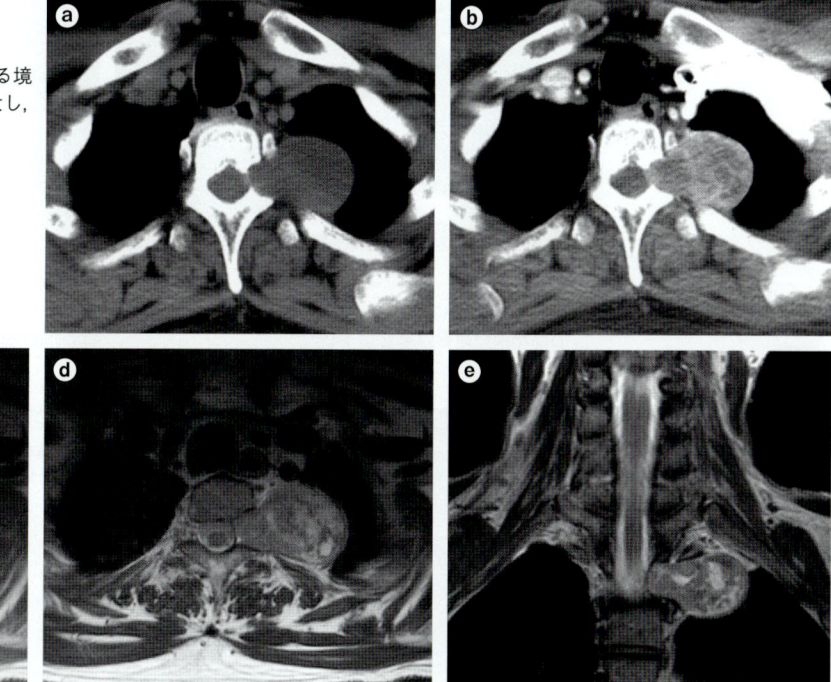

c：T1強調像，d：T2強調像，e：T2強調冠状断像
T1強調像ではやや不均一な低信号腫瘤，T2強調像で内部は高信号を主体とした不均一な信号を呈する。脊柱管への進展がわかる。

号領域が取り囲み，T1強調像では中心の高信号部の周囲を低信号領域が取り囲み，神経線維腫で見られるtarget appearanceと類似した所見が見られる。

- **神経線維腫（neurofibroma）**
・末梢神経由来で，多くはvon Recklinghausen病（神経線維腫症Ⅰ型）に発生し，しばしば多発する。T2強調像では，辺縁が粘液腫様であり高信号，中心部が線維性充実部を含み低信号を示し，標的のような所見を呈することから"target appearance"とよばれる（図15）。
・また，造影では中心部が早期相で濃染される"central enhancement"が見られる。

- **悪性末梢神経鞘腫瘍（malignant peripheral nerve sheath tumor；MPNST）**
・神経鞘腫や神経線維腫が悪性転化した，まれな神経原性腫瘍ではあるが，神経線維腫に合併しやすい。
・浸潤傾向が強く，早期より血行性転移が見られ予後不良である。
・壊死や出血を伴いやすく，CTやMRIでは内部は不均一となる。

- **神経節神経腫（ganglioneuroma）**
・小児で多く見られる境界明瞭で平滑な腫瘍で，頭尾方向に長い紡錘状を呈することが多い。
・T2強調像で高信号を呈する粘液基質や低信号を呈する線維成分を含む。
・内部に渦巻状の線状構造を認め，whorled appearanceとよばれる。コラーゲン線維を反映してT2強調像で低信号を示す。

図15　神経線維腫

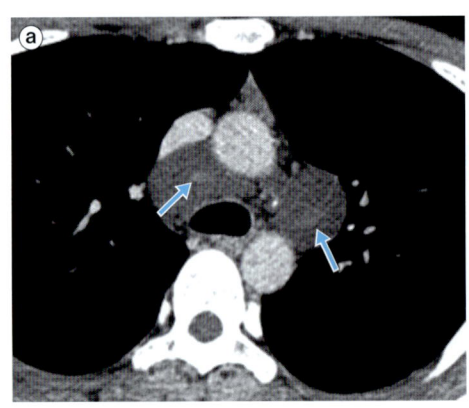

a：造影CT
中縦隔の両側に低濃度の分葉状腫瘤影を認め，中心部が淡い造影効果を示す（→）。

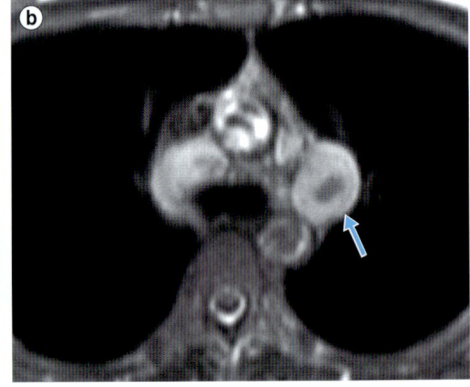

b：T2強調像
内部は高信号を呈し，中心部は低信号を呈する（target appearance）（→）。

図16　神経芽腫

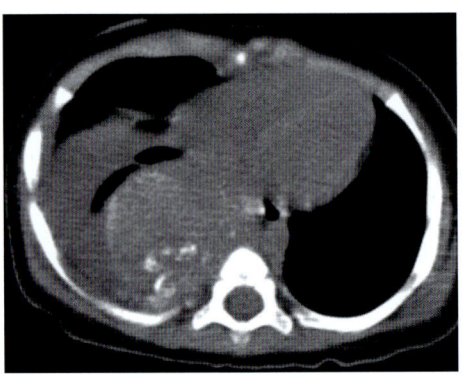

単純CT
後縦隔右側に石灰化を伴う内部不均一な濃度の腫瘤影を認める。右胸水が認められる。

・脂肪変性をきたすことがある。
- **神経芽腫（neuroblastoma），神経節神経芽腫（ganglioneuroblastoma）**
・小児によく見られ，尿中のvanillylmandelic acid（VMA），homovanillic acid（HVA）などが増加する。内部に出血，壊死を伴い，CTで不均一な濃度を示し，高頻度（80〜90％）に石灰化を伴う（図16）。
・骨，肝，リンパ節などに転移をきたす。
・^{123}I-MIBGシンチグラフィが診断に有用である。
- **傍神経節腫（paraganglioma）**
・傍神経節由来で，交感神経幹周囲の大動脈交感神経傍神経節（aortosympathetic paraganglion）や，大動脈弓部近傍の大動脈肺動脈傍神経節（aortopulmonary paraganglion）から発生することが多い。
・血流が豊富なため，造影CTでは非常に強い早期濃染を示す。

> **ここが勘ドコロ**
> ● 各組織型の画像上での鑑別は困難なことが多いが，どの神経由来なのかを考慮して読影する。傍脊椎領域の腫瘍が縦長であれば交感神経幹，横長であれば肋間神経由来を疑う。
> ● 傍脊椎領域に発生している場合，脊柱管への進展の有無を確認しよう。

縦隔嚢胞性疾患（mediastinal cysts）

■一般的事項
・主な縦隔嚢胞性疾患は前腸由来のforegut cyst（気管支原性嚢胞，食道重複嚢胞），心膜の発生過程で形成される心膜嚢胞・心膜憩室，第3鰓嚢から発生する胸腺の遺残組織由来の胸腺嚢胞，神経管や消化管と関連して発生する神経腸管性嚢胞，リンパ系に発生した組織奇形と考えられているリンパ管腫が挙げられる。
・気管支原性嚢胞が高頻度で見られ，心膜嚢胞，食道重複嚢胞，胸腺嚢胞などもよく遭遇する。

■画像診断
・いずれの嚢胞性疾患でもCTにて水濃度（0〜20HU）を示し，内部に造影効果はなく，境界明瞭な薄壁の被膜に囲まれた嚢胞性腫瘤を呈する。T2強調像で高信号，T1強調像で低信号を示す[15,16]。内容液が高蛋白であったり，出血，感染を伴っている場合はCT値がやや上昇したり，T1強調像で高信号を示す場合がある。
・前腸嚢胞や神経腸管性嚢胞は内部に濃度の高い蛋白の液体を含有することから，CTで高吸収，T1強調像，T2強調像でともに等〜高信号を呈する。
・気管支原性嚢胞（bronchogenic cyst）：気管，気管分岐部周辺の中縦隔に見られることが多い（図17）。
・食道重複嚢胞（esophageal duplication cyst）：食道に近接した中縦隔に見られる。
・心膜嚢胞（pericardial cyst）：心嚢と交通がなく，右側の心横隔膜角によく見られる。
・心膜憩室（pericardial diverticulum）：心嚢と交通しており，気管気管支周囲の中縦隔に多い（図18）。

---

15) Takeda S, et al : linical spectrum of mediastinal cysts. Chest, 124 : 125-132, 2003.
16) Jeung MY, et al : Imaging of cystic masses of the mediastinum. RadioGraphics, 22 : S79-93, 2002.

図17 気管支原性囊胞

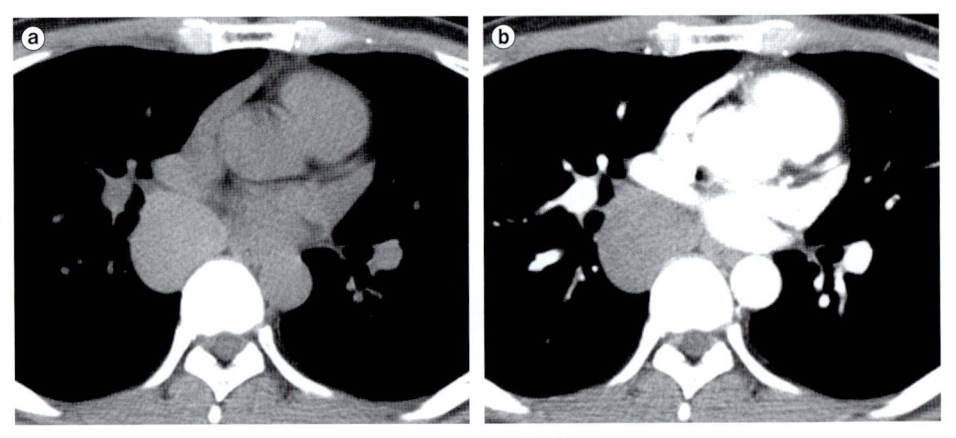

a：単純CT　　　　　　　　　　　　　　b：造影CT
中縦隔右側に境界が明瞭で内部が軽度高濃度を示す腫瘤影を認める。造影効果は認められない。

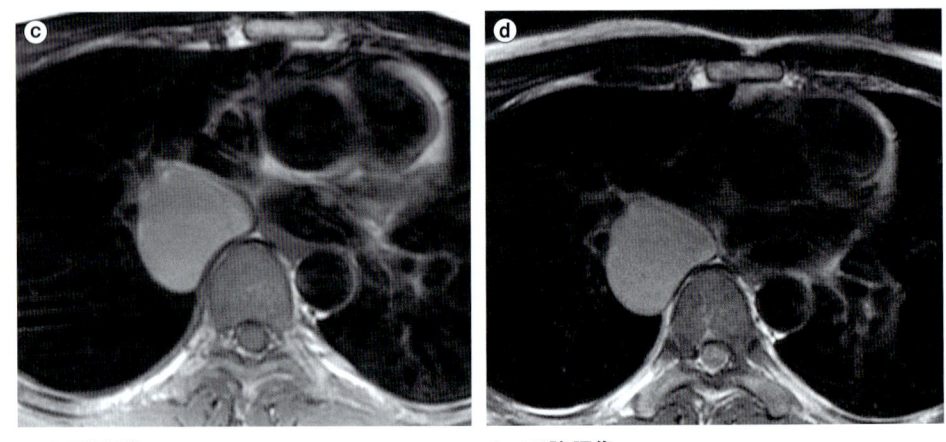

c：T1強調像　　　　　　　　　　　　　d：T2強調像
T1強調像で内部は高信号を呈し，蛋白成分が示唆される。T2強調像では均一な高信号を呈している。

図18 心膜憩室

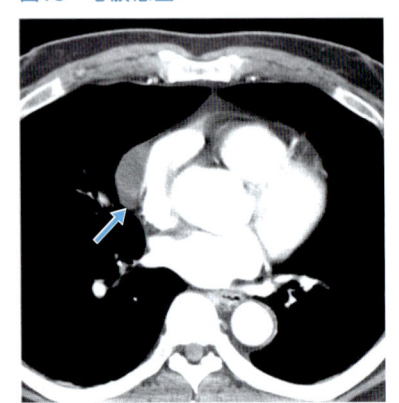

造影CT
心臓の右側に造影効果を示さない低濃度の腫瘤影を認める（→）。

図19 胸腺囊胞

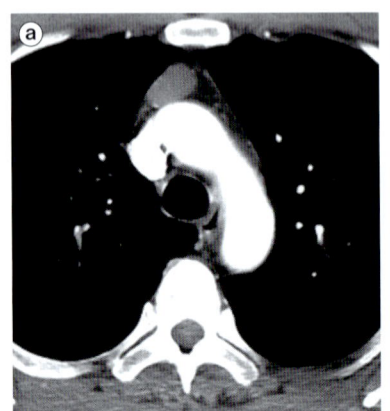

a：造影CT
前縦隔に境界が明瞭で，内部が造影効果を示さない低濃度の腫瘤影を認める。

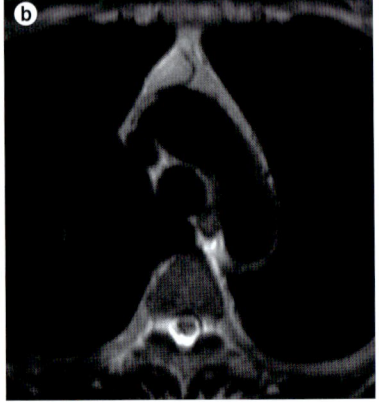

b：T2強調像
内部は均一な高信号を呈する。

> **これは必読！**
> ●縦隔疾患の画像診断．基礎から最新情報まで．画像診断, 29, 2009.

- 胸腺嚢胞(thymic cyst)：下頸部〜前縦隔に見られることが多い。先天性に生じる場合と，HIV感染患者，Sjögren症候群，精上皮腫や悪性リンパ腫の放射線治療後など後天性に生じる場合があり，先天性は通常単房性，後天性は多房性の形態を呈することが多い（**図19**）。
- リンパ管腫(lymphangioma)：良性のリンパ管形成不全と考えられ，90％が2歳までに発見される。ほとんどが頸部あるいは腋窩に見られるが，縦隔では前縦隔上部に比較的多い。単純性，嚢胞性，海綿状に分類され，縦隔では嚢胞性が多く，内部に隔壁を伴う多房性嚢胞として認めることが多い。内部の隔壁はT2強調像で線状の低信号を示し，造影効果や石灰化を認めることもある。
- 神経腸管性嚢胞(neuroenteric cyst)：後縦隔に発生し，症例の50％に周囲の椎体や脊髄に形成異常が見られる。
- 側方髄膜瘤(lateral meningocele)：軟髄膜が限局性に拡張し，椎間孔などから側方に突出した先天性異常であり，後縦隔に見られる。椎間孔の拡大や脊椎，肋骨の異常が随伴することがある。神経線維腫症に合併しやすい。

ここが勘ドコロ

- CT，MRIで嚢胞性腫瘤を認めた場合，非腫瘍性の嚢胞疾患のほかに，腫瘍性病変の嚢胞変性も鑑別診断として考慮する。造影効果を示す充実成分が疑われた場合，成熟奇形腫が考えられる。
- 発生部位や内部性状から，各々の嚢胞性疾患をある程度推測できるが，例外も散見される。
- 嚢胞性腫瘤は柔らかい腫瘤であり，体位や呼吸位の差異により腫瘤の形状が変化する場合があり，吸気と呼気の撮影を行い形状変化の有無を確認することは鑑別に役立つことがある。
- 造影CTで腫瘤内部に高濃度な領域を認めた場合，出血，高蛋白成分，石灰化によるものか造影された充実部かの評価が困難なことがあり，単純CTを撮影し，CT値を比較するのがよい。

18 胸膜，胸壁病変（石綿関連を除く）のABC

第3章 各種病態の画像診断

藪内英剛

はじめに

　胸膜疾患のなかで，胸水と気胸は日常臨床で最も高頻度に遭遇する病態であり，典型所見・非典型所見を理解する必要がある．胸膜，胸壁腫瘍は，まず発生部位と進展範囲を正確に診断し，年齢，病変の性状（境界明瞭か浸潤性発育，内部信号や増強パターン，その他特徴的所見の有無）で鑑別診断を進めていく．

胸水

　胸部単純X線写真で胸水貯留を見つけることが重要である．胸水は重力に従い，胸腔内の最も低い部位に貯留する．最も初期には肺の下方に貯留するが，75mLを超えると，後方，側方，前方の，肋骨横隔膜角に流れ込む．立位では正面像，側面像ともに，胸水貯留により肋骨横隔膜角の鈍化を認める．側面像での後方肋骨横隔膜角の鈍化は75mL以上，正面像での外側肋骨横隔膜角の鈍化は175mL以上，立位での横隔膜輪郭の不鮮明化は500mL以上，第4肋骨前方部のレベルまでの貯留は1,000mL以上と推測できる．CTやデクビタス撮影では，10mL未満でも検出できる．

見つけにくい胸水

　肺底部の下方に胸水が貯留すると，肺下胸水（subpulmonary effusion）とよばれる．肺下面が一見横隔膜の輪郭に類似しているため，横隔膜の挙上と間違えられることがある．左側では，横隔膜の直下に胃泡が存在するので，正常では横隔膜と胃泡の距離は7mmを超えず近接しているが，横隔膜に類似した肺下面の輪郭と胃泡の距離の開大を認めた場合（8mm以上），肺下胸水の所見である（図1）．右側では，胃泡がないのでさらに紛らわしいが，横隔膜の頂点が正常では鎖骨中線上に認められるのに対し，肺下胸水の場合，頂点が鎖骨中線より外側に位置することが多く鑑別点となる（図2）．

　葉間裂に貯留した胸水は，肺内の腫瘤と間違えられることがあり，偽腫瘍（pseudotumor）ともよばれる（図3）．腫瘤状陰影の両端が葉間裂と連続する陰影で，小葉間裂の偽腫瘍は正面・側面像とも境界明瞭，大葉間裂の偽腫瘍は側面像では明瞭，正面像では不明瞭に描出される．しばしば，心不全のその他の所見（心拡大，肺うっ血，葉間裂以外の胸水）を伴う．心不全の治療により速やかに消失するので，vanishing tumor[*1]ともよばれる．

　臥位での胸水貯留は，肺実質病変（肺炎や肺水腫）との鑑別が問題となるが，胸水では肺血管が明瞭に描出される，エアーブロンコグラムを認めない点が鑑別点になる（図4）．

用語アラカルト

*1 vanishing tumor (pseudotumor, phantom tumor)

葉間に胸水が貯留し，胸部単純X線写真上，境界明瞭な腫瘤像を示す．心不全の治療により，速やかに消失する．心拡大，肺血管増強などの心不全を示す所見にも着目する．

第3章・18 胸膜，胸壁病変(石綿関連を除く)のABC

図1　左肺下胸水

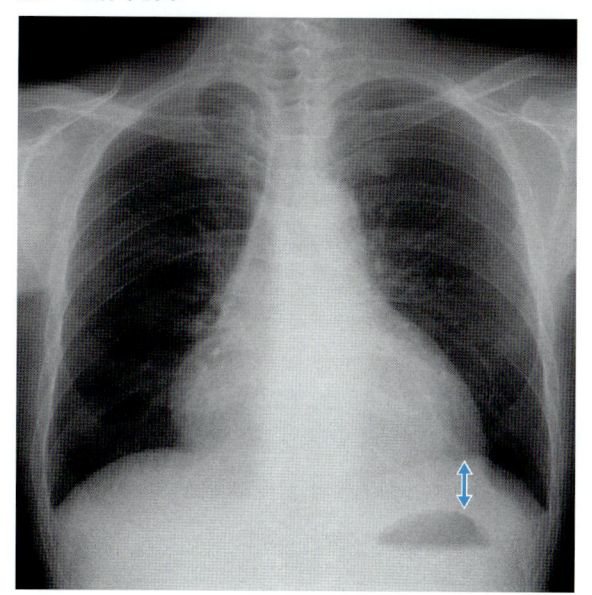

胸部単純X線写真
50歳台，男性。左肺下面と胃泡間の開大を認める(→)。

図2　右肺下胸水

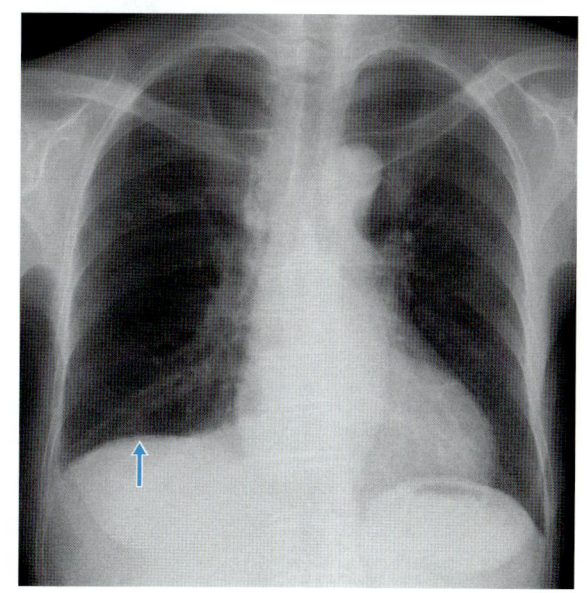

胸部単純X線写真
60歳台，女性。右肺下面の輪郭の頂点が外側に偏位している(→)。

図3　葉間胸水(悪性リンパ腫で加療中)

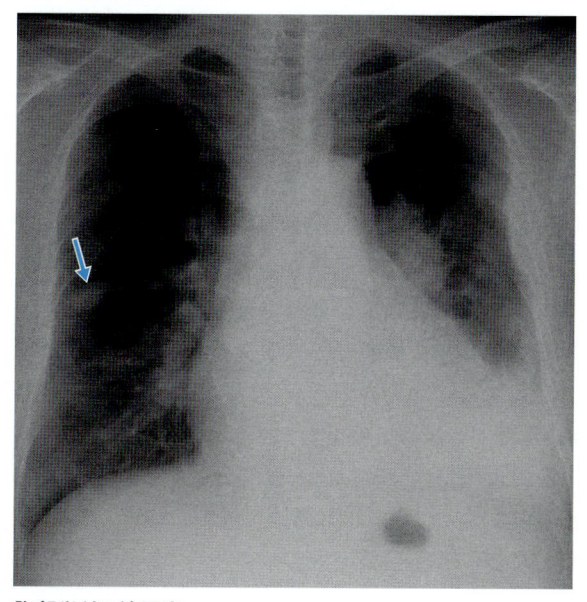

胸部単純X線写真
50歳台，男性。肥厚した右小葉間裂に重なって，境界明瞭な腫瘤像を認める(→)。

図4　臥位の胸水

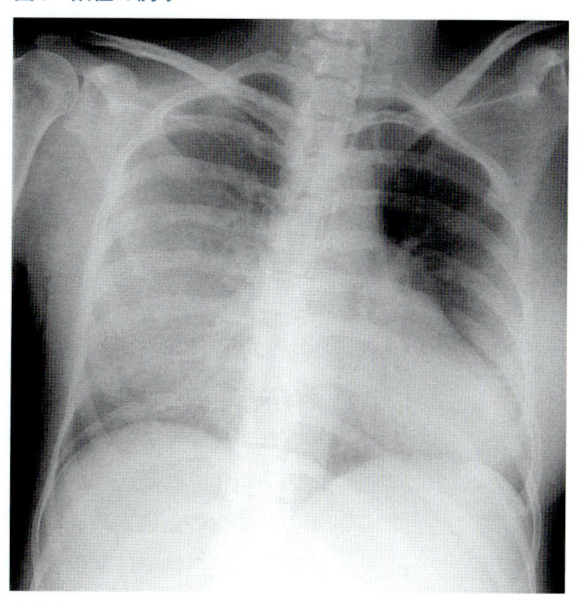

胸部単純X線写真
20歳台，女性。心拡大，両肺野の透過性低下を認めるが，エアーブロンコグラムは指摘できない。

397

> ### ここが勘ドコロ
> - 検出できる最小の胸水量は，撮影体位で異なる。
> - 右肺下胸水は，肺下面(一見，横隔膜の輪郭)の頂点が，鎖骨中線より外側に見られることが多い。
> - 左肺下胸水は，肺下面・胃泡間が8mm以上に開大する。
> - 臥位の胸水では，エアーブロンコグラムは認めない。
> - 葉間胸水は，腫瘤像の辺縁に連続する葉間裂の肥厚を確認する。

気胸

　胸部単純X線写真により気胸を検出することも，日常臨床や検診読影において重要である。空気は軽いので胸腔内の最も高い部位に移動するため，立位では肺尖部から上肺野の外側に，白く細い臓側胸膜の線(空気と臓側胸膜が接してできる)を探す。50mL以上の空気があれば，臓側胸膜の白線と胸壁の間に透過性の亢進した領域を認め，同部に肺血管を認めない。立位，臥位，側臥位(デクビタス)いずれの体位でも，気胸を検出することは可能であるが，このうち側臥位が最も感度が高く(5mL以上で指摘可能)，臥位が最も感度が悪い。呼気撮影により気胸検出の感度が向上するといわれてきたが，吸気と呼気の撮影で，気胸の診断能は変わらないと報告されており，初回検査では吸気のみの撮影が推奨される[1]。

　新生児や重症患者では臥位での撮影になり，気胸は見つけにくくなる。臥位での，胸腔内で最も高い部位は肺下部になる。上腹部の透過性亢進，deep sulcus sign[*2](図5)，横隔膜や左心縁の輪郭の明瞭化，の所見を探す。臥位で気胸を診断するには，約500mLのガスが必要とされる。

　緊張性気胸は緊急処置(胸腔穿刺による脱気)が必要な状態である。胸腔内圧は正常では大気圧より陰圧であるが，呼吸のたびに臓側胸膜の破綻部から胸膜腔へ，チェックバルブ機構により一方的に空気が漏出し続け，胸膜腔から空気が呼出されない状態が続き，胸腔内圧が大気圧より陽圧となるため，全身から胸腔内への静脈還流が阻害され，ショックに陥る。胸部単純X線写真で大量の気胸を見つけた場合，横隔膜ドームの平坦化，肋間腔の健側と比較しての開大(図6)の所見がないかをチェックする。縦隔の対側への偏位も高頻度に認める所見であるが，これは通常の気胸でも見られるため，縦隔偏位だけでは緊張性気胸の診断とはならない。

気胸の原因

　自然気胸(ブラの破綻)，外傷性，医原性(CV line挿入，肺生検)のほか，続発性としては，慢性閉塞性肺疾患(chronic obstructive pulmonary disease；COPD)，間質性肺炎，肺膿瘍，肺炎(細菌性，ニューモシスチス肺炎)，肺結核，腫瘍性(原発性肺癌，転移性肺癌)がある。生殖可能年齢の女性では，リンパ脈管筋腫症(lymphangioleiomyomatosis；LAM)と胸郭子宮内膜症(月経随伴性気胸)が挙げられる。

　胸郭子宮内膜症では，子宮内膜組織が腹腔内や血管を介して胸腔(肺，横隔膜，胸壁)

---

1) Seow A, et al：Comparison of upright inspiratory and expiratory chest radiographs for detecting pneumothoraces. AJR Am J Roentgenol, 166：313, 1996.

用語アラカルト

＊2 deep sulcus sign
臥位の気胸を示す所見。肋骨横隔膜角が異常に深く切れ込んでいる所見で，臥位では空気は前方，肺底部に貯留するが，特に外側に貯留した場合に，deep sulcus signが見られる。

に到達して生着し，月経ともに増殖し，出血，破綻し，血痰や気胸の原因となる。気胸はほとんどが右側に見られる(図7a)。腹部の内膜症の合併が60～80％と高頻度に見られる。生殖可能年齢の女性に，月経と一致して繰り返す胸痛，気胸，血痰を見た場合，胸郭子宮内膜症の可能性を考えて，CTを施行する。通常は月経前日から開始後2日の3日間に発症する。CTでは，数cmの境界不鮮明な浸潤影ないしすりガラス影，境界明瞭ないし不明瞭な結節(図7b)，出血を示唆する結節周囲のすりガラス影，薄壁空洞，ブラなどを示す。

図5 臥位の気胸

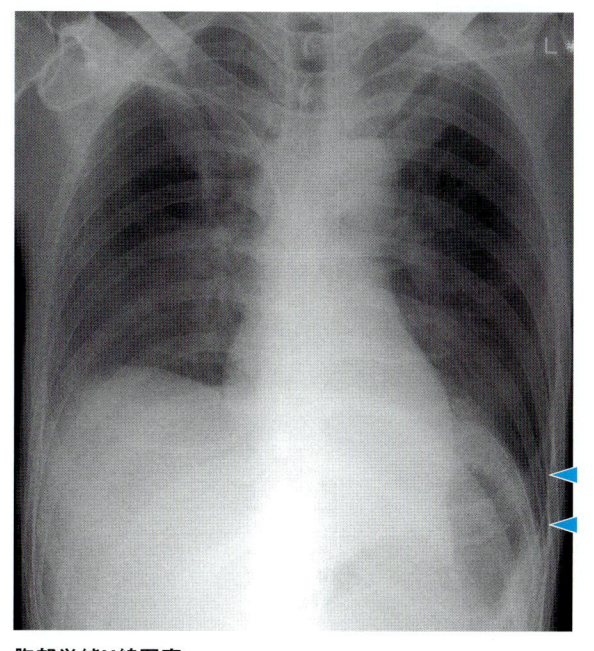

胸部単純X線写真
50歳台，男性。左肋骨横隔膜角が異常に深く切れ込む所見(deep sulcus sign；▶)が見られ，気胸と考えられる。

図6 緊張性気胸

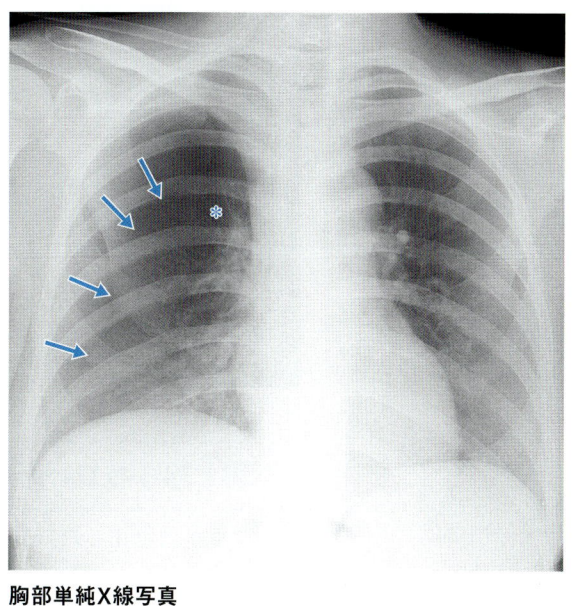

胸部単純X線写真
30歳台，女性。右上肺野から下肺野の外側に，白く細い臓側胸膜線を認め(→)，右肋間腔の開大が見られる(＊)。

図7 胸郭子宮内膜症（月経随伴性気胸）

a：胸部単純X線写真
30歳台，女性。右肺尖から下肺野の外側に，白い臓側胸膜線を認める(→)。

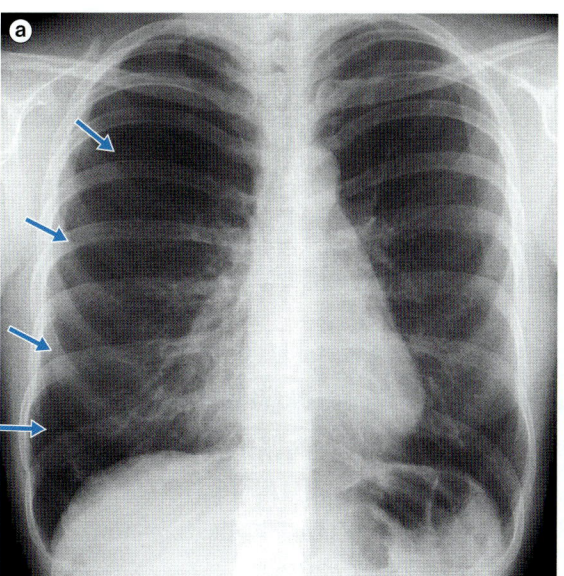

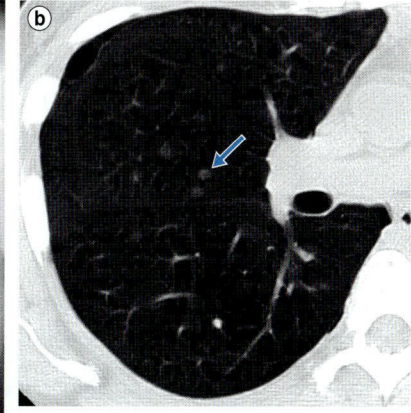

b：胸部CT
少量の右気胸を認め，肺内に境界明瞭なすりガラス結節を複数認める(→)。

図8 巨大嚢胞

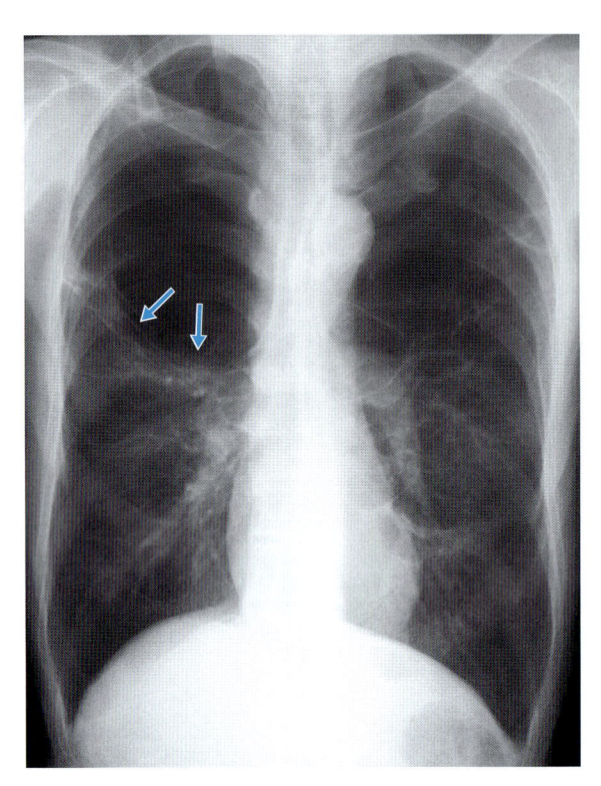

胸部単純X線写真
40歳台，男性。両側肺尖部〜上肺野に巨大嚢胞を認め，肺実質を円弧状に圧排している（→）。

気胸と紛らわしい所見

巨大ブラ：被包化した気胸と類似し，透過性亢進と肺血管影の欠損を認める。気胸は臓側胸膜の輪郭が直線状ないし外側へ凸状の形態を示すのに対し，ブラは健常肺に対し円弧状の圧排を示す（図8）。

皮膚のしわ：通常は胸郭外へ連続し，肺血管影が線の外側にも認められる。

> **ここが 勘 ドコロ**
> - 臥位の気胸では，上腹部の透過性亢進，deep sulcus sign，横隔膜や左心縁の輪郭の明瞭化を探す。
> - 大量の気胸を認めた場合，横隔膜の平坦化，肋間腔の開大をチェックする。
> - 生殖可能年齢の女性に繰り返す気胸を見た場合，胸郭子宮内膜症とLAMを鑑別に挙げ，CTで精査する。
> - 気胸と紛らわしい所見として，巨大ブラ，皮膚のしわに注意する。

石綿関連以外の胸膜腫瘤性病変

　胸膜や胸壁腫瘤の診断には，まず肺内，肺外を鑑別する必要がある。胸部単純X線写真，CT，MRIで，胸膜に接する肺内腫瘤は胸膜と急峻な角度を示すが，肺外腫瘤は辺縁の立ち上がりがなだらかで肺との境界が明瞭なextrapleural signを示す（図9）。胸膜由来か胸壁由来（肋間神経など）の区別が困難な場合も多いが，胸膜外脂肪層や肋間静脈と腫

図9 肋間神経由来神経鞘腫

30歳台，女性。

a：胸部単純X線写真
左上肺野外側に胸壁と接する腫瘤影を認める。肺との境界は明瞭，上下の立ち上がりがなだらかで，extrapleural signを示す（→）。

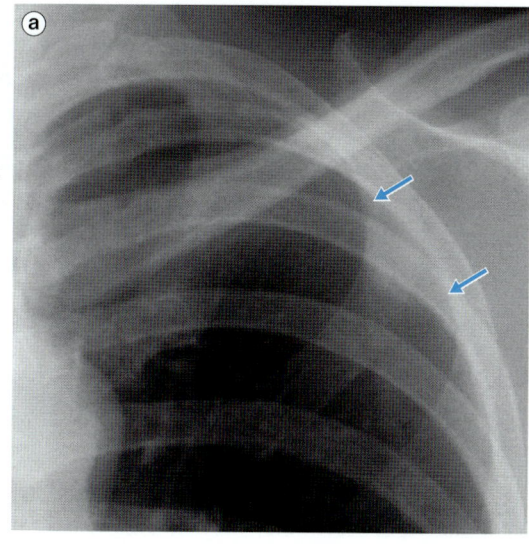

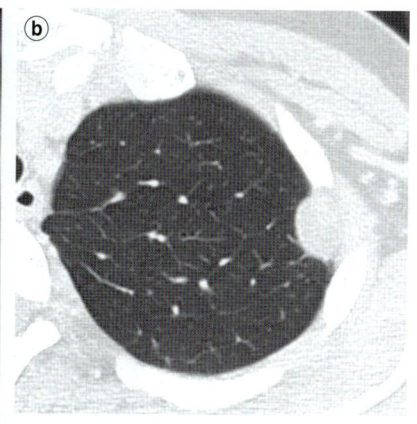

b：胸部CT
腫瘤と肺の境界は明瞭，平滑で，辺縁の胸膜からの立ち上がりがなだらかで，extrapleural signがより明瞭である。

瘤の位置関係で，判別可能な場合もある。悪性胸膜腫瘍を疑う所見として，結節性肥厚，不整な1cm以上の厚みの肥厚，縦隔側・肋骨側胸膜の両者の肥厚が挙げられる。

孤在性胸膜腫瘍の鑑別診断は，solitary fibrous tumor（SFT），胸膜転移，中皮腫，リンパ腫，胸膜プラーク，異所性脾，子宮内膜症，炎症性筋線維芽細胞腫瘍などがあり，多発性胸膜腫瘍の鑑別診断は，胸膜プラーク，中皮腫，胸膜転移，多発性石灰化線維性偽腫瘍などが挙がる。びまん性胸膜肥厚の鑑別には，中皮腫，石綿曝露によるびまん性胸膜肥厚，Erdheim-Chester病，びまん性肺リンパ管腫症，類上皮血管内皮腫が挙がる。胸膜腫瘍のなかでは悪性が良性よりも多く，特に胸膜転移が最も多く，中皮腫，リンパ腫の順である。転移の原発巣では，肺，乳腺，消化管の順で，胸膜転移の経路は，血行性，リンパ行性，肺内からの播種の順に多い[2]。

SFTの頻度は，原発性胸膜腫瘍のなかで5％未満にすぎない。以前は胸膜の中皮細胞，中皮下組織由来と考えられていたが，現在では線維芽細胞ないし筋線維芽細胞由来の間葉系腫瘍と考えられ，全身のどこからでも発生しうる軟部腫瘍と考えられている。発生部位は胸腔内では，胸膜，縦隔，肺のいずれからも発生するが，胸膜に多い。縦隔や肺内にまれに発生することがあり，その場合鑑別診断は難しくなる。臓側胸膜から80％，壁側胸膜から20％で，悪性が10〜20％を占める。片側性で緩徐に増大し，性差はなく，45〜60歳に多い。発見時に2/3の症例では無症状であるが，1/3では咳嗽，息切れ，胸痛などの症状がある。合併症としては，低血糖（Doege-Potter症候群，4％），過形成性骨関節症（Pierre Marie-Bamberger症候群，0〜10％）がある。

画像所見は，境界明瞭な腫瘤で，周囲組織を圧排する。40％が有茎性で，著明な可動性を示す。典型的にはMRIのT1強調像で低〜等信号，T2強調像で低信号を示し，細胞成分に乏しく，豊富な線維組織を反映する（図10a），しかし血管が優位の成分や，嚢胞変性，出血，壊死の部分はT2強調像で高信号のこともある。内部増強効果はさまざまである（図10b）。悪性を疑う所見は，10cm以上，経時的増大，周囲組織や胸壁浸潤，広範な壊死や出血，胸水である。FDG集積はサイズが小さいと低いが，大きくなると不均一な集積を示す。病理学的診断には，針生検の検体ではしばしば不十分となるため，外科的生検や切除術が必要になる[3]。

---

2) Walker CM, et al : Tumorlike Conditions of the Pleura. RadioGraphics, 32 : 971-985, 2012.

3) Chick JFB, et al : Solitary fibrous tumors of the thorax : nomenclature, epidemiology, radiologic and pathologic findings, differential diagnoses, and management. AJR Am J Roentgenol, 200 : W238-W248, 2013.

図10　胸膜SFT
50歳台，男性

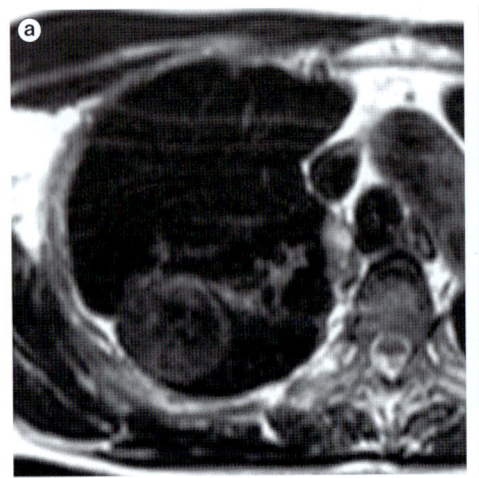

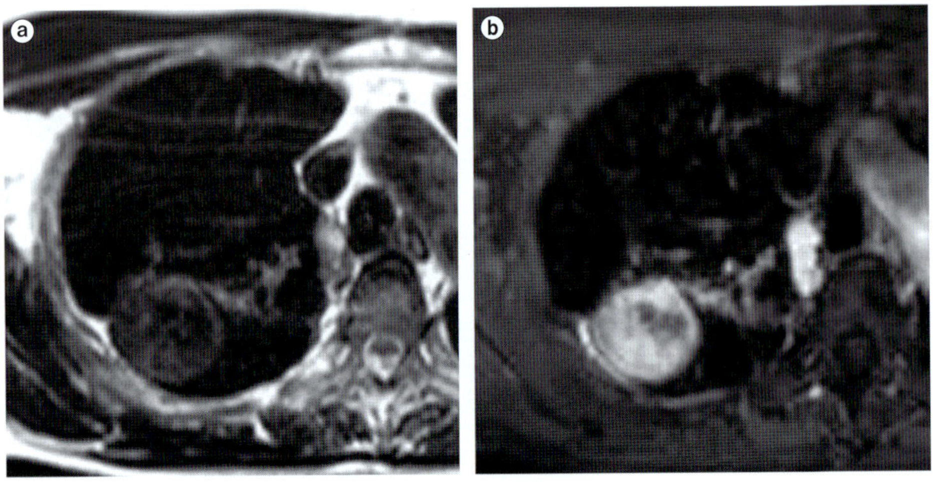

a：T2強調像
右大葉間裂に一致した部位に腫瘤を認め，低信号を示す。

b：造影後脂肪抑制T1強調像
やや不均一に増強される。

慢性膿胸に関連した病態

■pyothorax associated lymphoma（PAL）

　結核性胸膜炎後や肺結核に対する人工気胸療法術後などの慢性膿胸に合併する悪性腫瘍として，悪性リンパ腫，扁平上皮癌，血管肉腫などがあり，悪性リンパ腫が約半数を占める。大部分は，びまん性大細胞型B細胞リンパ腫で，EB virusとの関連が疑われている。画像所見は，既存の膿胸の辺縁に存在するレンズ状ないし三日月状の軟部組織腫瘤を示す（図11a）。慢性膿胸の経過中に，壁の不整や，内腔あるいは壁外へ突出する腫瘤が出現した場合は，慢性膿胸に合併する悪性腫瘍を疑う。PALは外側の肋骨側胸膜や，肋骨横隔膜角に好発し，胸壁（75％），肋骨（50％），肺実質（25％），腹部（25％）への直接浸潤も高頻度に認める。FDG PET/CTは，悪性腫瘍の範囲を診断するのに有用である（図11b）。

図11　pyothorax associated lymphoma（PAL）
70歳台，女性。

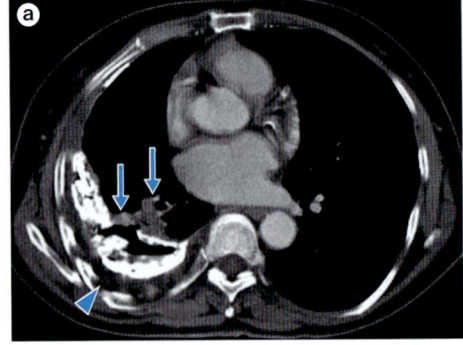

a：造影CT
右肺背側の胸膜腔に，石灰化を伴う胸膜肥厚を認め，胸膜外脂肪層の肥厚も見られる（▶）。臓側胸膜側に，石灰化した胸膜の断裂と，同部から肺に連続する軟部腫瘤を認める（→）。

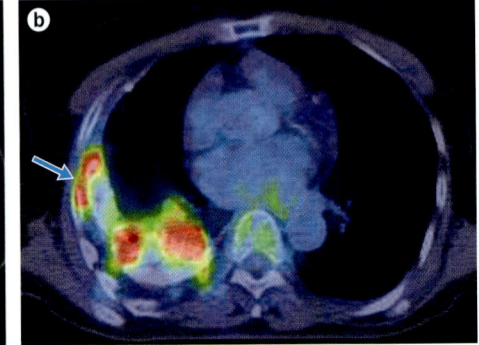

b：FDG PET/CT
CTで認めた軟部腫瘤のほか，壁側胸膜に沿った部分にもFDGの高集積を認める（→）。CTガイド下生検にて，悪性リンパ腫（びまん性大細胞型B細胞リンパ腫）の診断であった。

■chronic expanding hematoma

結核に対する胸郭形成術後の患者に発生する。血液からの刺激と分解産物が，肉芽組織内の毛細血管からの出血を繰り返し，胸腔内で膨張性に発育すると推測されている。膿胸壁から血管増生と血管腫類似の組織が認められ，CTでは不均一な腫瘤でさまざまな厚みの壁を有し（図12a），しばしば辺縁に石灰化を伴う。MRIでは，T2強調像でさまざまな時期の出血を反映して，低信号から高信号域の混在した多彩な信号を示し，造影後は膿胸辺縁部に不均一な肥厚と増強域を認める（図12b, c）。

図12　chronic expanding hematoma
70歳台，男性。結核性胸膜炎の既往あり。

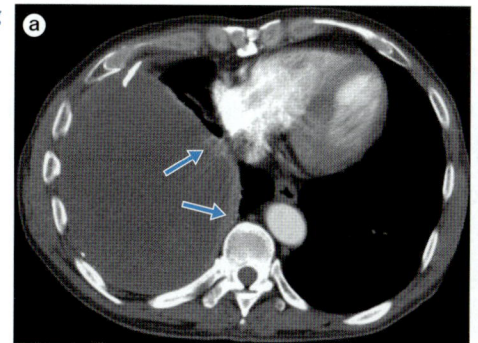

a：造影CT
右慢性膿胸の所見を認め，臓側胸膜側に不整な肥厚と軽度の増強域を認める（→）。

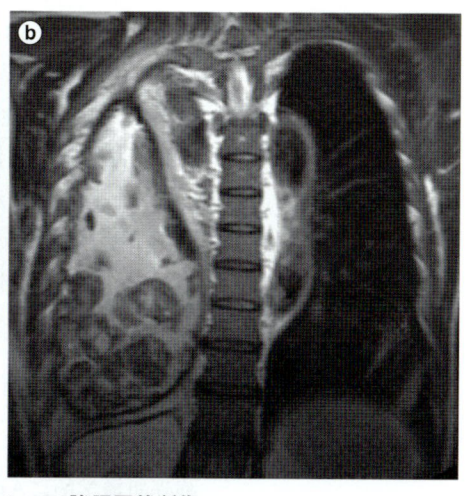

b：T2強調冠状断像
右慢性膿胸腔内は，低信号から高信号域の混在した多彩な信号を示す。

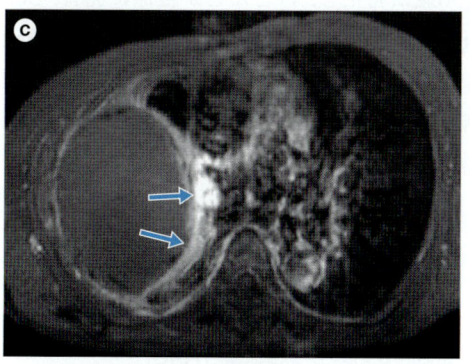

c：造影後脂肪抑制T1強調像
臓側胸膜に沿って不整な増強域を認める（→）。

Point advice　画像上SFTを疑った場合，外科医に伝えるべきこと

　画像診断では，臓側胸膜か壁側胸膜由来かの判別が重要で，腫瘤の付着部位の同定，付着部の形状（有茎性か無茎性）も外科医にとって重要な情報である。これは，臓側胸膜由来の場合に周囲の肺も合併切除する必要があり，有茎性よりも無茎性の場合に切除範囲が大きくなるためである。また，有茎性より無茎性のSFTは局所再発率が高くなり，良性無茎性で8％，悪性無茎性で63％に達する。実際には付着部の同定や有茎性か否かの判断は難しいことが多いが，経過観察の画像で著明な可動性が見られる場合は，有茎性と考えてよい。10cm超，経時的なサイズの増大，周囲軟部組織や胸壁浸潤，広範な壊死や出血，胸水の存在は悪性を示唆する。良・悪性鑑別のための針生検は，不十分な検体となることが多く，推奨しない。FDG PETはSFTの良・悪性の鑑別に有用との報告はないが，FDG集積が高度の場合，中皮腫や転移など，SFT以外の悪性疾患を疑うことには有用である[4]。

References
4) Wang ZJ, et al：Malignant pleural mesothelioma：evaluation with CT, MR imaging, and PET. RadioGraphics, 24：105, 2004.

5) Baez JC, et al : Chest wall lesions in children. AJR Am J Roentgenol, 200 : W402-W419, 2013.
6) Nam SF, et al : Imaging of primary chest wall tumors with radiologic-pathologic correlation. RadioGraphics, 31 : 749-770, 2011.
7) Tateishi U, et al : Chest wall tumors : radiologic findings and pathologic correlation, Part 1. benign tumors. RadioGraphics, 23 : 1477-1490, 2003.
8) Tateishi U, et al : Chest wall tumors : radiologic findings and pathologic correlation, Part 2. malignant tumors. RadioGraphics, 23 : 1491-1508, 2003.

胸壁腫瘍（良性，悪性）

原発性胸壁腫瘍は比較的まれで，鑑別疾患も多岐にわたり，画像所見も非特異的であることが多い．まず，骨由来か軟部組織由来か，また小児か成人かで鑑別診断が異なり，このほかに特徴的な所見があれば特異的診断も可能である．

成人の胸壁悪性骨腫瘍では，軟骨肉腫が最多で33％を占め，骨髄腫がこれに次ぐ．小児の胸壁悪性骨腫瘍では，骨転移（神経芽腫，横紋筋肉腫，リンパ腫・白血病）が最多で，Ewing sarcoma family of tumors，骨肉腫，がある．成人の良性骨腫瘍では骨軟骨腫が最多で30～50％を占め，次いで線維性骨異形成が20～30％，内軟骨腫が10～20％の順である．小児の良性骨腫瘍では，肋骨類骨骨腫も加わる[5～8]．

成人の胸壁良性軟部腫瘍では，脂肪腫が最も多く，神経鞘腫，リンパ管腫，血管腫，線維腫症，弾性線維腫がある．悪性軟部腫瘍ではundifferentiated pleomorphic sarcoma（UPS）[*3]が多い．小児の良性軟部腫瘍では，血管腫，線維性過誤腫，炎症性筋線維芽細胞腫瘍，間葉系過誤腫が見られ，悪性では横紋筋肉腫，悪性末梢神経鞘腫瘍が挙がる[5～8]．本稿では，比較的頻度の高い胸壁腫瘍の画像所見を解説する．

神経鞘腫（schwannoma）

典型的には20～50歳に発生し，ほとんどが緩徐に発育，5cm以下では無症状である．病理組織学的にAntoni Aの成分は紡錘形の細胞に富み，Antoni Bの成分は細胞成分に乏しく粘液基質に富む．サイズが大きくなると内部の嚢胞，出血などの変性をきたし，神経線維腫より高頻度に見られる．肋骨近傍の胸壁から肺内に突出する境界明瞭な腫瘤を形成し，T2強調像で高信号の背景に，不均一な信号のリング状構造がびまん性に見られ（fascicular sign），造影後はAntoni A，B成分や変性を反映して不均一な増強を示す（図14）．

用語アラカルト

＊3 undifferentiated pleomorphic sarcoma（UPS）

以前，MFHとよばれていたものの大部分は免疫組織学的手法の進歩により，脂肪肉腫，横紋筋肉腫，平滑筋肉腫に分類されるようになったが，10～15％でこれらに分類できないものが存在し，2002年のWHO分類以降はUPS/MFHとして分類される（2013年新WHO分類では，undifferentiated/unclassified sarcom（US）の1亜型としてUPSが分類された）．成人の軟部肉腫の5％以下の頻度で，多くは四肢の深部軟部組織に発生する．MRIでは，典型的には分葉状腫瘤で，筋膜に沿った浸潤や中心壊死，出血をしばしば認める（図13）．

図13 undifferentiated pleomorphic sarcoma（UPS）

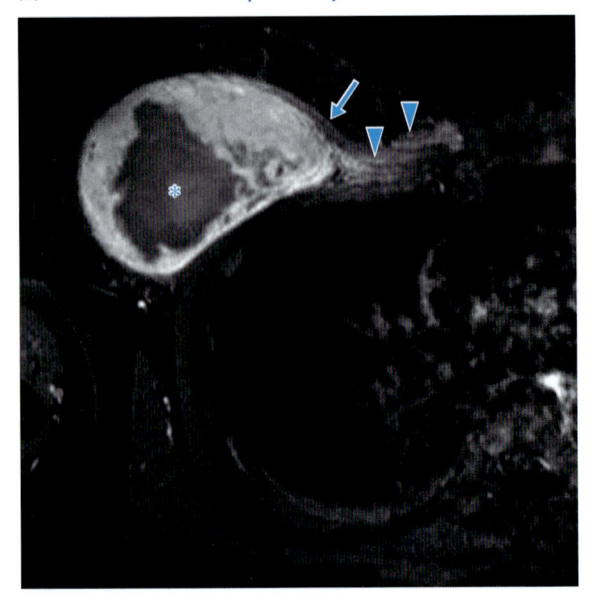

造影後脂肪抑制T1強調像
50歳台，男性．右前胸壁，大胸筋（→）背側に境界明瞭な腫瘤を認め，腫瘤の中心部は増強されず（＊），壊死などの変性が考えられる．腫瘤の内側に，胸筋に沿って増強域を認め，浸潤性に発育している（▶）．

図14 肋間神経由来神経鞘腫

50歳台，女性。

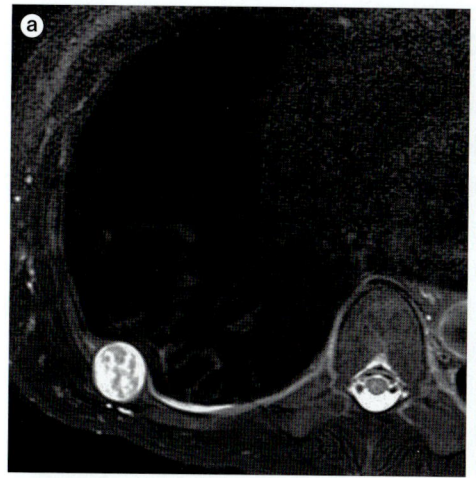

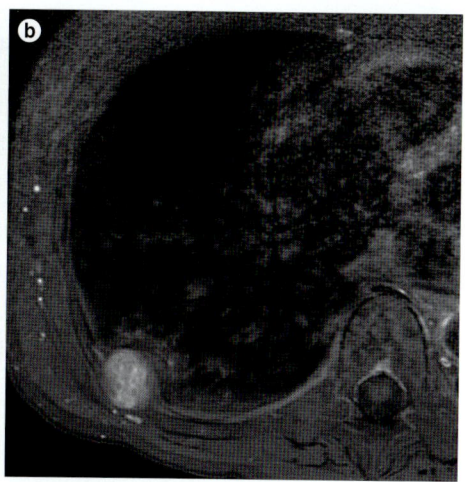

a：脂肪抑制T2強調像　　　　　　　　　　b：造影後脂肪抑制T1強調像

右肺下葉背側にextrapleural signを示す腫瘤を認める。T2強調像で辺縁部が高信号，中心部は不均一な中等度信号，造影後脂肪抑制T1強調像では不均一な増強を示す。部位と内部信号パターンから肋間神経由来神経鞘腫が疑われる。

弾性線維腫（elastofibroma dorsi）

4：1で女性に好発し，中高年に多い（平均60歳）。9割以上は背部胸壁で，肩甲骨下部1/3レベルで，前鋸筋と広背筋より深部に発生する。ほとんどが無症状でしばしば両側性に見られる。CTでは**肋骨胸郭と肩甲骨の間の楕円形ないし扁平形の軟部腫瘤で，内部に索状の脂肪吸収値を認め**（**図15**），MRIではT1, T2強調像ともに筋肉と等信号で，索状の脂肪信号が混在する。

図15 弾性線維腫

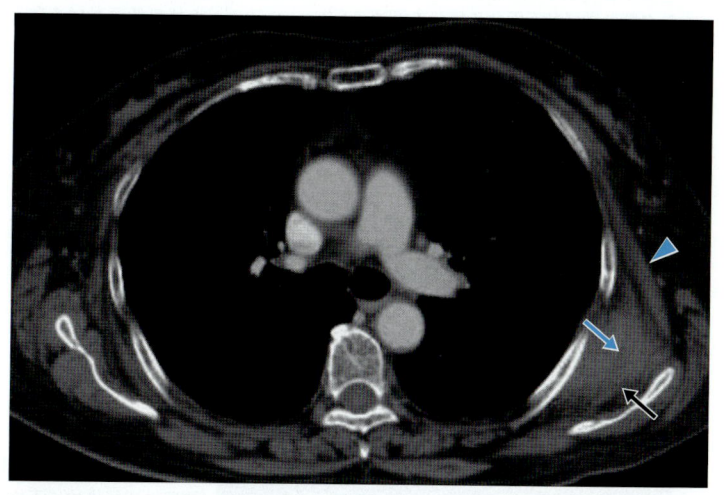

胸部造影CT

60歳台，女性。左肩甲骨下部レベル，肋骨と肩甲骨の間に境界不鮮明な軟部腫瘤を認める（→）。内部に索状の脂肪吸収値を認める（→）。前鋸筋を外方に圧排・偏位している（▶）。

軟骨肉腫(chondrosarcoma)

　成人の胸壁悪性骨腫瘍では最多で，30～60歳に好発する。肋骨・肋軟骨接合部(特に第1～5肋骨)と胸骨に発生するが，約10％は既存の内軟骨腫，骨軟骨腫から発生する。浸潤性発育を示す腫瘍と内部に石灰化が見られ，**円弧状，リング状石灰化**で**典型的な軟骨性石灰化**の場合は，診断が可能である。CTでは骨皮質の破壊を示す軟部腫瘍で軟骨性石灰化を伴う(**図16a**)。T1強調像で筋肉と等信号，T2強調像で軟骨基質を反映して脂肪よりも高信号で，石灰化の部分は低信号を示す(**図16b**)。造影後は不均一な増強を示し，特に辺縁優位な増強を示す(**図16c**)。

図16　軟骨肉腫
70歳台，男性。

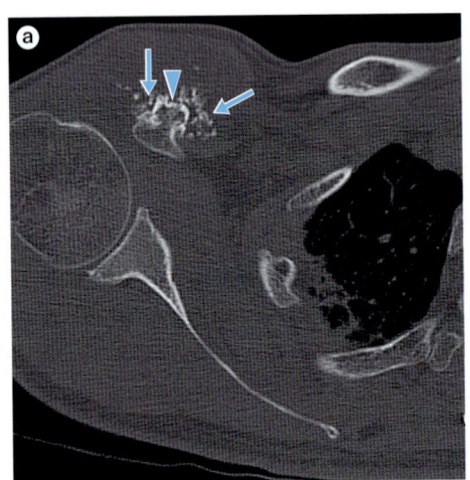

a：胸部CT骨条件
右肩甲骨烏口突起にerosionを認め(▶)，周囲に，リング状，円弧状石灰化の集簇を認める(→)。

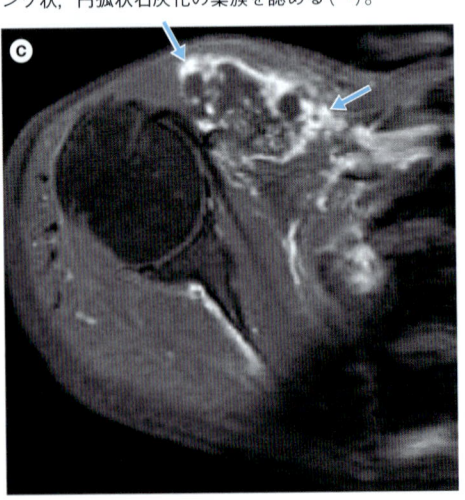

b：脂肪抑制T2強調像
腫瘤の大部分は，著明な高信号を示し(→)，内部に点状の低信号域を散在性に認め(→)，石灰化に相当する所見と考えられる。

c：造影後脂肪抑制T1強調像
腫瘤は辺縁優位に不均一に増強される(→)。

滑膜肉腫(synovial sarcoma)

　通常は四肢の関節近傍に発生し，胸壁の滑膜肉腫はまれであるが胸壁では肩関節近傍に好発する。15〜40歳と若年に多いが，高齢者にも見られる。CTでは筋肉よりやや高吸収の軟部腫瘤で周囲への浸潤や皮質骨のびらん，浸潤を認め，腫瘤内石灰化を20〜30％に認める。T1強調像で大部分は不均一で筋肉と等信号，高信号スポットを45％に認め，出血に相当する。液面形成を15〜25％に認める。出血や液面形成は通常は大きな腫瘍に見られ，周囲への浸潤を伴いやすいので，予後不良を示唆する。T2強調像で不均一な信号を示し(図17)，種々の程度の内部隔壁を有する。約1/3の症例では，T2強調像で低，中等度，高信号の3パターンの信号が混在するが，これに加えて，T1強調像で高信号スポットの存在，CTで石灰化，関節近傍の所見がそろうと滑膜肉腫を疑うことができる。

これは必読！
- 林　邦昭，中田　肇編：胸部単純X線診断－画像の成り立ちと読影の進め方．学研メディカル秀潤社，2000．
- 栗原泰之翻訳：シェーマでわかる胸部単純X線写真パーフェクトガイド．メディカルサイエンスインターナショナル，2012．

図17　滑膜肉腫
10歳台，女性。

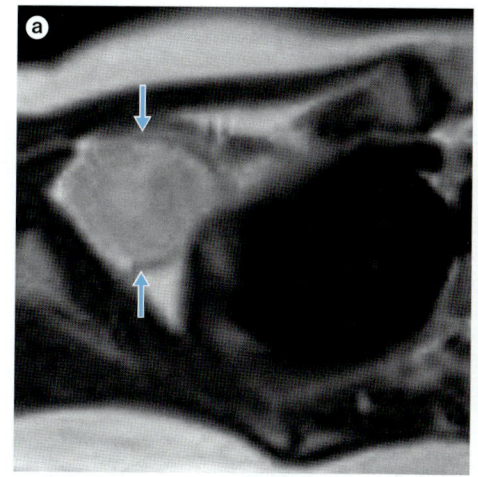

a：T2強調像
右腋窩部に，不均一な高信号を示す境界明瞭な腫瘤を認める(→)。

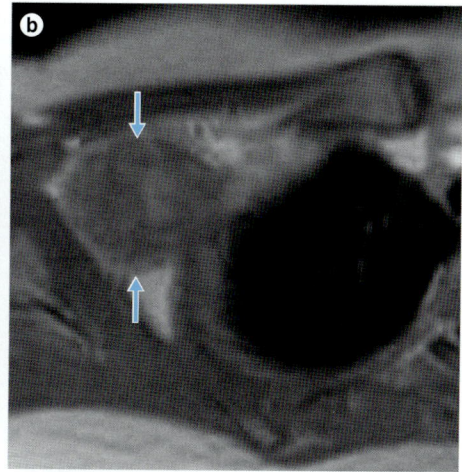

b：造影後T1強調像
腫瘤は不均一な増強を示す。

19　第3章　各種病態の画像診断

伊藤雅人

先天性肺疾患のABC

1) Zylak CJ, et al : Developmental lung anomalies in the adult : radiologic-pathologic correlation. RadioGraphics, 22 : S25-43, 2002.
2) Gerle RD, et al : Congenital bronchopulmonary-foregut malformation. Pulmonary sequestration communicating with the gastrointestinal tract. N Engl J Med, 278 : 1413-1419, 1968.
3) Sade RM, et al : The spectrum of pulmonary sequestration. Ann Thorac Surg, 18 : 644-658, 1974.

呼吸器の発生

肺や気道は，内胚葉の前腸由来であり，胎生3週ごろに前腸前壁から憩室状に突出する呼吸器憩室（肺芽）が，肺の原基である．その後，前腸は腹側部の呼吸器原基と背方部の食道に分割され，肺芽は分枝と伸長を繰り返し，多くの肺胞が集合した肺を形成する（図1）．肺の原型である肺芽は体循環から血流を受けているが，気管支の分化に合わせ，肺循環も発達し，次第に体循環からの血流が減少し，最終的には気管支動脈だけが残ることになる．こうした一連の発生過程のどこかで，肺，気道，前腸，血管になんらかの異常を生じたものが先天性肺疾患[1]である．

図1　気管支および肺における逐次的発生段階
A：右上葉，B：右中葉，C：右下葉，D：左上葉，E：左下葉

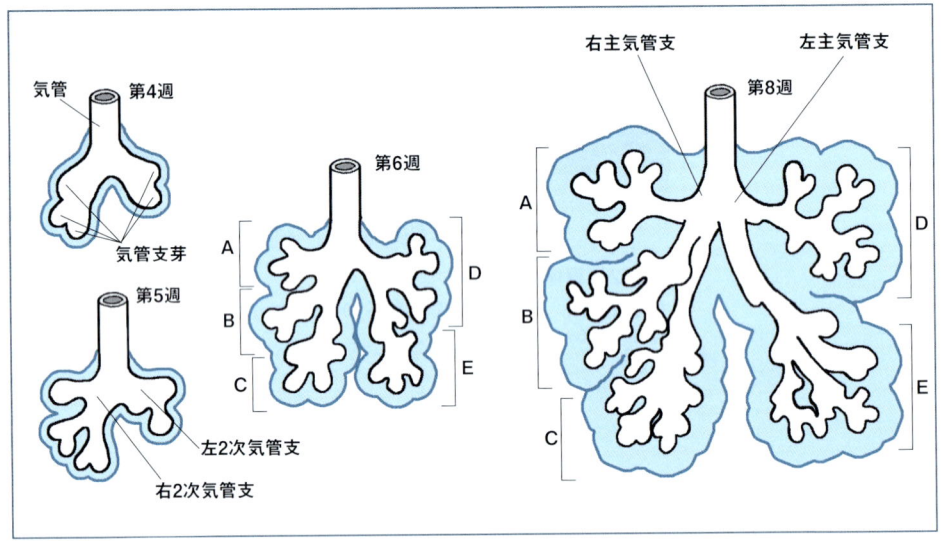

（瀬口春道ほか（訳）：ムーア人体発生学，第7版．医歯薬出版，2007．より引用改変）

用語アラカルト

＊1　BPFMとCBPFM
交通性気管支肺前腸奇形（communicating bronchopulmonary foregut malformation；CBPFM）という疾患[4]があり，狭義のBPFMとしてCBPFMを意図して使われたりすることがあるため用語の混乱に注意したい．CBPFMは主気管支，葉気管支あるいは過剰気管支が食道と交通し，"esophageal lung"ともよばれるまれな奇形である．

bronchopulmonary foregut malformation；BPFM

発生学的に先天性肺疾患は，肺，気道，前腸，血管といった要素の発生異常が関与する可能性がある．そこでこれらの要素をすべて含め，1968年，Gerleら[2]は"bronchopulmonary foregut malformation（BPFM）[*1]"を，Sadeら[3]は1974年に"spectrum of pulmonary sequestration"という概念を提唱した．これは先天性肺疾患を個々の疾患を独立してとらえるのではなく，実際には例外や疾患同士の重なりも

多く，囊胞性肺疾患，肺分画症や肺動静脈系の異常を，一連のスペクトラムの「亜型」としてとらえる考え方[5]である（図2）。

4) Leithiser RE, et al : "Communicating" bronchopulmonary foregut malformations. AJR Am J Roentgenol, 146 : 227-231, 1986.
5) Newman B : Congenital bronchopulmonary foregut malformations : concepts and controversies. Pediatric Radiology, 36 : 773-791, 2006.

図2　congenital broncho-pulmonay foregut malformations

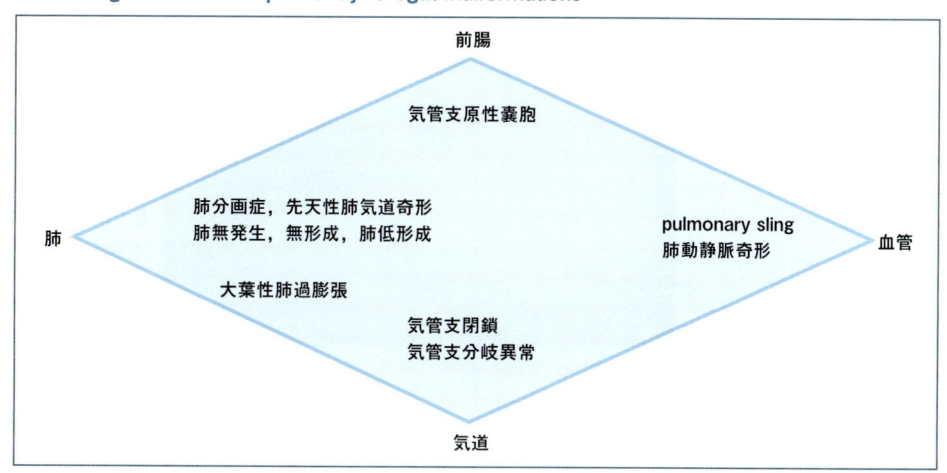

```
                      前腸
              気管支原性囊胞

      肺分画症，先天性肺気道奇形
      肺無発生，無形成，肺低形成         pulmonary sling
肺                                                      血管
                                            肺動静脈奇形
         大葉性肺過膨張
                      気管支閉鎖
                      気管支分岐異常

                      気道
```

（文献5より引用改変）

ここが勘ドコロ

先天性肺疾患

● 肺，気道，前腸，血管といった要素の発生異常が関与。
● 個々の疾患を独立してとらえても，分類が困難な境界型，混合型もある。
● 一連のスペクトラムの「亜型」としてとらえる考え方もある。

これは必読！

● 荒木 力，ほか：すぐわかる小児の画像診断．画像診断別冊KEY BOOK, 秀潤社, 2001.
● 村田喜代史，ほか：胸部のCT 第3版, XI 先天異常．メディカル・サイエンス・インターナショナル, 2011.
● 野澤久美子：小児先天性疾患に強くなる疾患の成り立ちから診断まで：胸部-肺-. 画像診断, 31(6), 2011.

肺無発生（agenesis），無形成（aplasia）

　SchneiderとSchwalbeらの分類，およびその後のBoydenの分類により，肺の形成異常は，
・すべての肺構造がまったく形成されない無発生（agenesis）
・気管支の盲端が見られるが，気管支末梢や血管，肺実質は認められない無形成（aplasia）
・肺構造に異常はないが数や大きさが減少する低形成（hypoplasia）
の3つに分けられる。

　無発生（agenesis）では，両側性に肺が欠損すれば致死的で，一側性の場合，右肺が多い（図3）。一側性の肺の無発生と無形成（congenital pulmonary agenesis, aplasia）は，機能的にはほぼ同等である。残存肺は肥大し，縦隔の著明な偏位が認められる。

図3　先天性右肺無発生
3カ月，男児。

a：胸部単純X線写真
右肺の含気はまったく認められず，縦隔は右方へ著明に偏位している。

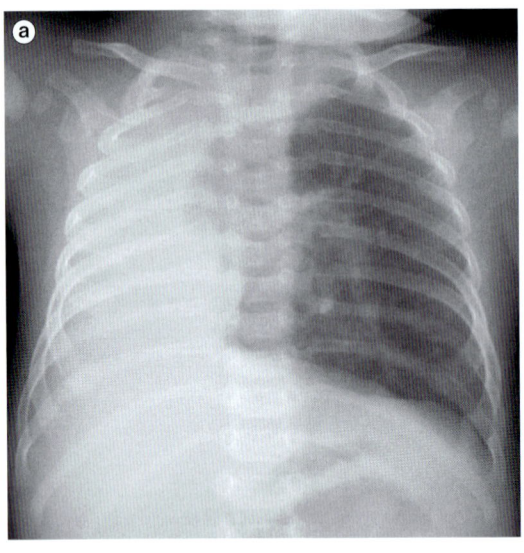

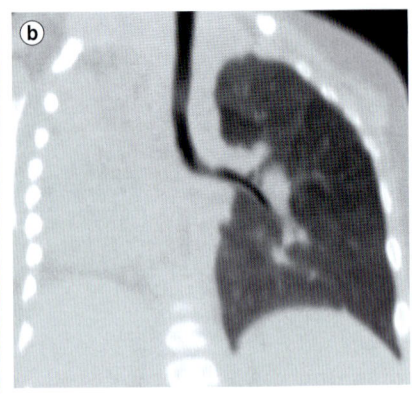

b：再構成CT冠状断像（肺野条件）
右肺の含気や右気管支の透亮像は完全に欠除している。右肺無発生（agenesis）である。

肺低形成症候群（hypogenetic lung syndrome）

　肺の低形成（hypoplasia）では，気管支分岐異常や肺静脈還流異常など種々の先天奇形を合併することが多く，肺低形成症候群とよばれる。ほとんどが右側で，横隔膜下の血管（下大静脈，肝静脈，門脈）へ還流する右肺静脈の形状が，古代トルコ人の半月刀（scimitar）の形に似ることから"scimitar症候群"とよばれる（図4）。右肺低形成に加え右肺動脈低形成，右気管支異常，Fallot四徴症などの心奇形を合併する。

図4　scimitar症候群
30歳台，女性。

a：胸部単純X線写真
右肺はやや小さい。右肺の中央から尾側にかけて異常血管と思われる弓状構造が観察される（→）。

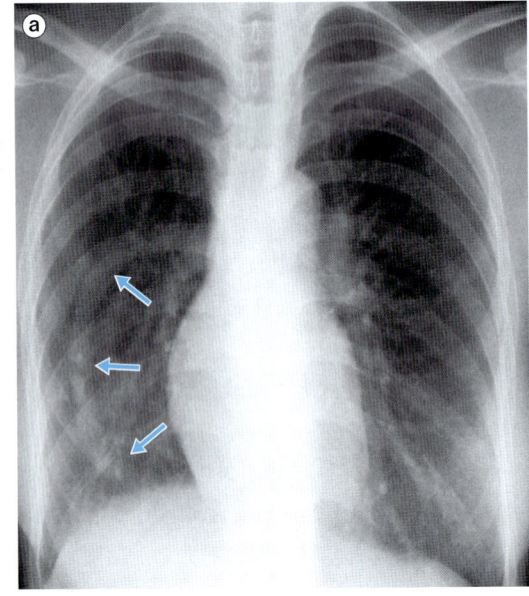

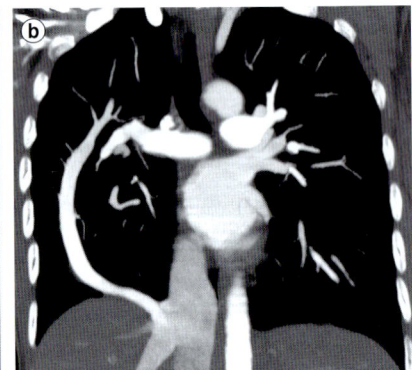

b：再構成造影CT冠状断像
右肺静脈が肝部下大静脈へ連続していることが確認される。

6) Frazier AA, et al : Intralobar sequestration : radiologic-pathologic correlation. RadioGraphics, 17 : 725-745, 1997.
7) Rosado-de-Christenson ML, et al : From the archives of the AFIP. Extralobar sequestration : radiologic-pathologic correlation. RadioGraphics, 13 : 425-441, 1993.

用語アラカルト

＊2 肺葉内分画症の成因
肺葉内分画症には先天性だけなく後天性説もあるが，一般的には，胸膜が形成される時期までに正常肺とは異なる過剰な気管支芽が生じると肺葉内分画症に，胸膜が形成された後に過剰な気管支芽が生じると肺葉外分画症になると考えられている。

肺分画症（pulmonary sequestration）

　肺分画症は，「正常気管支との間に交通がなく，周囲から隔絶された肺葉構造を有する組織＝**分画肺**」と「**分画肺が体循環系から血液供給されていること**」を特徴する。正常肺との間に胸膜がないものは**肺葉内分画症**（intralobar sequestration[6]，**図5**），正常肺と胸膜で隔てられるものは**肺葉外分画症**（extralobar sequestration[7]，**図6**）と分類（**表1**）されるが，画像での鑑別は困難な症例や両者の混合型もある。肺葉内分画症には先天性だけでなく後天性に生じるという説もある[*2]。

　肺葉内分画症に合併する感染は，細菌性がほとんどといわれてきたが，近年非結核性抗酸菌症の報告も増えており，非結核性抗酸菌症も念頭に置いて適切な治療法を選択する必要がある（**図5**）。

図5　肺葉内分画症
10歳台，女子。

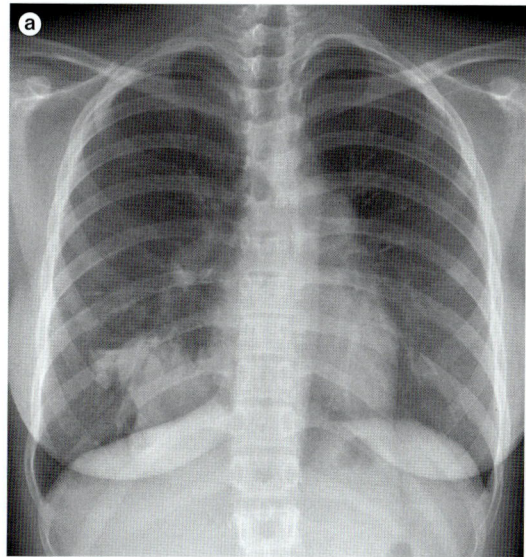

a：胸部単純X線写真
右下肺野に不整形の透過性低下が見られる。

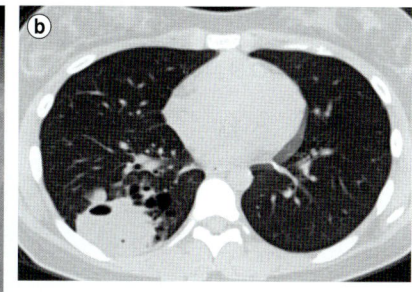

b：CT（肺野条件）
右肺底区S^{10}に多房性嚢胞状病変が観察される。反復感染があり，起炎菌は非結核性抗酸菌症であった。

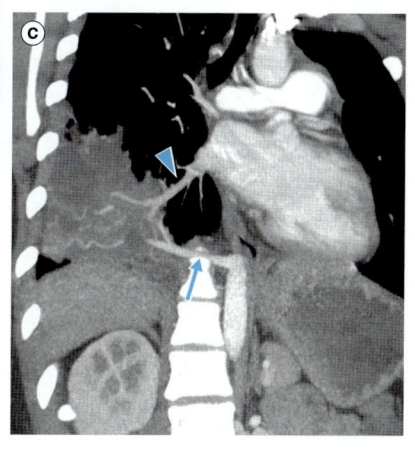

c：造影CT冠状断像（slab MIP像）
腹部大動脈から病変部へ向かう供給血管（→）と，病変の中心から右下肺静脈に向かう還流静脈（▶）が観察される。手術で肺葉内分画症が確認された。

ここが勘ドコロ

肺葉内分画症
- 供給血管は大動脈，還流静脈は肺静脈。
- 下葉後肺底区S^{10}に好発する多房性嚢胞状病変。
- 正常肺との間に胸膜がなく，感染合併が多い。
- 新生児発見はまれで，合併奇形は少ない。

図6 肺葉外分画症
生後3週，女児。

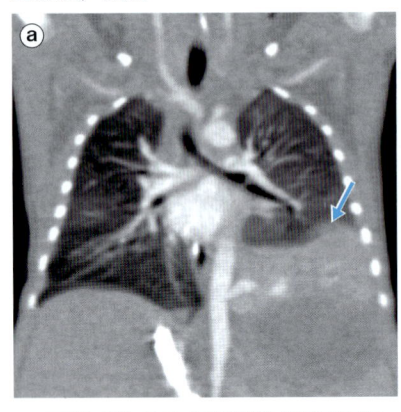

a：再構成造影CT冠状断像（肺野条件）
左横隔膜付近に腫瘤状構造が疑われる（→）。

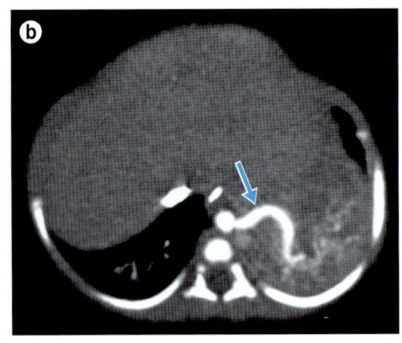

b：CT（動脈相，slab MIP像）
腹部大動脈から病変部へ異常動脈（→）が流入している。

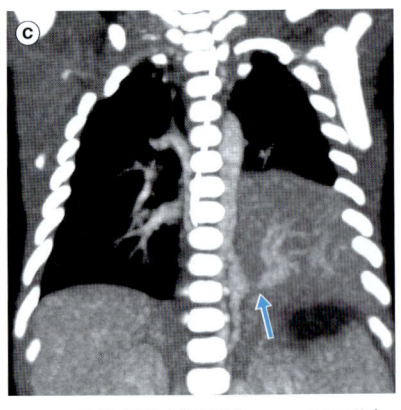

c：CT冠状断像（静脈相，slab MIP像）
病変から還流する静脈は奇静脈系へ連続している（→）。手術で肺葉外分画症が確認された。

表1 肺分画症の分類

	肺葉内分画症	肺葉外分画症
頻度	75%	25%
正常肺との境界に胸膜	ない	ある
気管支との交通	ないが感染に伴い交通する	ない
供給動脈	大動脈	大動脈，まれに肺動脈
流出静脈（中心部）	ほとんどが肺静脈	ほとんどが奇静脈，下大静脈，門脈
好発部位	両肺下葉のS^{10}に98%	左横隔膜近傍
画像的特徴	含気を含む多房性嚢胞状構造	軟部腫瘤状構造
感染	生じやすい	少ない
生後6カ月以内	まれ	多い
症状	反復感染を契機に20歳までに半数が発症	分画肺の圧迫による呼吸困難，摂食障害，うっ血性心不全など
合併奇形	少ない	50〜65%，横隔膜ヘルニアや心奇形など

（シェーマは，http://www.thoracicrad.org/meetings/2011/Syllabus/sunday/830am-sunday.pdf より引用）

ここが動ドコロ

肺葉外分画症
- 供給血管は大動脈，還流静脈は奇静脈系。
- 左横隔膜近傍に位置する腫瘤状病変。
- 独自の胸膜があり，感染合併は少ない。
- 新生児発見が多く，半数に合併奇形を認める。

第 3 章・19 先天性肺疾患のABC

Point advice 　肺底区動脈大動脈起始症（systemic arterial supply to normal basal segments of the lung）

　以前はPryce Ⅰ型の肺分画症とよばれていたが，分画肺はなく，正常な肺組織へ大動脈から分岐する異常血管が認められ，肺分画症とは異なる[8]（図7）。成因は不明であるが，胎性期にみられる大動脈と肺実質間の交通の遺残と推定されている。左肺下葉に多く見られ，大動脈から分岐する異常血管をとらえるとともに，異常血管が栄養する領域の気管支や肺に異常がないことを確認することが大切である。分画肺はないが，左右シャントによる異常血管が拡張蛇行し，血痰，喀血や感染，肺高血圧をきたしたりする危険性があるため手術適応となる。

図7　肺底区動脈大動脈起始症
40歳台，男性。

a：胸部単純X線写真
陰影に重なる円形腫瘤影が観察される（→）。

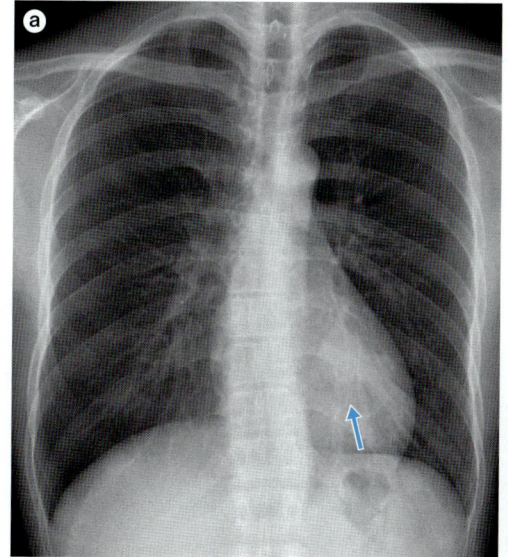

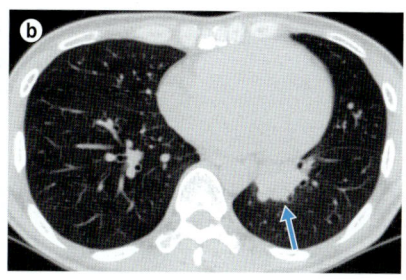

b：CT（肺野条件）
下行大動脈に近接して右肺下葉に腫瘤状構造（→）があるが，気管支には異常はない。

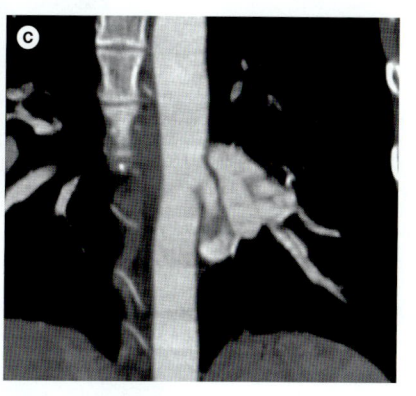

c：造影CT冠状断像（slab MIP像）
下行大動脈から分岐し拡張・蛇行する血管（右肺底区動脈）を認める。喀血があり手術が行われ，左肺底区動脈大動脈起始症と確認された。

References
8）Do KH, et al：Systemic arterial supply to the lungs in adults：spiral CT findings. RadioGraphics, 21：387-402, 2001.

ここが動ドコロ

肺底区動脈大動脈起始症

● 気管支の走行は正常であり，肺分画症ではない。

● 左に多い。

● 大動脈から連続する肺底区動脈を認める。

先天性肺気道奇形(congenital pulmonary airway malformation ; CPAM)

先天性肺気道奇形(congenital pulmonary airway malformation ; CPAM)は，もともとは，Stockerらにより先天性囊胞状腺腫様奇形(congenital cystic adenomatoid malformation ; CCAM)と概念付けられ[9]，囊胞の肉眼的大きさからⅠ～Ⅲ型に分類されていた。Stockerは新たに0型と4型を加え，病変が正常気管支の気管気管支構造のどのレベルに類似しているかという病理組織学的所見に基づき5種類に再分類(表2)した。肺分画症と異なり，囊胞は正常気管支と交通があり，血管支配は肺循環であり，体循環から流入する異常動脈はない。ただし，肺分画症との合併例や厳密に分類困難な例(hybrid type, overlapping type)も報告されている[10]。CPAMの1型(図8)と2型(図9)を提示する。

9) Rosado-de-Christenson ML, et al : Congenital cystic adenomatoid malformation. RadioGraphics, 11 : 865-886, 1991.
10) Shimohira M, et al : Congenital pulmonary airway malformation CT-pathologic correlation. J Thoracic Imaging, 22 : 149-153, 2007.

表2　CPAMの分類

Stocker分類	起源	頻度	特徴
0型	気管	まれ	両肺全体に病変が及んでおり，生存は不可能。
1型	気管支	65%	直径2cm以上の大きな囊胞とその周囲の多数の小さな囊胞からなる。
2型	細気管支	15～20%	直径0.5～2cmの多数の小囊胞からなる。肺葉外分画症や奇形を合併しやすい。
3型	肺胞管	5%	0.5cm未満の小さな囊胞の集簇で，画像上は大きな充実性腫瘤として観察される。
4型	遠位細葉	10～15%	比較的大きな単房性囊胞として認められ予後は良好。

(Stocker JT, et al : The repiratory tract. Stocker & Dehner's Pediatric Pathology, 3rd ed. Wolters Kluwer Lippincott Williams & Wilkins, Philadelphia, 2011, p441-515. より引用)

図8　CPAM type 1
生後1日，男児。

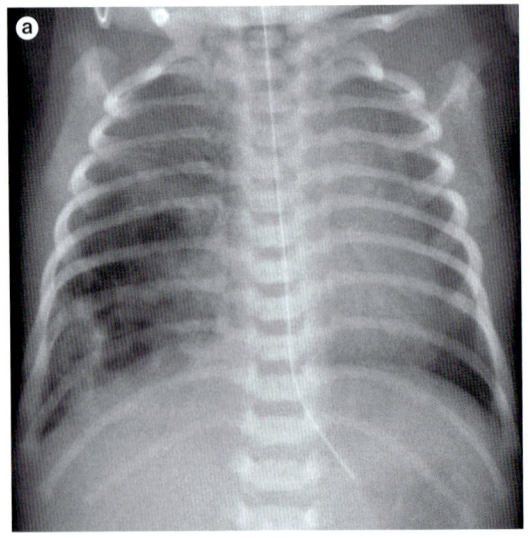

a：胸部単純X線写真，b：CT(肺野条件)，c：再構成CT冠状断像(肺野条件)
直径2cm以上の大きな囊胞性病変が多発し右肺を占拠している。手術が行われCPAM type 1であった。

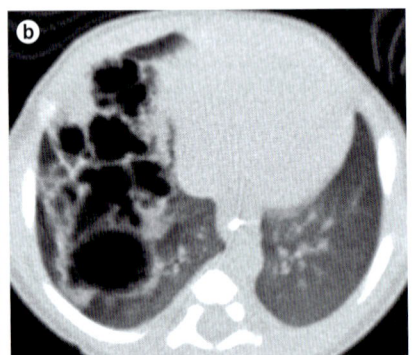

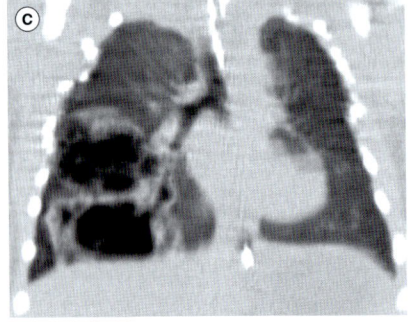

第3章・19 先天性肺疾患のABC

図9　CPAM type 2
生後3日，女児。

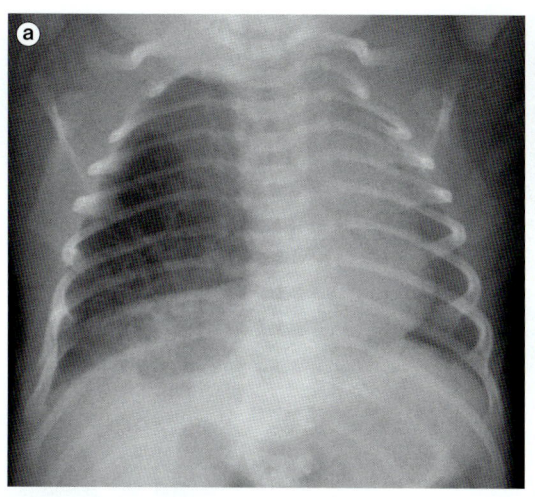

a：胸部単純X線写真，b：CT（肺野条件），c：再構成CT冠状断（肺野条件）
直径2cm未満の小さな囊胞性病変が無数に右肺下葉に観察される。手術が行われCPAM type 2であった。

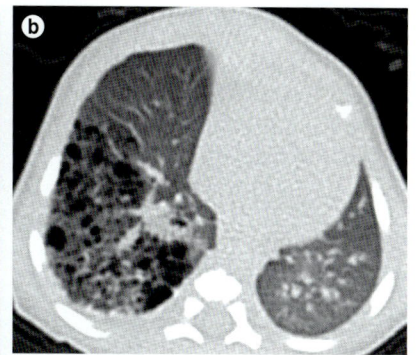

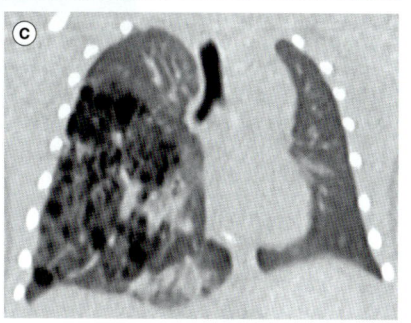

ここが勘ドコロ

- Stockerが0～4型の5種類に分類。
- 多房性囊胞状病変であることが多い。
- 分画肺はなく，血管支配は肺循環で，体循環系から流入する動脈はない。

用語アラカルト

＊3 先天性大葉性肺気腫と大葉性肺過膨張

従来，先天性大葉性肺気腫（congenital lobar emphysema）とよばれてきたが，必ずしも先天性といえないものがある点や，組織学的に破壊性の肺気腫変化が生じていない点から，「先天性」や「肺気腫」を使わない呼称として，「大葉性肺過膨張」という表現が妥当である。

大葉性肺過膨張（neonatal or infantile lobar hyperinflation）

　大葉性肺過膨張[＊3]は，なんらかの原因により気道閉塞を生じ，**チェック・バルブ機構により生じる進行性肺過膨張で，6カ月未満の乳児に多い**（**図10**）。独立した1つの疾患ではなく，肺過膨張をきたすさまざまな疾患が背景にあって生じた病態としてとらえるのが妥当で，診断にあたってはその病因を追求し，原因疾患に応じた治療が必要である。内因性の病因としては気管支軟骨の脆弱性あるいは欠損が，外因性では気管支外からの血管や腫瘍による圧排があり，左上葉と右中葉が好発部位である。

ここが勘ドコロ

- "先天性大葉性肺気腫"ともよばれるが，先天性とはいえないものもある。
- 6カ月未満の乳児に多い。
- なんらかの気道狭窄に伴うチェック・バルブ機構による肺過膨張。
- 左上葉と右中葉に好発する。

図10 大葉性肺過膨張
8カ月，男児。

a：胸部単純X線写真
出生直後から右上〜中肺野の透過性亢進が見られた。

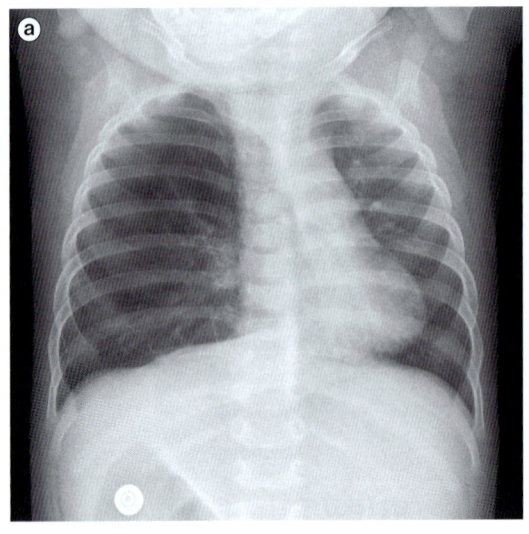

b：造影CT（肺野条件），c：再構成CT冠状断像（肺野条件）
右肺上葉の血管影は細く，CT値の低下も見られ大葉性肺過膨張を示している。

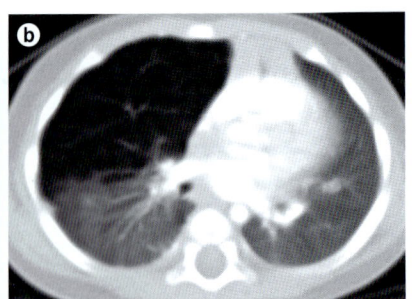

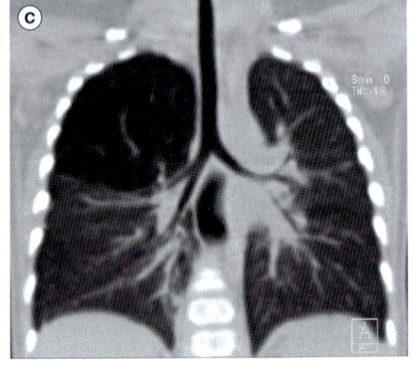

（静岡県立こども病院　小山雅司先生（現・岡崎市民病院）のご厚意による）

気管支閉鎖症（bronchial atresia）

　気管支閉鎖症とは，胎性期に虚血や瘢痕化などによって，気管支の一部が先天性に閉鎖したものである。閉鎖した末梢の気管支は拡張し，気管支内に分泌液の貯留，すなわち粘液栓（mucoid impaction）を生じる。末梢肺にはLambert管やKohn孔などの側副路を介して周囲から空気の流入があり，肺の限局性過膨張（air trapping）を示す。粘液栓の形状は，球形に近いものから樹枝状を示すものまでさまざまである。左肺の後上区域（B^{1+2}）に最も多く右上葉（図11）や中葉にも見られるが，下葉はまれである。

図11 気管支閉鎖症
10歳台，男子。

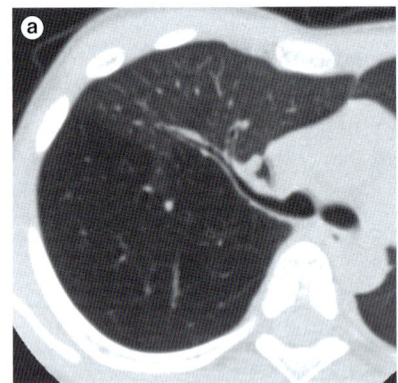

a：CT（肺野条件）
右肺上葉枝から分岐するB^{2}が同定されずS^{2}は過膨張を示している。

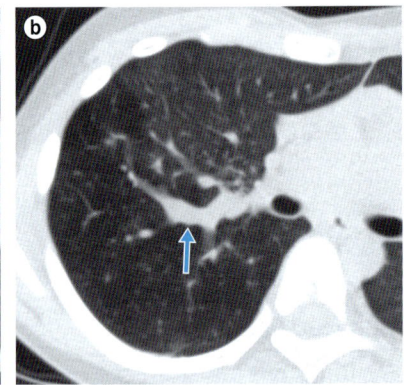

b：CT（肺野条件）
やや尾側のレベルに棍棒状構造が観察される（→）。

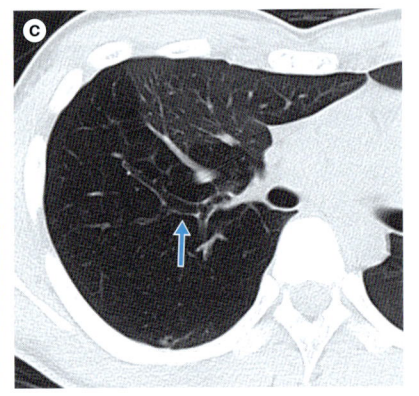

c：a，bより数カ月前のCT（肺野条件）
棍棒状構造に一致した部分に含気が見られ（→），B^{2}の気管支閉鎖があって拡張した末梢気管支内に貯留した粘液が，棍棒状構造として観察されたと考えられる。

ここが勘ドコロ

- 粘液栓(mucoid impaction)と限局性の肺過膨張(air trapping)。
- 粘液栓の形状は球形から樹枝状までさまざま。
- 左S^{1+2}が最も頻度が高く，次いで右上葉，中葉。

先天性気管支分岐異常(congenital bronchial abnormalities)

　先天性気管支分岐異常では，複数の区域気管支の存在や，葉気管支ないし区域気管支の起始異常は比較的頻度が高いが，まれな気管支分岐異常の1つにtracheal bronchusがある。tracheal bronchusは，気管から直接分岐する気管支のことで，ほとんどが右に発生する。特に右上葉全体へ分枝するtracheal bronchusは"pig bronchus"（ブタでは正常の分岐型であることから）ともよばれる（図12）。

図12　tracheal bronchus

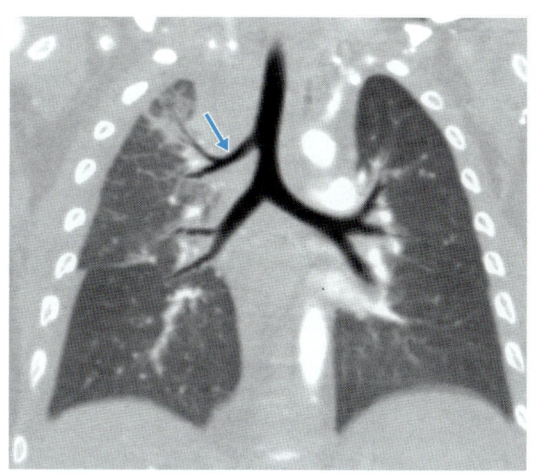

再構成CT冠状断像（肺野条件）
4カ月，男児。右肺上葉へ分岐する気管支が，気管から直接分岐している（→）。

気管支原性嚢胞(bronchogenic cyst)

　気管支原性嚢胞は，気管支芽の異所性遺残が原因と考えられ，縦隔，肺内いずれにも生じうる。嚢胞壁には平滑筋と軟骨の一部があり，その内腔は気管支線毛上皮で覆われており，内容は粘液，剥離上皮，血液成分を含む。縦隔型は気管分岐部近傍が好発部位で通常は中縦隔に発生するが，前縦隔，後縦隔にも生じうる。肺内型はまれで，気管支と交通があることが多く，気道感染を生じて発見されることが多い。内容に高蛋白濃度の粘液を含むことが多いため，CTで造影効果のない高吸収値，T1強調像で高信号を示す。

　発育のどの時期に気管支芽が遺残するかによって気管支原性嚢胞の位置が決定され，気道の周囲に肺組織がない早期に起これば縦隔型(75%)（図13），肺組織に囲まれた後期に生じれば肺内型(25%)（図14）となる。心膜，胸腺，横隔膜，頸部，後腹膜に生じた報告例もある。

図13 気管支原性嚢胞(縦隔型)

70歳台,女性。

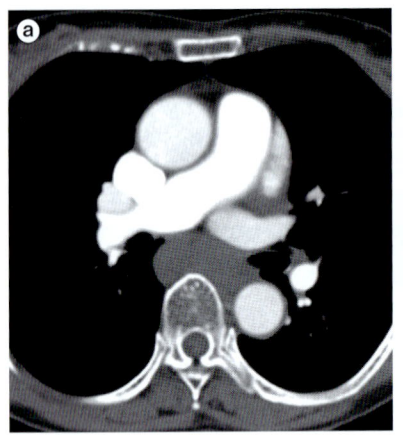

a:造影CT
中縦隔に単房性嚢胞状構造を認める。

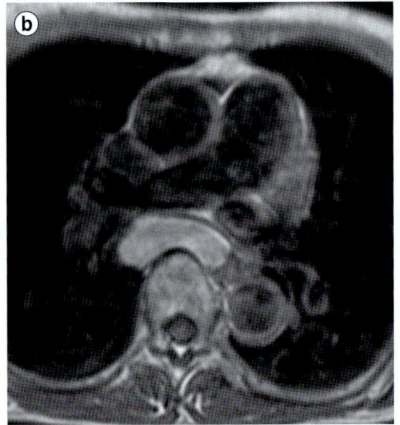

b:T1強調像

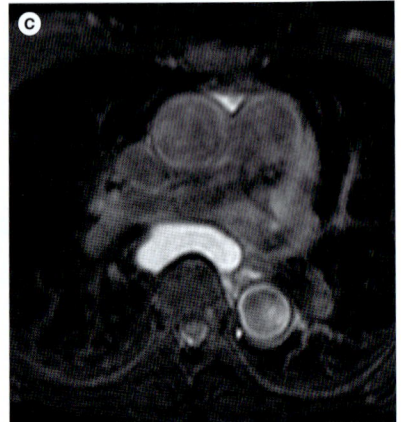

c:脂肪抑制T2強調像

筋肉に比しT1強調像で高信号,T2強調像で均一かつ著明な高信号を示す。手術にてゼリー状の内容物が充満しており,気管支原性嚢胞と診断された。

図14 気管支原性嚢胞(肺内型)

1歳6カ月,女児。

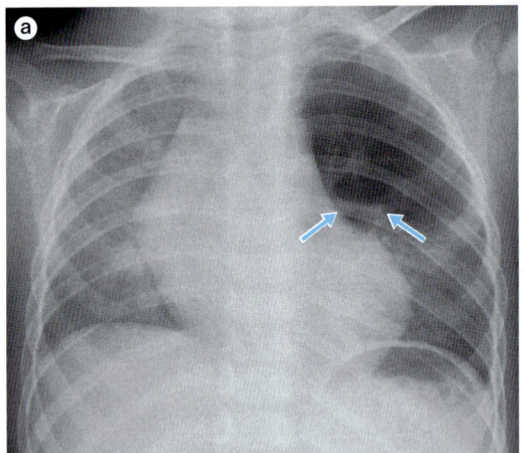

a:胸部単純X線写真,b:造影CT(肺野条件),
c:再構成造影CT冠状断像(肺野条件)

左肺に嚢胞状構造があり,気体−液体水平面を形成している(→)。末梢肺は気腫状で,術前はCPAMと気管支閉鎖症の合併が疑われた。手術が行われ病変は肺内型気管支原性嚢胞で,圧排された気道のチェック・バルブ機構により肺過膨張を伴っていた。

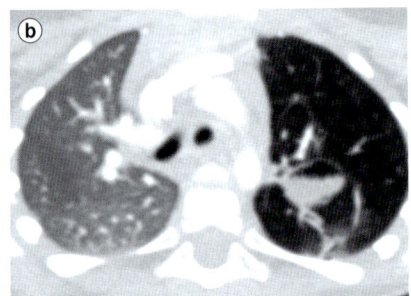

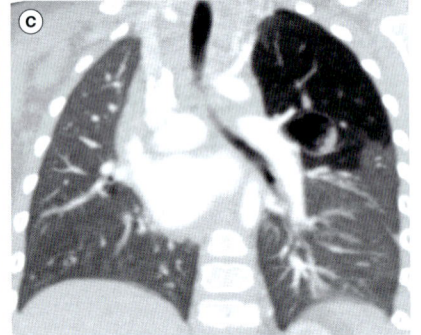

ここが勘ドコロ

- 75%は縦隔型,25%は肺内型。
- 単房性嚢胞で高蛋白濃度の粘液を含むことが多い。
- 肺内型では気管支と交通することがあり,嚢胞内に気体が存在する。

第3章・19 先天性肺疾患のABC

用語アラカルト

*4 馬蹄肺
心臓の背側，下行大動脈や椎体の腹側で左右の肺底部が癒合した肺奇形である。ほとんどの例で右肺低形成を伴う。

左肺動脈右肺動脈起始症（pulmonary artery sling）

　左肺動脈右肺動脈起始症は，左肺動脈が右肺動脈後面から起始し，気管の右側を回って食道と気管の間を左方へ横走し，左肺門へ至る血管奇形である。気管や右主気管支が血管によって囲まれるため，機械的な圧迫と高率に合併する先天性疾患（気管気管支異常を1/2で，先天性心疾患を1/2に伴う）により生後間もなくから喘鳴，呼吸困難などの症状を呈する。提示例（図15）では馬蹄肺*4を合併していた。

図15　pulmonary artery sling
1歳8カ月，男児。

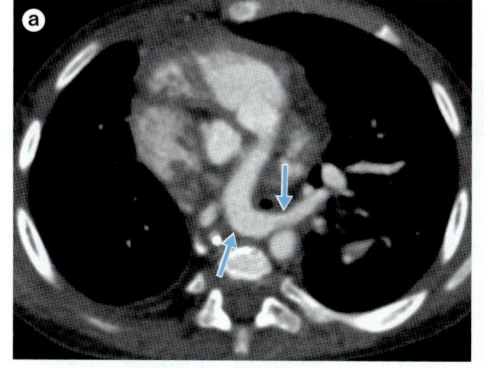

a：造影CT
左肺動脈が右肺動脈から分岐し，気管と食道の間を経由して左肺門へ向かっている（→）。

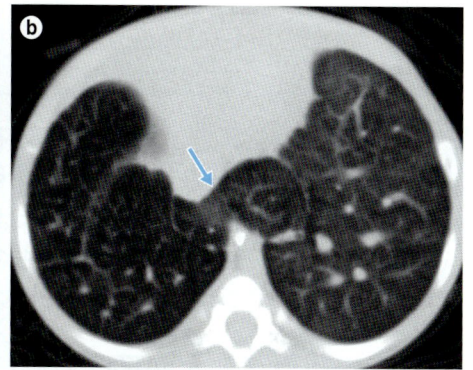

b：CT（肺野条件）
左右の肺底区は心臓と椎体の間で癒合している。馬蹄肺の合併が認められる（→）。

用語アラカルト

*5 HHTの診断基準（Curaçao criteria）
①繰り返す鼻出血
②皮膚や粘膜の毛細血管拡張
③肺，脳，肝臓，脊髄，消化管の動静脈奇形
④一親等以内の家族歴
以上4項目のうち3つ以上あると確診，2つで疑診，1つだけでは可能性は低いと判断される。

先天性肺動静脈瘻（congenital pulmonary arteriovenous fistula）

　先天性肺動静脈瘻は，異常な肺動脈と肺静脈が毛細血管を介さずに交通するもので，連続した薄層CTで流入血管，流出静脈を観察することが重要である。右左シャントにより若年者でも奇異性脳塞栓や脳膿瘍を合併することがあり，肺動脈コイル塞栓術が行われる。遺伝性出血性毛細血管拡張症（hereditary hemorrhagic telangiectasia；HHT，Rendu-Osler-Weber病）（図16）との関連が指摘されており，欧米では肺動静

図16　肺多発動静脈瘻
10歳台，男子。

a：胸部単純X線写真
両肺末梢に多数の血管影が目立つ。

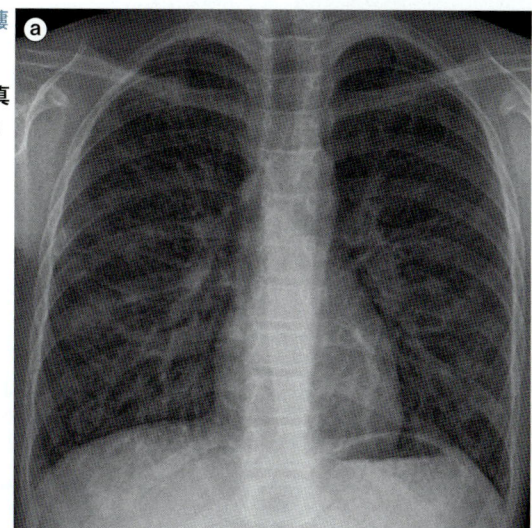

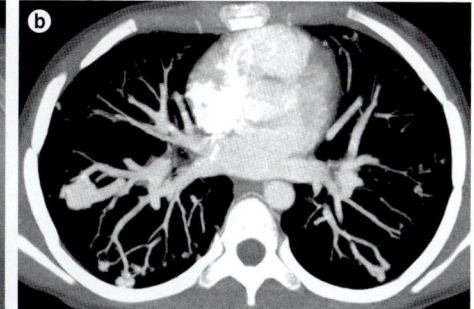

b：造影CT（slab MIP像）
多発する肺動静脈瘻を認める。家族性にも認められ，HHTの診断基準（Curaçao criteria）*5から遺伝性出血性毛細血管拡張症（HHT）と考えられた。

419

脈瘻のHTT合併率は40〜60％と高い。わが国でも近年決してまれな疾患ではなくなってきており，肺動静脈瘻を見たときはHHTを疑うことが重要である。

> **ここが 勘ドコロ**
> - 流入血管，流出静脈を観察。
> - 肺動脈コイル塞栓術の適応を検討。
> - 遺伝性出血性毛細血管拡張症（Rendu-Osler-Weber病）を考慮。

Point advice　肺静脈走行異常（anomalous unilateral single pulmonary vein；AUSPV）

"meandering pulmonary vein"ともよばれ，肺静脈の一部に狭窄があって，側副路として肺内静脈が拡張蛇行し，肺静脈→肺静脈還流を示すものである（図17）。血管の連続性を丁寧に観察することで，肺動静脈瘻や部分肺静脈還流異常とは区別したい正常変異である[11]。

図17　肺静脈走行異常
60歳台，男性。

a：造影CT（肺野条件）
右上肺静脈の一部（V2）に狭窄が認められる（→）。

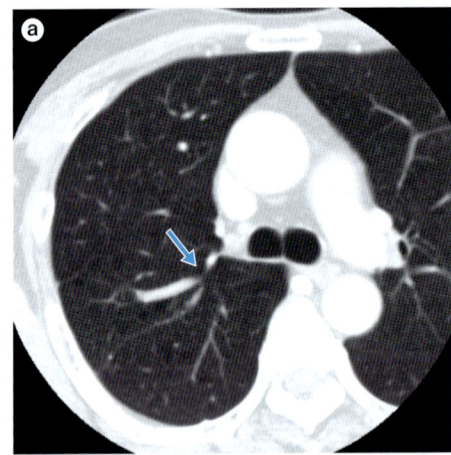

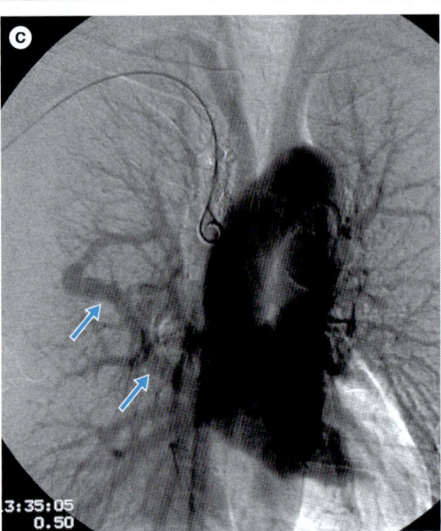

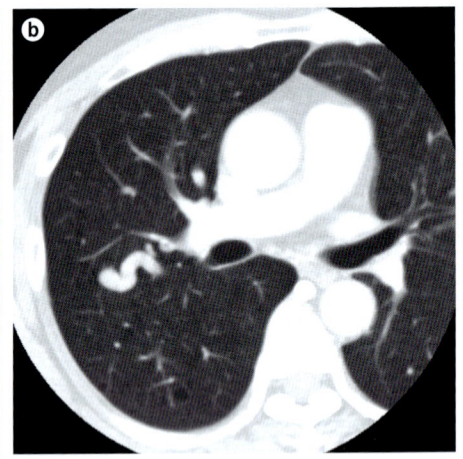

b：造影CT（肺野条件）
側副路として肺静脈の拡張蛇行が見られる。肺動脈系の関与はない。

c：経静脈性DSA正面像
右上肺静脈の部分的な狭窄により側副路として拡張した静脈路が，右下肺静脈へ還流していることが確認できる（→）。

References
11) Hyun D, et al：Anomalous Unilateral Single Pulmonary Vein Mimicking Pulmonary Arteriovenous Malformation. Cardiovasc Intervent Radiol, 2013. [Epub ahead of print]

20 血管性病変のABC

第3章 各種病態の画像診断

永谷幸裕

大動脈疾患

大動脈疾患は，急激な循環動態変化により，生命危機に陥る可能性のある重篤な疾患であり，的確かつ迅速な診断と適切な治療が生命予後に大きく影響を及ぼす。従来よりも短時間で高分解能の画像データ収集が可能となるなど，マルチスライスCTに代表される画像診断法の著しい進歩や，ステントグラフトの保険認可による治療法の変化に伴い，確定診断や治療方針決定のための正確かつ詳細な画像情報を提供することが不可欠となるなど，大動脈疾患を取り巻く診断・治療の環境は大きく変化している。本稿では，大動脈疾患の代表である大動脈瘤，大動脈解離や大動脈炎症候群について解説する。

大動脈瘤（aortic aneurysm）

大動脈瘤は「大動脈壁の一部が恒常的に局所性あるいは全周性に拡張・突出した状態」と定義される。瘤の局在診断，サイズ，進展範囲と周辺臓器との関係，主要分枝血管との位置関係や瘤壁の形態を評価することが，画像診断のポイントである。形態的には，全周性に拡大した紡錘状と嚢状に分類されるが，局所が拡張して球状あるいは嚢状の形態である嚢状瘤の場合は，サイズが小さくても破裂の危険性が高いため，迅速な治療が考慮される。

一方で，全周性の拡張である紡錘状瘤の場合は，大動脈径が55mm以上の症例では，手術リスクや全身状態を考慮して手術適応を検討する。また，半年間で5mm以上の拡大傾向を認める場合，拡大スピードが速いと判断し手術適応となる[1]。

大動脈弓部の頭側や足側の瘤の検出には，水平断像に加えてmulti-planar reformation（MPR）像が有用な場合がある（図1）。瘤のサイズは治療方針の決定に重要であり，その計測には客観性が要求されるので，原則的に"最大短径[*1]"を用いる[2]。胸部大動脈瘤では大動脈弓三分枝との，腹部大動脈瘤では腎動脈や腸骨動脈との位置関係の把握には，前述のMPR像に加えてvolume rendering（VR）像などの3次元像が有用であり，ステントグラフト内挿術の術前計画にも役立つ。真性瘤では内膜・中膜・外膜の三層構造は保たれているが，仮性瘤では壁成分の一部が破綻している。

また，瘤壁破裂の形態としては，破裂の程度により，動脈壁が完全に断裂したfrank rupture，動脈壁が完全に破綻しながら周囲臓器や血腫で破綻部位が覆われ被包化され，破裂に至らないcontained rupture（図2），および破裂の危険性のあるimpending ruptureに分類される（図3）。contained ruptureでは，ショックなどの循環不全を伴わず，また大動脈瘤周囲の血腫量が少ないことが，frank ruptureとの違いである。impending ruptureでは三日月状の高吸収域（high attenuating crescent sign[*2]）が見られた場合，破裂の危険性があることを示唆する[3]。

これは必読！

1) 大動脈瘤・大動脈解離診療ガイドライン（2011年改訂版）．www.j-circ.or.jp/guideline/pdf/JCS2011_takamoto_h.pdf

2) Hirose Y, et al：Aortic aneurysms：growth rates measured with CT. Radiology, 185：249-252, 1992.

3) Arita T, et al：Abdominal aortic aneurysm：rupture associated with the high attenuating crescent sign. Radiology, 204：765-768, 1997.

用語アラカルト

*1 最大短径
大動脈弓部などの大動脈が，撮影断面に斜め方向に走行する場合や，蛇行が強い場合，CTの水平断像のみを用いて評価すると，瘤径を過大評価する可能性があるので，前後いくつかのスライス断面にて大動脈瘤の短径を計測し，そのなかで最大の短径にて評価する。

*2 high attenuating crescent sign
壁在血栓内や瘤壁内に認められ，新鮮血腫を反映し，内膜側から外膜側へと連続する亀裂が完全破裂に至らずに途中で停止した状態を反映した所見と考えられる。

図1 囊状胸部大動脈瘤

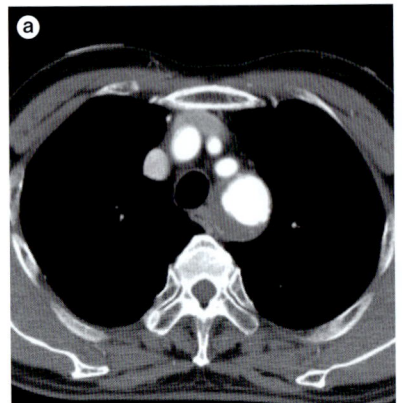

a：造影CT
壁在血栓が三日月型の造影効果を伴わない領域として認められる。

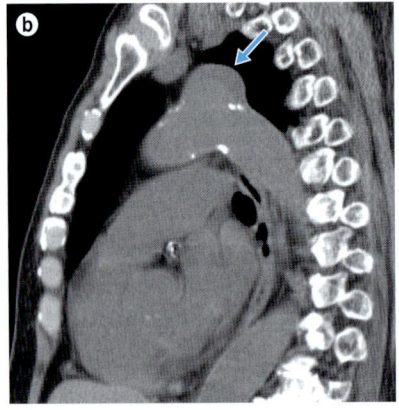

b：単純CT矢状断MPR像
弓部頭側の囊状瘤が疑われる（→）。

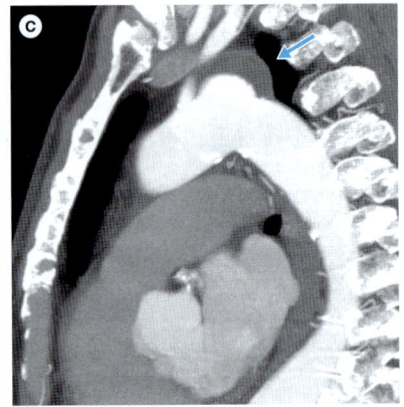

c：造影CT矢状断MPR像
弓部頭側の壁在血栓を伴う囊状瘤である（→）。

図2 contained ruptureを伴う腹部大動脈瘤

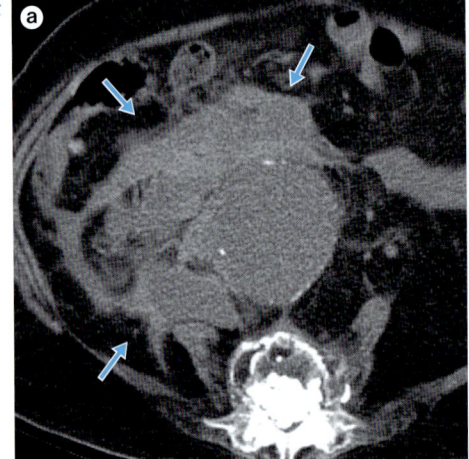

a：単純CT
腹部大動脈瘤の右腹側に境界不明瞭な血腫（→）が疑われ，大動脈瘤の右側壁は血腫により不明瞭である。

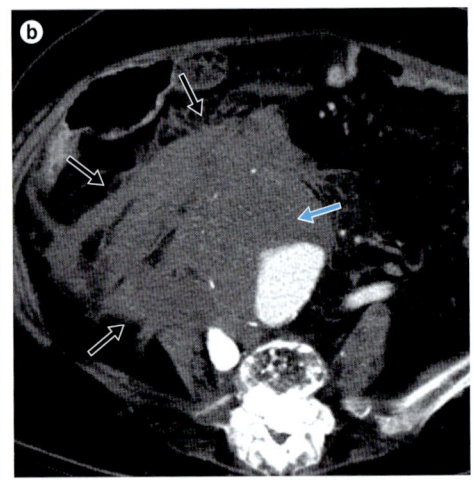

b：造影CT
壁在血栓（→）および大動脈瘤周囲の血腫（→）の造影効果は乏しい。

図3 impending ruptureを伴う胸部大動脈瘤

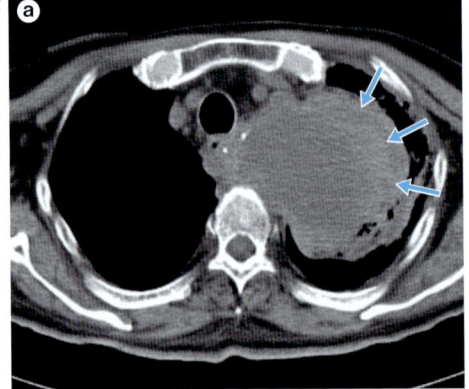

a：単純CT
大動脈弓部の瘤壁内に三日月型の高吸収域（high attenuating crescent sign）を認める（→）。

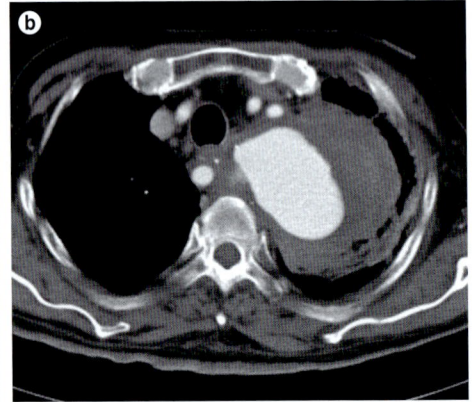

b：造影CT
単純CTで認めたhigh attenuating crescent signは不明瞭となっている。

大動脈瘤の発生には，大動脈壁の脆弱化の関与が大きい。脆弱化の原因としては，動脈粥状硬化症が最も多いが，結合織形成異常（Marfan症候群やEhlers-Danlos症候群），感染性（梅毒），炎症性および先天性のものもある。

> **ここが勘ドコロ**
>
> **大動脈瘤**
> - サイズの正確な計測，形態の評価，分枝血管との位置関係把握が治療方針決定に重要である。
> - MPR像など多方向の断面像が有用である。

大動脈解離（aortic dissection）

大動脈解離は，「中膜のレベルで大動脈壁が剥離し，動脈走行に沿ったある長さで2腔になった状態」であり，本来の動脈内腔（真腔）と新たに生じた壁内腔（偽腔）は，intimal flap（内膜と中膜の一部からなる）により隔てられ，通常1～数個の内膜亀裂を伴っている。内膜亀裂のなかで，真腔から偽腔へ血液が流入する主な亀裂部位をentry（入口部）とし，再流入する亀裂部位をre-entry（再入口部）と称する。

解離範囲による分類では，上行大動脈に解離が及んでいるか否かでA型とB型に分類するStanford分類と，解離の範囲とentryの位置により，Ⅰ型，Ⅱ型，Ⅲ型（a，b）に分類するDeBakey分類が臨床的に広く用いられている（Point advice 1）が，後者では，逆行性の解離や大動脈弓部や腹部大動脈に解離が限局する解離の分類がときとして困難となる。

発症から2週間以内を急性期，以後2カ月までを亜急性期，2カ月以降を慢性期とするが，経過とともに瘤形成を生じて破裂する可能性がある。

緊急手術の適応の有無に関して，解離の存在や進展範囲，心タンポナーデや主要分枝閉塞による臓器血流障害などの合併症の有無を評価することが画像診断のポイントである。

単純CTでは，血管内腔の石灰化（**図4**）が大動脈解離を強く示唆する重要な所見であり，intimal flapは，ときとして，線状の高吸収域として描出されることがある。また，偽腔閉塞型解離の急性期では，血栓を示唆する三日月状の高吸収域が大動脈の長軸方向に沿って存在する所見を認める（**図5**）。

造影CTでは，偽腔開存型では造影される2腔構造が証明されれば診断が確定するが，偽腔の血流が著しく遅ければ造影早期相では造影されない場合が存在するので，血栓閉塞型解離との鑑別には遅延相での撮影が必要となる場合がある（**図6**）。

真腔と偽腔の判別するポイントとしては，
①拡大した腔が偽腔であることが多い
②壁在血栓を有する腔が偽腔である
③動脈壁の石灰化の見られる腔が真腔である
などが挙げられる。

偽腔閉塞型解離においては，偽腔内の血栓の器質化が十分でない流動的な時期では，"ulcer-like projection（ULP[*3]）"とよばれる偽腔血栓内の真腔と連続する造影領

用語アラカルト

[*3] ulcer-like projection（ULP）

エントリーの残存や，新たな内膜裂孔を反映する所見と考えられ，そのサイズにかかわらず，臨床的に不安定で，経過中に拡大し嚢状瘤に進展する場合や，再解離や破裂を引き起こす可能性があるので，この所見がある場合には，注意深い経過観察が望ましく，偽腔開存型に準じた対応が推奨される。

[*4] vasa vasorum

大血管に栄養を供給する血管壁に分布する小血管網。動脈内腔から直接分岐するもの，大きな動脈の分枝より生じ大血管の血管壁にもどってくるものなどが存在する。

4) Matsuo H, et al : Thrombosed type of aortic dissection : its clinical features and diagnosis. Int J Angiol, 7 : 329-334, 1998.

図4 偽腔開存型大動脈解離

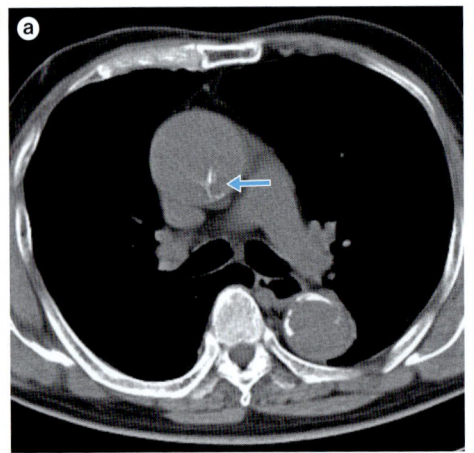

a：単純CT
上行大動脈内の石灰化(→)は，大動脈解離を示唆するが，motion artifactにより石灰化の境界は不明瞭である。

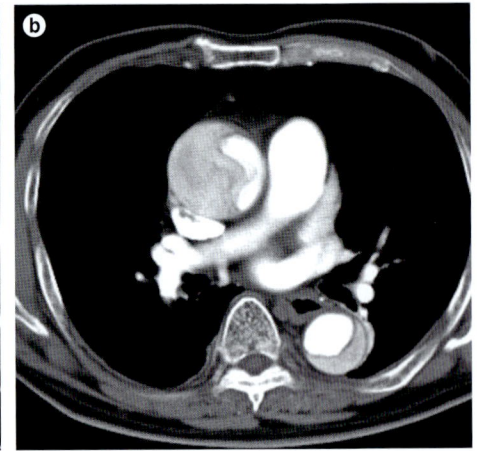

b：造影CT
偽腔開存型の大動脈解離は，上行大動脈から下行大動脈に連続している。下行大動脈には，motion artifactは認めない。

図5 偽腔閉塞型下行大動脈解離

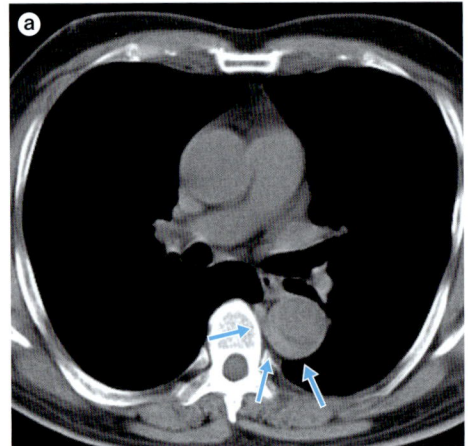

a：単純CT
下行大動脈に偽腔内血栓閉塞を示唆する三日月型の高吸収域(→)を認める。

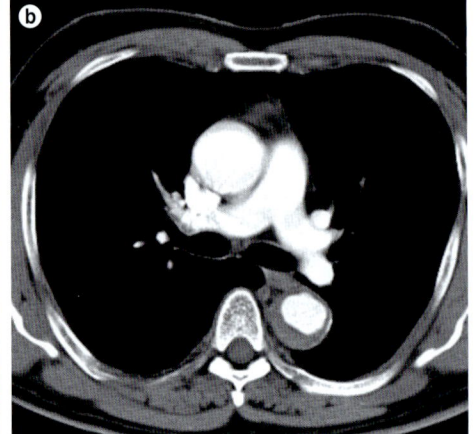

b：造影CT
偽腔内の造影効果は認めず，偽腔閉塞型の下行大動脈解離である。

図6 偽腔開存型下行大動脈解離

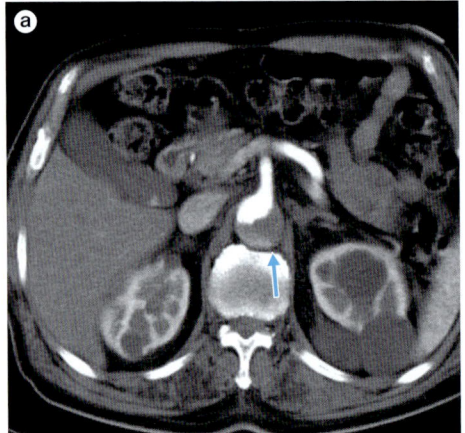

a：単純CT
偽腔内の造影効果は乏しく(→)，一見して偽腔が閉塞しているように見える。

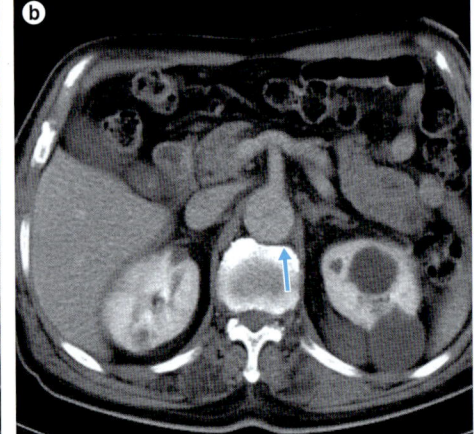

b：造影CT
遅延相では偽腔は均一に造影され(→)，偽腔内の血流が非常に遅いことを反映した所見である。

図7　ulcer-like projection 型大動脈解離

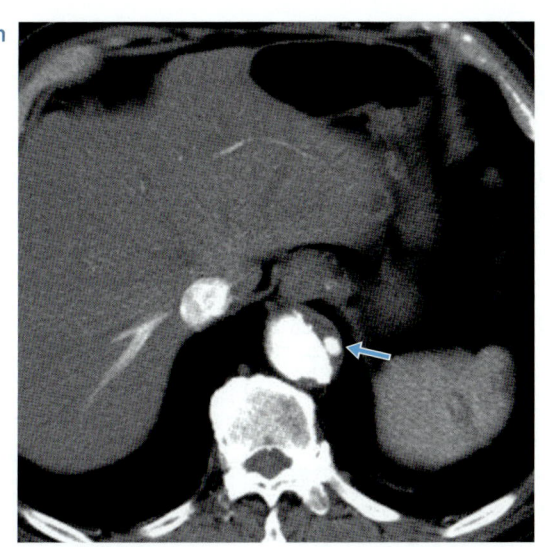

造影CT
偽腔内の真腔と接する領域に，限局性の造影効果を認める（→）。

5) Hayashi H, et al : Multidetector-row CT evaluation of aortic disease. Radiat Med, 23 : 1-9, 2005.

域を認める（**図7**）[4]．またvasa vasorum[*4]よりの造影剤の漏出を反映すると考えられる解離腔の外膜側直下域を中心に造影効果を認める場合がある。心拍動に伴うmotion artifactにより，上行大動脈に解離が存在しているように見えることや，大動脈解離発症直後にはためくように高速で動く剥離内膜を十分にとらえられない場合が，診断のピットフォールとして挙げられるが，そうした症例においては，心電図同期撮影を追加で施行することにより，大動脈解離の有無を確実に診断することが可能となる[5]。

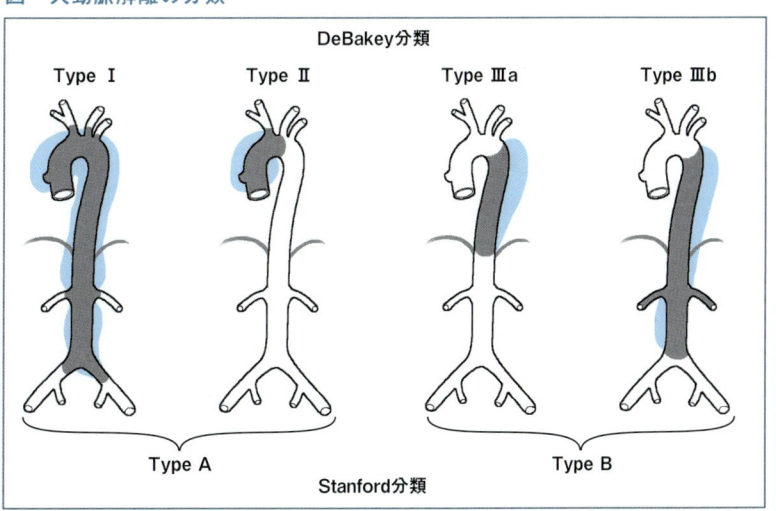

Point advice 1　　大動脈解離の分類

●DeBakey分類
Type Ⅰ型：エントリーが上行大動脈にあり，解離の範囲が大動脈弓部より末梢に及ぶ。
Type Ⅱ型：エントリーが上行大動脈にあり，解離の範囲が上行大動脈に限局している。
Type Ⅲa型：エントリーが下行大動脈にあり，解離の範囲が腹部大動脈に及ばない。
Type Ⅲb型：エントリーが下行大動脈にあり，解離の範囲が腹部大動脈に及ぶ。

●Stanford分類
A型：上行大動脈に解離がある。
B型：上行大動脈に解離がない。

図　大動脈解離の分類

Point advice 2　TEVAR(EVAR)後のエンドリーク

大動脈ステント挿入術後の瘤内部への血液流入を意味するエンドリークは，以下の4種類に分類される。

- Type Ⅰ：ステントグラフトと大動脈との接合不全に基づいたリークで，ステントグラフトの端から，グラフトと接着領域の大動脈壁の間を通じて血液が瘤内に浸入している状態であり，グラフトの再拡張や小さなステントグラフトを追加して，端部分のfittingを強化することにより対応する。
- Type Ⅱ：肋間動脈，気管支動脈，腰動脈，下腸間膜動脈などの大動脈側枝からの逆流に伴うリークで，想定の範囲内で瘤の内圧が低下したことを意味し，通常は経過観察される。ただし，長期の経過観察においても，消失せず瘤拡大の原因となるものは，塞栓術の適応となる場合がある。
- Type Ⅲ：ステントグラフト間あるいはステントグラフトのグラフト損傷等に伴うリークであり，バルーンによる圧着により対応する。
- Type Ⅳ：ステントグラフト膜の多孔を透過するリークであり，留置直後に見られ，時間の経過とともに消失するとされるが，拡大傾向がある場合，追加治療が必要となる場合がある。

図　EVAR後のエンドリーク

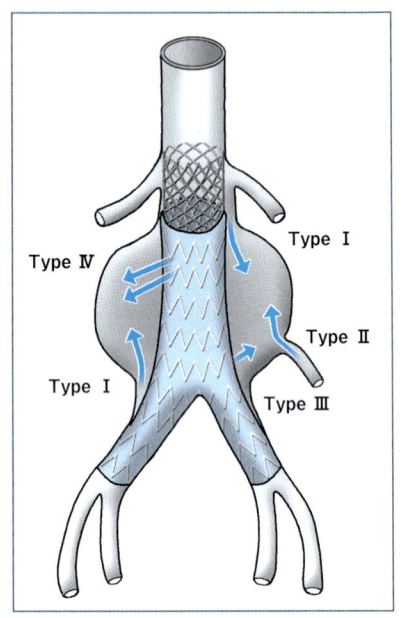

ここが動ドコロ

大動脈解離

- 単純CTから，intimal flapの存在や偽腔閉塞型解離の可能性を示唆することが可能である。
- 手術適応などの治療方針決定のため，MPR像を活用し，解離の範囲やその分枝血管への波及の程度を評価するのが大切である。

大動脈炎症候群（aortitis syndrome, Takayasu arteritis）

本症は，大部分が弾性動脈すなわち大動脈，その主要分枝動脈（腕頭，総頸や鎖骨下動脈），肺動脈や冠動脈に生じる原因不明の動脈炎である。病理学的には，初期よりvasa vasorumの炎症により動脈壁が外膜より侵され，続いて炎症が中膜に及ぶことにより，中膜における弾性線維の断裂，平滑筋の破壊や肉芽形成，内膜の反応性肥厚が生じる。最終的には，線維性瘢痕や石灰化へと変化し，二次的に狭窄や閉塞を生じ，また弾性線維の断裂が強く瘢痕化が弱い場合には，拡張病変や瘤形成を生じることが多い。

1：8～9の割合で女性に多く発症，好発年齢は10～40歳台である。臨床的には，発熱・頸部痛・全身倦怠感・頸部痛などの上気道炎と類似した症状を呈するが，特異的な診断マーカーがないため，不明熱の原因検索中に診断されることが多い。また，血管の閉塞・狭窄部位や血栓形成の範囲などにより，臨床的にさまざまな程度の虚血症状を呈する。約1/3の症例で大動脈弁閉鎖不全症を合併し，本症の予後に影響を及ぼす。

> **これは必読！**
>
> 6) Kim SY, et al：Follow-up CT evaluation of the mural changes in active Takayasu arteritis. Korean J Radiol, 8：286-294, 2007.
>
> 7) Yamada I, et al：Takayasu arteritis：evaluation of the thoracic aorta with CT angiography. Radiology, 209：103-109, 1998.

急性期では，単純CTでは血管壁は全周性に肥厚し，高吸収を呈する（図8）。造影後期相では，血管内腔と外膜側の強く造影される領域との間に相対的に低吸収を呈する領域が認められ，特徴的な画像所見とされる[6]。これらの画像所見は，外膜，中膜の炎症細胞浸潤，および血管新生，好塩基性基質の増加を伴う内膜肥厚を反映するとされている。慢性期のCT所見としては，主として大動脈や大動脈弓部分岐血管などに，壁肥厚や石灰化，内腔狭窄像や限局性拡張などが認められる[7]。マルチスライスCTでは，矢状断や冠状断のMPR像を用いることにより，容易に血管炎の範囲を把握することが可能となる（図9）。

ここが勘ドコロ

大動脈炎症候群

- 中年女性に好発する。
- 弾性線維の断裂や線維性瘢痕形成のバランスにより，弾性動脈や冠動脈にさまざまな程度の狭窄や拡張などの所見を呈しうる。

図8　大動脈炎症候群

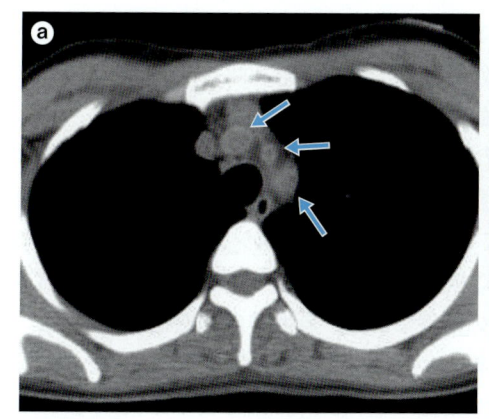

a：単純CT
頭側三分岐血管壁は全周性に肥厚し，高吸収を呈している。

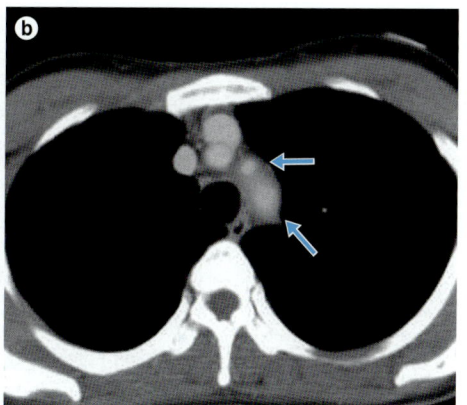

b：造影CT
肥厚した血管壁は，均一に造影されている。

図9　大動脈炎症候群

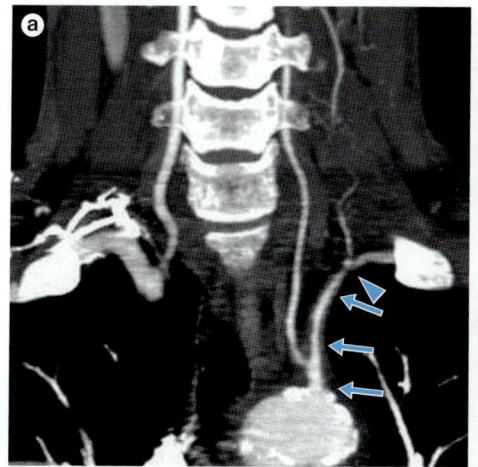

a：造影CT冠状断MPR像
左鎖骨下動脈起始部に壁肥厚（→）と狭窄（▶）を認める。

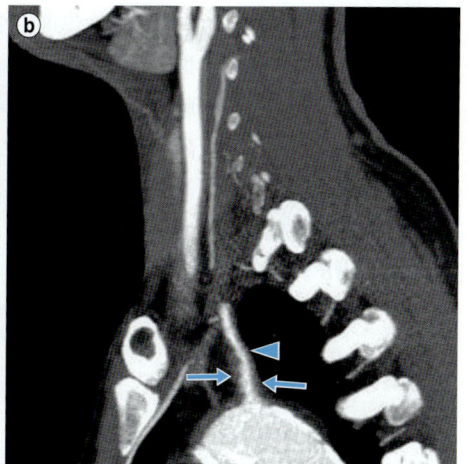

b：造影CT矢状断MPR像
左鎖骨下動脈起始部に壁肥厚（→）と狭窄（▶）を認める。

静脈性血栓塞栓症(venous thromboembolism;VTE)

肺塞栓症とは，塞栓子が肺動脈内腔にとらえられて血流障害をきたした病態であり，悪性腫瘍，脂肪や異物が塞栓源となりうるほか，敗血症や寄生虫感染も肺塞栓症の原因となる。大部分は，下肢の深部静脈血栓が塞栓源であるため，肺血栓塞栓症・深部静脈血栓症を静脈血栓塞栓症(venous thromboembolism;VTE)と総称している[8]。血管内皮細胞障害，血流のうっ滞や血液凝固能亢進などにより，静脈内血栓形成が促進されるが，肺血栓塞栓症の症状は，無症状から突然死をきたすものまでさまざまである。呼吸困難が最も多く見られ，胸痛，咳，喀血の順に多い[9]。

肺血栓塞栓症はまれな疾患ではなく，画像診断が重要な役割を占めており，**画像診断医は，的確な診断を行うだけでなく，個々の症例の臨床的背景に応じた各診断モダリティの適応について適切な助言を行うことが重要であるといえる。**

診断のストラテジー

急性肺血栓塞栓症では，マルチスライスCTにおける検出器の多列化・管球回転速度の高速化に伴い，撮影時間の短縮により診断困難症例の原因と考えられたmotion artifactや造影効果不良などが改善されたことや，冠状断や矢状断のMPR像を併用することにより，頭尾方向の血栓の連続性を容易に確認することが可能となり，CTにおける検出感度が大幅に改善され，確定診断に寄与する診断モダリティとしてCTが推奨される報告が増加している。

しかし，日本医学放射線学会から出された『静脈血栓塞栓症の画像診断ガイドライン』[10](図10)に示されているように，**肺血流シンチグラフィと比較した場合，CTでは亜区域枝より末梢領域に存在する比較的小さな血栓の検出感度が低い点などを背景として[11]，臨床的疾患可能性の程度により，急性肺血栓塞栓症での診断プロセスにおける造影CTの位置付けが異なること，診断結果の評価が異なることを知ることが重要である。**

臨床的疾患可能性の評価には，日本循環器学会や日本医学放射線学会など多学会の合同で出された『肺血栓塞栓症および深部静脈血栓症の診断，治療，予防に関するガイドライン(2009年改訂版)』[12]に示されているように，検査前確率の判断に，Wellsスコア，ジュネーブ・スコアおよび改訂ジュネーブ・スコアなどが知られているが，わが国においても徐々に普及しつつある。

臨床的疾患可能性が高い場合，造影剤使用の適応に問題がないときには，造影CTが第一選択とされるが，陰性的中率が低いことより，CTにて明らかな血栓が検出できない場合は，肺血流シンチグラフィなど追加の検査が必要となる。それに対して，中等度あるいは低度の臨床的疾患可能性の場合は，特異度は低いものの，感度の高い血漿D-ダイマー値[*5]でスクリーニングを行って，陽性の場合にCTを施行することが推奨されている。臨床的疾患可能性が中等度あるいは低い場合，CTで血栓が確認できない場合には，治療は必要なしと判定される。

---

8) Loud PA, et al : Combined CT venography and pulmonary angiography in suspected thromboembolic disease. AJR Am J Roentgenol, 174 : 61-65, 2000.
9) Stein PD, et al : Clinical characteristics of patients with acute pulmonary embolism. Am J Cardiol, 68 : 1723-1724, 1991.
10) 静脈血栓塞栓症の画像診断ガイドライン(2007年版).www.jcr.or.jp/guideline/2007/pdf/2010_tuika.pdf
11) Sostman HD, et al : Sensitivity and specificity of perfusion scintigraphy combined with chest radiography for acute pulmonary embolism in PIOPED II. J Nucl Med, 49 : 1741-1748, 2008.

これは必読！
12) 肺血栓塞栓症および深部静脈血栓症の診断，治療，予防に関するガイドライン(2009年改訂版).www.j-circ.or.jp/guideline/pdf/JCS2009_andoh_h.pdf

用語アラカルト
*5 血漿D-ダイマー値
線溶現象の際に生じるフィブリンの分解産物の1つで，血栓症の存在や重症度を推測する際に用いる。播種性血管内凝固症候群(DIC)や塞栓症のほか，心筋梗塞，肺炎，心不全や悪性腫瘍でも上昇する。

ここが勘ドコロ

VTE
- 造影CTは，亜区域枝より末梢の肺動脈血栓の検出感度は，肺血流シンチグラフィよりも劣る。
- 臨床的疾患可能性の程度により，造影CTで得られる所見の評価が異なることを理解することが大切である。

図10 急性肺血栓塞栓症の診断プロセス

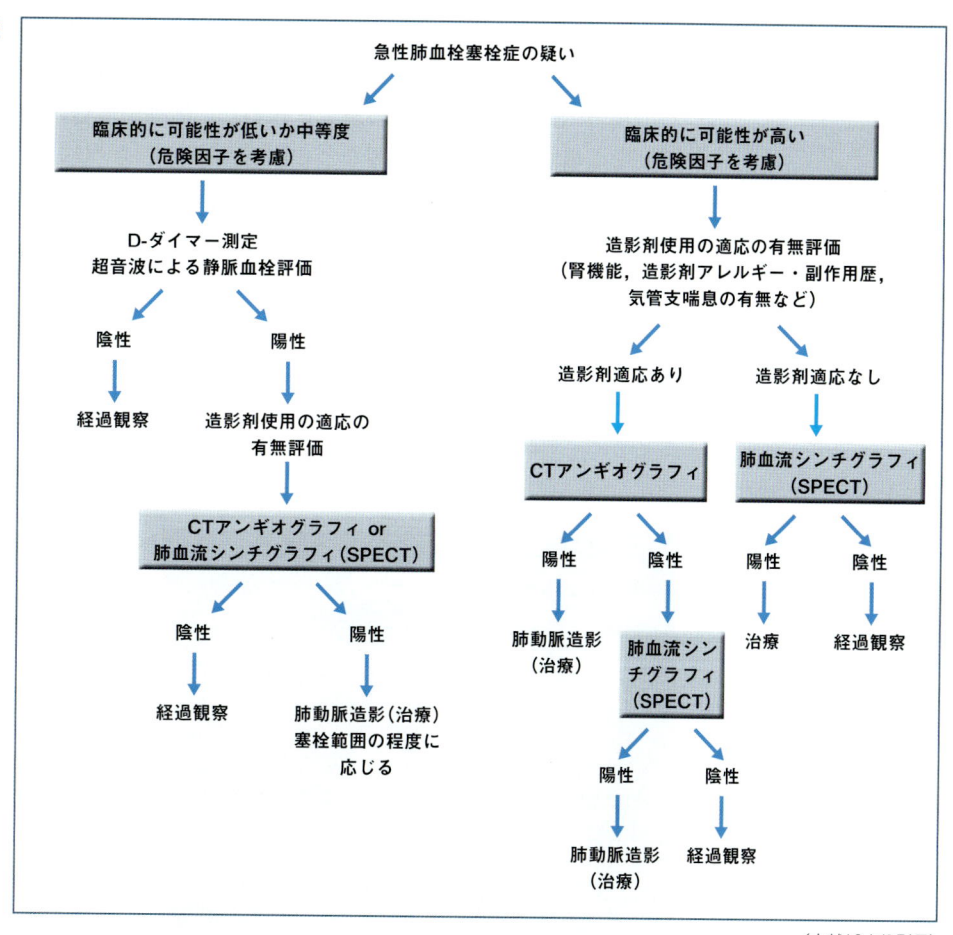

(文献10より引用)

CT pulmonary angiography(CTPA)

　CT肺動脈造影では，造影剤の注入速度と持続時間が重要である。**急速注入が必要であり，肺動脈内の良好な造影効果を得るためには，注入終了と撮影終了との間隔が長くならないことが望ましい。**肺動脈内の塞栓子は造影欠損域として描出されるが，撮影スライス厚を1mm（あるいは1.25mm）とすることにより，末梢肺動脈塞栓の検出率が向上し，薄いスライス画像では，多断面再構成が適宜可能となり診断に有用である。小さな血栓の評価には，ウィンドウ幅やウィンドウレベルなど表示条件の調整が有用となる場合がある。**足側から頭側に向かって撮影することにより，呼吸性移動の大きな下肺野でのアーチファクトを軽減し，検出能の低下を防ぐことが可能となる。**

　診断のピットフォールとしては，
　①左下葉縦隔側で顕著な心拍動の影響
　②肺動脈内の不均一な造影効果
　③右上葉肺動脈分岐部外側の軟部組織濃度増生
　④縦隔・肺門リンパ節との混同
　⑤上大静脈からのアーチファクト
が挙げられる。深吸気での撮影時における潜在性卵円孔開存により，造影早期に大動脈より肺動脈の造影効果が不良となる場合があるので（**図11**），この現象が生じないよ

13) Henk GB, et al : Suspected pulmonary embolism : enhancement of pulmonary arteries at deep-inspiration CT anigography : influence of patent foramen ovale and artrial-septal defect. Radiology, 226 : 749-755, 2003.
14) Gladish GW, et al : Pulmonary artery sarcomas : a review of clinical and radiological features. J Comput Assist Tomogr, 21 : 750-755, 1997.

うにするため，呼気にて撮影するほうがよいという報告がある[13]。

肺動脈内血栓は，肺動脈幹や主肺動脈などの中枢側に限局して認めることがあり，その場合，血管外への浸潤の所見を伴わない肺動脈血管肉腫や腫瘍塞栓との鑑別が困難となる場合があるが，肉腫などの腫瘍性病変では，早期相より不均一な内部の造影効果が認められ，肺動脈内血栓との鑑別点となる（図12）[14]。

ここが動ドコロ

CTPA

● 心拍動や呼吸性移動の影響，肺動脈内の不均一な造影効果など，診断上，多くのピットフォールが存在する。

図11 潜在性卵円孔開存

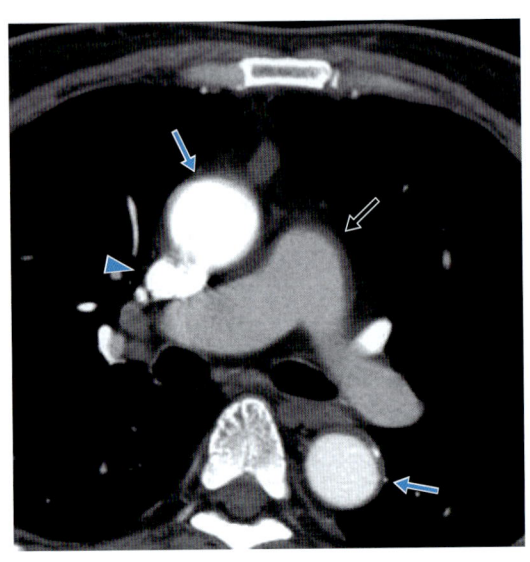

造影CT
上大静脈に強い造影効果があるにもかかわらず（▶），右主肺動脈の造影効果（→）は大動脈（→）よりも明らかに弱く，潜在性卵円孔開存を反映した所見である。

図12 肺動脈血管肉腫

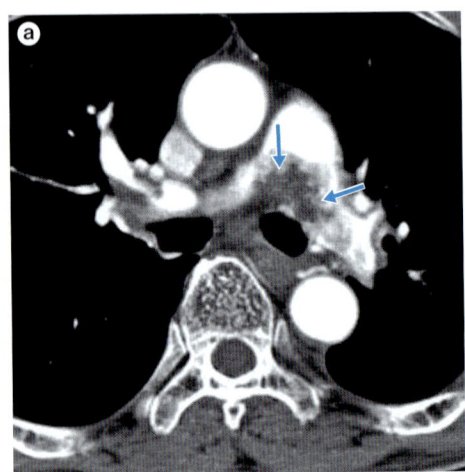

a：造影CT早期相
両側主肺動脈内腔背側の低吸収域には，不均一な造影効果（→）を認め，腫瘍性病変の可能性を考慮する必要がある。

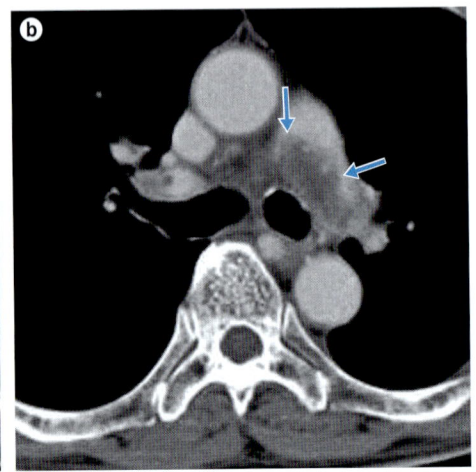

b：造影CT遅延相
遅延相では，低吸収域内の不均一な造影効果は拡大（→），早期相の画像と併せて，腫瘍性病変を疑う。

CT venography(CTV)

　肺血栓塞栓症の塞栓源の9割以上が下肢静脈の血栓である。下肢静脈血栓は，どこの領域にも発生するが，他部位よりも血流がうっ帯しやすいことなどが原因で，腓腹静脈やヒラメ静脈に初発することが多い。骨盤内の総腸骨静脈や外腸骨静脈，および鼠径部における大腿静脈も血栓形成の好発部位である。

　肺血栓塞栓症とは単一の病態と考えられる下肢静脈血栓症の検査法には，超音波検査，CT，MRI，静脈造影がある。超音波検査は，非侵襲性とその簡便性によりベッドサイドで繰り返し施行可能であるため，下肢静脈血栓が疑われる場合には第一選択の検査である。術者の技量に左右される欠点が存在するものの，下肢静脈血栓の診断率や除外率に関しては，後述するCTVとほぼ同等であると報告されている[15]。

　CTVは，CT肺動脈造影にて肺動脈血栓を評価した後，造影剤を追加することなく，造影剤注入3～4分後に頭側から足側に撮影する方法であり，1回の検査にて肺動脈と下肢静脈の血栓を両方とも評価可能な利点を有するが，全体の被ばく線量の増加が問題となる。CTVでは，正常静脈の造影効果は総投与ヨード量に依存するため，body mass index(BMI)の高い症例では，下肢静脈血栓の検出能を担保するには，造影剤を増量し撮影することが望ましい。筋静脈が圧迫されないように踵の下に枕を置く，あるいは体動がありそうな場合には，必要に応じて下肢を固定するなどの工夫を加えることにより，下肢静脈内の良好な造影効果が得られる場合がある。

　下肢静脈内の血栓の存在評価に際しては，静脈が十分に造影されていないことにより生じる層流などの偽陽性所見を血栓と診断しないように注意することが重要である。また，急性期の下肢静脈血栓では，血管の拡張，静脈周囲の脂肪組織の吸収値上昇，静脈壁のリング状濃染，患肢の腫脹，慢性期では，血栓の石灰化・偏在，静脈壁の肥厚，静脈の狭小化などの付随所見が見られ，血栓評価の際に参考になる(図13)。

15) Goodman LR, et al : CT venography and compression sonography are diagnostically equivalent data from PIOPED Ⅱ. AJR Am J Roentgenol, 189 : 1071-1076, 2007.

図13　深部静脈血栓症

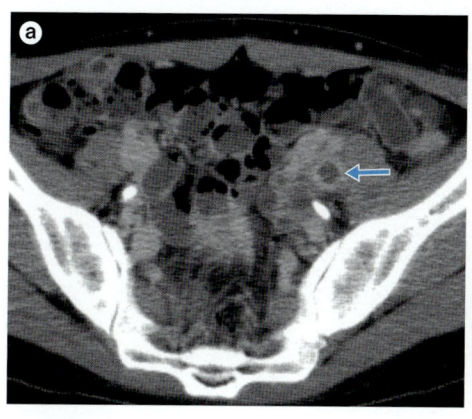

a：造影CT
左外腸骨静脈に血栓を示唆する造影効果欠損域(→)を認める。右外腸骨静脈の造影効果は良好である。

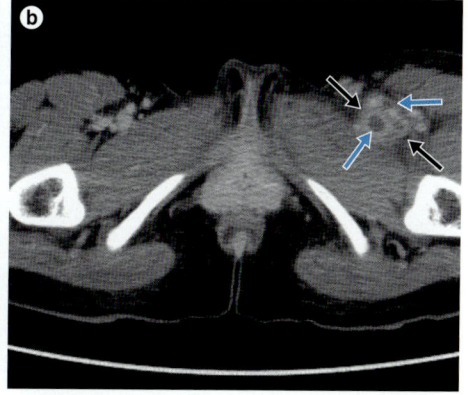

b：造影CT
左大腿深部静脈に血栓を示唆する造影効果欠損域(→)を認める。静脈壁は肥厚し，周囲の脂肪組織の濃度上昇(→)を伴っており，血栓性静脈炎の合併を示唆する所見である。

ここが動ドコロ

CTV

- 下肢の深部静脈血栓の検出には，静脈全体が十分に造影されている必要があり，造影効果不十分な場合には，層流などの偽陽性所見に注意する必要がある。

IV

心臓CTの minimum requirements

01 第4章 心臓CTのminimum requirements

牛尾哲敏

心臓CTの最新技術学
－初めての冠動脈CT検査，これだけおさえれば大丈夫！－

はじめに

近年，MDCT（multi detector row CT）の普及とともに低侵襲な心臓（冠動脈）CT検査が増加している。この背景には，

① 心電図同期撮影システムの搭載
② 心臓専用のアルゴリズムの開発
③ X線管回転速度の高速化
④ MDCTの多列化およびADCTの登場

といったCT装置の進化が要因として考えられる。よって，これから心臓（冠動脈）CT検査を始めようとするならば，心電図同期システムを搭載した，X線管回転速度が速い，64列以上のMDCT（あるいはADCT[*1]）の準備を推奨する。

現在の各社64列以上のCT装置を**表1**に示す。

用語アラカルト

＊1 ADCT
area detector CTとして2007年に登場した面検出器のCT。

表1 各社の64列以上のCT装置

機種名	列数（列）	X線管回転速度（sec）	検出器サイズ（最大幅）（mm）	備考
Aquilion ONE ViSION（東芝メディカルシステムズ）	320	0.275	0.5（160）	コンベンショナルスキャン，面検出器160列ヘリカルスキャン可
Aquilion ONE（東芝メディカルシステムズ）	320	0.35	0.5（160）	コンベンショナルスキャン，面検出器160列ヘリカルスキャン可
Aquilion PRIME（東芝メディカルシステムズ）	80	0.35	0.5（40）	ヘリカルスキャン
Aquilion CXL（東芝メディカルシステムズ）	64	0.35	0.5（32）	ヘリカルスキャン
Discovery CT750HD（GEヘルスケア・ジャパン）	64	0.35	0.625（40）	ヘリカルスキャン，dual energy
iCT（フィリップス エレクトロニクス ジャパン）	128	0.27	0.625（80）	two shot step and shoot cardiac機能 beat to beat delayアルゴリズム（ヘリカル）
SOMATOM Definition Flash（シーメンス ジャパン）	64	0.28	0.6（38.4）	Dual Source CT
SOMATOM Definition Edge（シーメンス ジャパン）	64	0.28	0.6（38.4）	ヘリカルスキャン
SOMATOM Definition AS+（シーメンス ジャパン）	64	0.3	0.6（38.4）	ヘリカルスキャン
SOMATOM Definition Perspective（シーメンス ジャパン）	64	0.48	0.6（38.4）	ヘリカルスキャン

（2013年6月現在）

撮像方法

検査対象

冠動脈CTの有用性は高く，狭窄のスクリーニング，血管奇形，プラーク評価，バイパス術後の評価，ステント内腔評価など，冠動脈関連の検査に多用されている（図1）。ほかにも，心機能評価や心筋の評価に用いられることもある（図2）。心拍数[*2]が高すぎる患者，冠動脈高度石灰化患者はCT検査には不向きであることも理解しておく必要がある。

用語アラカルト

＊2 心拍数
1分間の心拍動の数（beats per minute；bpm）。R波から次のR波までの間隔を測定。60bpm＝1,000msec

---

図1　診断価値の高い冠動脈CT

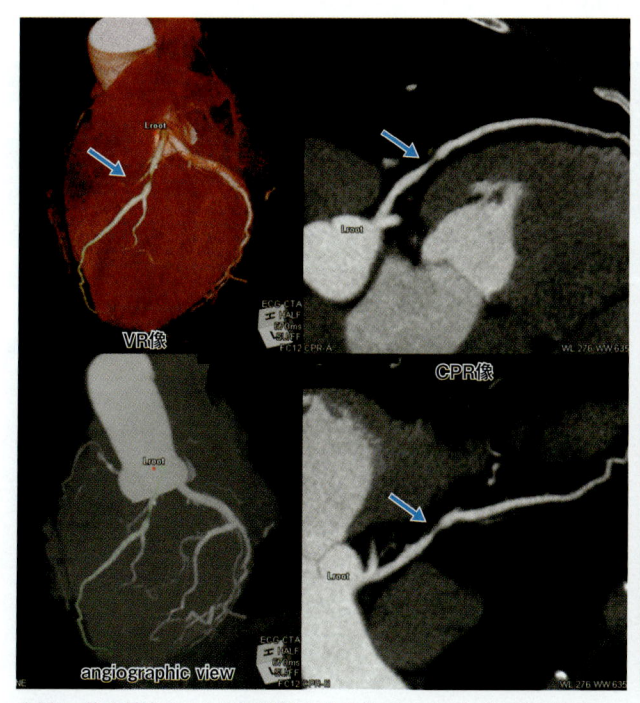

症例1：胸痛精査のために冠動脈CTを実施。LAD#7（→）に75％以上の狭窄を認める。RCAは低形成。CAGにて要精査となった症例。

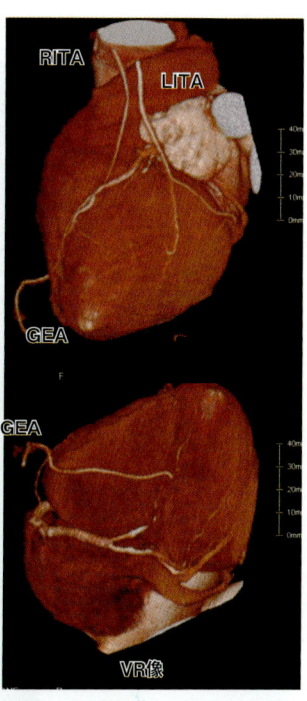

症例2：冠動脈バイパス術後評価の冠動脈CT。RITA，LITA，GEAの吻合部を明瞭に描出。

図2　心機能解析 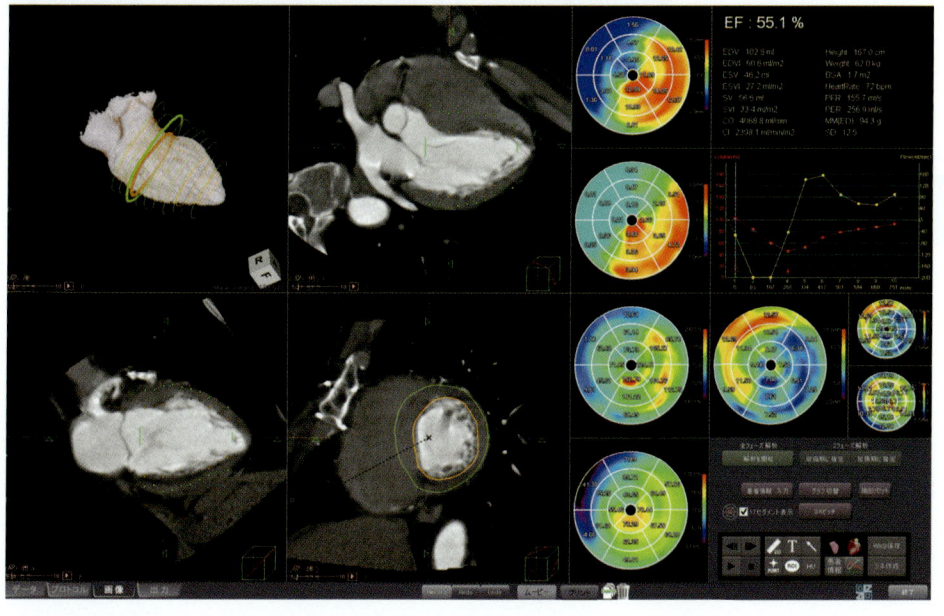
RR間隔を10分割した心位相データから解析。心機能解析により，左室容量測定，駆出率の測定や壁運動の評価が可能。

心電図同期システムとは？

　体幹部のCT検査は，呼吸停止下で撮影を行い呼吸変動による画像（臓器）のブレを防ぐが，冠動脈CTの場合は，呼吸停止はもちろん，心臓の動きを"モニター"することで心拍動による画像（冠動脈）のブレをコントロールする。この"モニター"に相当する手法が「心電図同期システム」である。検査の際，CT装置搭載の心電計を患者に装着し，心電図情報を撮影時に同時収集（心電図同期撮影）し，任意の心位相の情報を画像化する手法である（図3）。

　冠動脈CTには欠かすことのできない手法である。

図3　心電図同期撮影の画面（Aquilion ONE）
撮影時に同時収集した心電図情報と画像再構成に必要な時間分解能の幅と指定した心位相を黄色線で示す。

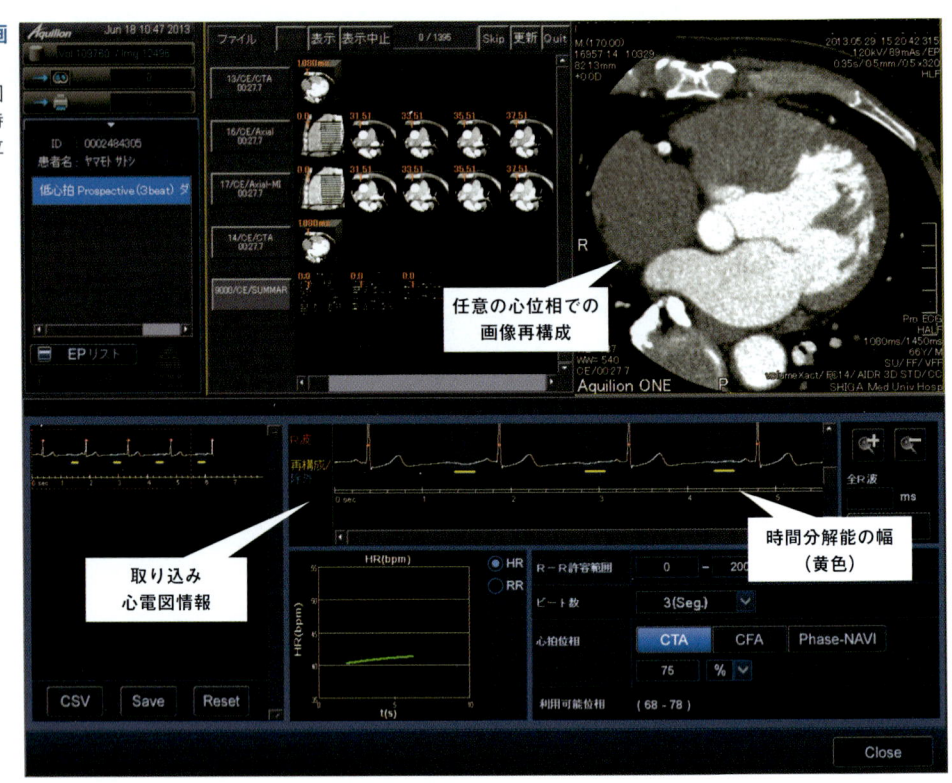

Point advice　　心電図を理解すること！

用語アラカルト

＊3　RR間隔
心電図のR波とR波の間隔のこと。

＊4　時間分解能
カメラのシャッター速度に相当するもので，X線管回転速度が時間分解能に関係する。

　心拍数が低ければ（RR間隔[*3]が長い）緩速流入期が長く，心拍数が高ければ（RR間隔が短い）短くなる傾向にある（図4）。この緩速流入期の静止位相時間が時間分解能[*4]より十分長いことが，冠動脈の静止画像を得るためには必須となる。心拍数と緩速流入期，およびCT装置の時間分解能を理解し，心拍数によっては前処置（心拍コントロール）をしなければ，診断価値の高い画像が得られないことも理解しておく必要がある。

図4 心電図を理解する
心拍数により緩速流入期に時間が異なる。理論的には緩速流入期の時間が長ければ静止画像が得やすいことになる。

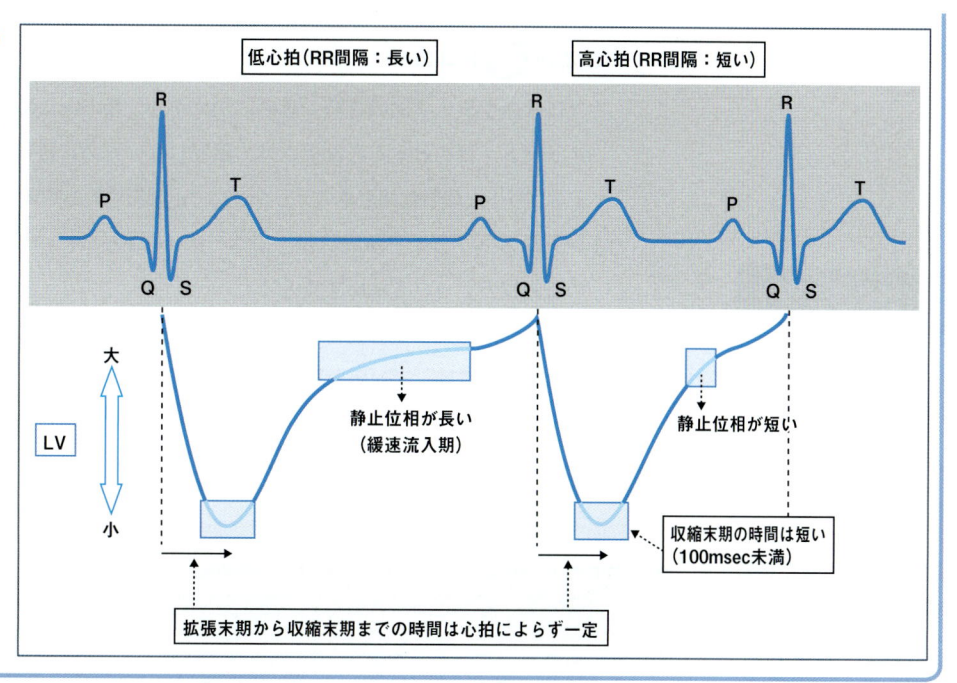

心電図同期撮影法の使い分け

　心電図同期撮影法には，「プロスペクティブ法」と「レトロスペクティブ法」の2種類がある（図5）。検査内容，CT装置の特徴，被ばく線量により両者を使い分ける。現在のMDCTでは，撮影時間，心拍変動，時間分解能などを考慮し，被ばく線量は増加するが，レトロスペクティブ法が多く用いられている。

図5 心電図同期撮影法の種類
プロスペクティブ法は撮影時間のなかで事前設定の心位相にのみ間欠曝射（低被ばく），レトロスペクティブ法は連続曝射の後，指定した心位相の画像構築を行う。

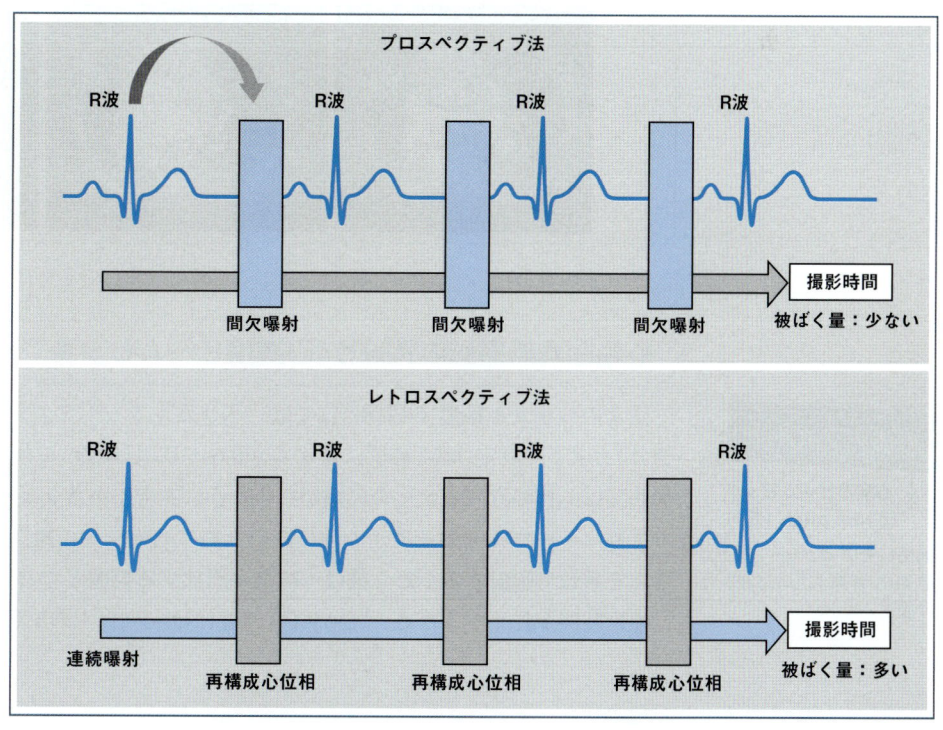

ここが勘ドコロ

①**プロスペクティブ法の特徴**：事前に決めた心位相のみにX線を曝射する方法。

　メリット：目的とする心位相以外に曝射しないために被ばく線量は低減できる。

　デメリット：曝射位相以外のデータがなく，撮影中の心拍変動により画質劣化を伴う。

②**レトロスペクティブ法の特徴**：すべての心位相に対して連続曝射し，後から任意の心位相のデータを抽出する方法。

　メリット：心拍変動に対してさまざまな心電図同期再構成法（後述）やエディット機能[*5]で対応が可能，心機能解析も可能。

　デメリット：すべての心位相に曝射するため被ばく線量は増える。

用語アラカルト

*5 **エディット機能**

撮影時に発生した心拍変動，不整脈に対して，心電図を編集する機能（図6）。

図6　心電図同期撮影法のエディット機能（プロスペクティブ法）

不整脈データの除外やR波の移動により心位相の乱れを解消。

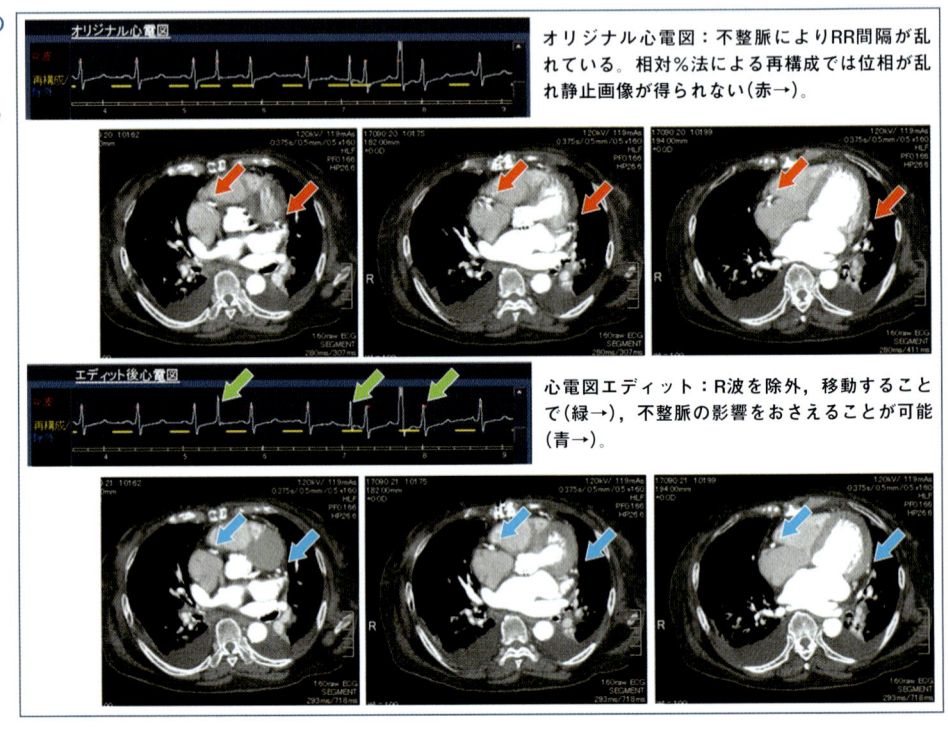

オリジナル心電図：不整脈によりRR間隔が乱れている。相対％法による再構成では位相が乱れ静止画像が得られない（赤→）。

心電図エディット：R波を除外，移動することで（緑→），不整脈の影響をおさえることが可能（青→）。

心電図同期撮影の特殊性（心臓用ビームピッチ[*6]）

　通常のヘリカル撮影（64列相当）では，ヘリカルアーチファクトを考慮し，ビームピッチは1.0以下で設定する（装置にもよるが0.6～0.8程度）。これに対して，心電図同期撮影法では，体軸方向のデータ欠損がないように非常に小さなビームピッチが求められる。つまり，テーブル移動速度が非常に遅いために心臓全体の撮影に時間がかかり，同じところを重ねて曝射するため，被ばく線量が増加する要因となる。列数の少ないMDCTでは撮影時間が長くなるため，冠動脈CT検査には64列以上のMDCTが推奨される（**表2**）。

用語アラカルト

*6 **心臓用ビームピッチ（beam pitch；BP）**

機種にもよるがBP：0.2前後と非常にlow pitchの設定。

表2 MDCTの列数と撮影時間

撮影範囲：120mm，検出器0.5mm，回転速度0.5sec（0.35sec），心臓用ビームピッチ0.2：すべて一定とした場合

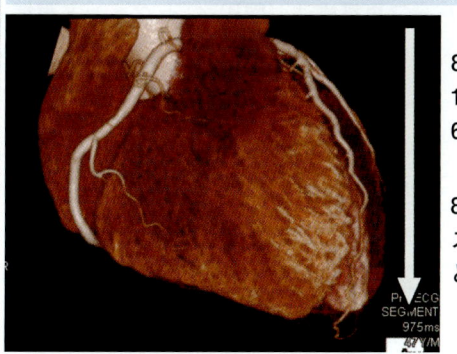

（撮影時間：呼吸停止時間）
8列MDCT ──────────→ 92sec（64sec）
16列MDCT ────────→ 46sec（32sec）
64列MDCT ──→ 11.5sec（8sec）

8，16列では撮影時間短縮のため，検出器サイズを1.0mmにする，ビームピッチを上げる，など，画質劣化を容認せざるをえなかった。

【MDCT多列化の効果】
・より細かい検出器サイズ（0.5〜0.625mm）で撮影可能に（空間分解能向上）。
・撮影時間の短縮（呼吸停止が楽に，バンディングアーチファクト低減，造影剤の減量）。
・撮影状況に応じたビームピッチの選択（撮影時間を気にせず設定可能に）。

X線管回転速度は重要？

　心臓CT検査において，心拍数が高くなれば緩速流入時間が短くなっていくため，時間分解能がよいことが必須となる（図7）。時間分解能はX線管回転速度に関係し，高速回転ほど時間分解能は向上する。一方で，回転時の遠心力対策も大きな課題であり，現在のところ，0.27sec回転が最速となっている（表1参照）。

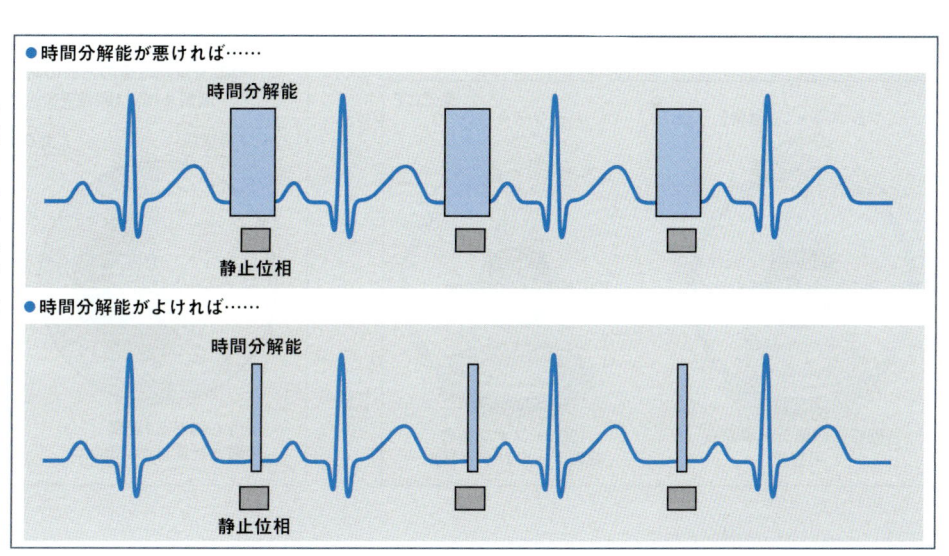

図7　時間分解能と静止心位相の関係

心拍数によって静止位相の時間（幅）は異なる（心拍が高くなれば静止時間は短くなる）。時間分解能がよければ（X線管回転速度が速ければ），高心拍においても静止画像が再構成可能となる。心臓CT検査においては，静止位相時間より時間分解能が短いことが必須条件となる。

●時間分解能が悪ければ……
時間分解能
静止位相

●時間分解能がよければ……
時間分解能
静止位相

心臓専用アルゴリズムって？

　心臓CTでは時間分解能が画質に大きく影響する。しかし，MDCTのX線管回転速度は，心臓CTに特化すれば十分とはいえない。仮に，心拍数50bpm，回転速度0.5secのCT装置で心電図同期撮影を行えば，図8のように，静止心位相の時間を時間分解能が超えてしまうことになる。これでは心電図同期撮影が意味をなさない（静止画像が得

られないことを意味する)。そこで，時間分解能を向上させる目的で，心臓用再構成アルゴリズムとして「ハーフ再構成法」(**図9**)，「セグメント再構成法」(**図10**)が登場した。

図8　心電図同期撮影と心拍数の関係

X線管回転速度0.5sec，心拍数50bpmで心電図同期をかけた場合(フル再構成)，時間分解能の幅が静止位相時間(緩速流入期)を超える。心電図同期撮影を有効にするためには時間分解能の改善が必要。

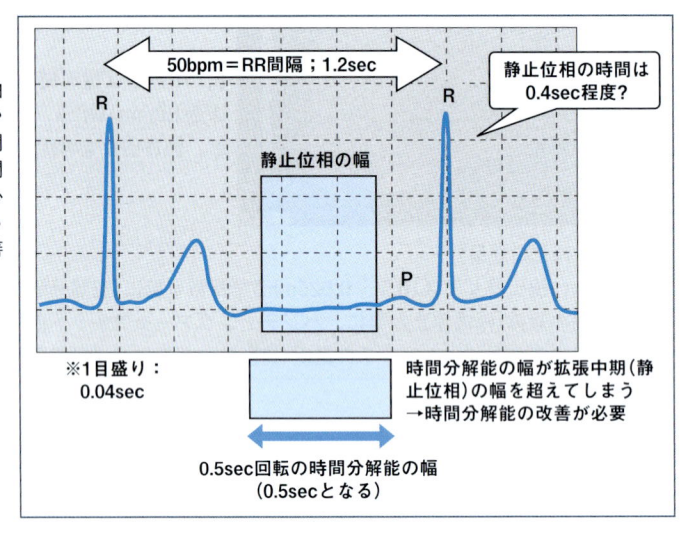

図9　心臓専用アルゴリズム(ハーフ再構成法)

0.5sec回転のCT装置では，ハーフ再構成で0.25sec＋ファン角分の時間分解能(0.318sec：東芝CT)となり，フル再構成に比べ大幅な時間分解能の改善が見られる。ただし，高心拍へ対応するためには，さらに時間分解能の改善が求められる。

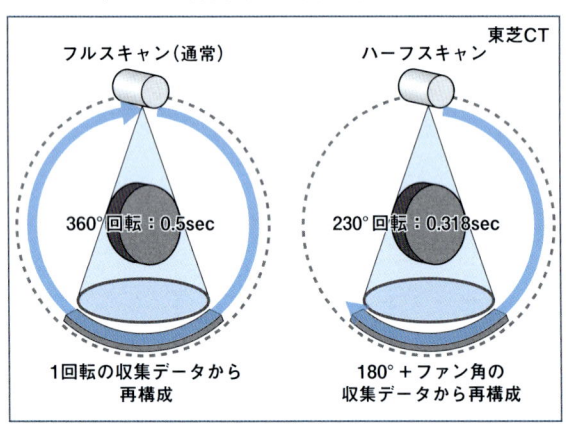

図10　心臓専用アルゴリズム(セグメント再構成法)

0.35sec回転のCT装置でセグメント再構成(3心拍分割)を行えば，時間分解能は約0.1secとなり，ハーフ再構成に比べ高心拍への対応が理論上可能となる。

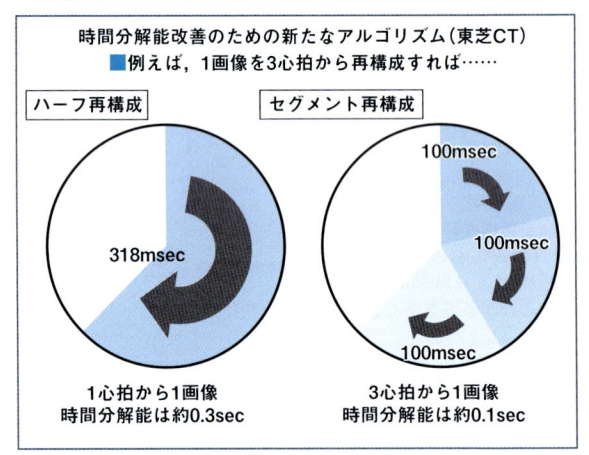

Point advice

①ハーフ再構成

通常のCT撮影では360°分のデータから画像再構成を行う。このときの時間分解能はX線管回転速度と同じになる。一方、ハーフ再構成は、180°＋ファン角のデータで画像を構築することで時間分解能がよくなる。

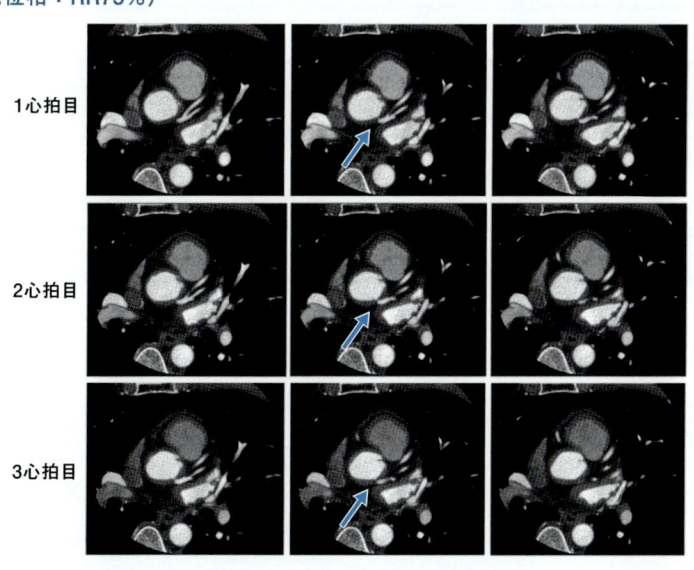

②セグメント再構成

ハーフ再構成以上の時間分解能を得るために、画像データを分割再構成（複数心拍から構築）する方式で、計算上の時間分解能は向上する（図11）。セグメント再構成のデメリットは、複数の心拍から画像構築するためビームピッチをより低く設定する必要があり、撮影時間の延長、被ばく増加が考えられる。また、心拍ごとの冠動脈の位置は同じとは限らず（図12）、セグメント再構成では心拍間の位置ずれを平均した画像となる可能性がある。

図11　ハーフとセグメントの時間分解能の差（心拍数：78bpm）

上段：拡張期位相（RR 78％）の再構成の比較、下段：収縮期位相（RR 47％）の再構成の比較。セグメント再構成で時間分解能の改善を認める症例。

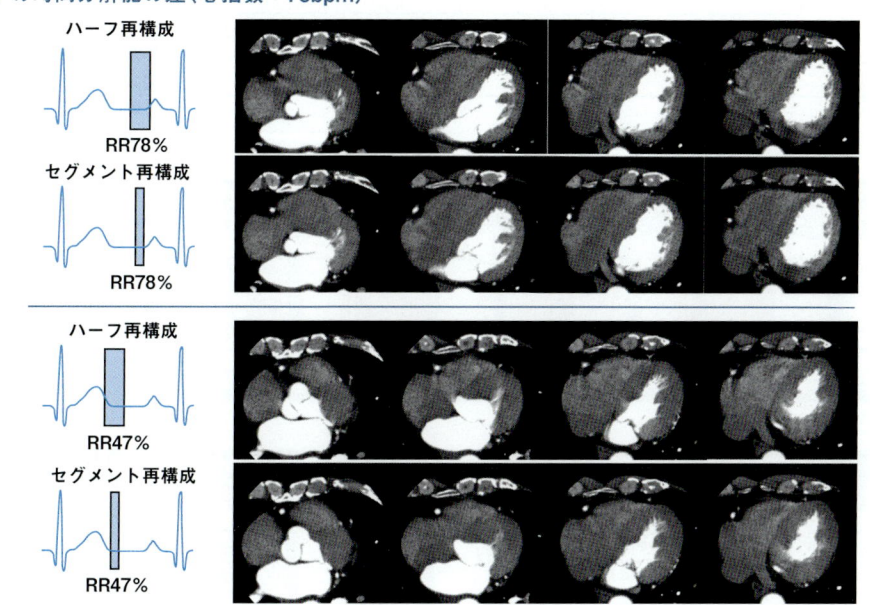

図12　心拍ごとの描出位置の違い（再構成位相：RR75％）

320列ADCTの連続3心拍のハーフ再構成像の比較。LMTの位置が心拍ごとに異なっていることが明瞭（→）。セグメント再構成は位置ずれを含んだ平均画像となる。

図13 セグメント再構成と時間分解能の関係

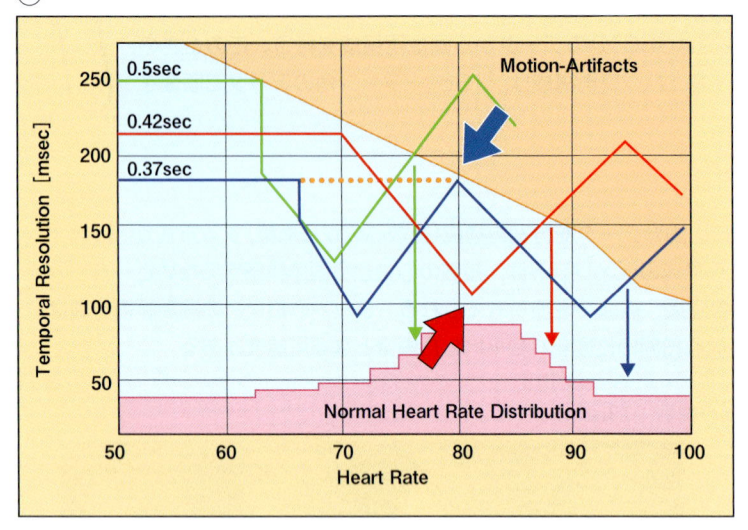

a：装置固有の時間分解能のグラフ

セグメント再構成法は時間分解能の向上には有用な手法であるが，X線管回転速度と撮影時心拍数により時間分解能が変化すること（効果が得られない心拍数が存在すること：➡）を理解しておく必要がある。図13aにSiemens Sensation 16の時間分解能グラフを示す。仮に，心拍数が80bpmの場合，回転速度を0.37secで撮影すればセグメント再構成の効果が得られず，時間分解能はハーフ再構成と同等となる（➡）。このように，高心拍域でセグメント再構成により時間分解能を向上させようとする場合は，装置ごとの時間分解能グラフを参考に，撮影条件（回転速度）を考慮することもポイントである。80bpmでセグメント再構成の効果を反映させるためには，回転速度を0.42secで撮影すれば時間分解能は約100msecと大幅な改善が認められることになる（➡）。
ただし，撮影中に心拍変動が起こる可能性も想定し，最終的な撮影条件（回転速度）を決定する必要がある。
図13b～dに心拍数，回転速度，再構成法の違いによる時間分解能の変化を示す（ファントムシミュレーション）。

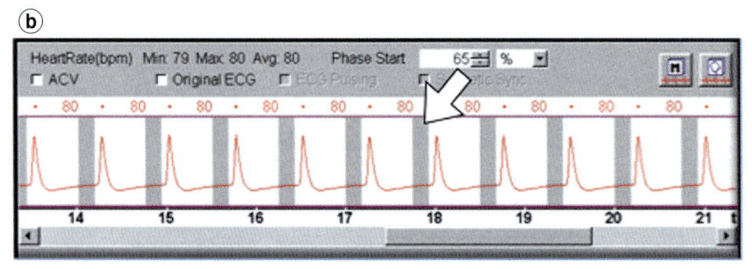

b：再構成シミュレーション（心拍数80bpm，回転速度0.37sec，RR65％位相，ハーフ再構成の場合）

⇨は再構成心位相と装置固有の時間分解能を示す。幅が狭いほど時間分解能がよいことを意味する。心拍数が高くなれば時間分解能の改善が必要となる。

c：再構成シミュレーション（心拍数80bpm，回転速度0.37sec，RR65％位相，セグメント再構成の場合）

図13a➡で示すように，セグメント再構成を選択しても図13b（ハーフ再構成）と時間分解能に改善が見られない。

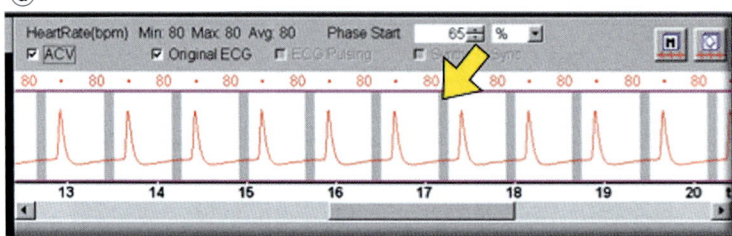

d：再構成シミュレーション（心拍数80bpm，回転速度0.42sec，RR65％位相，セグメント再構成の場合）

図13b，cに比べ，セグメント再構成で大幅な時間分解能の向上が見られる（⇨）。

ここが 勘 ドコロ

- ハーフ，セグメント再構成により，時間分解能が向上する。
- セグメント再構成では，**心拍数とX線管回転速度により時間分解能が変化する**（図13）。
- フル再構成に比べ，空間分解能は低下する。

撮像時の心拍変動

心拍数は呼吸停止直後に低下し，しばらく安定，その後上昇する傾向が多く，安定状態で撮影が終了すれば心拍変動の影響を少なくできる。このことからも，撮影時間が短い多列化MDCTが有利といえる。事前に呼吸練習することも重要で，呼吸停止時間が長い場合は，酸素吸入しながら撮影すると負担が軽減できる。撮影時の心拍変動は画像劣化[*7]をまねく恐れがある。

用語アラカルト
*7 画像劣化
心拍変動によりバンディングアーチファクト(図18参照)を生じることがある。

実際の冠動脈撮影

表3に当院での冠動脈CTの流れを示す。よりよい状態(安定した心拍数)で撮影することが最大のポイントといえる。十分な検査の説明を行い，患者の不安，緊張を取り除くことも忘れてはならない。

表3 冠動脈CT検査の流れ

①検査前：問診，脈拍測定(65bpm以上で原則コアベータを使用)
②CT室入室
　　検査の説明，患者のポジショニング(心臓をアイソセンターにセッティング)
　　血管確保(20G：右尺側肘静脈)，心電図モニタ装着
　　ニトログリセリンスプレー噴霧
　　呼吸練習(酸素投与)
③スカウト像(2方向)撮像
④単純CT：カルシウムスコア用心電図同期撮影(撮像範囲確認兼用)
　　呼吸練習
⑤血圧測定(コアベータ使用時のみ)
⑥コアベータ投与(4分後の撮影に向けて準備)
　　呼吸練習
⑦冠動脈造影CT
　　副作用の確認
⑧後期相で胸部CT(肺癌スクリーニング)
　　副作用の確認，血圧測定
　　抜針，遅発副作用の説明
⑨CT室退室

分解能(空間，時間)

空間分解能[*8]の重要性

冠動脈の内径は4mm以下と非常に細く，冠動脈狭窄を正確に評価するためには，面内および体軸方向の空間分解能が重要となる。体軸方向の空間分解能を向上させるためには最小検出器サイズ(0.5～0.625mm)を選択する。面内の空間分解能を向上させるためにはFOV(field of view)を可能な範囲で小さく設定することが望ましい。再構成関数も空間分解能に寄与するため，再構成には最適な周波数関数を選択する必要がある。

用語アラカルト
*8 空間分解能
どれだけ小さいものまで区別できるかの指標。心電図同期撮影はフル再構成でないため，すでに空間分解能の劣化を招いた状態であることを理解しておく。

時間分解能の重要性

冠動脈CTの精度と時間分解能は密接な関係にある。特に高心拍では，時間分解能がよくなければ精度の高い検査は困難となる。セグメント再構成を用い，時間分解能向上を考慮する場合は，装置固有の時間分解能グラフを参考に，最適な撮影条件（X線管回転速度，ビームピッチ）の選択が求められる。ただし，検査前と検査中の心拍数が同じとは限らないことも想定し，撮影条件を設定する必要がある。

再構成方法，表示方法

最適な再構成心位相の決定

心臓の動きの少ない心位相（最適心位相[*9]）を画像再構成することは，撮影とともに冠動脈CTの重要なポイントといえる。**図14**に心電図同期再構成の特徴を示す。撮影時の心拍数が低く心拍変動がなければ，最適心位相は拡張中期となりやすい。**不整脈の場合は，相対％法よりも絶対時間法のほうが，アーチファクトは軽減できる場合がある**。また，エディット機能により心位相調整が有効な場合もある。CT装置によっては，取得心電図情報から最適心位相を自動検索するシステムが搭載されているものもある（**図15**）。いずれの場合においても，再構成位相のよしあしを判断する能力が必要で，ときには複数位相の画像再構成を余儀なくされることもある。

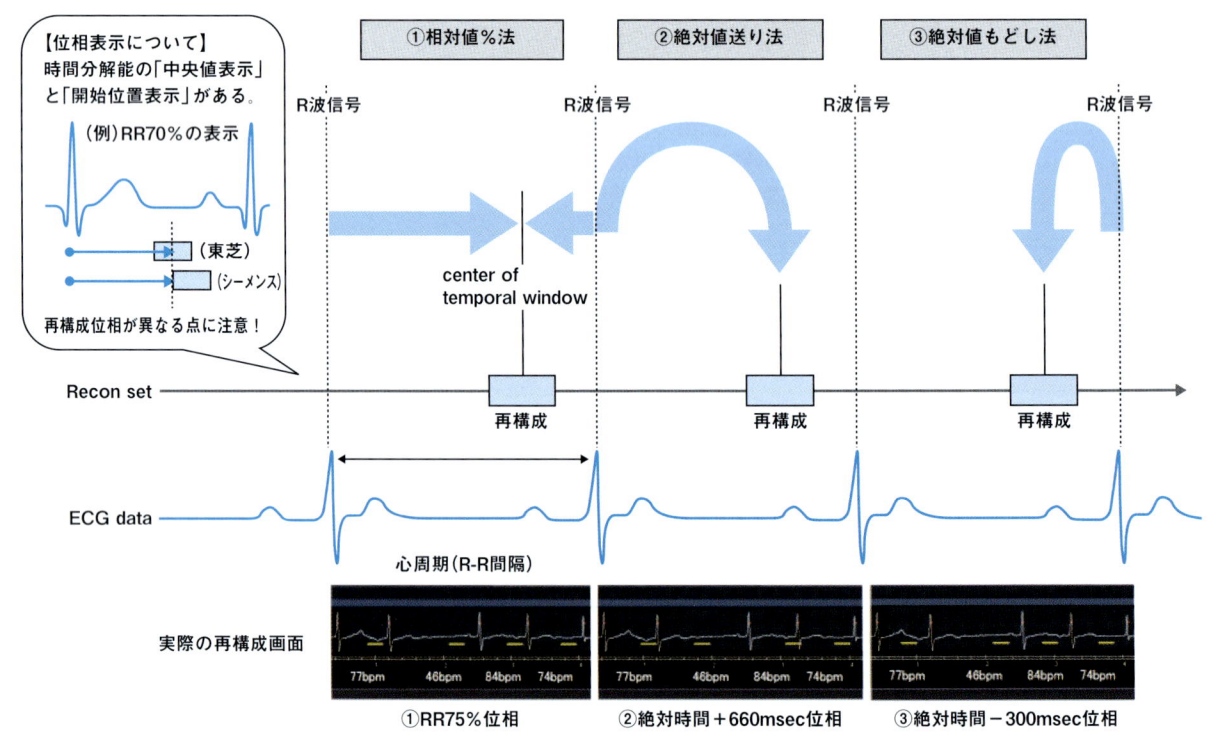

> **用語アラカルト**
>
> **＊9 最適心位相**
> 冠動脈全域にわたりモーションアーチファクトがない位相。低心拍では拡張中期が静止位相となりやすいが，心拍数によって異なる。

図14　さまざまな心電図同期画像再構成法

心拍数と位相（時間分解能）が入力の仕方で異なる。収集時の心拍変動を考慮した最適な再構成法の選択が望ましい。

図15　最適心位相自動検索（東芝メディカルシステムズ）

【最適静止心位相の自動決定】
- Phase-NAVIをあらかじめエキスパートプランに設定しておくと，撮影終了後にSystole，Diastoleそれぞれの最適静止心位相が検索され，画像再構成が行われる。
- 再構成された画像を確認し，最適静止心位相を決定する。

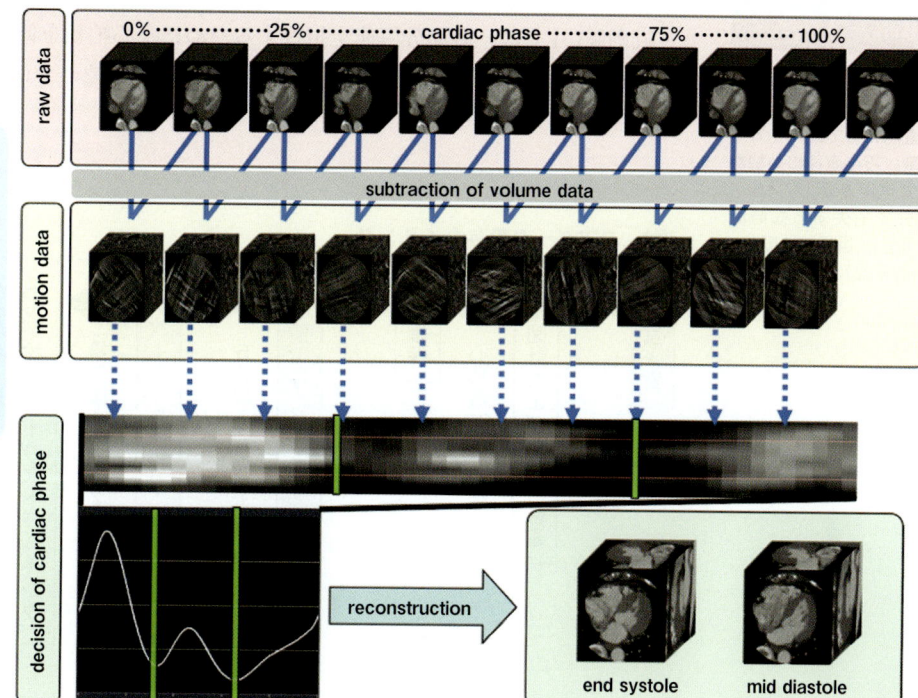

Phase NAVI ワークフロー
① 生データを細かい位相で分割
② 分割したデータをサブトラクション
③ motion dataを作成
④ motion mapを作成
⑤ 最もmotionの少ない位相を選択して，収縮末期，拡張中期位相で画像を再構成

ここが動ドコロ

取得心拍データにふさわしい心電図同期再構成法の選択がポイント！
- ①相対値％法：RR間隔を相対値で指定する方法
- ②絶対値送り法：R波を基準にプラス時間入力で位相を決定する方法
- ③絶対値戻し法：R波を基準にマイナス時間入力で位相を決定する方法

画像表示方法

　冠動脈を詳細に評価するために，横断（axial）像，MPR（multiplanar reconstruction）像，VR（volume rendering）像，CPR（curved multiplanar reconstruction）像，AGV（angiographic view）像，stretched CPR像，sliding thin-slab MIP像，などの表示方法がある。

ワークステーションの必要性

　ワークステーションは画像処理，解析を含めたワークフローを考える際に，必須のアイテムといえる。CT本体では最適心位相の画像再構成を，ワークステーションではCPR像などの自動解析機能を駆使した画像処理が，効率的な検査の流れといえる。

前投薬

心拍コントロールについて

冠動脈CTでは，時間分解能を担保するために，心拍数を低くコントロールすることが望ましい。**表4**にβブロッカー(コアベータ[*10])使用時のフローを示す。

> **用語アラカルト**
> ***10 コアベータ®**
> 世界で初めて冠動脈CT検査用として認可された薬剤。投与直後に心拍数減少作用を示し，15〜30分で消失する短時間作用型 β_1 選択的遮断薬。(小野薬品)

表4　コアベータ投与タイミング

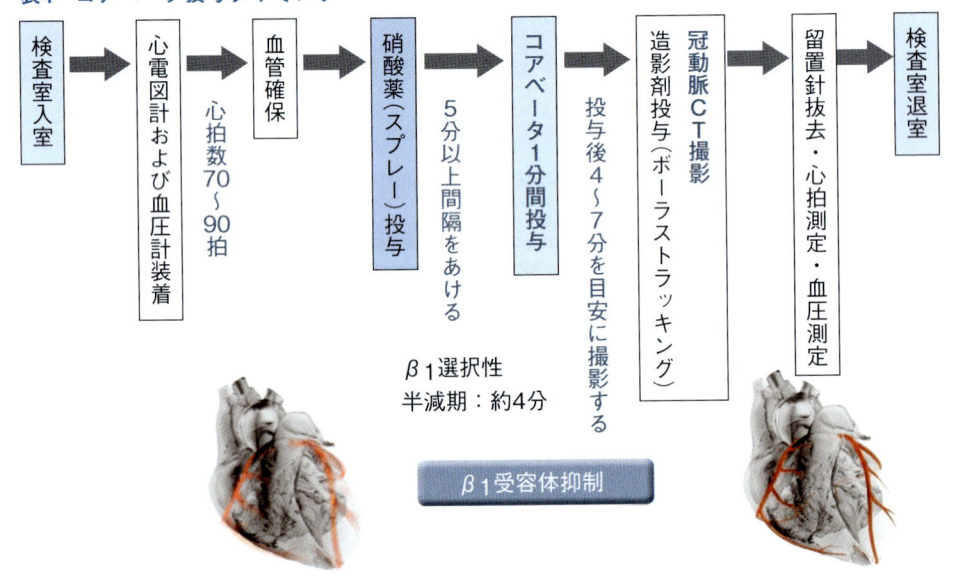

検査室入室 → 心電図計および血圧計装着（心拍数70〜90拍）→ 血管確保 → 硝酸薬(スプレー)投与（5分以上間隔をあける）→ コアベータ1分間投与（β_1選択性　半減期：約4分，β_1受容体抑制）→ 冠動脈CT撮影　造影剤投与(ボーラストラッキング)（投与後4〜7分を目安に撮影する）→ 留置針抜去・心拍測定・血圧測定 → 検査室退室

血管拡張薬について

冠動脈を拡張させるために，硝酸薬(ニトログリセリン[*11])を使用することで診断能が高くなるとの報告もあり，使用が推奨される。投与直後には一過性に心拍数が上昇や血圧の低下，頭痛などの副作用を伴うことがある。

> **用語アラカルト**
> ***11 ニトログリセリン**
> 検査時に舌下噴霧する。投与後4分程度で最高血中濃度となるので，撮影のタイミングには注意が必要。

造影法のコツ

TDC(time density curve)を理解する！

図16に，
①造影剤濃度を変化
②注入速度固定で造影剤量を変化
③注入量固定で注入速度を変化
④注入時間固定で体重当たりの造影剤量を変化
のTDCを示す。これらの関係を理解したうえで，装置，撮影方法に適した最適な注入法を選択する必要がある。

図16 TDC(time density curve)

動脈優位相の撮影では，造影剤の注入法とTDCの関係を理解することが重要である。

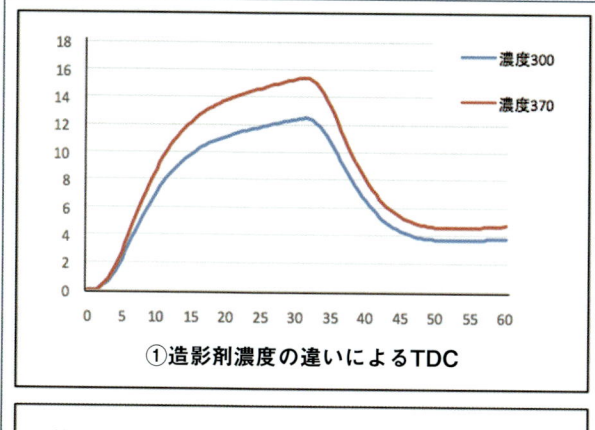

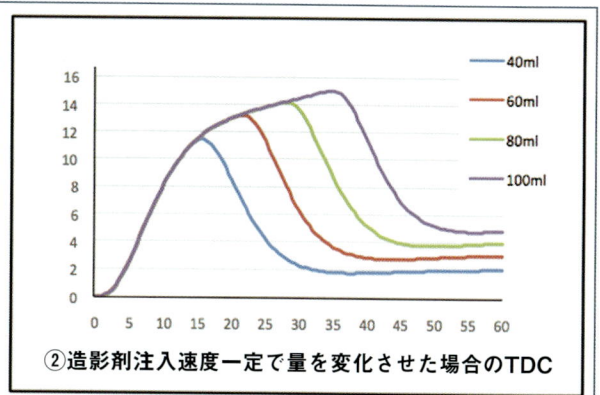

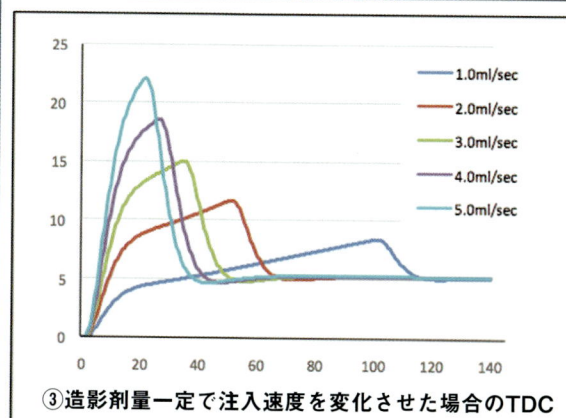

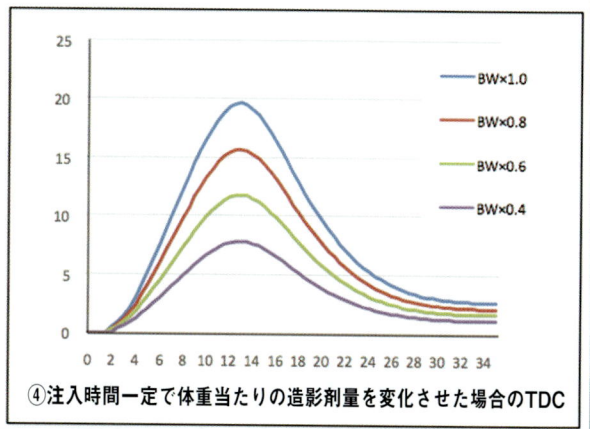

①造影剤濃度の違いによるTDC
②造影剤注入速度一定で量を変化させた場合のTDC
③造影剤量一定で注入速度を変化させた場合のTDC
④注入時間一定で体重当たりの造影剤量を変化させた場合のTDC

テストインジェクション法とボーラストラッキング法

　冠動脈CTの撮影タイミングを決定する方法で，施設の考え方，装置の特性，技師の慣れ，で使い分けられているのが現状といえる。

①テストインジェクション法

　検査前に少量の造影剤をテスト注入し，任意の断面で間欠撮影を行いTDCを事前に把握し，本スキャン時の撮影タイミングを決定する方法。

メリット：TDCのピーク時間を把握できる。

デメリット：検査時間が長くなる，煩雑，テスト撮影時は呼吸停止なし，本スキャン時は呼吸停止あり，による心拍出量の変化がTDCのピークに影響する可能性がある。

②ボーラストラッキング法

　造影剤注入後任意断面をモニタリングし，目標CT値となれば撮影を開始する。

メリット：手軽である。

デメリット：理想的なTDCとならない症例でピークがずれる可能性があり，トリガー設定(ROI値)は装置の特性を理解したうえで最適化する必要がある。

③装置にふさわしい造影法

　64列の造影法は，**表5**のように提唱されている。

表5　心臓CTのポイント：造影法（64列MDCT）

1. 以下のいずれかの方法で行う
   a. テストインジェクション法
      体重当たり0.7mL程度の高濃度造影剤（350〜370mgI/mL）を10秒間で投与
      テストインジェクションでのピークより約3sec後に撮像開始
   b. ボーラストラッキング法
      体重当たり1mL程度の高濃度造影剤（350〜370mgI/mL）を15秒間で投与
      トリガを200HUとした場合，6秒delayとする
2. 生理後押し注入15mL
3. 高心拍にはβブロッカー使用，硝酸イソソルビドは原則使用

（「MDCT至適造影法を語る会：64列心臓MDCTの造影法」より引用）

よい心臓CTを得るには？

心臓CT検査のポイント

　よい心臓CTのためには，「低心拍での撮影」と「ハーフ再構成」を推奨する。その理由は，セグメント再構成法により時間分解能は改善されるが，冠動脈の動きは一定とは限らないため（図13参照），正確な位置情報に基づいた画像構築にはハーフ再構成法が望ましい（図17）。よって，現状のMDCTの時間分解能から考えると，患者の心拍数は65bpm以下（X線管回転速度に影響）であることが理想的な条件といえる。

図17　ハーフ再構成の利点
心拍ごとに心臓の動きは異なるために，セグメント再構成では画像がブレる可能性がある。時間分解能が担保できるのであればハーフ再構成が理想的である。

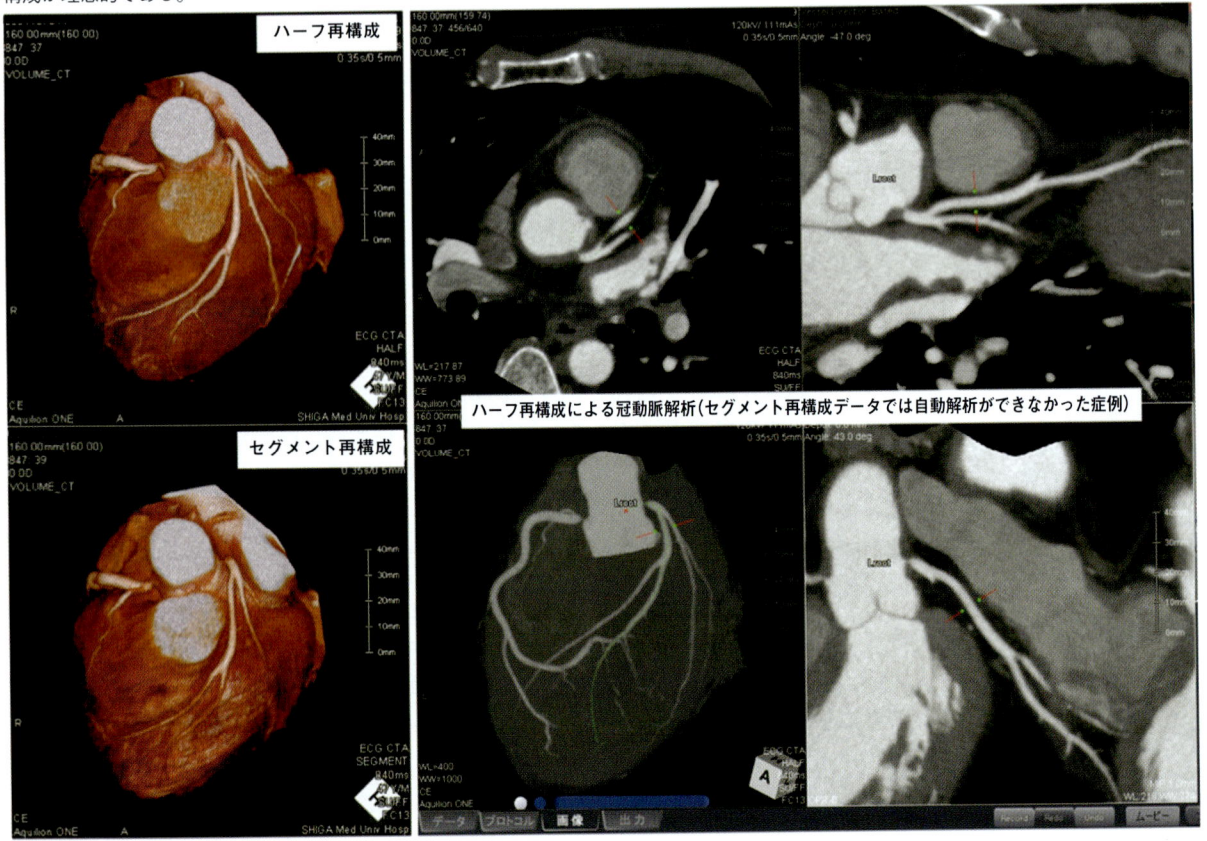

第4章・01 心臓CTの最新技術学－初めての冠動脈CT検査－

ADCTによる心臓CTのメリット

　320列ADCTは，1回転（16cm撮影長），1心拍で心臓全体の撮影が可能で，基本的な空間分解能，時間分解能は64列と変わらないが，MDCTのヘリカルスキャンとは異なりコンベンショナル撮影*12であること，**心臓検査特有のバンディングアーチファクトが発生しないこと**が特徴で，画質向上の要因といえる（図18）。また，呼吸停止が困難な症例においても，1心拍撮影であれば呼吸変動の影響が少ない（図19）。被ばく低減の撮影法として，プロスペクティブ法を用いることで，従来の64列MDCTに比べ大幅な被ばく低減が可能である（図20）。また，ADCTの場合，撮影時間が1sec程度と非常に短時間であることから，64列に比べ，より少ない造影剤量で検査が可能である。

用語アラカルト

*12 コンベンショナル
ノンヘリカルともいう。ヘリカルに比べアーチファクトが少ない利点がある。

図18　心拍変動，不整脈の影響（MDCT vs ADCT）
1心拍で撮影が可能，撮影時の心拍変動の影響がない。（バンディングアーチファクトがない：⇒）。

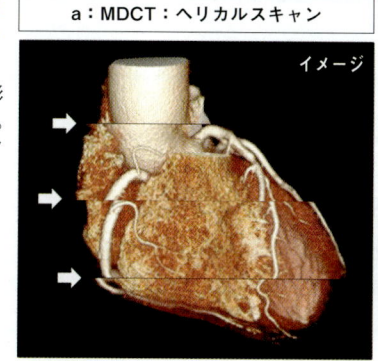

a：MDCT：ヘリカルスキャン　　b：ADCT：volume scan（コンベンショナル撮影）

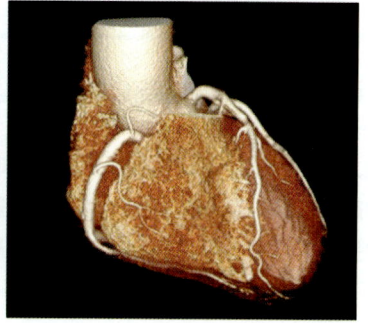

図19　呼吸停止不良例（ADCTのメリット）

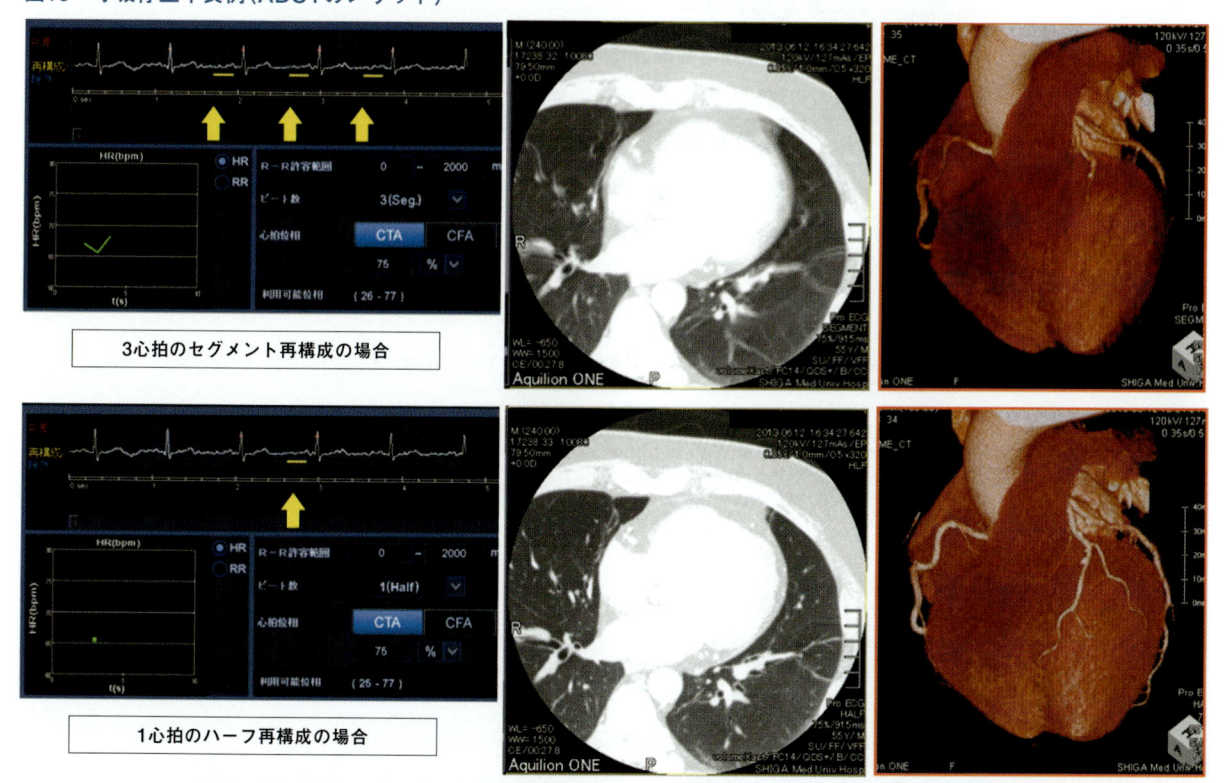

3心拍のセグメント再構成の場合

1心拍のハーフ再構成の場合

呼吸停止が不十分な症例。上段は3心拍のセグメント再構成像。肺野条件で呼吸停止不十分が明瞭である。下段は66bpmの1心拍のみによるハーフ再構成像。肺野の動きがセグメント再構成に比べかなり改善し，冠動脈の描出能にも改善が顕著に認められた症例。

449

図20　ADCTによる冠動脈CTのメリット

【症例】60歳台，女性。胸痛あり，狭心症精査目的。153cm，48kg，造影剤28mL（生食30mL），1心拍プロスペクティブ撮影（心拍数52bpm），CTDIvol：10.6mGy

造影剤注入法：21.0mgI/kg/sec（10秒間注入），CT値　RCA起始部：401HU，LMT：398HU
1心拍のプロスペクティブ撮影により低被ばくで検査が終了。画質は担保しつつ，造影剤は64列に比べ減量が可能。

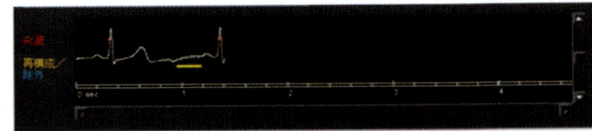

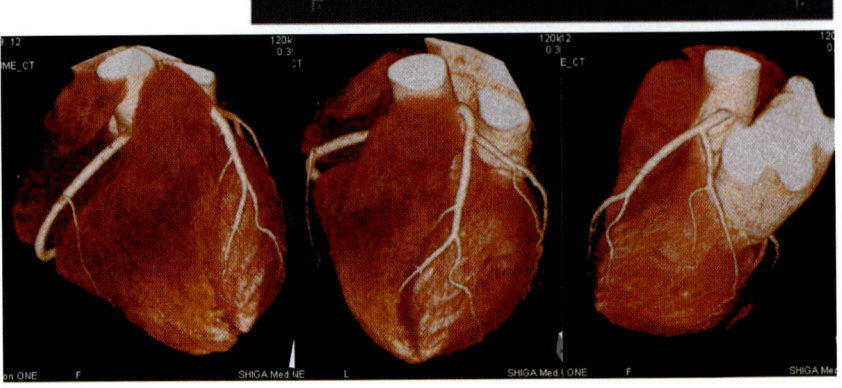

Point advice　冠動脈CTのポイント

❶低心拍の心臓，心拍変動，石灰化のない心臓，呼吸停止（患者に依存）
❷良好な時間分解能，高い空間分解能，最適な撮影タイミング（装置に依存）
❸最適心位相の抽出，最適な画像表示，被ばくの最適化（放射線技師に依存）

ここが動ドコロ

● 診断価値の高い冠動脈CT検査を行うためには，「理想的な撮影」と「最適心位相の画像再構成」がキモとなる。使用するCT装置のスペックを十分理解し，心拍数に応じた前処置，撮影方法を選択すること，そして，心臓CT特有の再構成法を理解し最適な手法を適応すること，何よりも最適心位相の抽出を"あきらめない"こと，これらが「よりよい冠動脈CT検査」には必須といえる。

References

1) 木村文子：心臓CTの基本的撮影法と画像再構成法の原理. 臨床画像, 24(11増)：6-16, 2008.
2) 森田佳明：心臓CTの検査法の実際. 臨床画像, 24(11増)：17-25, 2008.
3) 中浦　猛：心臓CTにおける合理的な造影法. 臨床画像, 24(11増)：26-35, 2008.
4) 中島好晃：冠動脈の解剖とCT表示法. 臨床画像, 24(11増)：36-44, 2008.
5) 安野泰史：冠動脈CT検査における検出器の多列化の意義. 臨床画像, 24(11増)：75-81, 2008.
6) 田中良一：冠動脈CT検査におけるarea detector CT(320列CT)の臨床有用性. 臨床画像, 24(11増)：98-105, 2008.
7) 片平和博：冠動脈CT時代のワークステーションの上手な使い方. 臨床画像, 24(11増)：175-185, 2008.

これは必読！

● 山口隆義, ほか：超実践マニュアル 心臓CT. 医療科学社, 東京, 2012.

● 栗林幸夫, ほか：心CT. 2. 64列MDCTをいかに使いこなすか?. 文光堂, 東京, 2009.

● 児玉久和, ほか：Q&Aでやさしく学ぶ心臓CT. メジカルビュー社, 東京, 2009.

● 栗林幸夫, ほか：新 心臓病診療プラクティス. 8.画像で心臓を診る. 文光堂, 東京, 2006.

02 第4章 心臓CTのminimum requirements

岡田宗正・中島好晃・松永尚文

心臓CTに親しむ

用語アラカルト

＊1 心事故(cardiac event)
心事故には，major cardiac eventとminor cardiac eventとがあり，major cardiac eventには急性心筋梗塞などの心臓虚血，心室粗動(VF)，心停止や心臓突然死，完全房室ブロックなどがある。冠動脈CTの評価で用いられる心事故は，主として急性心筋梗塞や心臓突然死を意味する。

1) Austen WG, et al : A reporting system on patients evaluated for coronary artery disease. Report of the AdHoc Committee for Grading of Coronary Artery Disease, Council on Cardiovascular Surgery, American Heart Association. Circulation, 51 : 5-40, 1975.
2) Raff GL, et al : SCCT guidelines for the interpretation and reporting of coronary computed tomographic angiography. J Cardiovasc Comput Tomogr, 3 : 122-136, 2009.
3) 中島好晃，ほか：cardiac imaging 2008 冠動脈の解剖とCT表示法．臨床画像，24：36-44, 2008.

はじめに

心臓CTは，CT検出器の多列化およびガントリーの高速化により広く普及している。わが国では，64列以上のmultislice CT(MSCT)を使用し，施設基準を満たしていれば冠動脈CT撮影加算が認められる。冠動脈CTはスクリーニングから手術前精密検査としても幅広く行われている。冠動脈CTのnegative predictive value(PPV)は高いので，CTで狭窄などがなければ心事故[*1]の可能性は少ないが，その前提として冠動脈CTの画質が担保されている必要がある。本稿では，冠動脈の解剖や再構成時相，および読影に必要な再構成法および実際の読影法について紹介する。

心臓および冠動脈の解剖

冠動脈の名称については，現在，一般的に使用されているAmerican Heart Association(AHA)の分類(図1)を基本とし表記するが[1]，Society of Cardiovascular Computed Tomography (SCCT)の分類(図2)も付け加えて解説する[2]。

心臓には大きく2つの溝があり，心臓を横断するように走る房室間溝，心臓を縦断するように走る心室間溝がある。房室間溝は心房と心室を，心室間溝は左右の心室を分ける心表面の溝である(図3a)[3]。房室間溝は2つに分けられ，左房と左室を境界する左房室間溝と，右房と右室を境界する右房室間溝とがある。また，室間溝も心尖部を中心として，前方を前室間溝，後方を後室間溝と，房室間溝と後室間溝とが交差する部分を心十字とよぶ(図3b)。

冠動脈は，右冠動脈(right coronary artery；RCA)と左冠動脈(left coronary artery；LCA)からなり，右冠動脈(RCA)は大動脈起始部腹側の右冠動脈洞から起始

解剖略語一覧

AC：atrial circumflex branch；心房回旋枝	LCx：left circumflex artery；左冠動脈回旋枝
AM：acute marginal branch；鋭縁枝	LMT：left main trunk；左主幹部
AV：atrioventricular branch；房室枝	OM：obtuse marginal branch；鈍縁枝
AVN：atrioventricular node branch；房室結節枝	PD：posterior descending branch；後下行枝
CB：conus branch；円錐枝	PL：posterior descending branch；後側壁枝
D2：second diagonal；第2対角枝	PL：posterolateral branch；後下壁枝
Dx：diagonal branch；対角枝	RCA：right coronary artery；右冠動脈
HL：high lateral branch；高位側壁枝	RV：right ventricular branch；右房枝
LAD：left anterior descending artery；左冠動脈前下行枝	SB：septal branch；中隔枝
LCA：left coronary artery；左冠動脈	SN：sinus nodal branch；房結節枝

451

図1 AHAの冠動脈分類

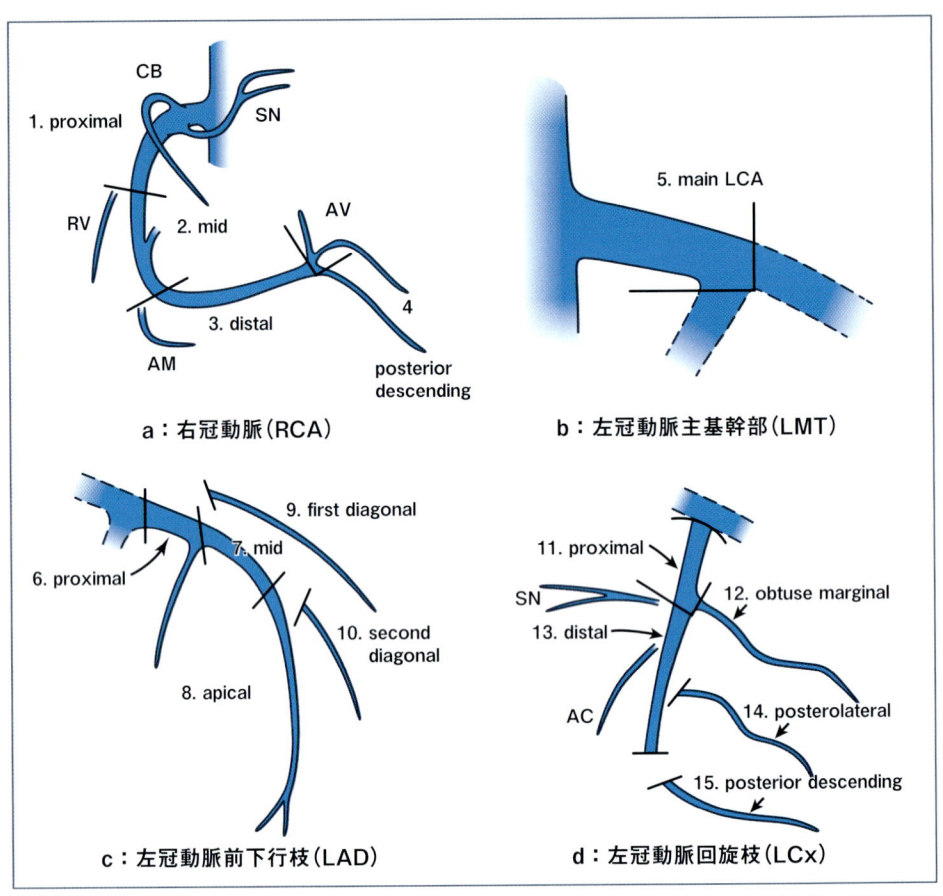

a：右冠動脈（RCA）
b：左冠動脈主基幹部（LMT）
c：左冠動脈前下行枝（LAD）
d：左冠動脈回旋枝（LCx）

（文献1より引用改変）

図2 SCCTの冠動脈分類

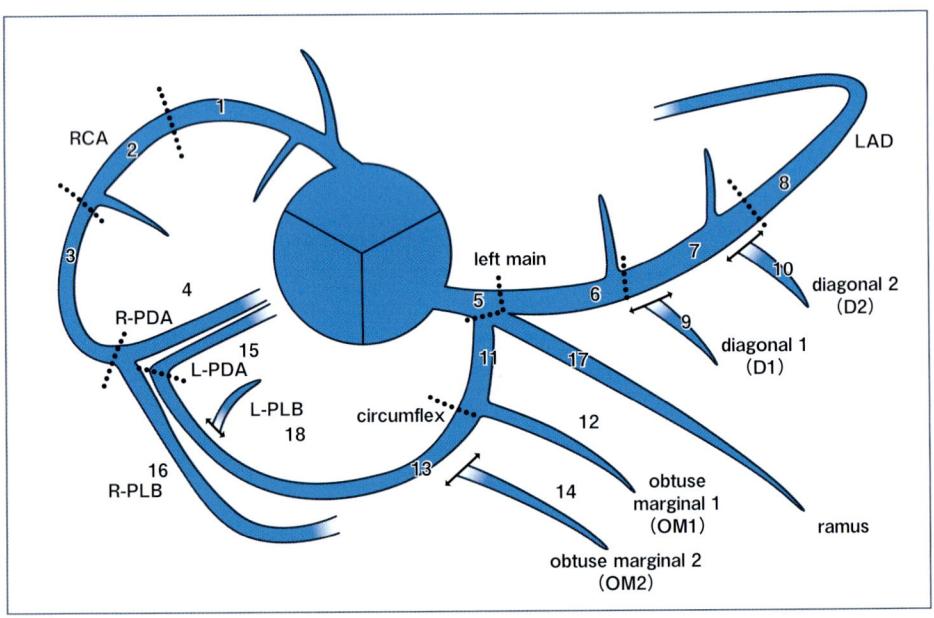

（文献2より引用改変）

図3 心臓の全体像(VR像)

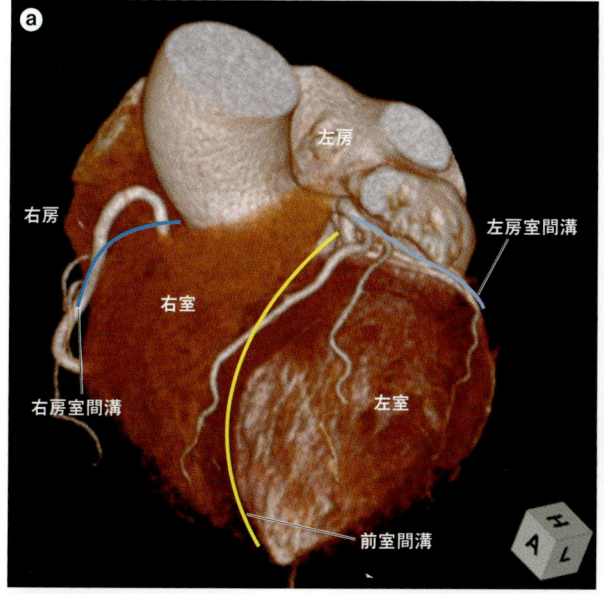

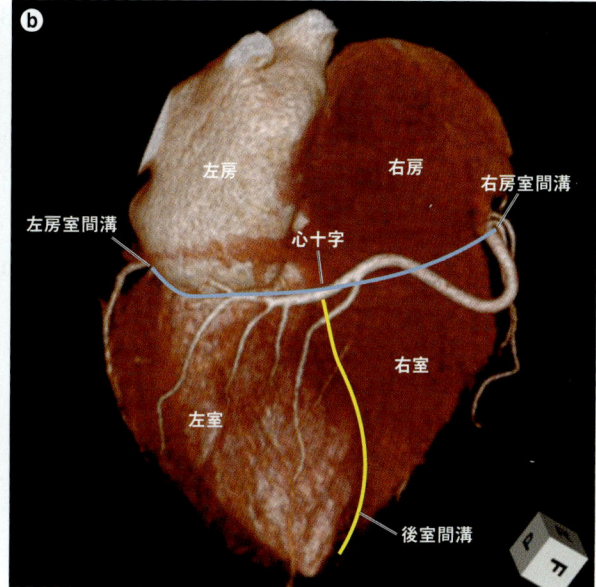

a：心前面　　　　　　　　　　　　　　　　b：心下面

し，やや後方へ向かった後，右房室間溝に沿って走行する(**図4a～d**)。LCAは大動脈起始部左背側の左冠動脈洞より起始後，左冠動脈前下行枝(left anterior descending artery；LAD)，左冠動脈回旋枝(left circumflex artery；LCx)に分岐する。分岐するまでを，左主幹部(left main trunk；LMT)とよび，分岐したLADは前室間溝，LCxは左房室間溝に沿って走行する。このように，**冠動脈のmain branchは，房室間溝，室間孔を走行し，両心室を取り囲むように配置され，心筋を栄養している。**

RCAは，AHA分類ではsegment(#)1～4に分けられる(**図4c, d**)。#2と3は右室の鋭縁部(右室の横隔膜面と自由壁間の大きく屈曲している部分)で分けられ，#1と2は，#2までを2等分する部位で分けられる。#3は鋭縁部より後室間溝を心尖部へ向かう後下行枝(posterior descending branch；PD)が分岐するまでをいい，#4は前述のPDと房室枝(atrioventricular branch；AV)に分岐する。PDとAVについては，RCAからの分枝は約85％であり，残りの約15％はLCxより分枝する[4]。#4では，慣例的に，後下行枝を#4PD，房室枝を#4AVと称することが多い。

#1の分枝としては，円錐枝(conus branch；CB)と房結節枝(sinus nodal branch；SN)がある。CBは，通常，RCAからの最初の分枝であるが，大動脈より直接起始する場合も多く，右室の上前面や肺動脈弁下部円錐部を灌流する。SNは，通常，RCAから2番目に分枝し，右房と上行大動脈の間を走行し，洞結節を貫通する。約60％がRCA，残りの約40％がLCxより分枝する[5]。

#1と2の境界部付近からは右房枝(right ventricular branch；RV)が起始し，鋭縁枝(acute marginal branch；AM)と合わせて右房の側前面を灌流する。また，#4AVからは，房室結節やHis束を灌流する房室結節枝(atrioventricular node branch；AVN)や左室後壁枝を灌流する終末枝が分岐し，AVNの狭窄があれば不整脈の原因ともなりうるため末梢分枝であるがPCIの適応となるため評価する必要がある。左室後壁を灌流する終末枝が発達し，左室後下壁にまで灌流する場合，後下壁枝(posterolateral

---

4) 酒井芳昭, ほか：冠動脈の解剖. 新目で見る循環器病シリーズ5, 土師一夫, メジカルビュー社, 東京, 2007, p22-31.
5) Kyriakidis MK, et al：Sinus node coronary arteries studied with angiography. Am J Cardiol, 51：749-750, 1983.

branch；PL）といい，AHA分類では定義されていないが慣例的に4PLと称され，SCCTガイドラインではR-PLB（PLB-RCA）と記載されている（**図2**）[2]。

LCAは，AHA分類では#5〜15に分けられる（**図4a，b**）。#5はLMTをいい，LADは#6〜10，LCxは#11〜15に分けられる。

LADは心室中隔を灌流する中隔枝（septal branch；SB），および左室前側壁を灌流する対角枝（diagonal branch；Dx）を分枝する。LADの各segmentは分岐部で分けられ，#6と7の境界は最初の大きな第1中隔枝（first major septal branch）で，#7と8の境界は第2対角枝（second diagonal；D2）である。

図4　心臓の全体像（VR像：両心耳，両心房を除く）

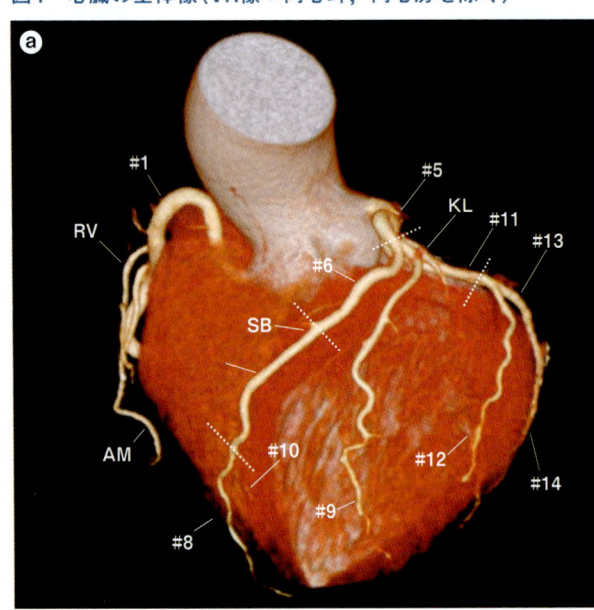

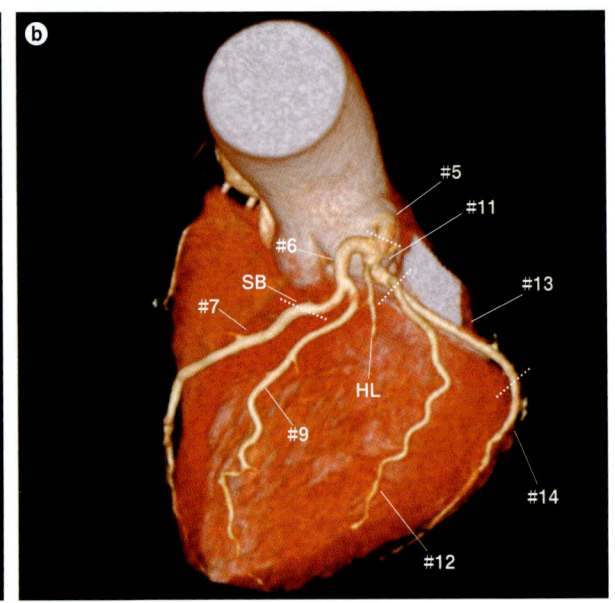

a：心前面

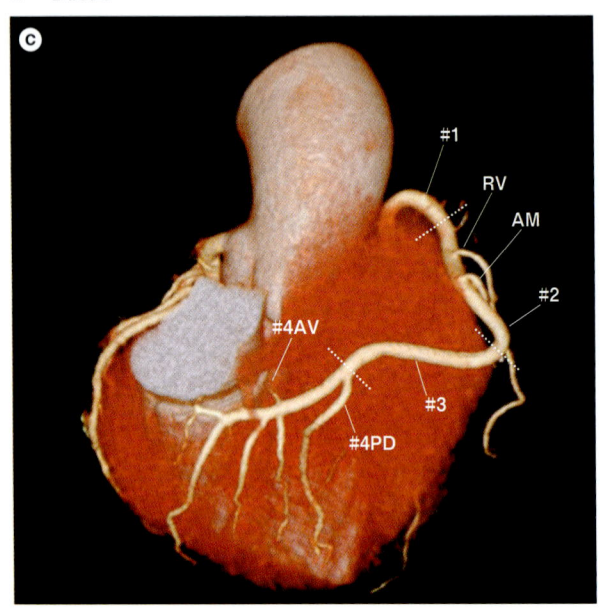

b：心左前面

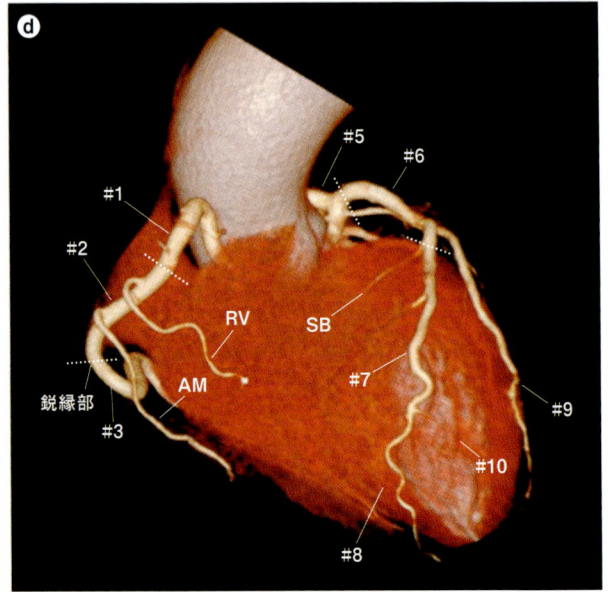

c：心下面

d：心右側面

LCxは，洞結節および房室を灌流するSN，左室前側壁を灌流する鈍縁枝(obtuse marginal branch；OM)，左房背側を灌流する心房回旋枝(atrial circumflex branch；AC)，左室後壁および一部側壁を灌流する後側壁枝(posterior descending branch；PL)が分枝する。LCxは#11と13からなり，その境界は#12であるOMの起始部となる。また，PLを#14とし，LCxよりPDが分枝する場合のみ，PDを#15とする。

また，LMTは，通常，LADとLCxに分岐するが，約37％で3分岐の形態をとる[5]。このような分岐の場合，AHA分類には記載されていないが，高位側壁枝(high lateral branch；HL)，あるいはramus medianusと称されることがあり，SCCTガイドラインでは#17として扱われている[2]。

AHA分類に従い，冠動脈の分類を記載したが，**冠動脈の分類は，循環器内科医間や施設間でも多少の解釈の違いがある。各施設で冠動脈のsegmentを一致させる必要が**あり，循環器内科医とのコンセンサスが必要である。

ここが勘ドコロ

- 冠動脈の起始異常にも注意が必要である。
- 片側の冠動脈が低形成な場合もあり，対側の冠動脈が優位のこともある。
- 右冠動脈は右房室間溝，左前下行枝は心室間溝，左回旋枝は左右房室間溝を走行する。
- 心室間を走行する左前下行枝は，収縮・拡張とも両心室は同じ動きをする。
- 右冠動脈や左回旋枝は心室-心房間を走行するため，心室と心房との影響を受ける。
- 冠動脈起始部狭窄は，見落としやすいため注意が必要である。

心臓CTと最適心位相

拍動する心臓で，心拍動の影響のない冠動脈像や心筋画像を再構成する必要がある。心臓は，不整脈がなければ一定リズムで拍動する臓器であり，その心拍動の少ない時相で画像を再構成すればartifactの少ない画像が得られる。心臓は，心室収縮期→心房充満期→等容量性弛緩期(isovolumetric ventricular relaxation time；IRT)→心室急速流入期(rapid filling)→diastasis(拡張中期)→心房収縮期→等容量収縮期(isovolumetric ventricular contraction time；ICT)→心室収縮期と，一定のリズムを繰り返し拍動している[6]。心拍動の影響が少ない時相は，

①IRT(心室収縮後で，心房のみが充満し心室の動きが少ない時相)

②diastasis(心室急速注入期と心房収縮期の心室の動きが少ない時相)

③ICT(心房収縮後に左室が完全に充満している時相)

などがあるが，ICTは30msecと非常に短いため[7]，現在のCTの時間分解能では使用できない。現状では，心拍コントロールを行い拡張中期(diastasis)で再構成されるのが一般的であるが，diastasisは心拍数が増加するにつれて急速に短縮し，特に83bpm以上ではほぼ消失する[8]。高心拍症例では，拡張中期以外での再構成が必要となり，この時相に相当するのが収縮末期(拡張初期)でのIRTで，IRT自体は低心拍例ではdiastasisに比して長くはないが約80msec程度あるとされ[7]，時間分解能に優れる2管球CT(dual-source CT；DSCT，Siemens社製「Definition」や「Definition Flash」など)

6) Saladin KS：The circulatory system：the heart. Anatomy and Physiology. The unity of form and function, 5th ed. McGraw-Hill Companies, New York, 2010, p742-744.

7) Fernandes JM, et al：Doppler-derived myocardial performance index in patients with impaired left ventricular relaxation and preserved systolic function. Echocardiography, 26：907-915, 2009.

8) Husmann L, et al：Coronary artery motion and cardiac phases：Dependency on heart rate – Implications for CT image reconstruction. Radiology, 245：567-576, 2007.

では，低心拍群では拡張中期や収縮末期（拡張初期）の両時相で再構成可能で，高心拍群では収縮末期（IRT）で再構成する必要がある。

心臓CTでは，retrospective ECG gating法で心周期の全体にわたりデータ収集し，画像再構成には心拍動の影響が最も少ない心位相のデータを用いる方法であるが，実際に再構成に必要な心位相はある程度限られている。このため，prospective ECG triggering法では，事前に指定した心位相のみでX線照射を行うため被ばくを低減できる。しかし，通常のsingle sourceの64列MSCTやarea-detector CT（ADCT）では，心拍コントロール下（可能なら60bpm以下）で心臓の検査を行う必要がある。

心拍を下げるためにはβ遮断薬を使用する必要があり，冠動脈CTAにおける高心拍数時の冠動脈描出能の改善のため，静注用β遮断薬（コアベータ®，小野薬品工業）が使用できる。しかし，本薬剤を使用しても心拍数は10％程度しか低下しないため，高心拍例では事前に十分な経口β遮断薬などを併用する必要がある。低心拍例でも，心筋梗塞後や高血圧例などでは，左室拡張障害をきたし拡張中期（diastasis）で再構成しても良好な画像が得られない場合もある[9]。

9) Okada M, et al : Systolic reconstruction in patients with low heart rate using coronary dual-source CT angiography. Eur J Radiol, 80 : 336-341, 2011.

ここが動ドコロ

- 冠動脈CTの最適時相は，
  ①左房充満期である等容量性弛緩期（isovolumetric ventricular relaxation；IRT）
  ②左房収縮前の拡張中期（diastasis）
  とがある。
- 時間分解能に優れた機器では，IRTおよびdiastasisで再構成可能である。
- 高心拍ではdiastasisは消失するため，心拍コントロールが必要である。

心臓CT読影のための表示法

ワークステーション上で，2次元横断像，多断面変換表示法（multiplanar reformation；MPR），最大値投影法（maximum intensity projection；MIP），曲面変換表示法（curved multiplanar reformation；CPR），およびボリュームレンダリング法（volume-rendering法；VR）を用いて読影する[10]。

横断像は後処理による歪みや誤差がなく，高分解能である点で優れるが，解剖学的関係を頭のなかで3次元再構成する必要がある。MPR像は，任意の角度の平面像を表示できるため，横断面だけでなく直交断面（冠状断面および矢状断面）や斜断面の表示が可能で，CPRは血管全体の走行を1枚の画像でとらえられる利点がある。しかし，血管中心線がずれた場合，狭窄を過大評価する危険性がある。

MIP像は，一般に血管内腔と血管壁とを併せた全体の径を含むよう選択した厚みをもち，各ピクセルはスラブ内の最大ピクセル値によって表されたものである。画像ノイズは低減されるが，スラブ内の病変についての情報は消失するため注意が必要である[2]。

10) Abbara S, et al : SCCT guidelines for performance of coronary computed tomographic angiography : A report of the Society of Cardiovascular Computed Tomography Guidelines Committee. J Cardiovasc Comput Tomogr, 3 : 190-204, 2009.

■横断像

横断像では，冠動脈走行異常などを含めた冠動脈走行の把握，心筋の菲薄化および造影欠損などが確認できる。放射線科医にとっては見慣れた画像で，その他の表示方法より親しみやすいが，冠動脈狭窄では冠動脈の走行を慎重に追跡する必要がある。

■VR像（図4：p.454参照）

再構成された横断像を3次元表示したもので，**心臓の全体像を把握することに適している**。対象閾値や表面の加算を変化させることにより，冠動脈の径や心筋の厚みが変わるため，狭窄率や心筋と冠動脈の関係などを正確に把握することには不向きである。一方，冠動脈走行，分布，狭窄部位などの全体像の把握には適している。

■angiographic view（AGV）（図5）

冠動脈のみをMIP表示したもので，冠動脈造影（coronary angiography；CAG）に類似した画像が得られることが特徴で，循環器内科医にとって親しみやすい画像である。しかし，冠動脈石灰化やステント部は，評価はできない。提供する画像に関しては，各施設のCAGの角度に近いものを選択するのがよい。しかし，CTでは，CAGで撮影困難な角度でも観察できる。

■CPR像（図6），stretched CPR像（図7，図8a）

CPR像，stretched CPR像は，冠動脈の中心を軸として長軸方向のある断面で冠動脈を平面的に伸ばした表示法で，冠動脈の狭窄率評価や性状評価を行ううえで重要である。CPR像は3次元的な形態を残した状態で，stretched CPR像は，冠動脈の中心線を直線的に引き伸ばした状態で表示されたものである。

しかし，中心点の取り方（血管の中心または血流腔の中心）によっては，冠動脈の見え方が変わってくるため，中心点が正しく冠動脈の中心にプロットされているか注意する必要がある。また，冠動脈内腔に突出する大きなプラークが認められる場合やpositive remodeling[*2]で冠動脈が拡張した場合には，狭窄率を過大評価する場合もあるため注意が必要である。

■短軸（cross-sectional）MPR像（図8b〜d）

CPR像の中心線に直行する横断面を連続して表示する方法で，血管内超音波（intravascular ultrasound；IVUS）に類似した画像を表示でき，局所の冠動脈壁やプラークの性状評価に有用である。しかし，蛇行した冠動脈では小彎側では同じプラークを繰り返し密に，大彎側では疎に見ている可能性がある。

■MIP像（図9）

MIP像は，各ピクセルはスラブ内の最大ピクセル値によって表されたもので，ある一定の厚みをもたせたものがslab MIPとして，冠動脈の走行に沿って移動させ簡易的な診断に用いられている。

用語アラカルト

＊2 冠動脈のremodeling（vascular remodeling）

冠動脈のremodelingには，positiveとnegative remodelingとがある。血管壁の肥厚（プラークの付着）に伴う内腔狭窄に対して，血管径が拡張し血管内腔を維持し血液を効率的に供給する適応現象がpositive remodelingである。冠動脈硬化症の陳旧像として血管内腔の狭窄をきたしたものがnegative remodelingである。

図5 angiographic view(AGV):冠動脈のMIP像

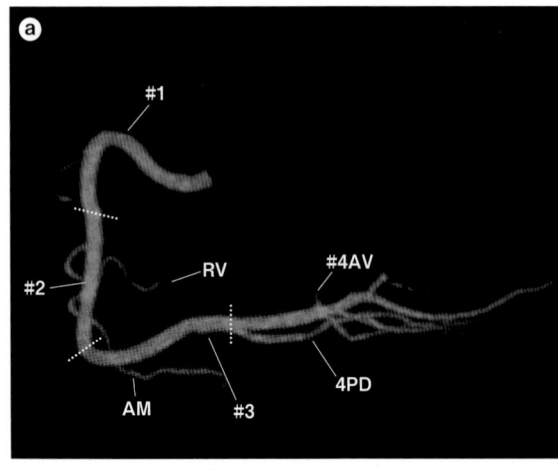

a:RCA(LAO:60°)

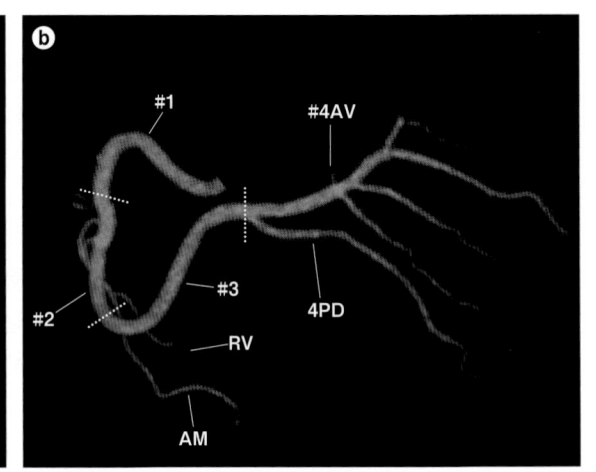

b:RCA(LAO:60°・CRA:30°)

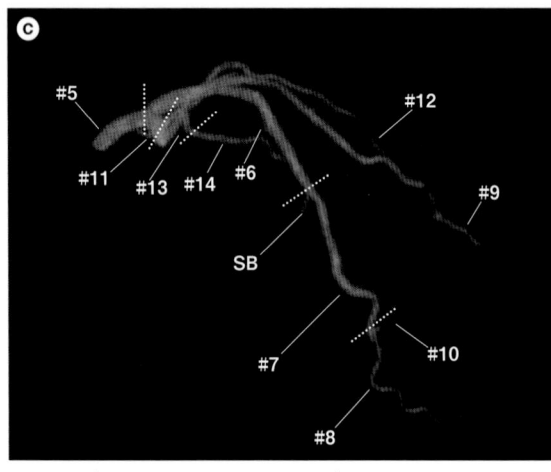

c:LCA(RAO:30°・CRA:30°)

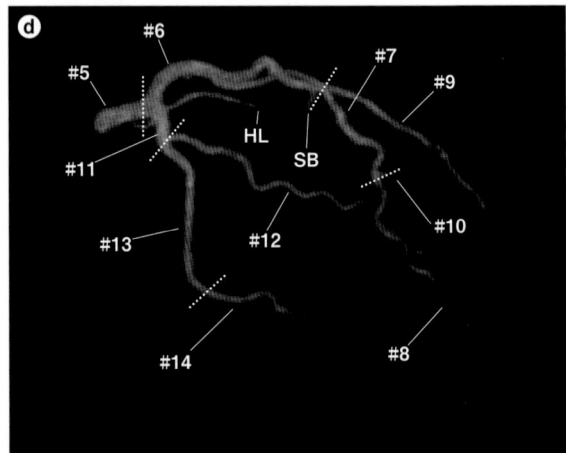

d:LCA(RAO:30°・CAU:30°)

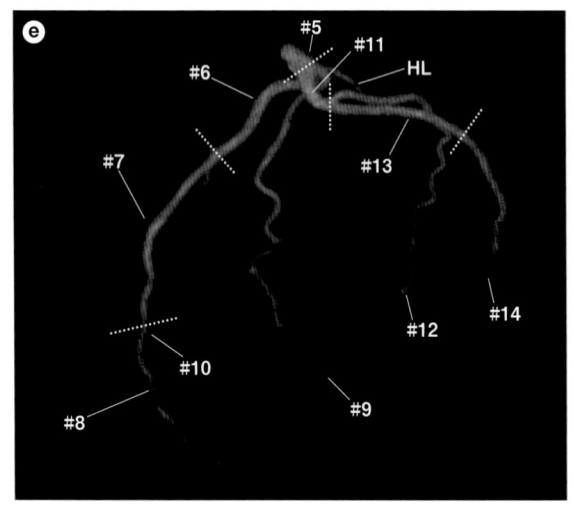

e:LCA(LAO:60°・CRA:30°)

図6 curved multi-planar reconstructions (CPR)

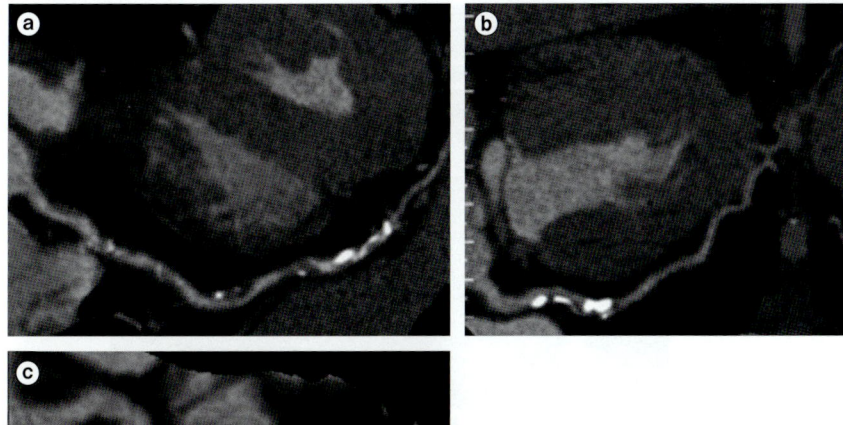

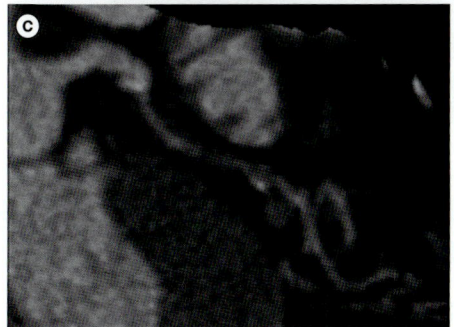

a：右冠動脈CPR像，b：左前下行枝CPR像，
c：左回旋枝CPR像
各冠動脈には，広範にプラークが認められ，石灰化も伴っている。

図7 stretched CPR
正常例（RCA）

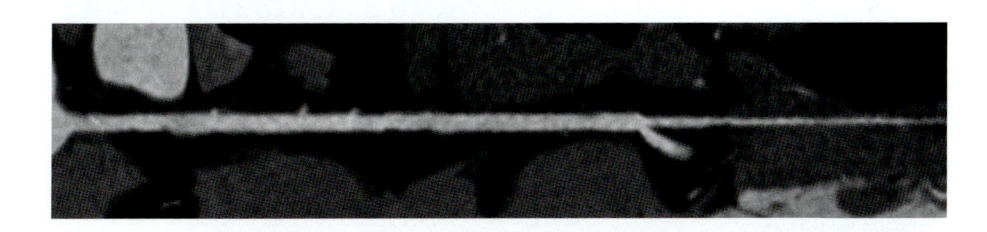

図8 cross-sectional MPR像（RCA）
a：RCAのstretched CPR像
#1遠位に非石灰化プラークが認められる。

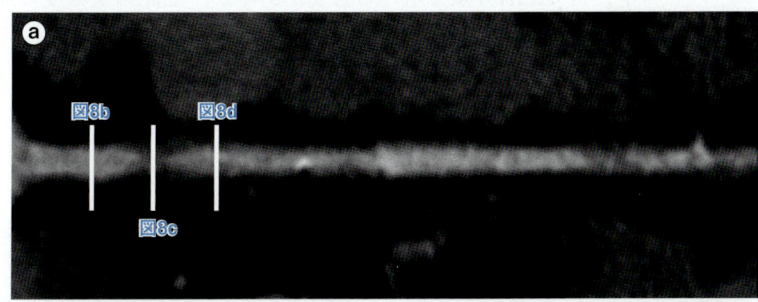

b：狭窄中枢側

c：最狭窄部
偏心性に低吸収プラークが認められる。

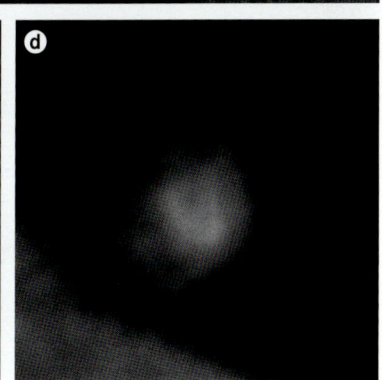

d：狭窄遠位側
血流腔は著明に狭小化している。狭窄部より末梢にも，壁に沿った薄いプラークが連続している。

図9 sliding thin-slab MIP像（LCA主幹部分岐部）

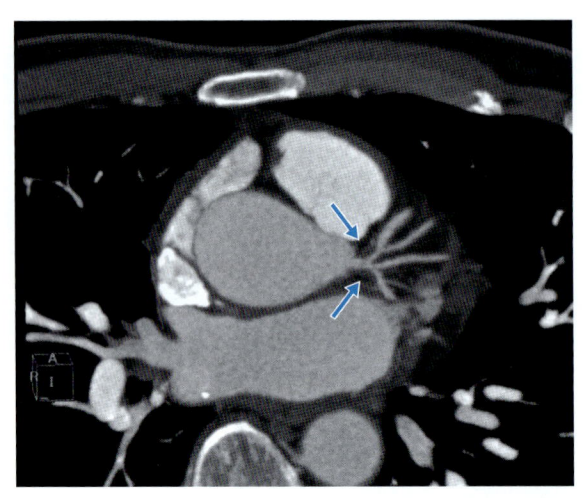

LCA主幹部からLDA，LCxに連続してプラークと思われる低吸収域が認められる（→）。

心臓CTでの冠動脈評価

冠動脈狭窄評価

　心臓CTでの冠動脈の狭窄度と，CAGおよび血管内超音波検査とは良好な相関を示すものの，ばらつきが比較的大きいことが報告されている[11〜14]。このため，**心臓CTにおける現時点での予測精度は，CAGの95％信頼区域で±25％の範囲内である**とされる[11〜14]。

　SCCTで推奨されている定量的狭窄グレード分類では，重症の狭窄は70％以上とされるが，AHAでは75％以上と5％の違いがある（**表1**）。CAGと比較する場合にはAHA分類を用いる必要があるが，上記の狭窄度の違いは大差はないものと思われる。

11) Budoff MJ, et al：Diagnostic performance of 64-multidetector row coronary computed tomographic angiography for evaluation of coronary artery stenosis in individuals without known coronary artery disease：results from the prospective multicenter ACCURACY (Assessment by Coronary Computed Tomographic Angiography of Individuals Undergoing Invasive Coronary Angiography) trial. J Am Coll Cardiol, 52：1724–1732, 2008.
12) Raff GL, et al：Diagnostic accuracy of noninvasive coronary angiography using 64-slice spiral computed tomography. J Am Coll Cardiol, 46：552–557, 2005.
13) Miller JM, et al：Diagnostic performance of coronary angiography by 64-row CT. N Engl J Med, 359：2324–2336, 2008.
14) Achenbach S, et al：Detection of calcified and noncalcified coronary atherosclerotic plaque by contrast-enhanced, submillimeter multidetector spiral computed tomography：a segment-based comparison with intravascular ultrasound. Circulation, 109：14–17, 2004.

表1　冠動脈の狭窄率

	AHAの分類	SCCTの分類[2]
0（正常）	プラーク，内腔狭窄ともに認められない	プラーク，内腔狭窄ともに認められない
1（軽微）	25％以下	25％未満の狭窄を伴うプラーク
2（軽度）	25〜50％以下	25〜49％の狭窄
3（中等度）	50〜75％以下	50〜69％の狭窄
4（重度）	75〜90％以下	70〜99％の狭窄
5（閉塞）	90〜99％以下 (chronic) total occlusion	(chronic) total occlusion

冠動脈プラーク評価

　冠動脈狭窄がある場合，狭窄部のプラーク（粥腫）の性状を評価する必要がある。冠動脈プラークは，血管内膜にコレステロールや脂質などと血液中の血小板やマクロファージなどが沈着したもので，プラーク破綻により急性冠症候群（acute coronary syndrome：ACS）をきたす。ACSとは，急性心筋梗塞や不安定狭心症，心臓突然死を含む重篤な病態で，その原因として破綻しやすい不安定（vulnerable）プラークの存在が注目されている。不安定プラークの破綻により表面にびらんが出現し，血栓形成が促進され，内腔狭窄や完全閉塞を突然起こすとされる。

　ACSの原因となりうる不安定プラークの病理像は，
①血管径に比して大きなプラーク
②血管腔がpositive remodeling
③プラーク内の大きな脂質コア（lipid core）
④炎症性細胞浸潤
⑤プラークの線維性被膜の菲薄化（thin fibrous cap）
⑥血管新生（neovascularization）

などである[15]。これらの不安定プラーク像のなかで，CTで評価できる項目は，**血管拡張（remodeling）の程度やプラークの大きさ，脂質コア（低吸収域）の存在**などである。

15) Shah PK：Mechanisms of plaque vulnerability and rupture. J Am Coll Cardiol, 41：15S-22S, 2003.

CT値を用いた冠動脈プラークの分類

　一般に，脂質コアや石灰化の有無を評価し，脂肪などによりCT値が低ければソフトプラークとされ，石灰化や線維化が高度なプラークはハードプラークとされる。その間のプラークを，中間型（intermediate）プラークとされるが，**CTの使用列数に伴う撮像法や造影法によりCT値が異なるため，注意が必要である**（**表2**）。

　冠動脈プラークの吸収値は，冠動脈内腔の造影効果や冠動脈壁の石灰化により影響を受け，プラーク内のCT値が低くても必ずしも病理学的検査，あるいは生化学的検査と相関しないことから，CT画像ではソフトプラークまたは脂質に富む（lipid-rich）プラークという表現は好ましくない。現時点では，**石灰化プラーク，非石灰化プラークおよび混合型プラークと表記する必要がある**[10]。

ここが動ドコロ

- 冠動脈狭窄率は，AHA分類とSCCT分類とで異なる。
- 施設で，冠動脈CTAでの有意狭窄を50％または70〜75％以上にするか決定する。
- 冠動脈造影は冠動脈内腔の造影像であり，冠動脈CTAのangiographic viewと似ている。
- 冠動脈CTAでは，CT値から冠動脈プラーク性状も類推できる。
- 冠動脈の石灰化が強い場合，内腔評価できないことがある。
- 冠動脈プラークのCT値は，撮像条件や内腔の造影効果，冠動脈壁石灰化などに影響を受け，同一例でも異なることがある。

15) Shah PK : Mechanisms of plaque vulnerability and rupture. J Am Coll Cardiol, 41 : 15S-22S, 2003.
16) Schroeder S, et al : Noninvasive detection and evaluation of atherosclerotic coronary plaques with multislice computed tomography. J Am Coll Cardiol, 37 : 1430-1435, 2001.
17) Schroeder S, et al : Reliability of differentiating human coronary plaque morphology using contrast-enhanced multislice spiral computed tomography. A comparison with histology. J Comput Assist Tomogr, 28 : 449-454, 2004.
18) Leber AW, et al : Accuracy of multidetector spiral computed tomography in identifying and differentiating the composition of coronary atherosclerotic plaques. J Am Coll Cardiol, 43 : 1241-1247, 2004
19) Viles-Gonzalez JF, et al : In vivo 16-slice, multidetector-row computed tomography for the assessment of experimental atherosclerosis. Comparison with magnetic resonance imaging and histopathology. Circulation, 110 : 1467-1472, 2004.
20) Sun J, et al : Identification and quantification of coronary atheriosclerotic plaques : A comparison of 64-MDCT and intravascular ultrasound. AJR Am J Roentgenol, 190 : 748-754, 2008.
21) Ichikawa Y, et al : Adipose tissue detected by multislice computed tomography in patients after myocardial infarction. JACC Cardiovasc Imag, 2 : 548-555, 2009.

表2　CT値を用いたプラークの分類

報告者	CTの列数	low density plaque (soft plaque)	intermediate density plaque (fibrous plaque)	high density plaque (calcified plaque)
Schroederら[16]	4	14±26	91±21	419±194
Schroederら[17]	4	42±22	70±21	715±328
Leberら[18]	16	49±22	91±22	361±156
Viles-Gonzalezら[19]	16	51±25	116±27	—
Sunら[20]	64	79±34	90±27	772±251

実際の読影レポートの記載法

当院では，心臓CTのレポートを記載にあたり，循環器内科医と共同のカンファレンスを行い，所見の取り方に違いが生じないように心がけている。

まず，撮像時の心拍数や心拍変動を参考に，VR像やAGVで全体像を確認する。息止め不良などのmotion artifactがあれば，精度が低下するため，この検査自体の信頼性が低いことを記載する。高心拍や不整脈例では，最適心位相が適切か判断し，必要に応じて別の時相で再評価する必要があるか，技師とも検討している。#2RCAや#13LCxなどは，心拍動や心房収縮の影響を受けるため，特に注意が必要である。

AGVで狭窄がなくても，造影剤で満たされた血管内腔のみを見ているため，横断像，各冠動脈のCPRおよびstretched CPR像，cross-sectional MPR像で冠動脈プラークの状態を評価している。冠動脈狭窄があれば，狭窄部の部位と狭窄の程度および同部の冠動脈壁およびプラーク性状評価（Dの項目：CT値やremodelingの有無）記載する必要がある。

当院では，AHA分類の狭窄度を使用しているが，各施設で拾い上げる有意狭窄率を50％または70〜75％と決め，有意狭窄の有無を記載するだけでも十分と思われる。罹患血管の支配領域の心室壁性状にも注意する必要があり（図10），支配領域の心室壁が菲薄化し心室壁に脂肪変性などがあれば[21]，血管狭窄があっても積極的な再灌流療

図10　胸痛
60歳台，男性。

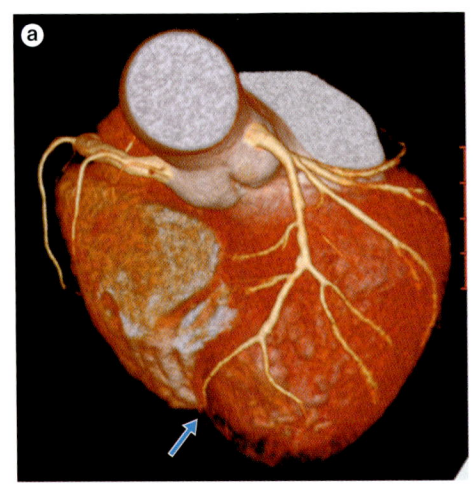

a：VR像
前下行枝#8末梢が細く認められる（→）。

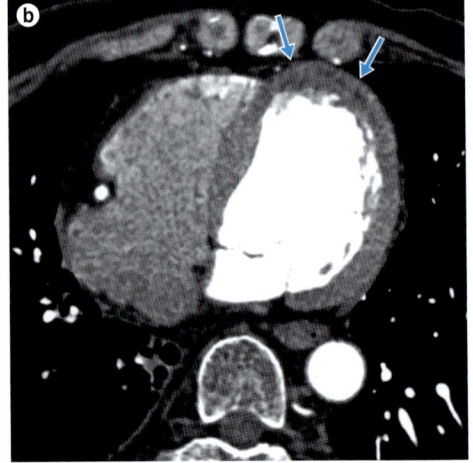

b：横断像
左室前壁〜中隔に低吸収域（→）があり，梗塞後の変化とわかる。

法の適応にはならない可能性があるからである．しかし，有症状例で心筋虚血の判断に迷う場合や，高度石灰化例でも冠動脈内腔評価が不十分な場合，当院では心筋シンチグラフィで虚血の有無を評価している．

また，撮像範囲内の肺野や縦隔病変（リンパ節腫大，胸水・心膜液貯留，左心耳血栓など）などにも注意し，記載する必要がある．

心臓CTを用いた冠動脈評価の問題点

心臓CTでは，空間分解能（解像度），時間分解能，冠動脈の石灰化による影響，冠動脈内腔の造影効果の一定化，各種artifact（motionまたはbandingなど），不整脈などへの対応などがある．

空間分解能について

64列MSCTを用いた心臓CT検査では，再構成スライス厚は0.35〜0.7mm（0.5mm）程度で，冠動脈主幹部（血管径は3〜5mm程度）は評価できるが，末梢冠動脈分枝や冠動脈プラークを評価するには十分とはいえない．

IVUSの空間分解能は100μm程度で，光干渉断層法（optical coherence tomography；OCT）の空間分解能は10μm程度で，冠動脈CTAの空間分解能より優れている（図11）．

今後さらなる高分解能化が期待されるが，重大な心筋虚血の原因となる心事故は冠動脈主幹部病変に多いため，MSCTを用いれば冠動脈主幹部病変の有無は評価できる．

図11 血管内超音波（IVUS）像との比較
60歳台，男性．

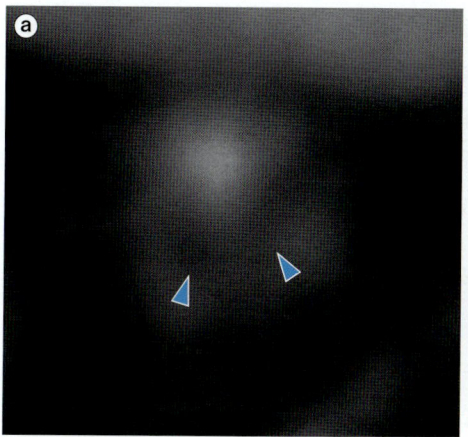

a：CPR像
#1RCAに大きな低吸収プラークがある（▶）．

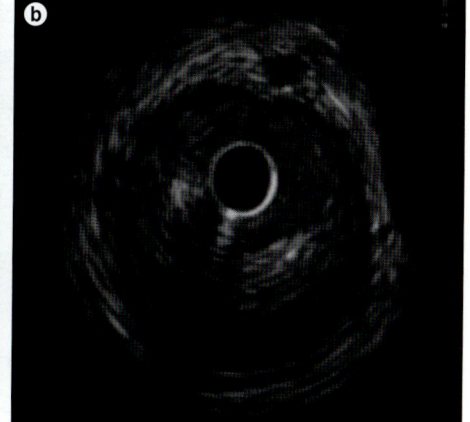

b：IVUS像
明らかな脂質コアはない．

時間分解能について

心臓CTでは，心拍コントロール下に拡張中期（diastasis）で再構成する必要があり，薬剤（β遮断薬など）による心拍コントロールが必要になる．高心拍例では，マルチセグメントまたはマルチセクター再構成を用いて，理論上の時間分解能を改善できるが，

心拍変動があれば画質が劣化する。また，retrospective再構成法では被ばくが問題となる。

石灰化による影響

　高度な石灰化があれば，内腔評価ができない。血管の石灰化は粥状硬化の強力な指標であり，石灰化の程度は全粥状硬化病変と相関するので，冠動脈の石灰化スコアの算出は冠動脈硬化症のリスク評価に有用で[22]，冠動脈の石灰化スコアが高い場合には積極的な治療が必要なことが多い。被ばく低減のため逐次近似法を用いて低線量で撮影する場合には，石灰化の影響が強くなる可能性がある。

不整脈への対応

　不整脈例に対しては，最低ピッチで全心位相を撮影し，絶対値法にて画像再構成されることが多い。Philips社製装置では心臓解析によりbeat-to-beat algorithmを用いた優れた心臓再構成手法があるが，他社の装置では4次元シネ画像や心臓のmotion map像を用いることで止まった時相を選択できるようになっている。しかし，これらの方法は頻脈例には対応できるが，徐脈例ではデータが欠損するため不向きである。area-detector CTでは，1心拍で心臓CT画像が得られるので，被ばくは増加するが，複数心拍を撮影すれば止まった時相を探し出すことができる。

ここが勘ドコロ
- 心臓CTの空間分解能は，IVUSやOCTと比較して高くない。
- 心臓CTの時間分解能は68〜150msec程度で，マルチセクター再構成法で見かけの時間分解能は改善するが，不整脈があれば画質が劣化する。
- 造影法や撮影条件により，内腔やプラークのCT値が異なる。

おわりに

　心臓CTを読影するためには，放射線科医，技師や循環器内科医が協調しながら，心臓CTが読影に適した画像か判断し，現況の心臓CTの長所と問題点を理解する必要がある。評価不能例では無理に読影せず，心筋シンチグラフィなどを含めたほかのモダリティで評価する必要がある。

---

[22] Greenland P, et al : ACCF/AHA 2007 clinical expert consensus document on coronary artery calcium scoring by computed tomography in global cardiovascular risk assessment and in evaluation of patients with chest pain. Circulation, 115 : 402-426, 2007.

これは必読！
- 循環器臨床サピア6 心血管CTパーフェクトガイド 撮影から画像の解釈まで. 中山書店, 2010.
- 胸部画像解剖 徹頭徹尾 疾患を見極め的確に診断する. メディカルビュー社, 2012.

V

心臓MRIの minimum requirements

01 第5章 心臓MRIのminimum requirements

髙瀬伸一

心臓MRIの最新撮像法

基本的撮像法

　心臓MRIを撮像するには，心臓の拍動と呼吸運動の2種類の動きをコントロールする必要がある。多くの撮像シーケンスでは心電図同期併用で呼吸停止下に撮像するため，呼吸停止可能な時間で画像取得ができるように撮像パラメータを設定する。使用するパルスシーケンスはSSFPなどgradient echo（GRE）系の高速撮像法が多用される。小児や高齢者など呼吸停止ができない場合には，呼吸停止の代わりに呼吸同期の併用や，加算回数を増加させた自由呼吸下での撮像を行う。冠動脈MRAは心電図同期と横隔膜同期を併用し，自由呼吸下で高解像度の3D画像を撮像する。

　心臓MRI検査は各種撮像法を組み合わることで，心臓の状態を包括的に評価することができる。しかし，撮像法の種類が増えると呼吸停止の回数は増加し，検査時間が延長する。したがって，検査目的により必要な撮像法を選択し，効率よく検査することが重要である。心臓MRI検査はこのような条件下で高画質かつ大量の画像を得る必要があるので，撮像パルスシーケンスの高速化，ハードウェアによる信号雑音比（S/N比）の向上が常に求められている。静磁場強度が3.0TのMRI装置でも心臓MRI検査は可能となり，画質の向上が見られるようになったが，本稿ではより一般的である1.5T MRI装置における心臓MRI検査を中心に述べる。

シネMRI

　シネMRIはSSFPにて1心拍を20〜40枚に分割して撮像し，得られた画像を動画表示して読影する。レトロスペクティブ心電図同期再構成[*1]により画像はR波からR波まで隙間なく再構成される（図1）。シネMRIの時間分解能は45msec程度とする。時間分解能を短くすると，1心拍当たりにk-spaceに格納されるデータ量が小さくなるため，画像を得るために必要な心拍が増加し，撮像時間が延長する。

用語アラカルト

[*1] レトロスペクティブ心電図同期再構成
画像データ収集は連続して行い，同時にR波をトリガーとする時間情報を記録する。撮像後に収集データは必要なフレーム数に応じて分類・補完され，シネMRIを再構成する[1]。

1）栗林幸夫，佐久間 肇編：心臓血管疾患のMDCTとMRI．医学書院，東京，2005．

図1　レトロスペクティブ心電図同期再構成によるシネMRI

＊：画像1フレーム分のデータ。この時間がシネMRIの時間分解能に相当する。k-spaceの分割数分，収集が繰り返される（5分割なら5心拍）。この部分が次のフレームのデータとオーバーラップすることもある。その場合は1心拍中に収集するデータが増加するため，撮像時間は短縮するが，時間分解能は延長する。

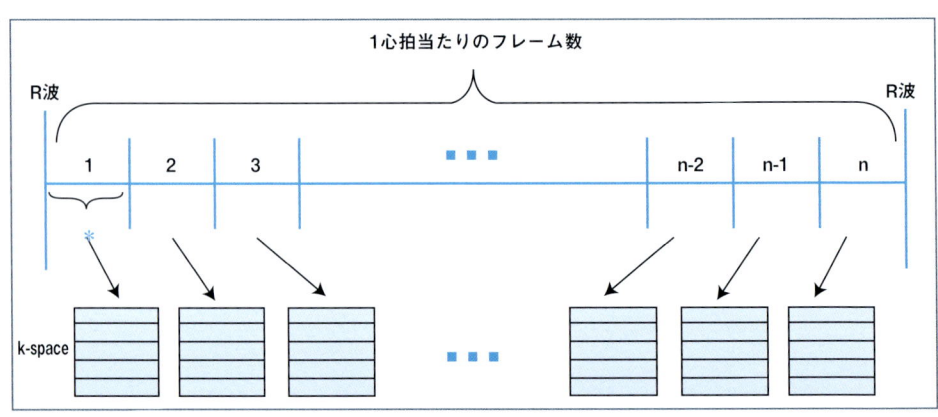

シネMRIでは心臓の形態，左室容積，左室心筋の局所壁運動・収縮能，心筋重量が評価可能である。心機能の測定法としては最も正確であるが，複数回の呼吸停止を毎回同じように行う必要があるため，患者にはよく説明して協力を得るようにする。心機能解析に用いる場合，撮像断面の間隔は0とする。撮像断面は以下に示す（図2）。

図2　シネMRIの撮像断面

図中の線は次に撮像する断面の角度および範囲を示す。

a：冠状断像
b〜d：体軸横断像
e：垂直長軸像
f：水平長軸像
g，h：左室短軸像
i：左室流出路
j：四腔断像
k：右室流出路
l：二腔断像

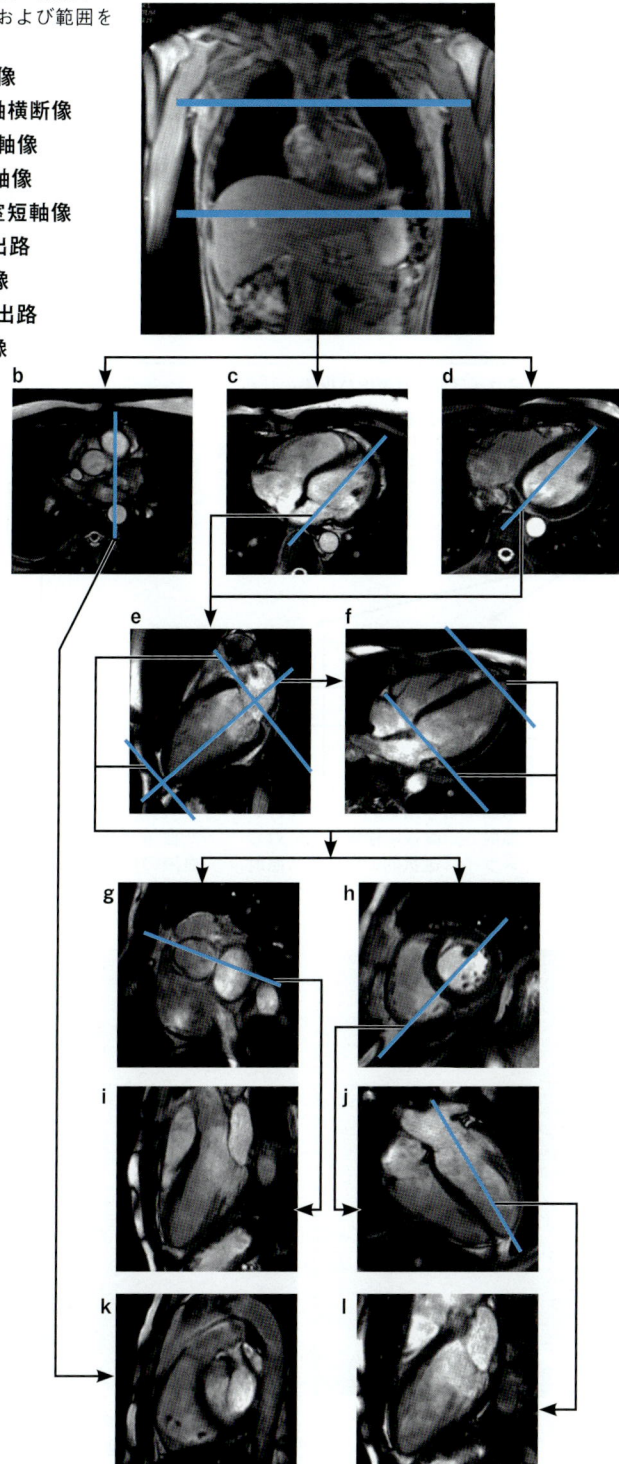

■体軸横断像（図2b〜d）

体軸の横断像。撮像範囲は左心房上縁から心臓下縁，心臓全体を含むようにする。検査目的によっては肺動脈まで含む。

■垂直長軸像（図2e）

体軸横断像に直交し，僧帽弁輪の中心と心尖部を結ぶ左室長軸像。

■水平長軸像（図2f）

垂直長軸像に直交し，僧帽弁輪の中心と心尖部を結ぶ左室長軸像。

■左室短軸像（図2g，h）

垂直長軸，水平長軸それぞれに対して直交し，僧帽弁輪の中心と心尖部を結ぶ軸に対して直交する断面。心機能評価のために，全心位相において左心室の心筋をすべて含む範囲を撮像する。

■左室流出路（図2i）

左室短軸像にて，僧帽弁輪の中心，大動脈弁輪の中心と心尖部を結ぶ左室長軸像。

■四腔断像（図2j）

左室短軸像にて僧帽弁輪の中心，三尖弁輪の中心と心尖部を結ぶ左室長軸像。

■右室流出路（図2k）

体軸横断像に対して垂直で主肺動脈を長軸に描出する断面。

■二腔断像（図2l）

四腔断像に直交し，僧帽弁輪の中心と心尖部を結ぶ左室長軸像。

> **ここが勘ドコロ**
> ● 体軸横断像と右室流出路以外は僧帽弁輪の中心と心尖部を結んだ軸を基準にしており，左室短軸像を撮像後，左室短軸像上で角度を合わせれば，目的の断面を得ることが可能である。

black blood T2強調像

　スライス選択型と非選択型のinversion recovery（IR）パルス2個（dual IR）によって，心内腔の血液信号を抑制して描出するblack blood（BB）パルスを併用して，心筋のT2強調脂肪抑制像を撮像する（図3）。脂肪抑制には周波数選択型脂肪抑制法もしくはshort TI IR（STIR）法を用いる。BB T2強調像は1回呼吸停止で1〜2枚しか撮像できないので，撮像枚数は必要以上に増やさないようにする。

図3　BB T2強調像

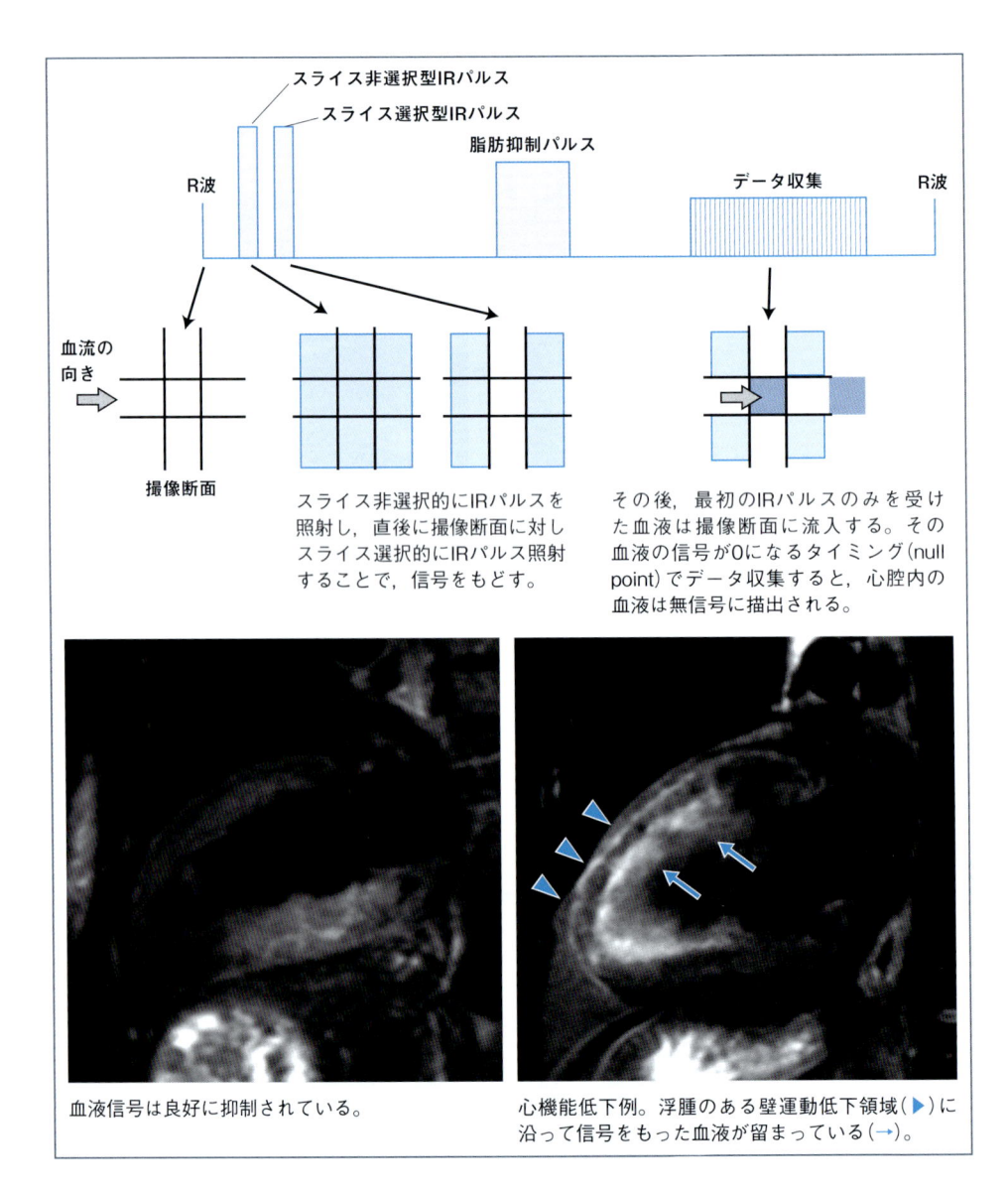

血液信号は良好に抑制されている。

心機能低下例。浮腫のある壁運動低下領域（▶）に沿って信号をもった血液が留まっている（→）。

BB T2強調像は心筋の浮腫を描出する場合や，心腔内の腫瘍を描出するのに有用であるが，心機能が低下している患者の長軸像を撮像する際，信号をもった血液が撮像断面内に留まり，心筋に接する高信号域として描出される場合があるため，シネMRIと比較して読影するなど注意が必要である。

心筋パーフュージョンMRI

心筋パーフュージョンMRIはガドリニウム造影剤をボーラス注入し，心筋を時間分解能1〜2心拍でダイナミック撮像することにより**心筋の血流を評価する撮像法である**（図4）。主な撮像目的は虚血心筋の描出である。虚血の診断はアデノシン，アデノシン三リン酸（ATP）などによる薬物負荷心筋パーフュージョンMRIにより行う。正常心筋は負荷を行うと心筋血流が安静時の3〜5倍に増加するのに対し，虚血心筋は血流増加量が正常心筋と比較して少なくなる。この血流増加量の差が，負荷時の画像上で虚血心筋が正常心筋よりも造影不良の領域として描出される。虚血の評価を行う際には，心筋梗塞の領域も心筋パーフュージョンMRIで造影不良域として描出されるので，遅延造影MRIと比較して遅延造影のある領域以外に認められる造影不良域を虚血心筋と判定する。

撮像の準備について

負荷心筋パーフュージョンMRIの撮像には，造影用と薬物負荷用の静脈ルートの確保と血圧計の装着をする必要がある。薬物負荷用の静脈ルートと造影ルートを同じ腕に確保した場合，造影剤のボーラス注入により静脈内の負荷薬剤が心臓に向かって押し流され，一時的な伝導ブロックを引き起こす場合がある。したがって**薬物負荷用の静脈ルートと造影ルートは別の腕もしくは脚に確保する**。血圧計は負荷時の血圧の変化をモニターするために薬物負荷用の静脈ルートのない腕または脚に装着する。これは負荷時の血圧測定の際に負荷薬剤の投与を妨げないようにするためである。血圧計を造影ルートのある腕に装着した場合は，ボーラス注入時に血圧測定しないように注意する。

図4 心筋パーフュージョンMRI

70歳台，男性。PET-CT検診にて冠動脈の石灰化を指摘され，心臓MR検査を実施。前壁中隔に虚血を認める（→）。血管造影の結果は側副血行路の発達した#7の慢性完全閉塞病変であった。

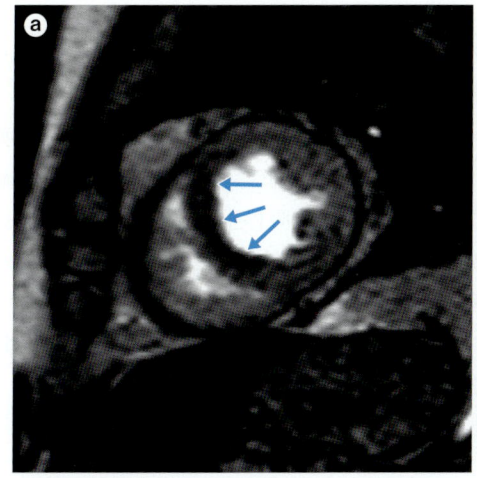

a：ATP負荷心筋パーフュージョンMRI 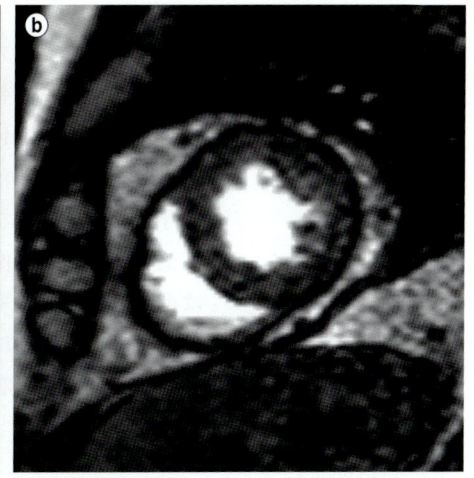   b：安静時心筋パーフュージョンMRI

造影剤投与について

　1.5T MRI装置での造影剤の投与法は0.05～0.1mmol/kgを3～5mL/secで急速注入し，生理食塩水20～30mLを同じ速度でフラッシュする．3.0T MRIの場合は造影剤量を0.03mmol/kg程度にしてもよい．

薬物負荷について

　薬物負荷はアデノシン（140μg/kg/min），またはATP（160μg/kg/min）を撮像終了まで持続注入することで行う．負荷心筋パーフュージョンMRIは負荷薬剤投与後3分で撮像を開始する．薬物負荷が奏効すると血圧の低下や心拍数の上昇，胸部症状の訴えがある場合があるが，その場合は投与開始後3分以内でも撮像を開始する．薬物負荷時には患者の状態が急変する場合があるので，救急薬品や除細動器の準備，急変時に素早く患者をMRI室から退避させる訓練などをあらかじめ行っておく．

Point advice　アデノシンの使用に関して

①禁忌と副作用[2]
禁忌：気管支喘息，気管支痙攣，2～3度房室ブロック，洞性徐脈（＜45bpm），低血圧（収縮期血圧＜90mmHg）
副作用：顔面紅潮，胸痛，動悸
重篤な副作用：房室ブロック，洞性頻脈，低血圧，気管支痙攣

②検査前準備
少なくとも投与前12時間はカフェインを含む飲食物の摂取を避ける．

References
2）佐久間　肇ほか：SCMRによる心臓MRI検査標準化プロトコールバージョン1.0．URL：http://scmr.jp/mri/pdf/scmr_protocols_2007_jp.pdf

---

撮像について

　パルスシーケンスはsaturation recovery併用によるSSFP法やGRE法などを用いる．撮像断面は左室短軸で心尖部から心基部を3断面/1心拍もしくは4断面/2心拍，スライス厚7～10mmでsingle shot撮像する．造影剤が最初に心筋を通過するタイミング（first pass）を観察するが，血液灌流が遅い患者の場合もあるので，撮像時間は50秒程度として呼吸停止は可能な範囲で行う．呼吸停止が造影剤のfirst passの間持続していることが望ましいが，撮像時間150msec程度のsingle shot撮像のため，自由呼吸下でも撮像は可能である．左室内腔に造影剤が到達したときに心筋と左室内腔の境界付近に低信号領域（dark rimアーチファクト）を認める場合があるが，空間分解能を高くすることで低減が可能である．

遅延造影MRI

遅延造影MRIは，ガドリニウム造影剤が体内に均一に分布した状態（造影遅延相）で，**正常心筋を低信号に，心筋梗塞や線維化など心筋の変性部位を高信号に描出する撮像法である**[3]（**図5a，b**）。正常心筋を低信号にするためには，IR-GRE法を用いて正常心筋のnull pointにinversion time（TI）を合わせて撮像する。正常心筋のnull pointは造影剤量や心・腎機能，撮像タイミングなどにより変化するので，遅延造影MRIの撮像前にパラメータとして使用するTIを決定しなければならない。そのために，異なるTIの画像を1度に複数枚取得するlook-locker法，TI scout法などの撮像法を用いて正常心筋が最も低信号になるTIを検索する。

撮像方向はシネMRIの撮像方向と合わせて長軸2方向と左室短軸とし，左心室全体を撮像する。心尖部寄りの左室短軸像ではスライス厚が10mm程度あることに加え，心筋がスライスに対して斜めに位置するため部分容積効果[*2]が無視できなくなる。特に心筋梗塞におけるバイアビリティ診断をする場合には，正常心筋と梗塞心筋の厚さが重要になるので，左室短軸像だけではなく**遅延造影領域を垂直に切るような長軸を追加撮像する**（**図5c，d**）。

3) Kim RJ, et al : The use of contrastenhanced magnetic resonance imaging to identify reversible myocardial dysfunction. N Engl J Med, 343 : 1445-1453, 2000.

用語アラカルト

＊2 部分容積効果
スライス厚が増加すると，スライス内の信号値の高いものと低いものを分離できずに，平均値の信号値を表示する現象。文中の場合では，本来正常心筋の領域が淡い遅延造影があるように描出される。

図5 遅延造影MRI
a，b：心基部から中央部にかけての下壁内膜下心筋梗塞

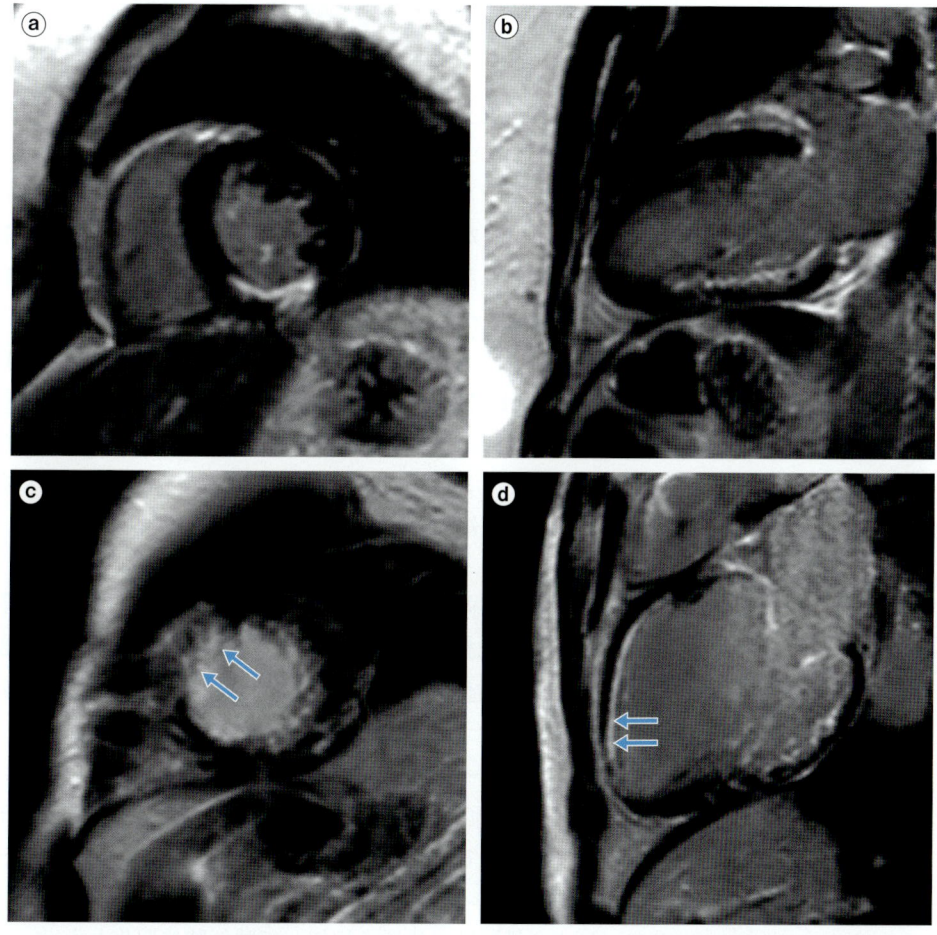

c：心尖部寄りの左室短軸像
前壁中隔が貫通性の心筋梗塞のように見える（→）。

d：cにおける→部分を垂直に切った断面
外側に正常心筋がある内膜下梗塞と確認できる（→）。

図6 遅延造影MRIのTI設定とコントラスト

遅延造影MRIにおける心筋の信号変化。短いTIから延長していくと正常心筋のnull pointを超えたところでコントラストの反転があり，それ以降はコントラストの反転はなく低下するのみである。したがって，TIの値を大きく延長したときにコントラストの反転があれば，元のTIは正常心筋のnull pointよりも短く設定されていたことがわかる。

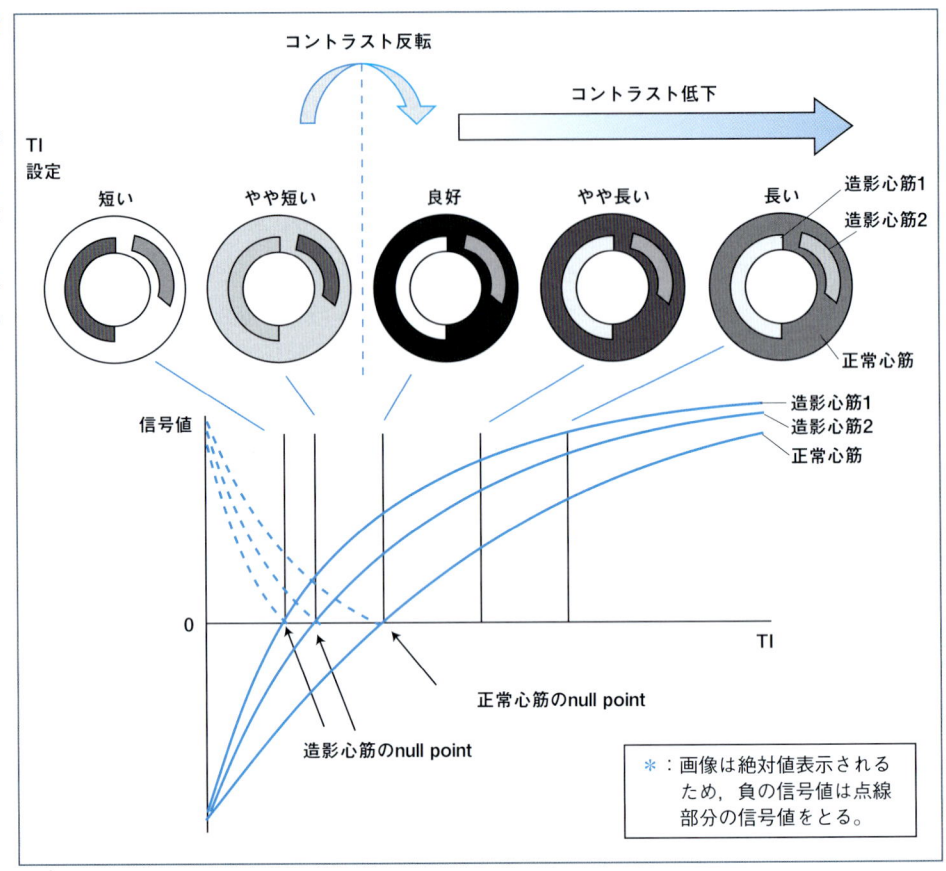

遅延造影MRIでしばしば問題になるのが，びまん性に心筋に変性をきたす疾患の場合の正常心筋の決定である。心筋梗塞では正常心筋と梗塞心筋の間には比較的はっきりとした画像上の差が見られるが，心筋症などの場合では心筋のどの部分を正常心筋としてTIを設定すべきか難しい場合がある。このような場合，最も造影されない部分を正常な心筋と考えるとnull pointが最も長い部分が正常心筋ととらえることができる。撮像した遅延造影MRIのTIの設定が正しいかどうか迷う場合には追加撮像として，TIを100msec程度長くした画像を撮像して，コントラストの変化を確認するとよい。画像のコントラストが反転したり，高信号だった部分がなくなったりするような場合は，元のTI設定が短すぎることがわかる（**図6**）。

冠動脈MRA

冠動脈MRAは冠動脈CTAと比較すると，撮像時間や空間分解能の点で劣るが，石灰化の影響を受けずに冠動脈内腔の評価ができることや，放射線被ばくがないこと，心拍数のコントロールや造影剤投与をしなくても撮像可能なことなど有利な点も多い。

冠動脈MRAは冠動脈を観察しやすくするために，血管拡張作用のある硝酸剤を検査直前に舌下投与して撮像する。心臓の拍動と呼吸による動きをなくすために1心周期のなかで冠動脈の動いていない時間帯にデータ収集のタイミングを設定し，ナビゲーターエコーにより横隔膜の位置を検知して呼気時に収集したデータのみを画像再構成に用いる呼吸同期を併用してデータ収集する。心臓全体をカバーする3D撮像のため，必要

第 5 章・01 心臓MRIの最新撮像法

なデータ量は多く，1心拍で得られるデータ量はわずかで，横隔膜の位置によっては破棄されるので撮像終了までの時間が長くなる。

高い画質の冠動脈MRAには「**安定した呼吸**」，「**データ収集タイミング**」，「**データ収集時間**」の3条件が良好であることが求められる。

安定した呼吸

撮像中の呼吸が安定していることは，撮像が成功するのに重要な条件である。呼吸をある程度小さな状態で安定させるため，幅のあるベルトなどを用いて，肋骨の下縁と腸骨稜の間を強めに締めた状態で撮像する(**図7**)。締め方が強すぎたり痛かったりすると，患者にとってストレスとなり，弱いと効果が薄いので，締める強さには注意が必要である。腹部を締めることで横隔膜の上下動を制限し，設定範囲のなかに横隔膜が入る割合を高くする。これはデータ収集効率の向上により撮像時間を短縮し，呼吸状態を安定させることで画質を向上させる[4]。横隔膜の位置を許容する範囲を広くすると実撮像時間は短くなり，範囲を絞ると呼吸同期の精度が上がるが，撮像時間は延長する。

長い撮像時間は患者にストレスを与え，体動，心拍数や呼吸状態の変動として現れるため，ポジショニング時に患者がなるべく安楽な状態になるよう心がけ，患者にもあらかじめ撮像時間が長くなる可能性を伝えて協力を得るようにする。長時間の検査の最後に撮像する場合には，撮像前にトイレ休憩をはさむことも考慮する。

4) Ishida M, et al : Impact of an abdominal belt on breathing patterns and scan efficiency in whole-heart coronary magnetic resonance angiography : comparison between the UK and Japan. J Cardiovasc Magn Reson, 13 : 71, 2011.

図7　冠動脈MRAにおける腹部ベルト
腹部ベルトを装着した場合は，腹部大動脈瘤のために未装着であった場合に比べ，撮像効率が高いことがわかる。

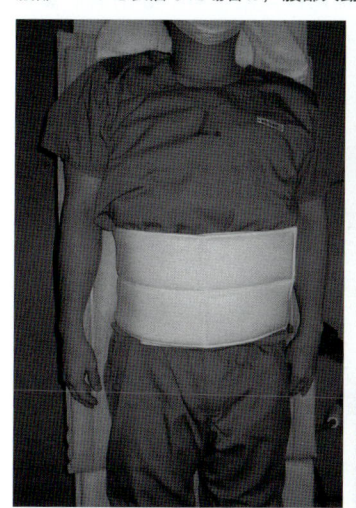

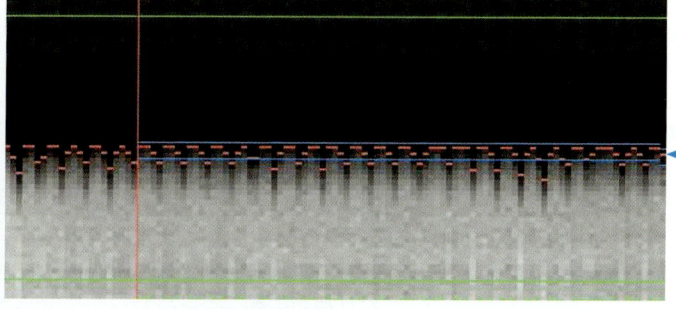

腹部ベルト

腹部ベルトあり（収集効率約70％）

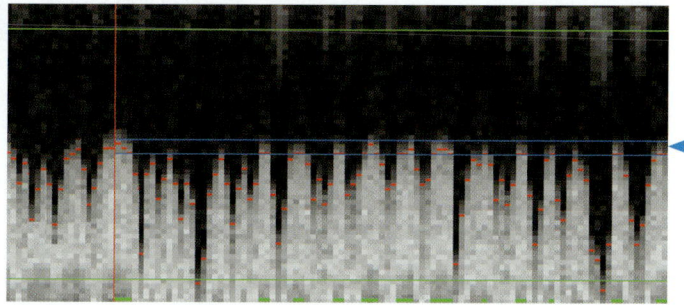

腹部ベルトなし（収集効率約20％）

横隔膜がこの位置に入るとデータ収集される。この範囲を広くすると効率が上がり，狭くすると精度が上がる。

473

データ収集タイミング

冠動脈MRAのデータ収集は冠動脈が静止しているタイミングに合わせて行う。冠動脈の静止時間は高時間分解能シネMRIを撮像して右冠動脈の動きで検索する。通常，静止タイミングは収縮末期と拡張中期の2回か収縮末期のみである。心拍数が低い患者では拡張中期のほうが長い時間冠動脈が静止することが多いが，心拍数が高い患者や，心疾患がある患者の場合，拡張中期における冠動脈の静止時間は短いか，もしくは止まっていないことが多い。心拍数が変動する患者の場合，拡張中期の静止タイミングは心拍数の影響を受けて変動するが，収縮末期の静止タイミングはあまり影響を受けない。

データ収集時間

データ収集タイミングが決まったら，冠動脈が静止している間だけデータ収集するように設定する。拡張中期では収縮末期に比べ，長いデータ収集時間を取ることが可能となり撮像時間を短縮できる場合があるが，データ収集時間の設定には注意が必要である。心拍数が変動すると拡張中期の静止タイミングも移動するため，そのような患者の拡張中期にデータ収集する場合はシネMRIで検索した静止時間をすべてデータ収集に用いると画質が低下する場合がある。そのため，心拍数の変動を見越して静止時間の開始部分と終了部分を少しずつデータ収集時間からはずす配慮が必要になる。200msecを超えるような長い静止時間をもつ患者の場合には，静止時間中の呼吸の動きも無視できなくなると考えられるため，特に呼吸の間隔が不安定な場合は注意が必要である。一方，データ収集時間を短く（30msec前後）すると，実撮像時間は長くなるが，動きの影響は少なくなる。

まとめると，データ収集タイミングは心拍数の低い患者で拡張中期に冠動脈が止まっている場合はそちらをねらい，心拍数の高い患者は収縮期に設定する。心拍数が安定していれば長めの収集時間が設定可能である。不安定な場合は短い収集時間で，タイミングは収縮期に設定する（**表1**）。

表1 データ収集タイミングの設定法

	低心拍数	高心拍数
心拍数変動あり	拡張期収集する場合は静止時間の前後何割かを捨てて，静止タイミングの変動にも耐えられるように設定。収縮期収集は撮像時間がかなり長くなる。	収縮期収集
心拍数変動なし	拡張期収集。データ収集時間が過度に長くならないように。	収縮末期か拡張中期で静止時間の長いほうでデータ収集する。

ここが 動 ドコロ

- 撮像時間は呼吸状態をよくすることで短くし，画質は収集時間でコントロールする。
- パラメータ設定を画質重視にしすぎると撮像時間が膨大になるので，バランスに注意する。

最新の撮像法

MOLLI法

modified look locker inversion recovery(MOLLI)法は，心電図同期，呼吸停止下で心筋のT1値計測を行うための撮像法。基本的にはIRパルスを用いて複数(10個前後)のTIで画像取得を行い，T1回復のカーブにフィッティングさせてT1値を得る。T1回復曲線を描くための手法が異なる亜種が複数あり，どの方法が優れているかはいまだ検討中である。撮像対象のT1値や細胞外液分画を調べることが可能である。

SENC法とDENSE法

心筋ストレイン[*3]を描出する方法。strain encoding(SENC)法ではスライスを貫く方向，displacement encoding with stimulate echo(DENSE)法では，スライス面内のストレインを評価することが可能である。これらの手法はピクセル単位で評価できる。

いい心臓MRIを得るためのコツ

画質のよい心臓MRIを撮像するためには患者の協力は不可欠である。しかし，よい画質を得るためには呼吸停止中に腹部が動かないようにすることや，毎回の呼吸停止を同じように行うこと，自由呼吸下での撮像中に安定した呼吸を続けることなどが必要となるが，患者にとって容易なことではない。**検査方法の説明は患者に理解しやすくなるように心がけ，検査開始前のポジショニングでは患者の安楽に留意する**。呼吸停止可能時間が短い患者には，画質は落とさずに呼吸停止回数を増やして撮像時間を短縮することや，酸素投与を行う。場合により検査を完遂することを重視して自由呼吸下での撮像に変更することも考慮する。

よい心臓MRI検査とは，検査目的に合わせて必要十分な撮像法を組み合わせ，過不足なく画像を取得すること[2]であり(**表2**)，患者の状態をよく観察しながら必要に応じて画像取得法や撮像順を工夫するなどして検査を完遂することが重要である。

用語アラカルト

*3 心筋ストレイン
心筋の局所的な伸び縮みを数値化した指標。円周方向(circumferential)，放射方向(radial)，長軸方向(longitudinal)の3方向のストレインを評価する。

これは必読！
- 栗林幸夫，佐久間 肇編：心臓血管疾患のMDCTとMRI. 医学書院，東京，2005.
- 石田七香訳，佐久間 肇監：SCMRによる心臓MRI検査標準化プロトコール バージョン 1.0. URL : http://scmr.jp/mri/pdf/scmr_protocols_2007_jp.pdf

---

表2　心臓MRI検査の撮像内容

	シネMRI	BB T2強調像	stress perfusion MRI	rest perfusion MRI	遅延造影 MRI	冠動脈 MRA
虚血性心疾患	○	—	○	○	○	△
急性心筋梗塞	○	○	—	○	○	—
心筋症，心筋炎	○	○	△	△	○	—
心筋梗塞のバイアビリティー診断	○	—	△	△	○	△
冠動脈奇形	○	—	—	—	—	○

○：必要，△：オプションで追加してもよい，—：不要

02 第5章 心臓MRIのminimum requirements

心臓MRIに親しむ

はじめに

　心臓MRI検査では，正確で再現性の高い心機能計測，内膜下梗塞を含む心筋梗塞や線維化の診断，心筋虚血の検出，非侵襲的な冠動脈撮影，バイパスグラフトなどの血流計測が可能で，虚血性心疾患や各種心筋症の診断にきわめて有用である。検査時間は1例につき30分〜1時間で行われることが多いが，検査内容は対象疾患や検査目的によって異なる。なお，心臓MRI検査は，冠動脈ステント留置直後から安全に施行可能である。

心臓画像診断の基礎知識

　心疾患は大きく虚血性心疾患，非虚血性心疾患，先天性心疾患に分類されるが，虚血性心疾患の頻度が圧倒的に高いため，たとえ虚血性心疾患を疑っていない場合でも，冠動脈疾患合併の可能性を常に頭の片隅においておかなくてはいけない。

　すなわち，壁運動異常，心筋遅延造影などの異常所見を心筋に認めた場合には，それが**冠動脈疾患によって説明できるような広がりかどうか**を考える。そのためには冠動脈とその支配領域の関係をよく理解しておく必要がある。

　冠動脈の病変部位を表現する際には米国心臓協会（AHA）の15セグメントモデル（**図1**）が広く用いられていて，循環器科医の共通語となっている。なかでも左冠動脈主幹部（セグメント#5），左前下行枝近位部（セグメント#6），中間部（セグメント#7）に狭窄があるかどうかは，診療方針を大きく左右するので，特に注意を要する。

図1　冠動脈セグメント

(Austen WG, et al: A reporting system on patients evaluated for coronary artery disease. Report of the Ad Hoc Committee for Grading of Coronary Artery Disease, Council on Cardiovascular Surgery, American Heart Association. Circulation, 51(4 Suppl): 5-40, 1975. より引用改変)

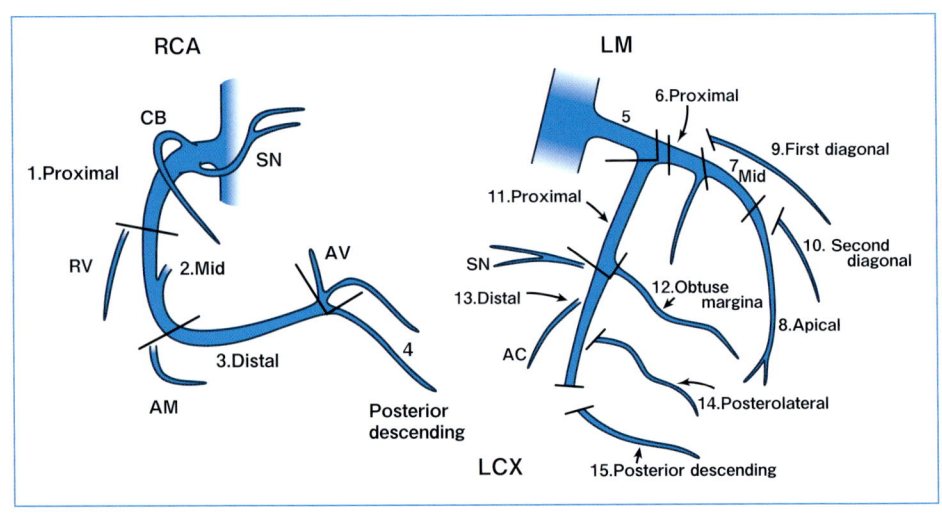

また左室心筋に対しては，17セグメントモデルの使用が定着しており，冠動脈解剖のバリエーションのため個々の症例への適用に限界があることを理解したうえで，セグメント#1，2，7，8，13，14，17を左前下行枝領域，セグメント#3，4，9，10，15を右冠動脈領域，セグメント#5，6，11，12，16を左回旋枝領域とする（**図2**）。

図2 左室心筋セグメント

a：left ventricular segmentation
b：coronary artery territories

1. basal anterior
2. basal anteroseptal
3. basal inferoseptal
4. basal inferior
5. basal inferolateral
6. basal anterolateral
7. mid anterior
8. mid anteroseptal
9. mid inferoseptal
10. mid inferior
11. mid inferolateral
12. mid anterolateral
13. apical anterior
14. apical septal
15. apical inferior
16. apical lateral
17. apex

LAD　RCA　LCX

(Cerqueira MD, et al：Standardized myocardial segmentation and nomenclature for tomographic imaging of the heart. A statement for healthcare professionals from the Cardiac Imaging Committee of the Council on Clinical Cardiology of the American Heart Association. Circulation, 105：539-542, 2002. より引用改変)

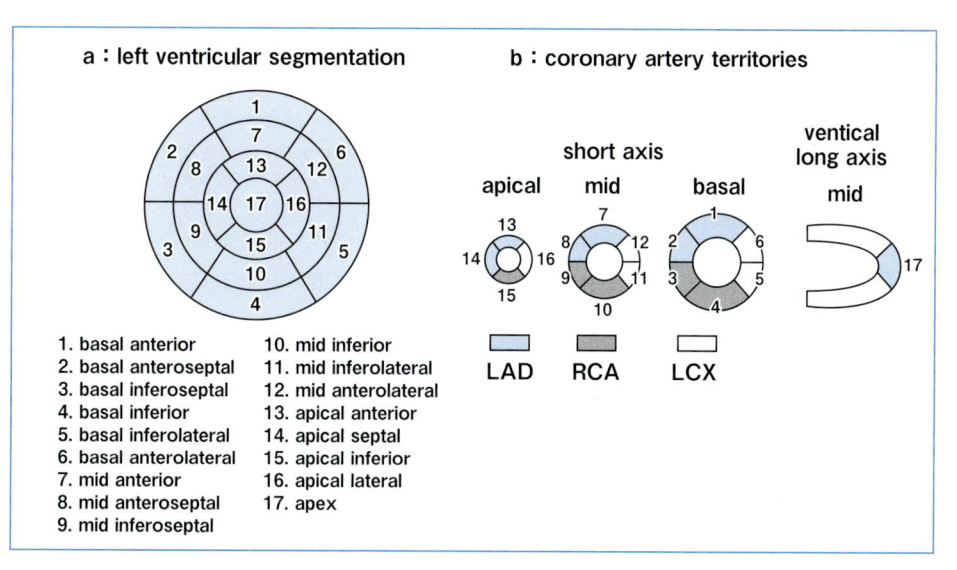

撮像法別読影ポイント

シネMRI

シネMRIの主目的は心機能計測と局所壁運動評価にある。左室短軸像シネMRIを心尖部から心基部まで連続で収集し，スライスごとに心内膜縁と外膜縁をトレースして，左室内腔と心筋面積を積算すると（Simpson法），心筋梗塞患者など左室変形のある場合でも，正確で再現性の高い左室容量や左室駆出率，心筋重量を得ることができる。高い再現性を実現するには，乳頭筋を内腔に含める，心基部は心筋が180°分存在するスライスまでトレースする，などの取り決めをしておくことが肝要である（**図3**）。

図3 トレースの実際

再現性の高い心機能計測を行うには，心基部をどこまでトレースするか，乳頭筋を内腔に含めるかどうかを取り決めておく。

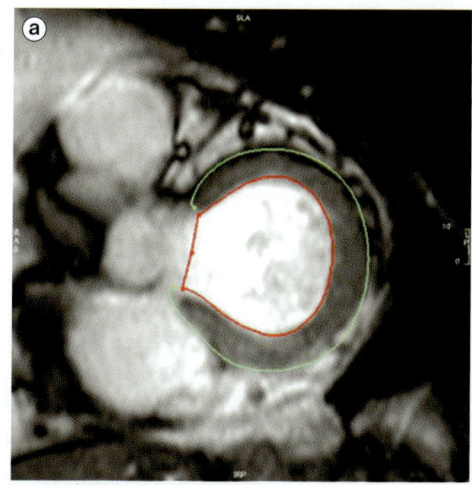

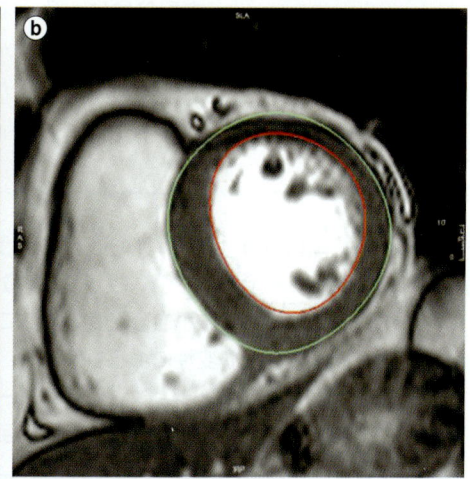

a：シネMRI心基部短軸像
b：シネMRI左室中央短軸像

局所壁運動は心筋が拡張期と比べて収縮期にどれほど厚みを増すか(wall thickening)を観察することが基本である。一見，動いているように見えて，実はまったく収縮しておらず，ほかの部位の収縮によって引っ張られて移動しているだけのことがある。シネMRIではその他に，心臓弁の動きと逆流の有無，心嚢水の有無，心膜肥厚の有無などを観察する。

負荷心筋パーフュージョンMRI

ボーラス静注したMR造影剤が心筋を通過する初回循環(ファーストパス)の動態を，dynamic MRIを利用して観察すると，核医学検査よりも高い空間解像度で心筋パーフュージョンを評価できる。

心筋パーフュージョン，すなわち心筋血流分布の評価は，これまでタリウムやテクネシウムを用いた核医学検査により行われてきた。核医学的手法においては，静注されたトレーサーが心筋細胞に取り込まれ停滞する性質を利用して時間をかけて画像を得る。心臓核医学検査は心筋の生化学的性質に基づくという利点がある一方，空間分解能は低く，吸収・散乱の影響を受け，しばしば読影解釈の困難な例に遭遇する。

アデノシンなどの血管拡張薬を負荷した状態でパーフュージョンMRIを撮像すると，血行動態的に有意な狭窄の下流の心筋は一過性の低信号を示す。負荷パーフュージョンMRIの心筋虚血診断能はSPECTより高く，PETと同程度と報告されており，空間分解能が高いため冠動脈多枝病変で心筋全体が虚血を呈するbalanced ischemia症例でも，内膜側と外膜側のパーフュージョンを比較することにより，虚血を確実に診断できる特長をもつ[1]。

負荷パーフュージョンMRIの読影では，同一短軸スライスの負荷心筋パーフュージョンMRI，安静時心筋パーフュージョンMRI，遅延造影MRIを並べて観察する(図4)。

- 安静時の心筋造影不良の原因としては，
  ①冠動脈閉塞ないし高度狭窄
  ②バイパスグラフト灌流域における造影剤到達の遅れ
  ③心筋梗塞

が挙げられる。

- 安静時パーフュージョンMRIでは見られない心筋造影不良を，負荷パーフュージョンMRIで認めた場合，心筋虚血を疑うが，冠動脈疾患による心筋造影不良は，「冠動脈支配領域に一致する内膜下優位の心筋ファーストパス中の一過性低信号」として認められる。この条件をすべて満たさない場合には，アーチファクトの可能性がある。特に高濃度の造影剤が左室に到達した時点で，左室内腔と心筋の境界に一過性低信号(dark rim artifact)が見られることがあり，内膜下虚血と紛らわしいことがある。この際の

> **MEMO**
> **心筋パーフュージョンイメージング**
> 冠動脈疾患の診断では，冠動脈狭窄や冠動脈プラークの有無が最も重要で，この目的には近年，X線冠動脈造影に代わって非侵襲的な冠動脈CTが広く用いられている。しかし，再灌流治療を要する冠動脈狭窄かどうかを判定するには，形態的狭窄度の評価だけでは不十分で，機能的狭窄度，すなわち心筋虚血の有無や程度を知る必要がある。これを行うのが心筋パーフュージョンイメージングである。

1) Greenwood JP, et al: Cardiovascular magnetic resonance and single-photon emission computed tomography for diagnosis of coronary heart disease(CE-MARC): a prospective trial. Lancet, 379(9814): 453-460, 2012.

> **Point advice**
> 心筋梗塞に伴う安静時の心筋造影不良の原因としては，以下が挙げられる。
> ①梗塞領域の微小循環障害によるもの(主として急性心筋梗塞発症後1カ月以内)
> ②梗塞領域における微小血管密度の減少によるもの
> ③梗塞後心筋の脂肪変性によるもの
> なお，負荷パーフュージョン→安静時パーフュージョンの順に検査を行うと，負荷時に注入された造影剤による遅延造影効果のため，安静時パーフュージョンMRIで梗塞領域に血流異常を指摘できないことも多い。

真の虚血との鑑別に特に有用なポイントは，アーチファクトの場合，造影剤流入前の心筋信号より低信号を呈することである（**図5**）。

　いったん，心筋虚血と考えられる冠動脈の血流支配領域に一致する心筋血流異常であることを確認したら，予期される冠動脈狭窄部位を考える（**図4**）。左前下行枝近位部の狭窄であれば，左室中央から心尖部の中隔から前側壁に至る広範な心筋血流異常が認められるであろうし，左回旋枝末梢の狭窄であれば，基部下側壁の狭い範囲の心筋血流異常が予想される。そして，遅延造影MRIとの比較を行って，梗塞領域と虚血領域を鑑別する。負荷心筋パーフュージョンでの血流異常の大部分が心筋梗塞に起因するもの（遅延造影領域）であれば，冠動脈病変に対する再灌流治療は必要ないかもしれない。

図4　パーフュージョンMRIによる虚血の評価

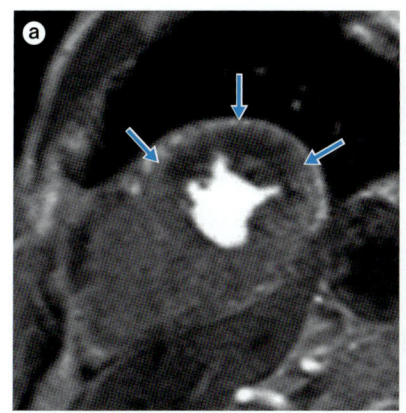

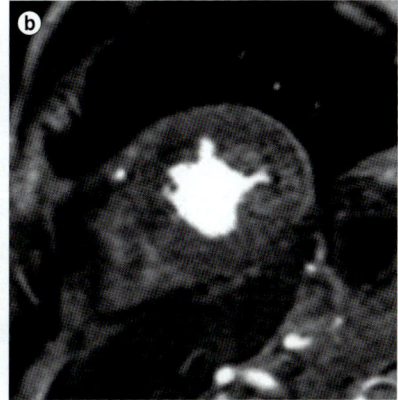

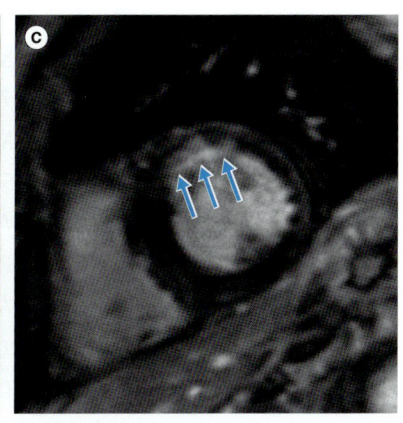

a：負荷時心筋血流MRI　　　b：安静時心筋血流MRI　　　c：遅延造影MRI

負荷時，安静時のパーフュージョンMRIと遅延造影MRIを並べて読影する。提示症例では，負荷パーフュージョンMRIで安静時には見られない血流異常を前壁に認める（→）。遅延造影MRIでは血流異常の一部は内膜下梗塞（→）であることがわかる。梗塞領域を除いた負荷時心筋血流異常領域を虚血と判定する。

図5　内膜下アーチファクト例

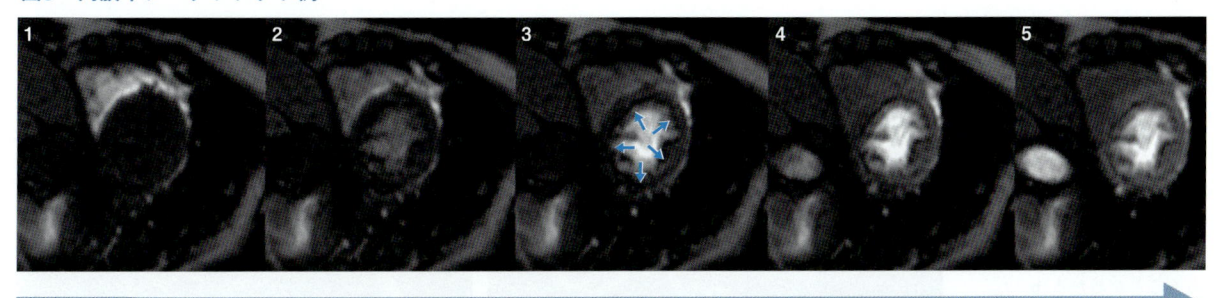

パーフュージョンMRI

造影剤の流入する様子を経時的に観察する。提示例ではパネル3において内膜下に低信号（→）が出現しているが，造影剤流入前よりも信号が低いこと，全周性で冠動脈領域に一致しないことよりアーチファクトと診断できる。

ここが勘ドコロ

負荷心筋パーフュージョンMRIでの心筋虚血の特徴

● 冠動脈支配領域に一致すること。

● 内膜下優位であること。

● **心筋**ファーストパス中に出現すること。

遅延造影MRI

　ガドリニウム造影剤を静注して10分ほど経過してから遅延造影MRIを撮影すると，急性期から慢性期の心筋梗塞が高信号を示し，心筋梗塞の有無と広がりを診断できる。遅延造影MRIの特長は，造影領域が病理学的梗塞領域とよく一致し，空間分解能が高いため核医学では評価できなかった右室梗塞や内膜下梗塞も明瞭に診断できることである。遅延造影MRIは基本的に心筋における**相対的な細胞外液量を反映**している。心筋梗塞病変の場合，急性期であれば心筋細胞膜の破綻により，慢性期であれば心筋線維化により，細胞外液分画が増加するため遅延造影を示す[2]。脂肪変性によるT1短縮も遅延造影MRIで病変が高信号を示す理由の1つである。特に慢性期心筋梗塞では病変の一部または全体が高率に脂肪変性する。

　遅延造影MRIの検査目的は，大きく2つある。1つは心筋梗塞の有無・広がりと心筋バイアビリティ[*1]診断で，もう1つは心筋疾患の鑑別である。

　遅延造影MRIでは内膜下に限局したごく小さな梗塞も鋭敏に検出でき，遅延造影領域が壁厚の50％以下で内膜下に限局している心筋梗塞では，その領域の心筋バイアビリティは保たれていると考えられ，逆に遅延造影が75％を超える病変では，再灌流を行っても壁運動改善は期待できない。遅延造影MRIは5〜10mmのスライス厚で撮影されるが，左室短軸像では部分容積現象のため，梗塞の壁内進達度を過大評価することがあるので，**なるべく長軸断面でも評価する**（図6）。

　遅延造影は心筋における相対的な細胞外液量を反映しているため，心筋梗塞以外にも心筋線維化をきたしうるさまざまな疾患で観察される。後述するように一部の疾患は特徴的な遅延造影分布を示すため，心不全の原因をある程度絞り込むことができる。遅延造影を評価するポイントは，**冠動脈支配で説明できる分布**かどうか，**心筋内膜側，中層，外膜側のうち，どの部分を主体とした分布**か，の2点である。

---

2) Kim RJ, et al : Relationship of MRI delayed contrast enhancement to irreversible injury, infarct age, and contractile function. Circulation, 100 (19) : 1992-2002, 1999.

用語アラカルト

＊1 心筋バイアビリティ
再灌流治療を行うことにより，治療対象の冠動脈末梢領域に壁運動回復が期待できるかどうかを示す，臨床的な意味合いの強い用語。一方，「バイアブルな心筋」といった場合には病理学的な意味合いで用いられていることが多い。

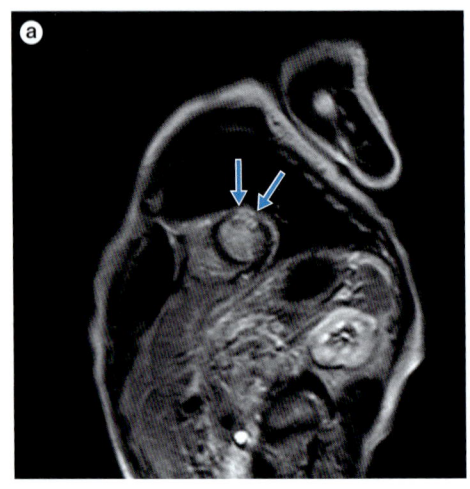

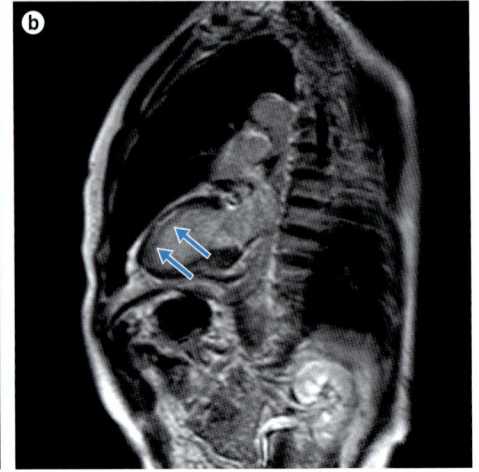

図6　遅延造影の壁内進達度評価
短軸では一見貫壁性に見える梗塞領域（a→）も，同部位を長軸像で確認すると，壁内進達度50％程度の梗塞であることがわかる（b→）。

a：短軸　　b：長軸

疾患別読影ポイント

急性心筋梗塞（acute myocardial infarction）

3) Ichikawa Y, et al : Late gadolinium-enhanced magnetic resonance imaging in acute and chronic myocardial infarction. Improved prediction of regional myocardial contraction in the chronic state by measuring thickness of nonenhanced myocardium. J Am Coll Cardiol, 45 : 901-909, 2005.

急性心筋梗塞に対する経皮的冠動脈インターベンション（percutanous coronary intervention；PCI）後早期にMRIが行われる場合，その検査目的は治療効果判定が主体となる。PCIを行うことで心筋梗塞に陥ることを免れた心筋がどれほどあるのかを知るには，T2強調像と遅延造影像を比較する。T2強調像では虚血にさらされた領域が浮腫のため高信号を呈するが，そのような領域を「治療が行われなければ梗塞に陥ったであろう領域」と判定する。これに対し，遅延造影像での高信号領域は「梗塞に陥った領域」であるので，両者の差分が治療によりサルベージされた心筋ということになる。

虚血にさらされた領域はしばしば壁運動異常を呈するが，将来的に壁運動回復が見られるかどうかの判定には，遅延造影領域の壁内進達度を観察する。陳旧性心筋梗塞の場合と同じく，壁厚の50〜75％以上の遅延造影が見られると，心筋バイアビリティに乏しい，すなわち機能的予後が不良と考えるが，急性心筋梗塞後早期では，壊死心筋と正常心筋の混在した領域（しばしば**灰色心筋**とよばれる）の存在などにより，**梗塞領域が過大評価されやすいので注意する**[3]。また，急性心筋梗塞後のMRI読影では，ときにmicrovascular obstruction（MO）[*2]に遭遇する。MO領域は安静時パーフュージョンMRIで明瞭な血流欠損となり，遅延造影MRIでは辺縁のみが高信号を示すことが多い（図7）。

用語アラカルト

[*2] microvascular obstruction（MO）
梗塞領域における微小循環障害のことである。PCIにより表在冠動脈の血流が回復したにもかかわらず，心筋血流の回復が得られていないという観点から"no-reflow現象"ともよばれる。

ここが勘ドコロ

遅延造影MRIによる心筋バイアビリティの診断
- 2方向以上の断面で壁内進達度を評価。
- 急性心筋梗塞では梗塞領域を過大評価しやすい。
- 灰色心筋はバイアブルな心筋として扱う。

図7 急性心筋梗塞
60歳台，男性。
急性心筋梗塞（前壁中隔）発症13日後の心臓MRI。T2強調像で前壁中隔は高信号を示し，ほぼ同じ範囲の遅延造影を認める。遅延造影領域中に見られる低信号はmicrovascular obstructionの存在を示唆する。

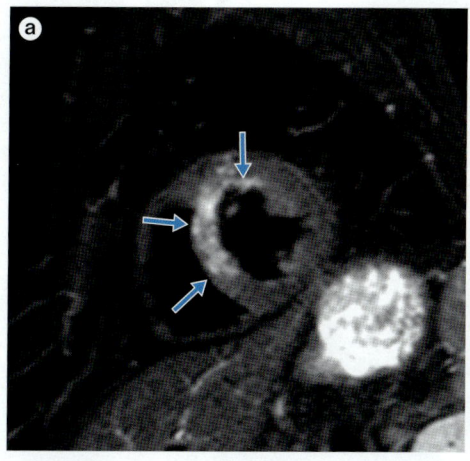

a：black blood T2強調像　　b：遅延造影MRI

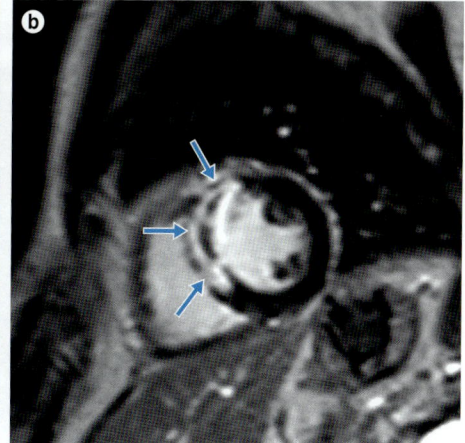

陳旧性心筋梗塞(old myocardial infarction)

心筋梗塞後の経過観察としてMRIが施行される場合,
①急性期と比べて壁運動や心機能の改善が得られたかどうか
②梗塞領域のリモデリングが進んでいないか
③新たに虚血を呈する領域がないか
といった点について読影する。梗塞領域には心室瘤や壁在血栓が形成されることもある(図8)。

新たな虚血については,遅延造影のない領域に負荷パーフュージョン異常がないかをチェックする。なお,冠動脈疾患により左室拡大とびまん性壁運動低下をきたした場合,虚血性心筋症とよばれる。なかには心筋梗塞の既往歴がなく拡張型心筋症との鑑別が問題になる症例があるが,虚血性心筋症では内膜下梗塞が複数の冠動脈領域に認められるので,遅延造影MRIが鑑別に有用である(図9)。虚血性心筋症では血行再建術というほかの心筋症とは違う治療方針を選択することになる。

図8 陳旧性心筋梗塞
60歳台,男性。
前壁中隔心筋梗塞後の心室瘤。瘤化した心筋に貫壁性の遅延造影を認める(→)。

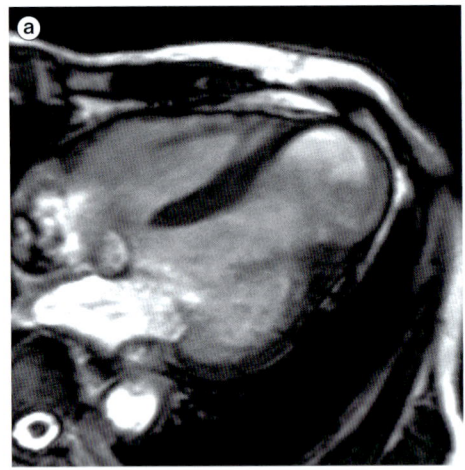

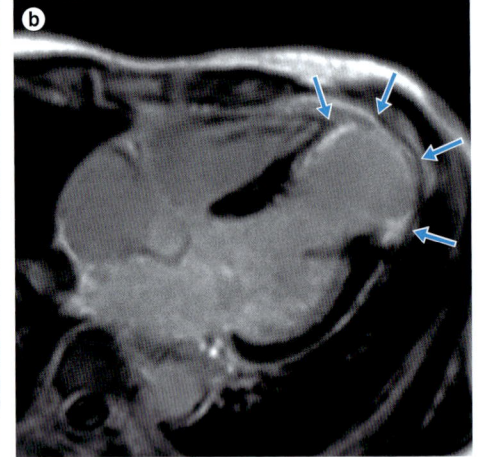

a:シネMRI
b:遅延造影MRI

図9 虚血性心筋症
60歳台,男性。
左室拡大とびまん性壁運動低下を認めた。全周性に内膜下心筋の遅延造影が見られ,虚血性心筋症と診断された。

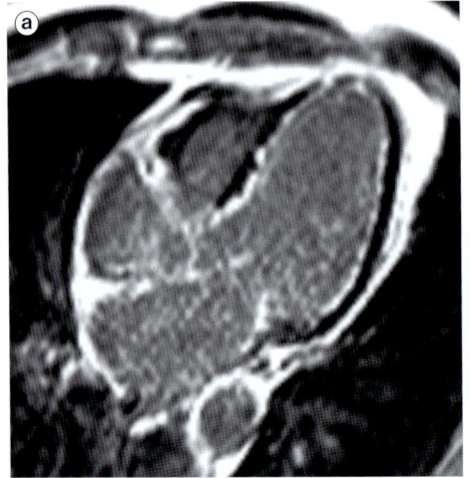

a:遅延造影MRI水平長軸像
b:遅延造影MRI短軸像

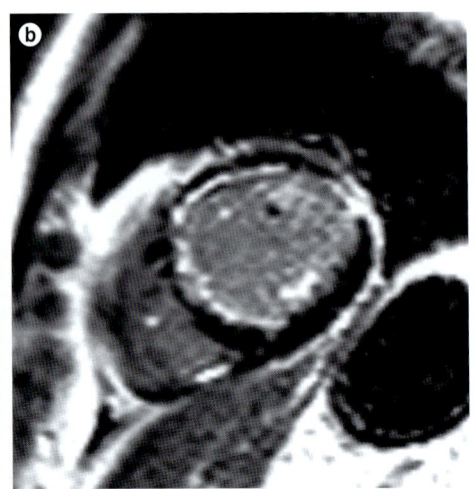

第 5 章・02 心臓 MRI に親しむ

4) McCrohon JA, et al : Differentiation of heart failure related to dilated cardiomyopathy and coronary artery disease using gadolinium-enhanced cardiovascular magnetic resonance. Circulation, 108 : 54-59, 2003.
5) Assomull RG, et al : Cardiovascular magnetic resonance, fibrosis, and prognosis in dilated cardiomyopathy. J Am Coll Cardiol, 8 : 1977-1985, 2006.

拡張型心筋症（dilated cardiomyopathy ; DCM）

心筋収縮不全と左室内腔の拡大を主病態とする疾患群で，基礎疾患や原因となる全身性疾患に続発する特定心筋症を除外したものと定義される。シネMRIは，左室内腔の拡大と収縮能低下の正確な診断や，高い再現性をいかした治療効果の評価に有用である。

拡張型心筋症の遅延造影MRI所見としては，遅延造影を呈さないものが60％，中層に線状に認められるものが30％，内膜下優位で心筋梗塞と区別のつかないものが10％程度あるとされる[4]。**心筋中層に線状に認められる遅延造影（中層線維化）の存在は予後不良を示唆する**（図10）[5]。

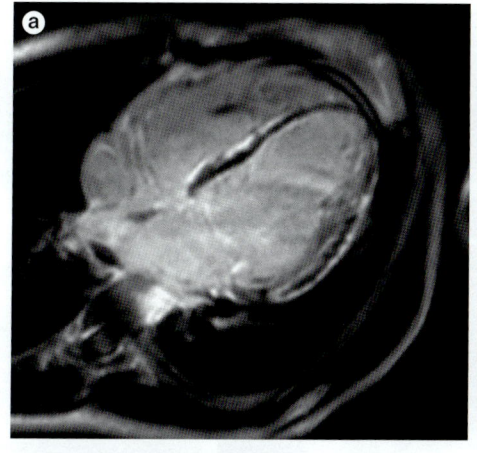

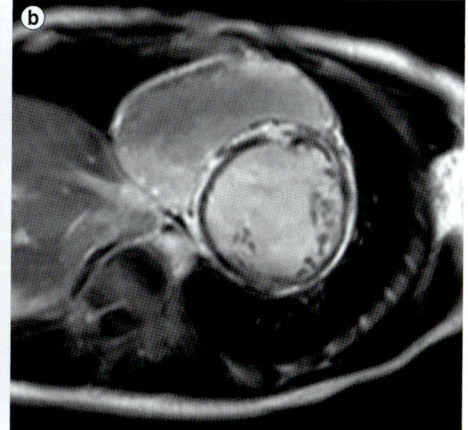

図10　拡張型心筋症
10歳台，女子。
左室拡大と，びまん性壁運動低下を認めた。心筋中層の遅延造影が広範に見られ，予後不良が示唆される。

a：遅延造影MRI水平長軸像　　b：遅延造影MRI短軸像

肥大型心筋症（hypertrophic cardiomyopathy ; HCM）

心肥大と左室拡張能低下を主病態とし，肥大による左室流出路狭窄の有無により，閉塞性肥大型心筋症と非閉塞性肥大型心筋症に分けられる。また，心尖部型は日本人に多いとされる。比較的予後良好な疾患であるが，一部に不整脈による突然死や予後不良の拡張相（左室収縮能低下）への移行をきたす症例が存在する。

MRIは非対称性心筋肥大や心エコーで描出しづらい心尖部肥大の検出に有用で，**肥厚部には中層主体の遅延造影が高頻度に認められる**（図11）。閉塞性肥大型心筋症では左室流出路にシネMRI上，signal voidを認める。

図11　肥大型心筋症
70歳台，女性。
左室中隔の非対称性肥大と同部位の中層を主体とした遅延造影を認める（→）。

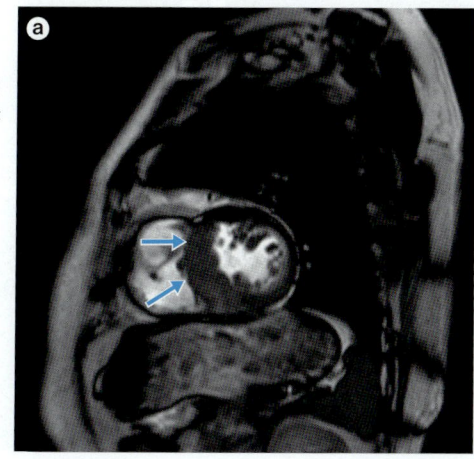

a：シネMRI　　b：遅延造影MRI

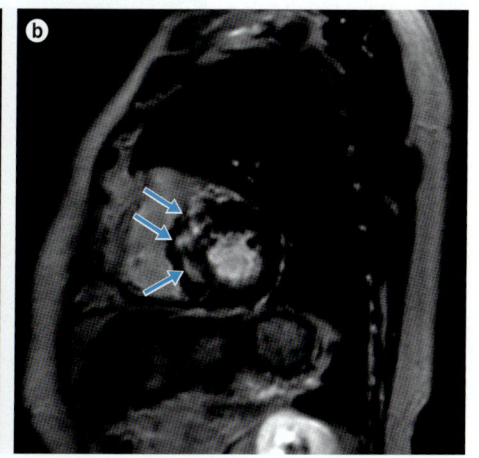

心サルコイドーシス(sarcoidosis)

原因不明の類上皮非乾酪性肉芽腫疾患で，肺，眼，皮膚病変が有名だが，心サルコイドーシスは心機能低下，致死性の不整脈をきたし，予後に大きく影響するため，画像診断での検出が注目されている．遅延造影MRIでは心筋に形成された肉芽腫が遅延造影を示すが，**病変の広がりは多種多様**であり，心筋梗塞と区別の付かないものもある（**図12**）[6]．

MRIで心サルコイドーシスの活動性を判定しようとする試みも見られるが，現時点では活動性を判定できるとする十分なエビデンスはない．

6) Patel MR, et al : Detection of myocardial damage in patients with sarcoidosis. Circulation, 120(20) : 1969-1977, 2009.

図12 サルコイドーシス
40歳台，女性．
T2強調像で前壁と下壁中隔側に高信号域を認める．遅延造影MRIでは下壁中隔側に外膜側優位の遅延造影を認める．

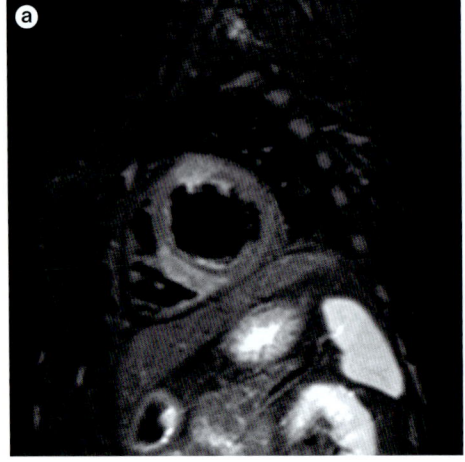

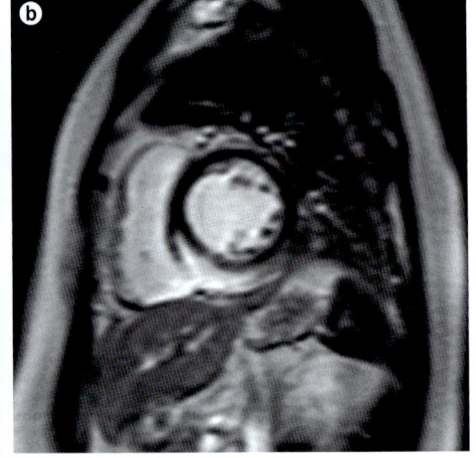

a：black blood T2強調像
b：遅延造影MRI

心アミロイドーシス(cardiac amyloidosis)

アミロイドーシスは不溶性蛋白であるアミロイドがさまざまな臓器に沈着することによる症候群で，心病変は不整脈や拡張障害をきたし予後不良である．

MRIでは，アミロイド沈着による左右心室のびまん性壁肥厚と，間質拡大に伴う内膜下主体の遅延造影が認められる．**心房中隔肥厚**は特異度の高い所見である．

図13 心アミロイドーシス
70歳台，女性．
心不全精査目的にMRI施行．びまん性壁肥厚と内膜下中心の遅延造影，血液プールの低信号から，心アミロイドーシスが疑われ，心筋生検で確定診断された．

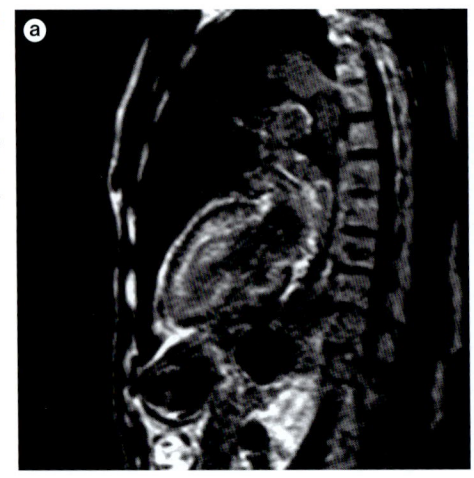

a：遅延造影MRI垂直長軸像
b：遅延造影MRI短軸像

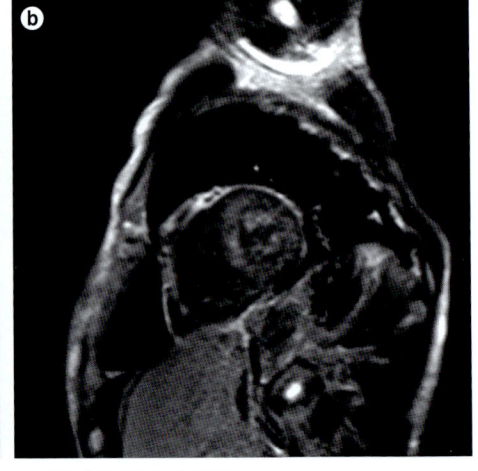

7) Maceira AM, et al : Cardiovascular magnetic resonance in cardiac ayloidosis. Circulation, 111 : 186-193, 2005.

心アミロイドーシスでは，心筋への造影剤集積が大きく，血液プールからの造影剤消失が速いことにより，造影遅延相での血液と心筋のT1緩和時間が近づき，場合によっては逆転するため，通常パターンの遅延造影MRI（心筋が無信号，血液プールが高信号）が得られないことがある（図13）[7]。

たこつぼ心筋症（takotsubo cardiomyopathy）

8) Nakamori S, et al : Prevalence and signal characteristics of late gadolinium enhancement on contrast-enhanced magnetic resonance imaging in patients with takotsubo cardiomyopathy. Circ J, 76 : 914-921, 2012.

胸痛，新たな心電図変化，壁運動異常を認め急性冠症候群を疑われるが，冠動脈病変が否定された場合に鑑別疾患に挙がる。心尖部の壁運動低下とバルーン状の拡大，そして左室中間部の過収縮により左室がたこつぼ様の形態を示すことからこの名称が付けられた。心因的，身体的ストレスが誘因となって発症し，カテコラミンの過剰分泌が原因で壁運動が生じるとされる。**black blood T2強調像において心尖部中心に浮腫を認める。遅延造影は認められないか，ごく淡い造影を認めるのみである**（図14）[8]。

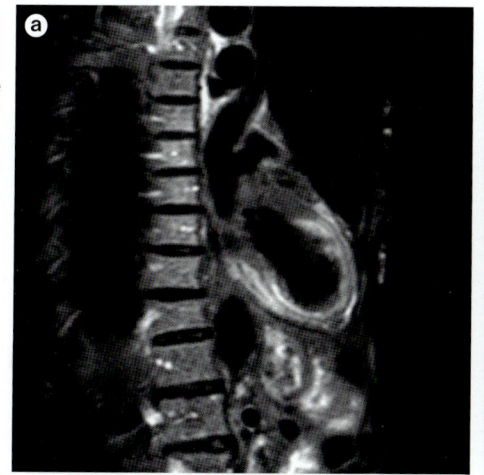

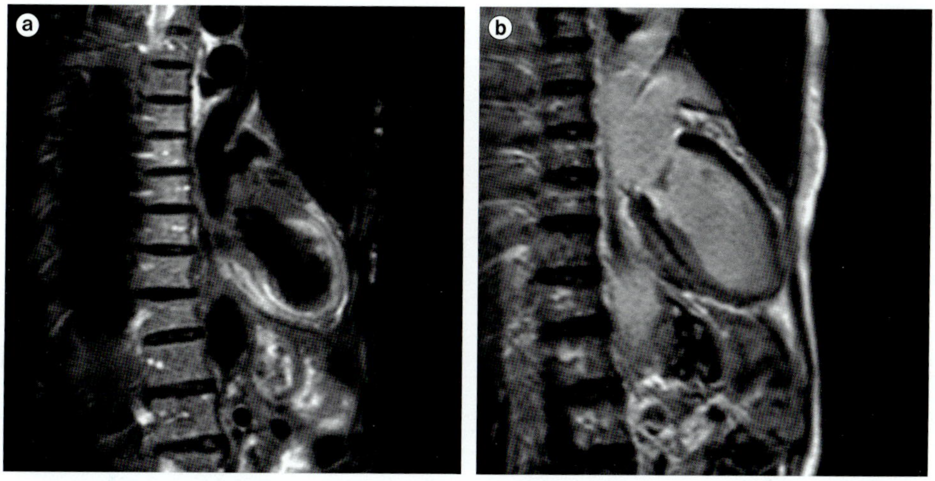

図14　たこつぼ型心筋症
70歳台，女性。
口論の後，胸痛。ACS（acute coronary syndrome）疑いで緊急カテーテル検査施行も，有意狭窄なし。T2強調像の高信号，淡い遅延造影を心尖部優位に認める。

a：black blood T2強調像　　b：遅延造影MRI

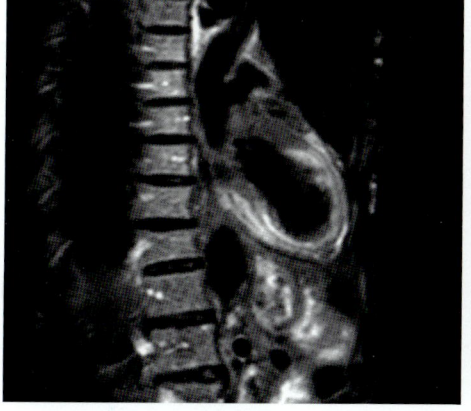

ここが勘ドコロ

心筋症のMRI診断
- 頻度の高い心筋症の遅延造影パターンを覚えておこう。
- 拡張型心筋症の中層遅延造影は予後不良のサイン。
- 冠動脈疾患の除外を忘れずに。

これは必読！
- 栗林幸夫，佐久間 肇：心臓血管疾患のMDCTとMRI. 医学書院, 2005.
- クラウス・D. クラウセン著，似鳥俊明訳：わかる！心臓画像診断の要点. メディカルサイエンスインターナショナル, 2009.

おわりに

心臓MRIの各種撮影法の読影ポイント，および疾患別の典型所見について解説した。心臓MRIは，各種心疾患の診断と診療方針の決定にクリティカルな情報を提供できる検査であるにもかかわらず，心臓検査の知識を有する放射線科医の不足や検査枠の制限のために，実際に検査を行っている施設はまだまだ少ない。多くの放射線科医が少しでも心臓MRIに興味をもち，臨床利用を進めていくことが必要である。

VI

胸部病変とPET

第6章

南本亮吾

胸部病変とPET

用語アラカルト

*1 PET
positron emission tomography（陽電子放出断層撮影）

これは必読！

1）立石宇貴秀, 井上登美夫：悪性腫瘍診断のためのPET/CTパーフェクトガイド. 中山書店, 2013, p4-21.

PETの原理と最近の機器の動向

PETの原理

PET*1は，陽電子を放出する放射性薬剤を用いる検査である。陽電子は近傍の電子と結合して消滅し，1対の消滅放射線をほぼ180°方向に放出する。PET装置（検出器）によって，この消滅放射線（511MeV）を同時計測法によって検出するのがPETの原理である。PET装置はこの原理を用いることで，体内に投与された放射性薬剤の分布や動態を画像化することが可能である[1]。

PET/CT装置（図1）

PET/CT装置とは，端的にいえばPETとCTが同時に撮影できる装置である。PETは生体の機能を画像化したものであり，これにCTによる解剖学的な情報を付与することで，より正確な診断結果を得ることができる。PETとCTを重ね合わせた画像はfusion（フュージョン）画像，もしくは融合画像とよばれている。PET/CT装置で得られるCTは，基本的にはPETの集積部位を同定するために利用されるため，一般のCT検査よりも放射線照射量をおさえて撮影することが多い。さらにPET装置は安静時呼吸下で収集を行うため，PET/CT検査でのCTは安静時呼吸下で撮影される。このため，PET/CT検査で得られるCTによる画像診断には限界がある。また，通常のCT検査では，上肢を挙上して撮影されるが，PET/CT検査では30分程度の撮影時間が必要であるため，上肢を下ろして撮影されていることが多い。このように，撮像条件が大きく異なるため，診断には通常のCTやMRIを参照することも重要である[1]。

図1 GE社製PET/CT装置（Discovery PET/CT 600）

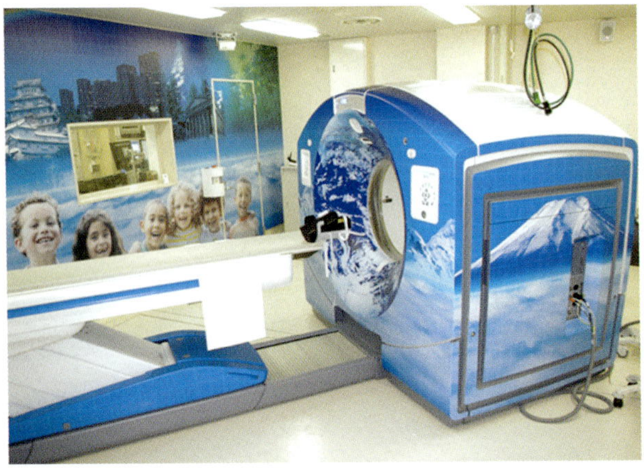

装置内にPETとCTが並列して配置されており，同一の時間帯，同一の体位でPETとCTを撮影することが可能である。本機器では，呼吸同期PET/CTも施行可能であり，特に横隔膜付近の病変の診断に役立てている。また当施設では，PET/CTと室内の内壁にカラーリングを施し，少しでも被検者がリラックスできるようにと工夫されている。

最近の撮像技術，撮像機器

time of flight(TOF)

　前述のように，PET装置は同時計測法によって検出するのが基本であった。現在は，TOF技術が開発され，これは検出器に到達した2対の消滅放射線の飛行時間差を計測し，発生点を特定するものである。この技術によってPETのコントラストが従来よりも向上した。

呼吸同期PET/CT検査

　PETは安静呼吸下で撮像(収集)するため，呼吸運動による画像の劣化が問題であった。またPET/CT装置においては，融合画像にずれが生じる。呼吸同期撮像技術はこの問題を克服し，呼吸変動の影響を最も受けやすい下肺野や上腹部の小病変も，正確に評価できるようになった。

PET/MRI(図2)

　PET/MRIは，PET装置とMRI装置を組み合わせた技術であり，一体型と分離型が存在している。PET/MRIは薬事承認を得てまもないこともあり(H24年2月)，国内での運用実績はまだ少ないが，今後需要の拡大が予想される。

　PET/MRIはPET/CTと同様に，機能情報を提供するPETにMRIによる解剖学的情報や機能的情報を融合することで，より正確かつ詳細な診断が期待できる。PET/MRIの利点としてはPET/CT装置に比べ被ばくを低減できること，軟部組織に対するコントラストが高いことなどが挙げられ，脳機能解析，心疾患，骨軟部疾患，骨盤内疾患における診断能の向上が期待されている。

図2　SIEMENS社製 PET/MRI装置(Biograph mMR)

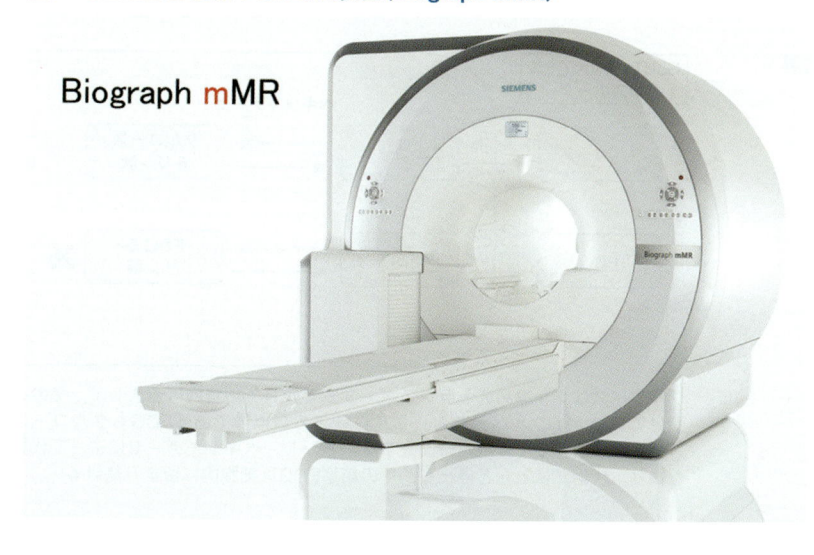

FDG（フルオロデオキシグルコース）

　PETは，使用する放射性薬剤によりさまざまな疾患の画像化に応用されているが，現在行われているPET検査は，糖代謝を画像化するFDGを用いたものが大部分である。悪性腫瘍細胞では糖代謝が亢進した状態にある。FDGはブドウ糖の類似体であり，生体内にFDGを投与すると，細胞膜にあるグルコーストランスポーターを介して細胞内に取り込まれる。グルコースは細胞内で代謝，分解されるが，FDGはヘキソキナーゼによってリン酸化されFDG-6-リン酸に変化した後はほとんど代謝を受けず細胞内に留まる（**図3**）[1]。

　FDGの製造には，サイクロトロンが必要であるが，現在，FDGは製薬会社から供給（デリバリー）してもらうことも可能であり，サイクロトロンを保有しない施設でも，PET装置もしくはPET/CT装置と，それに関連する諸条件が整っていれば，法的な手続きを踏んだうえで検査を施行することは可能である。ただし，FDGに用いられるポジトロン核種である^{18}Fの半減期は約110分と短いことから，デリバリー可能な施設は限られる（供給工場から3時間以内）[2]。

　FDGを用いたPET検査は，早期胃癌を除く全悪性腫瘍（病期診断，再発，転移診断），てんかん，心疾患（虚血性心疾患，心サルコイドーシス）に対して保険適用が認められている。早期胃癌を除く全悪性腫瘍に対しては，X検査やMRIなどの画像検査や，血液や超音波などのその他検査などで，「診断」，「転移」，「再発」の診断が確定できない場合，またはすでに診断されている場合に限定して保険適用が認められている（病期診断，再発診断，転移診断のみ）。

　また以下のような場合は保険適用外，もしくは条件付きの保険適用とされているので留意されたい。
①悪性腫瘍か良性腫瘍の鑑別のためのPET検査
②同月に，同病名による複数回のPET検査
③同月に，ガリウムシンチグラフィを行った場合（PET検査といずれか主たるもののみ算定可能）
④同月にCT検査がPET/CT検査に先行して行われている場合（PETのみ算定となる）

[2] 日本メジフィジックス：デリバリーPETの基礎と臨床. 2013, p4-14.

図3　FDGの代謝

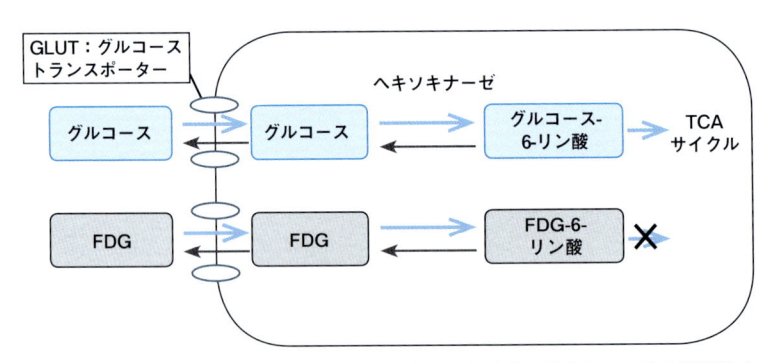

グルコースはグルコーストランスポーターを介して細胞内に流入して，その後代謝を受けてTCAサイクルへと進む。グルコースの類似体であるFDGもグルコーストランスポーターを介して細胞内に流入する。しかし，ヘキソキナーゼによって代謝を受けた後は，代謝がほとんど停止し，その結果FDGは細胞内に留まり続ける。

⑤治療効果判定を目的とするPET検査（ただし悪性リンパ腫の治療効果判定のために行った場合については，転移・再発の診断の目的に該当する）

FDG-PET/CT検査のピットフォール

　FDGを利用したPET検査は一般的に，4～6時間程度の絶食後にFDGを注射し，投与約60分後から約30分程度の撮影で終了する検査であり，全身を一度にスクリーニングすることが可能である。PET検査によって得られる画像は機能画像（FDGでは糖代謝）である。FDGは，脳，心臓，腎臓，膀胱などに生理的に集積するため（**図4**），読影時一般的な生理的集積がどのような分布をするかを熟知しておく必要がある（**表1**）。この生理的なFDG集積に，真の病変が埋没する可能性があり，これはFDGを利用したPET検査では脳腫瘍，腎癌，尿管癌，膀胱癌などの評価が難しいといわれる由縁である。

　悪性であっても，境界病変や高分化癌のように**悪性度が低く，癌の特徴が十分発現していない場合は，病変の認識が困難**となることがある。また一部の良性腫瘍や炎症にはFDG集積が認められるため，診断には形態的な評価も重要な要素である。PET/CT検査は，既存のSPECT[*2]検査と比較して格段に解像度が向上し，解剖学的情報の付与によって診断能は大きく向上したが，それをもってしても10mm未満の病変は評価困難な場合が多いとされている[3)]。

　また，被検者の身体的な状態がPETに大きく影響を与える可能性がある。**FDG-PET検査は検査前4～6時間の絶食が必須**であり，絶食が不十分な場合や糖が含まれるもの（糖分を含む飲料水，ブドウ糖を含む点滴）の摂取直後では，FDGの動態は大きく変動する。仮に，食後2時間程度で血糖値が落ち着いていても，体内におけるインスリン分泌はまだ豊富であり，FDGの集積に大きな影響を与える。糖尿病患者は，その程度にもよるがFDGの腫瘍集積が低下し，バックグランド集積が増加するために検出能が低下することがある。理想的には検査直前（FDG投与直前）の血糖値は150mg/dLが望ま

用語アラカルト

＊2 SPECT
single photon emission computed tomography
（単光子放射線コンピュータ断層撮影）

これは必読！

3）陣之内正史，ほか：FDG-PETマニュアル 検査と読影のこつ．インナービジョン，2004, p17-63.

図4　FDG-PET正常像
MIP像
FDGは脳，心臓に生理的に集積する。また腎臓ではグルコースと異なり再吸収されないため，尿とともに排泄される（腎臓，尿管，膀胱への生理的集積）。糖新生に関与する肝臓には軽度のFDGの生理的集積が認められ，その他，唾液腺や扁桃，脾臓，腸管にも生理的集積が認められることがある。

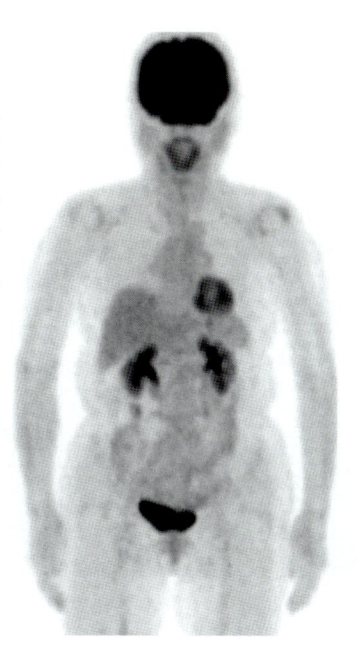

表1　FDGの生理的集積が認められる部位

領域	部位
頭頸部	脳＊，外眼筋＊，上咽頭＊，扁桃＊，唾液腺，喉頭
胸部	血管，心筋＊，胸腺，乳房（乳頭と乳腺，授乳期），褐色脂肪織（寒冷下など）
腹部，骨盤	肝臓，脾臓，腎臓＊，尿（尿管，膀胱，尿道）＊，腸管＊，生理子宮（子宮内膜）＊，卵巣＊
四肢など	血管，筋肉，骨髄

＊は比較的高い集積が認められる部位。　　（文献4より改変引用）

これは必読！

4）米倉義晴, 窪田和雄, ほか：臨床医とコメディカルのための最新クリニカルPET. 鍬谷書店, 2010, p69-72.

しいが，血糖コントロールを行う時間的猶予がない場合などは，臨床的な有用性を十分検討したうえで検査を施行することもある．その他，**運動による横紋筋における糖代謝亢進，食後の高血糖状態，インスリンの使用**（筋肉や軟部組織へのFDG集積亢進する）はFDGを用いたPET検査に影響を与える．その他，手術部（切開部など），生検部，内視鏡検査（消化管），骨折部にはFDGの集積が認められることがあり，ステント，人工関節，ペースメーカーなどはアーチファクトの原因となることがあるため，検査前の問診や検査依頼前の十分な患者状態の確認が必要である[3,4]．

FDG集積の半定量的評価（SUV[*3]）

用語アラカルト

*3 SUV
standardized uptake value

*4 MIP
maximum intensity projection（最大値投影法）

　放射性薬剤が集まることを一般的には「集積」と表現する．PET検査の場合，この集積を体重により正規化し，半定量的な値として示したのがSUV値である[3]．つまり，SUV値が高いということは，PET薬剤が多く集まっていることを意味する．しかし，このSUV値は撮影条件や撮影機器，被検者，観察者の状態の影響を受けるため，（極端な差はないとは思われるが）撮像施設ごと，撮像機器ごとに異なる値を示す．SUVに絶対値は存在しないが，（経験症例を基にして）自施設や依頼施設における大まかなSUV値の指標を把握しておくことは，診断を行ううえで大きな補助となる．また，PETの読影では視覚的な評価も非常に重要となり，例えばMIP[*4]像における肝臓や脳のFDG集積は，画像上は比較的個人差が少ない臓器と考えられ，集積度の指標として利用することが可能である[1]．ただし，視覚的な評価は，fusion画像の色合いなどに影響を受ける可能性もあるため，十分な観察と条件設定が必要である（**図5**）．

図5　さまざまな画像条件下での縦隔リンパ節転移の描出

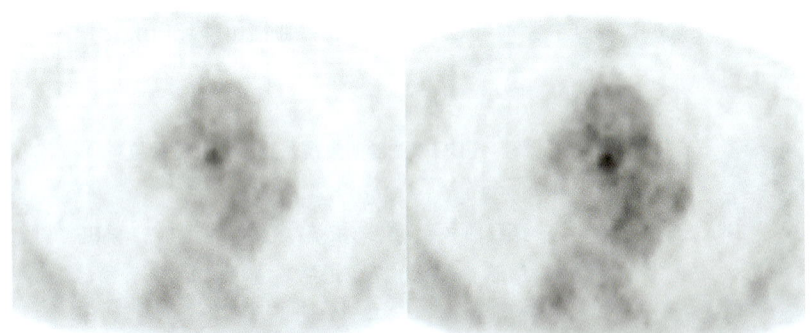

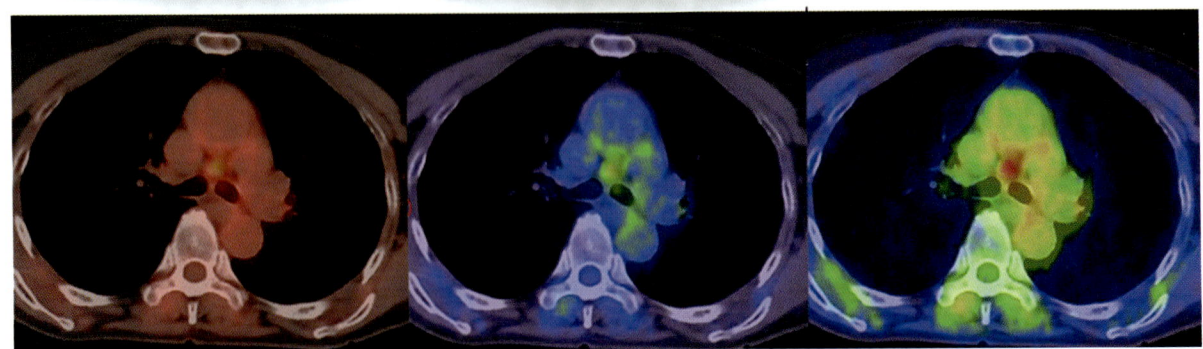

PETは，濃淡の程度やfusion画像の色調によって，視覚的な印象が変化する．基準となる臓器との比較やSUVなどの半定量値などを含めて診断を進める必要がある．

胸部病変に対するPETの適応

『肺がん診断ガイドライン』(2012年)[5]では，FDG-PETに関して以下のように記載されている。「胸部X線CTで検出可能な肺悪性結節のPET/CTによる検出感度は約70%であり，直径10mm未満や低い組織学的gradeの肺悪性結節はPET/CTで偽陰性を呈しやすいことが示されている。また，PET/CTでは非腫瘍性疾患でも偽陽性を呈することが広く知られている。一方，肺結節の良悪性鑑別に対するPET/CTの正診率は，メタアナリシスの結果，有意差はないものの，PET/CTが胸部X線CTよりも優れる傾向性が認められた。従って，PET/CTは肺癌検出の目的ではなく，肺癌の質的診断の補助として行うよう勧められる」

10mm以上の肺結節性病変の良・悪性診断に関しては，FDG-PETは感度96%，特異度74%を示している。しかしながら，FDGは炎症にも集積が認められるため，肺炎，肺結核，非結核性抗酸菌症，真菌症，サルコイドーシス，塵肺などの活動性炎症に対して偽陽性を示す(図6)。

またFDG集積は腫瘍径，細胞密度，組織型，分化度に影響を受けるため，10mm以下の病変や高分化腺癌，lepidic predominant adenocarcinoma(LPA：以前はBAC：bronchioloalveolar carcinoma)，カルチノイドでは偽陰性を示す傾向にある(図7, 8)[6,7]。つまりFDG集積の高低のみで良・悪性の診断をすることは難しく，より高い診断能を求めるには，胸部CTにおける肺結節の形態的評価も併せて評価することが重要になる。

5) 日本肺癌学会：肺癌診療ガイドライン(最新版) http://www.haigan.gr.jp/modules/guideline/index.php?content_id=3

6) 村上康二：PET-CT画像診断マニュアル. 中外医学社, 2008, p110-p126.

7) 小須田 茂：放射線医学 核医学・PET・SPECT. 金芳堂, 2012, p31-45.

図6 結核腫
左上葉の粗大な石灰化を伴った腫瘤に対して，FDGの高集積が認められる。精査の結果，結核腫と診断された。

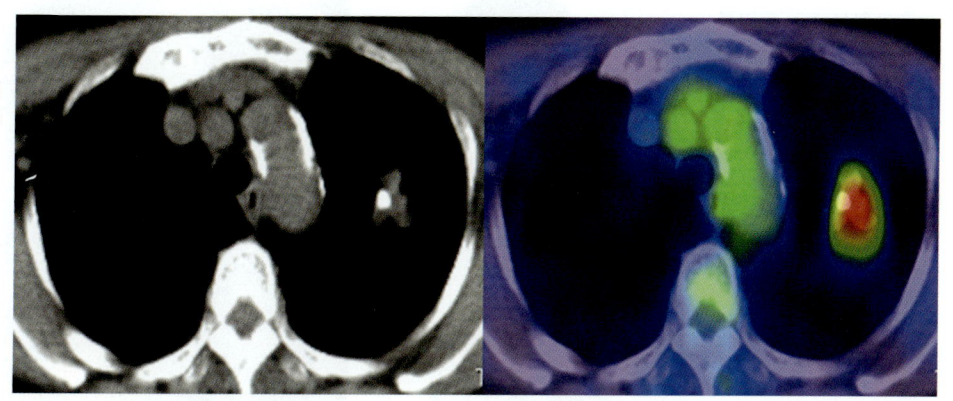

図7 早期肺腺癌

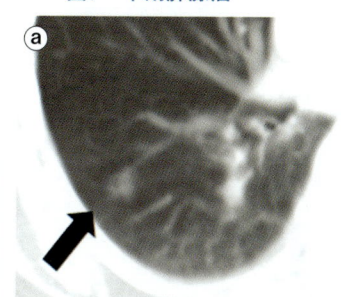

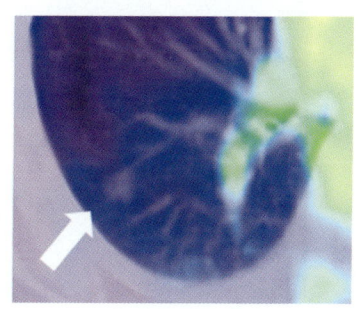

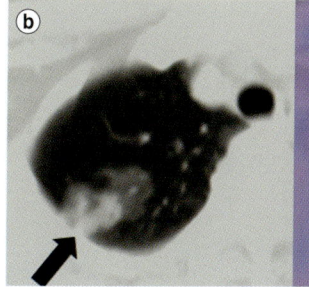

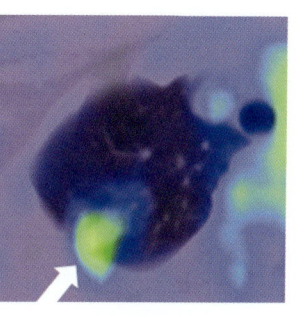

a：GGO type，b：mixed type

a, bはともに病理学的に肺腺癌と診断された例である。すりガラス陰影が主体であるGGO typeはFDG集積がほとんど認められていない(a)。一方，mix typeでは細胞密度の高い充実部に集積が認められているが，周辺のすりガラス陰影を示す領域では集積が非常に低い(b)。

肺癌の病期診断

T因子

　腫瘍の正確な大きさや局所浸潤の評価は，空間分解能に勝るCTがより信頼される。バックグラウンドである肺野ではFDG集積が低いため，対象病変に対するFDG集積の評価は容易である。また，FDG-PETは悪性胸水や胸膜播種の診断に貢献する場合もある（figure 8, 9）。

図8　胸膜播腫
左側胸膜は肥厚し，それに一致してFDGの高集積が認められる。胸膜播腫の所見である（原発は肺腺癌）。

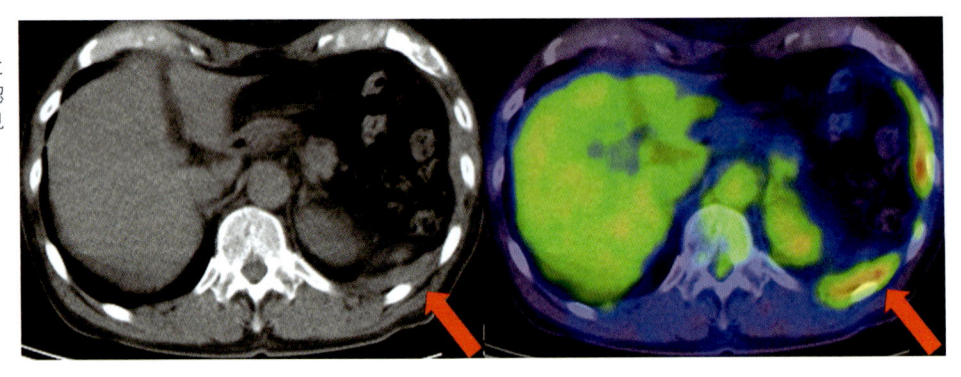

図9　胸膜播種，悪性胸水
左肺尖部において胸膜に沿ったFDG集積が認められる。また左側には胸水の貯留が認められ，FDG集積を伴う。胸膜播種，悪性胸水の所見である（原発は肺腺癌）。

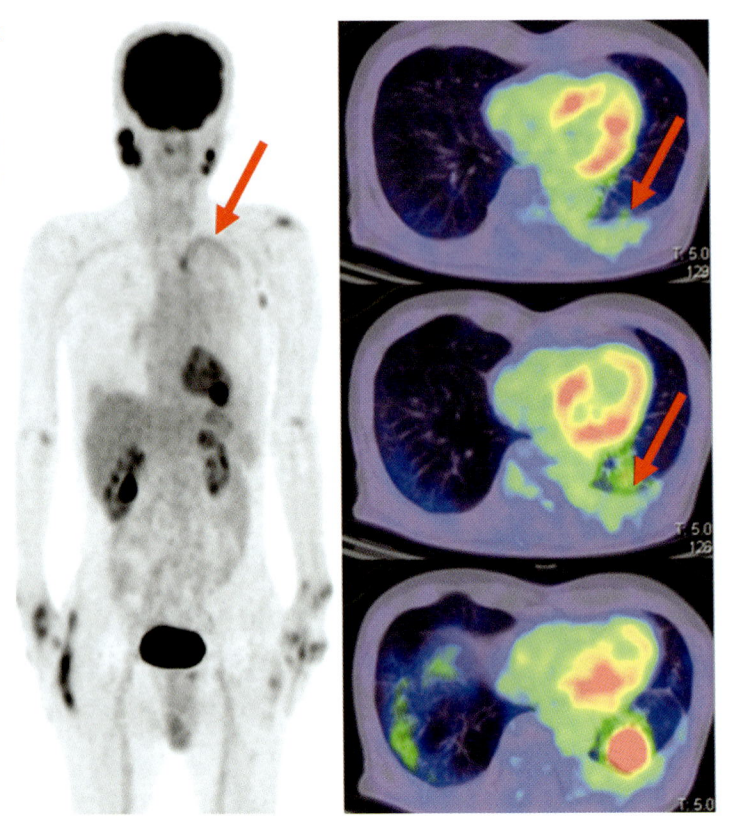

一方で，肺内転移に関しては，原発巣同様に小さな病変の検出は困難となる[6]。肺癌におけるFDGの集積は，その**集積が高いほど，浸潤や転移を生ずる可能性が高い**。FDGの取り込みが低い例は，手術後の5年生存率が88％であったが，高い例は17％と非常に低い結果であった。肺腺癌へのFDGの集積は低分化になるほど高くなるが，扁平上皮癌では分化度によらずFDGは高集積を示す[7]。肺癌におけるFDG集積は細胞密度などさまざまな影響を受けるものの，肺癌の性状や予後を推測することに貢献する。

N因子（図10，11）

縦隔リンパ節転移の診断能に関しては，PETがCTよりも優れているとされている（N2診断：PET感度85％，特異度90％，CT感度61％，特異度79％）。また1cm以下のリンパ節に対しても高い感度を示すことがいわれている。このため『肺がん診断ガイドライン』（2005年）では，FDG-PET検査におけるN因子診断は以下のように記載されている。「臨床病期Ⅲ期と考えられる症例で，縦隔リンパ節評価には勧められる。ただし，縦隔リンパ節転移の確実な診断には縦隔鏡生検など組織学的な証明が必要となり，FDG-PETの結果で代用することはできない」[8]。これは，非腫瘍性リンパ節腫大に対しては偽陽性となることがあり（図12），また微小な転移の検出には限界があるためで

8）日本肺癌学会編：EBMの手法による肺癌診療ガイドライン2005年版．日本肺癌学会，2006, p1-22.

図10　縦隔内リンパ節転移
下気管傍リンパ節（#4），大動脈弓下リンパ節（#5）に限局性のFDG集積が認められる，リンパ節転移の症例である。

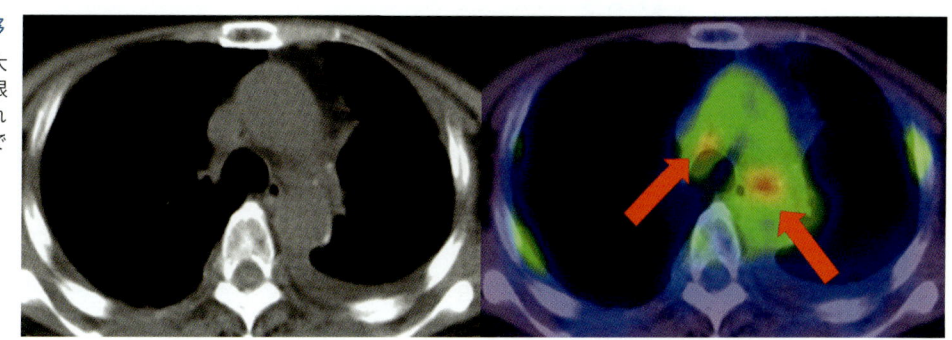

図11　反回神経麻痺
大動脈弓下にFDG集積を伴った腫大リンパ節が認められ，転移性リンパ節の所見である。この患者は嗄声を生じており，左声帯へのFDG集積が対側よりも低下している。左反回神経麻痺による嗄声であり，FDGの集積の差によっても評価ができる場合がある。

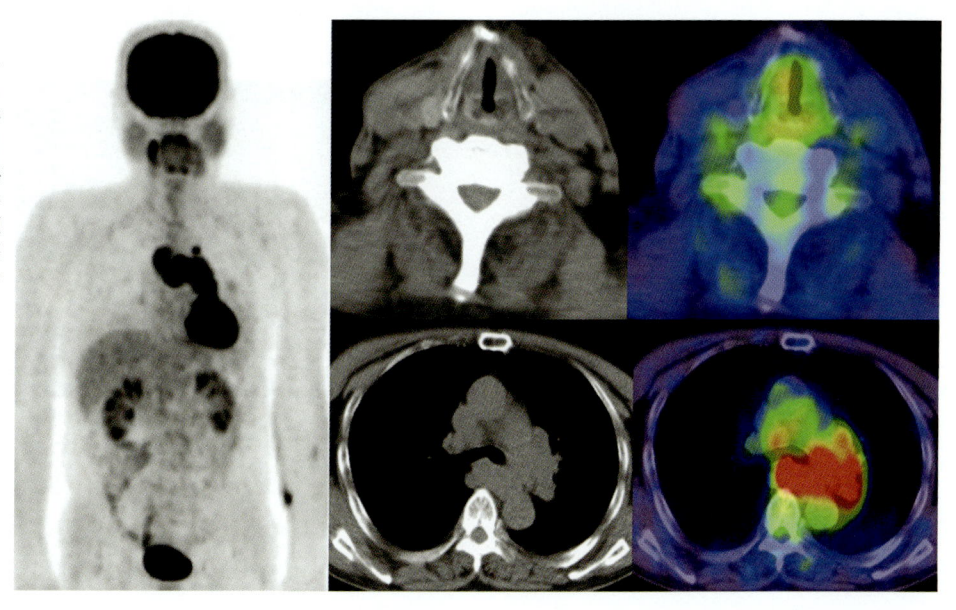

図12 肺門部のFDG集積
リンパ節転移以外でも肺門部にFDG集積が認められることがある。これは炎症や炎症性疾患の既往，喫煙歴がある場合に認められることがある。

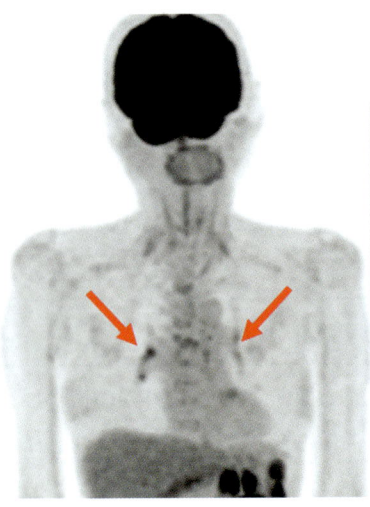

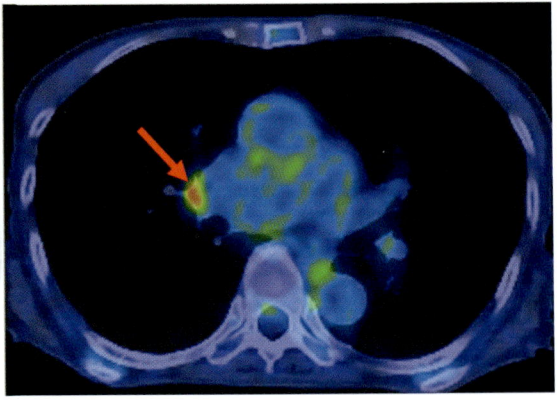

ある。さらに『肺がん診断ガイドライン』(2005年)では，以下のように記載されている。「また臨床病期Ⅰ期と考えられる末梢型肺癌，および遠隔転移の症状の明らかな臨床病期Ⅳ期と考えられる症例などではFDG-PETを加える意味はない」[8]。

M因子

PETは全身を一度にスクリーニングできるため，遠隔転移の検出能に優れている。肺癌の転移巣としてよく認められるのは骨，脳，副腎，肝臓であるが，このなかで，脳実質には通常生理的な高集積が認められるため，造影MRI検査での評価が推奨される。骨転移では，溶骨性転移に対するFDGの検出能は骨シンチグラフィよりも勝るとされている(図13)。また，副腎転移に関してもFDG-PETは高い感度と特異度を示すが(図14)，偽陽性を示す例もあり形態などを含めた総合的な診断が必要である(図15)。遠隔転移の検出によって，病期と治療法が変更される場合がある[5,8]。

図13 仙骨骨転移へのFDG集積
仙骨右側の骨吸収像に一致してFDG集積が認められる。骨転移の所見である。

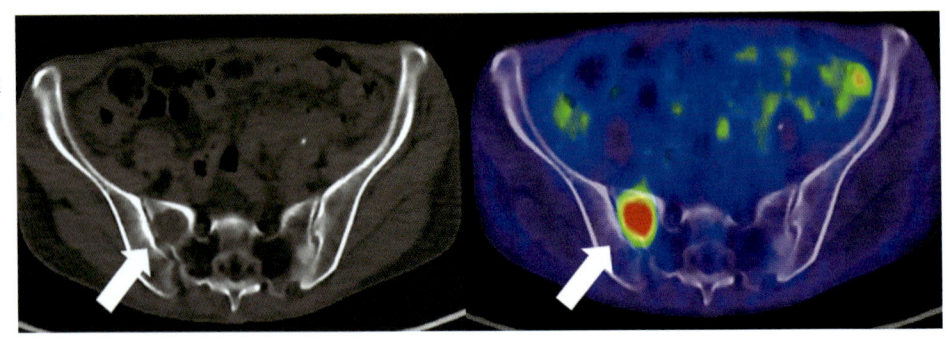

図14 右副腎転移
腫大した右副腎にFDG集積の亢進が認められ，副腎転移の所見である。

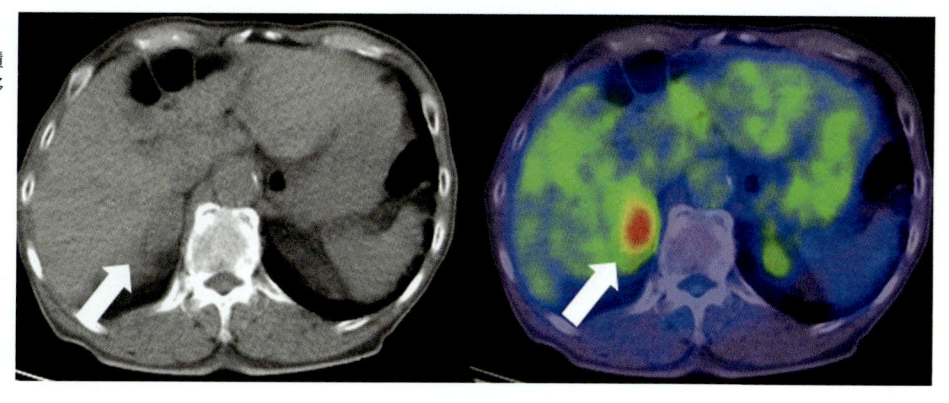

図15 副腎のピットフォール
形態的な変化がないにもかかわらず，両側の副腎にFDG集積が認められることがある。これは，偽陽性所見であり，ストレスなどの外的要因によって生じるといわれている。

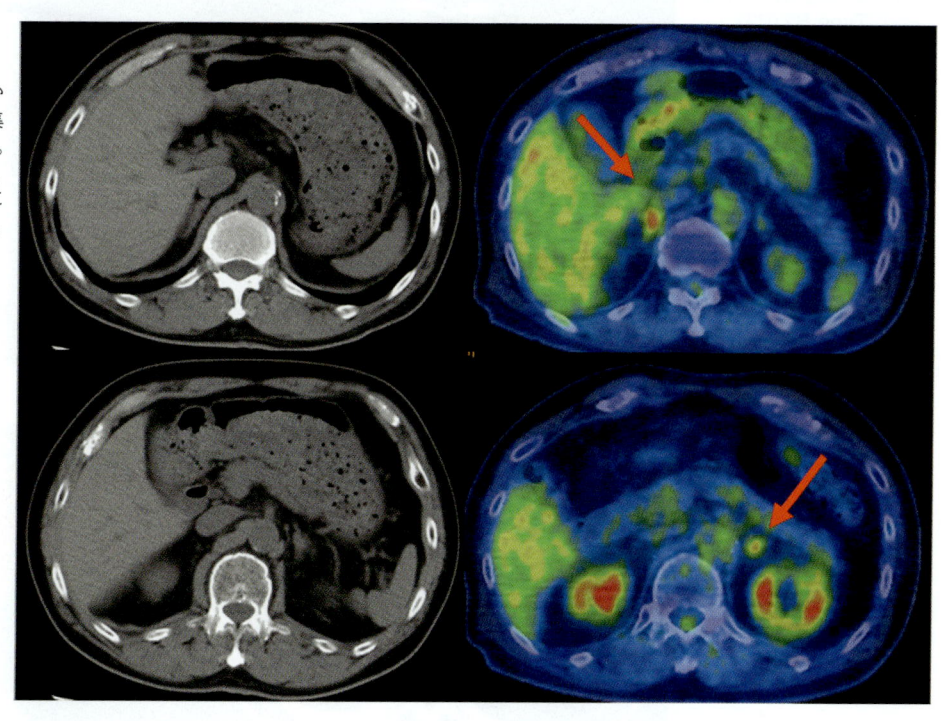

肺癌以外へのFDG-PET/CTの応用

縦隔腫瘍

　縦隔腫瘍は良性から悪性まで種々存在するが，FDG-PETは良・悪性の鑑別に優れている。悪性リンパ腫や胚細胞腫瘍，胸腺癌ではFDGは高集積を示し（**図16**），奇形腫や気管支原生囊胞や心膜囊胞では集積は低い。胸腺腫でも高集積を示すことがあるが，集積が高い場合は高リスク（WHO分類でB2以上）の場合が多く，悪性度を反映するとされる（**図17，18**）。また神経原生腫瘍はFDG集積が亢進する場合が多い。小児では，胸腺に生理的な集積が認められ，化学療法後に反応性に集積が亢進する場合もあり，留意しておくべき事項である。FDG-PETは縦隔腫瘍の鑑別だけでなく，遠隔転移の検出にも有用である[9]。

図16　胚細胞腫瘍（セミノーマ）

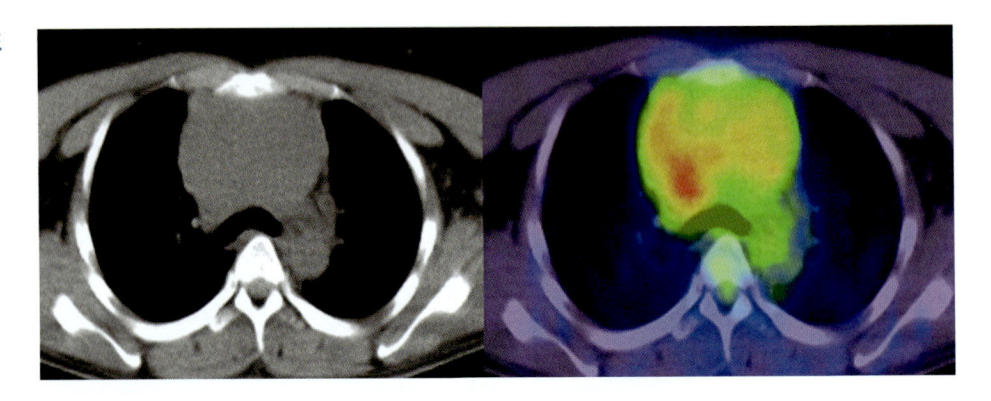

図17　胸腺腫（WHO分類 Type B2/B3）

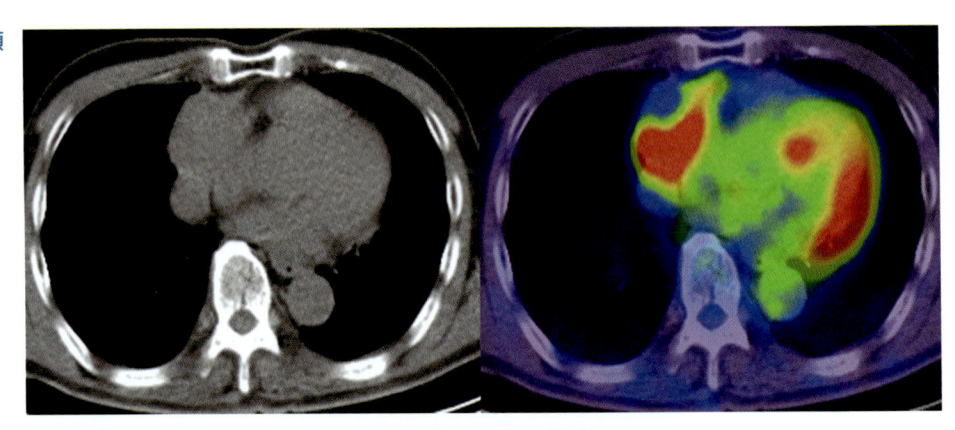

図18　胸腺癌

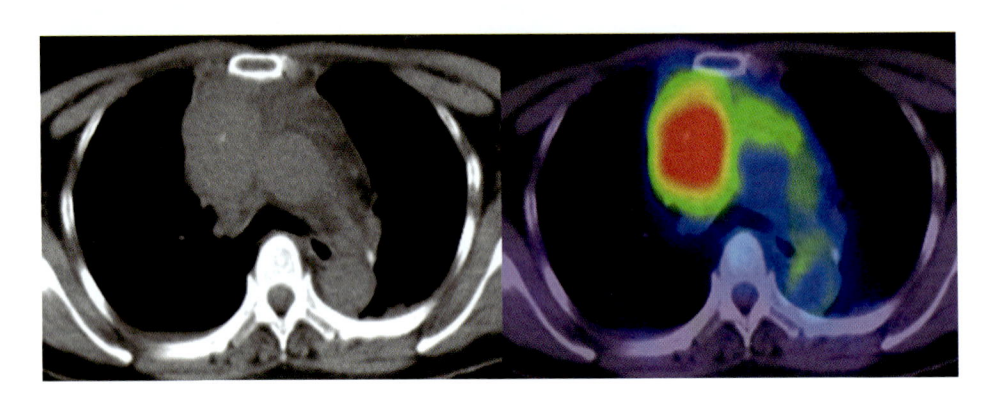

悪性中皮腫（図19）

　『悪性中皮腫診療ガイドライン』では，胸膜中皮腫の質的診断として，CT，MRI，PET，およびこれらの画像の経時的な比較などの方法を単独ないし組み合わせて用いることが勧められている。FDG-PETに関しては，胸膜悪性中皮腫の質的診断や進展範囲の診断に優れる，とする報告が多いこと，特に全身を一度に撮影できるため，遠隔転移の評価に優れるとの報告がある。

　またPETとCTの融合画像がCT単独による画像に比べて，縦隔リンパ節や遠隔臓器への転移を診断することに関して有用とされる。FDG-PETで高いSUV値を示す悪性中皮腫は予後が悪いとする，FDG集積画像を用いた予後予測の報告もある。PETは悪性胸膜中皮腫の質的診断や病変の進展範囲診断のために勧められる[9]。

9）伊藤和夫：F-18FDG PET/CT検査必携．メディカルレビュー社，2012，p136-146．

図19 悪性胸膜中皮腫
肥厚した胸膜に沿って一層のFDG集積の亢進が認められる。

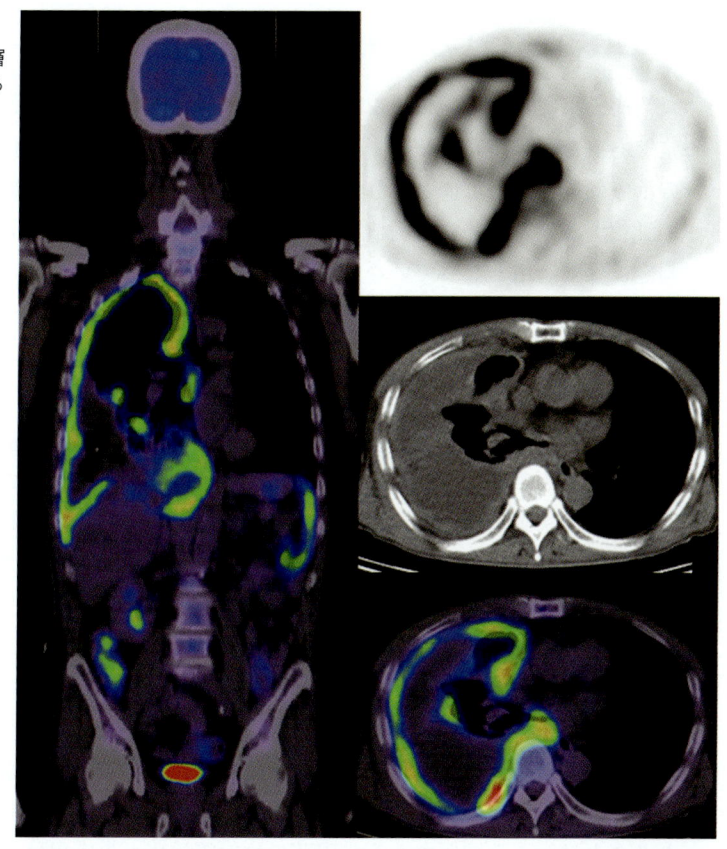

胸部病変に対するPETの有用性

再発診断（図20）

　肺癌の根治的切除術後では，I期であっても20％程度の再発の可能性があるとされる。一般的には，定期的なCT検査による経過観察が行われるが，術後では正常構造が変化していることも多く，判断が難しい場合がある。このような場合，FDG集積により局所再発と術後瘢痕の鑑別が可能である。また，形態的な変化に先んじて，代謝変化が生じることを考えると，PET検査は早期に再発病巣を検知できる可能性がある。治療後の再発診断に関してPETはCTやMRIよりも優れているとされる（感度93％，特異度89％）[7,9]。しかし，PETで経過を観察する場合の観察期間に関しては，いまだ明確なものはなく，今後の課題と考えられる。

図20　放射線治療後の肺癌再発
右肺のconsolidationに対してFDG集積を認め，再発の所見である。この背側の内側には放射線治療後の変化である線維性変化が認められているが，この領域におけるFDG集積は低い。

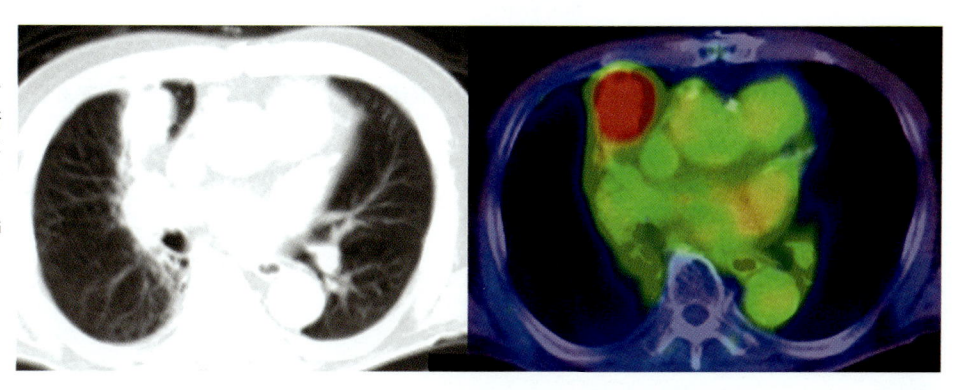

FDG-PETによる治療効果判定

　治療効果判定は，従来から『RECISTガイドライン』を基本とした形態変化による判定であったが，FDG-PETによる治療後の代謝変化は形態変化に先んじるため，早期の治療効果判定が可能とされている。しかし，化学療法や放射線治療後に行う適切なPET検査時期は，まだ検討課題である。前述のように，FDG-PETを用いた治療効果判定は保険適用となっていないが（悪性リンパ腫を除く），有用性に関する報告は非常に多い[6]。治療効果判定に対するFDG-PETの保険適用の拡大が今後望まれる。

放射線治療への応用

　放射線照射計画は，CTによる病変の形態を基に判断がなされている。しかし，呼吸や体位の変動によりCTとPETの間で対象病変の位置が解離することは少なくない。PETを用いた放射線照射計画は，CTで判断できない病変や無駄な照射部位を減らすことが目的である。PET/CTを治療計画のtarget volumeの決定に用いる利点は，
　①PETで新たな遠隔転移や局所浸潤が同定されることで，より適切な治療方針を立てることができること
　②計画者間でのtarget volumeの差が少ないこと
が挙げられる。また理論的には，より活動性が高い部位に治療を集中することが可能である。しかし，肺は動きのアーチファクトが大きく，病変により過大，過小評価されることは大きな問題である。PETの放射線治療への応用は，FDGのみでなく低酸素イメージング（F-MISOなど）に関しても研究が進んでおり，放射線治療を行ううえで，より特異性の高い情報をもたらす可能性がある[10]。

10）佐々木良平：PET診断と放射線治療．PETジャーナル，10：13-15, 2010．

ここが勘ドコロ

- 肺癌に対するFDG-PET検査の保険適用は，病期診断，再発診断，転移診断のみに限られている。
- FDG-PET検査は検査前4〜6時間の絶食が必須である。
- FDGでよく見られる生理的集積部位を把握することが重要である。
- FDGは肺癌に集積するが，一般的に早期腺癌（旧BAC type）への集積は乏しい。
- FDGは良性の肺病変に集積することもあり，形態なども含めた総合的な判断が必要である。
- FDG-PET検査は，リンパ節転移の検出，遠隔転移の検出に有用である。
- 肺癌以外に，胸膜病変や縦隔腫瘍の診断にも有用である。

VII

画像診断に役立つ検査データ解釈の基本
―ややこしい陰影を読む手助けとして―

第7章

画像診断に役立つ検査データ解釈の基本
―ややこしい陰影を読む手助けとして―

これは必読！
- 長尾大志：レジデントのための やさしイイ呼吸器教室－ベストティーチャーに教わる全27章．日本医事新報社，2013．
- 長尾大志：びまん性肺疾患の臨床－放射線科医が知っておくべき基本事項－．臨床画像，27：402-411, 2011．

本稿では，基礎的なものから新しい項目まで，臨床データとしてよく目にする検査データの解説を行った．検査の項目によっては系の違いによって，正常範囲が異なるケースがしばしばあるため，本稿では検査値の正常範囲を記載することよりも，検査値のもつ意味，正常範囲を逸脱することの意味に力点を置いて解説した．

感染症関連項目

白血球数（white blood cell ; WBC）

白血球数はWBCで表される．白血球は外敵を退治するもので，代表的なものは化膿菌を貪食，殺菌する好中球である．多くの細菌感染症では好中球が増加するが，急性期に多くの好中球が駆り出される状況下では，成熟しきっていない幼若な好中球（桿状核球など）が多数動員される（＝核の左方移動が起こる）．

正常範囲はおおよそ3,000〜9,000（各施設の正常範囲を必ず参照すること）．どの程度の値が「高値」なのか，カットオフ値の設定は難しいが，10,000をカットオフ値としている研究が多く，例えば市中肺炎で原因菌が非定型病原体か細菌かを鑑別する指標には10,000が使われている．

ここが勘ドコロ

注意点としては，以下のような事項が挙げられる
- 喫煙でWBCが上昇するため，そもそも喫煙者は平常時のWBCが比較的高値であることが多い．
- WBCは細菌性感染症のときに上昇しやすく，ウイルス感染症や非定型病原体による感染症ではそれほど高値とならないことが多い．
- 悪性腫瘍や自己免疫疾患などの存在でもWBCは上昇する．
- 全身に症状の出るような広範なアレルギー性疾患の場合は好酸球が増える．
- 重症感染症のときには，動員された好中球が病変部で使い果たされて産生が間に合わず，WBCはかえって低値となり，全身状態が復活したころに増えてくる．すなわち，病勢がよくなっているのにWBCが上昇することも経験される．
- 癌化学療法中など，骨髄機能が低下している場合には，細菌感染症があってもWBCが増加しないこともある．

C反応性蛋白(C-reactive protein；CRP)

　CRPというのは，炎症反応が起こった結果，血中に出てくる蛋白質のことであり，炎症が起こると上昇する。一般的に，ある程度の規模の**細菌感染症のときには，10〜12以上**になることが多いが，炎症と完全にリンクしているというわけではなく，いくつか注意しておくべき事項がある。

- ①**低栄養，肝障害では炎症が生じてもCRPが上昇しない**：蛋白質の材料となるアルブミンなどが少なくなるような低栄養状態では，そもそも材料が少ないためCRPが産生されない。また，ほとんどが肝臓で合成されるので，肝障害が著しいと産生されにくくなる。
- ②**いったんCRPが上昇すると，炎症の回復よりも1〜2日遅れて低下する**：血中半減期は19時間程度といわれており，炎症が鎮静化してもしばらくは血中に存在する。
- ③**腎障害があると，炎症が回復してもなかなか低下しない**：CRPは腎から排泄されるので，腎障害があるとなかなか出て行かず，「CRPが低下しない＝よくならないな〜」と判断を誤ることになる。
- ④**トシリズマブ*1投与，ステロイド投与下などではCRPが上昇しにくい**：いずれも免疫反応自体を低下させてしまう薬なので，CRPというより，炎症反応自体が抑制される。そのため，肺炎を起こしているのに熱も出ず，血液データにも動きがない，ということがある。

> **用語アラカルト**
>
> *1 トシリズマブ
> 抗IL-6受容体モノクローナル抗体で，IL-6(後述；p.508参照)の作用を抑制する生物学的製剤である。関節リウマチなどに用いられる。

プロカルシトニン(procalcitonin；PCT)

　プロカルシトニン(＝カルシトニン：Caバランスを取るためのペプチドホルモン)の前駆体であり，炎症が起こったときに，身体中のすべての臓器が産生するものである。PCTは，全身に及ぶ重篤な感染症で上昇するものであり，**細菌性感染症，特に菌血症の診断に有用**である。

　炎症が起こってからの反応時間，立ち上がりやピークになるのがCRPよりも速いため，前項で述べたCRPに比べてタイムラグが少ない点がメリットであるが，感度，特異度の点で，あらゆる感染症でCRPを明らかに上回るものではない。

PCTは立ち上がりが2〜4時間，ピークが8〜24時間後。
CRPは立ち上がりが4〜6時間，ピークが36〜50時間後。

PCTカットオフ値としての一応の目安
　　＞0.5：細菌感染あり
　　＞2　：重症
　　＞10 ：かなり重篤

503

> **用語アラカルト**
>
> ***2 QuantiFERON®・T-SPOT®**
>
> いずれも商品名であり，一般名はIGRAsである。先に普及したQFTが頻用されているが，最近T-SPOT®も使われつつあるため，本稿では一般名をIGRAsで統一し，各々の商品に言及するときには商品名で記載することとする。

QFT[クォンティフェロン(QuantiFERON®)]・ティースポット(T-SPOT®)*2

結核菌が体内にいる，すなわち感染していて細胞性免疫が成立していると，結核菌の抗原である蛋白を患者の血液に加えたときに，血液中のTh1リンパ球が抗原を認識してIFN-γを産生する。インターフェロンガンマ放出試験(interferon gamma release assays：IGRAs)は，その産生されたIFN-γの量を測定する検査法である。

これまで結核感染の指標に用いられていたツベルクリン反応(ツ反)は，過去に接種されたBCGで陽性になるなど，特異度の点で問題があった。一方，IGRAsで用いる抗原は主にヒト型結核菌のみに存在するものであり，過去に接種されたBCGなど，ヒト型結核菌以外の抗原にあまり影響されないため，**ツ反よりも正確な感染の判定が可能**となった。

原理的にはいずれの検査も同等であるが，先に広く施行されるようになったQFTでは，結核菌特異抗原蛋白(ESAT-6，CFP-10，TB7.7)を採取した患者の血液に添加し，リンパ球を刺激して産生されたIFN-γの量を測定する。それに対し，2012年からわが国で使用されるようになったT-SPOT®は，ESAT-6，CFP-10の2種類を使用し，IFN-γを放出した細胞の数を測定している，いわば半定量法である点が異なる。

そもそも，QFTとT-SPOT®を正面から比較した試験はないため，現段階で感度，特異度などに優劣はつけがたいが，採血の本数がT-SPOT®では少ない，専用の採血管が不要，採血から測定までの時間が長くてもよいなど，T-SPOT®のほうが簡便な印象である。

QFT値の具体的な判定基準

- 陽性(結核感染が疑われる)：≧0.35 IU/mL
- 陰性(結核感染がないと考えられる)：<0.1 IU/mL
- 判定保留：0.1〜0.35 IU/mL
- 判定不可：<0.35 IU/mL，かつ陽性コントロールの測定値<0.5 IU/mL

問題は判定基準にある"判定保留"で，これはQFTだけでは決められない。病歴や状況から感染リスクを考慮し，総合的に判定するということである。例えば，ある集団でQFT検査を行い，陽性率が高い場合には，判定保留であっても「感染あり」として扱う，とされている。

また，QFT値が低値であっても，陽性コントロールの測定値も低い(<0.5 IU/mL)ときは，細胞性免疫そのものが低下していることが考えられるため，判定を行わない。

T-SPOT®は，ESAT-6を添加した検体(A)，CFP-10を添加したもの(B)の発色数と陰性コントロールの発色数との差を求めて評価する。

T-SPOTの具体的な判定基準

- 陽性(結核感染が疑われる)：A，B両方，またはどちらか片方のSPOT数が6個以上
- 陰性(結核感染がないと考えられる)：A，Bいずれも5個以下
- 判定保留：A，B両方とも5〜7個である場合

> **ここが 勘 ドコロ**
> - あくまでIGRAsは，結核菌感染の有無を判定するツールであり，発病しているかどうかを判定するものではない。
> - 感染した人のうち，発病するのは10%であり，IGRAs陽性＝結核発症，とはいえない。
> - すなわち，「肺結核（発症）の診断」には使えないというのが原則であるが，実際，他疾患との鑑別が困難な若年の症例で，診断目的に施行されているケースも多く見かけるため，注意を喚起したい。

1-3-ベータディーグルカン（β-D-glucan；β-D-グルカン）

β-D-グルカンは真菌の細胞壁に含まれる成分で，酵母の出芽や糸状菌の菌糸先端が発育する際に細胞外へ出てくるため，真菌による侵襲性病変，すなわち**深在性真菌症**（カンジダ症，アスペルギルス症）で上昇する。

また，*Pneumocystis jirovecii* も細胞表層にβ-D-グルカンが存在するため，**ニューモシスチス感染症**でも高値を取る。

◉検査としての基本的注意事項としては，

- 表在性真菌症では上昇しない
- クリプトコッカス感染症と接合菌症では上昇しない
- 治療をして菌量が減ったからといって，必ずしもすぐには低下しない
- 偽陽性が少なからずある

である。

◉偽陽性となるケースは，

- セルロース素材の透析膜を使用した血液透析
- 血液製剤の投与
- 溶血検体
- 高グロブリン血症
- アガリクスなどのキノコ類を大量に摂取
- ガーゼが体内に存在する

である。

直接免疫ペルオキシダーゼ法（C7-horseradish peroxidase；C7-HRP）

末梢血の多核白血球内に発現しているサイトメガロウイルス（CMV）の抗原を検出する検査である。

CMVが細胞に感染すると種々の抗原が産生されるが，このうちpp65[*3]という抗原に対するモノクローナル抗体で免疫化学染色し，染色された細胞（陽性細胞）の数を数える，という半定量検査である．

通常は末梢血を採取し，末梢血の白血球5万個当たり陽性細胞がいくつ見られたか，で評価する．CMV感染症の診断において，感度，特異度ともに高いうえ，病勢や治療経過とよい相関を示す．頻用されている**カットオフ値は5万個当たり陽性細胞が10個**，というものである．

問題点としては，白血球の数を数える検査なので，**好中球減少時には信頼性が低下する**，ということが挙げられる．しかもCMV感染が起きやすい移植後や免疫低下状態というのは，好中球減少が起きがちなので注意が必要である．白血球<1,000の症例では実施不能となったり，参考値扱いとなったりする．

用語アラカルト

＊3 pp65
pp65抗原に対するモノクローナル抗体はHRP-C7とC10/11の2種類あり，HRP-C7で行うほうの検査系をC7-HRPとよんでいる．

ここが勘ドコロ

感染症関連
- WBC：10,000をカットオフ値としている研究が多い．
- CRP：細菌感染症のときには，10～12以上になることが多い．
- PCT：細菌性感染症，特に菌血症の診断に有用．
- QFT：ツ反よりも正確な感染の判定が可能．
- β-Dグルカン：深在性真菌症（カンジダ症，アスペルギルス症）で上昇．ニューモシスチス感染症でも高値．
- C7-HRP：カットオフ値は5万個当たり陽性細胞が10個．

間質性肺炎のマーカー・膠原病等の各種自己抗体など

KL-6（ケーエルシックス）[1]

KL-6，SP-D，SP-Aいずれも間質性肺炎のマーカーとして使われている．KL-6はもともと腫瘍マーカー探索の際に発見された物質であるが，呼吸細気管支上皮細胞やII型肺胞上皮細胞に発現しており，間質性肺炎における再生肺上皮細胞に強い発現が見られる．上皮細胞の過形成，破壊，それに炎症による血管透過性の亢進で上昇するとされている．

特発性間質性肺炎群，過敏性肺炎，放射線肺炎，膠原病関連間質性肺炎，サルコイドーシス，ニューモシスチス肺炎，サイトメガロウイルス肺炎，肺胞蛋白症など，「間質性肺炎系」の疾患においてKL-6は70～100％の陽性率である一方，細菌性肺炎（実質性肺炎）ではほとんど上昇が見られず，特異度の高いマーカーである．

KL-6値は線維化の程度，広がりともある程度の相関があると考えられている．ステロイド治療を行い，臨床的に改善した症例では反応性も見られるが，症例によっては治療によって病勢が落ち着いても高値を取り続けることがあり，そういう場合，線維化が残存している，という判断をすることもある．

また，もともと腫瘍マーカー的なものとして開発されていただけのことはあり，肺癌や膵癌，乳癌といった悪性腫瘍でも高値となるため要注意である．

---

1) Ohnishi H, et al：Comparative study of KL-6, surfactant protein-A, surfactant protein-D, and monocyte chemoattractant protein-1 as serum markers for interstitial lung diseases. Am J Respir Crit Care Med, 165：378-381, 2002.

肺サーファクタントプロテインD, A(pulmonary surfactant protein-D, A ; SP-D, A)[1]

SP-D, SP-Aは肺サーファクタント蛋白である。主にⅡ型肺胞上皮細胞, Clara細胞で産生され, 上皮の破綻, 血管透過性の亢進で血中に移行すると説明されている。

SP-D, SP-AもKL-6同様に, 間質性肺炎で頻用されている血清マーカーである。特発性間質性肺炎に対しての陽性率はKL-6とSP-D, SP-Aは同様であるものの, SP-D, SP-Aは細菌性肺炎, 喫煙者, 心不全患者でも上昇することがあり, 特異性はKL-6が優れているとされる。

増悪時, 治療奏効時には, KL-6よりもSP-Dのほうが, 動きが速いといわれている。また, SP-D, SP-AはCT所見ですりガラス影の広がりと相関するといわれている一方で, 蜂巣肺の広がりとはほとんど相関しないとされている。

脳性ナトリウム利尿ペプチド(brain natriuretic peptide ; BNP)

BNP濃度は左室の拡張末期圧と相関があり, 感度, 特異度ともに良好であるため, 心不全の有用なマーカーとして用いる。壁運動の良好な心不全は心エコーで診断困難であり, BNP値の評価によってこれまで「心不全ではない」とされていた多くの心不全が診断可能となった。BNP＞200またはNT-proBNP[*4]＞900, というのが心不全の存在を疑う1つの指標になる。

用語アラカルト

＊4 NT-proBNP(N末端プロBNP)

BNPの前駆体であるproBNPがBNPとNT-proBNPに分解される。NT-proBNPは生理活性がないが, BNPとよく相関し, BNPよりも安定であるために測定が簡便であり, 頻用されている。

アンギオテンシン変換酵素(angiotensin converting enzyme ; ACE)

健常者であってもACEは血圧調整を司り, ある程度体内に存在するが, サルコイドーシスにおいては類上皮細胞肉芽腫においてACEが産生され, 特に活動性が高いと血清ACEが上昇することが知られている。ACEの動きはある程度活動性を評価する指標になる。

明確なカットオフ値はないが, 正常範囲を超えて高い場合は上昇していると考える。塵肺や過敏性肺炎などの呼吸器疾患, 糖尿病や腎不全, 甲状腺機能亢進症や慢性肝炎などでも上昇する。ただしACEが正常上限の2倍以上になることは, サルコイドーシス以外では滅多に見られない。

2) 桑名正隆：自己免疫を示す検査異常とその対処. 日本内科学会雑誌, 98：2446-2452, 2009.

自己抗体[2]

膠原病に関連した主な自己抗体とそれに関連する疾患を表1に挙げる。疾患特異性の高いものについては, 陽性所見が診断の参考になるが, 特異度の低いものも多く, 解釈には注意が必要である。

表1 膠原病に関連した主な自己抗体とそれに関連する疾患

抗dsDNA抗体：全身性エリテマトーデス	抗SS-A抗体：疾患特異性が低い。
抗Sm抗体：全身性エリテマトーデス	抗SS-B抗体：Sjögren症候群
抗Scl-70抗体：強皮症	抗リン脂質抗体：抗リン脂質抗体症候群(診断に必須)
抗セントロメア抗体：強皮症(限局型)	
抗ARS抗体(抗Jo-1抗体：多発性筋炎)	抗CCP抗体：関節リウマチ(RF)
抗RNP抗体：混合性結合組織病(診断に必須)	

抗好中球細胞質抗体(antineutrophil cytoplasmic antibody；ANCA)[MPO(myeloperoxidase)-ANCA・PR3(proteinase 3)-ANCA]

ミエロペルオキシダーゼ(MPO)-ANCAは，血管炎[顕微鏡的多発血管炎，好酸球性多発血管炎性肉芽腫症(eosinophilic granulomatosis with polyangitis；EGPA，旧アレルギー性肉芽腫性血管炎)]，プロテイナーゼ3(PR3)-ANCAは多発血管炎性肉芽腫症(granulomatosis with polyangiits；GPA，旧Wegener肉芽腫症)で陽性になる。いずれもある程度特異度は高いが，MPO-ANCAは血管炎全般で陽性となることが多く，疾患特異性という意味では物足りない。一方，**PR3-ANCAはGPAにおいて特異度が高いため，診断の参考になる。**

また，いずれの抗体も治療で活動性が低下すると低値となり，再燃で高値となるなど，ある程度疾患活動性を反映する。

免疫グロブリンG4(immunoglobulin G4；IgG4)

IgG4関連疾患は近年日本から発信された新しい疾患概念である。IgG4関連肺疾患として，間質性肺炎やリンパ増殖性疾患などとの鑑別が必要になる場面があり，その診断基準として，血清IgG4＞135mg/dLを高値としている。

インターロイキン6(interleukin-6；IL-6)

IL-6はB細胞分化因子として発見されたサイトカインであり，高γグロブリン血症，多中心性Castleman病などの形質細胞が増多する疾患，慢性関節リウマチなどで高値をとり，抗IL-6受容体モノクローナル抗体であるトシリズマブが関節リウマチ，Castleman病に治療効果があることも知られている。ただ，**疾患特異性は低く，さまざまな炎症性疾患で上昇するため，診断の補助にはならない。**

可溶性インターロイキン2レセプターR(soluble interleukin-2 receptor；sIL2-R)

リンパ腫，リンパ増殖性疾患，白血病，レトロウイルス感染症，リウマチ・膠原病など，T細胞が活性化される病態で上昇し，疾患活動性を示すマーカーとなる。疾患特異性は低いため，診断の補助にはならない。

ここが勘ドコロ
間質性肺炎マーカー・膠原病などの各種自己抗体
- KL-6：KL-6値は線維化の程度，広がりともある程度の相関があると考えられている。
- SP-D，SP-A：CT所見ですりガラス影の広がりと相関するといわれている。
- BNP：BNP＞200またはNT-proBNP＞900，というのが心不全の存在を疑う。
- ACE：ACEの動きはある程度活動性と並行する。
- 自己抗体：特異度の低いものも多く，解釈には注意が必要。
- PR3-ANCA：GPAにおいて特異度が高いため，診断の参考になる。

各種腫瘍マーカー

癌胎児性抗原（carcinoembryonic antigen；CEA）

腫瘍径，リンパ節転移と相関し，病期の進行とも関連する。肺癌全体での陽性率が50％，特に腺癌での陽性率は60％。各種消化器癌，肺癌，腎癌でも陽性率が高いが，一方で偽陽性率が比較的高く，糖尿病，肝硬変，肺結核，それに加齢や喫煙でも高値を呈することがある。すなわち特異度は低い。

CA19-9（carbohydrate antigen 19-9）

膵癌，胆道癌，胃癌，大腸癌，肝癌で陽性率が高いが，肺癌でも高値をとることがある。

SLX

卵巣癌，膵癌，肺腺癌で陽性率が高い。また，良性疾患における偽陽性率が低いとされている。

サイトケラチン19フラグメント［cytokeratin 19 fragment；CYFRA（シフラ）21-1］

非小細胞肺癌，特に扁平上皮癌の陽性率が60〜80％と優れている。非小細胞肺癌のみならず小細胞癌でも陽性になることがあり，予後不良因子であると知られている。

扁平上皮癌関連抗原（squamous cell carcinoma related antigen；SCC）

肺扁平上皮癌における陽性率が高く，特異度も高いが，検体への汗や唾液の混入，皮膚疾患で高値となることがある。

ガストリン放出ペプチド前駆体（pro-gastrin releasing peptide；ProGRP）

小細胞肺癌に対する特異度がきわめて高いのが特徴だが，腎機能障害患者では高値を示すとされる。

神経特異的エノラーゼ（neuron specific enolase；NSE）

神経組織における特異性が高いため，神経内分泌細胞由来の小細胞肺癌に対する特異度が高い。脳血管障害や検体の溶血でも高値となりうる。

肺機能検査

画像だけではわからない，肺の動きを知る検査として数十年の歴史をもつ検査である。検査項目は多数あるが，画像診断に役立つ重要なものとしてはVC，FEV1，DLcoが挙げられる。

肺活量(vital capacity；VC)

予測値の80％未満で拘束性障害。すなわち，肺の伸び縮みする能力が失われ，硬くなっていることを示す。特発性肺線維症や膠原病肺，慢性過敏性肺臓炎などの線維化を示す疾患で拘束性障害をきたす。また，肺切除後には肺容量が減るために肺活量が低下する。

1秒率(forced expiratory volume % in one second；FEV1%)

70％未満で閉塞性障害，すなわち，特に末梢の気道(細気管支)が呼気時に閉塞することを示す。代表的な疾患は慢性閉塞性肺疾患(chronic obstructive pulmonary disease；COPD)や喘息であるが，びまん性肺疾患，びまん性汎細気管支炎や閉塞性細気管支炎を始めとする細気管支疾患，リンパ路病変など，気道が狭窄するような影響を受ける疾患では閉塞性障害をきたす。

肺一酸化炭素拡散能力(pulmonary carbon monoxide diffusing capacity；DLco)

肺胞における気体の拡散能力を示す。**ガス交換の指標となる**。肺胞が破壊される疾患や，肺胞面積の減少，肺胞壁の肥厚，肺血管系の障害などで減少する。正常範囲は予測値の76〜140％。

ここが勘ドコロ

肺機能検査

- VC：予測値の80％未満で拘束性障害。
- FEV1％：70％未満で閉塞性障害。

3) 日本呼吸器学会びまん性肺疾患学術部会・厚生労働省難治性疾患克服研究事業びまん性肺疾患調査研究班編集：気管支肺胞洗浄(BAL)法の手引き. 克誠堂出版, 2008.

BAL液解釈のポイント[3]

細胞数

　一応の基準として，健常非喫煙者での細胞数が10万〜20万，喫煙者群では，報告者にもよるが20万〜40万程度に増加する．細胞数の増加は，喫煙や炎症性疾患の存在が疑われる．

細胞分画・リンパ球サブセット

健常非喫煙者における細胞分画の目安は，

> マクロファージ：85〜90%
> リンパ球：10〜15%
> 好中球：0.5〜1%
> 好酸球：0.5〜1%
> 好塩基球：0.5〜1%未満
> 形質細胞：0.5〜1%未満
> CD4＋/CD8＋：1〜2

■細胞分画による鑑別診断

- **リンパ球が増加**：NSIP(非特異性間質性肺炎；nonspecific interstitial pneumonia)，COP(器質化肺炎；cryptogenic organizing pneumonia)，膠原病性間質性肺炎，薬剤関連性肺疾患，過敏性肺炎，サルコイドーシスなど．
- **好中球が増加**：細菌性肺炎，びまん性汎細気管支炎，AIP(急性間質性肺炎；acute interstitial pneumonia)，IPの急性悪化，ARDS(急性呼吸窮(促)迫症候群；acute respiratory distress syndrome)など．
- **好酸球が増加**：好酸球性肺炎，好酸球増多症候群，一部の薬剤関連性肺疾患など．

　リンパ球が増加する疾患の鑑別にリンパ球サブセットを用いることができる．CD4＋細胞とCD8＋細胞の比で，以下のような疾患が考えられる．

> CD4＋＞CD8＋：サルコイドーシス，農夫肺，慢性ベリリウム肺，結核など
> CD4＋＜CD8＋：COP，NSIP，AIP，薬剤関連性肺疾患，夏型過敏性肺炎など

索引

あ
亜急性過敏性肺臓炎……………… 176
悪性中皮腫……………………… 498
悪性末梢神経鞘腫瘍……………… 392
悪性リンパ腫……………… 197,388
アスベスト……………………… 294
アデノシン………………… 469,470
アデノシン三リン酸(ATP)… 469,470
アミロイドーシス……… 264,324,484
アルミステップ画像……………… 4
アレルギー性気管支肺アスペルギルス症
……………………………… 271,285
アレルギー性気管支肺真菌症… 186,285
アレルギー性肉芽腫性血管炎……… 288
アレルギー性肺疾患……………… 279
淡い小葉中心性粒状影をきたす疾患… 176
アンギオテンシン変換酵素……… 507
アンダーシュート………………… 92

い
異型腺腫様過形成………………… 346
異型肺炎……………………… 141
胃食道逆流症……………… 238,246
異所性肺石灰化症………………… 180
石綿関連疾患…………………… 294
石綿小体(石綿繊維)……………… 294
石綿肺………………………… 296
石綿肺癌……………………… 299
石綿被害救済法………………… 300
医療・介護関連肺炎……………… 140
陰影…………………………… 51
陰影の成り立ち…………………… 50
インターフェロン-γ(IFN-γ)遊離試験
……………………………………… 161
インターロイキン6……………… 508
院内肺炎……………………… 140

う・え・お
ウイルス性肺炎……………… 146,158
ウィンドミルアーチファクト……… 90
右室流出路……………………… 467
液性免疫低下…………………… 150
エディット機能………………… 438
エリアディテクターCT…………… 97
円形無気肺………………… 70,298
炎症性腸疾患…………………… 265
横隔膜………………………… 29

横隔膜scalloping……………… 46
横隔膜陰影……………………… 67
横隔膜浸潤……………………… 370

か
気管支拡張症…………………… 270
気管支内腫瘤…………………… 350
塊状影………………………… 55
塊状線維化巣…………………… 289
潰瘍性気管・気管支炎…………… 265
拡張型心筋症…………………… 483
下行大動脈左縁………………… 22
過誤腫…………………… 334,353
画質の劣化……………………… 9
画像のボケ……………………… 8
ガストリン放出ペプチド前駆体…… 509
滑膜肉腫……………………… 407
カテーテル・チューブ類の正しい留置位置
……………………………………… 81
下肺静脈……………………… 109
過敏性肺炎………………… 306,316
過敏性肺臓炎…………………… 282
下副葉間裂……………………… 19
可溶性インターロイキン2レセプター
……………………………………… 508
顆粒状影……………………… 55
間質性肺炎………………… 142,201
間質性肺疾患
………………… 201,217,238,256,257
間質性肺水腫…………………… 192
癌性リンパ管症…………… 196,313
間接変換方式…………………… 3
関節リウマチ……………… 238,240,271
感染性細気管支炎……………… 142
冠動脈セグメント……………… 476
癌胎児性抗原…………………… 509
管電圧………………………… 92
管電流………………………… 92
冠動脈MRA…………………… 472
冠動脈プラーク………………… 461
冠動脈分類(AHA)……………… 452
冠動脈分類(SCCT)……………… 452
寒冷凝集反応…………………… 140

き
幾何学的不鋭…………………… 8
気管外傷……………………… 266
気管気管支……………………… 121

気管・気管支アミロイドーシス…… 264
気管・気管支拡張……………… 261
気管・気管支結核……………… 262
気管・気管支骨軟骨異形成症…… 264
気管・気管支病変……………… 260
気管虚脱……………………… 261
気管憩室……………………… 261
気管支…………………………… 125
気管支拡張症…………… 201,270
気管支原性嚢胞………… 393,417
気管支周囲線維化……………… 265
気管支喘息………………… 269,279
気管支肺炎…………………… 142
気管支肺動脈周囲間質の平滑な肥厚… 193
気管支肺胞洗浄………………… 150
気管支肺胞洗浄液……………… 238
気管支閉鎖症…………………… 416
気管腫瘍……………………… 268
気管軟化症…………………… 261
気胸………………………… 85,398
偽腔開存型…………………… 423
偽腔閉塞型解離………………… 423
奇形腫………………………… 384
器質化肺炎……… 131,201,228,238
気腫型COPD…………………… 274
気腫併発肺線維症……… 201,221,277
奇静脈食道線…………………… 23
奇静脈葉……………………… 77
奇静脈葉間裂…………………… 19
喫煙関連特発性間質性肺炎……… 217
気道……………………… 15,125,260
気道異物……………………… 267
気道散布性結核………………… 162
気道侵襲性アスペルギルス症… 153,186
偽プラーク…………………… 289
逆流性食道炎…………………… 147
急性間質性肺炎……………… 201,306
急性気管気管支炎……………… 153
急性好酸球性肺炎……………… 279
急性呼吸促迫症候群……… 201,223
急性心筋梗塞…………………… 481
急性線維素性器質化肺炎……… 201
急性肺傷害…………………… 201
急性ループス肺炎……………… 251
吸収線量……………………… 12
胸郭子宮内膜症………………… 399
狭義(本来の意味)の間質………… 134
胸腔内子宮内膜症……………… 327

胸水	83, 396	
胸腺癌	381	
胸腺脂肪腫	384	
胸腺腫	381	
胸腺上皮性腫瘍	381	
胸腺神経内分泌腫瘍	383	
胸腺囊胞	393	
強皮症	243	
胸部CT	88, 102	
胸部単純X線写真	2, 40	
胸部単純X線写真の基本サイン	56	
胸部単純X線写真の基本所見	50	
胸部単純X線写真システム	2	
胸部単純X線写真読影	14	
胸壁浸潤	370	
胸壁病変	396	
胸膜下線状影	296	
胸膜下粒状影	296	
胸膜外脂肪層	44	
胸膜外徴候	64	
胸膜陥入像	339	
胸膜子宮内膜症	328	
胸膜腫瘤性病変	400	
胸膜浸潤	370	
胸膜中皮腫	302	
胸膜中皮腫の早期診断	305	
胸膜翻転線	23	
胸膜病変	396	
胸膜プラーク	301	
虚血心筋	469	
巨大ブラ	400	
虚脱	69	
気流制限	274	
気流閉塞	274	
筋症状を伴わない皮膚筋炎	238, 248	
緊張性気胸	399	

く

空間的・時間的不均一性	208
空間分解能	92, 443, 463
空気三日月徴候	55, 155
空洞	55, 162, 168
空洞形成	349, 353
クーロン毎キログラム	12
クォンティフェロン	504
クラミドフィラ・ニューモニエ肺炎	145
グリッド比	9
グリッド密度	10
グレイ	12
クレスト症候群	244

け

頸胸部徴候	60
珪肺	200
珪肺症	289
結核	160, 181
結核腫	164, 352
結核性肺炎	165
結核免疫	161
血管陰影の頭側化	27
血管炎	286, 427
血管侵襲性アスペルギルス症	153
血管性病変	421
血管内リンパ腫	179
結合組織疾患	237, 238
血清抗リボ核蛋白質抗体	254
結節病変	94
結節影	53
結節状のすりガラス陰影	294
牽引性気管支拡張	201, 313
限局性器質化肺炎	353
健康被害救済法	294
検査データ	502
検出器	88
原発性悪性リンパ腫	197
顕微鏡的多発血管炎	286

こ

コアベータ	446
抗ARS抗体	238
抗ARS抗体症候群	247
抗CADM-140抗体	238, 248
抗Jo-1抗体	238, 247
硬化性血管腫	354
広義間質	135, 190, 192
膠原病	187, 237
膠原病と関連が深い抗体	238
膠原病肺	237, 239
抗好中球細胞質抗体(ANCA)	286, 508
好酸球性肺炎	279, 306
抗酸菌・真菌感染	150
後接合線	23
構造改変	134, 201
広範囲胸膜プラーク	300
高分解能CT　HRCT	125, 201, 238
抗リン脂質抗体	238
抗リン脂質抗体症候群	238, 251, 252
誤嚥性肺炎	147, 151
コーン角	91
呼吸細気管支炎	201, 217

骨格系	19
骨棘	42
骨島	46
孤立性陰影の呼称	53
混合性結合組織	238
混合性結合組織病	238, 253
コンソリデーション	51, 69, 201, 342
コンベンショナルスキャン	89

さ

細気管支	131
細気管支病変	172
細菌性肺炎	151
再構成関数	92
最大短径	421
最適心位相	444, 455
サイトケラチン19フラグメント	509
サイトメガロウイルス肺炎	158, 307
再発診断	499
再発性多発性軟骨炎	262
再分布	27
毛細血管透過型肺水腫	147
細胞数	510
細胞性免疫低下	150
細胞分画・リンパ球サブセット	511
細葉	128
細葉中心	128
細葉中心性気腫	274
左室心筋セグメント	476
左室短軸像	467
左室流出路	467
サルコイドーシス	194, 484

し

シーベルト	12
時間分解能	444, 463
四腔断像	467
自己抗体	237, 507
自己免疫性疾患	238, 257
市中肺炎	140
実効線量	12
シネMRI	466, 477
シフト加算法	7
シフラ	509
脂肪成分	335
縦隔囊胞性疾患	393
縦隔	20
縦隔型動脈	118
縦隔区分法	380
縦隔原発大細胞型B細胞性リンパ腫	389

513

縦隔脂肪	77	
縦隔腫瘍	380, 497	
縦隔浸潤	360, 373	
縦隔内甲状腺腫	388	
縦隔内副甲状腺腫	388	
重症筋無力症	382	
主軸気道	125	
腫瘤影	53	
上幹動脈	119	
小結節	179	
小細胞癌	383	
照射線量	12	
焦点サイズ	8	
上皮内腺癌	345	
上副葉肺裂	19	
静脈性血栓塞栓症	428	
小葉間隔壁	127	
小葉間裂	17	
上葉気管支	111	
小葉構造	127	
小葉中心	128	
小葉中心性	174	
小葉中心性陰影	136	
小葉中心性分布	289	
小葉中心性病変	172	
小葉内気管支肺動脈周囲間質の肥厚	193	
小葉内網状影	313	
小葉辺縁構造	174	
職業性肺疾患	289	
食道拡張	245	
食道憩室	48	
食道重複嚢胞	393	
食道裂孔ヘルニア	48, 77	
シルエットサイン	58, 80	
心アミロイドーシス	484	
心陰影の見え方	32	
真菌症	153, 186	
心筋ストレイン	475	
心筋パーフュージョンMRI	469	
心筋バイアビリティ	480	
シングルスライスCT	88	
神経芽腫	393	
神経原性腫瘍	390	
神経鞘腫	391, 404	
神経節芽腫	393	
神経節神経腫	392	
神経線維腫	392	
神経線維腫症Ⅰ型	392	
神経腸管性嚢胞	395	
神経特異的エノラーゼ	509	
心事故	451	
心室間溝	451	
侵襲性アスペルギルス症	150	
浸潤性胸腺腫	382	
浸潤影	51	
心臓CT	434, 451	
心臓CT撮像方法	435	
心臓MRI	466, 476	
心電図同期システム	436	
心拍数	435	
心膜憩室	393	
心膜嚢胞	393	
じん肺	289	
垂直長軸像	467	
水平長軸像	467	
造血幹細胞移植	151	
スピキュラ	338	
スライス厚	94	
すりガラス陰影	52, 94, 201, 313, 333, 342, 344	
すりガラス陰影からなる結節	332, 333, 353	
すりガラス様高吸収	201, 238	
成熟奇形腫	384	
精上皮腫	386	
正常変異	121	
成人T細胞性白血病（ATL）	176	
声門下狭窄	263	
セグメント再構成	442	
石灰化	264, 334	
舌区気管支	113	
セミノーマ	386	
線維芽細胞巣	238	
線維化を伴う気腔拡張	201, 221	
前駆型T細胞性リンパ芽球型リンパ腫／白血病	389	
全身性エリテマトーデス	238, 251	
全身性硬化症	238, 243	
前接合線	23	
喘息	277	
先天性気管支分岐異常	417	
先天性大葉性肺気腫	415	
先天性肺気道奇形	414	
先天性肺疾患	408	
先天性肺動静脈瘻	419	
腺様嚢胞癌	268	
早期肺癌	356	
側枝気道	125	
続発性肺悪性リンパ腫	199	
側方髄膜瘤	395	
側面写真のアプローチ法	29	
粟粒影	55	
粟粒結核	165	
組織の荷重係数	12	
大陰影	289	
対角枝	454	
大細胞神経内分泌癌	350, 383	
体軸横断像	467	
大動脈解離	423	
大動脈解離の分類	426	
大動脈炎症候群	426	
大動脈疾患	421	
大動脈蛇行	44	
大動脈肺動脈窓	21	
大動脈瘤	421	
ダイナミックレンジ	4	
大葉間裂	17	
大葉性肺炎	142	
大葉性肺過膨張	415	
たこつぼ心筋症	485	
多発筋炎	238, 246	
多発血管炎性肉芽腫症	263, 286, 287	
単純性肺好酸球増多症	279	
弾性線維腫	405	
弾性線維増生を伴う気腔内器質化	235	
遅延造影MRI	471, 480	
逐次近似再構成法	7	
逐次近似法	99	
中隔枝	454	
中間気管支幹	106	
中心静脈型	118	
中膜	426	
中葉気管支	106	
直接変換方式	3	
直接免疫ペルオキシダーゼ法	505	
陳旧性心筋梗塞	482	
通常型間質性肺炎	201, 238	
通常型間質性肺炎（UIP）パターン	206	
定型的カルチノイド	383	
低コントラスト分解能	92	

データサンプリング数 …………… 96	ノンヘリカルスキャン …………… 89	肺扁平上皮癌 …………………… 349
テストインジェクション法 ……… 447		肺胞隔壁性間質 ………………… 134
転移性肺石灰化 ………………… 322	**は**	肺胞性肺炎 ……………………… 142
	ハーフ再構成 …………………… 442	肺胞蛋白症 ……………………… 320
と	肺アミロイドーシス ……………… 324	肺無形成 ………………………… 409
等価線量 …………………………… 12	肺一酸化炭素拡散能力 ………… 510	肺無発生 ………………………… 409
刀鞘型気管 ……………………… 260	肺炎球菌肺炎 …………………… 143	肺門 ………………………………… 26
頭髪 ………………………………… 49	肺下胸水 ………………………… 396	肺門重畳徴候 ……………………… 63
特発性急性間質性肺炎／	傍隔壁性肺気腫 ………………… 275	肺門部血管 ………………………… 17
びまん性肺胞傷害 …………… 223	肺活量 …………………………… 510	肺門部肺癌 ……………………… 355
等容量性弛緩期 ………………… 455	肺癌 ……………… 344, 355, 364	肺野 ………………………………… 37
等容量収縮期 …………………… 455	肺癌の病期診断 ………………… 494	肺野区域解剖 …………………… 102
読影環境 …………………………… 10	肺癌の病期分類 ………………… 366	肺野血管 …………………………… 27
特発性間質性肺炎	肺癌の病理 ……………………… 344	肺野高吸収病変 ………………… 201
………… 125, 201, 238, 296	肺癌ステージング ……………… 364	肺野透過性 ………………………… 52
特発性間質性肺炎の急性増悪 … 201	肺癌取扱い規約（第7版）……… 364	肺野病変優位型CTD …… 238, 257
特発性間質性肺炎の新分類 …… 204	肺間質 …………………………… 201	肺葉外分画症 …………………… 412
特発性器質化肺炎	肺気腫 ……………………… 274, 336	肺葉内分画症 …………………… 411
………… 201, 228, 265, 306	肺気腫に伴う肺炎 ……………… 149	薄壁嚢胞 ………………………… 156
特発性肺線維症	肺気腫の評価法 …………… 275, 278	剥離性間質性肺炎 ………… 201, 219
………… 201, 206, 238, 313	肺気腫合併肺線維症 … 201, 221, 277	初感染（一次）結核 …………… 161
特発性非特異性間質性肺炎 …… 213	肺胸膜弾性線維症 ……………… 201	白血球数 ………………………… 502
特発性リンパ球性間質性肺炎 … 233	肺区域 ……………………………… 16	馬蹄肺 …………………………… 419
トモシンセシス ……………………… 6	肺結節性病変 …………………… 331	汎細葉性肺気腫 ………………… 276
貪食能低下 ……………………… 150	肺高血圧 ………………………… 238	板状無気肺 ………………………… 70
	肺高血圧症 ………………… 244, 246	汎小葉性病変 …………………… 174
な・に	肺サーファクタントプロテインD, A	反応性胸膜過形成 ……………… 382
夏型過敏性肺臓炎 ……… 176, 282, 294	………………………………… 507	
軟骨肉腫 ………………………… 406	胚細胞腫瘍 ……………………… 384	**ひ**
軟部組織濃度の結節 …………… 334	肺子宮内膜症 …………………… 327	非気腫型COPD ………………… 276
二腔断像 ………………………… 467	肺出血 …………………………… 178	非結核性抗酸菌症
肉芽腫性狭窄 …………………… 266	肺静脈 …………………………… 125	………… 160, 167, 182, 353
二次結核 ………………………… 162	肺静脈走行異常 ………………… 419	微細粒状影 ……………………… 294
二次小葉 …………………… 127, 172	傍神経節腫 ……………………… 393	微少浸潤性腺癌 ………………… 346
乳頭 ………………………………… 40	肺神経内分泌腫瘍 ……………… 350	ヒストグラム ……………………… 5
乳び胸水 ………………………… 318	肺腺癌 ……………………… 345, 353	非精上皮腫性胚細胞腫瘍 ……… 387
ニューモシスティス肺炎	肺尖静脈型 ……………………… 118	肥大型心筋症 …………………… 483
………… 142, 150, 156, 307	肺尖部胸膜肥厚 ………………… 43	左下葉 …………………………… 119
尿中抗原検査 …………………… 140	肺大細胞癌 ……………………… 351	左冠動脈 ………………………… 451
	肺多形癌 ………………………… 352	左冠動脈回旋枝 ………………… 453
ね・の	肺底区動脈大動脈起始症 ……… 413	左冠動脈前下行枝 ……………… 453
粘液栓 …………………………… 357	肺低形成症候群 ………………… 410	左主気管支 ……………………… 110
粘膜下進展 ……………………… 359	肺動脈 …………………………… 125	左上葉 …………………………… 118
嚢胞性線維症 …………………… 184	肺動脈腫瘍塞栓 ………………… 328	左小葉間裂 ………………………… 19
濃厚均等影 ……………………… 201	肺動脈内腫瘍塞栓症 … 176, 188, 329	左上葉気管支 …………………… 110
脳性ナトリウム利尿ペプチド …… 507	肺内転移 ………………………… 369	左脊椎傍線 ………………………… 23
農夫肺 …………………………… 176	肺内リンパ装置 ………………… 354	左底幹気管支 …………………… 116
嚢胞 ………………………………… 55	肺における血管炎 ……………… 286	左肺動脈右肺動脈起始症 ……… 419
ノカルジア ……………………… 151	肺の非対称性 ……………………… 14	左下葉気管支 …………………… 115
ノッチ ……………………………… 338	肺病変先行型結合識疾患 ……… 255	ピッチファクタ ………………… 90, 95
嚢胞形成 ………………………… 342	肺分画症 ………………………… 411	非定型肺炎 ………………… 141, 183

非特異性間質性肺炎…… 201, 238, 306	扁平上皮癌……………………… 268	**や・ゆ・よ**
被ばく（CT検査）……………… 100	扁平上皮癌関連抗原…………… 509	薬剤性肺障害………………… 306, 314
被ばく線量………………………… 12	房室間溝………………………… 451	薬剤誘起性肺病変……………… 255
被ばく低減技術………………… 100	放射能量…………………………… 12	遊走肺炎………………………… 229
皮膚筋炎…………………… 238, 246, 248	放射線荷重係数…………………… 12	葉間型動脈……………………… 118
びまん性嚥下性細気管支炎…… 147	放射線の単位……………………… 12	葉間胸膜………………………… 17
びまん性胸膜肥厚……………… 302	放射線肺障害……………… 313, 314	溶接工肺…………………… 178, 292
びまん性胸膜肥厚像…………… 303	放射線肺線維症………………… 316	
びまん性細気管支炎……… 265, 271	放射線肺臓炎………………… 316, 317	**ら・り**
びまん性肺出血………………… 238	蜂巣状陰影………………………… 52	ラドン……………………………… 89
びまん性肺胞傷害	蜂巣肺…………………………… 201	卵殻状石灰化…………………… 289
……………… 201, **223**, 238, 306	ポータブル写真………………… 78	ランダム分布………………… 138, 166
びまん性肺胞領域損傷………… 156	ポータブル写真の読影………… 83	リウマチ結節…………………… 242
びまん性汎細気管支炎	ボーラストラッキング法……… 447	リウマチ肺……………………… 240
…………… 147, **184**, 265, 271	補助診断法……………………… 161	リウマトイド因子……………… 238
びまん性リンパ過形成………… 233	ポップコーン状の石灰化……… 334	リポイド肺炎…………………… 177
びまん性リンパ球性過形成… 203, 238		乾酪性肺炎……………………… 181
ピルフェニドン………………… 206	**ま・み**	粒状影………………… 53, 179, 289
	マイコプラズマ肺炎………… 143, 183	瘤壁破裂………………………… 421
ふ	正岡分類………………………… 382	良性石綿胸水……………… 298, **301**, 302
不安定プラーク………………… 460	末梢型悪性腫瘍………………… 342	良性腫瘍………………………… 334
フィルタ逆投影法……………… 7, 91	マルチスライスCT……………… 88	臨床的ADM……………………… 238
フィルタ補正逆投影法…………… 91	慢性壊死性アスペルギルス症… 153	リンパ管………………………… 190
風車状アーチファクト…………… 90	慢性過敏性肺臓炎……………… 201, 212	リンパ管腫……………………… 395
フェルドカンプ再構成…………… 91	慢性気管支炎…………………… 260	リンパ球刺激試験……………… 307
フォーク状奇形…………………… 46	慢性好酸球性肺炎……………… 279	リンパ球性間質性肺炎…… 201, 238
負荷心筋パーフュージョンMRI… 478	慢性線維化性間質性肺炎…… 206, 306	リンパ腫様肉芽腫症…………… 198
不完全辺縁徴候…………………… 65	慢性膿胸……………………… 402	リンパ節マップ（IASLC）……… 375
副鼻腔気管支症候群………… 147, 184	慢性閉塞性肺疾患…………… 260, 273	リンパ脈管筋腫症……………… 318
副葉間裂…………………………… 19	右下葉…………………………… 118	リンパ路…………………… 190, 192
不顕性誤嚥……………………… 151	右下葉気管支…………………… 107	リンパ路性間質………………… 135
部分容積効果…………………… 472	右冠動脈………………………… 451	
ブラ………………………………… 55	右気管傍線……………………… 23	**る・れ・ろ・わ**
フルオロデオキシグルコース… 490	右主気管支……………………… 103	類表皮癌………………………… 269
ブレブ……………………………… 55	右上葉気管支…………………… 103	レジオネラ肺炎………………… 146
プロカルシトニン……………… 503	右中葉…………………………… 118	レトロスペクティブ心電図
プロスペクティブ法…………… 437	右底幹気管支…………………… 108	同期再構成…………………… 466
分子標的薬……………………… 313	未分化型結合組織疾患………… 238	レトロスペクティブ法………… 437
分葉……………………………… 338	未分化型結合組織疾患に伴う	漏斗胸………………………… 41, 77
	間質性肺疾患………………… 238	肋骨横隔膜角…………………… 65
へ・ほ		肋骨横隔膜角の鈍化…………… 302
ペア血清………………………… 141	**む・め・も**	肋骨軟骨部骨化………………… 41
米国・欧州リウマチ学会合同分類基準	無気肺……………………… 69, 357	濾胞性細気管支炎………… 187, 238
………………………………… 240	無気肺の成因…………………… 69	腕頭動脈蛇行…………………… 44
米国リウマチ学会……………… 238	免疫低下………………………… 150	
閉塞性細気管支炎	網状影……………………………… 52	
…… 131, 187, **188**, 201, 238, 265	網状結節影………………………… 52	
ベクレル…………………………… 12	網状粒状影………………………… 52	
ヘリオトロープ疹……………… 246	モザイク状陰影………………… 297	
ヘリカルアーチファクト………… 90	モザイクパターン……………… 156	
ヘリカルスキャン………………… 90	モルガーニヘルニア……………… 44	

A

AAH(atypical adenomatous hyperplasia) ······ 346
ABPA(allergic bronchopulmonary aspergillosis)
　·· 271, **285**
ABPM(allergic bronchopulmonary mycosis) ····· 186, **285**
accessory fissure ······································ 19
ACE(angiotensin converting enzyme) ····· **507**
ACPA(anti-cyclic citrullinated peptide antibody) ····· 238
ACR(American College of Rheumatology) ······ 238
acute eosinophilic pneumonia(AEP) ······ 279
acute exacerbation of IPF(AEx-IPF) ······ 201, **227**
acute interstitial pneumonia(AIP) ··········· 201
acute lung injury(ALI) ······························· 201
acute myocardial infarction ···················· **481**
acute radiation pneumonitis ············ **316**, 317
acute tracheobronchitis ·························· 153
ADCT(area detector CT) ························ 434
adenocarcinoma ···························· **345**, 353
adenocarcinoma in situ(AIS) ················· **345**
adenoid cystic carcinoma ······················· 268
ADM(amyopathic dermatomyositis) ····· 238, **248**
AEF(airspace enlargement with fibrosis) ······ 201, **221**
AEP(acute eosinophilic pneumonia) ······ 279
AEx-IPF(acute exacerbation of IPF) ······ 201, **227**
AFOP(acute fibrinous organizing pneumonia)
　·· 201, 231, **232**
AGA(allergic granulomatous angiitis) ····· **288**
agenesis ·· **409**
AGV(angiographic view) ························ **456**
AIF-ILD(autoimmune-featured interstitial lung disease)
　·· 238, **257**
AIP(acute interstitial pneumonia) ··········· 201
AIP/DAD ·· **223**
air bronchogram ························· 56, **198**, 342
air crescent sign ································ **55**, 155
airway-IPA(invasive pulmonary aspergillosis) ····· 153, 186
AIS(adenocarcinoma in situ) ·················· **345**
ALI(acute lung injury) ····························· 201
allergic bronchopulmonary aspergillosis(ABPA)
　·· 271, **285**
allergic bronchopulmonary mycosis(ABPM) ····· 186, **285**
alveolar pneumonia ······························· **142**
amyopathic dermatomyositis(ADM) ····· 238, **248**
ANCA(anti-neutrophil cytoplasmic antibody) ····· 286, **508**
angio-IPA ··· 153
angiographic view(AGV) ························ **456**
angiotensin converting enzyme(ACE) ····· **507**
anomalous unilateral single pulmonary vein(AUSPV)
　··· **420**
anterior junction line ······························ 23

anti scleroderma antibody ······················ 238
anti-aminoacyl-transfer tRNA synthetase antibody ······ 238
anti-clinical amyopathic dermatomyositis-140 antibody
　·· 238, 248
anti-Jo-1 antibody ································· 238
anti-neutrophil cytoplasmic antibody(ANCA) ····· 286, **508**
anti-phospholipid antibody(APA) ············ 238
anti-phospholipid antibody syndrome(APS) ····· 238, **252**
anti-synthetase syndrome(ASS) ············ **247**
aortic aneurysm ···································· **421**
aortic dissection ···································· **423**
aortic pulmonary window······················· 21
aortitis syndrome··································· **426**
APA(anti-phospholipid antibody) ············ 238
apical cap ··· 235
aplasia ·· **409**
APS(anti-phospholipid antibody syndrome) ····· 238, **253**
arc welder's pneumoconiosis ············ **178**, 292
architectural distortion ··························· 201
ARDS(acute respiratory distress syndrome)
　·· 201, 223, 226
asbestosis ··· **296**
aspiration pneumonia····························· **147**
ASS(anti-synthetase syndrome) ············ **247**
asthma ··· **269**, 279
atelectasis ······································ **69**, 357
ATS/ERS ··· **201**
ATS/ERS IIPs update classication ········· 204
atypical adenomatous hyperplasia(AAH) ······ 346
AUSPV(anomalous unilateral single pulmonary vein) ····· **420**
autoimmune-featured interstitial lung disease(AIF-ILD)
　·· 238, **257**
azygoesophageal line ···························· 23

B

bacterial pneumonia ······························ **151**
BAL(bronchoalveolar lavage) ················ 150
BALF(bronchoalveolar lavage fluid：BAL液) ······ 238, **510**
β-D-グルカン ·· **505**
benign asbestos related pleural effusion ····· 298, **301**, 302
black blood T2強調像 ···························· **468**
bleb ·· 55
blurring··· 28
BNP(brain natriuretic peptide) ··············· **507**
BO(bronchiolitis obliterans) ······ 131, 187, **188**, 238, 265
BOOP(bronchiolitis obliterans organizing pneumonia)
　··· 201
BPFM(bronchopulmonary foregut malformation) ········· **408**
Bq(ベクレル) ·· 12
brain natriuretic peptide(BNP) ··············· **507**
bronchial asthma··························· **269**, 279

517

bronchial atresia ……………………………………… **416**
bronchiectasis ………………………………………… **270**
bronchiolectasis ……………………………………… 201
bronchiolitis obliterans(BO) ………………… 131, 187, **188**
bronchiolitis obliterans organizing pneumonia(BOOP)
　………………………………………………………… 201
bronchoalveolar lavage(BAL) …………………………… 150
bronchoalveolar lavage fluid:BALF(BAL液) …… 238, **510**
bronchogenic cyst ……………………………… 393, **417**
bronchopneumonia ………………………………… **142**
bronchopulmonary foregut malformation(BPFM) … **408**
bulla ………………………………………………… 55

C

C/kg(クーロン毎キログラム) …………………………… 12
C7-HRP(C7-horseradish peroxidase) ………………… **505**
CA 19-9 …………………………………………… **509**
CADM(clinically ADM：
　clinically amyopathic dermatomyositis) ……… 238, 248
carbohydrate antigen 19-9 ……………………… **509**
carcinoembryonic antigen(CEA) ………………… **509**
cardiac amyloidosis …………………………… **484**
cardiac event ……………………………………… **451**
caseous pneumonia ……………………………… **165**
cavity ……………………………………………… 55
CB(chronic bronchitis) ………………………… **260**
CEA(carcinoembryonic antigen) ……………… **509**
cellular type(NSIP) ……………………………… 213, **214**
central vein type ………………………………… 118
centriacinar ……………………………………… **128**
centrilobular ……………………………………… **128**
centrilobular emphysema(CLE) ………………… **274**
CEP(chronic eosinophilic pneumonia) ………… **279**
cepharization …………………………………… 27
cervicothoracic sign …………………………… 60
Chlamydophila pneumoniae pneumonia ……… **145**
chondrosarcoma ………………………………… **406**
CHP(chronic hypersensitivity pneumonitis) …… 201, **212**
chronic bronchitis(CB) ………………………… **260**
chronic eosinophilic pneumonia(CEP) ………… **279**
chronic expanding hematoma ………………… **403**
chronic fibrosing IP ……………………………… **206**, 306
chronic necrotizing aspergillosis ……………… 153
chronic obstructive pulmonary disease(COPD)
　……………………………………………… 260, **273**
Churg-Strauss症候群 …………………………… **286**
CLE(centrilobular emphysema) ……………… **274**
clinically amyopathic dermatomyositis(CADM) … 238, 248
CMV(cytomegalovirus pneumonia) …………… 158, 307
cmパターン ……………………………………… 127
collapse …………………………………………… 69

combined pulmonary fibrosis and emphysema(CPFE)
　……………………………………… 201, **221**, **277**
comet tail sign ………………………………… 298, 337
community acquired pneumonia ……………… **140**
computed radiography(CR) …………………… 2
congenital bronchial abnormalities …………… **417**
congenital pulmonary airway malformation(CPAM) … **414**
congenital pulmonary arteriovenous fistula …… **419**
conglomerate shadow(conglomeration) ………… 55
connective tissue disease ……………………… 187, **237**
consolidation ………………………… 51, **69**, 201, 342
continuous diaphragm sign …………………… 65
COP(cryptogenic organizing pneumonia) ……… 201, **265**
COP/OP ………………………………………… **228**
COPD(chronic obstructive pulmonary disease) … 260, **273**
corona radiata ………………………………… 338
costophrenic angle …………………………… 65
CPA(crazy-paving appearance) ………………… **178**, 320
CPAM(congenital pulmonary airway malformation) … **414**
CPFE(combined pulmonary fibrosis and emphysema)
　……………………………………… 201, **221**, **277**
CR(computed radiography) …………………… 2
crazy-paving appearance(CPA) ………………… **178**, 320
C-reactive protein(CRP) ………………………… **503**
CREST症候群 …………………………………… **244**
critical zone ……………………………………… 132
CRP(C-reactive protein) ………………………… **503**
cryptogenic organizing pneumonia(COP) ……… 201, **265**
CT angiogram sign ……………………………… **198**, 342, 357
CT halo sign …………………………………… **155**, 158, **199**
CT pulmonary angiography(CTPA) …………… **429**
CT venography(CTV) …………………………… **431**
CTD(connective tissue disease) ……………… 237, 238
CTDI(CT dose index) …………………………… 100
CTDI測定ファントム …………………………… 100
CTPA(CT pulmonary angiography) …………… **429**
CTV(CT venography) …………………………… **431**
CYFRA 21-1 …………………………………… **509**
cyst ……………………………………………… 55
cystic fibrosis …………………………………… 184, **271**
cytokeratin 19 fragment ………………………… **509**
cytomegalovirus pneumonia(CMV) …………… 158, 307
C反応性蛋白 …………………………………… **503**

D

DAD(diffuse alveolar damage)
　………………………… 156, 158, 201, **223**, 227, 238
dark rim artifact ………………………………… **478**
DAS(data acquisition system) ………………… 89
data acquisition system(DAS) ………………… 89
DCM(dilated cardiomyopathy) ………………… **483**

DeBakey分類	**426**
deep sulcus sign	65, **398**
DENSE法	**475**
desquamative interstitial pneumonia(DIP)	201, **219**
detector	**88**
diagonal branch(Dx)	**454**
diastasis	**455**
DICOM(digital imaging communication of medicine)	11
diffuse alveolar damage(DAD)	156, 158, 201, **223**, 227, 238
diffuse aspiration bronchiolitis	147
diffuse lymphoid hyperplasia(DLH)	201, 233, 238, **250**
diffuse panbronchiolitis(DPB)	147, **184**, 265, 271
diffuse pulmonary hemorrhage(DPH)	238
diffuse pleural thickening	**302**
digital imaging communication of medicine(DICOM)	11
dilated cardiomyopathy(DCM)	**483**
DIP-like reaction	**220**
DIP(desquamative interstitial pneumonia)	201, **219**
DLco(pulmonary carbon monoxide diffusing capacity)	**510**
DLH(diffuse lymphoid hyperplasia)	201, 233, 238, **250**
DLP(dose length product)	100
double contour	32
DPB(diffuse panbronchiolitis)	147, **184**, 265, 271
DPH(diffuse pulmonary hemorrhage)	238
drug-induced lung disease	**306**, 314
dual energy imaging技術	**98**
dual source CT	**98**
Dx(diagonal branch)	**454**

E

EGFR mutation	**331**
EGPA(eosinophilic granulomatosis with polyangiitis)	**288**
elastofibroma dorsi	**405**
eosinophilic granulomatosis with polyangiitis(EGPA)	**288**
eosinophilic pneumonia	**279**, 306
epidermoid carcinoma	269
esophageal duplication	393
EVAR後のエンドリーク	**425**
extrapleural sign	**64**

F

FB(follicular bronchiolitis)	187, **238**
FBP(filtered back projection)法	7, **91**
FDG-PETによる治療効果判定	**500**
FDG(fludeoxyglucose)	**490**
feeding vessel sign	286
Felsonの区分	380
FEV1%(forced expiratory volume % in one second)	**510**
FF(fibroblastic foci)	238

fibrosing type(NSIP)	213, **215**
field of view(FOV)	**94**
filtered back projection(FBP)法	7, **91**
finger-in-glove sign	285
first pass	**470**
flat panel detector(FPD)	3
fludeoxyglucose(FDG)	**490**
focal organizing pneumonia	353
follicular bronchiolitis(FB)	187, **238**
forced expiratory volume % in one second(FEV1%)	**510**
foreign body in the airway	**267**
FOV(field of view)	**94**
FPD(flat paneldetector)	3
fungal infection	**153**, 186

G

ganglioneuroblastoma	**393**
ganglioneuroma	**392**
GERD(gastroesophageal reflux disease)	238
germ cell tumor	**384**
GGA(ground glass attenuation)	201, **238**
GGN(ground glass nodule)	**332**
GGO(ground glass opacity)	94, 201
Goddard法	**278**
Golden S sign	70
Gottronの徴候	**246**
GPA(granulomatosis with polyangiitis)	**286**
granular shadow	55
granulomatosis with polyangiitis(GPA)	**263**, 286, **287**
gray-scale standard display function(GSDF)	11
ground glass attenuation(GGA)	201, **238**
ground glass nodule(GGN)	**332**
ground glass opacity(GGO)	94, **201**
ground glass shadow	52
GSDF(gray scale standard display function)	11
Gy	12

H

halo sign	286
hamartoma	**334**, 353
hematopoietic stem cell transplantation(HSCT)	151
HHTの診断基準(Curaçao criteria)	**419**
high attenuating crescent sign	**421**
hilum overlay sign	63
Hodgkinリンパ腫	**389**
honeycombing	201
hospital acquired pneumonia	140
HP(hypersensitivity pneumonitis)	**282**
HRCT(high-resolution computed tomography)	94, 125, 129, 201, 238
HRCTの読影	**136**

HSCT(hematopoietic stem cell transplantation) ········ 151
HTLV-1(human T-lymphotropic virus type 1)·············· 176
HTLV-1関連肺病変 ·· 185
hypersensitivity pneumonitis(HP) ························· 282
hypertrophic cardiomyopathy(HCM) ···················· 483
hypogenetic lung syndrome ································ 410

I

IASLC(International Association for the Study of
　Lung Cancer) ·· 376
ICRP(International Commission on Radiological
　Protection) ··· 13
ICT(isovolumetric ventricular contraction time) ········ 455
idiopathic interstitial pneumonia(IIP)
　······································· 125, **201**, 238, 296
idiopathic LIP·· 233
idiopathic pleuroparenchymal fibroelastsis(iPPFE) ······ 235
IEC(International Electrotechnical Commission) ········ 100
IgG4(immunoglobulin G4) ··································· 508
IIP(idiopathic interstitial pneumonia) ···125, **201**, 238, 296
IIPsとの鑑別·· 239
IL-6(interleukin-6) ·· 508
ILD(interstitial lung disease) ································ 201
ill-defined centrilobular nodules ························· 176
incomplete border sign ································ 40, 65
inconsistent with IPF/UIP pattern ························ 209
infectious bronchiolitis ······································ **142**
International Association for the Study of Lung Cancer
　(IASLC) ·· 376
International Commission on Radiological Protection
　(ICRP) ··· 12
International Electrotechnical Commission(IEC) ········ 100
interstitial lung disease(ILD) ································ 201
interstitial lung edema ······································ 192
intrapulmonary lymphnode ································ 354
intravascular lymphoma(IVL)······················ 176, **179**
invasive mucinous adenocarcinoma ···················· 176
IPA(invasivepulmonary aspergillosis) ······ 150, 153, 155
IPF(idiopathic pulmonary fibrosis) ······················· 201
IPF/UIPの診断・治療に関する国際基準 ·········· 204, 206, 284
IPFの急性増悪·· 227
iPPFE(idiopathic pleuroparenchymal fibroelastsis) ······ 235
IRT(isovolumetric ventricular relaxation)·················· 455
IR法(iterative reconstruction) ·································· 7
isovolumetric ventricular contraction time(ICT) ········ 455
isovulumetric ventricular relaxation(IRT) ··············· 455
IVL(intravascular lymphoma)······························ 179

J・K

juxtaphrenic peak ·· 28, 70
Kartagener症候群··· 184
Kerley's line ·· 192
KL-6 ··· 506

L

LAA(low attenuation area) ································· 277
LAD(left anterior descending artery)······················ 453
LAM(lymphangiomyomatosis) ···························· 318
Langerhans細胞組織球症(LCH) ·························· 323
large cell carcinoma ·· 351
large cell NEC ··· 350, 383
lateral meningocele ··· 395
LCA(left coronary artery) ·································· 451
LCH(Langerhans cell histiocytosis) ······················ 323
LCNEC(large cell neuroendocrine carcinoma) ··· 350, 383
LCx(left circumflex artery) ································· 453
LD-CTD(lung-dominant CTD) ······················ 238, 257
LD-CTDの診断基準 ·· 257
left anterior descending artery(LAD)······················ 453
left circumflex artery(LCx) ································· 453
left coronary artery(LCA) ·································· 451
left paraspinal line ·· 23
left wall of the descending aorta ························· 22
Legionella pneumonia ·· 146
LIP(lymphoid interstitial pneumonia) ······· 201, 238, **250**
lipoid pneumonia ··· 177
lobar pneumonia ··· 142
Löffler症候群 ·· 279
look-locker法··· 472
low attenuation area(LAA) ································· 277
Luftsichel sign ··· 70
lung cancer associated with asbestos ·················· 299
lung-dominant CTD(LD-CTD) ······················ 238, 257
lymphangioma ·· 395
lymphangiomyomatosis(LAM) ···························· 318
lymphangitis carcinomatosa ······················· **196**, 313
lymphoid interstitial pneumonia(LIP) ········ 201, 238, **250**
lymphomatoid granulomatosis ···························· 198

M

M因子··· 378, 496
MAC(Mycobacterium avium complex)
　····································· 168, 182, **183**, 271
malignant lymphoma ································· **197**, 388
malignant peripheral nerve sheath tumor(MPNST) ······ 392
malignant pleural mesothelioma ························· 302
MALTリンパ腫 ··· **197**, 390
mass(mass shadow) ·· 53
nature teratoma ··· 384
MCTD(mixed connective tissue disease) ·········· 238, **253**
mediastinal cysts ··· 393
mediastinal goiter ··· 388

mediastinal parathyroid adenoma	388
MEN type Ⅰ	384
Mendelson's syndrome	147
meniscus sign	55
metastatic calcification	180, 322
MIA(minimally invasive adenocarcinoma)	346
microaspiration	151
microscopic polyangiitis(MPA)	286
micronodular shadow	53, 179, 289
microvascular obstruction(MO)	481
miliary tuberculosis	165
military shadow	55
Millerの小葉	127, 172
mimicker	40
minimally invasive adenocarcinoma(MIA)	346
mixed connective tissue disease(MCTD)	238, 253
M. kansasii	171, 182
MMPH(multifocal micronodular pneumocyte hyperplasia)	319
mmパターン	127
MO(microvascular obstruction)	481
MOLLI法	475
MPA(microscopic polyangiitis)	286
MPNST(malignant peripheral nerve sheath tumor)	392
MPR(multi-planar reconstruction)	94
mucosa associated lymphoid tissue lymphoma	197, 390
multifocal micronodular pneumocyte hyperplasia (MMPH)	319
multi-planar reconstruction(MPR)	94
Mycobacterium avium(MAC)	168, 182, 183, 271
Mycoplasma pneumoniae pneumonia	143, 183
mycosis	153, 186

N

N因子	495
neonatal or infantile lobar hyperinflation	415
neuroblastoma	393
neuroendocrine tumor	350
neuroenteric cyst	395
neurofibroma	392
neurogenic tumor	390
neuron specific enolase(NSE)	509
nodule(nodular shadow)	53
nonseminomatous germ cell tumours(NSGCT)	387
nonspecific interstitial pneumonia(NSIP)	201, 213, 238
nontuberculous mycobacteriosis(bacteroum)(NTM)	160, 167, 182, 353
normal variant	40
NSE(neuron specific enolase)	509
NSGCT(nonseminomatous germ cell tumours)	387
NSIP(nonspecific interstitial pneumonia)	201, 213, 238
NSIPパターン	213
NTM(nontuberculous mycobacteriosis)	160, 167, 182, 353
nursing and healthcare associated pneumonia	140

O・P

old myocardial infarction	482
OP(organizing pneumonia)	131, 201, 238
PACS(picture archiving and communication system)	10
PAH(pulmonary arterial hypertension)	238
PAL(pyothorax associated lymphoma)	402
panlobular emphysema(PLE)	276
PAP(pulmonary alveolar proteinosis)	320
paraganglioma	393
paraseptal emphysema(PSE)	275
part-solid GGN	333, 353
PCP(Pneumocystis jirovecii pneumonia)	150, 156, 307
PCT(procalcitonin)	503
peri bronchiol cuffing	26, 193
pericardial cyst	393
pericardial diverticulum	393
PET	344
PET集積	352, 353
PETの適応	493
PF(pitch factor)	95
phantom tumor	396
phrenicopericardial recess	65
picture archiving and communication system(PACS)	10
pigmented macrophage	217
pitch factor(PF)	95
PLE(panlobular emphysema)	276
pleomorphic carcinoma	352
pleural indentation	339
pleural plaque	301
pleural reflection	23
PM-DM(polymyositis-dermatomyositis)	238, 246
PMBL(primary mediastinal large B-cell lymphoma)	389
PMF(progressive massive brosis)	55, 289
Pneumocystis jirovecii pneumonia(PCP)	142, 150, 156, 307
pneumocytoma	354
pneumonia on a background of emphysema	149
polymyositis-dermatomyositis(PM-DM)	238, 246
possible IPF/UIP pattern	208
post-primary tuberculosis	162
posterior junction line	23
PPFE(puleuroparenchymal fibroelastosis)	201
precursor T-cell lymphoblastic lymphoma/leukemia(TLL)	389
primary mediastinal large B-cell lymphoma(PMBL)	389
primary tuberculosis	161

procalcitonin(PCT) ･･････････････････････････････････････ 503
progressive massive fibrosis(PMF) ･･････････････････ 55, 289
ProGRP(pro-gastrin releasing peptide) ･････････････････ 509
PSE(paraseptal emphysema) ･････････････････････････ 275
pseudo-plaque ･･･････････････････････････････････････ 289
pseudotumor ･･ 396
PTTM(pulmonary tumor thrombotic microangiopathy)
　　　　　　　　　　　　　　　　　　　　　176, **188**, 329
puleuroparenchymal fibroelastosis(PPFE) ････････････････ 201
pulmonary alveolar proteinosis(PAP) ･･･････････････････ 320
pulmonary amyloidosis ････････････････････････････････ 324
pulmonary arterial hypertension(PAH) ･････････････････ 238
pulmonary artery sling ･･･････････････････････････････ 419
pulmonary carbon monoxide diffusing capacity(DLco)
　　　　　　　　　　　　　　　　　　　　　　　　　　 510
pulmonary endometriosis ･･････････････････････････････ 327
pulmonary hemorrhage ･････････････････････････････････ 178
pulmonary sequestration ･･････････････････････････････ 411
pulmonary surfactant protein-D, A(SP-D, A) ････････････ 507
pulmonary tuberculosis ･･･････････････････････････････ 181
pulmonary tumor thrombotic microangiopathy(PTTM)
　　　　　　　　　　　　　　　　　　　　　176, **188**, 329
pure GGN ･･･ 333
pyothorax associated lymphoma(PAL) ･･･････････････････ 402

Q･R

QFT(QuantiFERONR) ･･･････････････････････････････････ 504
RA(rheumatoid arthritis) ･･････････････････････ 238, **240**, 271
radiation fibrosis ･･･････････････････････････････････ 316
radiation-induced lung disease(RILD) ････････････ 313, **314**
Radon ･･ 89
random distribution ･･･････････････････････････････････ 166
RB-ILD(respiratory bronchiolitis-associated
　　interstitial lung disease) ･････････････････ 179, 201
RB-ILD/RB ･････････････････････････････････････ 201, **217**
RB(respiratory bronchiolitis) ･･･････････････････････････ 201
RCA(right coronary artery) ･･･････････････････････････ 451
redistribution ･･ 27
Reidの小葉 ･･･････････････････････････････････････ 127, **172**
relapsing polychondritis ･･････････････････････････････ 262
respiratory bronchiolitis-associated interstitial lung
　　disease(RB-ILD) ･････････････････････････････････ 179
reversed halo sign ･･･････････････････････････････････ 229
RF(rheumatoid factor) ･･･････････････････････････････ 238
rheumatoid arthritis(RA) ･････････････････････ 238, **240**, 271
rheumatoid factor(RF) ･･･････････････････････････････ 238
rheumatoid lung ･･････････････････････････････････････ 240
right coronary artery(RCA) ･･･････････････････････････ 451
right paratracheal stripe ･････････････････････････････ 23
RILD(radiation-induced lung disease) ･････････････ 313, **314**
rim enhancement ･･････････････････････････････････ 161, 164

round atelectasis ･････････････････････････････････ 70, 298

S

SA(shift and add)法 ･･･････････････････････････････････ 7
saber-sheath trachea ･････････････････････････････････ 260
sarcoid galaxy sign ･･･････････････････････････････････ 195
sarcoidosis ･･････････････････････････････････････ 194, 484
SB(septal branch) ･･･････････････････････････････････ 454
SBS(sinobronchial syndrome) ････････････････････ 147, 184
SCC(squamous cell carcinoma related antigen) ････････ 509
schwannoma ･･････････････････････････････････････ 391, 404
scleroderma ･･ 243
sclerosing hemangioma ･･･････････････････････････････ 354
secondary tuberculosis ･･･････････････････････････････ 162
semi-central vein type ･･･････････････････････････････ 118
seminoma ･･･ 386
SENC法 ･･･ 475
septal branch(SB) ･･･････････････････････････････････ 454
SFT(solitary fibrous tumor) ･･････････････････････････ 401
shift and add(SA)法 ･･････････････････････････････････ 7
signal to noise ratio(SN) ･････････････････････････････ 2
signet ring sign ･････････････････････････････････････ 270
sIL 2-R(soluble interleukin-2 receptor) ･････････････････ 508
silent aspiration ･･･････････････････････････････････ 151
silent zone ･･･････････････････････････････････････ 132
silhouette sign ･････････････････････････････････････ 58, 80
silicosis ･･････････････････････････････････････ 200, 289
simple pulmonary eosinophilia(SPE) ･･････････････････ 279
sinobronchial syndrome(SBS) ･････････････････････････ 147
Sjögren syndrome(症候群)(SjS) ･･･････････････････ 238, 249
SLE(systemic lupus erythematosus) ･････････････ 238, 251
SLX ･･ 509
small cell carcinoma ････････････････････････････････ 383
smoker's macrophage ･･････････････････････････････ 217
smoking-related IP ･････････････････････････････････ 217
SN(signal to noise ratio) ･･････････････････････････････ 2
solid nodule ････････････････････････････････････ 334, 353
solitary fibrous tumor(SFT) ･･･････････････････････････ 401
SP-D, A(pulmonary surfactant protein-D, A) ････････ 507
SPE(simple pulmonary eosinophilia) ･･････････････････ 279
squamous cell carcinoma ････････････････････････････ 349
squamous cell carcinoma related antigen(SCC) ･･･････ 509
SSc(systemic sclerosis) ･･･････････････････････････ 238, 243
standardized uptake value(SUV) ･････････････････････ 492
Stanford分類 ･･･････････････････････････････････････ 426
Streptococcus pneumoniae pneumonia ･････････････････ 143
subacute hypersensitivity pneumonitis ･･･････････････ 176
subpleural spared area ･･･････････････････････････････ 215
subpulmonary effusion ･･･････････････････････････････ 396
superolateral major fissure ･･････････････････････････････ 17
SUV(standardized uptake value) ･･････････････････････ 492

Sv(シーベルト) ··· 12
synovial sarcoma ··· 407
systemic lupus erythematosus(SLE) ················ 238, 251
systemic sclerosis(SSc) ·································· 238, 243

T

T因子 ··· 368, 494
T1値計測 ··· 475
Takayasu arteritis ··· 426
takotsubo cardiomyopathy ································· 485
target appearance ·· 391
TDC(time density curve) ··································· 446
tenting ··· 28
teratoma ··· 384
TEVAR(EVAR)後のエンドリーク ························ 425
thymic carcinoma ··· 381
thymic cyst ·· 393
thymic epithelial tumor ······································ 381
thymic neuroendocrine tumor ···························· 383
thymolipoma ·· 384
thymoma ··· 381
TI scout法 ··· 472
time density curve(TDC) ··································· 446
time of flight(TOF) ·· 489
TLL(precursor T-cell lymphoblastic lymphoma/
　leukemia) ·· 389
TNM分類 ··· 365
TOF(time of flight) ·· 489
tracheal bronchus ·································· 121, 417
tracheal granulomatous stenosis ························ 266
tracheal tumor ··· 268
tracheobronchial amyloidosis ····························· 264
tracheobronchial injury ······································ 266
tracheobronchomegaly ······································ 261
tracheobronchopathia osteochondroplastica ······· 264
tracheomalacia ··· 261
trachobronchial tuberculosis ······························ 262
traction bronchiectasis ······································ 201
transient zone ·· 132
tree-in-bud pattern(appearance)
　······························· 135, 150, 158, 162, 175
tree-in-bud patternを呈する疾患 ······················· 181
T-SpotR ··· 504
tuberculoma ·· 164, 352
tuberculosis ··· 160
tumor thrombotic microangiopathy ····················· 176
typical carcinoid ··· 383

U・V

UCTD-ILD ·· 238, 256
UCTD(undifferentiated CTD) ······························· 238
UCTD診断基準 ·· 256
UICC ·· 364
UIP(usual interstitial pneumonia) ················ 201, 238
ULP(ulcer-like projection) ·································· 423
undifferentiated pleomorphic sarcoma(UPS) ······· 404
vanishing tumor ·· 396
vasa vasorum ··· 423
VC(vital capacity) ·· 510
viral pneumonia ·· 146, 158
von Recklinghausen病 ······································· 392
VTE(venous thromboembolism) ························· 428

W・X

wandering pneumonia ······································· 229
WBC(white blood cell) ······································· 502
Wegener肉芽腫症(Wegener's granulomatosis)
　··· 263, 286, 287
WHO分類 ··· 381
Williams-Campbell症候群 ·································· 271
X線吸収率 ··· 50
X線検査の危険度 ··· 13
X線写真の撮影条件 ·· 3
X線透過性 ··· 50

その他

1-3-β-D-glucan ·· 505
1秒率 ·· 510
320列CT ··· 97

新　胸部画像診断の勘ドコロ

2014年 4 月 1 日	第1版第1刷発行
2020年 6 月20日	第7刷発行

- ■監　修　髙橋雅士　　たかはし　まさし
- ■編　集　髙橋雅士　　たかはし　まさし
- ■発行者　三澤　岳
- ■発行所　株式会社メジカルビュー社
  〒162-0845　東京都新宿区市谷本村町2-30
  電話　03(5228)2050(代表)
  ホームページ　https://www.medicalview.co.jp/

  営業部　FAX 03(5228)2059
  　　　　E-mail eigyo@medicalview.co.jp

  編集部　FAX 03(5228)2062
  　　　　E-mail ed@medicalview.co.jp

- ■印刷所　シナノ印刷株式会社

ISBN978-4-7583-0896-0　C3347

©MEDICAL VIEW, 2014. Printed in Japan

・本書に掲載された著作物の複写・複製・転載・翻訳・データベースへの取り込みおよび送信（送信可能化権を含む）・上映・譲渡に関する許諾権は，㈱メジカルビュー社が保有しています．
　JCOPY〈出版者著作権管理機構　委託出版物〉
本書の無断複製は著作権法上での例外を除き禁じられています．複製される場合は，そのつど事前に，出版者著作権管理機構（電話 03-5244-5088，FAX 03-5244-5089，e-mail：info@jcopy.or.jp）の許諾を得てください．

・本書をコピー，スキャン，デジタルデータ化するなどの複製を無許諾で行う行為は，著作権法上での限られた例外（「私的使用のための複製」など）を除き禁じられています．大学，病院，企業などにおいて，研究活動，診察を含み業務上使用する目的で上記の行為を行うことは私的使用には該当せず違法です．また私的使用のためであっても，代行業者等の第三者に依頼して上記の行為を行うことは違法となります．